Thieme

# Anästhesie und Begleiterkrankungen

## Perioperatives Management des kranken Patienten

Herausgegeben von
Frank Wappler
Peter H. Tonner
Hartmut Bürkle

Mit Beiträgen von

M. Anetseder
C. Baur
E. Bäz
B. Bein
P. Bischoff
H.-G. Bone
M. Book
A. M. Brambrink
D. H. Bremerich
J.-P. Breuer
K. Buhre
W. Buhre
G. Bürkle
H. Bürkle
R. Dembinski
C. F. Eisenberger
M. Fiege
P. Friederich
A. W. Friedrich
G. Geldner
M. U. Gerbershagen
C. Goeters
W. Gogarten
A. Gottschalk
C. Gras
R. Griebenow
B. Gustorff
M. K. Herbert
P. Herkenrath
J. Hinkelbein
T. Iber
K. Johanning
D. Jörres
A. Jörres
B. Jüttner
A. Kalenka
J. Kaufmann
C. Kellinghaus
P. Kienbaum
S. Knecht
W. T. Knoefel
D. Knüttgen
W. Koppert
T. Krause
F.-J. Kretz
R. Kuhlen
P. J. Kulka
S. Kurz
A. Kutup
I. Lasarzik
K. Lewandowski
M. Lewandowski
P. Lierz
W. Lobbes
K.-H. Mahr
T. Metterlein
T. Möllhoff
T. Neumann
S. Nielsen
J. Noldus
H. Ohnesorge
W. A. Osthaus
A. Paris
M. Peiper
H.-J. Priebe
G. Rohe
H. Rott
I. Rundshagen
H. Ruschulte
D. Scheinichen
M. Schenk
G. N. Schmidt
C. Schmitt
J. Sobesky
C. Spies
U. Stamer
T. Standl
F. Stüber
R. Sümpelmann
M. Sydow
P. Teschendorf
G. Theilmeier
P. H. Tonner
S. Turial
A. Urwyler
F. von Breunig
G. von Knobelsdorff
F. Wappler
K. F. Waschke
A. Weyland
S. Wiedenmann
B. Zickmann

2., vollständig überarbeitete und erweiterte Auflage

122 Abbildungen
212 Tabellen

Georg Thieme Verlag
Stuttgart · New York

*Bibliografische Information*
*der Deutschen Nationalbibliothek*

Die Deutsche Nationalbibliothek verzeichnet diese Publikation in der Deutschen Nationalbibliografie; detaillierte bibliografische Daten sind im Internet über http://dnb.d-nb.de abrufbar.

1. Auflage 2006

**Wichtiger Hinweis:** Wie jede Wissenschaft ist die Medizin ständigen Entwicklungen unterworfen. Forschung und klinische Erfahrung erweitern unsere Erkenntnisse, insbesondere was Behandlung und medikamentöse Therapie anbelangt. Soweit in diesem Werk eine Dosierung oder eine Applikation erwähnt wird, darf der Leser zwar darauf vertrauen, dass Autoren, Herausgeber und Verlag große Sorgfalt darauf verwandt haben, dass diese Angabe **dem Wissensstand bei Fertigstellung des Werkes** entspricht.
Für Angaben über Dosierungsanweisungen und Applikationsformen kann vom Verlag jedoch keine Gewähr übernommen werden. **Jeder Benutzer ist angehalten**, durch sorgfältige Prüfung der Beipackzettel der verwendeten Präparate und gegebenenfalls nach Konsultation eines Spezialisten festzustellen, ob die dort gegebene Empfehlung für Dosierungen oder die Beachtung von Kontraindikationen gegenüber der Angabe in diesem Buch abweicht. Eine solche Prüfung ist besonders wichtig bei selten verwendeten Präparaten oder solchen, die neu auf den Markt gebracht worden sind. **Jede Dosierung oder Applikation erfolgt auf eigene Gefahr des Benutzers.** Autoren und Verlag appellieren an jeden Benutzer, ihm etwa auffallende Ungenauigkeiten dem Verlag mitzuteilen.


Rüdigerstraße 14
70469 Stuttgart
Deutschland
Telefon: +49/(0)711/8931-0
Unsere Homepage: www.thieme.de

Printed in Germany

Zeichnungen: Karin Baum, Paphos, Zypern, Joachim Hormann, Stuttgart
Umschlaggestaltung: Thieme Verlagsgruppe
Umschlaggrafik: Martina Berge, Erbach unter Verwendung eines Fotos von Karl-Heinz Krauskopf, Wuppertal
Lektorat: Susanne Schimmer, manuskriptwerkstatt, Aldingen
Satz: SOMMER media GmbH & Co. KG, Feuchtwangen
gesetzt aus Arbortext APP-Desktop 9.1 Unicode M180
Druck: L.E.G.O. S.p.A., in Lavis (TN)

ISBN 978-3-13-129942-0 1 2 3 4 5 6

Auch erhältlich als E-Book:
eISBN (PDF) 978-3-13-159522-5

# Geleitwort

Das in der 2. Auflage vorliegende Lehrbuch „Anästhesie und Begleiterkrankungen“ der Herausgeber F. Wappler, P. H. Tonner und H. Bürkle stellt sich erneut der Aufgabe, die Vielzahl der unterschiedlichsten Begleiterkrankungen und ihre jeweiligen Implikationen in der perioperativen Medizin für unser Fachgebiet darzustellen.

Dabei wurde das klare Darstellungskonzept der 1. Auflage optimiert und durch die Ergänzung weiterer Erkrankungsbilder bereichert. So finden sich nun zusätzlich Themen wie die Anästhesie bei Adipositas oder bei Patienten mit Herzschrittmachern oder Kardioverterdefibrillator neben den aktuellen Empfehlungen und Leitlinien nationaler und internationaler Fachverbände. Wie zuvor die 1. Auflage wird diese 2. Auflage jedem klinisch tätigen Anästhesisten eine wertvolle Möglichkeit zur besseren Bewältigung der perioperativen Medizin an die Hand gegeben. Erreicht wird dies über die verbesserte, sehr gute Übersichtlichkeit und das erneut hervorragende Layout, gepaart mit dem didaktisch sehr guten Konzept des hier vorliegenden Lehrbuchs.

Den Herausgebern sowie dem Verlag und seinen Mitarbeitern kann zur Fertigstellung der 2. Auflage des Lehrbuchs „Anästhesie und Begleiterkrankungen“ erneut gratuliert werden.

Univ.-Prof. Dr. med. Dr. h. c. Hugo Van Aken

# Vorwort zur 2. Auflage

In zunehmendem Maß rücken die Kenntnis und die Beherrschung von Begleiterkrankungen für die arbeitstägliche perioperative Optimierung unserer Patienten in den Fokus der Anästhesiologie. Dabei werden durch die rasante Entwicklung moderner medizinischer Verfahren und die Einführung neuer therapeutischer Konzepte nun auch für Patienten mit seltenen, schwerwiegenden Begleiterkrankungen viele operative Interventionen möglich. Umso wichtiger ist es daher für klinisch tätige Anästhesistinnen und Anästhesisten, sich mit den Besonderheiten spezieller Erkrankungen auszukennen, um die Patienten in der perioperativen Phase mit größter Expertise und höchstem Sicherheitsstandard betreuen zu können.

Die Herausgeber haben es sich in Zusammenarbeit mit dem Team des Thieme Verlags zur Aufgabe gemacht, anästhesierelevante Begleiterkrankungen zusammenzustellen und Empfehlungen für das perioperative Management des kranken Patienten zu erarbeiten.

Im Jahr 2006 erschien die 1. Auflage des vorliegenden Werkes, das die für die anästhesiologische Betreuung relevanten Begleiterkrankungen präsentiert. Neben umfassenden Informationen zur Pathophysiologie, zu anatomischen Besonderheiten sowie zu präoperativen therapeutischen Konzepten, werden in dem Werk die wesentlichen Aspekte des anästhesiologischen Handelns in anschaulicher Weise dargestellt. Hierbei wurden neben der präoperativen Patientenevaluierung selbstverständlich die wesentlichen Kernpunkte der Anästhesietechniken und der Anästhesieführung sowie der postoperativen Überwachung vorgestellt und kritisch bewertet. Besonderes Augenmerk haben wir dabei auf eine große Praxisnähe gelegt, sodass die Empfehlungen aus dem vorliegenden Buch unmittelbar in die klinische Tätigkeit übertragen werden können.

Aufgrund des großen Erfolgs der 1. Auflage und der überaus positiven Resonanz seitens der Leserschaft haben sich Herausgeber und Thieme Verlag entschlossen, eine überarbeitete und erweiterte Neuauflage des Werkes zu erstellen.

Die Ihnen vorliegende 2. Auflage des bereits etablierten Lehrbuchs Anästhesie und Begleiterkrankungen aus dem Jahre 2006 stellt eine komplette Neubearbeitung der Thematik dar. Alle Kapitel des Buches wurden nochmals umfassend überarbeitet und die Inhalte aktualisiert. Das Layout wurde grundlegend neu gestaltet und soll den Lesern eine bessere Orientierung und Übersichtlichkeit ermöglichen. Darüber hinaus wurde die Anzahl der Kapitel erweitert, um wesentliche Themen, wie die Anästhesie bei Adipositas oder bei Patienten mit Herzschrittmacher oder Kardioverterdefibrillator, aufnehmen zu können. Auch finden aktuelle Empfehlungen und Leitlinien nationaler und internationaler Fachverbände Berücksichtigung.

Wir haben bei der Erstellung des Werkes erneut größten Wert auf die Mitarbeit anerkannter Experten auf dem jeweiligen Gebiet der Begleiterkrankung gelegt, um sicherzustellen, dass die Leser nicht nur einen umfassenden Einblick in den Themenkomplex unter Berücksichtigung der aktuellen wissenschaftlichen Literatur erhalten, sondern auch an der klinischen Praxis orientierte Handlungsempfehlungen.

Eine Besonderheit des vorliegenden Werkes stellt dabei die Interdisziplinarität dar. So wirkten nicht nur anästhesiologisch, sondern unter anderem auch chirurgisch, urologisch, gynäkologisch und kardiologisch tätige Kolleginnen und Kollegen bei der Erstellung der einzelnen Fachkapitel mit. Durch dieses Vorgehen wird aus der Sicht der Herausgeber der interdisziplinäre Wissenstransfer optimiert und die Grundlage einer individualisierten Patientenbetreuung mit dem Ziel der Realisierung einer modernen medizinischen Versorgung gelegt.

Trotz aller Sorgfalt bei der Realisierung eines umfassenden Lehrbuchs und eines intensiven Meinungsaustauschs zwischen Herausgebern und Autoren, sind redaktionelle und auch inhaltliche Unstimmigkeiten nicht vollständig vermeidbar. Wir sind daher für konstruktive Kritik und Anregungen seitens der Leserschaft dankbar, nicht zuletzt um bei einer weiteren Auflage des Werkes Ihnen, den Lesern, ein Buch noch höherer Qualität präsentieren zu können.

Der Dank der Herausgeber richtet sich abschließend an die Autoren, die mit großem Engagement und höchster Kompetenz die einzelnen Kapitel des Buches bearbeitet oder neu gestaltet haben. Weiterhin danken wir den Mitarbeitern des Thieme Verlags, die uns bei der Realisierung des Projekts jederzeit unterstützt haben. Stellvertretend seien an dieser Stelle Frau Korinna Engeli und Frau Silke Neugebauer genannt, die wesentlich zum Gelingen des Buchprojekts beigetragen haben. Auch danken wir Frau Susanne Schimmer als Lektorin, die bei der redaktionellen Arbeit Herausgebern und Autoren unermüdlich mit Rat und Tat zur Seite gestanden hat.

Wir wünschen Ihnen eine interessante Lektüre, danken für Ihr Vertrauen und stehen für Ihre Kritik und Anregungen gerne zur Verfügung.

Sommer 2011

Frank Wappler, Köln
Hartmut Bürkle, Freiburg
Peter H. Tonner, Bremen

# Vorwort zur 1. Auflage

Die Anästhesiologie hat sich im letzten Jahrzehnt von einer reinen intraoperativen Fokussierung zur perioperativen Ausrichtung des Fachgebietes entwickelt. Dies liegt sowohl in dem enormen Wissenszuwachs und gleichzeitig den damit einhergehenden technischen Neuerungen begründet. Die perioperative Morbidität und Mortalität werden durch diese Ausweitung auch zukünftig nachhaltig beeinflusst werden.

Die allgemeinen Grundlagen der Anästhesiologie sind heute in vielen modernen Lehrbüchern exzellent dargestellt. Deren Umsetzung bildet die Basis unseres klinischen Handelns. Um jedoch der stetig wachsenden Fülle der verschiedenen perioperativen Fragestellungen noch gerecht werden zu können, ist es für den klinisch tätigen Anästhesisten von wesentlicher Bedeutung sich mit der Pathophysiologie, Pharmakologie und Therapie von Patienten-bezogenen Begleiterkrankungen sowie deren Auswirkungen für die anästhesiologische Betreuung auseinander zu setzen.

Um dieses zu erleichtern haben wir uns entschlossen, die Grundlagen zahlreicher spezieller Krankheitsbilder darzustellen und anästhesiologische Konzepte für die perioperative Therapie zu erarbeiten. Dabei konnten wir viele kompetente Kolleginnen und Kollegen, nicht nur aus der Anästhesiologie, sondern auch aus anderen Fachgebieten, als Autoren gewinnen. Durch dieses Vorgehen wird aus Sicht der Herausgeber der interdisziplinäre Wissenstransfer weiter gestärkt, und die Grundlage einer individuellen Patientenbetreuung zu Realisierung einer modernen perioperativen Medizin gelegt.

Das vorliegende Buch richtet sich neben Ärzten in Weiterbildung auch an Fachärzte, die für die Anästhesie bei speziellen Begleiterkrankungen über die Grundlagen des Fachgebiets hinaus praxisnahe Empfehlungen und Konzepte suchen. Hierzu soll das vorliegende Layout durch seine übersichtliche Gliederung mit klar strukturierten Tabellen, hochwertigen Abbildungen sowie den pointierten Hervorhebungen dienen. Wir hoffen durch diese Konzeption die Unsicherheiten bei der perioperativen Versorgung von Patienten mit speziellen Begleiterkrankungen zu reduzieren und einen Beitrag für ein verbessertes Outcome zu leisten.

Unser großer Dank gilt in erster Linie den Autoren, die die jeweiligen Kapitel erstellt und mit uns diskutiert haben, für ihre engagierte Mitarbeit. Darüber hinaus danken wir dem Thieme-Verlag und seinen Mitarbeitern, vor allem Frau Marion Ueckert und Frau Korinna Engeli sowie Frau Susanne Schimmer, die dieses Buchprojekt erst ermöglicht haben.

Oktober 2005

F. Wappler
P. H. Tonner
H. Bürkle

# Anschriften

Prof. Dr. med. Martin Anetseder
Klinik für Anästhesie und operative Intensivmedizin
Krankenhaus Landshut-Achdorf
Achdorfer Weg 3
84036 Landshut

Priv.-Doz. Dr. med. Christoph Baur
Ambulantes Operationszentrum
im Ev. Stadtkrankenhaus Saarbrücken
Großherzog-Friedrich-Straße 44
66111 Saarbrücken

Dr. med. Elke Bäz
Klinikum Memmingen
Ambulanz für Pränatalmedizin
Bismarckstraße 23
87700 Memmingen

Prof. Dr. med. Berthold Bein
Universitätsklinikum Schleswig Holstein
Campus Kiel
Klinik für Anästhesiologie und Operative Intensivmedizin
Schwanenweg 21
24105 Kiel

Prof. Dr. med. Petra Bischoff
Klinik für Anästhesiologie, Intensivmedizin und
Schmerztherapie
In der Schornau 23–25
44892 Bochum

Prof. Dr. med. Hans-Georg Bone
Klinikum Vest GmbH
Knappschaftskrankenhaus Recklinghausen
Klinik für Anästhesiologie und Intensivmedizin
Dorstener Straße 151
45657 Recklinghausen

Dr. med. Malte Book, DESA
Inselspital, Universitätsspital Bern
Universitätsklinik für Anästhesiologie und Schmerztherapie
Freiburgstrasse
3010 BERN
SCHWEIZ

Prof. Ansgar M. Brambrink, M.D., PH.D.
Oregon Health & Science University
Mail Code: UHN-2
Department of Anesthesiology
3181 S.W. Sam Jackson Park Rd.
97239 PORTLAND, OR
USA

Prof. Dr. med. Dorothee H. Bremerich
St. Vincenz Krankenhaus
Anästhesie und operative Intensivmedizin
Auf dem Schafsberg
65549 Limburg

Dr. med. Jan-Philipp Breuer
Campus Virchow-Klinikum und Campus Charité Mitte
Charité Universitätsmedizin Berlin
Klinik für Anästhesiologie mit Schwerpunkt operative
Intensivmedizin
Charitéplatz 1
10117 Berlin

Dr. med. Karoline Buhre, DEAA
Bundesinstitut für Arzneimittel und Medizinprodukte
Kurt-Georg-Kiesinger-Allee 3
53175 Bonn

Prof. Dr. med. Wolfgang Buhre
University of Medical Center Utrecht
Division of Anesthesiology, Intensive Care and Emergency
Medicine
Mail stop: Q 04.2.313
PO Box 85500
3508 GA UTRECHT
NIEDERLANDE

Dr. med. Gerd Bürkle
Winkl 93
6233 KRAMSACH
ÖSTERREICH

Prof. Dr. med. Hartmut Bürkle
Universitätsklinikum Freiburg
Universitätsklinik für Anästhesiologie
Hugstetter Straße 55
79106 Freiburg

Priv.-Doz. Dr. med. Rolf Dembinski
Klinik für Operative Intensivmedizin und Intermediate Care
RWTH Aachen
Pauwelsstraße 30
52074 Aachen

Prof. Dr. med. Claus F. Eisenberger
Chirurgische Klinik Köln-Holweide
Kliniken der Stadt Köln gGmbH
Neufelder Str. 32
51067 Köln

Priv.-Doz. Dr. med. Marko Fiege
Klinikum Itzehoe
Klinik für Anästhesiologie
Robert-Koch-Straße 2
25524 Itzehoe

Prof. Dr. med. Patrick Friederich
Städtisches Klinikum München GmbH
Klinikum Bogenhausen
Klinik für Anaesthesiologie, Operative Intensivmedizin und Schmerztherapie
Englschalkinger Straße 77
81925 München

Prof. Dr. med. Alex W. Friedrich
Universitätsklinikum Groningen
Abteilung für Medizinische Mikrobiologie und Krankenhaushygiene
De Brug 2.039
Hanzeplein 1, Postbus 30001
9700 RB GRONINGEN
NIEDERLANDE

Prof. Dr. med. Götz Geldner
Klinikum Ludwigsburg
Klinik für Anästhesiologie, Intensivmedizin, Notfallmedizin und Schmerztherapie
Posilipostraße 4
71640 Ludwigsburg

Priv.-Doz. Dr. med. Mark Ulrich Gerbershagen, MBA
Klinikum der Universität Witten/Herdecke
Krankenhaus Merheim
Klinik für Anästhesiologie und Operative Intensivmedizin
Ostmerheimer Straße 200
51109 Köln

Priv.-Doz. Dr. med. Christiane Goeters
Universitätsklinikum Münster
Universitätsklinik für Anästhesie und Operative Intensivmedizin
Albert-Schweitzer-Straße 33
48149 Münster

Prof. Dr. med. Wiebke Gogarten
Klinikum Harlaching
Klinik für Anästhesiologie, operative Intensivmedizin und Schmerztherapie
Sanatoriumsplatz 2
81545 München

Priv.-Doz. Dr. med. André Gottschalk, MBA
Universitätsklinikum
Knappschaftskrankenhaus Bochum
Klinik für Anästhesiologie, Intensivmedizin und Schmerztherapie
In der Schornau 23–25
44892 Bochum

Dr. med. Clemens Gras
Medizinische Hochschule Hannover
Klinik für Anästhesiologie und Intensivmedizin
OE 8050
Carl-Neuberg-Straße 1
30625 Hannover

Prof. Dr. med. Reinhard Griebenow
Kliniken der Stadt Köln gGmbH
Klinikum Köln Merheim
Medizinische Klinik II – Merheim
Ostmerheimer Straße 200
51109 Köln

Univ.-Prof. Dr. Burkhard Gustorff
Wilhelminenspital der Stadt Wien
Anästhesie, Intensiv- und Schmerzmedizin mit Ambulanz
Montleartstraße 37
1160 WIEN
ÖSTERREICH

Prof. Dr. med. Michael Karl Herbert
Universitätsklinikum Würzburg
Klinik und Poliklinik für Anästhesiologie
Oberdürrbacher Straße 6
97080 Würzburg

Dr. med. Peter Herkenrath
Universitätsklinik Köln
Neuro- und Sozialpädiatrie
Kerpener Straße 62
50937 Köln

Priv.-Doz. Dr. med. Jochen Hinkelbein, DESA
Klinik für Anästhesiologie und Operative Intensivmedizin
Universitätsklinikum Köln (AöR)
Kerpener Straße 62
50937 Köln

Priv.-Doz. Dr. med. Thomas Iber, MA
Klinikum der Johann Wolfgang Goethe-Universität
Klinik für Anästhesiologie, Intensivmedizin und Schmerztherapie
Theodor-Stern-Kai 7
60596 Frankfurt

Dr. med. Kai Johanning, DESA
Medizinische Hochschule Hannover
Klinik für Anästhesiologie und Intensivmedizin
Carl-Neuberg-Straße 1
30625 Hannover

Dr. med. Dinah Jörres
Charité – Universitätsmedizin Berlin
Campus Virchow-Klinikum
Klinik für Anästhesiologie und Operative Intensivmedizin
Augustenburger Platz 1
13353 Berlin

Prof. Dr. med. Achim Jörres, DEAA
Charité - Universitätsmedizin Berlin
Campus Virchow-Klinikum
Medizinische Klinik mit Schwerpunkt Nephrologie und internistische Intensivmedizin
Augustenburger Platz 1
13353 Berlin

Priv.-Doz. Dr. med. Björn Jüttner, MA
Medizinische Hochschule Hannover
Klinik für Anästhesiologie und Intensivmedizin
Carl-Neuberg-Straße 1
30625 Hannover

Dr. med. Armin Kalenka
Universitätsmedizin Mannheim
Klinik für Anästhesiologie und Operative Intensivmedizin
Theodor-Kutzer-Ufer 1–3
68167 Mannheim

Dr. med. Jost Kaufmann
Kliniken der Stadt Köln gGmbH
Kinderkrankenhaus
Abteilung für Kinderanästhesie
Amsterdamer Straße 59
50735 Köln

Dr. med. Christoph Kellinghaus
Klinikum Osnabrück
Klinik für Neurologie
Am Finkenhügel 1
49076 Osnabrück

Prof. Dr. med. Peter Kienbaum
Universitätsklinikum Düsseldorf
Klinik für Anästhesiologie
Moorenstraße 5
40225 Düsseldorf

Prof. Dr. med. Stefan Knecht
Neurologische Universitätsklinik Münster
Albert-Schweitzer-Straße 33
48149 Münster

Prof. Dr. med. Wolfram Trudo Knoefel
Universitätsklinik Düsseldorf
Chirurgische Klinik (A)
Moorenstraße 5
40225 Düsseldorf

Priv.-Doz. Dr. med. Dirk Knüttgen
Klinikum der Universität Witten/Herdecke
Krankenhaus Merheim
Klinik für Anästhesiologie und Operative Intensivmedizin
Ostmerheimer Straße 200
51109 Köln

Prof. Dr. med. Wolfgang Koppert, MA
Medizinische Hochschule Hannover
Klinik für Anästhesiologie und Intensivmedizin
Carl-Neuberg-Straße 1
30625 Hannover

Priv.-Doz. Dr. med. Thorsten Krause
Krankenhaus Reinbek St. Adolf-Stift
Abteilung Anästhesie
Hamburger Straße 41
21465 Reinbek

Prof. Dr. med. Franz-Josef Kretz
Klinikum Stuttgart – Olgahospital
Klinik für Anästhesiologie und Operative Intensivmedizin
Bismarckstraße 8
70176 Stuttgart

Prof. Dr. med. Ralf Kuhlen
Helios Kliniken GmbH
Friedrichstraße 136
10117 Berlin

Prof. Dr. med. Peter J. Kulka, DEAA
Prosper-Hospital Recklinghausen
Abteilung für Anästhesie und operative Intensivmedizin
Mühlenstraße 27
45659 Recklinghausen

Dr. med. Sandra Kurz
Klinik für Anästhesiologie
Universitätsmedizin Mainz
Langenbeckstraße 1
55131 Mainz

Dr. med. Asad Kutup
Universitätsklinik Hamburg Eppendorf
Klinik und Poliklinik für Allgemein-, Viszeral- und Thoraxchirurgie
Martinistraße 52
20251 Hamburg

Dr. med. Irina Lasarzik
Universitätsmedizin Mainz
Klinik für Anästhesiologie
Langenbeckstraße 1
55131 Mainz

Prof. Dr. med. Klaus Lewandowski
Elisabeth-Krankenhaus Essen
Klinik für Anästhesiologie, Intensivmedizin und Schmerztherapie
Akademisches Lehrkrankenhaus der Universität Duisburg-Essen
Klara-Kopp-Weg 1
45138 Essen

Dr. med. Monika Lewandowski
45239 Essen
Kontakt über:
Prof. Dr. med. Klaus Lewandowski

Dr. med. Peter Lierz, M.Sc.
Marienkrankenhaus Soest
Abteilung Anästhesie, Intensivmedizin und Schmerztherapie
Widumgasse 5
59494 Soest

Dr. med. Wolfgang Lobbes
Medizinische Hochschule Hannover
Anästhesiologie und Intensivmedizin
OE 8050
Carl-Neuberg-Straße 1
30625 Hannover

Dr. med. Karl-Heinz Mahr
Medizinische Hochschule Hannover
Klinik für Anästhesiologie und Intensivmedizin
OE 8050
Carl-Neuberg-Straße 1
30625 Hannover

Dr. med. Thomas Metterlein
Universitätsklinikum Regensburg
Klinik für Anästhesiologie
Franz-Josef-Strauß-Allee 11
93053 Regensburg

Prof. Dr. med. Thomas Möllhoff, M. Sc.
Marienhospital Aachen
Klinik für Anästhesiologie, Intensivmedizin und Schmerztherapie
Zeise 4
52066 Aachen

Dr. med. Tim Neumann
Charité – Universitätsmedizin Berlin
Campus Charité Mitte
Universitätsklinik für Anästhesiologie mit Schwerpunkt Operative Intensivmedizin
Charitéplatz 1
10117 Berlin

Dr. med Sonja Nielsen
Universitätsklinikum Köln (AöR)
Klinik für Anästhesiologie und operative Intensivmedizin
Kerpener Straße 62
50937 Köln

Prof. Dr. Joachim Noldus
Urologische Klinik, Ruhr-Universität
Marienhospital Herne
Widumer Straße 8
44627 Herne

Dr. med. Henning Ohnesorge
Universitätsklinikum Schleswig-Holstein – Campus Kiel
Klinik für Anästhesiologie und Operative Intensivmedizin
Arnold-Heller-Straße 3, Haus 12
24105 Kiel

Priv.-Doz. Dr. med. W. Alexander Osthaus
Medizinische Hochschule Hannover
Klinik für Anästhesiologie und Intensivmedizin
OE 8050
Carl-Neuberg-Straße 1
30625 Hannover

Priv.-Doz. Dr. med. Andrea Paris
Klinik Dortmund gGmbH
Abteilung für Anästhesie
Beurhausstraße 40
44137 Dortmund

Prof. Dr. med. Matthias Peiper
Klinik für Allgemein-, Viszeral- und Unfallchirurgie
Kliniken Essen Süd
Propsteistraße 2
45239 Essen

Prof. Dr. med. Hans-Joachim Priebe
Universitätsklinikum Freiburg
Anästhesiologische Universitätsklinik
Hugstetter Straße 55
79106 Freiburg

Dr. med. Georg Rohe, DEAA, EDIC
Klinikum Oldenburg
Klinik für Anästhesiologie, Intensivmedizin, Notfallmedizin, Schmerztherapie
Rahel-Straus-Straße 10
26133 Oldenburg

Dr. med. Hannelore Rott
gerinnungszentrum rhein-ruhr
Ambulanz und Fachlaboratorium für Gerinnungserkrankungen/Hämophilie
Königstraße 13
47051 Duisburg

Priv.-Doz. Dr. med. Ingrid Rundshagen
Charité – Universitätsmedizin Berlin
Campus Virchow-Klinik
Klinik für Anästhesiologie und Operative Intensivmedizin
Augustenburger Platz 1
13353 Berlin

Dr. med. Heiner Ruschulte
Medizinische Hochschule Hannover
Klinik für Anästhesiologie und Intensivmedizin
Carl-Neuberg-Straße 1
30625 Hannover

Prof. Dr. med. Dirk Scheinichen
Medizinische Hochschule Hannover
Klinik für Anästhesiologie und Intensivmedizin
OE 8050
Carl-Neuberg-Straße 1
30625 Hannover

Dr. med. Michael Schenk
Gemeinschaftskrankenhaus Havelhöhe
Kladower Damm 221
14089 Berlin

Prof. Dr. med. Gunter N. Schmidt
Asklepios Klinik Altona
Abteilung für Anästhesiologie, Intensivmedizin, Notfallmedizin, Schmerztherapie
Paul-Ehrlich-Straße 1
22763 Hamburg

Dr. med. Christiane Schmitt
Universitätsklinikum Gießen und Marburg, Standort Marburg
Abteilung für Anästhesie und Intensivmedizin
Baldingerstraße 1
35043 Marburg

Univ.-Prof. Dr. Jan Sobesky
Charité – Universitätsmedizin Berlin, Campus Mitte
Klinik für Neurologie & Center for Stroke Research Berlin (CBS)
Chariteplatz 1
10117 Berlin

Univ.-Prof. Dr. med. Claudia Spies
Charité – Universitätsmedizin Berlin, Campus Mitte
Klinik für Anästhesiologie mit Schwerpunkt Operative Intensivmedizin CCM/CVK
Chariteplatz 1
10117 Berlin

Prof. Dr. med. Ulrike Stamer
Inselspital Bern
Universitätsklinik für Anästhesiologie und Schmerztherapie
Freiburgstraße 31
3008 BERN
SCHWEIZ

Prof. Dr. med. Thomas Standl
Städtisches Klinikum Solingen gGmbH
Klinik für Anästhesie, Operative Intensiv- und Palliativmedizin
Akademisches Lehrkrankenhaus der Universität Köln
Gotenstraße 1
42653 Solingen

Prof. Dr. med. Frank Stüber
Inselspital Bern
Universitätsklinik für Anästhesiologie und Schmerztherapie
BHH F 230
3010 BERN
SCHWEIZ

Prof. Dr. med. Robert Sümpelmann
Medizinische Hochschule Hannover
Klinik für Anästhesiologie und Intensivmedizin
OE 8050
Carl-Neuberg-Straße 1
30625 Hannover

Prof. Dr. med. Michael Sydow
St. Johannes Hospital
Anästhesie und Operative Intensivmedizin
Johannesstraße 9–17
44137 Dortmund

Priv.-Doz. Dr. med. Peter Teschendorf
Klinikum Osnabrück
Klinik für Anästhesiologie und operative Intensivmedizin
Am Finkenhügel 1
49076 Osnabrück

Univ.-Prof. Dr. med. Gregor Theilmeier
Medizinische Hochschule Hannover
Klinik für Anästhesiologie und Intensivmedizin
OE 8050
Carl-Neuberg-Straße 1
30625 Hannover

Prof. Dr. med. Peter H. Tonner
Klinik für Anästhesie, Operative und Allgemeine Intensivmedizin, Notfallmedizin
Senator-Weßling-Straße 1
28277 Bremen

Dr. med. Salmai Turial
Universitätsmedizin der Johannes Gutenberg-Universität
Klinik und Poliklinik für Kinderchirurgie
Langenbeckstraße 1
55131 Mainz

Prof. Dr. med. Albert Urwyler
Universitätsspital Basel
Departement Anästhesie
Spitalstrasse 21
4056 BASEL
SCHWEIZ

Dr. med. Franziska von Breunig
Universitätsklinikum Hamburg-Eppendorf
Zentrum für Anästhesiologie und Intensivmedizin
Martinistraße 52
20251 Hamburg

Prof. Dr. med. Georg von Knobelsdorff
St. Bernward Krankenhaus
Klinik für Anästhesie, Intensivmedizin und Schmerztherapie
Treibestraße 9
31134 Hildesheim

Prof. Dr. med. Frank Wappler
Klinikum der Universität Witten/Herdecke – Köln
Klinik für Anästhesiologie und Operative Intensivmedizin
Abteilung für Kinderanästhesie
Ostmerheimer Straße 200
51109 Köln

Prof. Dr. med. Klaus F. Waschke
Alfried Krupp Krankenhaus Rüttenscheid
Alfried Krupp von Bohlen und Halbach Krankenhaus gem. GmbH
Klinik für Anästhesie, Intensivmedizin und Schmerztherapie I
Alfried-Krupp-Straße 21
45131 Essen

Prof. Dr. med. Andreas Weyland
Klinikum Oldenburg gGmbH
Klinik für Anästhesiologie (AINS)
Rahel-Straus-Straße 10
26133 Oldenburg

Dr. med. Sabine Wiedenmann
Praxis für Kardiologie und Pneumologie
Diekmann/Vogt/Rieger
Aachener Straße 327
50931 Köln

Priv.-Doz. Dr. Bernfried Zickmann, M.SC
Eisbacher Straße 15
53639 Königswinter

# Abkürzungen

| | |
|---|---|
| **A., Aa.** | Arteria, Arteriae |
| **ACC** | American College of Cardiology |
| **ACCF** | American College of Cardiology Foundation |
| **ACCP** | American College of Chest Physicians |
| **ACE** | Angiotensin-converting Enzyme |
| **ACh** | Acetylcholin |
| **ACI** | A. carotis interna |
| **ACP** | American College of Physicians |
| **ACTH** | adrenocorticotropes Hormon |
| **AD** | Alzheimer-Demenz |
| **ADH** | antidiuretisches Hormon |
| **ADHS** | Aufmerksamkeitsdefizit-Hyperaktivitäts-Störung |
| **ADQI** | Acute Dialysis Quality Initiative |
| **AES** | Alkoholentzugssyndrom |
| **AGS** | adrenogenitales Syndrom |
| **AHA** | American Heart Association |
| **AHI** | Apnoe-Hypopnoe-Index |
| **AI** | Aorteninsuffizienz |
| **AIDS** | Acquired immune Deficiency Syndrome |
| **AIP** | akute intermittierende Porphyrie |
| **AK** | Antikörper |
| **ALDH** | Azetaldehyddehydrogenase |
| **ALI** | Acute Lung Injury |
| **ALL** | akute lymphatische Leukämie |
| **ALS** | amyotrophische Lateralsklerose |
| **ALT** | Alanin-Aminotransferase |
| **AML** | akute myeloische Leukämie |
| **AMV** | Atemminutenvolumen |
| **ANA** | antinukleäre Antikörper |
| **ANCA** | Antineutrophil cytoplasmatic Antibodies |
| **ANH** | normolvolämische Hämodilution |
| **ANV** | akutes Nierenversagen |
| **APD** | Automated peritoneal Dialysis |
| **APH** | akute postoperative Hypertonie |
| **aPTT** | aktivierte partielle Thromboplastinzeit |
| **ARDS** | Acute respiratory Distress Syndrome |
| **ARVC** | arrhythmogene Kardiomyopathie |
| **AS** | Aortenstenose |
| **ASA** | American Society of Anesthesiologists |
| **ASD** | Atriumseptumdefekt |
| **ASS** | Azetylsalizylsäure |
| **AST** | Aspartat-Aminotransferase |
| **ATN** | akute Tubulusnekrose |
| **ATP** | Adenosintriphosphat |
| **AUDIT** | Alcohol-Use Disorder Identification Test |
| **AUL** | akute undifferenzierte Leukämie |
| **AV** | atrioventrikular |
| **AVNRT** | AV-Knoten-Reentry-Tachykardie |
| **AVRT** | AV-Reentry-Tachykardie |
| **AWMF** | Arbeitsgemeinschaft der Wissenschaftlichen Medizinischen Fachgesellschaften |
| **AZA** | Azathioprin |
| **BAK** | Blutalkohol |
| **BGA** | Blutgasanalyse |
| **BIS** | Bispectral Index |
| **BMI** | Body Mass Index |
| **BMS** | Bare Metal Stent |
| **BNP** | Brain natriuretic Peptide |
| **BOAT** | Bridging oral Anticoagulation Therapy |
| **BSE** | bovine spongiforme Enzephalopathie |
| **BtM** | Betäubungsmittel |
| **BtMVV** | Betäubungsmittel-Verschreibungsverordnung |
| **BWS** | Brustwirbelsäule |
| **CAP** | Community-acquired Pneumonia |
| **CAPD** | Continuous ambulatory peritoneal Dialysis |
| **CBV** | Cerebral Blood Volume |
| **CC** | Closing Capacity |
| **CCK** | Cholezystokinin |
| **CdLS** | Cornelia-de-Lange-Syndrom |
| **CDM** | kongenitale myotone Dystrophie |
| **CDT** | kohlenhydratdefizientes Transferrin |
| **CEMACH** | Confidential Enquiries into maternal Death |
| **CGS** | Clinical Grading Scale |
| **CHARGE** | Coloboma, Heart Defects, Atresia Choanae, Retarded Growth and Development und/oder CNS Anomalies, Genital Hypoplasia und Ear Anomalies/Deafness |
| **CIRCI** | Critical Illness-related Corticosteroid Insufficiency |
| **CIWA-Ar** | Clinical Institute Withdrawal Assessment for Alcohol |
| **CJD** | Creutzfeldt-Jakob Disease |
| **CJK** | Creutzfeldt-Jakob-Krankheit |
| **CK** | Kreatinphosphokinase |
| **CLL** | chronische lymphatische Leukämie |
| **CMD** | zerebrale Mikrodialyse |
| **CML** | chronische myeloische Leukämie |
| **CMP** | Kardiomyopathie |
| **$CMRO_2$** | Cerebral metabolic Oxygen Consumption |
| **CMV** | Zytomegalievirus |
| **COPD** | Chronic obstructive pulmonary Disease |
| **CPAP** | Continuous positive Airway Pressure |
| **CPP** | Cerebral Perfusion Pressure |
| **CrCl** | Kreatininclearance |
| **CREST** | Kalzinose, Raynaud-Phänomen, ösophageale Motilitätsstörung, Sklerodaktylie, Teleangiektasie |
| **CRF** | Corticotropin-releasing Factor |
| **CRH** | Corticotropin-releasing Hormone |

| | |
|---|---|
| **CRP** | c-reaktives Protein |
| **CRPS** | Complex regional Pain Syndrome |
| **CRT** | Resynchronisationstherapie |
| **CS** | Cushing-Syndrom |
| **CsA** | Cyclosporin A |
| **CSF** | Cerebrospinal Fluid |
| **CSI** | Cerebral State Index |
| **CT** | Computertomografie |
| **CTG** | Cytosin-Thymin-Guanin |
| **CTHM** | Conotruncal Heart Malformations |
| **CTP** | Child-Turcotte-Pugh(-Score) |
| **CVR** | zerebraler Gefäßwiderstand |
| **CWD** | Chronic wasting Disease |
| **CYP** | Cytochrom-P450-Enzymkomplex |
| **DART** | Deutsche Antibiotika Resistenzstrategie |
| **DBS** | Deep Brain Stimulation |
| **DCM** | dilatative Kardiomyopathie |
| **DDS** | Delirium Detection Score |
| **DEPKR** | duodenumerhaltende Pankreaskopfresektion |
| **DFDA** | Difluoressigsäure |
| **DGKJP** | Deutschen Gesellschaft für Kinder- und Jugendpsychiatrie |
| **DHB** | Droperidol (Dehydrobenzperidol) |
| **DHEA** | Dehydroepiandrosteron |
| **DHP** | Dihydropyridin |
| **DKG** | Deutsche Gesellschaft für Kardiologie |
| **DIC** | Disseminated intravascular Coagulation |
| **DILI** | Drug-induced Liver Injury |
| **DLTx** | Doppellungentransplantation |
| **DMD** | progressive Muskeldystrophie (Typ Duchenne) |
| **DMPK** | Myotonic Dystrophy Protein Kinase |
| **DRG** | Diagnosis related Group |
| **DRST** | Deutsches Register für Stammzell-transplantationen |
| **DSE** | Dobutamin-Stressechokardiografie |
| **DSM** | Diagnostic and Statistical Manual of Mental Disorders |
| **DTH** | Delayed Type Hypersensitivity |
| **DTS** | Dipyridamol-Thallium-Szintigramm |
| **ECAS** | European Cardiac Arrhythmia Society |
| **EDA** | Epiduralanästhesie |
| **EF** | Ejektionsfraktion |
| **EKT** | Elektrokrampftherapie |
| **EMG** | Elektromyogramm |
| **EMI** | elektromagnetische Interferenz |
| **EP** | evoziertes Potenzial |
| **ERCP** | endoskopisch retrograde Cholangiopank-reatikografie |
| **ERV** | exspiratorisches Reservevolumen |
| **ESA** | European Society of Anaesthesiology |
| **ESBL** | Extended-Spectrum Betalaktamase-bildende |
| **ESC** | European Society of Cardiology |
| **ESK** | Ein-Sekunden-Kapazität |
| **ESWL** | extrakorporale Stoßwellenlithotripsie |
| **$etCO_2$** | endtidal gemessene $CO_2$-Konzentration |
| **EtG** | Ethylglucoronid |
| **EUE** | Exotic ungulate Encephalopathy |
| **FEIBA** | Factor Eight bypassing Activity |
| **FEV** | forciertes Exspirationsvolumen |
| **FFI** | fatale familiäre Insomnie |
| **FFP** | Fresh Frozen Plasma |
| **FGFR** | Fibroblast Growth Factor Receptor |
| **FRC** | Functional residual Capacity |
| **FSE** | feline spongiforme Enzephalopathie |
| **FSH** | follikelstimulierendes Hormon |
| **FSI** | fatale sporadische Insomnie |
| **GABA** | Gamma-Aminobutyric Acid |
| **GBS** | Guillain-Barré-Syndrom |
| **GCS** | Glasgow Coma Scale |
| **GEP-NET** | gastroenteropankreatischer neuroendokriner Tumor |
| **GERD** | gastroösophageale Refluxkrankheit |
| **GFR** | glomeruläre Filtrationsrate |
| **gGT** | Gamma-Glutamyltransferase |
| **GHB** | γ-Hydroxybuttersäure |
| **GIST** | gastrointestinaler Stromatumor |
| **GnRH** | Gonadotropin-releasing Hormone |
| **GÖR** | gastroösophagealer Reflux |
| **Gpe** | Globus pallidus externus |
| **Gpi** | Globus pallidus internus |
| **GRF** | Growth Hormone-releasing Factor |
| **GSS** | Gerstmann-Sträussler-Scheinker(-Syndrom) |
| **GVHD** | Graft-versus-Host-Disease |
| **HA** | Hyperaldosteronismus |
| **HACEK** | Haemophilus, Actinobacillus, Cardiobacterium, Eikenella, Kingella |
| **HAE** | Hereditary Angioedema |
| **HAART** | hochaktive antiretrovirale Therapie |
| **HAMA** | humaner Antimaus-Antikörper |
| **Hb** | Hämoglobin |
| **HCM** | hypertrophe Kardiomyopathie |
| **HD** | Huntington Disease, Chorea Huntington |
| **HELLP** | Hemolysis, Elevated Liver Enzymes, Low Platelets |
| **HES** | hypertensive Erkrankungen in der Schwanger-schaft |
| **HF** | Herzfrequenz |
| **HKP** | hereditäre Koproporphyrie |
| **Hkt** | Hämatokrit |
| **HIT** | heparininduzierte Thrombozytopenie |
| **HIV** | Human Immunodeficiency Virus |
| **HL** | Hodgkin-Lymphom |
| **HLM** | Herz-Lungen-Maschine |
| **HLTx** | Herz-Lungen-Transplantation |
| **HMSN** | hereditäre motorisch sensorische Neuropathie |
| **HNCM** | hypertrophe nicht obstruktive Kardiomyopathie |
| **HOCM** | hypertrophe obstruktive Kardiomyopathie |
| **HPA** | Hypothalamic Pituitary Adrenal Axis |
| **HPS** | hepatopulmonales Syndrom |
| **HPV** | hypoxisch-pulmonalvaskulärer Reflex |
| **HRS** | hepatorenales Syndrom |
| **HSZT** | hämatopoetische Stammzellentransplantation |
| **HTx** | Herztransplantation |
| **HUS** | hämolytisch-urämisches Syndrom |
| **HVL** | Hypophysenvorderlappen |
| **HWS** | Halswirbelsäule |
| **HWZ** | Halbwertszeit |
| **HyperPP** | hyperkaliämische periodische Paralyse |
| **HypoPP** | hypokaliämische periodische Paralyse |
| **HZV** | Herzzeitvolumen |
| **IBW** | Ideal Body Weight |

| | |
|---|---|
| **IC** | Inspiration Capacity |
| **ICAM** | Intercellular Adhesion Molecule |
| **ICD** | implantierter Cardioverter-Defibrillator |
| **ICG** | Indocyaningrün |
| **ICP** | Intracranial Pressure |
| **IDDM** | Insulin-dependent Diabetes mellitus |
| **IPMN** | intraduktale papilläre muzinöse Neoplasie |
| **IRV** | inspiratorisches Reservevolumen |
| **ISA** | intrinsische sympathomimetische Aktivität |
| **ISHLT** | International Society of Heart and Lung Transplantation |
| **ITP** | immunthrombozytische Purpura |
| **IVKT** | In-vitro-Kontrakturtest |
| **K/DOQI** | Kidney Disease Outcomes Quality Initiative |
| **KISS** | Krankenhaus-Infektions-Surveillance-System |
| **KMT** | Knochenmarktransplantation |
| **LAP** | Leucin-Amino-Peptidase |
| **LBW** | Lean Body Weight |
| **LDL** | Low Density Lipoprotein |
| **LE** | Lungenembolie |
| **LH** | luteinisierendes Hormon |
| **LKG** | Lippen-Kiefer-Gaumenspalte |
| **Lig., Ligg.** | Ligamentum, Ligamenta |
| **LMWH** | Low molecular Weight Heparin |
| **LQTS** | Long-QT-Syndrom |
| **LPS** | Lipopolysaccharid |
| **LSD** | Lysergsäurediethylamid |
| **LV** | linker Ventrikel |
| **LVAD** | Left ventricular Assist Device |
| **LVEDP** | linksventrikulärer Füllungsdruck |
| **LVF** | linksventrikuläre Funktion |
| **LVNC** | linksventrikuläre Non-Compaction |
| **LWS** | Lendenwirbelsäule |
| **M., Mm.** | Musculus, Musculi |
| **MAC** | minimale alveoläre Konzentration |
| **MAD** | mittlerer arterieller Blutdruck |
| **MALT** | Mucosa-associated lymphoid Tissue |
| **MAO** | Monoaminooxidase |
| **MAOI** | Monoamine Oxidase Inhibitor |
| **MAP** | Mean arterial Pressure |
| **MARCO** | Macrophage Receptor with collagenous Structure |
| **MC** | Myotonia congenita |
| **MCH** | mittleres zelluläres Hämoglobin |
| **MCHC** | mittlere zelluläre Hämoglobinkonzentration |
| **MCTD** | Mixed Connective Tissue Disease |
| **MCV** | mittleres korpuskuläres Volumen der Erythrozyten |
| **MD** | Muskeldystrophie |
| **MDA** | 3,4-Methylendioxy-amphetamin |
| **MDEA** | N-Ethyl-3,4-Methylendioxy-amphetamin |
| **MDMA** | 3,4-Methylendioxy-metamphetamin |
| **MDRD** | Modification of Diet in renal Disease |
| **MDS** | myelodysplastisches Syndrom |
| **MELD** | Model-for-End-Stage-Liver-Disease (Score) |
| **MEN** | multiple endokrine Neoplasie |
| **MEOS** | mikrosomales ethanoloxidierendes System |
| **MEP** | motorisch evoziertes Potenzial |
| **MET** | Metabolic equivalent Task |
| **MGFA** | Myasthenia gravis Foundation of America |
| **MH** | maligne Hyperthermie |
| **MHE** | MH-equivocal |
| **MHN** | MH-Nichtanlageträger |
| **MHS** | MH-Anlageträger |
| **MIBG** | Metajodobenzylguanidin |
| **MI** | Mitralinsuffizienz |
| **MKP** | Mitralklappenprolapssyndrom |
| **MM** | multiples Myelom |
| **MMDA** | 3-Methoxy-4,5-Methylenedioxyamphetamin |
| **MMF** | Mycophenolat Mofetil |
| **MNS** | malignes neuroleptisches Syndrom |
| **MODS** | multiples Organdysfunktionssyndrom |
| **MP** | Morbus Parkinson |
| **MPS** | myeloproliferatives Syndrom |
| **MRE** | multiresistente Erreger |
| **MRSA** | methicillinresistenter Staphylococcus aureus |
| **MS** | multiple Sklerose |
| **MSH** | melanozytenstimulierendes Hormon |
| **MTX** | Methotrexat |
| **MuSK** | muskelspezifische Rezeptortyrosinkinase |
| **N., Nn.** | Nervus, Nervi |
| **NAPQI** | N-acetyl-p-benzoquinone Imine |
| **NDMR** | nicht depolarisierende Muskelrelaxanzien |
| **NEC** | nekrotisierende Enterokolitis |
| **NHL** | Non-Hodgkin-Lymphom |
| **NIDDM** | Non Insulin dependent Diabetes mellitus |
| **NIRS** | Nahinfrarotspektroskopie |
| **NIV** | Non-invasive Ventilation |
| **NK** | Natural Killer (Zellneoplasien) |
| **NME** | neuromuskuläre Erkrankung |
| **NMH** | niedermolekulares Heparin |
| **NNH** | Number needed to harm |
| **NNM** | Nebennierenmark |
| **NNR** | Nebennierenrinde |
| **NNT** | Number needed to treat |
| **NMDA** | N-Methyl-D-Aspartat |
| **NMT** | neuromuskuläre Therapie |
| **NO** | Stickstoffmonoxid |
| **NormoPP** | normokaliämische periodische Paralyse |
| **NPN** | Nitroprussidnatrium |
| **NRL** | Neuroleptikum |
| **NSAR** | nicht steroidales Antirheumatikum |
| **NSTEMI** | Nicht-ST-Hebungsmyokardinfarkt |
| **NW** | Nebenwirkung |
| **NYHA** | New York Heart Association |
| **OAK** | orale Antikoagulation |
| **OMIM** | Online Mendelian Inheritance in Man |
| **OPSI** | Overwhelming Postsplenectomy Infection |
| **OSA** | obstruktive Schlafapnoe |
| **OSAS** | obstruktive Schlafapnoesyndrom |
| **OSH** | obstruktive Schlafhypopnoe |
| **$paCO_2$** | arterieller Kohlendioxidpartialdruck |
| **PAK** | Pulmonalarterienkatheter |
| **PAMP** | Pathogen-associated molecular Pattern |
| **$paO_2$** | arterieller Sauerstoffpartialdruck |
| **PAP** | Pulmonalarteriendruck |
| **pAVK** | periphere arterielle Verschlusskrankheit |
| **PBSZT** | periphere Blutstammzelltransplantation |
| **PC** | Paramyotonia congenita |
| **pcCMV** | druckkontrollierte maschinelle Ventilation |
| **PCA** | Patient controlled Analgesia |

| | |
|---|---|
| **PCI** | perkutane koronare Intervention |
| **$pCO_2$** | Kohlendioxidpartialdruck |
| **PCT** | Porphyria cutanea tarda |
| **PCWP** | pulmonalkapillärer Verschlussdruck |
| **PDR** | Plasma Disappearance Rate |
| **PDRig** | Plasmaverschwinderate von ICG |
| **PEEP** | Positive End-Expiratory Pressure |
| **PEF** | Peak expiratory Flow |
| **PFO** | offenes Foramen ovale |
| **PiCCO** | Pulse (i) Contour Cardiac Output |
| **PIRO** | Prädisposition, Infektion, Reaktion, Organdysfunktion |
| **PLL** | B-Promyelozyten-Leukämie |
| **PNP** | Polyneuropathie |
| **$pO_2$** | Sauerstoffpartialdruck |
| **POCD** | Postoperative cognitive Dysfunction |
| **POISE** | Perioperative ischemic Evaluation |
| **PONV** | Postoperative Nausea and Vomiting |
| **PP** | pankreatisches Polypeptid |
| **PPHN** | persistierende Hypertension des Neugeborenen |
| **PPK** | perioperative pulmonale Komplikationen |
| **PPMS** | primär progressive multiple Sklerose |
| **PPSB** | **P**rothrombin, **P**rokonvertin, **S**tuart-Prower-Faktor, antihämophiler Faktor **B** |
| **PRES** | posteriores leukenzephalopathisches Syndrom |
| **PRIS** | Propofol-Infusionssyndrom |
| **PROMM** | proximale myotone Myopathie |
| **PRS** | Pierre-Robin-Sequenz |
| **PSS** | progressive systemische Sklerose |
| **PTSMA** | perkutane transluminale septale Myokardablation |
| **PTT** | partielle Thromboplastinzeit |
| **PTZ** | Thrombinzeit |
| **PV** | Porphyria variegata |
| **PVR** | pulmonalvaskulärer Widerstand |
| **PWS** | Prader-Willi-Syndrom |
| **QTc** | QT-Zeit |
| **R** | Resistance |
| **R., Rr.** | Ramus, Rami |
| **RAAS** | Renin-Angiotensin-Aldosteron-System |
| **RCM** | restriktive Kardiomyopathie |
| **RDS** | Respiratory Distress Syndrome |
| **RG** | Rauschgift |
| **RKI** | Robert Koch-Institut |
| **RLS** | Restless-Legs-Syndrom |
| **RPGN** | rapid progressive Glomerulonephritis |
| **RRMS** | relapsing-remitting multiple sclerosis |
| **RS** | Raynaud-Syndrom |
| **RSBI** | Rapid Shallow Breathing Index |
| **RSI** | Rapid Sequence Induction |
| **RV** | Residualvolumen bzw. rechter Ventrikel |
| **SAB** | Subarachnoidalblutung |
| **SAM** | Systolic anterior Movement |
| **SCS** | Spinal Cord Stimulation |
| **SDS** | Shy-Drager-Syndrom |
| **SEP** | somatosensorisch evoziertes Potenzial |
| **SHT** | Schädel-Hirn-Trauma |
| **SIADH** | Syndrom der inappropriaten ADH-Sekretion |
| **SIRS** | systemisches inflammatorisches Reaktionssyndrom |
| **SLE** | systemischer Lupus erythematodes |
| **SLL** | Small lymphocytic Lymphoma |
| **SLTx** | Einzellungentransplantation |
| **SLVL** | splenisches Marginalzonenlymphom |
| **SM** | Schrittmacher |
| **SMA** | spinale Muskelatrophie |
| **SMVT** | stabile monomorphe ventrikuläre Tachykardie |
| **SNRI** | Selective Noradrenalin Reuptake Inhibitor |
| **SOP** | Standard Operating Procedure |
| **SR** | sarkoplasmatisches Retikulum |
| **SS** | serotonerges Syndrom |
| **SSE** | subakute spongiforme Enzephalopathien |
| **SSEP** | Somatosensory evoked Potential |
| **SSRI** | Selective Serotonin Reuptake Inhibitor |
| **SSW** | Schwangerschaftswoche |
| **STH** | somatotropes Hormon |
| **Stn** | Nucleus subthalamicus |
| **SVR** | systemischer Gefäßwiderstand |
| **SVT** | supraventrikuläre Tachykardie |
| **TAH** | Thrombozytenaggregationshemmer |
| **Tb** | Tuberkulose |
| **TbAH** | Thrombozytenaggregationshemmung |
| **TBW** | Total Body Weight |
| **TCA** | Tricyclic Antidepressant |
| **TCD** | transkranielle Doppler-Sonografie |
| **TDD** | Tagesinsulindosis |
| **TEA** | Thrombendarteriektomie |
| **TEE** | transösophageale Echokardiografie |
| **TF** | Tissue-Faktor |
| **TFA** | Trifluoressigsäure |
| **THC** | Tetrahydrocannabinol |
| **TI** | Trikuspidalinsuffizienz |
| **TIA** | transitorische ischämische Attacke |
| **TIVA** | totale intravenöse Anästhesie |
| **TLC** | Total Lung Capacity |
| **TLR** | Toll-like-Rezeptor |
| **TME** | Transmissible Mink Encephalopathy |
| **TNF** | Tumor-Nekrose-Faktor |
| **t-PA** | Tissue Plasminogen Activator |
| **TPR** | Total peripheral Resistance |
| **TRH** | Thyreotropin-releasing Hormone |
| **TS** | Trikuspidalstenose |
| **TSE** | Transmissible spongiform Encephalopathies |
| **TSH** | thyreoideastimulierendes Hormon |
| **TSST** | Toxic Shock Syndrome Toxin |
| **TTE** | transthorakale Echokardiografie |
| **TTP** | thrombotisch-thrombozytopenische Purpura |
| **TTS** | transkutanes therapeutisches System |
| **TVT** | tiefe Venenthrombose |
| **Tx** | Transplantation |
| **UAW** | unerwünschte Arzneimittelwirkung |
| **UFH** | unfraktioniertes Heparin |
| **UGT** | Uridindiphosphat-Glucuronosyl-Transferase |
| **V., Vv.** | Vena, Venae |
| **VALI** | Ventilator-associated Lung Injury |
| **VAP** | ventilatorassoziierte Pneumonie |
| **VATER** | Vertebral, anal, tracheoesophageal and renal/radial Malformations |
| **VC** | Vital Capacity |
| **vcCMV** | volumenkontrollierten maschinelle Ventilation |
| **VCFS** | Velocardiofacial Syndrome |

| | |
|---|---|
| **vCJD** | Variant Creutzfeldt-Jakob Disease |
| **VEP** | visuell evoziertes Potenzial |
| **VHF** | Vorhofflimmern |
| **Vim** | Nucleus thalamicus ventralis intermedius |
| **VIP** | vasoaktives intestinales Peptid |
| **VKA** | Vitamin-K-Antagonist |
| **VL** | Nucleus thalamicus ventrolateralis |
| **VRP** | ventrikuläre Refraktärzeit |
| **VSD** | Ventrikelseptumdefekt |
| **VT** | Atemzugvolumen |
| **VTE** | venöse Thromboembolie |
| **vWF** | Von-Willebrand-Faktor |
| **vWJS** | Von-Willebrand-Jürgens-Syndrom |
| **WBS** | Williams-Beuren-Syndrom |
| **WFNS** | World Federation of Neurological Surgeons |
| **WPW** | Wolff-Parkinson-White(-Syndrom) |
| **ZAS** | zentral anticholinerges Syndrom |
| **ZVD** | zentraler Venendruck |
| **ZVK** | zentraler Venenkatheter |

# Inhaltsverzeichnis

## 6 Erkrankungen des Blutes · 262



## 7 Neurologische Erkrankungen · 300



## 8 Psychiatrische Erkrankungen · 352

## 16 Hereditäre Malformationssyndrome · *497*



## 17 Maligne Hyperthermie · *542*

# 1 Kardiovaskuläre Erkrankungen

## 1.1 Koronare Herzerkrankung

*P. H. Tonner, H.-J. Priebe*

### 1.1.1 Epidemiologie

Mit einer Häufigkeit von bis zu 7% der Bevölkerung ist der Anteil der koronaren Herzkrankheit (KHK) in den industrialisierten Ländern besonders hoch. Die KHK führt die Rangliste der häufigsten Todesursachen in Deutschland an (Löwel 2006). Entsprechend spiegelt sich das Gefährdungspotenzial auch im operativen Bereich wider: Kardiovaskuläre Erkrankungen stellen die Hauptursache perioperativer Mortalität dar. Aufgrund der Bevölkerungsentwicklung verschärft sich dieser Trend in Zukunft. In den nächsten Jahren muss mit einem ansteigenden Anteil älterer Menschen (>65 Jahre) und damit auch von Patienten mit KHK gerechnet werden (Löwel 2006). Weil darüber hinaus Operationen in diesem Lebensalter häufiger notwendig sind als bei jüngeren Menschen, muss zukünftig davon ausgegangen werden, dass bei mehr als ⅓ aller Patienten, die sich einem nicht kardiochirurgischen Eingriff unterziehen, eine KHK vorliegt. Abhängig vom chirurgischen Eingriff erleiden bis zu 25% der kardialen Risikopatienten perioperativ kardiale Komplikationen wie z.B. Myokardinfarkt, instabile Angina pectoris, Herzinsuffizienz, Arrhythmien oder Tod aufgrund einer kardialen Ursache (Flu et al. 2010). Ein perioperativer Myokardinfarkt hat auch heute noch eine ca. 30%ige Letalität während des Krankenhausaufenthalts. Patienten, die eine perioperative Myokardischämie erleiden, haben ein deutlich schlechteres kardiales Langzeit-Outcome.

### 1.1.2 Pathophysiologie

**Stabile Plaques.** Myokardischämie und pektanginöse Beschwerden sind gewöhnlich mit stabilen Plaques assoziiert. Diese Plaques weisen meist dicke bindegewebige Oberflächen, kleine Fettkerne, eine beträchtliche Menge glatter Muskelzellen und Kollagen, aber nur wenig Makrophagen auf (Waxman et al. 2006). Letztlich unterliegen sie einer inwärts gerichteten morphologischen Umwandlung (*Remodeling*), die zu einer koronarangiografisch leicht nachweisbaren Einengung des Lumens der Koronararterie führt. Da das Potenzial dieser Plaques für eine akute Plaqueruptur relativ gering ist (deshalb auch *stabile* Plaques genannt), führen diese Plaques nicht regelmäßig zu akuten Koronarsyndromen.

**Vulnerable Plaques.** Im Gegensatz dazu weisen Plaques, die zur Plaqueruptur neigen (deshalb auch *vulnerable* Plaques genannt), eher dünnere bindegewebige Oberflächen, größere Fettkerne, weniger glatte Muskelzellen, mehr Makrophagen und weniger Kollagen auf. Sie unterliegen einem auswärts gerichteten *Remodeling* mit geringerer Einengung des Koronarlumens. Entsprechend verursachen vulnerable Plaques gewöhnlich keine wesentlichen Koronarstenosen und klinische Symptome vor ihrer Ruptur und der damit verbundenen Auslösung eines akuten Koronarsyndroms.

**Merke** Koronarläsionen, die zu akuten Koronarsyndromen führen, sind nicht zwangsläufig von ausgeprägten Stenosen begleitet und daher koronarangiografisch auch nicht immer nachweisbar. Im Gegensatz dazu sind ausgeprägt stenotische, koronarangiografisch leichter nachweisbare Koronarläsionen, die von pektanginösen Beschwerden begleitet sind, nicht zwangsläufig instabil und müssen nicht zwangsläufig zu akuten Koronarsyndromen führen.

### 1.1.3 Präoperative Evaluierung

Bisher stützten sich die Empfehlungen zur präoperativen kardialen Abklärung von Patienten, die sich nichtkardiochirurgischen Eingriffen unterziehen, hauptsächlich auf die Leitlinien des American College of Cardiology (ACC) und der American Heart Association (AHA; Eagle et al. 2002, Fleisher et al. 2008). Bei den 2009 publizierten revidierten Leitlinien der American College of Cardiology Foundation (ACCF) und der AHA (Fleisher et al. 2009) handelt es sich lediglich im Hinblick auf die perioperative β-Blocker-Therapie um eine Aktualisierung der ACC/AHA-Leitlinien von 2007. Diese Aktualisierung war durch die Ergebnisse der POISE-Studie (s.u.) notwendig geworden (Devereaux et al. 2008). Seit November 2009 liegen zum ersten Mal europäische, von der European Society of Cardiology (ESC) erarbeitete und von der European Society of Anaesthesiology (ESA) unterstützte Leitlinien zur perioperativen kardialen Patientenversorgung im Allgemeinen und zur präoperativen kardialen Abklärung im Speziellen bei nichtkardiochirurgischen Eingriffen vor (Poldermans et al. 2009).

Die präoperative Evaluierung des Patienten mit KHK dient:

- der Identifizierung nicht operabler Patienten,
- der Identifizierung von Patienten, deren Zustand präoperativ durch Beginn oder Optimierung einer Therapie oder Intervention entscheidend verbessert werden kann (z. B. durch Anpassung kardialer Medikation oder Anlage eines Herzschrittmachers),
- der Identifizierung von Patienten, die möglicherweise von einer präoperativen koronaren Revaskularisierung profitieren,
- der Anpassung des perioperativen anästhesiologischen und chirurgischen Managements,
- der Risikostratifizierung.

## 1.1.4 Anamnese und körperliche Untersuchung

Anamnese und körperliche Untersuchung bilden nach wie vor die Grundlage der präoperativen kardialen Abklärung. Sie erlauben die Einschätzung von Schweregrad und Stabilität der KHK (z. B. körperliche Belastbarkeit, bisherige Therapie), die Aufdeckung zusätzlicher kardialer Erkrankungen (z. B. Herzinsuffizienz, schwere Herzklappenerkrankung, symptomatische Arrhythmien) und die Erkennung einer klinisch relevanten Komorbidität (z. B. Diabetes mellitus, periphere arterielle Verschlusskrankheit, Niereninsuffizienz), die unerkannt und unbehandelt das perioperative kardiale Outcome verschlechtern würde.

### Klinische Risikofaktoren

Aktive oder instabile kardiale Erkrankungen (Tab. 1.**1**) erfordern in aller Regel eine intensive Abklärung, die – außer im Notfall – eine Verschiebung oder sogar ein Absetzen des geplanten Eingriffs bedingen kann.

**Herzinsuffizienz.** In den vergangenen Jahren wurde gezeigt, dass eine Herzinsuffizienz mit einem deutlich höheren perioperativen kardialen Risiko assoziiert ist als eine KHK (Hammill et al. 2008, Kheterpal et al. 2009).

**Myokardinfarkt.** Ein innerhalb der letzten 3–6 Monate abgelaufener Myokardinfarkt stellt nicht notwendigerweise eine absolute Kontraindikation für einen chirurgischen Eingriff dar (Fleisher et al. 2008, Poldermans et al. 2009).

**Merke** Als Hochrisikopatienten gelten diejenigen, deren Infarkt innerhalb der letzten 30 d abgelaufen ist. Da nach durchgemachtem Infarkt üblicherweise 4–6 Wochen vergehen, bis die körperliche Belastbarkeit wiederhergestellt ist, besteht für diesen Zeitraum eine relative Kontraindikation für einen chirurgischen Eingriff. Danach ist nicht das Zeitintervall nach stattgehabtem Infarkt entscheidend, sondern das Ausmaß der sog. „kardialen Reserve".

Die kardiale Reserve ist abhängig:
- vom Ausmaß der verbleibenden Myokardischämie (beurteilbar durch klinische Symptomatik, EKG und Dipyridamol-Thallium-Szintigramm [DTS]), der myokardialen Pumpfunktion (beurteilbar durch klinische Symptomatik und Echokardiografie) und
- von der elektrischen Instabilität (beurteilbar durch EKG).

Hinweise auf eine stark eingeschränkte kardiale Reserve sind:
- rezidivierende Anfälle von Ruhe-Angina-pectoris,
- Herzinsuffizienz mit einer ventrikulären Auswurffraktion (EF) von < 0,3,
- rezidivierende Kammertachykardien oder Kammerflimmern mehr als 48 h nach abgelaufenem Myokardinfarkt.

**Cave** Bei stark eingeschränkter kardialer Reserve ist das perioperative kardiale Risiko derart hoch, dass praktisch eine absolute Kontraindikation für chirurgische Eingriffe besteht.

Bei Hinweisen auf eine zwar weniger stark, aber dennoch deutlich eingeschränkte kardiale Reserve nach abgelaufenem Myokardinfarkt (verminderte körperliche Belastbarkeit, eine ≥ 2 mm ST-Segment-Senkung im Belastungs-EKG, Blutdruckabfall unter maximaler körperlicher Belastung und ein reversibler Füllungsdefekt im DTS) besteht wegen eines immer noch wesentlich erhöhten perioperativen kardialen Risikos eine relative Kontraindikation für operative Eingriffe. Dementsprechend ist ein anhand von Anamnese und/oder EKG-Veränderungen diagnostizierter früherer Myokardinfarkt (d. h. jeder Myokardinfarkt > 30 d vor dem geplanten operativen Eingriff) unter klinischen Risikofaktoren (Tab. 1.**2**), nicht aber unter jenen Krankheitszuständen aufgeführt, die zwangsläufig einer präoperativen Abklärung bedürfen (Tab. 1.**1**).

Tab. 1.**1** Aktive oder instabile kardiale Erkrankungen, die präoperativ eine Abklärung und Behandlung erfordern (Fleisher et al. 2008, Poldermans et al. 2009).

| ESC 2009 Guidelines („active or unstable cardiac conditions") | ACC/AHA 2009 Guidelines („active cardiac conditions") |
|---|---|
| • instabile Angina pectoris | • instabile Koronarsyndrome |
| • akute Herzinsuffizienz | • dekompensierte Herzinsuffizienz |
| • signifikante kardiale Arrhythmien | • signifikante kardiale Arrhythmien |
| • symptomatische Herzklappenerkrankung | • schwere Herzklappenerkrankung |
| • innerhalb der letzten 30 d abgelaufener Myokardinfarkt mit residualer Myokardischämie | |

ACC: American College of Cardiology, AHA: American Heart Association, ESC: European Society of Cardiology.

Tab. 1.2 Klinische Risikofaktoren (Fleisher et al. 2009, Poldermans et al. 2009).

| ESC 2009 Guidelines („clinical/cardiac risk factors“) | ACC/AHA 2009 Guidelines („clinical risk factors“) |
|---|---|
| • Angina pectoris<br>• abgelaufener Myokardinfarkt<br>• Herzinsuffizienz<br>• Apoplex/TIA<br>• Nierendysfunktion (Serumkreatininkonzentration > 170 µmol/l oder 2 mg/dl oder Kreatinin-clearance < 60 ml/min)<br>• insulinpflichtiger Diabetes mellitus | • koronare Herzkrankheit in der Anamnese<br>• kompensierte oder frühere Herzinsuffizienz in der Anamnese<br>• zerebrovaskuläre Erkrankung in der Anamnese<br>• Diabetes mellitus |

ACC: American College of Cardiology, AHA: American Heart Association, ESC: European Society of Cardiology, TIA: transiente ischämische Anfälle.

## Körperliche Belastbarkeit

Das Ausmaß der körperlichen Belastbarkeit im täglichen Leben ist ein wesentlicher, wenn nicht sogar *der* wesentliche Prädiktor des perioperativen kardialen Outcomes. Der präoperativ körperlich voll belastbare Patient (nachweisbar etwa durch das Ausüben einer körperlich stark belastenden Sportart) trägt ein so niedriges perioperatives kardiales Risiko, dass unabhängig von medizinischer Anamnese und Schwere des geplanten operativen Eingriffs eine zusätzliche präoperative kardiale Abklärung häufig überflüssig ist.

**Metabolic equivalent Task (MET).** Die körperliche Belastbarkeit kann anhand der im täglichen Leben durchgeführten Aktivitäten abgeschätzt werden. Dabei lässt sich die funktionelle Reservekapazität in metabolischen Äquivalenten (1 MET = Sauerstoffverbrauch von 3,5 ml/kgKG/min) ausdrücken (Tab. 1.3; Fleisher et al. 2008, Poldermans et al. 2009). Patienten, die nicht in der Lage sind, tägliche Aktivitäten entsprechend 4 METs durchzuführen, weisen vermehrt kardiale perioperative und Langzeitkomplikationen auf. Bei Patienten, die sich im täglichen Leben nicht körperlich belasten (aus welchen Gründen auch immer), muss eventuell eine andere Methode herangezogen werden, um die kardiale Reserve abzuschätzen.

## Nicht invasive kardiale Untersuchungsverfahren

Belastungs-EKG, DTS und Dobutamin-Stressechokardiografie (DSE) dienen der objektiven Beurteilung der:
- körperlichen Belastbarkeit,
- Identifizierung und Quantifizierung klinisch relevanter Myokardischämien,
- linksventrikulären Dysfunktion und von Arrhythmien,
- Einschätzung des perioperativen kardialen Risikos (und möglicherweise der Langzeitprognose).

**Negativ prädiktiver Wert.** Obwohl verfahrensabhängig unterschiedliche kardiale Parameter beurteilt werden, besitzen diese Untersuchungsverfahren vergleichbare Aussagekraft. Alle 3 haben einen hohen negativ prädiktiven Wert

Tab. 1.3 Geschätzter Energiebedarf für verschiedene Aktivitäten (Fleisher et al. 2009, Poldermans et al. 2009).

| Metabolisch äquivalente Tätigkeit (MET) | Können Sie ... |
|---|---|
| 1 MET | ... sich selbst versorgen?<br>... Essen zubereiten, sich anziehen, zur Toilette gehen?<br>... innerhalb der Wohnung herumgehen?<br>... in der Ebene 2–3 Straßenblöcke im Schritttempo gehen?<br>... leichte Hausarbeit verrichten (z. B. Staub wischen, Geschirr spülen)? |
| >4 MET | ... einen Treppenabsatz steigen oder einen Hügel heraufgehen?<br>... in der Ebene im raschen Schritttempo laufen?<br>... schwere Hausarbeit verrichten (z. B. Fußböden reinigen)?<br>... an mäßig anstrengenden Freizeitaktivitäten teilnehmen (z. B. Tanzen)? |
| >10 MET | ... an anstrengenden Sportarten teilnehmen (z. B. Schwimmen, Skilaufen)? |

(90–100%) bezüglich des Auftretens eines perioperativen Myokardinfarkts und Herztodes (Fleisher et al. 2008, Poldermans et al. 2009).

**Merke** Sind die Ergebnisse nach Untersuchung mittels Belastungs-EKG, DTS und DSE unter adäquater körperlicher oder pharmakologischer Belastung unauffällig, so kann mit großer Sicherheit davon ausgegangen werden, dass der perioperative kardiale Verlauf, unabhängig von der Art des chirurgischen Eingriffs, unauffällig sein wird.

**Positiv prädiktiver Wert.** Dagegen ist der positiv prädiktive Wert dieser Untersuchungen sehr niedrig. Abhängig von der Wahrscheinlichkeit einer vorbestehenden kardialen Erkrankung (der Prä-Test-Wahrscheinlichkeit) variiert der positiv prädiktive Wert dieser Untersuchungen hinsichtlich des Auftretens eines perioperativen Myokardinfarkts und Herztods zwischen lediglich 5–30%. Entsprechend gibt es in den ESC-Leitlinien ähnlich der ACC/AHA-Leitlinien nur eine einzige Klasse-I-Empfehlung (definiert als Evidenz und/oder allgemeines Einverständnis, dass eine Behandlung oder ein Verfahren nützlich und effektiv ist) für die präoperative Durchführung eines 12-Kanal-Ruhe-EKG (Patienten mit ≥1 kardialen Risikofaktor anstehend zu einem chirurgischen Eingriff von mittlerem oder hohen Risiko) und die eines kardialen Belastungstests (Belastungs-EKG, Stress-Echokardiografie, Stress-Myokardperfusionsszintigrafie bei Patienten mit ≥3 kardialen Risikofaktoren anstehend zu einem gefäßchirurgischen Eingriff).

### Koronarangiografie

Wird die Indikation zur präoperativen Koronarangiografie korrekt gestellt, so gelangen vorwiegend kardiale Hochrisikopatienten zur Koronarangiografie. Die kardiovaskuläre Morbidität (Myokardinfarkt und zerebraler Insult) einer Koronarangiografie bei Patienten mit peripherer Gefäßerkrankung beträgt 0,2–0,5%, die Mortalität 0,1–0,5% (Gauss et al. 2001). Entsprechend restriktiv sind die Indikationen für eine präoperative Koronarangiografie (Fleisher et al. 2008, Poldermans et al. 2009). Eine präoperative Koronarangiografie ist nur dann sinnvoll, wenn der Patient im Voraus als Kandidat für eine koronare Revaskularisierung feststeht. Eine präoperative Koronarangiografie dient nicht primär dem Nachweis einer KHK. Da der Nutzen einer Koronarangiografie zur perioperativen Risikostratifizierung vor nicht kardiochirurgischen Eingriffen nicht belegt ist, beschränken sich die Klasse-I-Empfehlungen der ESC-Leitlinien auf Indikationen, die auch für den nicht perioperativen Bereich gelten.

### Kardiale Biomarker

Die aktuellen Leitlinien der ESC berücksichtigen in Form einer Klasse-IIa-Empfehlung (definiert als Evidenz/Meinung überwiegend zugunsten von Nutzen/Effizienz der Intervention) die zunehmende Anzahl an Publikationen, die andeuten, dass gehirnnatriuretisches Peptid (BNP) und N-terminales pro-BNP zusätzlichen prognostischen Wert für kardiales perioperatives und Langzeitergebnis zu besitzen scheinen. Von der routinemäßigen präoperativen Bestimmung von Biomarkern (einschließlich kardialer Troponine) wird allerdings abgeraten.

## 1.1.5 Risikostratifizierung

### Kardiale Risikoindizes

Zur Abschätzung des perioperativen kardialen Risikos sind verschiedene Risikoindizes entwickelt worden. Zu den bekanntesten gehören:

- Goldman-Risikoindex,
- Detsky-Index,
- modifizierter Detsky-Index,
- revidierter kardialer Risikoindex nach Lee (Lee et al. 1999).

Sie basieren zu unterschiedlichen Anteilen auf Anamnese, körperlicher Untersuchung, Laboruntersuchungen und EKG – stellen also eine Art Kombination der zuvor aufgeführten Risikofaktoren dar. Entsprechend der Anzahl von individuell definierten Risikofaktoren werden die Patienten aufsteigenden Risikoklassen zugeordnet. Allerdings hat die überwiegende Mehrzahl der Untersuchungen während der vergangenen Jahrzehnte gezeigt, dass der positiv prädiktive Wert von Risikoindizes (d.h. die Fähigkeit, im Falle einer hohen Risikoklassifizierung ein perioperatives kardiales Ereignis zuverlässig vorauszusagen) enttäuschend niedrig ist und zur perioperativen kardialen Risikoeinschätzung im individuellen Fall wenig geeignet erscheint.

Trotz der anerkannten methodischen Probleme bei der Verwendung von Risikoindizes zur individuellen Risikostratifizierung empfehlen die ESC-Leitlinien die Verwendung von klinischen Risikoindizes im Allgemeinen und die des revidierten kardialen Risikoindex nach Lee (Tab. 1.4) im Spe-

Tab. 1.4 Revised Cardiac Risk Index nach Lee (Lee et al. 1999).

| **Risikofaktoren** | | |
|---|---|---|
| • Hochrisikooperation<br>• koronare Herzerkrankung<br>• Linksherzinsuffizienz<br>• Zustand nach zerebralem Insult/TIA<br>• insulinpflichtiger Diabetes<br>• präoperatives Serumkreatinin >2 mg/dl | | |
| **Abschätzung des perioperativen kardialen Risikos anhand der Anzahl der vorhandenen Risikofaktoren** | | |
| **Klasse** | **Risikofaktoren** | **kardiales Risiko** |
| I | – | 0,4 (0,05–1,5)% |
| II | 1 | 0,9 (0,3–2,1)% |
| III | 2 | 6,6 (3,9–10,3)% |
| IV | 3–4 | 11,0 (5,8–18,4)% |

ziellen zur postoperativen bzw. perioperativen kardialen Risikostratifizierung.

## Algorithmus zum perioperativen Vorgehen

Sowohl die Leitlinien der ESC (Priebe 2010) als auch die der ACC/AHA empfehlen zur präoperativen kardialen Risikoevaluierung und zum perioperativen Management in algorithmischer Form ein evidenzbasiertes, schrittweises Vorgehen. Das Ausmaß des perioperativen kardialen Risikos wird durch den Schweregrad klinischer Risikofaktoren (Tab. 1.1 und Tab. 1.2), die Art des chirurgischen Eingriffs (Tab. 1.4) und das Ausmaß der körperlichen Belastbarkeit (Tab. 1.5) bestimmt (Fleisher et al. 2008, Poldermans et al. 2009).

**Algorithmen im Vergleich.** Die Algorithmen der europäischen und amerikanischen Fachgesellschaften unterscheiden sich nicht grundsätzlich (Priebe 2010):

- *Schritt 1:* Beurteilung der Dringlichkeit des Eingriffs.
  Ist der Eingriff nicht dringlich →
- *Schritt 2:* Ausschluss von akuten kardialen Erkrankungen, die eine präoperative Abklärung und Behandlung erfordern (Tab. 1.1).
  Liegen keine akuten, behandlungsbedürftigen kardialen Erkrankungen vor →
- *Schritt 3:* Beurteilung des operativen Risikos (Tab. 1.5).
  Ist das operative Risiko nicht niedrig →
- *Schritt 4:* Beurteilung der körperlichen Belastbarkeit des Patienten auf der Grundlage von METs (Tab. 1.3).
  Wenn die körperliche Belastbarkeit <4 METs entspricht und der Patient asymptomatisch ist (nur ACC/AHA-Leitlinien) oder dies unbekannt ist (nur ACC/AHA-Leitlinien) →
- *Schritt 5:* Hier gibt es formale Unterschiede in den Algorithmen der beiden Leitlinien, die von fraglicher klinischer Relevanz sind:
  - *ESC-Leitlinien:* primär Beurteilung des operativen Risikos und anschließend der kardialen Risikofaktoren (Tab. 1.2). Handelt es sich um einen Eingriff von mittlerem Risiko, kann der Eingriff unter präoperativ begonnener Therapie mit Statinen, mit titrierten β-Blockern und/oder mit ACE-Hemmern durchgeführt werden.
    Handelt es sich dagegen um einen Hochrisikoeingriff → Schritt 6.
  - *ACC/AHA-Leitlinien:* primär Beurteilung der klinischen Risikofaktoren und anschließend des operativen Risikos. Liegen keine klinischen Risikofaktoren vor, so kann die Operation wie geplant ohne weitere präoperative kardiale Abklärungen durchgeführt werden. Liegen dagegen klinische Risikofaktoren vor, so wird das weitere Vorgehen vom operativen Risiko abhängig gemacht.
- *Schritt 6* (nur in den ESC-Leitlinien enthalten): *Beurteilung der kardialen Risikofaktoren.* Liegen ≤2 kardiale Risikofaktoren vor, so kann der Eingriff wiederum unter (je nach vorliegender medizinischer Indikation) präoperativ begonnener Therapie mit Statinen, mit titrierten β-Blockern und/oder mit ACE-Hemmern durchgeführt werden.
  Liegen dagegen ≥3 Risikofaktoren vor →
- *Schritt 7: Präoperative nicht invasive Abklärung in Erwägung ziehen.* Die Empfehlung für das anschließende Vorgehen hängt zunächst vom Ausmaß der belastungsabhängigen Myokardischämie ab. Eine präoperativ bestehende Myokardischämie sollte entweder medikamentös oder interventionell kontrolliert werden. Die Art der Revaskularisierung (kardiochirurgisch vs. interventionell; Ballonangioplastie vs. Bare Metal Stent (BMS) vs. Drug Eluting Stent [DES]) hängt vom Ausmaß und der Lokalisation der betroffenen Koronargefäße und der Verschiebbarkeit des geplanten chirurgischen Eingriffs ab.

Die Empfehlungen zum Vorgehen nach vorausgegangener perkutaner koronarer Intervention (PCI) unterscheiden sich nicht zwischen den Leitlinien.

**Bewertung.** Es gibt keine kontrollierten Daten, die belegen, dass das hier diskutierte systematische Vorgehen bei der präoperativen kardialen Abklärung das perioperative kardiale Outcome verbessert. Der vorgeschlagene Algorithmus basiert auf keinen randomisierten, kontrollierten Studien, sondern auf Verlaufsbeobachtungen und Expertenmeinun-

Tab. 1.5 Kardiale Risikostratifizierung* gemäß chirurgischem Risiko.

| Niedrig (<1 %)** | Mittel (1–5 %) | Hoch (>5 %) |
|---|---|---|
| • Brust | • abdominal | • Aorta – *offen* |
| • dental | • Karotis | • periphere Gefäßoperation – *groß* |
| • endokrin | • peripher-arterielle Angioplastie | |
| • Ophthalmologie | • endovaskuläre Aneurysmaoperation | |
| • Gynäkologie | • Kopf- und Halschirurgie | |
| • rekonstruktiv | • neurologisch-orthopädisch – *groß* (Hüfte/Wirbelsäule) | |
| • Orthopädie – *klein* (z. B. Knie) | • Lungen-/Nieren-/Lebertransplantation | |
| • Urologie – *klein* | • Urologie | |

* Risiko für Myokardinfarkt oder Herztod innerhalb von 30 d postoperativ.
** Diese Eingriffe erfordern gewöhnlich keine weiteren präoperativen kardialen Abklärungen.

gen. Ein gesichertes, im Sinne eines allgemein akzeptierten und das Outcome sicher verbesserndes Vorgehen gibt es nicht. Es ist jedoch davon auszugehen, dass ein systematisches Vorgehen nach Algorithmen, die auf der Basis zwar nur weniger, dafür aber gesicherter Untersuchungsergebnisse erstellt wurden, den nicht seltenen Aspekt der Zufälligkeit bei der Anforderung und Durchführung zusätzlicher präoperativer Abklärungen günstig beeinflusst. Da die Algorithmen eine eher restriktive Vorgehensweise unterstützen, ist mit einer Abnahme präoperativ durchgeführter zusätzlicher Untersuchungen zu rechnen. Dies sollte zu direkten (durch geringeren Personal- und Apparatebedarf) und indirekten Kosteneinsparungen (durch selteneres Absetzen von Operationen und weniger Folgeuntersuchungen von zweifelhaftem Nutzen), zu höherer Patientenzufriedenheit (durch selteneres Verschieben des Operationstermins und Vermeiden untersuchungsspezifischer Unannehmlichkeiten) und möglicherweise zu größerer Patientensicherheit führen (durch Vermeiden von untersuchungsbedingten Komplikationen).

### Bewertung der Risikostratifizierung

Ziel der präoperativen Abklärung ist die Verminderung des perioperativen Risikos. Um dieses Ziel zu erreichen, sollten einige Voraussetzungen erfüllt sein:

- Die eingesetzten Tests sollten genau sein: Sie sollten hohe positiv und negativ prädiktive Werte aufweisen und sie sollten zu einer Risikoreduzierung im Vergleich zur Prä-Test-Wahrscheinlichkeit führen. Zusätzliche Tests sollten helfen – aufbauend auf der bereits klinischen Einschätzung –, das zu erwartende Risiko zu präzisieren.
- Die Risikostratifizierung sollte das Outcome beeinflussen. Dies wäre beispielsweise der Fall, wenn ein Testergebnis zu einem Absetzen des geplanten chirurgischen Eingriffs, einer alternativen Behandlung oder zu einer Verminderung des perioperativen Risikos durch prophylaktische koronare Revaskularisierung führen würde.
- Die präoperative Evaluierung muss ein vernünftiges Schaden-/Nutzenverhältnis aufweisen. Zusätzliche kardiale Abklärungen sollten das Outcome nicht durch Verzögerungen notwendiger Operationen oder die ihnen eigenen Komplikationen ungünstig beeinflussen.

Es ist offensichtlich, dass die klinische und diagnostische Risikostratifizierung diesen Anforderungen nicht immer gerecht wird. Die positiv prädiktiven Werte sind durchweg niedrig. Die Ergebnisse nicht invasiver Tests führen nicht in allen Patientengruppen zu zusätzlichen Erkenntnisgewinnen. Das Schaden-/Nutzenverhältnis nicht invasiver Tests ist teilweise ungünstig, da ein positives Ergebnis häufig zu Folgeuntersuchungen (mit den ihnen eigenen Komplikationen) und einem Verschieben des operativen Eingriffs führt. Wohl als Folge dieser Unzulänglichkeiten gibt es bis heute keine Untersuchung, die zweifelsfrei belegt, dass eine derart durchgeführte präoperative Risikostratifizierung die Inzidenz perioperativer kardialer Ereignisse (Myokardinfarkt, Herztod) zuverlässig reduziert. Trotz des algorithmusgestützten Vorgehens bleibt es schwierig – wenn nicht sogar unmöglich –, das perioperative kardiale Risiko für den individuellen Patienten korrekt einzuschätzen.

## 1.1.6 Präoperative Revaskularisierung

Der Nutzen einer präoperativen koronaren Revaskularisierung wird derzeit noch immer kontrovers diskutiert. Bei gefäßchirurgischen Patienten wurde gezeigt, dass eine präoperative Revaskularisierung mittels PTCA und Stent oder mittels koronarchirurgischen Eingriffen nicht zu einer Verbesserung der Überlebensrate führte, wenn eine präoperative medikamentöse Einstellung der Patienten mit β-Blockern, Azetylsalizylsäure, ACE-Inhibitoren und Statinen erfolgte (McFalls et al. 2004).

> **Merke** Die ESC sowie die amerikanischen Leitlinien empfehlen übereinstimmend nur dann eine präoperative koronare Revaskularisierung (Klasse-I-Empfehlung, Evidenzgrad A), wenn die durch die entsprechenden Leitlinien der ACC/AHA (Eagle et al. 2004, King et al. 2008, Patel et al. 2009) und der ESC (Silber et al. 2005) definierten medizinischen Indikationen für eine kardiochirurgische oder interventionelle Revaskularisierung gegeben sind.

Bei Patienten mit niedrigem perioperativem Risiko ist das Risiko der Diagnostik sowie der Revaskularisierung gegen das operative Risiko abzuwägen. In den meisten Fällen erscheint nur bei Hochrisikopatienten eine präoperative koronare Revaskularisierung indiziert.

Der Koronarstent ist in der unmittelbar perioperativen Phase mit einem hohen Risiko verbunden, da vermehrt Re-Stenosen oder Blutungen, Thrombosen und periphere Embolien auftreten können. Nach PCI mit oder ohne Einsetzen eines Stents ist die Fortsetzung einer dualen antithrombozytären Medikation (gewöhnlich bestehend aus ASS und Clopidogrel, zunehmend aber auch aus ASS und Prasugrel) für einen gewissen Zeitraum unabdingbar, um das Risiko einer In-Stent-Thrombose zu verringern. Ein frühzeitiges Absetzen ist mit einer erhöhten Inzidenz an akuten Koronarsyndromen und erhöhter Mortalität assoziiert (King et al. 2008).

## 1.1.7 Medikamentöse Behandlung

### β-Blocker

Erste Studien aus den 1980er-Jahren zeigten, dass eine perioperative Verabreichung von β-Blockern einen günstigen Einfluss auf die intraoperative Hämodynamik und die postoperative Morbidität aufweist.

## Studie von Mangano et al. 1996

In einer Studie der Multicenter Study for Perioperative Ischemia Research Group (McSPI-Gruppe) um Mangano konnte im Jahr 1996 erstmals der Effekt eines β-Blockers auf die kardiovaskuläre Morbidität und Mortalität nach einem nicht kardiochirurgischen Eingriff nachgewiesen werden (Mangano et al. 1996). In dieser Studie wurden 200 Patienten mit Risiko für eine KHK oder nachgewiesener KHK untersucht, die sich gefäßchirurgischen, abdominellen, orthopädischen oder neurochirurgischen Eingriffen unterziehen mussten. Angelehnt an das Protokoll der ISIS-1-Studie (First International Study of Infarct Survival Collaborative Group 1986) wurde der β-Blocker Atenolol unmittelbar präoperativ verabreicht und danach für 7 Tage weitergegeben. Endpunkte der Untersuchung waren die Letalität bis zu 2 Jahre postoperativ sowie die Inzidenz von Myokardinfarkt, Herzinsuffizienz, instabiler Angina und myokardialer Revaskularisierung. Die Letalität lag in der Atenololgruppe nach 2 Jahren deutlich niedriger (9%) als in der Kontrollgruppe (21%). Im Vergleich zu den unbehandelten Patienten litten bereits während der ersten beiden postoperativen Tage weniger der mit β-Blockern behandelten Patienten an Myokardischämien (Wallace et al. 1998). Dieser Trend setzte sich über die weiteren Tage fort (Wallace et al. 1998).

**Bewertung.** Diese Untersuchung ist allerdings wegen mehrerer schwerwiegender methodischer Mängel kritisiert worden. Ein wesentliches Problem besteht darin, dass Todesfälle, die während des Krankenhausaufenthalts auftraten, nicht in die statistische Auswertung mit einbezogen wurden. Die Ergebnisse beziehen sich also lediglich auf Daten, die vom Zeitpunkt der Krankenhausentlassung erhoben wurden. Während des Krankenhausaufenthalts gab es jedoch 4 Todesfälle in der Atenolol- und 2 in der Plazebogruppe. Werden diese Todesfälle in die Auswertung mit einbezogen, dann verliert der Unterschied in der Letalität der beiden Gruppen die statistische Signifikanz.

## Studie von Poldermans et al. 1999

Auch in einer Studie an Hochrisikopatienten mit mindestens 1 Risikofaktor für eine KHK und einer positiven Dobutamin-Stressechokardiografie, die sich gefäßchirurgischen Eingriffen unterziehen mussten, wurden sehr günstige Effekte einer perioperativen Therapie mit β-Blockern gefunden (Poldermans et al. 1999). Während in der Kontrollgruppe 18 Patienten (34%) innerhalb der ersten 28 postoperativen Tage einen Myokardinfarkt und/oder einen Herztod erlitten, war dies in lediglich 2 Patienten (3,4%) der Bisoprololgruppe der Fall.

**Bewertung.** Obwohl die Ergebnisse auf eindrückliche Weise zu bestätigen schienen, dass Patienten mit dokumentierter KHK, die sich einem chirurgischem Hochrisikoeingriff unterziehen, von einer perioperativen β-Blocker-Therapie in hohem Maße profitieren, weist auch diese Untersuchung erhebliche Mängel auf. Die Studie wurde vorzeitig abgebrochen, bevor die a priori berechnete Anzahl an 226 Patienten erreicht war. Es fand keine Verblindung statt und die Standardversorgung der Kontrollgruppe war nicht definiert. Eine Komplikationsrate von 34% in der Kontrollgruppe ist selbst bei Hochrisikopatienten ungewöhnlich hoch. Eine hohe Komplikationsrate in einer Kontrollgruppe favorisiert ganz allgemein die Behandlungsgruppe. Aufgrund der geringen Patientenzahl, der geringen Anzahl an Ereignissen und dem vorzeitigen Abbruch der Studie erscheint es wahrscheinlich, dass die Ergebnisse rein zufällig zustande gekommen sind.

## POISE-Studie

Mit den Ergebnissen der POISE-Studie (PeriOperative ISchemic Evaluation) wurden die bisherigen Studien zur perioperativen β-Blocker-Therapie stark relativiert (Devereaux 2008). Ziel dieser randomisierten, doppelt verblindeten Studie war es, die Wirksamkeit einer perioperativen β-Blocker-Therapie mit Metoprolol vs. Plazebo auf wesentliche kardiovaskuläre Ereignisse bei nicht kardiochirurgischen Eingriffen mit hohem Risiko zu untersuchen. Insgesamt wurden über 8000 Patienten in die Studie eingeschlossen. Die Medikation wurde 2–4 h präoperativ begonnen und bis zum 30. postoperativen Tag fortgeführt. Ein Großteil der Patienten hatte Risikofaktoren für ein perioperatives kardiovaskuläres Ereignis.

**Perioperative β-Blocker-Therapie mit Metoprolol.** Sie senkte signifikant die Gesamtheit von kardiovaskulärem Tod, nicht letalem Myokardinfarkt und Herzstillstand, im Wesentlichen durch eine Reduktion nicht letaler Myokardinfarkte. Auch die Häufigkeit koronarer Revaskularisierungen und von Vorhofflimmern war unter perioperativer Metoprololgabe reduziert. Allerdings lagen in der Metoprololgruppe die Gesamtmortalität und die Häufigkeit letaler und nicht letaler Apoplexe und klinisch relevanter Hypotonien und Bradykardien signifikant höher als in der Plazebogruppe.

**NNT und NNH.** Berechnet man die Anzahl an Patienten, die perioperativ mit β-Blockern behandelt werden müssen, um ein perioperatives kardiales Ereignis zu verhindern (sog. Number needed to treat, NNT), so beträgt die NNT für die Vermeidung eines Myokardinfarkts 67, einer koronaren Revaskularisierung 333 und eines klinisch relevanten Vorhofflimmerns 143. Berechnet man die Anzahl behandelter Patienten, bei der aufgrund der Behandlung *per se* mit einem negativen perioperativen Ereignis zu rechnen ist (sog. Number needed to harm, NNH), so beträgt die NNH für Tod 125, Apoplex 200, klinisch relevante Hypotonie 19 und für klinisch relevante Bradykardie 24. Berücksichtigt man NNT und NNH gemeinsam, so muss man davon ausgehen, dass auf 2–3 verhinderte Myokardinfarkte ein Todesfall und ein Apoplex kommen. Das ist ein ernüchterndes Ergebnis dieser Studie.

**Bewertung.** Die POISE-Studie ist die erste perioperative β-Blocker-Studie mit einer adäquaten Anzahl an Patienten und Ereignissen und gleichzeitig die größte prospektiv randomisierte, jemals auf dem Gebiet der Anästhesie durchgeführte Studie. Sie dokumentiert einerseits den günstigen Effekt einer perioperativen β-Blocker-Therapie auf die Häufigkeit nicht letaler perioperativer Myokardinfarkte. Gleichzeitig zeigt sie aber deutlich, dass eine perioperative β-Blocker-Therapie auch schwerwiegende Nebenwirkungen haben kann. Die Ergebnisse können weder als generelles Pro noch Contra einer perioperativen β-Blocker-Therapie gewertet werden. Vielmehr müssen Vor- und Nachteile einer solchen Therapie sorgfältig abgewogen werden. Unstrittig ist, dass es nicht gerechtfertigt ist, ein festgeschriebenes generelles perioperatives β-Blocker-Protokoll zu verwenden, auch nicht bei Patienten mit kardialen Risikofaktoren und bei chirurgischen Eingriffen mit erhöhtem Risiko für perioperative kardiale Ereignisse. Es muss aber berücksichtigt werden, dass die Ergebnisse der POISE-Studie nur auf eine akut präoperativ begonnene β-Blocker-Therapie anwendbar sind.

### Auswahl des β-Blockers

Es liegen keine Daten vor, welcher β-Blocker im Rahmen eines operativen Eingriffs die beste Therapieoption bietet. Die Auswahl eines $\beta_1$-selektiven β-Blockers erscheint aber sinnvoll, um eventuell auftretende unerwünschte Wirkungen zu minimieren. Kontraindikationen für β-Blocker sind insbesondere höhergradige atrioventrikuläre Blockbilder, eine akute Herzinsuffizienz, eine schwere COPD und ein Asthma bronchiale. Dagegen stellt ein Diabetes mellitus keine Kontraindikation dar. Das Nutzen-Risiko-Verhältnis der Behandlung mit β-Blockern bei Patienten mit solchen Vorerkrankungen ist im Einzelfall abzuwägen.

### Metaanalyse von Bangalore et al. 2008

Eine Ende 2008 publizierte Metaanalyse von Bangalore et al. (2008) trägt zur Einordnung und Wertung der Daten zur perioperativen β-Blocker-Therapie bei. Die Metaanalyse basiert auf Daten von 33 Studien mit insgesamt 12036 Patienten. Das wesentliche Ergebnis ist, dass eine perioperative β-Blocker-Therapie mit einer 35%igen Reduktion nicht tödlicher Myokardinfarkte, aber keiner signifikanten Reduktion der Gesamtmortalität, kardiovaskulären Mortalität oder Herzinsuffizienz und einer Verdoppelung nicht tödlicher Apoplexe, einer Verdreifachung perioperativer Bradykardien und mehr als einer Verdoppelung perioperativer Hypotonien assoziiert war.

**Bewertung.** Insgesamt ist bei einer perioperativen β-Blocker-Therapie von 1000 Patienten mit 16 nicht tödlichen Myokardinfarkten weniger zu rechnen, dies allerdings auf Kosten von 3 nicht tödlichen zerebralen Insulten, 45 Patienten mit klinisch relevanter perioperativer Bradykardie und 59 Patienten mit klinisch relevanter perioperativer Hypotonie und potenziell erhöhter Mortalität.

### Klasse-1-Empfehlungen

Obwohl sich die Leitlinien der europäischen und amerikanischen Fachgesellschaften auf dieselbe Literatur beziehen, enthalten die amerikanischen Leitlinien nur 1, die ESC-Leitlinien dagegen 3 Klasse-I-Empfehlungen für eine perioperative β-Blocker-Therapie. Übereinstimmend wird die Fortsetzung einer chronischen β-Blocker-Therapie empfohlen, da das präoperative Absetzen von β-Blockern die perioperative kardiale Morbidität und Mortalität erhöhen kann.

**Merke** Beide Leitlinien betonen die Bedeutung eines möglichst frühzeitigen präoperativen Beginns der β-Blocker-Therapie (mindestens 1 Woche, vorzugsweise 3 Wochen vor geplantem Eingriff) und eine Titrierung der Dosis strikt nach Herzfrequenz.

## Statine

Neben der lipidsenkenden Wirkung besitzen Statine zahlreiche sog. pleiotrope Eigenschaften. Statine sind u.a. antiinflammatorisch, antioxidativ und immunmodulierend wirksam, vermindern die Thrombozytenaggregation, senken die Produktion vieler Akutphaseproteine (einschließlich C-reaktivem Protein und Interleukin-6) und erhöhen die Verfügbarkeit von Stickstoffmonoxid (NO). Diese Eigenschaften der Statine können zur Verbesserung einer endothelialen Dysfunktion und zur Stabilität koronarer Plaques führen und sekundär zur kardioprotektiven Wirkung dieser Substanzgruppe beitragen.

**Einsatz von Statinen.** Er reduziert möglicherweise auch perioperativ die Morbidität und Mortalität. In Beobachtungsstudien wurde ein günstiger Einfluss von Statinen auf die perioperative Mortalität und das Langzeit-Outcome demonstriert (Lindenauer et al. 2004, O'Neill-Callahan 2005). Eine Metaanalyse zeigte eine protektive Wirkung einer perioperativen Therapie mit Statinen bei nicht kardiochirurgischen, gefäßchirurgischen und kardiochirurgischen Eingriffen (Hindler et al. 2006). Jedoch basiert die Evidenz hauptsächlich auf retrospektiven Untersuchungen, sodass zuverlässige Schlussfolgerungen über den Nutzen einer perioperativen Statintherapie nicht möglich sind. Eine kürzlich durchgeführte randomisierte kontrollierte Studie zeigte eine kardioprotektive Wirkung einer perioperativen Statintherapie (Schouten et al. 2009).

**Absetzen von Statinen.** Im nicht chirurgischen Bereich erhöht das akute Absetzen von Statinen bei Patienten mit Herz-Kreislauf-Erkrankungen die Morbidität und Mortalität, wozu erhöhter oxidativer Stress, akute Erhöhung von C-reaktivem Protein und Auslösung einer endothelialen Dysfunktion möglicherweise beitragen. Vorläufige Studienergebnisse deuten darauf hin, dass auch im perioperativen Bereich die Unterbrechung einer chronischen Statintherapie bei Hochrisikopatienten zu vermehrten postoperativen kardialen Komplikationen führen könnte (Le Manach et al. 2007, Collard et al. 2006).

**Merke** Auf der Basis der vorhandenen wissenschaftlichen Literatur empfehlen die von der ESC veröffentlichten Leitlinien die perioperative Fortsetzung einer chronischen Statintherapie und den präoperativen Beginn einer solchen Therapie vor Hochrisikoeingriffen, optimal zwischen 1 Monat und mindestens 1 Woche vor der Operation (Tab. 1.**6**).

Tab. 1.6 Klasse-I-Empfehlungen zur perioperativen medikamentösen Therapie.

| Medikamente | ESC-Leitlinien | ACC/AHA-Leitlinien |
|---|---|---|
| Statine | • perioperative Fortführung einer chronischen Statintherapie (EG C)<br>• präoperativer Beginn vor Hochrisikoeingriffen, optimalerweise zwischen 1 Monat und mindestens 1 Woche vor Operation (EG B) | perioperative Fortführung einer chronischen Statintherapie (EG B) |
| ACE-Hemmer | kardial stabile Patienten:<br>• perioperative Fortführung einer chronischen ACE-Hemmer-Therapie bei LV systolischer Dysfunktion (EG C)<br>• präoperativer Beginn bei LV systolischer Dysfunktion vor Hochrisikoeingriffen (EG C) | keine Klasse-I-Empfehlung |
| Kalziumkanalblocker | perioperative Fortführung einer chronischen Therapie bei Prinzmetal-Angina-pectoris (EG C) | keinerlei Empfehlungen |
| Diuretika | • Patienten mit Herzinsuffizienz: perioperative Weitergabe (EG C)<br>• Patienten mit Hypertonus: Absetzen am Operationstag; perorale Wiederaufnahme sobald möglich (EG C) | keinerlei Empfehlungen |

ACC: American College of Cardiology, AHA: American Heart Association, EG: Evidenzgrad, ESC: European Society of Cardiology, LV: linksventrikulär.

## $\alpha_2$-Adrenozeptor-Agonisten

$\alpha_2$-Agonisten erhöhen die perioperative hämodynamische Stabilität, inhibieren den zentralen Sympathikotonus, reduzieren die periphere Noradrenalinausschüttung und dilatieren poststenotische Koronargefäßabschnitte. Über diese Wirkweisen verbessern sie möglicherweise die kardiovaskuläre Morbidität und Mortalität bei nicht kardiochirurgischen Eingriffen (Nishina et al. 2002, Wijeysundera et al. 2003, Wallace et al. 2004, Stühmeier et al. 1996).

Eine im Jahr 2002 durchgeführte Metaanalyse kam zu dem Resultat, dass Clonidin die Inzidenz von Myokardischämien im Rahmen von kardialen und nicht kardialen operativen Eingriffen senkt (Nishina et al. 2002). Eine weitere Metaanalyse, die 20 Studien mit 840 Patienten bis zum Jahr 2007 einschloss, zeigte unter Gabe von Dexmedetomidin bei nicht kardiochirurgischen Eingriffen lediglich eine Tendenz, nicht jedoch eine statistisch signifikante Reduktion perioperativer kardialer Ereignisse und der Gesamtmortalität (Biccard et al. 2008). Die perioperative Gabe von Clonidin *per os* und mittels Hautpflaster verminderte die Häufigkeit perioperativer Myokardischämien und die 2-Jahres-Gesamtmortalität (Wallace et al. 2004).

**Merke** Basierend auf der derzeitig vorhandenen Evidenz kann der perioperative Einsatz von $\alpha_2$-Agonisten bei gefäßchirurgischen Eingriffen (ESC-Leitlinien, Evidenzgrad C) und bei Patienten mit bekannter KHK oder mindestens 1 Risikofaktor bei jeglichem chirurgischen Eingriff (ACC/AHA-Leitlinien, Evidenzgrad B) zur perioperativen kardialen Risikoreduzierung erwogen werden (Klasse-IIb-Empfehlungen).

## Antithrombozytäre Medikamente

### Azetylsalizylsäure

Gerinnungshemmende Medikamente, insbesondere Thrombozytenaggregationshemmer, sind ein wichtiger Bestandteil der Therapie der KHK. ASS verringert die Häufigkeit kardialer Ereignisse bei Patienten mit akuten Koronarsyndromen und bekannter KHK. Das Absetzen von ASS kann für bis zu 15% aller wieder auftretenden akuten Koronarsyndrome bei Patienten mit nachgewiesener stabiler KHK verantwortlich sein.

**Merke** Eine ASS-Therapie zur Sekundärprophylaxe kardiovaskulärer Ereignisse sollte generell nicht unterbrochen werden.

Die kardioprotektive Wirkung von ASS scheint am ausgeprägtesten bei Individuen mit serologischem Hinweis auf erhöhte inflammatorische Aktivität zu sein. Die antiinflammatorischen und antithrombotischen Wirkungen von ASS üben möglicherweise einen additiven stabilisierenden Effekt auf instabile koronare Plaques aus. Dies kann in der perioperativen Phase, die zu einer Aktivierung von Gerinnung und Entzündung führt, von besonderer Bedeutung sein. Entsprechend sollte ASS perioperativ nur dann abgesetzt werden, wenn das zu erwartende Blutungsrisiko und seine Folgen ähnlich oder höher sind (z. B. bei bestimmten neurochirurgischen, ophthalmologischen oder Eingriffen an der Prostata) als das bekannte kardiovaskuläre Risiko eines Absetzens (wie Myokardinfarkt, Apoplex, peripherer Gefäßverschluss, kardiovaskulärer Tod).

## Duale antithrombozytäre Medikation

Nach PCI mit oder ohne Einsetzen eines Stents ist die Fortsetzung einer dualen antithrombozytären Medikation (gewöhnlich bestehend aus ASS und dem ADP-Rezeptor-Antagonisten Clopidogrel, in jüngerer Zeit auch Prasugrel) für einen gewissen Zeitraum unabdingbar, um das Risiko einer koronararteriellen Thrombose zu verringern (s. o.). Ein frühzeitiges Absetzen ist generell mit einer erhöhten Inzidenz an akuten Koronarsyndromen und erhöhter Mortalität assoziiert.

**Perioperatives Management.** Grundlage für das perioperative Management einer dualen antithrombozytären Medikation mit ASS und ADP-Rezeptor-Antagonisten bilden die Empfehlungen von Fachgesellschaften zum Management im nicht perioperativen Bereich. Die Empfehlungen der Deutschen Gesellschaft für Kardiologie (DGK) und der ESC ähneln sich hinsichtlich der Empfehlung für die Dauer einer Clopidogreltherapie nach Stentimplantationen, Nicht-ST-Hebungsmyokardinfarkt (NSTEMI) und ST-Hebungsmyokardinfarkt (STEMI). Auf diesen Empfehlungen im internistisch-kardiologischen Bereich basieren die Empfehlungen für die Handhabung einer Clopidogreltherapie in der perioperativen Phase. Nach dem Einsetzen eines Metallstents sollten mindestens 6 Wochen (vorzugsweise 3 Monate) und nach Einsetzen eines medikamentabgebenden Stents mindestens 12 Monate bis zu einem operativen Eingriff abgewartet werden, um eine ausreichende Clopidogreltherapie sicherzustellen (Abb. 1.1; Poldermans et al. 2009). Ein vorzeitiges Absetzen erhöht die perioperative kardiale Morbidität und Mortalität, ohne das Blutungsrisiko wesentlich zu senken (Spahn et al. 2006).

**Cave** Innerhalb von 90 d nach einer PTCA und Stentplatzierung ist das Risiko eines operativen Eingriffs deutlich erhöht.

Nur wenn das Blutungsrisiko oder die Folgen eines auch nur geringen Blutverlusts (wie bei intrakraniellen, intraspinalen oder Eingriffen in der hinteren Augenkammer) wesentlich höher als das mit dem Absetzen von Clopidogrel verbundene kardiale Risiko sind und der Eingriff nicht aufschiebbar ist, darf Clopidogrel abgesetzt werden. ASS sollte in Absprache mit dem Operateur weiterhin gegeben werden (Spahn et al. 2006).

Die Vorbehandlung von kardialen Risikopatienten mit gerinnungshemmenden Medikamenten wird zu einer Modifikation des Anästhesiemanagements führen, insbesondere wenn regionalanästhesiologische Maßnahmen geplant sind. Einen besonderen Stellenwert nimmt dabei die Azetylsalizylsäure ein, die auch bei rückenmarknahen Regionalanästhesien perioperativ nicht abgesetzt werden muss.

**Cave** Vor Durchführung einer Regionalanästhesie sollten Kontraindikationen aufgrund einer Antikoagulationstherapie überprüft werden.

## Verschiedene Medikamente

Diuretika, bestimmte Kalziumantagonisten, Angiotensin-converting-Enzyme-Blocker und Angiotensin-II-Rezeptor-Blocker reduzieren die kardiovaskuläre Morbidität und Mortalität bei kardiovaskulären Risikopatienten. Der Kalziumantagonist Nifedipin führt nach akuten Myokardinfarkten zu einer erhöhten Mortalität und sollte im perioperativen

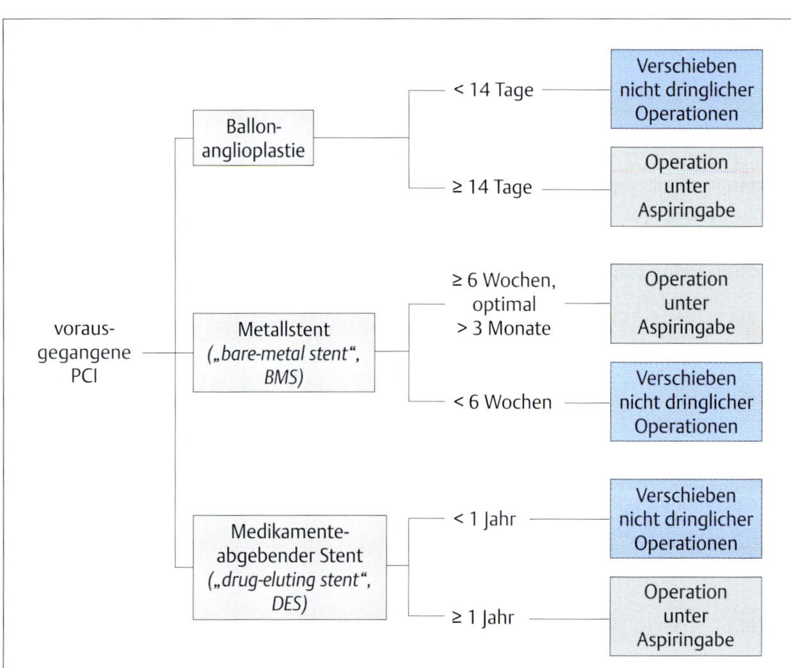


Abb. 1.1 Empfehlung für den Zeitpunkt einer nicht kardiochirurgischen Operation nach einer perkutanen Koronarintervention (PCI) in Abhängigkeit von Zeitpunkt der PCI und Art des platzierten Stents.

Bereich nicht zur Kontrolle des Blutdrucks eingesetzt werden. Nitroglyzerin hat keinen Einfluss auf die Inzidenz perioperativer Myokardischämien. Die neuen Leitlinien der ESC sprechen einige Klasse-I-Empfehlungen zur perioperativen Verwendung von ACE-Hemmern, Kalziumkanalblockern, Nitraten und Diuretika aus (Tab. 1.6).

Im Allgemeinen sollte eine chronische antiischämische oder antihypertensive Therapie bis zum Tag der Operation weitergeführt werden. Nur bei einer Therapie mit ACE-Inhibitoren wird dieses Vorgehen kontrovers diskutiert, da gezeigt wurde, dass die Beibehaltung der Medikation häufig zu Hypotensionen nach Einleitung der Anästhesie führt (Coriat et al. 1994). Die aktuellen ESC-Leitlinien empfehlen aber bei stabiler Linksherzinsuffizienz eine Gabe am Operationstag (Poldermans et al. 2009).

## 1.1.8 Intraoperatives Management

### Optimierung der Hämodynamik

Obwohl prospektive randomisierte Studien fehlen, erscheint eine Optimierung der intraoperativen Hämodynamik für den kardialen Risikopatienten wünschenswert. Dabei werden Veränderungen von weniger als 20 % der Ausgangswerte des wachen Patienten für Herzfrequenz und Blutdruck angestrebt. Da intraoperative Myokardischämien aber auch unter stabiler Hämodynamik auftreten, wird vermutet, dass diese Myokardischämien die auch unter normaler täglicher Aktivität der Patienten auftretenden Ischämien reflektieren.

### Anästhesieverfahren

#### Regionalanästhesie

Die Auswahl des Anästhesieverfahrens für den kardialen Risikopatienten muss den operativen Eingriff und die hämodynamischen Erfordernisse des Patienten berücksichtigen (O'Hara et al. 2000).

Obwohl keine deutlichen Unterschiede in Bezug auf kardiale Nebenwirkungen zwischen Allgemeinanästhesie und Regionalanästhesie bestehen, können kardiale Risikopatienten unter Umständen von einer Regionalanästhesie profitieren. Epidural- und Spinalanästhesie können die Inzidenz von Myokardischämien durch eine Reduktion von kardialer Vor- und Nachlast, durch eine Reduktion der postoperativen adrenergen Stimulation und im Fall der thorakalen Epiduralanästhesie durch eine koronare Vasodilatation herabsetzen.

Eine große Zahl der bisher durchgeführten Studien zeigte keinen Vorteil der Regionalanästhesie in Bezug auf das kardiale Outcome (Rao et al. 1983, Prough et al. 1984, Bode et al. 1996). In einer Studie der PIRAT-Gruppe wurde eine stärkere Reduktion postoperativer Tachykardien und eine geringere Reduktion körpereigener Antikoagulanzien unter epiduraler Anästhesie beobachtet. Es fanden sich keine Unterschiede hinsichtlich der Häufigkeit myokardialer Ischämien und Infarkte (Christophersen et al. 1993). Auch in einer Studie an über 400 Patienten konnten keine signifikanten Unterschiede im Outcome zwischen Allgemeinanästhesie, Epidural- und Spinalanästhesie nachgewiesen werden (Bode et al. 1996).

**Merke** Entscheidend ist bei der Durchführung jeglichen Anästhesieverfahrens die Aufrechterhaltung stabiler hämodynamischer Verhältnisse. Entsprechend sollte das intravasale Volumen noch vor Einleitung der Regionalanästhesie optimiert werden, um durch Flüssigkeitsverschiebungen bedingte Hypotensionen nach Gabe des Lokalanästhetikums zu vermeiden. Vorsicht ist bei herzinsuffizienten Patienten geboten, die unter einer Volumentherapie dekompensieren können.

**Vasopressoren.** Eine Therapie mit Vasopressoren lässt sich häufig nicht vermeiden, beinhaltet aber das Risiko eines überschießenden Blutdruck- und Herzfrequenzanstiegs (in Abhängigkeit vom verwendeten Vasopressor) sowie einer Konstriktion der Koronararterien.

**Thorakale Epiduralanästhesie.** Günstige Effekte sind für die thorakale Epiduralanästhesie gezeigt worden, die eine effektive Sympathikolyse hervorruft. Die Blockade von spezifischen nozizeptiven Reflexbögen bewirkt eine Reduktion der Stressantwort verschiedener Organsysteme. Der Blutfluss zu Myokardbezirken, die durch Ischämien bedroht sind, wird verbessert und paradoxe Vasokonstriktionen arteriosklerotischer Koronararterien auf sympathische Reize können unterdrückt werden (Brodner et al. 1997, Loick et al. 1999).

**Rückenmarknahe Regionalanästhesie.** 2 Metaanalysen ergaben günstigere Auswirkungen einer rückenmarknahen Regionalanästhesie im Vergleich zur Allgemeinanästhesie auf das postoperative Outcome und auf Komplikationen wie venöse Thrombosen, Lungenembolien, Pneumonien und respiratorische Depression (Rodgers et al. 2000, Beattie et al. 2003)

#### Allgemeinanästhesie

Für die Einleitung einer Allgemeinanästhesie bei Patienten mit einer KHK sind verschiedene Strategien beschrieben worden. Insbesondere die Laryngoskopie und die endotracheale Intubation gehen mit einer vermehrten sympathischen Stimulation einher. Neben der ausreichenden Verabreichung von Opioiden und Hypnotika ist u. U. eine zusätzliche Strategie zur Stressvermeidung notwendig. Optionen stellen die laryngeale Gabe von Lokalanästhetika sowie eine kontinuierliche i. v. Applikation von Nitroglyzerin dar. Es existieren allerdings keine ausreichenden Daten, die einen Einfluss dieser Maßnahmen auf das Outcome der Patienten belegen konnten (Gallagher et al. 1986).

Die Allgemeinanästhesie des kardialen Risikopatienten kann sowohl mit i. v. als auch mit Inhalationsanästhetika durchgeführt werden. Nahezu alle derzeit verfügbaren Anästhetika führen zu einer Reduktion der myokardialen Kontraktilität und damit zu einer Verringerung des myokardialen Sauerstoffverbrauchs. Sofern eine ausreichende Perfusion gewährleistet ist, können auf diese Weise der Sauerstoffverbrauch des Myokards herabgesetzt und die myokardiale Sauerstoffbilanz günstig beeinflusst werden.

**Cave** Insbesondere bei Verwendung von i. v. Anästhetika ist auf eine ausreichende analgetische Supplementierung z. B. mit Opioiden zu achten, um sympathische Stimulierungen zu unterdrücken.

Ein Nachteil der totalen i. v. Anästhesie besteht in dem höheren Risiko für Awareness. Ein wesentlicher Vorteil der i. v. Anästhetika gegenüber den volatilen Anästhetika liegt dagegen in ihrer geringeren Wirkung auf die myokardiale Kontraktilität und der damit verbundenen stabileren intraoperativen Hämodynamik.

## Anästhetika

### Volatile Anästhetika

Einiges spricht für die Verwendung eines volatilen Anästhetikums bei kardialen Risikopatienten, insbesondere bei Patienten mit einer KHK und einem hohen Risiko für Myokardischämien. Volatile Anästhetika besitzen neben ihren Grundeigenschaften Hypnose, Muskelrelaxation und rasches Erwachen auch günstige kardiale Effekte in Form einer dosisabhängigen Reduktion der ventrikulären Arbeit und damit des myokardialen Sauerstoffverbrauchs (Merin 1981).

**Herzfrequenz.** Da intraoperative Tachykardien zu vermehrten Myokardischämien führen (Slogoff u. Keats 1988), sollte intraoperativ bei Patienten mit einem erhöhten Risiko für eine KHK ein intraoperativer Anstieg der Herzfrequenz vermieden werden. Während unter höheren Konzentrationen oder bei raschen Konzentrationsanstiegen von Isofluran und Desfluran deutliche Anstiege der Herzfrequenz beobachtet wurden, war dies selbst unter hohen Konzentrationen von Sevofluran nicht der Fall (Ebert et al. 1995). Die Aktivierung des Sympathikus durch Desfluran ist im Wesentlichen auf eine lokale Stimulation der Schleimhäute der Atemwege und der Lunge zurückzuführen. Obwohl bei koronarchirurgischen Eingriffen unter einer desfluran- im Vergleich zu einer sufentanilbasierten Anästhesie mehr Myokardischämien auftraten, gab es keinen eindeutigen Unterschied im Outcome zwischen den Anästhesieverfahren (Helman et al. 1992). Unter Verwendung von Isofluran und Sevofluran waren die Inzidenzen perioperativer Myokardischämien und Myokardinfarkte und therapiebedürftiger hämodynamischer Ereignisse sowie der Einsatz vasoaktiver Substanzen sowohl bei nicht kardiochirurgischen als auch bei kardiochirurgischen Eingriffen vergleichbar (Ebert et al. 1995).

**Kardioprotektive Eigenschaften.** Im Gegensatz zu intravenösen Anästhetika besitzen volatile Anästhetika kardioprotektive Eigenschaften, die denen der sog. ischämischen Präkonditionierung ähneln. Dieser Begriff beschreibt den Effekt, dass kurzfristige ischämische Episoden das Myokard für anschließende Ischämien unempfindlicher machen. Die Grundlagen für diesen Effekt werden zurzeit intensiv erforscht. In tierexperimentellen Studien bewirkte eine Isofluranapplikation bis 30 min vor einer zeitweiligen Unterbindung einer Koronararterie eine deutliche Reduktion der durch die Unterbindung einer Koronararterie ausgelösten Infarktgröße. Dieser Effekt wurde durch Vorbehandlung mit einem oralen Antidiabetikum, das ATP-abhängige Kaliumkanäle inhibiert, vollständig aufgehoben (Kersten et al. 1997).

**Anästhetische Präkonditionierung.** Klinische Studien bei koronarchirurgischen Eingriffen deuten darauf hin, dass volatile Anästhetika auch beim Menschen eine anästhetische Präkonditionierung bewirken. Bei kardiochirurgischen Eingriffen kam es unter Verwendung von Desfluran und Sevofluran zu einem geringeren Myokardzellschaden (reflektiert durch geringere Freisetzung von kardialem Troponin) als unter Propofol (De Hert et al. 2003). Eine neuere Untersuchung konnte diese Befunde allerdings nicht bestätigen (De Hert et al. 2009). Große Studien sind erforderlich, um die Wertigkeit der anästhetischen Präkonditionierung sowohl bei kardiochirurgischen als insbesondere auch bei nicht kardiochirurgischen Eingriffen bei kardialen Risikopatienten einschätzen zu können.

**Remote Preconditioning.** In neueren Studien wurde demonstriert, dass ähnlich wie bei der anästhetischen Präkonditionierung auch durch kurze ischämische Perioden einer Extremität (oder eines anderen Organs) ein protektiver Effekt aktiviert werden kann, der experimentell einen durch einen Gefäßverschluss ausgelösten Myokardinfarkt um bis zu 50% reduzieren kann (Remote Preconditioning). Untersuchungen werden zurzeit auch klinisch durchgeführt, allerdings scheint der Effekt hier nicht ausgeprägt zu sein (Rahman et al. 2010).

### Xenon

Das Edelgas Xenon beeinflusst bei kardial gesunden Patienten Hämodynamik und Myokardkontraktilität nur geringfügig und weniger als Isofluran. Da Xenon im Tierversuch zusätzlich ähnliche präkonditionierende Eigenschaften aufweist wie die gängigen volatilen Anästhetika, ist es möglicherweise ein geeignetes Anästhetikum für kardiale Risikopatienten (Weber et al. 2004). Im Vergleich mit einer total i. v. Anästhesie konnten für Xenon bei kardiovaskulären Risikopatienten allerdings keine klinischen Vorteile nachgewiesen werden. Es bleibt daher abzuwarten, ob Xenon in Zukunft ein bevorzugtes Anästhetikum für kardiovaskuläre Risikopatienten darstellen wird (Goto et al. 2003).

### Lachgas

Lachgas sollte bei kardialen Risikopatienten mit großer Zurückhaltung eingesetzt werden. Lachgas ist myokarddepressiv und es kann den Sympathikotonus erhöhen. Dadurch kann es aufgrund einer systemischen Vasokonstriktion zu einer erhöhten linksventrikulären Nachlast und bei Patienten mit pulmonalem Hypertonus zu einem krisenhaften Anstieg des pulmonalvaskulären Widerstands kommen (Neidecker 2001).

### Opioide

Wenn Patienten eine ausgeprägte Reduktion der myokardialen Kontraktilität aufweisen (Ejektionsfraktion <30%), kann die Verabreichung von Hypnotika zu einer erheblichen Myokarddepression führen. In solchen Fällen ist die Aufrechterhaltung der Anästhesie mit hoch dosierten Opioiden empfohlen worden, die die Funktion des Myokards geringer beeinflussen. Da auf diese Weise aber eine ausreichende Anästhesietiefe und damit eventuell ein bewusstes Erleben der Operation (Awareness) nicht sicher ausgeschlossen werden kann, stellt die Kombination mit einem Benzodiazepin oder einem sehr niedrig dosierten Hypnotikum eine Alternative dar.

**Merke** Die vorliegende Datenlage lässt den Schluss zu, dass solange eine genügende Abschirmung des Sympathikus durch eine ausreichende Opioiddosierung gewährleistet wird, mit keinem klinisch relevanten Unterschied im Outcome weder zwischen den Anästhesieverfahren (volatile vs. i.v. Anästhetika) noch zwischen den jeweiligen volatilen Anästhetika zu rechnen ist.

### Muskelrelaxanzien

Bei der Auswahl eines Muskelrelaxans ist zu beachten, dass einige Muskelrelaxanzien über einen vagolytischen Effekt oder eine Histaminfreisetzung zu einer unerwünschten Tachykardie führen können (Thomson u. Putnins 1985). Geringe hämodynamische Wirkungen besitzen v.a. Vecuronium, Rocuronium und Cis-Atracurium.

## Hyperglykämie

Eine Hyperglykämie kann eine myokardiale Präkonditionierung reduzieren. Obwohl bislang keine kontrollierten Studien zur intraoperativen Kontrolle der Glukosewerte vorliegen, wird wahrscheinlich eine engmaschige Überwachung auch bei kardialen Risikopatienten in Zukunft eine größere Bedeutung erlangen.

## Anämie und Hypothermie

Obwohl bekannt ist, dass eine Anämie zu einer erhöhten Inzidenz postoperativer Myokardischämien führt, steht das perioperative Transfusionsmanagement zurzeit noch in der Diskussion (Hebert u. Fergusson 2003). Dagegen zeichnet sich ab, dass eine Vermeidung einer perioperativen Hypothermie zu einer Reduktion von Myokardischämien führt und das kardiale Outcome von Risikopatienten verbessert. Jedoch haben nicht alle Untersuchungen dies bestätigt (Doufas 2003, Nguyen et al. 2010).

## Monitoring

Die Auswahl des intraoperativen Monitoring für den kardialen Risikopatienten ist abhängig vom präoperativ eingeschätzten Risiko und der Größe des operativen Eingriffs. Ziel der Überwachung ist die Sicherung einer stabilen Hämodynamik und eine zügige Diagnose von Myokardischämien, um schnell mit einer adäquaten Therapie beginnen zu können. Für die Erkennung intraoperativer Myokardischämien werden im Wesentlichen 3 Verfahren angewendet:
- Elektrokardiografie mit automatischer ST-Streckenanalyse,
- transösophageale Echokardiografie,
- Überwachung des pulmonalkapillären Verschlussdrucks mittels Pulmonalarterienkatheter.

### EKG

Das Monitoring des EKG mit automatischer ST-Streckenanalyse ist das einfachste und kostengünstigste Verfahren zur kontinuierlich durchgeführten Detektion von Myokardischämien. Anzeichen für eine Myokardischämie sind:
- ST-Streckensenkung um mehr als 1 mm am J-Punkt,
- R-Wellenveränderungen,
- T-Welleninversionen.

Die automatische ST-Streckenanalyse bietet den Vorteil einer Alarmierung. Sofern ein Monitor keine automatische ST-Streckenanalyse bietet, erlaubt eine Analyse der Ableitungen II und V5 die effektivste Erkennung von Myokardischämien (sog. Poor Man ECG).

### Echokardiografie

Die transösophageale Echokardiografie erlaubt die Beurteilung der globalen und regionalen ventrikulären Funktion und Morphologie. Die Schnittebene des Herzens wird so eingestellt, dass sich die Versorgungsbezirke aller 3 Koronararterien gleichzeitig beurteilen lassen. Frische regionale Wandbewegungsstörungen, verminderte systolische Wandverdickung, ventrikuläre Dilatation und verminderte linksventrikuläre Compliance sprechen für eine akute Myokardischämie.

Die Anwendung der transösophagealen Echokardiografie ist jedoch nicht unproblematisch. So erschwert eine Rotation des Herzens die Einstellung der Untersuchungsebene und neue Wandbewegungsstörungen können außerhalb der gewählten Schnittebene liegen. Darüber hinaus erfordert es einen geschulten und erfahrenen Anwender zur Beurteilung der Befunde (Roewer u. Greim 1994). Deshalb wurde von der Deutschen Gesellschaft für Anästhesie und Intensivmedizin ein Zertifikat zur „Transösophagealen Echokardiografie in der Anästhesiologie" eingeführt und weiterentwickelt (DGAI 2001, Greim 2008). Zur adäquaten Untersuchung und Befundevaluation ist neben der die Anästhesie führenden Person eine 2. Person mit entsprechender Qualifikation erforderlich. Die intraoperative transösophageale Echokardiografie ist ein diskontinuierliches Verfahren, mit dem sich nicht alle Phasen (z.B. Einleitung und Ausleitung) erfassen lassen.

**Merke** In der S3-Leitlinie zur intensivmedizinischen Versorgung herzchirurgischer Patienten (www.awmf.de, 2010) wird die TEE als sinnvolles Monitoring erachtet, um das klinische Outcome bei Patienten, die ein erhöhtes Risiko myokardialer Ischämien oder eines Infarkts aufweisen, zu verbessern (Evidenzgrad D, Empfehlungsgrad B).

## Pulmonalarterieller Katheter

Veränderungen des pulmonalkapillären Verschlussdrucks und der pulmonalarteriellen Druckkurven können zum Monitoring von Myokardischämien verwendet werden. Die Sensitivität dieser Veränderungen für die Detektion einer Myokardischämie ist jedoch unter intraoperativen Bedingungen gering. Da andererseits das Einschwemmen eines pulmonalarteriellen Katheters zu klinisch relevanten Komplikationen führen kann, ist der Nutzen dieses Monitoringverfahrens selbst bei Patienten mit einem erhöhten Risiko für eine Myokardischämie fraglich (Sandham et al. 2003). Dementsprechend wird in der S3-Leitlinie zur intensivmedizinischen Versorgung herzchirurgischer Patienten (www.awmf.de, 2010) der Pulmonaliskatheter bei komplexen kardiochirurgischen Eingriffen befürwortet (Evidenzgrad D, Empfehlungsgrad 0), dagegen bei Eingriffen mit geringem kardialem Risiko für nicht notwendig erachtet (Evidenzgrad C, Empfehlungsgrad B).

# 1.1.9 Postoperatives Management

Perioperative Myokardischämien und Myokardinfarkte erhöhen die kardiale postoperative und Langzeitmorbidität und -letalität.

**Prä- und intraoperative Myokardischämie.** Während das prä- und das intraoperative Risiko einer Myokardischämie bei KHK-Patienten ca. 25% beträgt, liegt das postoperative Risiko bei über 40%. Die Wahrscheinlichkeit, nach einer postoperativen Myokardischämie eine kardiale Komplikation zu erleiden, ist um das 10-Fache erhöht (Mangano et al. 1992; Abb. 1.2). Lang andauernde Myokardischämien von mehr als 2 h können das Risiko für kardiale Komplikationen um das bis zu 32-Fache erhöhen (Landesberg et al. 1993). Darüber hinaus sinkt die 2-Jahres-Überlebensrate derjenigen Patienten, die in der unmittelbar postoperativen Phase eine instabile Angina pectoris oder einen Myokardinfarkt erleiden, im Vergleich zu denjenigen ohne diese Komplikationen, von 50% auf 20%. Der Zeitraum, in dem die meisten postoperativen Myokardinfarkte auftreten, liegt zwischen der Operation und dem 2. postoperativen Tag (Badner et al. 1998; Abb. 1.3).

**Postoperative Myokardischämie.** Die Ursachen für postoperative Myokardischämien sind vielfältig. Eine wesentliche Ursache ist die erhöhte adrenerge Stressantwort in der postoperativen Phase. Das durch Hypothermie ausgelöste sog. postanästhetische Shivering erhöht den myokardialen Sauerstoffverbrauch beträchtlich. Eine ungenügende Schmerztherapie aktiviert den Sympathikus und führt über eine Erhöhung der Katecholaminplasmakonzentration zu einem Anstieg der myokardialen Kontraktilität und der Herzfrequenz und damit des myokardialen Sauerstoffverbrauchs, zur koronaren Vasokonstriktion und Aktivierung der Thrombozyten. Bei Patienten mit KHK kann dies Myokardischämien und Myokardinfarkte auslösen (Kumpuris et al. 1980). Entsprechend konnte durch eine intensive Schmerztherapie mit Sufentanil bei kardiochirurgischen Eingriffen die Inzidenz von Myokardischämien gesenkt werden (Helman et al. 1992). Allerdings ist die Gewährleistung einer intensiven postoperativen Schmerztherapie sehr personal- und kostenaufwendig und daher nicht an allen Krankenhäusern gleichermaßen möglich. Schon eine postoperative Herzfrequenzkontrolle mittels β-Blocker kann die Inzidenz postoperativer Myokardischämien reduzieren (Raby et al. 1992).

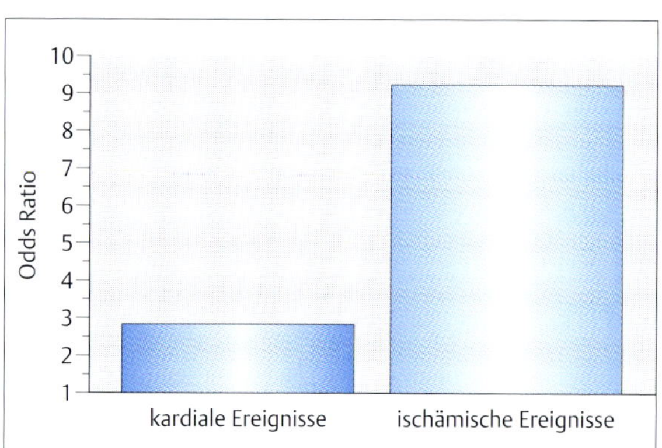


Abb. 1.2 Kardiales 2-Jahres-Outcome nach perioperativer Myokardischämie. Eine perioperative Myokardischämie erhöht das kardiale Langzeitrisiko. So ist das Risiko für ein spezifisches kardiales Ereignis (ventrikuläre Tachykardie, Herzinsuffizienz) auch 2 Jahre nach dem operativen Eingriff noch um das 2,8-Fache, das Risiko für ein ischämisches Ereignis (kardialer Tod, Myokardinfarkt, instabile Angina pectoris) um das 9,2-Fache erhöht. (Daten nach Mangano et al. 1992).
Odds Ratio = Wahrscheinlichkeitsverhältnis im Vergleich zu Patienten ohne perioperative Myokardischämie.

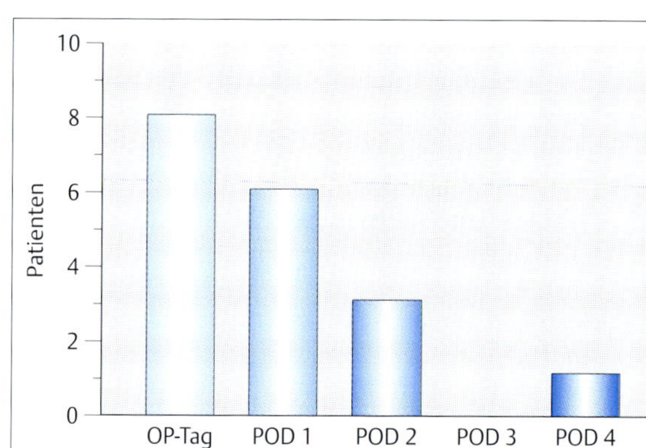


Abb. 1.3 Zeitliche Verteilung postoperativer Myokardinfarkte. Postoperative Myokardinfarkte treten meistens früh auf und verlaufen häufig stumm. In einer Studie an Patienten mit einer KHK, die sich einem nicht kardialen Eingriff unterzogen, erlitten 14 von 18 Patienten einen Myokardinfarkt am Tag der Operation und am ersten postoperativen Tag (Daten nach Badner et al. 1998).
POD: postoperativer Tag.

**Gerinnungssystem.** Das Gerinnungssystem ist postoperativ aktiviert. Die Konzentrationen an Thrombozyten, Fibrinogen und anderer Gerinnungsfaktoren sind erhöht und die physiologischer Antikoagulanzien erniedrigt. Bei gefäßchirurgischen Patienten wurden die niedrigsten Konzentrationen gerinnungshemmender Substanzen wie AT III, Protein C und $\alpha_2$-Makroglobulin am 2. postoperativen Tag, die höchsten Konzentrationen gerinnungsfördernder Substanzen wie Fibrinogen, Faktor VIII, Von-Willebrand-Faktor und $\alpha_1$-Antitrypsin dagegen zwischen dem 2. und 4. postoperativen Tag beobachtet.

**Merke** Eine engmaschige Kontrolle des Gerinnungsstatus ist in der postoperativen Phase zu empfehlen. Bei kardiochirurgischen Patienten bewirkte eine frühzeitige postoperative Verabreichung von Azetylsalizylsäure eine Verbesserung des Outcomes ohne vermehrte Blutungskomplikationen (Mangano 2002).

**Kernaussagen**

- Die perioperative Versorgung von Patienten mit KHK, die sich nichtkardiochirurgischen Eingriffen unterziehen, stellt nach wie vor eine Herausforderung dar. Unsere Einstellung zum optimalen Management des kardialen Risikopatienten hat sich in den letzten Jahren stark verändert. Es ist erkannt worden, dass eine präoperative invasive Diagnostik und Therapie nur bei wenigen Hochrisikopatienten gerechtfertigt ist.
- Dabei gelten für die präoperative Abklärung 2 Grundsätze:
  - Erstens, die Indikationen für zusätzliche präoperative Untersuchungen sollten mit denen im nicht operativen Bereich übereinstimmen. Sie sollten im Wesentlichen durch die Wahrscheinlichkeit für das Auftreten eines klinisch bedeutsamen perioperativen kardialen Ereignisses bestimmt sein. Eine Koronarangiografie und koronare Revaskularisierung sollten nur dann präoperativ durchgeführt werden, wenn diese Interventionen unabhängig vom geplanten chirurgischen Eingriff indiziert sind.
  - Zweitens, eine zusätzliche Abklärung sollte nur dann durchgeführt werden, wenn das Ergebnis auch tatsächlich das weitere Vorgehen beeinflussen könnte. Die Zeiten der routinemäßigen Durchführung von nicht invasiven kardialen Zusatzuntersuchungen sind vorbei. Nur in den wenigsten Fällen verbessern zusätzlich nicht invasiv erhobene Befunde die auf der Basis klinischer Risikofaktoren getroffene Einschätzung des kardialen Risikos oder beeinflussen das perioperative Management.
- Postoperativ profitieren die Patienten von einer Stressreduktion, z. B. durch eine adäquate Analgesie und die Gabe sympathikolytisch wirksamer Substanzen.
- Die aktuellen Leitlinien der Europäischen Gesellschaft für Kardiologie zur perioperativen kardialen Patientenversorgung betonen die Bedeutung eines multidisziplinären Vorgehens von Anästhesisten, Internisten, Kardiologen und Chirurgen.
- Es ist bemerkenswert, dass sie unmissverständlich feststellen, dass die Anästhesisten üblicherweise die präoperative Abklärung koordinieren, da sie über das Expertenwissen zu den mit den jeweiligen operativen Eingriffen verbundenen Belastungen verfügen.
- Es wird erhofft, dass ein systematisches multidisziplinäres Vorgehen nicht nur das unmittelbar perioperative, sondern auch das Langzeitergebnis verbessert.

## Literatur


Badner NH, Knill RL, Brown JE et al. Myocardial infarction after noncardiac surgery. Anesthesiology 1998; 88: 572–578

Bangalore S, Wetterslev J, Pranesh S et al. Perioperative beta blockers in patients having non-cardiac surgery: a meta-analysis. Lancet 2008; 372: 1962–1976

Beattie WS, Badner NH, Choi PT. Meta-analysis demonstrates statistically significant reduction in postoperative myocardial infarction with the use of thoracic epidural analgesia. Anesth Analg 2003; 97: 919–920

Biccard BM, Goga S, de Beurs J. Dexmedetomidine and cardiac protection for non-cardiac surgery: a meta-analysis of randomised controlled trials. Anaesthesia 2008; 63: 4–14

Bode R, Lewis K, Zarich S et al. Cardiac outcome after peripheral vascular surgery. Anesthesiology 1996; 84: 3–13

Brodner G, Meissner A, Rolf N, Van Aken H. Thoracic epidural anesthesia–more than an anesthesia technique. Anaesthesist 1997; 46: 751–762

Christopherson R, Beattie C, Frank S et al. Perioperative morbidity in patients randomized to epidural or general anesthesia for lower extremity vascular surgery. Anesthesiology 1993; 79: 422–434

Collard CD, Body SC, Shernan SK et al. Preoperative statin therapy is associated with reduced cardiac mortality after coronary artery bypass graft surgery. J Thorac Cardiovasc Surg 2006; 132: 392–400

Coriat P, Richer C, Douraki T et al. Influence of chronic angiotensin-converting enzyme inhibition on anesthetic induction. Anesthesiology 1994; 81: 299–307

De Hert SG, Cromheecke S, ten Broecke PW et al. Effects of propofol, desflurane, and sevoflurane on recovery of myocardial function after coronary surgery in elderly high-risk patients. Anesthesiology 2003; 99: 314–323

De Hert S, Vlasselaers D, Barbe R et al. A comparison of volatile and non volatile agents for cardioprotection during on-pump coronary surgery. Anaesthesia 2009; 64: 953–960

Deutsche Gesellschaft für Anästhesiologie und Intensivmedizin. Transösophageale Echokardiographie in der Anästhesiologie und Intensivmedizin. Anästhesiol Intensivmed 2001; 42: 908–911

Devereaux PJ, Yang H, Yusuf S et al. Effects of extended-release metoprolol succinate in patients undergoing non-cardiac surgery (POISE trial): a randomised controlled trial. Lancet 2008; 371: 1839–1847

Doufas AG. Consequences of inadvertent perioperative hypothermia. Best Pract Res Clin Anaesthesiol 2003; 17: 535–549

Eagle KA, Berger PB, Calkins H et al. ACC/AHA guideline update for perioperative cardiovascular evaluation for noncardiac surgery – executive summary a report of the American College of Cardiology/American Heart Association Task Force on Practice Guidelines (Committee to Update the 1996 Guidelines on Perioperative Cardiovascular Evaluation for Noncardiac Surgery). Circulation 2002; 105: 1257–1267

Eagle KA, Guyton RA, Davidoff R et al. ACC/AHA 2004 guideline update for coronary artery bypass graft surgery: a report of the American College of Cardiology/American Heart Association Task Force on Practice Guidelines (Committee to Update the 1999 Guidelines for Coronary Artery Bypass Graft Surgery). Circulation 2004; 110: e340–437

Ebert TJ, Harkin CP, Muzi M. Cardiovascular responses to sevoflurane: a review. Anesth Analg 1995; 81: S11–22

First International Study of Infarct Survival Collaborative Group. Randomised trial of intravenous atenolol among 16 027 cases of suspected acute myocardial infarction: ISIS-1. Lancet 1986; 2: 57–66

Fleisher LA, Beckman JA, Brown KA et al. ACC/AHA 2007 guidelines on perioperative cardiovascular evaluation and care for noncardiac surgery: executive summary: a report of the American College of Cardiology/American Heart Association Task Force on Practice Guidelines (Writing Committee to Revise the 2002 Guidelines on Perioperative Cardiovascular Evaluation for Noncardiac Surgery). Anesth Analg 2008; 106: 685–712

Fleisher LA, Beckman JA, Brown KA et al. 2009 ACCF/AHA focused update on perioperative beta blockade incorporated into the ACC/AHA 2007 guidelines on perioperative cardiovascular evaluation and care for noncardiac surgery: a report of the American college of cardiology foundation/American heart association task force on practice guidelines. Circulation 2009; 120: e169–276

Flu WJ, Schouten O, van Kuijk JP, Poldermans D. Perioperative cardiac damage in vascular surgery patients. Eur J Vasc Endovasc Surg 2010; 40: 1–8

Gallagher JD, Moore RA, Jose AB et al. Prophylactic nitroglycerin infusions during coronary artery bypass surgery. Anesthesiology 1986; 64: 785–789

Gauss A, Rohm HJ, Schauffelen A et al. Electrocardiographic exercise stress testing for cardiac risk assessment in patients undergoing noncardiac surgery. Anesthesiology 2001; 94: 38–46

Goto T, Nakata Y, Morita S. Will xenon be a stranger or a friend?: the cost, benefit, and future of xenon anesthesia. Anesthesiology 2003; 98: 1–2

Greim CA. TEE-Zertifizierung nach den Richtlinien der DGAI: Aktueller Stand und zukünftige Regelung. Anästhesiol Intensivmed 2008; 49: 97–104

Hammill BG, Curtis LH, Bennett-Guerrero E et al. Impact of heart failure on patients undergoing major noncardiac surgery. Anesthesiology 2008; 108: 559–567

Hebert PC, Fergusson DA. Red blood cell transfusions in critically ill patients. JAMA 2002; 288: 1525–1526

Helman JD, Leung JM, Bellows WH et al. The risk of myocardial ischemia in patients receiving desflurane versus sufentanil anesthesia for coronary artery bypass graft surgery. Anesthesiology 1992; 77: 47–62

Hindler K, Shaw AD, Samuels J et al. Improved postoperative outcomes associated with preoperative statin therapy. Anesthesiology 2006; 105: 1260–1272

Kersten JR, Schmeling TJ, Pagel PS et al. Isoflurane mimics ischemic preconditioning via activation of K(ATP) channels: reduction of myocardial infarct size with an acute memory phase. Anesthesiology 1997; 87: 361–370

Kheterpal S, O'Reilly M, Englesbe MJ et al. Preoperative and intraoperative predictors of cardiac adverse events after general, vascular, and urological surgery. Anesthesiology 2009; 110: 58–66

King SB 3rd, Smith SC jr., Hirshfeld JW jr. et al. 2007 Focused Update of the ACC/AHA/SCAI 2005 Guideline Update for Percutaneous Coronary Intervention: a report of the American College of Cardiology/American Heart Association Task Force on Practice Guidelines: 2007 Writing Group to Review New Evidence and Update the ACC/AHA/SCAI 2005 Guideline Update for Percutaneous Coronary Intervention, Writing on Behalf of the 2005 Writing Committee. Circulation 2008; 117: 261–295

Kumpuris A, Luchi R, Waddell C, Miller R. Production of circulating platelet aggregates by exercise in coronary patients. Circulation 1980; 61: 61–65

Landesberg G, Luria MH, Cotev S et al. Importance of long-duration postoperative ST-segment depression in cardiac morbidity after vascular surgery. Lancet 1993; 341: 715–719

Lee TH, Marcantonio ER, Mangione CM et al. Derivation and prospective validation of a simple index for prediction of cardiac risk of major noncardiac surgery. Circulation 1999; 100: 1043–1049

Le Manach Y, Godet G, Coriat P et al. The impact of postoperative discontinuation or continuation of chronic statin therapy on cardiac outcome after major vascular surgery. Anesth Analg 2007; 104: 1326–1333

Lindenauer PK, Pekow P, Wang K et al. Lipid-lowering therapy and in-hospital mortality following major noncardiac surgery. Jama 2004; 291: 2092–2099

Loick HM, Schmidt C, Van Aken H et al. High thoracic epidural anesthesia, but not clonidine, attenuates the perioperative stress response via sympatholysis and reduces the release of troponin T in patients undergoing coronary artery bypass grafting. Anesth Analg 1999; 88: 701–709

Löwel H. Koronare Herzerkrankung und akuter Myokardinfarkt. Gesundheitsberichterstattung – Themenhefte; 2006

Mangano DT, Browner WS, Hollenberg M et al. Long-term cardiac prognosis following noncardiac surgery. JAMA 1992; 268: 233–239

Mangano DT, Layug EL, Wallace A et al. Effect of atenolol on mortality and cardiovascular morbidity after noncardiac surgery. New Engl J Med 1996; 335: 1713–1720

Mangano DT. Aspirin and mortality from coronary bypass surgery. N Engl J Med 2002; 347: 1309–1317

McFalls EO, Ward HB, Moritz TE et al. Coronary-artery revascularization before elective major vascular surgery. N Engl J Med 2004; 351: 2795–804

Merin RG. Are the myocardial functional and metabolic effects of isoflurane really different from those of halothane and enflurane. Anesthesiology 1981; 55: 398–402

Neidecker J. Nitrous oxide: Use in cardiovascular risk patients. In: Tonner PH, Scholz J, eds. Bailliere's Best Practice and Research Clinical Anaesthesiology London: Bailliere Tindall, 2001: 429–435

Nguyen HP, Zaroff JG, Bayman EO et al. Perioperative hypothermia (33 degrees C) does not increase the occurrence of cardiovascular events in patients undergoing cerebral aneurysm surgery: findings from the Intraoperative Hypothermia for Aneurysm Surgery Trial. Anesthesiology 2010; 113: 327–342

Nishina K, Mikawa K, Uesugi T et al. Efficacy of clonidine for prevention of perioperative myocardial ischemia: a critical appraisal and meta-analysis of the literature. Anesthesiology 2002; 96: 323–329

O'Hara DA, Duff A, Berlin JA et al. The effect of anesthetic technique on postoperative outcomes in hip fracture repair. Anesthesiology 2000; 92: 928–930

O'Neil-Callahan K, Katsimaglis G, Tepper MR et al. Statins decrease perioperative cardiac complications in patients undergoing noncardiac vascular surgery: the Statins for Risk Reduction in Surgery (StaRRS) study. J Am Coll Cardiol 2005; 45: 336–342

Patel MR, Dehmer GJ, Hirshfeld JW et al. ACCF/SCAI/STS/AATS/AHA/ASNC 2009 Appropriateness Criteria for Coronary Revascularization: A Report of the American College of Cardiology Foundation Appropriateness Criteria Task Force, Society for Cardiovascular Angiography and Interventions, Society of Thoracic Surgeons, American Association for Thoracic Surgery, American Heart Association, and the American Society of Nuclear Cardiology: Endorsed by the American Society of Echocardiography, the Heart Failure Society of America, and the Society of Cardiovascular Computed Tomography. Circulation 2009; 119: 1330–1352

Poldermans D, Boersma E, Bax JJ et al. The effect of bisoprolol on perioperative mortality and myocardial infarction in high-risk patients undergoing vascular surgery. Dutch Echocardiographic Cardiac Risk Evaluation Applying Stress Echocardiography Study Group. N Engl J Med 1999; 341: 1789–1794

Poldermans D, Bax JJ, Boersma E et al. Guidelines for pre-operative cardiac risk assessment and perioperative cardiac management in non-cardiac surgery: the Task Force for Preoperative Cardiac Risk Assessment and Perioperative Cardiac Management in Non-cardiac Surgery of the European Society of Cardiology (ESC) and European Society of Anaesthesiology (ESA). Eur Heart J 2009; 30: 2769–2812. Im Internet: doi: 10.1093/eurheartj/ehp337

Priebe HJ. Perioperatives Vorgehen bei nichtkardiochirurgischen Eingriffen. Leitlinien 2009 der Europäischen Gesellschaft für Kardiologie. Anaesthesist 2010; 59: 443–452

Prough D, Scuderi P, Stullken E, Davis C. Myocardial infarction following regional anesthesia for carotid endarterectomy. Can Anaesth Soc J 1984; 31: 192–196

Raby KE, Brull SJ, Timimi F et al. The effect of heart rate control on myocardial ischemia among high-risk patients after vascular surgery. Anesth Analg 1999; 88: 477–482

Rahman IA, Mascaro JG, Steeds RP et al. Remote ischemic preconditioning in human coronary artery bypass surgery: from promise to disappointment? Circulation 2010; 122: S53–59

Rao TL, Jacobs KH, El-Etr AA. Reinfarction following anesthesia in patients with myocardial infarction. Anesthesiology 1983; 59: 499–505

Rodgers A, Walker N, Schug S et al. Reduction of postoperative mortality and morbidity with epidural or spinal anaesthesia: results from overview of randomised trials. Bmj 2000; 321: 1493

Roewer N, Greim C. Perioperativer Einsatz der transösophagealen Echokardiographie. Anästhesiol Intensivmed Notfallmed Schmerzther 1994; 29: 458–474

Sandham JD, Hull RD, Brant RF et al. A randomized, controlled trial of the use of pulmonary-artery catheters in high-risk surgical patients. N Engl J Med 2003; 348: 5–14

Schouten O, Boersma E, Hoeks SE et al. Fluvastatin and perioperative events in patients undergoing vascular surgery. N Engl J Med 2009; 361: 980–989

Silber S, Albertsson P, Aviles FF et al. Guidelines for percutaneous coronary interventions. The Task Force for Percutaneous Coronary Interventions of the European Society of Cardiology. Eur Heart J 2005; 26: 804–847

Slogoff S, Keats AS. Does chronic treatment with calcium entry blocking drugs reduce perioperative myocardial ischemia? Anesthesiology 1988; 68: 676–680

Spahn DR, Howell SJ, Delabays A, Chassot PG. Coronary stents and perioperative anti-platelet regimen: dilemma of bleeding and stent thrombosis. Br J Anaesth 2006; 96: 675–677

Stühmeier KD, Mainzer B, Cierpka J et al. Small, oral dose of clonidine reduces the incidence of intraoperative myocardial ischemia in patients having vascular surgery. Anesthesiology 1996; 85: 706–712

Thomson IR, Putnins CL. Adverse effects of pancuronium during high-dose fentanyl anesthesia for coronary artery bypass grafting. Anesthesiology 1985; 62: 708–713

Wallace A, Layug B, Tateo I et al. Prophylactic atenolol reduces postoperative myocardial ischemia. McSPI Research Group. Anesthesiology 1998; 88: 7–17

Wallace AW, Galindez D, Salahieh A et al. Effect of clonidine on cardiovascular morbidity and mortality after noncardiac surgery. Anesthesiology 2004; 101: 284–293

Waxman S, Ishibashi F, Muller JE. Detection and treatment of vulnerable plaques and vulnerable patients: novel approaches to prevention of coronary events. Circulation 2006; 114: 2390–2411

Weber NC, Toma O, Wolter JI et al. The noble gas xenon induces pharmacological preconditioning in the rat heart in vivo via induction of PKC-{varepsilon} and p38 MAPK. Br J Pharmacol 2004

Wijeysundera DN, Naik JS, Beattie WS. Alpha-2 adrenergic agonists to prevent perioperative cardiovascular complications: a meta-analysis. Am J Med 2003; 114: 742–752

# 1.2 Herzklappendysfunktion

*A. Weyland, G. Rohe*

## 1.2.1 Einleitung

### Definition

Die Funktion der Herzklappen besteht primär darin, einen vorwärts gerichteten Blutfluss und die funktionelle Integrität der Herzkammern während der Kontraktion aufrechtzuerhalten. Herzklappenfehler beeinträchtigen diese Funktion entweder durch eine Obstruktion des vorwärts gerichteten Blutflusses oder durch eine Regurgitation im Sinne eines rückwärts gerichteten Blutflusses. Die allgemeinen Ziele bei der perioperativen Betreuung von Patienten mit Herzklappendysfunktion umfassen neben einer rechtzeitigen Diagnostik und Risikoevaluation die präoperative Optimierung der Organfunktion sowie insbesondere ein der jeweiligen Pathophysiologie angepasstes anästhesiologisches Management und Monitoring.

### Ursachen

In den letzten 50 Jahren ist es zu einem beträchtlichen Umschwung bezüglich der Ätiologie der Klappenvitien mit einem signifikanten Anstieg der altersabhängigen degenerativen Klappenerkrankungen bei gleichzeitiger Abnahme rheumatischer Klappenfehler gekommen. Hinsichtlich der Lokalisation stehen unter den erworbenen Herzklappenfehlern die Erkrankungen der Aorten- und Mitralklappe weit im Vordergrund. Isolierte hämodynamisch relevante Trikuspidalklappenfehler sind außerordentlich selten und machen lediglich ca. 4–5% der erworbenen Herzklappenfehler aus. Die Pulmonalstenose ist dagegen in der Regel ein angeborener Herzfehler, der häufig in Kombination mit anderen angeborenen Anomalien auftritt.

Valvuläre Herzfehler, bei denen primär der Klappenapparat verändert ist, machen die Mehrzahl der erworbenen Herzklappenfehler aus. Ihre Genese ist vielfältig und reicht von immunologischen über infektiöse bis hin zu ischämischen, degenerativen oder traumatischen Ursachen. Unter den hereditären Bindegewebekrankheiten ist das Marfan-Syndrom am häufigsten mit einer Klappenläsion assoziiert.

Während die erworbene Stenosierung einer Klappe stets die Folge einer organischen Veränderung des Klappengewebes darstellt, können Insuffizienzen, z. B. der Atrioventrikularklappen, sekundäre Folge einer Dilatation des linken oder rechten Ventrikels bei links- und/oder rechtsventrikulärer Volumenbelastung sein. Sie können aber auch durch entzündliche oder ischämisch bedingte pathologische Veränderungen des Halteapparats (Sehnenfaden- oder Papillarmuskelabriss) der AV-Klappen hervorgerufen werden.

## 1.2.2 Präoperative Evaluierung und Maßnahmen

### Voruntersuchungen und Risikoevaluation

Die Prävalenz von Herzklappenerkrankungen steigt mit zunehmendem Lebensalter. Da der relative Anteil an Menschen höheren Lebensalters in der Bevölkerung weiter kontinuierlich zunehmen wird und sich diese Bevölkerungsgruppe überproportional häufig operativen Eingriffen unterziehen muss, kommt der präoperativen Risikoevaluation eine bedeutende Rolle zu.

#### Klinische Evaluation

Bei der präoperativen Beurteilung von Patienten mit Herzklappenfehlern bestehen grundsätzlich nur geringe Unterschiede zur Evaluation der entsprechenden Krankheitsbilder in der nichtoperativen Medizin, wie sie in den Leitlinien der American Heart Association (AHA), der European Society of Cardiology (ESC) und der Deutschen Gesellschaft für Kardiologie (DKG) zu Herzklappenerkrankungen umfassend ausgeführt sind (Bonow et al. 2008, Vahanian et al. 2007, Daniel et al. 2006). Im Vordergrund steht hierbei die Einschätzung folgender Fragen:

- Art und Schweregrad des Vitiums,
- Kompensationsmechanismen zur Aufrechterhaltung des Herzzeitvolumens (HZV),
- Ausmaß der myokardialen Funktionsstörung (systolische und diastolische Funktion),
- Begleiterkrankungen und Funktionsstörungen anderer Organe,
- Vormedikation.

**Erhöhter Sympathikotonus.** Neben der Auskultation von Herzgeräuschen liegt bei der körperlichen Untersuchung ein Schwerpunkt auf der Suche nach klinischen Symptomen der Herzinsuffizienz und Anzeichen eines erhöhten Sympathikotonus (wie z. B. Schwitzen, Ruhetachykardie), der neben der myokardialen Hypertrophie einen wichtigen Kompensationsmechanismus des Kreislaufsystems bei Klappenvitien darstellt. Vor Eingriffen der höchsten Risikostufe kann die Bestimmung des Brain natriuretic Peptide (BNP) und des n-terminalen pro-BNP zusätzliche prognostische Informationen liefern (Poldermans et al. 2009).

**Pektanginöse Symptome.** Sie erfordern häufig eine weitere Abklärung, da sie bei Patienten mit Klappenvitien sowohl durch eine begleitende KHK als auch durch ein Missverhältnis zwischen einem gesteigerten myokardialen Sauerstoffbedarf und einem unzureichenden myokardialen Sauerstoffangebot bei ausgeprägter ventrikulärer Hypertrophie bedingt sein können. Bei Patienten mit einer Aortenstenose und pektanginösen Beschwerden liegt in 40–50 % der Fälle eine begleitende KHK vor; die Prävalenz einer KHK ist bei Aorteninsuffizienz geringer als bei Aortenstenose, bei Mitralklappenfehlern insgesamt wiederum geringer als bei Aortenvitien.

#### Apparative Untersuchungen

**EKG-Veränderungen.** Ein präoperatives Ruhe-EKG und eine Röntgenthoraxaufnahme sind bei bekanntem oder vermutetem Herzklappenfehler in nahezu allen Fällen indiziert. Typische EKG-Veränderungen mit Veränderungen der P-Welle und Abweichungen der elektrischen Herzachse resultieren aus der Hypertrophie von Vorhöfen und Ventrikeln. Arrhythmien können in verschiedenen Formen bei nahezu allen Herzklappenfehlern auftreten. Intermittierendes oder permanentes Vorhofflimmern (VHF) ist eine besonders häufige Folge von Mitralvitien mit Vergrößerung des linken Vorhofs. Erregungsrückbildungsstörungen können sowohl Ausdruck einer relativen Koronarinsuffizienz als auch einer begleitenden KHK sein.

**Röntgenthorax.** Die Befundung des Röntgenthoraxbilds fokussiert auf die Form und Größe des Herzens sowie auf Veränderungen der zentralen und peripheren Lungengefäße. Wesentliche Befunde bei höhergradigen Herzklappenfehlern umfassen eine Kardiomegalie, Vergrößerungen der Vorhöfe, akute Zeichen einer Lungengefäßstauung sowie Zeichen einer chronischen pulmonalen Hypertonie.

**Doppler-Echokardiografie.** Hohe Bedeutung kommt bei der präoperativen apparativen Beurteilung der transthorakalen 2-dimensionalen Doppler-Echokardiografie zu, die sowohl in der Diagnostik als auch in der Verlaufsbeurteilung von Klappenvitien die Herzkatheteruntersuchung in vielen Punkten ersetzt oder zumindest um wertvolle Informationen ergänzt hat:

- Morphologie der Herzklappen,
- Quantifizierung der Klappenöffnungsfläche,
- indirekte Beurteilung von Druckgradienten,
- Schweregrad einer Regurgitation,
- Größe und Geometrie der Herzkammern,
- Beurteilung von systolischer und diastolischer Ventrikelfunktion.

Eine echokardiografische Untersuchung ist präoperativ insbesondere bei diastolischen, holosystolischen, höhergradigen (> 2/6) mesosystolischen sowie spätsystolischen Herzgeräuschen indiziert (Bonow et al. 2008).

**Merke** Leisere mesosystolische Herzgeräusche (≤2/6) ohne weitere Auffälligkeiten in der klinischen und apparativen Routinediagnostik bedürfen nicht zwangsläufig einer echokardiografischen Abklärung.

**Transösophageale Echokardiografie.** Eine ergänzende transösophageale Echokardiografie (TEE) liefert präoperativ zusätzliche Informationen bei:

- Thromben im linken Vorhof,
- Verdacht auf Endokarditis,
- Verdacht auf Aortendissektion,
- unzureichenden transthorakalen Schallbedingungen.

Unabhängig von der hohen diagnostischen Wertigkeit hinsichtlich einer Herzklappendysfunktion ist jedoch festzustellen, dass der prädiktive Wert einer echokardiografischen Untersuchung zur Einschätzung der linksventrikulären Funktion im Rahmen der allgemeinen perioperativen Risikoevaluation trotz neuerer Empfehlungen (Poldermans et al. 2009) nicht ausreichend validiert ist. Dies trifft insbesondere für Patienten mit geringen Symptomen und einem bereits bekannten Herzklappenfehler zu, bei denen die Einschätzung der körperlichen Belastbarkeit höchsten Stellenwert hat (Bonow et al. 2008).

**Merke** Wesentlich ist die echokardiografische Untersuchung zum einen vor Hochrisikoeingriffen und zum anderen auch dann, wenn aufgrund neurologischer, angiologischer oder orthopädischer Erkrankungen keine verlässlichen Angaben zur körperlichen Leistungsfähigkeit zu erlangen sind oder Unklarheit hinsichtlich der Notwendigkeit einer perioperativen Endokarditisprophylaxe besteht.

### Indizes

Aktuelle Indizes zur Abschätzung des perioperativen kardialen Risikos bei nicht kardiochirurgischen Eingriffen wurden vorwiegend für Patienten mit KHK entwickelt und sind nur eingeschränkt für die Beurteilung von Patienten mit Herzklappenerkrankungen zu verwerten. Die diesbezüglichen Empfehlungen der AHA (Fleisher et al. 2009), des ACP (American College of Physicians 1997, Detsky et al. 1986) und der ESC (Poldermans et al. 2009) sowie der sog. Revised Cardiac Risk Index (Lee et al. 1999) ermöglichen eine Klassifizierung anhand allgemeiner funktioneller Kriterien und Begleiterkrankungen (Kap. 1.1). Eine exakte Einschätzung des spezifischen Risikos für Patienten mit unterschiedlichen Klappenvitien ist jedoch aufgrund unzureichender Datenlage nicht möglich.

**Merke** Grundsätzlich sind symptomatische Stenosen von Herzklappen als Risiko für eine perioperative Herzinsuffizienz bis hin zum kardiogenen Schock anzusehen; Klappeninsuffizienzen werden bei adäquater medikamentöser Vorbehandlung in der Regel besser toleriert, sofern sie nicht mit einer reduzierten linksventrikulären Funktion und stark limitierter hämodynamischer Reserve einhergehen (Fleisher et al. 2009).

## Präoperative Interventionen

### Medikamentöse Intervention

Die Vorbehandlung mit kardiovaskulär wirksamen Pharmaka sollte in der präoperativen Phase grundsätzlich bis zum Tag des operativen Eingriffs fortgeführt werden. Dies trifft insbesondere für die Therapie mit *Betablockern* und Statinen zu. Wie auch bei anderen Erkrankungen des Herz-Kreislauf-Systems werden jedoch *Diuretika* am Operationstag abgesetzt, soweit sie zur Therapie eines Hypertonus eingesetzt werden. Dies trifft nach neueren Empfehlungen (Poldermans et al. 2009) jedoch nicht für die Therapie einer Herzinsuffizienz zu, bei der die Diuretikamedikation fortgeführt werden sollte. Über die Fortführung einer *Digitalismedikation* am Operationstag sollte insbesondere bei vorbestehendem VHF im Rahmen eines Mitralvitiums individuell auf der Basis präoperativer Plasmaspiegel entschieden werden. In Abhängigkeit vom präoperativen Status sollte auch für *ACE-Hemmer* und *Angiotensin-Rezeptor-Antagonisten* bei präoperativer Applikation zur alleinigen Therapie eines Hypertonus eine Dosisreduktion bzw. eine Pausierung erwogen werden, da besonders bei hypovolämischen Patienten unter Allgemeinanästhesie eine ausgeprägte Hypotension auftreten kann und ein kritischer Abfall des arteriellen Blutdrucks auch bei ausreichender Volumensubstitution nicht zuverlässig auf konventionelle Vasopressoren anspricht. Analog zum Vorgehen bei der Therapie mit Diuretika sollte eine ACE-Hemmer-Medikation jedoch bei Patienten mit linksventrikulärer systolischer Dysfunktion und engmaschigem Monitoring fortgesetzt werden (Poldermans et al. 2009).

### Nicht medikamentöse Intervention

Im Vorfeld elektiver Operationen ist für Patienten mit höhergradigen und symptomatischen Klappenfehlern in enger Kooperation von Anästhesisten, Kardiologen und Kardiochirurgen die Indikation für einen *operativen Klappenersatz* zu prüfen. Dies trifft insbesondere für symptomatische Patienten mit einer kritischen Aortenklappenstenose zu, die nach bisherigem Konsens das höchste Risiko aufweisen (Fleisher et al. 2009) und sich vor aufschiebbaren nicht herzchirurgischen Eingriffen einem Aortenklappenersatz unterziehen sollten. Untersuchungen an kleineren Patientenkollektiven zeigten jedoch, dass auch bei hochgradigen Aortenstenosen unter optimierter hämodynamischer Therapie nicht herzchirurgische Eingriffe ohne wesentlich erhöhtes Risiko durchgeführt werden können (McBrien et al. 2009, Raymer u. Yang 1998). Im Falle von dringlichen Operationen oder Kontraindikationen für einen kardiochirurgischen Eingriff ist bei höchstgradigen Klappenstenosen in Einzelfällen alternativ eine *perkutane Ballonvalvuloplastie* oder eine *perkutane transfemorale Aortenklappenimplantation* zu erwägen (Poldermans et al. 2009).

**Merke** Grundsätzlich gilt, dass eine vorherige operative Korrektur von Klappenfehlern nur dann durchgeführt werden sollte, wenn diese auch ohne den anstehenden nicht kardiochirurgischen Eingriff indiziert ist, um die Prognose des Patienten hinsichtlich der Lebenserwartung und drohender Komplikationen zu verbessern.

## Allgemeine Prinzipien der Anästhesie

Ein wesentliches hämodynamisches Ziel im Rahmen der Anästhesie für Patienten mit Herzklappenerkrankungen besteht darin, ein *adäquates HZV* aufrechtzuerhalten. Insbesondere zu beachten sind hierbei die spezifischen *Auswirkungen der unterschiedlichen Anästhesieformen und Anästhetika* auf

- die Herzfrequenz,
- die myokardiale Kontraktilität,
- den Sympathikotonus,
- die Nachlast des rechten und linken Ventrikels sowie auf
- die anästhesieinduzierten Volumenverschiebungen.

Bislang besteht keine gesicherte Evidenz, dass bei vorbestehenden Klappenvitien die Verwendung bestimmter Anästhetika im Vergleich zu anderen Anästhesieverfahren eine Reduktion der perioperativen Mortalität und Morbidität erzielen kann.

### Allgemeinanästhesie

**Narkoseeinleitung.** Für Patienten mit eingeschränkter myokardialer Kontraktilität bietet unter den *Induktionshypnotika* Etomidate bei den meisten Klappenvitien das günstigste hämodynamische Profil, da in klinisch relevanter Dosierung keine negativ inotropen Effekte zu erwarten sind und gleichzeitig die sympathikoadrenerge Aktivität am wenigsten beeinflusst wird.

**Narkoseaufrechterhaltung.** Zur Aufrechterhaltung der Narkose stellt eine opioidbasierte Anästhesie unter Supplementierung mit geringen Konzentrationen an Inhalationsanästhetika oder niedrig dosierten i.v. Hypnotika ein klinisch bewährtes Routineverfahren dar. Inhalationsanästhetika führen konzentrationsabhängig zu einer Abnahme der Kontraktilität und des Sympathikotonus. Jüngere Untersuchungen zeigten jedoch sowohl experimentell als auch in einigen klinischen Studien eine kardioprotektive Wirkung verschiedener Inhalationsanästhetika hinsichtlich der Auswirkungen intraoperativer Myokardischämien auf, die sich bei begleitender KHK oder ausgeprägter Myokardhypertrophie möglicherweise auch positiv auf Patienten mit Klappenvitien auswirken können (Conzen et al. 2003, De Hert et al. 2004, Müllenheim et al. 2002).

**Anästhetika und Myokardkontraktilität.** Experimentelle Ergebnisse hinsichtlich der direkten Auswirkungen von Anästhetika auf die Myokardkontraktilität sollten nicht ohne Berücksichtigung der begleitenden sympathikoadrenergen Effekte beurteilt werden. Prinzipiell stellt ein erhöhter Sympathikotonus einen wichtigen Kompensationsmechanismus des Kreislaufsystems bei verschiedenen Klappenfehlern dar und sollte daher durch die Anästhesie nicht oder nur in möglichst geringem Ausmaß reduziert werden. Andererseits geht eine unzureichende Reflexdämpfung mit sympathikoadrenergen Reaktionen einher, die insbesondere bei Aorten- und Mitralstenosen eine hämodynamisch nachteilige Tachykardie bedingen können.

**Lachgas und Ketamin.** Lachgas stellt neben Ketamin eine der Substanzen dar, die im Gegensatz zu den meisten anderen Anästhetika keine Reduktion, sondern eine leichte Zunahme des Sympathikotonus bedingen. Aufgrund des möglichen Anstiegs eines bereits erhöhten pulmonalvaskulären Widerstands und leicht negativ inotroper Effekte bei vorgeschädigtem Myokard sollte jedoch insbesondere bei hochgradigen Klappenvitien auf die Anwendung von $N_2O$ verzichtet werden. Ketamin bietet bei Klappeninsuffizienzen zwar theoretisch den Vorteil einer potenziellen Herzfrequenzsteigerung, beinhaltet jedoch gleichzeitig die Gefahr einer bei diesen Vitien nicht tolerablen Zunahme des Gefäßwiderstands.

**Nicht depolarisierende Muskelrelaxanzien.** Bei der Auswahl von nicht depolarisierenden Muskelrelaxanzien sind prinzipiell Substanzen mit fehlender Histaminfreisetzung zu bevorzugen. *Pancuronium* kann aufgrund seiner antimuskarinergen Eigenschaften zu einer geringgradigen, bei hochgradigen Klappenstenosen jedoch unerwünschten Herzfrequenzsteigerung führen. Umgekehrt ist diese Eigenschaft bei Mitral- und Aorteninsuffizienz potenziell von Vorteil, um einer Reduktion der Herzfrequenz nach Induktionsdosen von Opioiden vorzubeugen.

**Cave** Die Indikation zur Verwendung von *Succinylcholin* sollte aufgrund der im Einzelfall schwer vorhersehbaren und z. T. gravierenden hämodynamischen Nebenwirkungen äußerst eng gestellt werden und – wenn überhaupt – auf die Notfallintubation und die Ileusnarkoseeinleitung beschränkt bleiben.

**Volumentherapie.** Im Rahmen der intraoperativen Volumentherapie ist zu berücksichtigen, dass die Induktion einer Allgemeinanästhesie zusammen mit dem Beginn der maschinellen Beatmung regelhaft zu einer Umverteilung des Blutvolumens von intrathorakal in extrathorakale Kompartimente führt und somit die Vorlast des Herzens erniedrigt (von Spiegel et al. 2002).

Eine solche akute Reduktion der Vorlast ist bei nahezu allen Patienten mit höhergradigen Herzklappenfehlern zu vermeiden und kann sowohl bei hochgradigen Klappenstenosen als auch bei der Aorteninsuffizienz die Arbeitsbedingungen der Ventrikel und das HZV kritisch verschlechtern. Patienten mit hochgradiger Mitralinsuffizienz – sofern diese präoperativ eine pulmonalvenöse Stauung und einen erhöhten interstitiellen Flüssigkeitsgehalt der Lunge aufweisen – bedürfen dagegen einer vorsichtigeren Volumentherapie.

In diesem Zusammenhang ist prinzipiell daran zu erinnern, dass Patienten mit einer konzentrischen Linksherzhypertrophie eher durch ein (diastolisches) Rückwärtsver-

Tab. 1.7 Allgemeine hämodynamische Zielsetzungen bei Patienten mit Klappenvitien.

| Vitium | HF | Kontraktilität | Vorlast | SVR | PVR |
|---|---|---|---|---|---|
| Aortenstenose | ⇓ | ⇔ | ⇑ | ⇑ | ⇔ |
| Mitralstenose | ⇓ | ⇔ | ⇗ | ⇗ | ⇓ |
| Aorteninsuffizienz | ⇑ | ⇔⇗ | ⇑ | ⇓ | ⇔ |
| Mitralinsuffizienz | ⇑ | ⇔⇗ | ⇔ | ⇓ | ⇓ |
| Trikuspidalinsuffizienz | ⇑ | ⇔⇗ | ⇑ | ⇔ | ⇓ |

HF: Herzfrequenz, SVR: systemischer Gefäßwiderstand, PVR pulmonaler Gefäßwiderstand.

sagen, Patienten mit einer Ventrikeldilatation eher durch ein (systolisches) Vorwärtsversagen des Herzens gefährdet sind.

**Merke** Grundsätzlich gilt nach wie vor, dass das Erreichen der jeweiligen hämodynamischen Zielsetzungen und das Einhalten vitiumspezifischer Grundsätze (Tab. 1.7) für die Vermeidung kardialer Ereignisse und das Ergebnis wesentlicher sind als der Einfluss einzelner Anästhetika bzw. Adjuvanzien.

**Atemwegsmanagement.** Hinsichtlich des Atemwegsmanagements und der *Narkosebeatmung* ist neben der Aufrechterhaltung eines hoch normalen arteriellen Sauerstoffpartialdrucks insbesondere die Steuerung des arteriellen $PCO_2$ von Bedeutung.

**Cave** Hyperkapnie führt ebenso wie Hypoxie zu einer erheblichen Zunahme des pulmonalvaskulären Widerstands (PVR), der bei allen erworbenen Herzklappenerkrankungen zu vermeiden ist.

Prinzipiell sind Normwerte des arteriellen $PCO_2$ anzustreben, lediglich für Patienten mit einer pulmonalarteriellen Hypertonie kann therapeutisch eine Hyperventilation zur Senkung des erhöhten pulmonalvaskulären Widerstands erwogen werden. Der Einfluss des $PaCO_2$ auf den systemischen Gefäßwiderstand (SVR) ist von geringerem Ausmaß und in der Regel auch von untergeordneter Bedeutung, die $PaCO_2$-induzierten Widerstandsänderungen im großen Kreislauf sind jedoch gegenläufig zu den jeweiligen Änderungen des PVR.

## Regionalanästhesie

Prinzipiell sind auch für den Patienten mit Herzklappendysfunktion Regionalanästhesietechniken eine Alternative zur Allgemeinanästhesie. Insbesondere *Leitungsanästhesien* für Eingriffe im Bereich der Extremitäten stellen bei höhergradigen Vitien nebenwirkungsarme Verfahren dar, die den Sympathikotonus und die myokardiale Kontraktilität nur gering beeinflussen. Strenger ist die Indikation für rückenmarknahe Anästhesietechniken zu überdenken, deren Auswirkungen auf die Vorlast, das HZV und den peripheren Widerstand deutlich ausgeprägter sind.

**Merke** Prinzipiell gilt, dass eine Epiduralanästhesie aufgrund der langsamer einsetzenden Sympathikusblockade und der besseren Steuerbarkeit hämodynamische Vorteile gegenüber einer Spinalanästhesie aufweist.

Einschränkend ist jedoch zu erwähnen, dass bei Patienten mit Herzklappendysfunktion im Unterschied zu Patienten mit KHK bislang keine kontrollierten Untersuchungen über den Vergleich regionaler und allgemeiner Anästhesietechniken vorliegen und diesbezügliche Empfehlungen letztlich überwiegend auf einer Vielzahl kasuistischer Erfahrungen und allgemeinen pathophysiologischen Erwägungen basieren.

## Monitoring

Die anästhesiologische Überwachung von Patienten mit Klappenvitien während operativer Eingriffe erfordert neben den allgemeinen Verfahren der apparativen Basisüberwachung häufig ein erweitertes hämodynamisches Monitoring.

Eine *5-polige EKG-Ableitung* mit kontinuierlicher Überwachung der Ableitungen II und $V_5$ erhöht die Sensitivität bei der Detektion von Myokardischämien als Folge einer relativen Koronarinsuffizienz oder einer manifesten KHK und sollte routinemäßig eingesetzt werden. Hierbei ist eine *automatisierte ST-Segment-Analyse* – soweit verfügbar – anzustreben. In Abhängigkeit vom Schweregrad des Klappenvitiums und der Invasivität des operativen Eingriffs ist die Indikation für eine *direkte, blutige Messung des arteriellen Drucks* großzügig zu stellen. Die Messung des *zentralen Venendrucks* (ZVD) erlaubt beim Patienten mit Herzklappendysfunktion das Erkennen des rechtsventrikulären Pumpversagens und eine qualitative Beurteilung von Trikuspidalvitien, jedoch keine valide Abschätzung der kardialen Vorlast. Wesentliche Funktionen des zentralen Venenkatheters sind die Messung der zentralvenösen Sauerstoffsättigung und die Möglichkeit zur sicheren Applikation potenter, kardiovaskulär wirksamer Medikamente.

Eine intraoperative *Messung des HZV* mittels des Pulmonalarterienkatheters (PAK) oder der Pulskonturmethode (in Kombination mit der transpulmonalen Thermodilution, PiCCO-System) bleibt in der Regel dem hämodynamischen Management von schwersten Klappenfehlern und/oder invasiven operativen Eingriffen mit erheblichen Volumenverschiebungen vorbehalten. Hierbei bietet der PAK (insbesondere bei Mitralvitien) den Vorteil eines zusätzlichen

Monitorings des Pulmonalarteriendrucks (PAP) und des pulmonalkapillären Verschlussdrucks (PCWP). Vorteile des PiCCO-Systems bestehen insbesondere in der volumetrischen Einschätzung der Vorlast und der Beurteilung der Volumenreagibilität. Die *transösophageale Echokardiografie (TEE)* ermöglicht auch bei nicht kardiochirurgischen Operationen wenig invasiv die direkte Beurteilung der Klappenfunktion und der ventrikulären Pumpfunktion und sollte bei Patienten mit Klappenvitien in kritischen hämodynamischen Konstellationen – soweit verfügbar – genutzt werden. Für keines der erweiterten Monitoringverfahren besteht jedoch Evidenz, dass die perioperative Morbidität und Mortalität durch deren Anwendung gesenkt wird.

## 1.2.3 Aortenstenose

**Ursachen.** Die Aortenstenose (AS) stellt derzeit das häufigste Klappenvitium dar. Ätiologisch werden kongenitale von rheumatischen und degenerativ kalzifizierenden Formen unterschieden. Häufigste Ursache ist die degenerativ kalzifizierende Klappenstenose des höheren Lebensalters. Kongenitale Ursachen sind die seltene unikuspide und die meist vor dem 50. Lebensjahr manifest werdende bikuspide Klappe, die bei ca. 2% der Bevölkerung vorliegt. Ebenso selten sind obstruktive infektiöse Vegetationen sowie Veränderungen der Klappe infolge eines systemischen Lupus erythematodes.

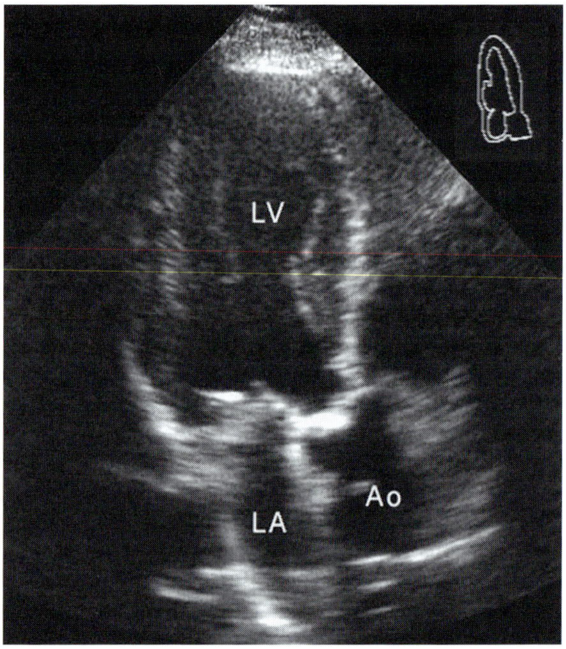


Abb. 1.**4** Transthorakale Echokardiografie (TTE) bei schwerer Aortenstenose: Die Abbildung zeigt eine ausgeprägte linksventrikuläre Hypertrophie sowie stark verdickte, sklerosierte Aortenlappensegel.
LV: linker Ventrikel, LA: linker Vorhof, Ao: Aorta.

**Auswirkungen.** Eine unerkannte AS wird als häufige Ursache unerwarteter Mortalität während körperlicher Aktivität angenommen, nach neueren Befunden sind jedoch nur 2% der Todesfälle bei Leistungssportlern durch eine AS bedingt. Wesentlich häufiger findet sich dagegen ein Zusammenhang mit einer hypertrophen nicht obstruktiven Kardiomyopathie.

Gleichwohl stellt die kritische AS perioperativ das gefürchtetste Klappenvitium dar. Die zugrundeliegenden Zahlen hinsichtlich des perioperativen Risikos beruhen jedoch auf wenigen älteren Daten (Goldman et al. 1977, Goldman 1983). Verschiedene Untersuchungen an kleineren Patientenkollektiven zeigen, dass auch bei schweren Aortenstenosen unter adäquater Führung nicht zwangsläufig ein erhöhtes Risiko im Rahmen nicht kardiochirurgischer Eingriffe besteht (Raymer u. Yang 1998, McBrien et al. 2009). Unabhängig von einer signifikanten Obstruktion der linksventrikulären Ausflussbahn ist zu berücksichtigen, dass eine *Aortensklerose* einen häufigen Befund beim älteren Patienten darstellt und mit einem ca. 50% erhöhten Mortalitätsrisiko kardiovaskulärer Ursache und dem Risiko eines Myokardinfarkts vergesellschaftet ist (Otto et al. 1999).

### Pathophysiologie

Die AS ist definiert als eine Einengung des linksventrikulären Ausflusstrakts auf Ebene der Aortenklappe mit einem konsekutiven Druckgradienten über die eingeengte Öffnungsfläche. Die Ausflussbehinderung ist proportional zum Querschnitt der eingeengten Öffnungsfläche, die der linke Ventrikel durch eine Steigerung des systolischen Druckes mit Zunahme des transvalvulären Druckgradienten kompensiert, um ein normales Schlagvolumen aufrechtzuerhalten. Die anatomische Anpassung des Herzens erfolgt durch eine *konzentrische Hypertrophie* (Abb. 1.**4**), welche die Compliance des linken Ventrikels vermindert, d.h. für ein normales enddiastolisches Volumen sind deutlich erhöhte linksventrikuläre Füllungsdrucke (LVEDP) erforderlich und es findet sich eine *Behinderung der diastolischen Füllung* bei meist erhaltener Kontraktilität.

Eine verminderte Koronarperfusion als Folge des erniedrigten poststenotischen Aortendrucks und des gleichzeitig erhöhten LVEDP, eine verlängerte Sauerstoffdiffusionsstrecke und ein gesteigerter Sauerstoffbedarf infolge von erhöhter Muskelmasse und Herzarbeit führen zu Innenschichtischämien und einer *relativen Koronarinsuffizienz.* Entsprechend tritt bei ca. der Hälfte der betroffenen Patienten mit AS auch ohne Anhalt für eine KHK im Spätstadium eine Angina pectoris auf.

Eine Myokardischämie verstärkt die *Relaxationsstörung des linken Ventrikels* mit Abnahme der Compliance zusätzlich und erhöht so die Gefahr des linksventrikulären Rückwärtsversagens. Mit zunehmender Steife des LV reduziert sich insbesondere die passive Füllung während der Diastole, und der Ventrikel wird zunehmend abhängig von der atrialen Kontraktion, die bis zu 40% der diastolischen Ventrikelfüllung beitragen muss.

**Merke** Diese Veränderungen resultieren in der typischen klinischen Trias von Angina pectoris, Dyspnoe und Synkope.

## Anästhesiologische Konzepte

**Hämodynamische Ziele.** Das wesentliche Ziel der Anästhesieführung bei Patienten mit AS besteht darin, Ereignisse und Interventionen zu vermeiden, die das HZV erniedrigen und gleichzeitig optimale Lastbedingungen für den geschädigten linken Ventrikel zu gewährleisten. Hierzu müssen die *Kontraktilität* des Ventrikels erhalten bleiben und negativ inotrope Effekte im Rahmen der Induktion und Aufrechterhaltung der Anästhesie minimiert werden. Gleichzeitig ist der hypertrophierte Ventrikel mit reduzierter Compliance auf eine ausreichende Füllung angewiesen. Dies erfordert eine *ausreichende Volumenzufuhr*, um die anästhesieinduzierte Umverteilung des Blutvolumens hinsichtlich der kardialen Vorlast zu kompensieren und Volumenverluste konsequent auszugleichen, sowie eine *Aufrechterhaltung des Sinusrhythmus*, um die zeitlich koordinierte Vorhofkontraktion zur Augmentation der diastolischen Ventrikelfüllung nicht zu beeinträchtigen. Ferner ist eine *niedrig normale Herzfrequenz* anzustreben, um eine für die Überwindung der Stenose ausreichende Ejektionszeit des Ventrikels zu gewährleisten.

**Merke** Wesentliche hämodynamische Zielsetzungen bei Aortenstenose:

- niedrig normale Herzfrequenz,
- Erhalt eines Sinusrhythmus,
- Vermeidung negativ inotroper Effekte,
- ausreichend hohe Vorlast,
- hoch normaler systemischer Gefäßwiderstand.

Tachykardien infolge medikamentöser Interventionen oder unzureichender Reflexdämpfung im Rahmen der Intubation sind unbedingt zu vermeiden, da bei ausgeprägten Stenosen hierdurch ein kritischer Abfall des HZV induziert werden kann. Schließlich ist ein *hoch normaler systemischer Gefäßwiderstand* aufrechtzuerhalten, da einerseits eine periphere Vasodilatation bei höhergradiger AS nicht durch einen Anstieg des HZV kompensiert werden kann und andererseits auch nicht zu einer entsprechenden Reduktion der Herzarbeit führt. Der resultierende (poststenotische) Blutdruckabfall und der erhöhte (prästenotische) enddiastolische Druck im linken Ventrikel resultieren jedoch in einem kritischen Abfall des koronaren Perfusionsdrucks mit konsekutiver Gefahr der Myokardischämie, die wiederum die Kontraktilität des Myokards und die diastolische Funktion des Ventrikels einschränkt. Auch kurzfristige Blutdruckabfälle sind daher unbedingt zu vermeiden und müssen ggf. durch Gabe eines Vasopressors (z.B. Noradrenalin) sofort und konsequent behandelt werden. Bolusgaben von Adrenalin sind aufgrund der ausgeprägteren Zunahme der Herzfrequenz und wegen des bei niedriger Dosierung markanten Abfalls des SVR (Linton u. Linton 2003) hierzu nicht geeignet.

**Merke** Bislang bestand Übereinstimmung, dass der perioperative Einsatz von Vasodilatatoren bei AS möglichst zu vermeiden sei. Jüngere intensivmedizinische Untersuchungen zeigen jedoch, dass bei Dekompensation einer kritischen AS die niedrig dosierte Zufuhr von Natriumnitroprussid das HZV positiv beeinflussen kann (Khot et al. 2003) und in einzelnen Fällen auch intraoperativ mit Erfolg zur kontrollierten Therapie hypertensiver Reaktionen eingesetzt wurde (Torsher et al. 1998).

**Rückenmarknahe Regionalanästhesieverfahren.** Aufgrund der vergleichsweise akuten Abnahme des peripheren Widerstands und der Beeinträchtigung der kardialen Vorlast ist eine höhergradige AS als relative Kontraindikation für eine Spinalanästhesie anzusehen. Die Epiduralanästhesie beinhaltet zwar das Risiko vergleichbarer hämodynamischer Veränderungen, bietet jedoch den Vorteil einer langsamer einsetzenden Blockade sympathischer Efferenzen.

**Monitoring.** Da Patienten mit AS in besonderem Maße durch die Induktion von Rhythmusstörungen bedroht sind und davon auszugehen ist, dass eine kardiopulmonale Reanimation im Falle eines Kammerflimmerns deutlich verminderte Erfolgsaussichten hat, ist bei intravasalen Manipulationen im Rahmen einer Katheterisierung mit größter Vorsicht vorzugehen.

**Cave** Die Indikation für einen pulmonalarteriellen Einschwemmkatheter zur erweiterten hämodynamischen Überwachung sollte bei einer hochgradigen AS aufgrund spezifischer Risiken sehr kritisch abgewogen werden.

In diesem Zusammenhang bietet die weniger invasive Überwachung des HZV mittels der transpulmonalen Thermodilution (PiCCO) unter Verwendung arterieller Thermistorkatheter (Buhre et al. 1999) deutliche Vorteile. Unkalibrierte kontinuierliche HZV-Monitoringverfahren, die auf einer alleinigen Analyse der arteriellen Druckkurve basieren und mittels der Schlagvolumenvariabilität ebenfalls Informationen über die individuelle Volumenreagibilität liefern, sind hinsichtlich der HZV-Messung für Patienten mit einer AS bislang nicht ausreichend validiert.

**Indikation für einen operativen Aortenklappenersatz.** Diese ist vor elektiven nicht kardiochirurgischen Eingriffen bei Vorliegen einer höhergradigen AS (gemäß den Empfehlungen der AHA und der ESC) zu prüfen. Klinische Ergebnisse zeigen jedoch, dass auch bei einer kritischen AS mit einer Klappenöffnungsfläche von weniger als $0{,}5\,cm^2/m^2$ und einem mittleren Gradienten $>50\,mmHg$ nicht kardiochirurgische Eingriffe ohne präoperative Intervention an der Aortenklappe mit vertretbarem Risiko durchführbar sind (Torsher et al. 1998).

## 1.2.4 Aorteninsuffizienz

**Ursachen.** Eine Aorteninsuffizienz (AI) resultiert aus strukturellen Läsionen an der Aortenklappe, der aszendierenden Aorta oder aus einer Kombination dieser Veränderungen. Ein rheumatoides Fieber als Ursache der aortalen Klappendestruktion hat in seiner relativen Häufigkeit abgenommen und ist in der Regel mit Läsionen der Mitralklappe vergesellschaftet. Eine infektiöse Endokarditis betrifft meistens Klappen, die bereits vorher strukturelle Veränderungen aufweisen. Die häufigste kongenitale Ursache stellt die bikuspide Aortenklappe dar. Ursachen für eine AI infolge einer pathologischen Dilatation der Aorta ascendens umfassen das Marfan-Syndrom, die zystische Medianekrose sowie die senile Dilatation. Traumatische oder degenerativ bedingte Aortendissektionen können ebenfalls den Halteapparat der Aortenklappe zerstören und eine erhebliche Regurgitation induzieren. Ferner zeigen jüngere Erkenntnisse, dass eine längere Einnahme von Appetitzüglern mit einer hohen Inzidenz (8–32%) einer AI einherzugehen scheint.

**Merke** Die akute Aortendissektion mit Klappenbeteiligung stellt ein akut lebensbedrohendes Ereignis dar und muss dringlich kardiochirurgisch versorgt werden.

### Pathophysiologie

Das Ausmaß der Regurgitation bei der AI wird vorgegeben durch
- die diastolische Klappenöffnungsfläche,
- den diastolischen Druckgradienten zwischen Aorta und Ventrikel sowie
- die Dauer der Diastole.

Das hämodynamische Erscheinungsbild der AI ist primär durch die überwiegende Volumenbelastung des linken Ventrikels geprägt, die in einer Reihe kompensatorischer Veränderungen resultiert.

**Ventrikelfüllung.** Die durch die Regurgitation pathologisch erhöhte Ventrikelfüllung führt zu einer *Zunahme des linksventrikulären enddiastolischen Volumens*, begleitet von einer *Zunahme der Ventrikelcompliance*, um das erhöhte Volumen zunächst ohne wesentlichen Anstieg der linksventrikulären Drücke zu verarbeiten. Obwohl das Verhältnis zwischen Ventrikelwanddicke und innerem Ventrikelradius initial im Wesentlichen konstant bleibt, nimmt insgesamt die linksventrikuläre Muskelmasse zu (*exzentrische Hypertrophie*). Das erhöhte diastolische Volumen ermöglicht dem Ventrikel ein erhöhtes absolutes Schlagvolumen, um das vorwärts gerichtete Schlagvolumen im Normbereich zu halten. Auch die Ejektionsfraktion bleibt zunächst im normalen Bereich.

**Ventrikelgröße.** Die Zunahme der Ventrikelgröße führt aber auch zu einer Zunahme der linksventrikulären Nachlast und stellt somit einen Stimulus für eine zusätzliche *konzentrische Hypertrophie* dar. Die AI ist somit durch eine kombinierte Volumen- und Druckbelastung gekennzeichnet (Reith et al. 2001). Während körperlicher Belastung kommt es aufgrund der verkürzten Diastole und eines reduzierten peripheren Widerstands z.T. zu einer Abnahme des Regurgitationsvolumens. Subjektiv klagen Patienten oft über ein unangenehmes Gefühl der kardialen Überaktivität und weisen eine vergrößerte Pulsamplitude bei einem unter 60 mmHg reduzierten diastolischen Blutdruck auf (*Hammerpuls*).

**Kompensation.** Die kompensatorischen Veränderungen bei chronischer AI führen dazu, dass eine Mehrheit der Patienten längerfristig, z.T. über Jahrzehnte asymptomatisch bleiben kann. Eine begleitende Therapie mit Vasodilatatoren reduziert hierbei die hämodynamische Belastung. In fortgeschrittenen Stadien jedoch ist die Vorlastreserve des linken Ventrikels erschöpft, die Hypertrophie wird limitiert und die Ejektionsfraktion nimmt ab. Es resultieren eine Reduktion des vorwärtsgerichteten Schlagvolumens und eine Zunahme des LVEDP.

**Merke** Folge der Veränderungen ist eine langsam progrediente Herzinsuffizienz mit den typischen klinischen Zeichen von Abgeschlagenheit, Dyspnoe und Ödemen.

**Cave** Zu beachten ist, dass der Schweregrad des Vitiums bei AI nur gering mit der Ausprägung der Symptome korreliert. Ferner lässt nicht die Lautstärke, sondern eher die Dauer des diastolischen Herzgeräuschs eine grobe Abschätzung des Regurgitationsausmaßes zu.

Im Unterschied zur chronischen Form fehlen im Falle einer akuten AI kardiale Kompensationsmechanismen und es kommt zu exzessiven Anstiegen des LVEDP und des pulmonalvenösen Druckes mit resultierendem Lungenödem.

### Anästhesiologische Konzepte

**Hämodynamische Ziele.** Gemäß der Pathophysiologie ergeben sich für das perioperative Management der AI folgende hämodynamischen Zielkriterien: Eine *hoch normale Herzfrequenz (80–100/min)* führt zu einer erwünschten Verkürzung der absoluten Diastolendauer mit konsekutiver Limitierung des Regurgitationsvolumens. Ebenso wichtig ist ein *niedriger peripherer Widerstand*, um das Schlagvolumen zu optimieren und gleichzeitig das Regurgitationsvolumen zu reduzieren.

**Merke** Wesentliche hämodynamische Zielsetzungen bei Aorteninsuffizienz:
- hoch normale Herzfrequenz,
- ausreichende Kontraktilität,
- ausreichend hohe Vorlast,
- niedriger systemischer Gefäßwiderstand.

**Cave** Unkontrollierte Blutdruckanstiege, z.B. infolge einer unzureichenden Reflexdämpfung im Rahmen der Intubation, bedingen eine Zunahme der Regurgitationsfraktion und sind konsequent zu vermeiden.

Unerwünscht ist auch eine ausgeprägte Hyperventilation, die zu einer Steigerung des peripheren Gefäßwiderstands beiträgt. Die pharmakologische Senkung eines erhöhten SVR mittels potenter Vasodilatatoren kann das linksventrikuläre effektive Schlagvolumen bei symptomatischen Patienten verbessern.

**Merke** Grundsätzlich ist auch die Aufrechterhaltung eines *ausreichenden Volumenstatus* essenziell, da eine adäquat hohe Vorlastreserve des linken Ventrikels einen wichtigen Kompensationsmechanismus bei AI darstellt.

Eine rechtzeitige Substitution von Volumenverlusten und -umverteilungen (z.B. im Rahmen der Narkoseeinleitung oder einer medikamentös induzierten Venodilatation) zählt daher zu den unabdingbaren Zielen des hämodynamischen Managements. Im Rahmen ausgedehnter Eingriffe ist bei der Titration potenter Vasodilatatoren eine Messung des HZV hilfreich. Hinsichtlich der Ventrikelfüllung ist die normale Vorhoffunktion mit Erhalt der atrialen Kontraktion nicht von so erheblicher Bedeutung wie bei der AS. Ein weiterer wichtiger Faktor ist jedoch die Aufrechterhaltung einer *ausreichenden Kontraktilität*. Bei eingeschränkter linksventrikulärer Funktion und unzureichendem HZV trotz Senkung der Nachlast und Optimierung des Volumenstatus kann die Zufuhr positiv inotroper Substanzen notwendig sein, wobei Dobutamin oder Phosphodiesterasehemmern hinsichtlich des hämodynamischen Profils der Vorzug gegeben werden sollte.

**Rückenmarknahe Regionalanästhesieverfahren.** Obwohl eine periphere Vasodilation bei Patienten mit AI grundsätzlich wünschenswert ist, sollte die Indikation für rückenmarknahe Regionalanästhesieverfahren vorsichtig gestellt werden, da die Sympathikolyse vergleichsweise schlecht steuerbar ist. Ein beeinträchtigter venöser Rückfluss und die ggf. notwendige Gabe von Vasopressoren können das Gleichgewicht der Kompensationsmechanismen kritisch stören. Kathetertechniken mit Titration des Anästhesieniveaus und der Möglichkeit zum kontrollierten Ausgleich der resultierenden hämodynamischen Veränderungen sind daher prinzipiell vorzuziehen.

## 1.2.5 Mitralstenose

**Ursachen.** Ätiologisch ist die Mitralstenose in ca. 60% der Fälle Folge eines rheumatischen Fiebers. Andere ursächliche Faktoren umfassen Endokarditiden, ausgeprägte Kalzifikationen und seltener einen systemischen Lupus erythematodes oder ein Karzinoidsyndrom. Die Erkrankung tritt bei Frauen doppelt so häufig auf wie bei Männern. Das charakteristische anatomische Korrelat einer rheumatoiden Mitralstenose ist die Verklebung der Segelenden entlang der Kommissuren mit Einziehung des gesamten subvalvulären Apparats. Eine kongenitale, meist im Kleinkindesalter symptomatische Form der Mitralstenose stellt der singuläre Papillarmuskel mit Malformation des gesamten Mitralklappenapparats dar (Parachute-Mitralklappe).

### Pathophysiologie

**Reduzierte Klappenöffnungsfläche.** Mit der Reduktion der Klappenöffnungsfläche kann das Blut vom linken Vorhof nur noch infolge eines erhöhten Druckgradienten in den linken Ventrikel befördert werden. Dieser diastolische transmitrale Gradient ist charakteristischer Ausdruck einer Mitralstenose und resultiert in einem *Anstieg des linksatrialen Druckes*, der retrograd auf das pulmonalvenöse System übertragen wird. Dieser erhöhte Druck und die Erweiterung von Lungenvenen und Kapillaren können ein Lungenödem auslösen. Die pulmonalen Arteriolen reagieren längerfristig mit einer Intimahyperplasie sowie einer Mediahypertrophie und induzieren konsekutiv einen *pulmonalarteriellen Hypertonus*.

**Merke** Für eine definierte Klappenöffnungsfläche ist der transmitrale Druckgradient als Funktion der Flussrate und der diastolischen Füllungszeit anzusehen.

Erste Symptome der Dyspnoe treten daher häufig bei körperlicher Belastung, emotionalem Stress, Infektionen, Schwangerschaft oder VHF mit schneller Überleitung auf. Bei zunehmender Schwere der Stenose ist das HZV bereits in Ruhe reduziert und kann unter Belastung nicht gesteigert werden. Das Ausmaß der pulmonalvaskulären Veränderungen ist ebenfalls ein wichtiger Faktor bei der Entstehung körperlicher Symptome.

**Erhöhter Lungengefäßwiderstand.** Ein erhöhter Lungengefäßwiderstand (PVR) stellt einerseits eine zusätzliche hämodynamische Belastung für den rechten Ventrikel dar, kann jedoch indirekt auch als Schutzmechanismus der Lungen hinsichtlich der Entstehung eines Lungenödems interpretiert werden. Einen weiteren Kompensationsmechanismus gegenüber der erhöhten Transsudation von Flüssigkeit stellt ein erhöhter pulmonaler Lymphabfluss dar. Unter physiologischen Gesichtspunkten ist zu berücksichtigen, dass ein erhöhter PAP nicht automatisch auch einen erhöhten PVR anzeigt, da sich der pulmonale Perfusionsdruck aus der Differenz zwischen pulmonalarteriellem Mitteldruck und dem lungenvenösen Druck (bzw. dem PCWP) errechnet und somit bei erheblicher Zunahme des pulmonalvenösen Abflussdrucks unabhängig vom Widerstand auch der PAP gesteigert sein muss, um einen normalen pulmonalen Perfusionsdruck zu gewährleisten.

**Merke** Insgesamt wird die Hämodynamik bei Mitralstenose primär durch eine *Abnahme der Vorlastreserve* charakterisiert, die Folge der behinderten linksventrikulären Füllung ist.

**Vorhofflimmern und Vorhofdilatation.** In fortgeschrittenen Stadien führt die Dilatation des linken Vorhofs oft zu VHF, dessen Einsetzen in der Regel zu einer weiteren Abnahme des HZV führt, da die atriale Kontraktion verlorengeht und die oft resultierende Tachyarrhythmie die diastolische Füllungszeit des Ventrikels absolut und auch relativ zur Systolendauer vermindert. Vorhofflimmern und die Vorhofdilatation mit verlangsamtem Blutfluss prädisponieren zu *linksatrialer Thrombenbildung*, weshalb viele Patienten präoperativ neben einer antiarrhythmischen Therapie zur Reduktion der Ventrikelfrequenz (mit Digitalis, Betablockern, Kalziumantagonisten) unter einer Vorbehandlung mit Antikoagulanzien stehen.

## Anästhesiologische Konzepte

**Hämodynamische Ziele.** Die hämodynamischen Ziele bei der perioperativen Versorgung von Patienten mit Mitralstenose ähneln denen bei anderen stenotischen Vitien. Wesentliche Bedeutung hat eine *Kontrolle der Herzfrequenz* (Zielfrequenz 60–70/min), um eine ausreichende Füllungszeit des linken Ventrikels zu gewährleisten, und – soweit möglich – die Aufrechterhaltung des Sinusrhythmus. Prinzipiell ist daher auf eine ausreichende Dämpfung potenziell sympathikotoner Reize zu achten. Auf die Gabe von Atropin sollte grundsätzlich verzichtet und, falls eine anticholinerge Medikation unverzichtbar erscheint, Glycopyrroniumbromid bevorzugt werden.

**Merke** Wesentliche hämodynamische Zielsetzungen bei Mitralstenose:
- niedrig normale Herzfrequenz,
- Erhalt eines Sinusrhythmus,
- adäquate Vorlast,
- normaler bis leicht erhöhter systemischer Gefäßwiderstand,
- niedriger pulmonaler Gefäßwiderstand.

**Cave** Intraoperative Tachykardien sind, sofern eine Vertiefung der Anästhesie keinen Erfolg zeigt, umgehend medikamentös durch den i. v. Einsatz von möglichst gut steuerbaren β-Blockern (Esmolol, ggf. Metoprolol) oder durch die Gabe von Verapamil zu behandeln.

Ein intraoperativ neu aufgetretenes VHF sollte möglichst durch Kardioversion terminiert werden. Gleiches gilt ebenfalls für die perioperative Phase, sofern das VHF noch nicht länger als 24–48 h besteht. In diesem Zusammenhang sind auch hoch normale Kalium- und Magnesiumspiegel anzustreben.

Ein weiteres hämodynamisches Ziel besteht in der Gewährleistung einer *adäquaten Vorlast*, Volumenverluste sind dementsprechend konsequent auszugleichen. Die Aufrechterhaltung einer Normovolämie ist bei Patienten mit Mitralstenose von großer Bedeutung. Andererseits führt eine Volumenüberladung mit zu hohem Anstieg der atrialen Drücke zu erhöhter pulmonaler Flüssigkeitstranssudation mit der Gefahr eines Lungenödems.

**Merke** Bedeutsam ist bei Vorliegen einer Mitralstenose auch der Erhalt eines *hoch normalen systemischen Gefäßwiderstands*, da ein Abfall des SVR infolge des weitgehend fixierten Schlagvolumens nicht durch eine Steigerung des HZV kompensiert werden kann und der resultierende Blutdruckabfall ggf. zu einer unerwünschten Zunahme der Herzfrequenz führt.

**Monitoring.** In fortgeschrittenen Stadien der Mitralstenose spielen der *pulmonalvaskuläre Widerstand* (PVR) und die Funktion des rechten Ventrikels ebenfalls eine wichtige Rolle. Aus diesem Grund sollten in Ergänzung zum ZVD der Pulmonalarteriendruck und das HZV bei ausgedehnteren Eingriffen mithilfe eines PAK überwacht werden. Maßnahmen, die zu einer Erhöhung des PVR führen (wie Hypoxie, Hyperkapnie, Azidose), sind konsequent zu vermeiden. Auch in diesem Zusammenhang sind Phasen unzureichender vegetativer Dämpfung wegen konsekutiven Anstiegs des PAP als äußerst ungünstig zu werten.

**Einsatz von Vasodilatatoren.** Bei der medikamentösen Senkung des PAP im Rahmen eines drohenden oder manifesten Rechtsherzversagens sollten vorzugsweise Vasodilatatoren zum Einsatz kommen, die eine möglichst hohe pulmonale Selektivität aufweisen, um den SVR so gering wie möglich zu beeinträchtigen. Während klassische Vasodilatatoren wie Nitroglyzerin und Natriumnitroprussid nicht zu vernachlässigende Effekte auf den SVR aufweisen, bieten sich alternativ die i. v. Applikation von Alprostadil (Prostaglandin $E_1$ Analogon) sowie die inhalative Zufuhr von NO oder Iloprost an. Hierbei weist die Inhalation von Iloprost mittels geeigneter Ultraschallvernebler unter klinischen Gesichtspunkten den Vorteil von vergleichsweise geringen technischen Anforderungen auf.

**Cave** Zu beachten ist, dass für keine der beiden inhalativen Substanzen NO und Iloprost eine Zulassung für die perioperative Anwendung besteht (Off-Label Use).

**Indikation zur Valvuloplastie.** Bei schwerer Mitralstenose stellt nach gemeinsamen Empfehlungen des ACC und der AHA (Bonow et al. 2009) sowie der ESC (Vahanian et al. 2007) die *perkutane Ballonvalvuloplastie* therapeutisch eine Alternative zur operativen Kommissurotomie und zum Klappenersatz dar, sofern ein intraatrialer Thrombus und eine höhergradige begleitende Mitralinsuffizienz ausgeschlossen ist. Vor dringlichen nicht kardiochirurgischen Eingriffen ist bei interventionsbedürftiger Mitralstenose daher auch eine Valvuloplastie zu erwägen, deren Durchführung jedoch in der Regel spezialisierten Zentren vorbehalten bleiben sollte.

## 1.2.6 Mitralinsuffizienz

**Ursachen.** Der Mitralklappenapparat ist eine komplexe Struktur, deren korrekte Funktion auf der Integrität des Mitralklappenanulus, der Klappensegel, der Kommissuren, der Chordae tendineae, der Papillarmuskeln sowie der unterstützenden Wände des linken Ventrikels, des linken Atriums und der Aorta beruht. Ursachen für eine Mitralinsuffizienz (MI) umfassen das Mitralklappenprolapssyndrom, eine KHK mit ischämischer Papillarmuskeldysfunktion, rheumatische Veränderungen sowie infektiöse Endokarditiden. Hiervon abzugrenzen sind sekundäre Formen der MI, die durch Veränderungen der linksventrikulären Geometrie verursacht werden, insbesondere im Rahmen einer dilatativen

Kardiomyopathie. Eine akute lebensbedrohende MI kann Folge einer Ruptur von Chordae tendineae, eines Papillarmuskelabrisses oder einer infektiösen Endokarditis sein und geht mit einer sich rasch entwickelnden klinischen Symptomatik einschließlich einer akuten pulmonalen Stauung einher.

## Pathophysiologie

Bei der MI kommt es infolge der inkompetenten Klappe zu einer systolischen Regurgitation aus dem linken Ventrikel in den linken Vorhof („*Pendelvolumen*").

**Merke** Im Rahmen der chronischen Verlaufsform einer MI bewirkt die isolierte Volumenüberlastung des linken Ventrikels einen Anstieg des enddiastolischen linksventrikulären Volumens mit einer Zunahme des totalen Schlagvolumens.

Gleichzeitig erlaubt die linksatriale und linksventrikuläre Vergrößerung durch eine primär *exzentrische Hypertrophie* eine Kompensation des erhöhten Blutvolumens. Der linke Vorhof ist hierbei infolge der chronischen Volumenbelastung dilatiert und vermag durch seine Compliance (im Gegensatz zur akuten MI) die Überlastung durch das Regurgitationsvolumen initial zu kompensieren. Die betroffenen Patienten weisen – ähnlich wie bei der Mitralstenose – häufig ein *Vorhofflimmern* auf.

Der linksatriale Druck ist im kompensierten Stadium nur leicht erhöht, dies wird vom Patienten in der Regel über Jahre relativ beschwerdearm toleriert, da die Pufferfunktion des Vorhofs das pulmonale Gefäßbett zunächst vor erhöhten Drücken schützt. Später kommt es zu einer Verschlechterung der systolischen und diastolischen Ventrikelfunktion. Im chronisch dekompensierten Stadium finden sich

- ein Anstieg des endsystolischen Ventrikeldurchmessers,
- ein Abfall des totalen und des effektiven vorwärts gerichteten Schlagvolumens sowie
- ein Anstieg des linksatrialen Druckes und des LVEDP.

In der pulmonalarteriellen Verschlussdruckkurve finden sich *pathologische V-Wellen* (Abb. 1.5), deren Höhe jedoch nur unzureichend mit dem Regurgitationsvolumen korreliert. Der fortschreitende Krankheitsverlauf bedingt eine pulmonale Stauung und *pulmonalarterielle Hypertension* mit Veränderungen der Pulmonalgefäße, die in der Regel jedoch weniger stark ausgeprägt sind als bei einer Mitralstenose. Das extravaskuläre Lungenwasser ist meistens nur bei MI Grad IV pathologisch erhöht (Buhre et al. 1997). In schweren Fällen kommt es jedoch auch zur Rechtsherzbelastung bis hin zum Rechtsherzversagen.

**Cave** Da bei MI die Vorlast erhöht und die Nachlast (durch Auswurf des Ventrikels in den linken Vorhof) erniedrigt ist, wird anhand der Ejektionsfraktion (EF) die myokardiale Kontraktionsreserve tendenziell überschätzt. Bei Patienten mit schwerer Regurgitation ist daher bereits eine EF <60 % als pathologisch anzusehen!

Die häufige Kombination von MI und Mitralstenose führt zu einem ausgeprägteren Anstieg des linksatrialen Druckes und des PAP als bei isolierter Insuffizienz der Klappe. Dementsprechend früher kann ein Lungenödem und auch ein VHF auftreten.

## Anästhesiologische Konzepte

**Hämodynamische Ziele.** Bradykardien implizieren bei Vorliegen einer MI eine verlängerte Regurgitationszeit und können darüber hinaus zu linksventrikulärer Dilatation mit Zunahme des Insuffizienzgrads führen. Umgekehrt kann eine mäßige Steigerung der Herzfrequenz das HZV erhöhen,

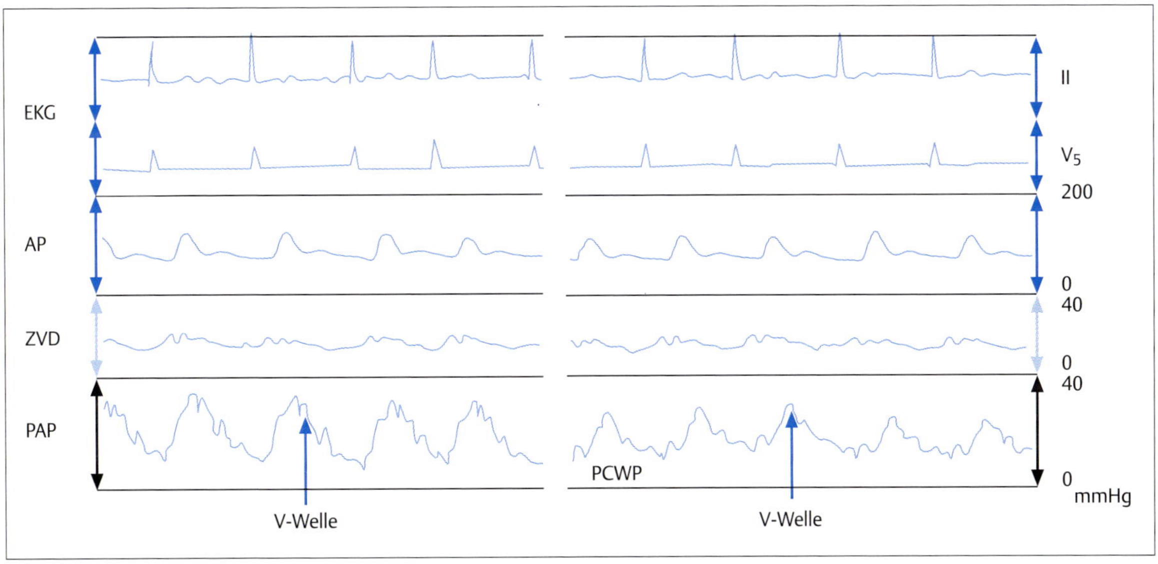


Abb. 1.5 Hämodynamik bei Mitralinsuffizienz Grad IV. Die pulmonalkapilläre Verschlussdruckkurve (PCWP) zeigt eine pathologische V-Welle infolge der ausgeprägten Regurgitation in das pulmonalvenöse Gefäßbett (rechte Seite), die bei fehlender Okklusion des Pulmonaliskatheters als Ursache einer atypischen doppelgipfligen Pulmonalisdruckkurve (PAP) imponiert (linke Seite).

daher sollte eine *hoch normale Herzfrequenz* angestrebt werden. Die Anwendung von Succinylcholin ist dementsprechend zu vermeiden. Falls im Rahmen einer Rapid Sequence Induction die Gabe von Succinylcholin als unverzichtbar erachtet wird, empfiehlt sich die prophylaktische Applikation von Atropin.

**Merke** Wesentliche hämodynamische Zielsetzungen bei Mitralinsuffizienz:
- hoch normale Herzfrequenz,
- ausreichende Kontraktilität,
- Erhalt einer adäquaten Vorlast/Vermeidung einer linksventrikulären Dilatation,
- niedriger systemischer Gefäßwiderstand,
- niedriger pulmonaler Gefäßwiderstand.

Da sich bei MI der linke Ventrikel quasi in 2 Richtungen entleert (den linken Vorhof und die Aorta), wird das vorwärts gerichtete Schlagvolumen neben der Herzfrequenz und dem transmitralen Druckgradienten in entscheidendem Maße vom Widerstand im großen Kreislauf bestimmt.

**Cave** Eine Zunahme des systemischen Gefäßwiderstands steigert bei Patienten mit MI grundsätzlich das Regurgitationsvolumen und vermindert gleichzeitig das vorwärts in die Aorta ausgeworfene Schlagvolumen.

Bei der Anästhesieführung muss daher (analog zur AI) eine Zunahme des peripheren Widerstands durch Anästhetika, Vasopressoren sowie infolge chirurgischer oder anästhesiologischer Stimuli konsequent vermieden werden. Zur *Senkung des peripheren Gefäßwiderstands* sind klassische Vasodilatatoren wie Nitroglyzerin und Natriumnitroprussid geeignet.

Bei der Induktion und Aufrechterhaltung der Anästhesie ist ferner eine Beeinträchtigung der myokardialen Kontraktilität zu vermeiden und ggf. durch *positiv inotrope Substanzen* zu behandeln. Hierzu eignen sich insbesondere Dobutamin und Phosphodiesterasehemmer, die einen gleichzeitigen Anstieg des peripheren Widerstands vermeiden und auch zur Therapie des Rechtsherzversagens bei ausgeprägter pulmonaler Hypertonie geeignet sind. In diesem Zusammenhang sind (analog zum Vorgehen bei Mitralstenose) auch Interventionen, die den pulmonalvaskulären Widerstand steigern, zu unterlassen.

Ein weiteres wichtiges hämodynamisches Ziel besteht darin, eine *ausreichend hohe kardiale Vorlast* zu erhalten, um das vorwärts gerichtete Schlagvolumen zu optimieren. Eine generelle Empfehlung zur Steigerung der Vorlast ist jedoch problematisch, da eine Dilatation von Vorhof und Ventrikel die Ausprägung der MI erhöhen kann und die Kontraktilitätsreserve bei schwerer MI limitiert ist.

**Monitoring.** Bei Patienten mit fortgeschrittener MI, die sich größeren operativen Eingriffen unterziehen müssen, kann ein Monitoring des PAP und des PCWP mittels eines *PA-Katheters* vorteilhaft sein, um die Titration von Vasodilatatoren, Katecholaminen und Volumen differenziert zu steuern und relative Veränderungen des Insuffizienzgrads anhand der V-Welle zu überwachen. Die transösophageale Echokardiografie ist zur Beurteilung von Ventrikelfunktion und Regurgitationsvolumen optimal geeignet, jedoch nicht generell verfügbar (Abb. 1.6).

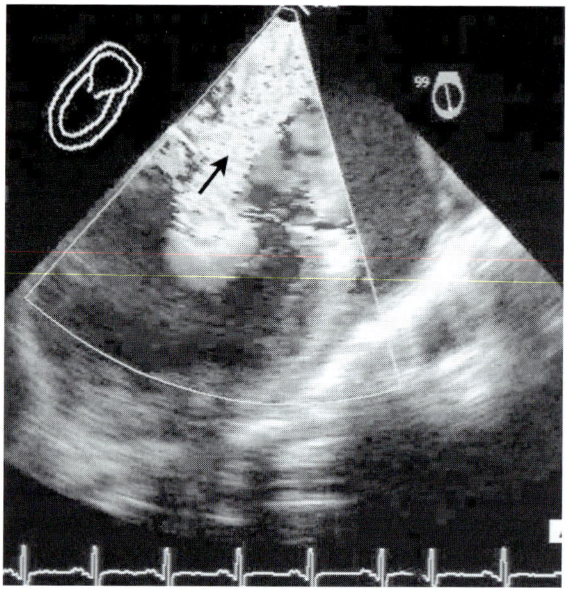

Abb. 1.6 Transösophageale Echokardiografie (TEE) bei Mitralinsuffizienz IV°: Die Doppler-Darstellung (Pfeil) im Zwei-Kammer-Blick lässt eine ausgeprägte systolische Regurgitation mit breiter Durchtrittsstelle erkennen.

**Cave** Unter diagnostischen und prognostischen Gesichtspunkten ist hierbei zu beachten, dass mittels TEE der Schweregrad einer MI in Allgemeinanästhesie in mehr als 50 % der Fälle um einen Grad unterschätzt wird (Grewal et al. 2000).

**Mitralklappenprolapssyndrom.** Das Mitralklappenprolapssyndrom (MKP) ist als häufigste Erkrankung der Herzklappen durch ein systolisches Prolabieren eines oder beider Mitralsegel gekennzeichnet. Bei symptomfreien Patienten sind im Rahmen des perioperativen Managements in der Regel keine spezifischen Maßnahmen erforderlich, bei bestimmten Konstellationen ist eine perioperative Antibiotikaprophylaxe zu erwägen (s. u.). Falls ein MKP-Syndrom mit einer relevanten Regurgitation durch die Mitralklappe einhergeht, sind analog die Grundsätze zur Anästhesieführung bei MI zu beachten.

## 1.2.7 Trikuspidalklappendysfunktion

**Ursachen.** Die isolierte *Trikuspidalstenose (TS)* ist ein seltenes Krankheitsbild und meistens rheumatischer Genese. Eine *Trikuspidalinsuffizienz (TI)* kann bei normalen oder pathologisch veränderten Klappen auftreten. So kann eine Trikuspidalklappe mit normalen Segeln eine Regurgitation bei chronischer pathologischer Druckerhöhung im rechten Ventrikel, bei Vergrößerung des rechtsventrikulären Cavums und bei Dilatation des Trikuspidalanulus, wie beispielsweise infolge einer Pulmonalstenose oder einer schweren pulmonalarteriellen Hypertonie, entwickeln (systolische PAP-Werte > 55 mmHg gehen häufig mit einer TI einher). Die isolierte TI ist meist Folge einer bakteriellen Endokarditis, insbesondere bei Patienten mit i. v. Drogenmissbrauch in der Anamnese. Weitere Ursachen umfassen:

- traumatische Veränderungen,
- Marfan-Syndrom,
- Papillarmuskeldysfunktion oder
- kongenitale Fehlbildungen wie die Ebstein-Anomalie.

## Pathophysiologie

Die Symptomatik bei schwerer TS wird durch einen erhöhten Venendruck sowie stark überhöhte A-Wellen in der ZVD-Kurve bestimmt. Klinische Zeichen umfassen eine Hepatomegalie, Aszites und eine ausgeprägte Einflussstauung.

Die TI ist gekennzeichnet durch eine systolische Regurgitation in den rechten Vorhof mit konsekutiver Volumenüberladung, die aufgrund der guten Compliance des venösen Systems zunächst zu nur geringen Druckanstiegen führt. Die ZVD-Kurve weist hohe, abnorme C- und V-Wellen auf, zum Teil findet sich infolge der Regurgitation eine systolische hepatische Pulsation.

**Merke** Bei TI und gleichzeitigem Vorliegen einer pulmonalarteriellen Hypertonie und Drucküberlastung des Ventrikels resultieren eine Rechtsherzinsuffizienz, venöse Stauungsödeme sowie eine Stauungsenteropathie.

**Cave** Prinzipiell ist zu berücksichtigen, dass bei fortgeschrittener TI ein erhöhter rechtsatrialer Druck das linksatriale Druckniveau übersteigen kann und ein sondengängiges Foramen ovale in diesen Fällen zu einem Rechts-links-Shunt mit der Gefahr paradoxer Embolien führt.

Bei der häufigen Kombination mit anderen Klappenvitien ist zusätzlich deren entsprechende Pathophysiologie (s. o.) zu beachten. Bei der Interpretation präoperativer Echokardiografiebefunde mittels Farb-Doppler ist zu berücksichtigen, dass eine geringgradige TI eine häufige Diagnose bei kardiovaskulär vollständig gesunden Patienten darstellt, die keine weiteren Konsequenzen nach sich zieht.

## Anästhesiologische Konzepte

Das Vorgehen bei der seltenen TS folgt ähnlichen Grundsätzen wie bei Patienten mit Mitralstenose.

**Hämodynamische Ziele bei TI.** Die wichtigsten hämodynamischen Grundsätze bei Patienten mit ausgeprägter TI zielen auf eine Aufrechterhaltung eines *hohen intravasalen Flüssigkeitsvolumens* mit hohen ZVD-Werten ab, um ein ausreichendes rechtsventrikuläres Schlagvolumen zu gewährleisten. Hohe Beatmungsdrücke sowie Beatmungsmodi, die mit starker Verminderung des venösen Rückflusses einhergehen sind ebenso wie ein medikamentös induziertes venöses Pooling zu vermeiden. Analog zur Regurgitation im Bereich anderer Herzklappen weist eine *hoch normale Herzfrequenz* Vorteile auf. Neben der *Aufrechterhaltung einer ausreichenden Kontraktilität* sind Maßnahmen zur *Senkung des pulmonalvaskulären Widerstands* von besonderer Bedeutung, um eine Rechtsherzinsuffizienz zu vermeiden und das Regurgitationsvolumen zu limitieren.

**Merke** Wesentliche hämodynamische Zielsetzungen bei Trikuspidalinsuffizienz:

- hoch normale Herzfrequenz,
- ausreichende (rechtsventrikuläre) Kontraktilität,
- Erhalt einer adäquat hohen (rechtsventrikulären) Vorlast,
- niedriger pulmonaler Gefäßwiderstand.

Zur inotropen Unterstützung eignen sich besonders Dobutamin und PDE-Hemmer, welche positive Effekte auf den PVR haben. In schweren Fällen ist auch bei der TI eine Senkung des PAP durch inhalierte Vasodilatatoren (NO, Iloprost) im Sinne eines individuellen Heilversuches (Off-Label Use) möglich.

### 1.2.8 Perioperative Thromboembolieprophylaxe bei oral antikoagulierten Patienten

Patienten mit mechanischem Herzklappenersatz, Vorhofflimmern oder tiefen Venenthrombosen haben ein stark erhöhtes Risiko, thromboembolische Komplikationen zu erleiden. Die *orale Antikoagulation mit Vitamin K-Antagonisten* (VKA) bietet diesen Patienten einen wirksamen Schutz vor Thromboembolien.

Aufgrund der langen Halbwertszeit der VKA, insbesondere des in Deutschland gebräuchlichen Phenprocoumons, müssen diese Substanzen bei geplanten Interventionen mit Blutungsrisiko frühzeitig abgesetzt werden. Hierdurch entsteht eine antikoagulatorische Lücke, in der die Patienten ihrem ursprünglichen Thromboembolierisiko ausgesetzt sind. Zur Risikoverminderung werden die Patienten während dieses Intervalls mit einem niedermolekularen oder unfraktioniertem Heparin behandelt (sog. *Bridging*).

Obwohl in der Bundesrepublik derzeit mehr als 800 000 Patienten dauerhaft oral antikoaguliert sind und dementsprechend häufig eine Überbrückungstherapie notwendig wird, existieren zum perioperativen Management sehr unterschiedliche Vorschläge mit insgesamt geringer wissenschaftlicher Evidenz. In den Therapieleitlinien der ACCP 2008 wurden erstmals praxisnahe Empfehlungen zum Bridging verfasst (Douketis et al. 2008). Darüber hinaus bieten Daten aus dem deutschen BRAVE-Register mittlerweile eine gute Basis für das konkrete Vorgehen (Omran et al. 2007).

## Unfraktioniertes Heparin versus niedermolekulare Heparine zur Überbrückungstherapie

Während bis vor einigen Jahren überwiegend unfraktioniertes Heparin (UFH) zur Überbrückungstherapie appliziert wurde, favorisieren wichtige aktuelle Veröffentlichungen, u.a. die ACCP-Guideline 2008, die Anwendung von niedermolekularen Heparinen (NMH; Douketis et al. 2008). Auch in den Leitlinien der ESC werden NMH als Option zum perioperativen Bridging erwähnt, primär wird hier jedoch weiterhin die Verwendung von UFH empfohlen (Vahanian et al. 2007). Hierbei ist zu berücksichtigen, dass die wissenschaftliche Datenlage zum Gebrauch von UFH für diese Indikation trotz der weit verbreiteten Anwendung äußerst begrenzt ist: Nur 3 Studien mit insgesamt 70 Patienten untersuchten dieses Vorgehen (Omran et al. 2010). Gleichwohl ist die Anwendung von UFH für diese Indikation in Deutschland seit Jahrzehnten zugelassen. Umgekehrt besteht für die verschiedenen NMH keine Zulassung zum perioperativen Bridging, obwohl Daten zur Wirksamkeit und Sicherheit dieser Therapieoption in einer Reihe prospektiver Kohortenstudien mit ca. 3000 eingeschlossenen Patienten gewonnen wurden (Bauersachs et al. 2007). Zudem konnte gezeigt werden, dass bei der perioperativen Überbrückungstherapie mit NMH im Vergleich zu UFH eine raschere und konstantere Gerinnungshemmung erreicht wird (Montalescot et al. 2000, Omran et al. 2003).

Es kann davon ausgegangen werden, dass NMH zum perioperativen Bridging trotz des Off-Label Use in Anbetracht des bisherigen Wissensstands bestimmungsgemäß verwendet werden und eine Produkthaftung der Hersteller ungeachtet der fehlenden Teilzulassung gegeben ist (Kassenärztliche Vereinigung Bayern 2008).

## Praktisches Management der perioperativen Überbrückungstherapie

Vor der Umstellung oral antikoagulierter Patienten auf UFH oder NMH muss eine sorgfältige Abwägung zwischen dem *perioperativen Blutungsrisiko* bei Weiterführung der oralen Antikoagulation bzw. Initiierung einer therapeutischen Heparinzufuhr einerseits und dem Thromboembolierisiko bei Unterbrechung der Antikoagulation andererseits erfolgen. Die Notwendigkeit und die Komplikationsmöglichkeiten einer periinterventionellen Umstellung der oralen Antikoagulation muss mit dem Patienten im Aufklärungsgespräch thematisiert und dokumentiert werden. Die folgenden Vorschläge zur praktischen *Umsetzung der perioperativen Überbrückungstherapie* orientieren sich an der ACCP-Guideline (Douketis et al. 2008), an der ESC-Guideline (Vahanian et al. 2007) und an den deutschen Empfehlungen der BOAT-Arbeitsgruppe (Bridging Oral Anticoagulation Therapy; Bauersachs et al. 2007). Da die Stellungnahmen dieser Gremien nicht kongruent sind, erfolgt eine Synthese der diesbezüglichen Empfehlungen.

## Abschätzung des Thromboembolierisikos bei Unterbrechung der Antikoagulation

In der Abschätzung des Thromboembolierisikos bei Unterbrechung der Antikoagulation sind Patienten mit einem niedrigen (<4%), moderaten (4–10%) und hohen (>10%) Thromboembolierisiko zu unterscheiden (relatives Risiko jeweils pro Jahr, ohne orale Antikoagulation). Die in Tab. 1.**8** angegebenen Ziel-INR-Werte für die orale Antikoagulation in den Risikogruppen basieren auf entsprechenden Prophylaxe- bzw. Therapieempfehlungen (Daniel et al. 2006, Singer et al. 2008, Kearon et al. 2008). In der Hochrisikogruppe bilden *schwangere Patientinnen mit mechanischem Herzklappenersatz* ein besonders gefährdetes Kollektiv. Hier wird in Abhängigkeit von der Lokalisation und der Bauart der Klappe eine Applikation von Azetylsalizylsäure zusätzlich zur Medikation mit Vitamin-K-Antagonisten empfohlen (Bates et al. 2008).

## Abschätzung des interventionellen Blutungsrisikos

Bei Eingriffen mit geringem Blutungsrisiko und Möglichkeit zur lokalen Blutstillung muss die orale Antikoagulation nicht grundsätzlich unterbrochen werden. Gegebenenfalls kann die Medikation mit Vitamin-K-Antagonisten bis zu einem Absinken des INR-Wertes auf 2,0 (Gruppe mit moderatem Thromboembolierisiko) bzw. auf 2,5 (Hochrisikogruppe) ausgesetzt werden, ohne dass eine Überbrückungstherapie erfolgen muss. Zu den Operationen und Interventionen, die auch unter Fortführung der oralen Antikoagulation stattfinden können, zählen beispielsweise Zahnextraktionen, kleinere dermatologische Operationen, Kataraktoperationen, Endoskopien ohne Biopsie und Gelenkpunktionen.

Bei Operationen und Interventionen, bei denen die orale Antikoagulation unterbrochen werden muss, sind wiederum Eingriffe mit einem vergleichsweise hohen und einem niedrigen Blutungsrisiko zu unterscheiden (Tab. 1.**9**).

Ist bei relevantem Blutungsrisiko ein Absenken des INR-Wertes auf unter 2,5 bzw. 2,0 notwendig, muss eine Bridging-Therapie eingeleitet werden. Bei Patienten mit *niedrigem Thromboembolierisiko* genügt dabei die Applikation einer prophylaktischen NMH-Dosis (z.B. Enoxaparin 1× 40mg/d). Für Patienten mit *moderatem Thromboembolierisiko* kann auf der Basis des BRAVE-Registers (Omran et al. 2007) die Applikation eines NMH in „halbtherapeutischer" Dosierung empfohlen werden (z.B. Enoxaparin 1×1 mg/kg/d). Patienten mit neuerem Aortenklappenersatz (Flügelklappe) ohne weitere Risikofaktoren (Vorhofflimmern, Herzinsuffizienz) werden gemäß ACCP-Guideline als gering gefährdet eingestuft und es wird daher eine prophylaktische NMH-Dosierung für ausreichend gehalten. Abweichend empfehlen die ESC-Leitlinien eine therapeutische NMH-Dosierung bei mechanischem Herzklappenersatz. Unter Berücksichtigung beider Empfehlungen werden diese Patienten hier in der moderaten Risikogruppe aufgeführt und eine *halbtherapeutische NMH-Dosierung* vorgeschlagen. Patienten mit *hohem*

Tab. 1.8 Thromboembolierisiko bei Unterbrechung der Antikoagulation.

| Risiko | Beschreibung |
|---|---|
| **niedriges Risiko** | • Vorhofflimmern, $CHADS_2$-Score 0–2 Punkte, aber kein Zustand nach Schlaganfall<br>• sekundäre tiefe Beinvenenthrombose oder Lungenembolie vor mehr als 6 Monaten; keine weiteren Risikofaktoren (Thrombophilie, rezidivierende venöse Thromboembolie, Herzinsuffizienz [EF <35 %])<br>• Bioklappe vor mehr als 3 Monaten; keine weiteren Risikofaktoren (Vorhofflimmern, Herzinsuffizienz [EF <35 %], thromboembolisches Ereignis) |
| **moderates Risiko** (INR 2,0–3,0) | • Vorhofflimmern, $CHADS_2$-Score 3–4 Punkte, aber kein Zustand nach Schlaganfall<br>• venöse Thromboembolie:<br>– sekundäre tiefe Beinvenenthrombose oder Lungenembolie vor mehr als 1, aber weniger als 6 Monaten<br>– Zustand nach idiopathischer venöser Thromboembolie<br>– Zustand nach venöser Thromboembolie mit zusätzlichen Risikofaktoren (z. B. Thrombophilie oder rezidivierende venöse Thromboembolie, Herzinsuffizienz [EF <35 %])<br>• Herzklappenersatz:<br>– Bioklappen in den ersten 3 Monaten postoperativ<br>– Bioklappen bei Vorliegen weiterer Risikofaktoren (z. B. Vorhofflimmern, Herzinsuffizienz [EF <35 %], thromboembolisches Ereignis)<br>– neuere Aortenklappe (Flügelklappe, z. B. St. Jude Medical oder CarboMedic) *ohne* weitere Risikofaktoren (z. B. Vorhofflimmern, Herzinsuffizienz [EF <35 %], thromboembolisches Ereignis) |
| **hohes Risiko** (INR 2,5–3,5) | • Vorhofflimmern, $CHADS_2$-Score 5–6 Punkte oder Zustand nach Schlaganfall in den letzten 6 Monaten<br>• tiefe Venenthrombose oder Lungenembolie im zurückliegenden Monat<br>• rheumatisches Vitium, bekannte intrakardiale Thromben<br>• Herzklappenersatz:<br>– neuere Aortenklappe (Flügelklappe) *mit* weiteren Risikofaktoren (z. B. Vorhofflimmern, Herzinsuffizienz [EF <35 %], thromboembolisches Ereignis)<br>– ältere Aortenklappen mit hoher Thrombogenität (Kugelprothesen)<br>– mechanischer Herzklappenersatz in Mitral- oder Trikuspidalposition<br>• schwangere Patientinnen mit mechanischem Herzklappenersatz |

Tab. 1.9 Beispiele für die Einschätzung des Blutungsrisikos (Bauersachs et al. 2007).

| Hohes Blutungsrisiko | Niedriges Blutungsrisiko |
|---|---|
| • Neurochirurgie | • laparoskopische Chirurgie |
| • Herzchirurgie | • Hüftgelenkersatz, Hand- u. Fußchirurgie |
| • große gefäßchirurgische Eingriffe | • Darmresektionen, Hernienchirurgie |
| • komplexe Tumorchirugie | • Arthroskopien |
| • große urologische Eingriffe | • Endoskopien mit Biopsie |

*Thromboembolierisiko* erhalten eine *therapeutische NMH-Dosierung* (z.B. Enoxaparin 2×1 mg/kg/d). Die Dosisberechnung für adipöse Patienten sollte sich am Normalgewicht orientieren, im Zweifelsfall ist die *Anti-Xa-Aktivität* zu kontrollieren.

Für die besonders gefährdeten schwangeren Patientinnen mit mechanischem Klappenersatz wird von der ACCP im Regelfall eine therapeutische NMH-Dosierung empfohlen (Bates et al. 2008). Zusätzlich sollte bei diesen Patientinnen regelhaft und engmaschig die Anti-Xa-Aktivität kontrolliert werden (Zielbereich: Spitzenspiegel 1–1,2 U/ml 4h nach Applikation). Wird aufgrund der Thrombogenität des Klappenersatzes zusätzlich zum oralen Vitamin-K-Antagonisten eine Medikation mit ASS (75–100 mg/d) für nötig gehalten, sollte diese auch während der Umsetzung auf NMH beibehalten werden. Tab. 1.10 gibt eine Übersicht über die vorgeschlagenen Überbrückungstherapien.

## Perioperatives Bridging bei Patienten mit chronischer Niereninsuffizienz

Die verfügbare Evidenz aus klinischen Studien und aktuelle Therapierichtlinien lassen keine eindeutige Empfehlung zu, wie die perioperative Überbrückungstherapie von oral antikoagulierten Patienten mit chronischer Niereninsuffizienz erfolgen sollte. Für andere Indikationen wird bei der Anwendung von NMH bei chronischer Niereninsuffizienz eine Halbierung der Dosierung und regelmäßige Messung der Anti-

Tab. 1.**10** Überbrückungstherapie in Abhängigkeit vom Thromboembolierisiko.

| Risiko | Beschreibung |
|---|---|
| **niedriges Risiko** | • NMH in prophylaktischer Dosierung (z. B. Enoxaparin 1 × 40 mg/d s. c.) nach Normalisierung des INR-Wertes<br>• bei CrCl < 30 ml/min ggf. Dosisreduktion (z. B. Enoxaparin 1 × 30 mg/d s. c.)<br>• letzte Dosis 12 h präoperativ<br>• postoperative Abenddosis bei geringem Blutungsrisiko frühestens 6 h postoperativ; bei hohem Blutungsrisiko Auslass (Rücksprache mit Operateur) |
| **moderates Risiko** (INR 2,0–3,0) | • sobald **INR < 2,0** Umstellung auf „halbtherapeutische" NMH-Dosis (z. B. Enoxaparin 1 × 1 mg/kg/d s. c.)<br>• bei CrCl < 30 ml/min ggf. Dosisreduktion, intermittierende Kontrolle der Anti-Xa-Aktivität (Zielbereich **0,4–1,1** IE/ml 4 h nach Injektion)<br>• letzte Dosis 24 h präoperativ<br>• postoperative Abenddosis bei geringem Blutungsrisiko frühestens 6 h postoperativ; bei hohem Blutungsrisiko Auslass (Rücksprache mit Operateur)<br>• Bridging weiterführen, bis INR wieder ≥ **2,0** |
| **hohes Risiko** (INR 2,5–3,5) | • sobald **INR < 2,5** Umstellung auf therapeutische NMH-Dosis (z. B. Enoxaparin 2 × 1 mg/kg/d s. c.)<br>• bei CrCl < 30 ml/min ggf. Dosisreduktion (z. B. Enoxaparin 1 × 1 mg/kg/d s. c.)<br>• mindestens 2-tägliche, bei Schwangeren mit Klappenersatz tägliche Kontrolle der Anti-Xa-Aktivität (Zielbereich **1,0–1,2** IE/ml 4 h nach Injektion)<br>• letzte Dosis 24 h präoperativ<br>• postoperative Abenddosis bei geringem Blutungsrisiko frühestens 6 h postoperativ; bei hohem Blutungsrisiko Halbierung der Abenddosis (0,5 mg/kg) oder Auslass (Rücksprache mit Operateur)<br>• Bridging weiterführen, bis INR wieder ≥ **2,5** |

CrCl: Kreatininclearance, NMH: niedermolekulare Heparine.

Xa-Aktivität oder eine Umstellung auf UFH empfohlen (Hirsh et al. 2008). Das hier vorgeschlagene Vorgehen stützt sich auf diese Empfehlung und auf die von Hammerstingl publizierten Erfahrungen bei 367 Patienten (Hammerstingl et al. 2009). Die Dosierung differiert dabei in Abhängigkeit von der berechneten Kreatininclearance (CrCl):

- CrCl > 30 ml/min:
  - keine Dosisanpassung;
- CrCl ≤ 30 ml/min:
  - Dosisreduktion auf halbtherapeutische Dosierung und Anti-Xa-Aktivitätskontrollen in der Hochrisikogruppe,
  - Fortführung der halbtherapeutischen Dosierung in der Gruppe mit moderatem Risiko,
  - ggf. Dosisreduktion (z. B. Enoxaparin 1 × 30 mg/d s. c.) in der Gruppe mit niedrigem Thromboembolierisiko und prophylaktischer NMH-Dosierung.

## Perioperative Pausierung der Überbrückungstherapie

Um eine gute intraoperative Hämostase zu gewährleisten, sollte bei therapeutischer und halbtherapeutischer Dosierung von NMH die letzte Dosis spätestens 24 h vor Operationsbeginn (am Morgen des präoperativen Tages) appliziert werden. Bei einem kürzeren Intervall können bei der Mehrzahl der Patienten direkt vor dem Eingriff noch effektive Anti-Xa-Spiegel gemessen werden (Hammerstingl et al. 2009).

Der *Zeitpunkt der ersten postoperativen NMH-Applikation* sollte unter Berücksichtigung des Blutungsrisikos gewählt werden (Tab. 1.**9**):

- Bei Eingriffen mit geringem Blutungsrisiko kann noch am Abend des Operationstags ein NMH appliziert werden. Hierbei sollte allerdings auf ein Mindestintervall von 6 h zum Operationsende geachtet werden.
- Bei höherem Blutungsrisiko sollte die therapeutisch dosierte NMH-Applikation ggf. bis zum 1. postoperativen Tag pausiert werden.
- In der Patientengruppe mit hohem Thromboembolierisiko ist hierbei zu erwägen, ob am Abend des Operationstags bereits ein NMH in reduzierter Dosierung appliziert werden kann.

Letztlich sollten diese Entscheidungen in enger Rücksprache mit dem Operateur getroffen werden.

## 1.2.9 Perioperative Endokarditisprophylaxe

### Stellenwert der Endokarditisprophylaxe

Bei Patienten mit angeborener oder erworbener Herzklappendysfunktion muss vor Operationen und invasiven Interventionen die Notwendigkeit einer antibiotischen Endokarditisprophylaxe geprüft werden. In der Bewertung des durch eine Operation bedingten Endokarditisrisikos und des diesbezüglichen Nutzens einer perioperativen Endokarditisprophylaxe hat in den letzten Jahren ein grundlegender Paradigmenwechsel stattgefunden: Früher wurde die Maßgabe für eine antibiotische Prophylaxe in der Verhinderung einer bakteriämiebedingten Endokarditis bei allen *Patienten mit einem erhöhten Endokarditis-Lebenszeitrisiko* gesehen. Heute empfehlen die Fachgesellschaften eine Prophylaxe nur noch für diejenigen Patientengruppen, bei denen im Fall einer Endokarditis mit einem schweren oder letalen Verlauf gerechnet werden muss (Wilson et al. 2007, Nishimura et al. 2008).

Hintergrund dieses Umdenkens waren weniger neue wissenschaftliche Erkenntnisse als eine kritische Neubewertung der bereits vorhandenen Daten: Eindeutige Studienergebnisse zur Effektivität einer Antibiotikaprophylaxe hinsichtlich einer Verminderung des Ausmaßes und der Dauer einer Bakteriämie oder einer Vermeidung einer Endokarditis liegen nicht vor. Gleichzeitig wird die Effizienz einer Endokarditisprophylaxe für zahnärztliche Eingriffe selbst für Hochrisikopatienten mit einer vergleichsweise geringen Erkrankungswahrscheinlichkeit (ca. 1 : 100 000) infrage gestellt (Pallasch 2003). Zur Beurteilung des Endokarditisrisikos bei gastrointestinalen oder urogenitalen Eingriffen liegen kaum verwertbare Studienergebnisse vor. Insgesamt genügen die aktuellen Empfehlungen der Fachgesellschaften überwiegend lediglich dem Evidenzgrad C (Expertenmeinung), einige wenige Aussagen dem Evidenzgrad B (mehrere nicht randomisierte Studien oder eine randomisierte Studie).

### Patientengruppen mit Indikation für eine perioperative Endokarditisprophylaxe

Der Wandel in der Bewertung der Indikation für eine Endokarditisprophylaxe führte trotz einer zum Teil kontroversen Diskussion (Weaver 2008, Horstkotte u. Piper 2009) zu einer Aktualisierung entsprechender Leitlinien (Habib et al. 2009, Naber et al. 2007). Tab. 1.**11** gibt die Empfehlung der deutschen Gesellschaft für Kardiologie wieder.

Im Vergleich zu früheren Leitlinien fällt auf, dass insbesondere für Patienten mit erworbenen Herzklappendysfunktionen eine Endokarditisprophylaxe bei Risikoeingriffen nicht mehr generell empfohlen wird. Abweichend von den Leitlinien der American Heart Association und der European Society of Cardiology betont die deutsche Leitlinie aber ausdrücklich die Möglichkeit zur individuellen Abwägung einer Endokarditisprophylaxe auch für jene Patienten, die nicht in Tab. 1.**11** aufgeführt sind. Dies betrifft insbesondere Patienten, die gemäß der bisherigen Leitlinienempfehlungen eine Endokarditisprophylaxe bekommen und ohne Probleme vertragen haben.

Bei operierten Herzfehlern sollten über die in Tab. 1.**11** aufgeführten Risikokonstellationen hinaus die individuellen patientenbezogenen Empfehlungen des behandelnden Herzzentrums befolgt werden.

**Merke** Erworbene wie angeborene Herzfehler prädisponieren umso mehr zu einer Endokarditis, je ausgeprägter die funktionelle Integrität des Endokards gestört ist.

### Risikoeingriffe

Als Eingriffe mit erhöhtem Endokarditisrisiko werden alle Prozeduren angesehen, die zu signifikanten Bakteriämien von Endokarditis auslösenden Erregern führen können. Zu diesen Erregern zählen insbesondere Streptokokken der Viridans-Gruppe, Staphylococcus aureus und Enterokokken. Bei der Beurteilung des eingriffsassoziierten Infektionsrisikos wird zwischen Interventionen ohne manifeste Infektion und mit manifester Infektion am Eingriffsort unterschieden.

#### Patienten ohne manifeste Infektion am Eingriffsort

Wenn am Eingriffsort keine manifeste Infektion vorliegt, werden lediglich zahnärztliche Eingriffe sowie Interventionen am Respirationstrakt als Risikoeingriffe klassifiziert. Die antibiotische Prophylaxe muss gegen Streptokokken der Viridans-Gruppe wirksam sein. Für Operationen am Gastrointestinal- oder Urogenitaltrakt wird nur dann eine Endokarditisprophylaxe empfohlen, wenn der Eingriff ohnehin eine antibiotische Prophylaxe zur Vermeidung einer Wund-

Tab. 1.**11** Patienten mit der höchsten Wahrscheinlichkeit eines schweren oder letalen Verlaufs einer infektiösen Endokarditis.

| Endokarditisprophylaxe bei Risikoeingriffen empfohlen |
|---|
| • Patienten mit Klappenersatz (mechanische u. biologische Prothesen) |
| • Patienten mit rekonstruierten Klappen unter Verwendung von alloprothetischem Material in den ersten 6 Monaten nach Operation |
| • Patienten mit überstandener Endokarditis |
| • Patienten mit angeborenen Herzfehlern:<br>– zyanotische Herzfehler, die nicht oder nur palliativ unter Anlage eines systemisch-pulmonalen Shunts operiert wurden<br>– operierte Herzfehler mit Implantation von Conduits oder residuellen Defekten, d. h. turbulenter Blutströmung im Bereich des prothetischen Materials |
| • alle operativ oder interventionell unter Verwendung von prothetischem Material behandelten Herzfehler in den ersten 6 Monaten nach Operation |
| • herztransplantierte Patienten, die eine Valvulopathie entwickeln |

infektion oder Sepsis erfordert. In diesem Fall sollte das gewählte Antibiotikum gegen Enterokokken wirksam sein. Bei Operationen an der Haut oder an muskuloskelettalem Gewebe ohne manifeste Infektion ist eine Endokarditisprophylaxe nicht erforderlich.

## Patienten mit manifester Infektion am Eingriffsort

Da bei *zahnärztlichen Eingriffen und Operationen am Respirationstrakt* mit lokaler Infektion (Abszess, Empyem) neben Streptokokken mit der Beteiligung von Staphylococcus aureus gerechnet werden muss, sollte die antibiotische Endokarditisprophylaxe gegen diese Erreger wirksam sein. Desgleichen muss bei bekannter Besiedelung mit methicillinresistentem Staphylococcus aureus (MRSA) ein entsprechend wirksames Antibiotikum gewählt werden.

Bei *Infektionen im Gastrointestinal- oder Urogenitaltrakt* (z.B. Harnwegsinfekten) wird auch bei Interventionen, die ansonsten nicht zu den Risikoeingriffen zählen (z.B. Endoskopien), eine gegen Enterokokken wirksame Endokarditisprophylaxe empfohlen. Für Operationen an *infizierter Haut oder infiziertem muskuloskelettalem Gewebe* ist eine Endokarditisprophylaxe mit Wirksamkeit gegen Staphylococcus aureus und β-hämolysierende Streptokokken, bei entsprechendem Verdacht auch gegen MRSA indiziert.

Die Antibiotikaapplikation soll 30–60 min vor dem Eingriff erfolgen. Für den Fall, dass ein Patient keine Prophylaxe erhalten hat, ist noch bis 2 h nach dem Eingriff eine Gabe sinnvoll. Bei länger andauernden Prozeduren (> 3 h) oder hohem Volumenumsatz sollte die Prophylaxe wiederholt werden, um ausreichende Serumspiegel aufrechtzuerhalten. Die Tab. 1.**12** und Tab. 1.**13** geben eine Übersicht über die genannten Empfehlungen.

Tab. 1.**12** Endokarditisprophylaxe bei Patienten ohne manifeste Infektionen (Dosisangaben für Erwachsene > 50 kg).

| Eingriffsort und Eingriffsart (Beispiele) | Ohne Penizillinallergie | Bei Penizillinallergie |
|---|---|---|
| **Oropharynx**<br>• alle Eingriffe mit Manipulation an Gingiva, periapikaler Zahnregion oder Perforation der Mukosa<br>**Respirationstrakt**<br>• HNO-Eingriffe und chirurgische Eingriffe im Bereich der oberen Atemwege und Nasennebenhöhlen<br>• starre Bronchoskopien<br>• flexible Bronchoskopie mit Biopsie | **Amoxicillin 2 g p. o.**<br>**Ampicillin 2 g i. v.**<br>alternativ andere Antibiotika mit Streptokokkenwirksamkeit, z. B. Penizillin, Zephalosporine | **Clindamycin 600 mg p. o. oder i. v.**<br>alternativ andere Antibiotika mit Streptokokkenwirksamkeit, z. B. Makrolide |
| **Gastrointestinal- u. Urogenitaltrakt**<br>• operative Eingriffe, die eine antibiotische Prophylaxe zur Vermeidung von Wundinfektion oder Sepsis erfordern. (keine Prophylaxe z. B. bei Endoskopien ohne manifeste Infektion) | **Amoxicillin 2 g p. o.**<br>**Ampicillin 2 g i. v.**<br>alternativ andere Antibiotika mit Enterokokkenwirksamkeit, z. B. Piperacillin, Carbapeneme | **Vancomycin 1g i. v.** |

Tab. 1.**13** Endokarditisprophylaxe bei Patienten mit manifesten Infektionen (Dosisangaben für Erwachsene > 50 kg).

| Eingriffsort und Eingriffsart (Beispiele) | Ohne Penizillinallergie | Mit Penizillinallergie |
|---|---|---|
| **Oropharynx**<br>• Abszessinzisionen<br>**Respirationstrakt**<br>• Drainage von Pleuraempyemen<br>**infizierte Haut und Hautanhangsgebilde, infiziertes muskuloskelettales Gewebe** | **Cefalexin 2 g p. o. oder**<br>**Cefazolin 2 g i. v.**<br>alternativ andere Zephalosporine oder Antibiotika mit Wirksamkeit gegen Streptokokken und Staphylococcus aureus, z. B. Clindamycin oder Aminopenizillin mit Betalactamaseinhibitor | **Clindamycin 600 mg p. o. oder i. v.** |
| **Gastrointestinal- u. Urogenitaltrakt**<br>• operative Eingriffe bei Infektionen<br>• Endoskopien bei Infektionen (z. B. Harnwegsinfekt) | **Amoxicillin 2 g p. o.**<br>**Ampicillin 2 g i. v.**<br>alternativ andere Antibiotika mit Enterokokkenwirksamkeit, z. B. Acylaminopenizilline, Carbapeneme | **Vancomycin 1 g i. v.**<br>alternativ andere Antibiotika mit Enterokokkenwirksamkeit, z. B. Linezolid, Tigecyclin |
| **Verdacht auf MRSA-Infektion** | **Vancomycin 1g i. v.**<br>alternativ andere Antibiotika mit MRSA-Wirksamkeit, z. B. Linezolid, Tigecylin | |

**Cave** Prinzipiell gilt für repetitive Eingriffe an verschiedenen Tagen, dass das jeweilige Prophylaxeschema in unveränderter Form wiederholt werden muss.

**Kernaussagen**

- Patienten mit Herzklappendysfunktion weisen im Rahmen nicht kardiochirurgischer Eingriffe ein erhöhtes perioperatives Risiko auf, das aufgrund eines Mangels diesbezüglicher klinischer Studien nur unzureichend quantifiziert werden kann.
- Das perioperative Risiko ist im Wesentlichen vom Typ des Vitiums, dessen objektivem Schweregrad, der funktionellen Belastbarkeit des Patienten sowie von der Art des geplanten Eingriffs abhängig.
- Grundsätzlich sind symptomatische Klappenstenosen als Risiko für eine perioperative Herzinsuffizienz bis hin zum kardiogenen Schock anzusehen; Klappeninsuffizienzen werden bei adäquater medikamentöser Vorbehandlung in der Regel besser toleriert, sofern sie nicht mit einer stark limitierten hämodynamischen Reserve einhergehen.
- Eine operative Korrektur von Klappenfehlern sollte vor aufschiebbaren nicht kardiochirurgischen Eingriffen nur dann durchgeführt werden, wenn diese auch ohne den anstehenden Eingriff indiziert ist, um die Prognose des Patienten hinsichtlich der Lebenserwartung und drohender Komplikationen zu verbessern.
- Das Erreichen vitiumspezifischer hämodynamischer Zielsetzungen ist für die Vermeidung kardialer Ereignisse und für das Ergebnis wesentlicher als der Einfluss einzelner Anästhetika bzw. Adjuvanzien.
- Aufgrund der Auswirkungen auf die Vorlast, das HZV und den peripheren Widerstand gilt für rückenmarknahe Anästhesietechniken, dass eine Epiduralanästhesie in Kathetertechnik wegen der langsamer einsetzenden Sympathikusblockade und der besseren Steuerbarkeit hämodynamische Vorteile gegenüber einer einzeitigen Spinalanästhesie aufweist.
- Prinzipiell stellt die kritische Aortenstenose perioperativ das gefürchtetste Klappenvitium dar. Neuere Untersuchungen zeigen jedoch, dass auch bei schweren Aortenstenosen unter adäquater perioperativer Führung nicht zwangsläufig ein erhöhtes Risiko besteht.
- Die Unterbrechung einer vorbestehenden Antikoagulation erfordert ein differenziertes Vorgehen, das eine Abwägung zwischen dem perioperativen Blutungsrisiko und dem spezifischen Thrombembolierisiko darstellt.
- Bei allen Patienten mit einer Erkrankung der Herzklappen ist perioperativ die Indikation zu einer antibiotischen Endokarditisprophylaxe zu prüfen. Erworbene und angeborene Klappenfehler prädisponieren umso mehr zu einer Endokarditis, je ausgeprägter die funktionelle Integrität des Endokards gestört ist.

## Literatur

American College of Physicians. Guidelines for assessing and managing the perioperative risk from coronary artery disease associated with major noncardiac surgery. Ann Intern Med 1997; 127: 309–312

Bates SM, Greer IA, Pabinger I et al. Venous thromboembolism, thrombophilia, antithrombotic therapy and pregnancy: American College of Chest Physicians Evidence-Based Clinical Practice Guidelines. 8th ed. Chest 2008; 133: 844–886

Bauersachs RM, Schellong S, Haas S et al. Überbrückung der oralen Antikoagulation bei interventionellen Eingriffen. Dtsch Ärztebl 2007; 104: 1237–1244

Bonow RO, Carabello BA, de Leon AC jr. et al. 2008 focused update incorporated into the ACC/AHA guidelines for the management of patients with valvular heart disease: a report of the American College of Cardiology/American Heart Association Task Force on Practice Guidelines (Committee on Management of Patients With Valvular Heart Disease). J Am Coll Cardiol Circulation 2008; 52: 523–661

Buhre W, Hoeft A, Schorn B et al. Acute effect of mitral calve replacement on extravascular lung water in patients receiving colloid or crystalloid priming of cardiopulmonary bypass. Br J Anaesth 1997; 79: 311–316

Buhre W, Weyland A, Kazmaier S et al. Comparison of cardiac output assessed by pulse-contour analysis and thermodilution in patients undergoing minimally invasive direct coronary artery bypass grafting. J Cardiothorac Vasc Anesth 1999; 13: 437–440

Conzen PF, Fischer S, Detter C et al. Sevoflurane provides greater protection of the myocardium than propofol in patients undergoing off-pump coronary artery bypass surgery. Anesthesiology 2003; 99: 826–833

Daniel WG, Baumgartner H, Gohlke-Bärwolf C et al. Klappenvitien im Erwachsenenalter. Clin Res Cardiol 2006; 95: 620–641

Daniel WG, Baumgartner H, Gohlke-Bärwolf C et al. Leitlinie Klappenvitien im Erwachsenenalter. Clin Res Cardiol 2006; 95: 620–641

De Hert SG, van der Linden PJ, Cromheecke S et al. Choice of primary anesthetic regimen can influence intensive care unit length of stay after coronary surgery with cardiopulmonary bypass. Anesthesiology 2004; 101: 9–20

Detsky AS, Abrams HB, Forbath N et al. Cardiac assessment for patients undergoing noncardiac surgery. Arch Intern Med 1986; 146: 2131–2134

Douketis JD, Berger PB, Dunn AS et al. The perioperative management of antithrombotic therapy: American College of Chest Physicians Evidence-Based Clinical Practice Guidelines 8th ed. Chest 2008; 133: 299–339

Fleisher LA, Beckmann JA, Brown KA et al. ACCF/AHA focused update on perioperative beta blockade incorporated into the ACC/AHA 2007 guidelines guideline update for on perioperative cardiovascular evaluation and care for noncardiac surgery: executive summary: a report of the American College of Cardiology/American Heart Association Task Force on Practice Guidelines. Circulation 2009; 120: 169–276

Goldman L, Caldera DL, Nussbaum SR et al. Multifactorial index of cardiac risk in noncardiac surgical procedures. N Engl J Med 1977; 297: 845–850

Goldman L. Cardiac risks and complications of noncardiac surgery. Ann Intern Med 1983; 98: 504–513

Grewal KS, Malkowski MJ, Piracha AR et al. Effect of general anesthesia on the severity of mitral regurgitation by transesophageal echocardiography. Am J Cardiol 2000; 85: 199–203

Habib G, Hoen B, Tornos P et al. Guidelines on the prevention, diagnosis and treatment of infective endocarditis. The task force on the prevention, diagnosis and treatment of infective

endocarditis of the European Society of Cardiology. Eur Heart J 2009; 30: 2369–2413
Hammerstingl C, Omran H, Nickenig G. Peri-operatives Bridging einer oralen Antikoagulation bei Patienten mit chronischer Niereninsuffizienz. J Kardiol 2009; 16: 290–294
Hirsh J, Bauer KA, Donati MB et al. Parenteral anticoagulants: American College of Chest Physicians Evidence-Based Clinical Practice Guidelines. 8th ed. Chest 2008; 133 : 141–159
Horstkotte D, Piper C. Endokarditisprophylaxe: Was hat sich geändert? Herz 2009; 34: 64–68
Kassenärztliche Vereinigung Bayern. Produkthaftung bei der perioperativen Überbrückung (Bridging) der oralen Antikoagulation mit niedermolekularen Heparinen beim Hersteller. Arzneimittel im Blickpunkt 2008; 10
Kearon C, Kahn SR, Agnelli G et al. Antithrombotic therapy for venous thromboembolic disease: American College of Chest Physicians Evidence-Based Clinical Practice Guidelines. 8th ed. Chest 2008; 133: 454–545
Khot UN, Novaro GM, Popovic ZB et al. Nitroprusside in critically ill patients with left ventricular dysfunction and aortic stenosis. N Engl J Med 2003; 348: 1756–1763
Lee TH, Marcantnio ER, Mangione CM et al. Derivation and prospective validation of a simple index for prediction of cardiac risk of major noncardiac surgery. Circulation 1999; 100: 1043–1049
Linton NW, Linton RA. Haemodynamic response to a small intravenous bolus injection of epinephrine in cardiac surgical patients. Eur J Anaesthesiol 2003; 20: 298–304
McBrien ME, Heyburn G, Stevenson M et al. Previously undiagnosed aortic stenosis revealed by auscultation in the hip fracture population – echocardiographic findings, management and outcome. Anaesthesia 2009; 64: 863–870
Montalescot G, Polle V, Collet JP et al. Low molecular weight heparin after mechanical heart valve replacement. Circulation 2000; 101: 1083–1086
Müllenheim J, Ebel D, Frassdorf J et al. Isoflurane preconditions myocardium against infarction via release of free radicals. Anesthesiology 2002; 96: 934–940
Naber CK, Al-Nawas B, Baumgartner H et al. Prophylaxe der infektiösen Endokarditis. Positionspapier der Deutschen Gesellschaft für Kardiologie und der Paul-Ehrlich-Gesellschaft für Chemotherapie. Kardiologe 2007; 1: 243–250
Nishimura RA, Carabello BA, Faxon DP et al. ACC/AHA 2008 Guideline update on valvular heart disease: focused update on infective endocarditis. Circulation 2008; 118: 887–896
O'Keefe JH, Shub C, Rettke SR. Risk of noncardiac surgical procedures in patients with aortic stenosis. Mayo Clin Proc 1989; 64: 400–405
Omran H, Hammerstingl C, Paar WD. Bonn registry of alternative anticoagulation to prevent vascular events. Perioperative bridging with enoxaparin. Results of the prospective BRAVE registry with 779 patients. Med Klin 2007; 102: 809–815
Omran H, Hammerstingl C, Schmidt H et al. A prospective and randomized comparison of the safety and effects of therapeutic levels of enoxaparin versus unfractionated heparin in chronically anticoagulated patients undergoing elective cardiac catheterization. Thromb Haemost 2003; 90: 267–271
Omran H, Hammerstingl C. Bridging von oralen Antikoagulanzien. In: Pötzsch B, Madlener K, Hrsg. Hämostaseologie. 2. Aufl. Berlin: Springer; 2010: 648–655
Otto CM, Lind BK, Kitzman DW et al. Association of aortic valve sclerosis with cardiovascular mortality and morbidity in the elderly. N Engl J Med 1999; 341: 142–147
Pallasch TJ. Antibiotic prophylaxis: problems in paradise. Dent Clin North Am 2003; 47: 665–679
Poldermans D, Bax J, Boersma E et al. Guidelines for pre-operative cardiac risk assessment and perioperative cardiac management in non-cardiac surgery. Eur Heart J 2009; 30: 2769–2812
Raymer K, Yang H. Patients with aortic stenosis: cardiac complications in non-cardiac surgery. Can J Anaesth 1998; 45: 855–859
Reith S, Körtke H, Volk O, Klues HG. Aktuelle Diagnostik und Therapie von Herzklappenerkrankungen. Z Kardiol 2001; 90 (Suppl. 6): 13–21
Singer DE, Albers GW, Dalen JE et al. Antithrombotic therapy in atrial fibrillation: American College of Chest Physicians Evidence-Based Clinical Practice Guidelines. 8th ed. Chest 2008; 133: 546–592
Torsher LC, Shub C, Rettke SR et al. Risk of patients with severe aortic stenosis undergoing noncardiac surgery. Am J Cardiol 1998; 81: 448–452
Vahanian A, Baumgartner H, Bax J et al. Guidelines on the management of valvular heart disease. Eur Heart J 2007; 28: 230–268
von Spiegel T, Giannaris S, Schorn B et al. Effects of induction of anaesthesia with sufentanil and positive-pressure ventilation on the intra- to extrathoracic volume distribution. Eur J Anaesthesiol 2002; 19: 428–435
Weaver WD. President's page: Antimicrobial prophylaxis to prevent infective endocarditis: why did the recommendations change? J Am Coll Cardiol 2008; 51: 495–497
Wilson W, Taubert KA, Gewitz M et al. Prevention of infective endocarditis: Guidelines from the American Heart Association. Circulation 2007; 116: 1736–1754

# 1.3 Herzrhythmusstörungen

*A. Paris, B. Bein*

## 1.3.1 Einleitung

Insbesondere ältere Patienten und Patienten mit kardiovaskulären Begleiterkrankungen (Hypertonie, koronare Herzkrankheit) zeigen eine erhöhte Inzidenz für Rhythmusstörungen in der perioperativen Phase (Stewart et al. 2001). Das Hauptaugenmerk muss auf neu aufgetretenen Rhythmusstörungen und der Abklärung bzw. Therapie der zugrundeliegenden Ursachen gerichtet sein. In der perioperativen Phase gibt es eine große Anzahl von Faktoren, die nicht nur bei Patienten mit struktureller Herzerkrankung, sondern auch bei herzgesunden Patienten Herzrhythmusstörungen auslösen können (Forrest et al. 1990, Amar 2004, Walsh et al. 2007, Thompson u. Balser 2004; Tab. 1.**14**). Darüber hinaus werden einige Rhythmusstörungen durch Anästhetika modifiziert und aggraviert (Atlee 1997). Bei der präoperativen Visite sollte mittels eines definierten Algorithmus schnell eine Einschätzung der Relevanz der gefundenen Arrhythmien und der ggf. notwendigen Therapie vorgenommen werden.

Tab. 1.**14** Auslösende Faktoren neu aufgetretener kardialer Arrhythmien.

| Faktoren |
|---|
| arterielle Hypoxämie |
| Elektrolytstörungen<br>• Kalium<br>• Magnesium |
| Störungen des Säure-Basen-Haushalts |
| Imbalance des autonomen Nervensystems |
| Myokardischämie (z. B. hypertensive Krise) |
| Medikamente (Antiarrhythmika, z. B. Digitalis) |
| vorbestehende Herzerkrankung<br>• Präexzitationssyndrome (Wolff-Parkinson-White)<br>• Long-QT-Syndrom |

**Perioperative Inzidenz.** Abhängig vom Patientenkollektiv, dem operativen Eingriff, der Definition kardialer Arrhythmien sowie dem Überwachungsgrad der Patienten werden Inzidenzen von bis zu 90% angegeben (Forrest et al. 1990, Amar 2004, Atlee 1997, Bertrand et al. 1971). Von den supraventrikulären Arrhythmien, die in der perioperativen Phase überwiegen, stellt das Vorhofflimmern die häufigste perioperative Arrhythmie dar (Amar 2004).

**Merke** Perioperative Arrhythmien sind häufig, besonders bei älteren Patienten. Die Mehrzahl ist nicht behandlungsbedürftig. Bei neu aufgetretenen Arrhythmien, die trotz Beseitigung von auslösenden oder begünstigenden Faktoren (Tab. 1.**14**) fortbestehen, muss eine strukturelle Herzerkrankung ausgeschlossen werden. Eine Therapieindikation ergibt sich aus der Art der Arrhythmie und dem Zustand des Patienten. Entscheidend ist eine hämodynamisch relevante Beeinträchtigung des Patienten, die insbesondere aus Dauer und Frequenz der Arrhythmie sowie myokardialer Dysfunktion und zugrundeliegender kardialer Erkrankung resultiert (Amar 2004, Nolan et al. 2008).

## 1.3.2 Präoperative Evaluierung und Maßnahmen

**Merke** Es gibt keine Untersuchung, die präoperativ das Risiko von perioperativen Arrhythmien spezifisch aufdecken könnte.

Wichtige Hinweise können sich aus der *Anamnese* des Patienten ergeben, da Symptome wie Synkopen und Schwindel auf Arrhythmien zurückzuführen sein können und insbesondere hämodynamisch relevante Arrhythmien häufiger bei Patienten mit strukturellen kardialen Erkrankungen auftreten. Ergeben sich aus der Anamnese Hinweise auf eine mögliche Arrhythmieneigung, sollten ein *12-Kanal-EKG* sowie *Laborwerte* (v.a. Serumelektrolyte) präoperativ vorliegen. Die präoperativen spezifischen Untersuchungen werden jedoch primär durch vorbestehende Erkrankungen und Besonderheiten des geplanten Eingriffs bestimmt.

### Schnelldiagnostik des EKG

Zu Beginn einer Kurzbefundung des EKG sollten folgende Fragen geklärt werden:
- Wie ist die Herzfrequenz?
- Liegt ein regelmäßiger oder unregelmäßiger Rhythmus vor?
- Sind P-Wellen sichtbar? Geht jedem QRS-Komplex eine P-Welle voraus?
- Ist der QRS-Komplex normal konfiguriert?
- Erfordert der Rhythmus eine sofortige Therapie?

**Merke** Meist lässt sich die Relevanz des EKG für die präoperative Planung (kardiologische Konsiliarvorstellung) anhand dieser Kriterien leicht abschätzen (Tab. 1.**15**, Abb. 1.**7**).

## 1.3.3 Bradyarrhythmien

### Ätiologie

Von einer Bradykardie spricht man im Allgemeinen bei einer Herzfrequenz unter 60 Schlägen pro Minute. Im EKG lässt sich meist schnell klären, ob die Bradykardie harmlos (Sinusbradykardie, „Sportlerherz") oder aber durch Ausfall des Sinusknotens als primärem Impulsgeber verursacht ist. Bei Verformung und Verlust der P-Welle oder negativen P-Wellen im EKG ist von Knotenrhythmen auszugehen, noch tiefer liegende Ersatzrhythmen weisen dabei zunehmend breitere Kammerkomplexe auf. Differenzialdiagnostisch bereitet gelegentlich das Sinusknotensyndrom („sick sinus") Probleme (Brignol 2002).

**Merke** Eine ausgeprägte Sinusbradykardie bei über 65-jährigen Patienten, die anamnestisch intermittierend mit paroxysmalen Tachykardien einhergeht, bedarf präoperativ der kardiologischen Abklärung.

Eine Bradykardie jedweder Genese ist bei Patienten mit Aorten- oder Pulmonalklappeninsuffizienz wegen des zunehmenden Regurgitationsvolumens unerwünscht und muss daher zeitnah behandelt werden. *Sinusbradykardien* können bei Sportlern physiologisch sein oder Ausdruck einer gesteigerten parasympathischen Aktivität im perioperativen Umfeld. Bradykardien bis hin zur Asystolie sind als Komplikationen von *Spinalanästhesien* beschrieben worden und wahrscheinlich ebenfalls auf eine gesteigerte parasympathische Aktivität zurückzuführen (Youngs u. Littleford 2000). *Knotenrhythmen* sind intraoperativ nicht selten und können zu einer hämodynamischen Beeinträchtigung durch Reduk-

Tab. 1.**15** Kurzbefundung des EKG.

| Rhythmusstörung | Herzfrequenz | Rhythmus | P:QRS | QRS-Komplex | Besonderheiten |
|---|---|---|---|---|---|
| Sinusbradykardie | < 60/min | regelmäßig | 1 : 1 | normal | < 50/min bei β-Blocker-Therapie |
| Sinustachykardie | > 100/min | regelmäßig | 1 : 1 | normal | Ischämie durch Verkürzung der Diastolendauer |
| Sinusarrhythmie | 60–100/min | unregelmäßig | 1 : 1 | normal | physiologisch |
| Vorhofarrhythmie | variabel | unregelmäßig | 1 : 1 | normal | Morphologie der P-Welle verändert |
| paroxysmale supraventrikuläre Tachykardie | 130–270/min | regelmäßig | 1 : 1 (P-Welle kann im QRS-Komplex verschwinden) | normal | WPW-Syndrom Digitalisintoxikation |
| Vorhofflattern | variabel, je nach AV-Blockierung | meist regelmäßig | 2 : 1 bis 8 : 1 | normal | Sägezahnwellen |
| Vorhofflimmern | variabel, meist zwischen 60–170/min | unregelmäßig | keine P-Welle | normal | > 24 h: Emboliegefahr bei Rhythmisierung |
| Knotenrhythmus | variabel, meist zwischen 40–180/min | regelmäßig | 1 : 1 (P-Welle kann im QRS-Komplex verschwinden oder ihm folgen) | normal | Morphologie der P-Welle je nach Position des ektopen Schrittmachers |
| ventrikuläre Extrasystolie | variabel | unregelmäßig | fehlt | verbreitert (> 0,12 s) und verformt | Abklärung erforderlich bei Neuauftreten |
| ventrikuläre Tachykardie | 100–200/min | meist regelmäßig | keine feste Beziehung | verbreitert (> 0,12 s), haarnadel-förmig | Lebensgefahr |

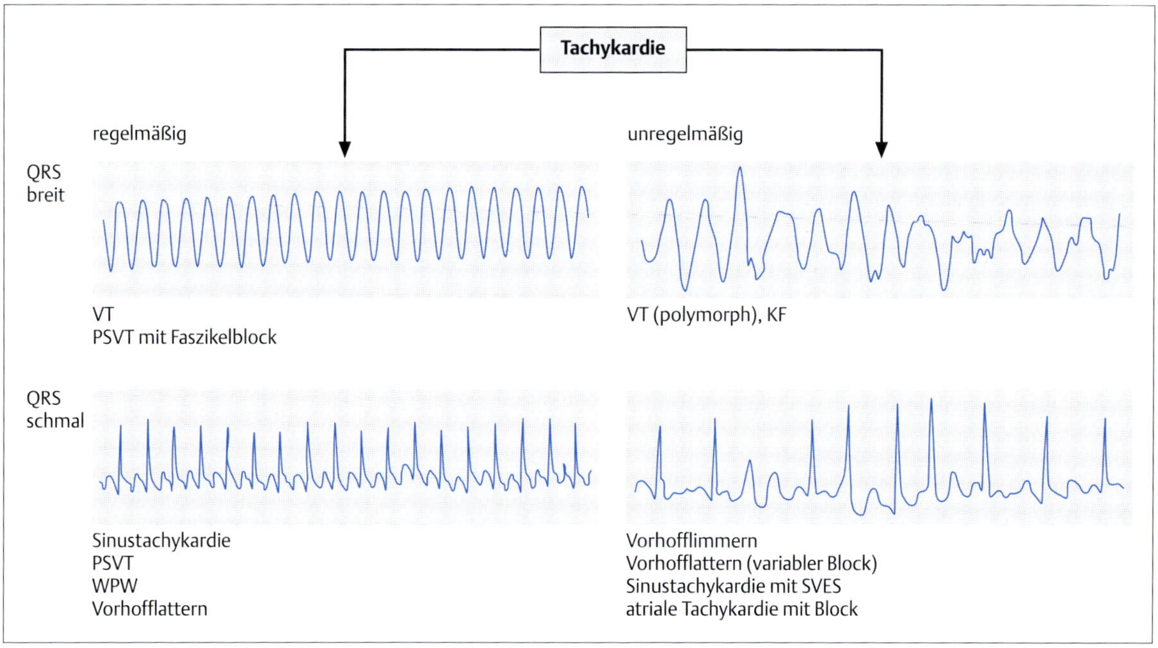


Abb. 1.**7** Algorithmus zur Einteilung tachykarder Herzrhythmusstörungen.
VT: ventrikuläre Tachykardie, KF: Kammerflimmern, PSVT: paroxysmale supraventrikuläre Tachykardie, WPW: Wolff-Parkinson-White-Syndrom, SVES: supraventrikuläre Extrasystolen.

tion des HZV führen. Sie können sich als bradykarde, aber auch tachykarde Arrhythmien darstellen und sind in der Regel nicht behandlungsbedürftig. Das *Sick-Sinus-Syndrom* ist eine Dysfunktion des Sinusknotens und verursacht neben Bradykardien auch Tachykardien sowie alternierende Brady-Tachy-Arrhythmien.

### Therapie

Behandlungsbedürftig ist ein Patient, wenn aus der Bradykardie klinische Symptome und Zeichen der *Organhypoperfusion* (Myokardischämie, Bewusstseinsstörung, Herzinsuffizienz) resultieren, aber auch, wenn im weiteren perioperativen Verlauf mit schwerwiegenden Problemen aufgrund einer bestehenden Störung zu rechnen ist (Nolan et al. 2010, Atlee u. Bernstein 2001, Poldermans et al. 2009). Die Behandlungsmöglichkeiten umfassen hier sowohl die pharmakologische Therapie als auch den Einsatz von permanenten oder temporären Herzschrittmachern.

#### Pharmakologische Therapie

*Atropin* antagonisiert die Folgen eines gesteigerten Vagotonus durch kompetitive Blockade von muskarinergen Azetylcholinrezeptoren. Atropin zeichnet sich durch eine kurze Anschlagszeit aus und kann repetitiv (0,5 mg i. v.) bis zur kompletten parasympathischen Blockade (Gesamtdosis 3 mg i. v.) verabreicht werden (Nolan et al. 2010, Poldermans et al. 2009). Hämodynamisch instabile Patienten, die nicht auf Atropin reagieren, sollten insbesondere bei Vorliegen von höhergradigen intraventrikulären Reizleitungsstörungen mit *Adrenalin* therapiert werden (titriert, 2–10 $\mu g \cdot min^{-1}$) und bedürfen ggf. einer transkutanen Schrittmachertherapie (Nolan et al. 2010, Poldermans et al. 2009). Alternative Pharmaka sind Isoproterenol oder Theophyllin (Nolan et al. 2010, Poldermans et al. 2009). Der direkte $\beta_1$- und $\beta_2$-Agonist Isoproterenol darf aufgrund seiner vasodilatierenden Eigenschaften nicht bei hypotensiven Patienten eingesetzt werden.

**Cave** Patienten, die eine symptomatische Bradyarrhythmie mit ventrikulären Ersatzrhythmen aufweisen, dürfen keinesfalls mit Antiarrhythmika wie Lidocain oder Amiodaron behandelt werden, da diese den ventrikulären Ersatzrhythmus verlangsamen und somit die Bradykardie aggravieren.

#### Schrittmachertherapie

Eine *transkutane Schrittmachertherapie* sollte initiiert werden, wenn eine Bradykardie nicht medikamentös beherrscht werden kann (Nolan et al. 2010). Perioperative Bradykardien reagieren im Allgemeinen gut auf pharmakologische Maßnahmen oder eine transkutane Schrittmachertherapie (Amar 2004, Poldermans et al. 2009). Eine invasive temporäre Schrittmachertherapie mittels *transvenöser* Elektroden ist daher in der perioperativen Phase selten notwendig. Die Indikationen für einen temporären Schrittmacher in der perioperativen Phase entsprechen grundsätzlich denen für eine permanente Schrittmachertherapie. Hier sei auf die Empfehlungen der entsprechenden Fachgesellschaften verwiesen (Vardas et al. 2007). Nach kardialen Eingriffen kann eine temporäre Schrittmachertherapie meist über epikardiale Elektroden erfolgen.

### Tachykarde Herzrhythmusstörungen

#### EKG-Diagnostik

Elektrokardiografisch hat sich die Einteilung nach Tachykardien mit schmalem QRS-Komplex (< 120 ms) und breitem QRS-Komplex (> 120 ms) bewährt (Tab. 1.**15**, Abb. 1.**7**; Atlee 1997). Erstere haben ihren Ursprung supraventrikulär, während bei Letzteren bis zum Beweis des Gegenteils eine ventrikuläre Genese vermutet wird. Tachykardien mit breitem QRS-Komplex machen eine sofortige therapeutische Intervention erforderlich, während surpraventrikuläre Tachykardien bei hämodynamischer Stabilität einer kardiologischen Abklärung zugeführt werden können. Eine Besonderheit stellt das Wolff-Parkinson-White-Syndrom (WPW-Syndrom) dar. Häufig zeigen sich typische Δ-Wellen unmittelbar vor dem QRS-Komplex. Gelegentlich erfolgt die Erstmanifestation in der perioperativen Periode. Auch hier ist eine kardiologische Abklärung notwendig.

Sinustachykardien erfordern abhängig von der Anamnese meist keine weitere Abklärung. Bei Verdacht auf eine Hyperthyreose oder eine manifeste Herzinsuffizienz muss allerdings eine weitergehende, präoperative Diagnostik erfolgen.

**Merke** Tachykardien mit schmalem QRS-Komplex (< 120 ms) sind meist supraventrikulären Ursprungs, bei Tachykardien mit breitem QRS-Komplex (> 120 ms) ist primär eine ventrikuläre Genese zu vermuten.

## 1.3.4 Supraventrikuläre Tachykardien

### Definition und Ätiologie

Supraventrikuläre Tachykardien (SVT) sind Arrhythmien mit einer Frequenz > 100 Schläge/min (Ganz u. Friedman 1995). Sie entstehen aufgrund von Störungen der Erregungsleitung in Form von Reentry-Mechanismen oder Störungen der Erregungsbildung wie gesteigerte Automatie oder getriggerte Aktivität (Ganz u. Friedman 1995, Waldo u. Wit 1993). SVT treten in der perioperativen Phase wesentlich häufiger auf als ventrikuläre Tachykardien. Die gesteigerte sympathische Aktivität in der perioperativen Phase stellt einen wesentlichen Faktor in der Ätiologie der SVT dar (Amar 2004).

SVT erscheinen im EKG in der Regel als *Tachykardien mit schmalem Kammerkomplex (QRS < 0,12 s)*. Ausnahmen stellen supraventrikuläre Arrhythmien mit aberranter Leitung dar, die sich als Tachykardien mit breitem Kammerkomplex (QRS > 0,12 s) manifestieren. Schmalkomplextachykardien können differenziert werden in *regelmäßige* und *unregelmäßige* Tachykardien. Eine unregelmäßige Schmalkomplextachykardie ist meist auf ein Vorhofflimmern zurückzuführen und wird im Weiteren separat besprochen. Regelmäßige Schmalkomplextachykardien sind ätiologisch im Wesentlichen zurückzuführen auf Sinusknotentachykardien, AV-Knoten-Reentry-Tachykardien (AVNRT), AV-Reentry-Tachykardien (AVRT) bei Präexzitationssyndromen oder auf regelmäßig übergeleitetes Vorhofflattern (Nolan et al. 2010).

## Therapie

**Merke** Neu auftretende supraventrikuläre Arrhythmien sind in der perioperativen Phase oftmals Warnsymptome für andere schwerwiegende Störungen und treten häufig als Folge perioperativer Imbalancen wie z. B. Hypoxämie oder Hypoventilation auf. Das Management der supraventrikulären Arrhythmie in der perioperativen Phase sollte somit initial darauf ausgerichtet sein, nach auslösenden, potenziell reversiblen Ursachen zu suchen (Thompson u. Balser 2004, Balser 2002).

**Kardioversion.** *Hämodynamisch instabile* Patienten, die als Folge der SVT Zeichen der *Endorgan-Hypoperfusion* wie z. B. Myokardischämie und Herzinsuffizienz zeigen, bedürfen der sofortigen synchronisierten Kardioversion (Nolan et al. 2010, Poldermans et al. 2009). Ist die Kardioversion nicht erfolgreich und der Patient bleibt instabil, kann *Amiodaron* (300 mg i. v. über 10–20 min, ggf. gefolgt als Dauerinfusion z. B. 900 mg/24 h) vor einer erneuten Kardioversion angewendet werden (Nolan et al. 2010).

**Vagale Manöver und Adenosin.** Ein Großteil der Patienten mit perioperativer supraventrikulärer Arrhythmie ist jedoch hämodynamisch stabil und eine Kardioversion ist nicht erforderlich. Bei *hämodynamisch stabilen* Patienten werden als initiale Therapie vagale Manöver zur Hemmung der atrioventrikulären Überleitung und Adenosin empfohlen (Nolan et al. 2010, Poldermans et al. 2009, Balser 2002). Es zeichnet sich durch einen raschen Wirkeintritt sowie eine kurze Wirkdauer aus. SVT, bei denen der AV-Knoten Bestandteil des Reentry ist, werden sehr effektiv durch Adenosin (6 mg i. v.) terminiert (Nolan et al. 2010, Poldermans et al. 2009, Ganz u. Friedman 1995).

**β-Blocker und Kalziumantagonisten.** Viele supraventrikuläre Arrhythmien in der perioperativen Phase involvieren aber nicht den AV-Knoten als Bestandteil eines Reentry. *Multifokale atriale Tachykardien* sowie Vorhofflattern und Vorhofflimmern, deren Reentry-Mechanismus im Vorhofgewebe entsteht und den AV-Knoten nicht mit einschließt, werden durch Adenosin oder vagale Manöver daher nicht terminiert, sondern nur transient in ihrer ventrikulären Überleitung verlangsamt (Poldermans et al. 2009, Ganz u. Friedman 1995, Balser 2002). In diesem Fall stellt die *Frequenzkontrolle* durch Verabreichung von β-Blockern oder Kalziumantagonisten (Verapamil, Diltiazem) das vorrangige therapeutische Ziel dar, um den Sauerstoffverbrauch des Myokards zu senken und die diastolische Füllung zu fördern.

**Cave** Vorsicht ist bei Patienten mit eingeschränkter linksventrikulärer Funktion und Zeichen der *akuten Herzinsuffizienz* geboten. β-Blocker und Kalziumantagonisten können durch ihre negativ inotrope Wirkung zu einer Verschlechterung des Zustandes führen.

### Kardioversion

Die Indikation zur elektiven intraoperativen Kardioversion bei einem hämodynamisch stabilen Patienten sollte zurückhaltend gestellt werden. Dies gilt insbesondere für Patienten mit vorbestehender kardialer Herzerkrankung. Zum einen bestehen Faktoren, die eine supraventrikuläre Arrhythmie begünstigen, oftmals fort und führen zu einem Wiederauftreten der Arrhythmie. Andererseits ist die Rate spontaner Konversionen zum Sinusrhythmus bei neu aufgetretener SVT in der perioperativen Phase relativ hoch (Thompson u. Balser 2002).

## Vorhofflimmern

### Präoperative Überlegungen

VHF ist die am häufigsten vorkommende klinisch signifikante kardiale Arrhythmie und oft mit kardialen Erkrankungen assoziiert (Fuster et al. 2006). Eine sorgfältige präoperative Evaluation bei Patienten mit chronischem VHF sollte daher erfolgen. Die Inzidenz steigt mit zunehmendem Alter an, 1% aller 60-Jährigen, 5% der 70–75-Jährigen und 10% der über 80-Jährigen sind betroffen (Stewart et al. 2001).

In der Regel sind Patienten mit chronischem VHF je nach bestehenden Risikofaktoren *antikoaguliert*. Bei geplanten Interventionen mit entsprechendem Blutungsrisiko ist es daher zeitweilig erforderlich, diese antithrombotische Therapie zu unterbrechen. Empfehlungen zum Bridging sowie umfangreiche Empfehlungen zur Prophylaxe thromboembolischer Komplikationen sind den aktuellen Leitlinien der ACC/AHA/ESC zu entnehmen (Fuster et al. 2006).

### Therapie

Neu aufgetretenes VHF in der perioperativen Phase hat eine hohe spontane Konversionsrate. Trotz der guten Prognose geht perioperatives VHF jedoch mit einer verlängerten Krankenhausaufenthaltsdauer sowie einem erhöhten Risiko für Schlaganfälle einher (Amar 2004).

Behandlungsoptionen von *hämodynamisch stabilen* Patienten mit perioperativem VHF sind einerseits die *Frequenzkontrolle*, andererseits die *Restitution des Sinusrhythmus* (Rhythmuskontrolle). In der perioperativen Phase scheint die Frequenzkontrolle vorteilhaft zu sein, da die angewendeten Pharmaka eine geringere Toxizität aufweisen und zudem perioperativ neu aufgetretenes VHF eine hohe Spontankonversionsrate zeigt (Amar 2004).

**Frequenzkontrolle.** Die Frequenzkontrolle erfolgt wie bei den anderen supraventrikulären Arrhythmien in erster Linie mit *β-Blockern* und *Kalziumantagonisten* (Nichtdihydropyridine). *Amiodaron* wird als Alternative empfohlen bei Patienten mit Herzinsuffizienz sowie bei erfolglosem Einsatz oder Kontraindikationen von β-Blockern und Kalziumantagonisten (Poldermans et al. 2009, Fuster et al. 2006).

Vorsicht ist bei Patienten mit akzessorischen atrioventrikulären Leitungsbahnen geboten (z. B. WPW-Syndrom). *Akzessorische Leitungsbahnen* sind anomale atrioventrikuläre Verbindungen außerhalb des normalen Reizleitungssystems, die sich meist durch eine schnelle Reizleitung auszeichnen, die sowohl ante- als auch retrograd erfolgen kann (Ganz u. Friedman 1995). Vorhofflimmern tritt häufig bei Patienten mit WPW-Syndrom auf (Ganz u. Friedman 1995).

**Cave** Die AV-Knoten-Blockade durch Administration von β-Blockern, Kalziumantagonisten oder Adenosin kann bei supraventrikulären Arrhythmien aufgrund von Präexzitationssyndromen zu einer weiteren Steigerung der Herzfrequenz führen und ventrikuläre Tachykardien oder Kammerflimmern induzieren.

Diese Substanzen sollten daher nicht eingesetzt werden (Thompson u. Balser 2004, Nolan et al. 2010, Poldermans et al. 2009, Fuster et al. 2006). Therapeutisch werden bei Patienten mit WPW-Syndrom und VHF *Amiodaron* oder *Ajmalin* empfohlen (Thompson u. Balser 2004, Nolan et al. 2010, Poldermans et al. 2009, Fuster et al. 2006, Butte et al. 2008).

**Wiederherstellung des Sinusrhythmus.** Eine Rhythmuskonversion kann perioperativ abhängig von der Komorbidität sowie bei unzureichender Symptomkontrolle oder erfolgloser frequenzkontrollierender Therapie erwogen werden (Fuster et al. 2006, Trappe et al. 2003). Grundsätzlich kann die Rhythmuskontrolle mittels pharmakologischer oder elektrischer *Kardioversion* erfolgen. Kardioversionen haben jedoch selbst ein Thromboembolierisiko und eine Antikoagulation wird abhängig von der Dauer des VHF empfohlen. Hier sei auf die ausführlichen Empfehlungen der Fachgesellschaften verwiesen (Fuster et al. 2006). Grundsätzlich gilt, dass bei einem länger als 48 h bestehenden VHF oder einem VHF von unbekannter Dauer eine Antikoagulation (INR 2,0–3,0) mindestens 3 Wochen vor und 4 Wochen nach der Kardioversion empfohlen wird (Fuster et al. 2006). Alternativ zur längerfristigen Antikoagulation vor der Kardioversion kann ein Thrombus im linken Vorhof oder Vorhofohr mittels transösophagealer Echokardiografie ausgeschlossen werden (Fuster et al. 2006).

**Elektrische und pharmakologische Kardioversion.** *Hämodynamisch instabile* Patienten mit schneller ventrikulärer Überleitung und Hypotension oder Zeichen der Organhypoperfusion müssen unverzüglich elektrisch kardiovertiert werden. Die initiale Energie sollte dabei sowohl monophasisch als auch biphasisch nach den Leitlinien der ACC/AHA/ESC 200 J betragen (Fuster et al. 2006). Eine antiarrhythmische Therapie beispielsweise mit Amiodaron kann die Erfolgsrate der *elektrischen Kardioversion* erhöhen und das Risiko eines erneuten Wiederauftretens des VHF reduzieren. Eine Rhythmuskontrolle bei hämodynamisch stabilen Patienten kann auch pharmakologisch erfolgen.

Zur *pharmakologischen Kardioversion* werden im Wesentlichen Antiarrhythmika der Klasse Ic (Flecainid, Propafenon) und Klasse III (Ibutilid, Amiodaron) eingesetzt (Amar 2004, Fuster et al. 2006). Amiodaron scheint hier insbesondere bei Patienten mit kardialen Grunderkrankungen, wie z. B. Herzinsuffizienz, Vorteile zu haben, während Klasse-Ic-Antiarrhythmika bei Patienten mit akutem Myokardinfarkt nicht empfohlen werden (Fuster et al. 2006). Nachteile der pharmakologischen Kardioversion sind die proarrhythmischen Wirkungen, die oftmals mangelnde Erfahrung mit einigen Substanzen im perioperativen Setting sowie die geringere Erfolgsrate im Vergleich zur biphasischen elektrischen Kardioversion (Amar 2004, Fuster et al. 2006). Hämodynamisch stabile Patienten sollten aufgrund der hohen Spontankonversionsrate, des unsicheren Nutzens und der potenziellen Nebenwirkungen einer Rhythmuskonversion zunächst frequenzkontrolliert behandelt werden.

## 1.3.5 Ventrikuläre Arrhythmien

Ventrikuläre Arrhythmien werden anhand von Morphologie (polymorph versus monomorph) und Dauer (anhaltend: > 30 s, nicht anhaltend: < 30 s) differenziert. Gemeinsames diagnostisches Zeichen ist die Verbreiterung des Kammerkomplexes auf > 0,12 s. Supraventrikuläre Arrhythmien können sich bei aberranter Leitung ebenfalls als Breitkomplextachykardien manifestieren. Bei einem instabilen Patienten oder Zweifeln an der Ätiologie sollte aber jede *Breitkomplextachykardie* primär wie eine ventrikuläre Arrhythmie behandelt werden (Zipes et al. 2006).

### Ventrikuläre Extrasystolen und nicht anhaltende ventrikuläre Tachykardien

#### Klinische Relevanz

Ventrikuläre Extrasystolen und nicht anhaltende ventrikuläre Tachykardien bleiben in der Regel ohne hämodynamisch relevante Folgen. Sie treten häufiger bei Patienten mit einer strukturellen kardialen Erkrankung auf, sind aber auch bei herzgesunden Patienten in der perioperativen Periode nicht selten (Atlee 1997, Mahla et al. 1998, O'Kelly et al. 1992). Allerdings können sie Ausdruck anderer bedrohlicher Störungen (z. B. Elektrolytstörungen, Myokardischämie, flache Narkose, Hypoxämie) in der perioperativen Phase sein, die den Patienten im weiteren Verlauf gefährden, und sollten somit immer als Warnsignal gedeutet werden, das eine gründliche Suche nach reversiblen Störungen auslösen sollte (Thompson u. Balser 2004). Bei Patienten mit reduzierter linksventrikulärer Funktion nach koronarer Bypassoperation sowie bei Patienten nach akutem Myokardinfarkt können diese Arrhythmien jedoch zu hämodynamischer Instabilität führen und Vorbote maligner Herzrhythmusstörungen sein (Thompson u. Balser 2004, Atlee 1997, Balser u. Butterworth 2003).

### Therapie

Eine Therapie ist in der Regel nicht erforderlich und sollte nur nach sorgfältiger Abwägung möglicher Risiken einer antiarrhythmischen Therapie und zu erwartendem Nutzen sowie hämodynamischer Relevanz der Arrhythmien und zugrundeliegender Pathophysiologie erfolgen (Atlee 1997, Balser u. Butterworth 2003). Es gibt keine generellen Empfehlungen zur Behandlung dieser Arrhythmien. β-Blocker und Lidocain werden diskutiert (Thompson u. Balser 2004, Atlee 1997, Balser u. Butterworth 2003).

## Anhaltende ventrikuläre Tachykardien

Anhaltende ventrikuläre Tachykardien treten in der Regel bei Patienten mit zugrundeliegender ischämischer oder struktureller kardialer Erkrankung auf (Atlee 1997, Balser 2002).

### Monomorphe ventrikuläre Tachykardien

Patienten mit anhaltender monomorpher ventrikulärer Tachykardie zeigen in der Regel eine regelmäßige Breitkomplextachykardie und können hämodynamisch stabil sein. Differenzialdiagnostisch ist dann eine supraventrikuläre Arrhythmie mit weitem QRS-Komplex aufgrund aberranter Erregungsleitung zu erwägen. Breitkomplextachykardien, die sicher einen supraventrikulären Ursprung haben, sollten entsprechend behandelt werden. Im Zweifel muss immer von einer Tachykardie ventrikulären Ursprungs ausgegangen werden, insbesondere bei Patienten mit struktureller Herzerkrankung (Zipes et al. 2006).

**Merke** Bei *hämodynamischer Instabilität* muss unverzüglich eine *elektrische Kardioversion* erfolgen (Zipes et al. 2006). *Amiodaron* kann bei hämodynamisch *stabiler* monomorpher ventrikulärer Tachykardie (SMVT) eingesetzt werden oder bei instabilen Patienten nach erfolgloser Kardioversion oder Wiederauftreten einer ventrikulären Tachykardie nach Kardioversion (Nolan et al. 2010, Poldermans et al. 2009, Zipes et al. 2006).

Alternativ kann bei stabilen Patienten auch *Ajmalin* eingesetzt werden, das auch bei Arrhythmien mit supraventrikulärem Ursprung oder Präexzitationssyndromen wirksam ist (Fuster et al. 2006, Zipes et al. 2006). Bei rezidivierender SMVT kann Amiodaron sinnvoll sein. β-Blocker sollten insbesondere bei Patienten mit rezidivierender monomorpher ventrikulärer Tachykardie und koronarer Herzerkrankung in Betracht gezogen werden (Zipes et al. 2006).

### Polymorphe ventrikuläre Tachykardien

In der perioperativen Phase findet sich häufiger die anhaltende polymorphe ventrikuläre Tachykardie, die – abhängig von Dauer und Herzfrequenz – in der Regel zu einer hämodynamischen Beeinträchtigung der Patienten führt und daher eine unverzügliche *elektrische Kardioversion* erfordert (Nolan et al. 2010, Poldermans et al. 2009, Zipes et al. 2006). *Amiodaron* ist sinnvoll bei rezidivierenden polymorphen ventrikulären Tachykardien ohne Verlängerung des QT-Intervalls oder bei erfolgloser Kardioversion und instabilen Patienten. *β-Blocker* sind indiziert bei Patienten mit rezidivierender polymorpher ventrikulärer Tachykardie, insbesondere bei vermuteter zugrundeliegender kardialer Ischämie (Poldermans et al. 2009, Zipes et al. 2006).

Bei hämodynamisch stabilen Patienten mit einer polymorphen Breitkomplextachykardie sollte differenzialdiagnostisch an ein VHF mit Reizleitungsstörung oder ein VHF mit WPW-Syndrom gedacht werden, da polymorphe Breitkomplextachykardien ventrikulären Ursprungs in der Regel mit bedrohlichen hämodynamischen Symptomen einhergehen (Nolan et al. 2010).

**Merke** Im Zweifel muss immer von einer ventrikulären Tachykardie ausgegangen werden (Nolan et al. 2010, Zipes et al. 2006)!

**Pulslose ventrikuläre Tachykardien und Kammerflimmern.** Sie erfordern eine sofortige *Defibrillation* und werden entsprechend den ERC-Leitlinien zur kardiopulmonalen Reanimation behandelt (Nolan et al. 2010). Amiodaron zeigt bei Patienten mit außerklinischem Herzstillstand aufgrund von persistierendem Kammerflimmern eine höhere Überlebensrate bis zur Krankenhausaufnahme als Lidocain (Dorian et al. 2002). Es war bei der Behandlung von Patienten mit instabiler ventrikulärer Tachykardie effektiv (Nolan et al. 2010, Balser 1997). Diese und andere Ergebnisse führten dazu, dass Amiodaron in den Leitlinien zur Behandlung des defibrillationsrefraktären Kammerflimmerns oder der pulslosen ventrikulären Tachykardie empfohlen wird (300 mg i. v. nach der 3. Defibrillation), um die Erfolgswahrscheinlichkeit der Defibrillation zu erhöhen (Nolan et al. 2010).

**Torsade de pointes.** Die Torsade de pointes stellen eine Sonderform der polymorphen ventrikulären Tachykardie dar, die sich meist auf dem Boden einer *Verlängerung des QT-Intervalls* entwickelt (LQTS; Al-Khatib et al. 2003, Haverkamp et al. 2002). Die Torsade de pointes terminieren zwar oft spontan, treten aber häufig wiederholt auf und können in Kammerflimmern degenerieren. Die Mehrzahl der Patienten wird hämodynamisch beeinträchtigt sein und bedarf dann wie bei den polymorphen ventrikulären Tachykardien ohne QT-Verlängerung der unmittelbaren Kardioversion bzw. Defibrillation bei Pulslosigkeit (Atlee 1997, Nolan et al. 2010, Zipes et al. 2006, Balser u. Butterworth 2003). Da das LQTS oftmals *medikamenteninduziert* ist, sollten Substanzen, die zu einer Verlängerung des QT-Intervalls führen, abgesetzt werden. Prädisponierende Faktoren wie *Elektrolyt-Imbalancen* (Hypokaliämie) sollten ausgeglichen werden. *Magnesium* (2 g i. v.) ist sinnvoll bei LQTS (Nolan et al. 2010, Zipes et al. 2006). Viele Antiarrhythmika können das QT-Intervall verlängern und sollten nicht unkritisch angewandt werden. Lidocain als Klasse-Ib-Antiarrhythmikum verlängert das QT-Intervall zwar nicht, die Wirksamkeit in der Behandlung von Torsade de pointes ist jedoch unklar (Zipes et al. 2006).

## 1.3.6 Anästhesiologische Besonderheiten

### Dauermedikation mit Antiarrhythmika

Viele Patienten sind aufgrund präoperativ bestehender Herzrhythmusstörungen auf eine antiarrhythmische Dauermedikation eingestellt. Im Allgemeinen sollten diese Medikamente in der gewohnten Dosierung perioperativ fortgeführt werden; evidenzbasierte Daten liegen allerdings nicht vor (Atlee 1997).

**Interaktionen mit Anästhetika.** Primär müssen potenzielle Interaktionen von Antiarrhythmika mit Anästhetika berücksichtigt werden. Die Verlängerung einer neuromuskulären Blockade z.B. wurde nach Gabe von Chinidin, Phenytoin, Lidocain, Procainamid, Propranolol und Verapamil beobachtet (Roizen 2005). Bei absehbar längerem Intensivaufenthalt oder allgemein einer eingeschränkten bzw. unmöglichen oralen Medikamentenapplikation ist ein Konzept zu einer äquipotenten, i.v. Dosierung notwendig. Eine Dosisanpassung ist auch bei einer perioperativ neu aufgetretenen bzw. aggravierten Niereninsuffizienz zu berücksichtigen. Wichtige kardiovaskuläre Nebenwirkungen häufig verwendeter Antiarrhythmika sind in Tab. 1.16 zusammengestellt.

**Amiodaron.** Amiodaron nimmt unter den Antiarrhythmika eine Sonderstellung ein, da es neben seinen den Kaliumkanal blockierenden Eigenschaften (Klasse III nach Vaughan-Williams) auch Effekte auf Natrium- und Kalziumkanäle (Klasse I, IV) sowie α- und β-blockierende Eigenschaften (Klasse II) aufweist (Vassallo u. Trohman 2007). Amiodaron wird empfohlen bei Patienten mit Vorhofflimmern und linksventrikulärer Dysfunktion, aber auch bei Patienten mit ventrikulären Arrhythmien (Vassallo u. Trohman 2007).

**Cave** Problematisch ist das hohe Nebenwirkungspotenzial: Neben den *proarrhythmischen* Effekten zeichnet sich Amiodaron durch eine hohe *extrakardiale Toxizität* aus. Diese umfasst u.a. Schilddrüsenfunktionsstörungen, Korneaeinlagerungen, Lungenfibrose und hepatische Störungen (Vassallo u. Trohman 2007).

Tab. 1.16 Einteilung der Antiarrhythmika nach Vaughan-Williams (Vaughan Williams 1984) und hämodynamische Auswirkungen (mod. nach Schumacher u. Luderitz 1998).

| Substanzklasse | | Myokardiale Kontraktion | Gefäßwiderstand | Herzzeitvolumen | Blutdruck |
|---|---|---|---|---|---|
| **I: $Na^+$-Kanalblocker**<br>Ia: reduzierte Maximalgeschwindigkeit $V_{max}$ der Depolarisation (↓$V_{max}$), ↑ AP-Dauer | Chinidin | | | | |
| | • i.v. | ↓↓ | ↓↓↓ | ↓→↑ | ↓↓ |
| | • oral | →↓ | →↓ | → | →↓ |
| | Procainamid | | | | |
| | • i.v. | ↓ | ↓↓ | → | ↓↓ |
| | • oral | ↓ | ↓ | → | → |
| | Ajmalin | →↓ | →↓ | →↓ | ↓ |
| | Disopyramid | ↓↓↓ | ↑↑ | ↓↓↓ | ↑ |
| Ib: ↓$V_{max}$ in partiell depolarisierten Zellen; größerer Effekt bei höherer Herzfrequenz; (↓) AP-Dauer | Lidocain | → | → | → | → |
| | Mexiletin | → | → | → | → |
| | Tocainid | → | ↑ | → | → |
| Ic: ↓$V_{max}$ bei normaler Herzfrequenz in normalem Gewebe; minimaler Effekt auf AP-Dauer | Flecainid | →↓ | → | → | → |
| | PropVHFenon | ↓↓ | ↓↓ | ↓ | →↓ |
| **II/III: β-Blocker und $K^+$-Kanalblocker**<br>$K^+$-Kanalblocker: ↓ Aktionspotenzialdauer<br>β-Blocker: ↓ Sinusknoten-Automatizität; ↑ Refraktärzeit AV-Knoten; ↓ Leitungsgeschwindigkeit AV-Knoten | Amiodaron | ↓ | ↓ | ↓→↑ | ↓ |
| | Sotalol | ↓↓ | ↓ | ↓ | ↓ |
| | Propranolol | ↓↓ | ↓ | ↓ | ↓ |
| **IV: Kalziumkanalblocker**<br>↓ Leitungsgeschwindigkeit; ↑ Refraktärzeit in Gewebe mit langsamen APs | Verapamil | ↓↓ | ↓↓ | ↓→↑ | ↓↓ |
| | Diltiazem | ↓ | ↓ | →↑ | ↓ |
| | Phenytoin | ↓ | ↓ | → | ↓ |

↓ Abnahme, ↑ Zunahme, →keine Änderung; AP = Aktionspotenzial; AV = atrioventrikulär.

Auch wenn diese Nebenwirkungen hauptsächlich im Rahmen einer Langzeittherapie zu erwarten sind, so gibt es einzelne Fallberichte schwerwiegender akuter pulmonaler Toxizität, thyreotoxischer Krisen und hepatischer Störungen auch nach einer Kurzzeitbehandlung (Vassallo u. Trohman 2007, Hughes u. Binning 2000, Ratz Bravo et al. 2005). Amiodaron sollte daher wie alle Antiarrhythmika nicht unkritisch angewandt werden.

## Störungen des Elektrolythaushalts

Im Vordergrund stehen präoperativ Hypo- und Hyperkaliämien. Unter praktischen Gesichtspunkten werden Kaliumwerte unterhalb von 3,5–3,3 mval/l als manifeste Hypokaliämie und Werte oberhalb 5,5–5,9 mval/l als Hyperkaliämie bezeichnet, obwohl keine allgemein akzeptierten Grenzwerte existieren. Elektrokardiografisch gehen Störungen des Kaliumhaushalts mit typischen Veränderungen einher, wobei die Hyperkaliämie durch zeltförmige T-Wellen und eine zunehmende Verbreiterung des QRS-Komplexes charakterisiert ist, während bei der Hypokaliämie die abnehmende Höhe der T-Welle und eine zunehmende U-Welle zusätzlich zur ebenfalls vorhandenen Verbreiterung des QRS-Komplexes beobachtet werden. Sowohl bei Hyper- als auch bei Hypokaliämie können alle Arten von Störungen der Erregungsbildung und -leitung resultieren.

**Merke** Bei Hypokaliämie kann eine zu schnelle i.v. Kaliumsubstitution schwerwiegende Rhythmusstörungen auslösen.

Da das im Serum gelöste Kalium nur einen Bruchteil des gesamten Körperbestands repräsentiert, sind präoperativ schnelle und relevante Änderungen möglich. Präoperative Angst z.B. kann durch eine Katecholaminfreisetzung Kalium nach intrazellulär verschieben. Möglicherweise repräsentieren die unmittelbar präoperativ bestimmten Serumkaliumwerte daher nur eine Momentaufnahme abhängig von der individuellen sympathoadrenergen Aktivität. Abhängig von der zugrundeliegenden Ursache (terminale Niereninsuffizienz mit chronischer Dialyse, Diuretikatherapie) und der Dynamik der Elektrolytverschiebung (akut/chronisch) können bei nicht herzchirurgischen Patienten deutlich außerhalb des o.g. Referenzbereichs liegende Serumkaliumwerte toleriert werden, ohne dass es perioperativ zu einer erhöhten kardialen Komplikationsrate kommt. Chronische Elektrolytverschiebungen werden deutlich besser toleriert als akute Änderungen (Gennari u. Hypokalemia 1998, Hirsch et al. 1988, Vitez et al. 1985). Bei herzchirurgischen Patienten empfiehlt es sich dagegen, wegen der intraoperativen, direkten myokardialen Manipulation und der Bedeutung des Sinusrhythmus für das HZV hoch normale Werte anzustreben (Wahr et al. 1999). Auch hier ist die Datenlage allerdings unbefriedigend.

**Merke** Bei herzchirurgischen Patienten mit unbeeinträchtigter Nierenfunktion sind hoch normale Kaliumwerte anzustreben.

## Verlängertes QT-Intervall (Long-QT-Syndrom, LQTS)

Ein verlängertes QT-Intervall liegt vor, wenn die frequenzkorrigierte QT-Zeit (QTc) einen Zeitraum von 460–480 ms überschreitet (Al-Khatib et al. 2003). Ätiologisch sind das kongenitale LQTS und das erworbene LQTS voneinander zu unterscheiden. Dem angeborenen LQTS liegen autosomal-dominant vererbte Anomalien von Kalium- und Natrium-Ionenkanälen zugrunde, wobei gegenwärtig 5 verschiedene Gene identifiziert werden konnten (Westenskow et al. 2004).

**Merke** Junge Patienten mit unklaren Synkopen in der Vorgeschichte sollten an ein kongenitales LQTS denken lassen.

Pathophysiologisch kommt es zu einer Verlängerung des Aktionspotenzials, die elektrokardiografisch ihr Korrelat in der verlängerten QT-Zeit findet. Besonders bei einer hohen, intrazellulären Calcium-Konzentration können schwerwiegende Rhythmusstörungen (Torsade de pointes, s.o.) auftreten. Beim erworbenen LQTS folgt die Funktionsstörung der Ionenkanäle der Gabe von Medikamenten (z.B. Chinidin, DHB, trizyklische Antidepressiva) oder einer Aktivierung des sympathischen Nervensystems (Gillis 2000). Auch Subarachnoidalblutungen und rechtsseitige, zervikale Lymphknotendissektionen können ein LQTS hervorrufen. Frauen reagieren generell empfindlicher auf Medikamente, die die QT-Zeit verlängern, und zeigen eine höhere Inzidenz von Torsade de pointes.

Relevant für den Anästhesisten ist das LQTS v.a. deshalb, weil für die volatilen Anästhetika Isofluran und Sevofluran eine Verlängerung der QT-Zeit beschrieben wurde, während Propofol keinen Einfluss auf die frequenzkorrigierte QT-Zeit hat (Whyte et al. 2005, Paventi et al. 2001). Dies sollte bei der Wahl des Narkoseverfahrens berücksichtigt werden.

**Cave** Sevofluran verlängert das QT-Intervall.

Die perioperative Verabreichung von β-Blockern und $\alpha_2$-Adrenozeptor-Agonisten (z.B. Clonidin) erscheint ein sinnvoller Ansatz zur Kontrolle eines erhöhten Sympathikotonus, kontrollierte Untersuchungen zu diesem Thema stehen jedoch aus.

**Merke** Die Mehrzahl der Patienten mit erworbenem LQTS entwickelt zwar keine polymorphe ventrikuläre Tachykardie, aber es gibt einige Risikofaktoren, die sowohl die QT-Verlängerung als auch die Entwicklung von Torsade de pointes begünstigen. Dazu zählen neben hohem Lebensalter, weiblichem Geschlecht, Ischämie und reduzierter linksventrikulärer Funktion auch Hypomagnesiämie und Hypokaliämie (Atlee 1997).

## 1.3.7 Perioperatives Management von Patienten mit Schrittmachern/implantierten Kardioverter-Defibrillatoren

### Präoperative Überlegungen

Die Mehrzahl dieser Patienten leidet an strukturellen Herz-Kreislauf-Erkrankungen, die ein erhöhtes perioperatives Risiko zur Folge haben können. Präoperativ neu aufgetretene Symptome wie Schwindel und Synkopen, die auf eine *Fehlfunktion* des Schrittmachers (SM) bzw. implantierten Kardioverter-Defibrillators (ICD) hinweisen können, müssen beachtet werden. Wesentliche Daten, wie die Indikation für die Implantation des Geräts sowie der programmierte Modus und der Zeitpunkt der letzten SM-Kontrolle müssen präoperativ bekannt sein und sind in der Regel dem SM-/ICD-Ausweis zu entnehmen.

Ebenfalls präoperativ sollte bekannt sein, ob der Patient während der geplanten Prozedur elektromagnetischer Interferenz ausgesetzt sein wird, die eine einwandfreie Funktion des SM/ICD inhibieren könnte (ASA 2005). Elektromagnetische Interferenz kann bei einem ICD inadäquate Defibrillationen oder antitachykardes Pacing induzieren und die Patienten dadurch gefährden, ohne dass zu diesem Zeitpunkt eine maligne Arrhythmie vorliegt (ASA 2005). SM-/ICD-Patienten, die keinen suffizienten Eigenrhythmus haben, sind im Besonderen durch Fehlfunktionen gefährdet und bedürfen eventuell einer Umprogrammierung in der intraoperativen Phase auf einen asynchronen Modus. Ziel der präoperativen Evaluation muss die Sicherstellung der regelrechten Funktion des SM/ICD auch unter den besonderen Gegebenheiten der perioperativen Periode sein. Die *SM-Abfrage* mit einem kompatiblen Programmiergerät und ggf. eine den Besonderheiten der perioperativen Periode angepasste Umprogrammierung ist die zuverlässigste Methode, um perioperativ für den Patienten eine sichere SM-Funktion zu garantieren (ASA 2005).

> **Cave** Insbesondere SM-abhängige Patienten ohne suffizienten Eigenrhythmus sind gefährdet, wenn sie intraoperativ elektromagnetischer Interferenz ausgesetzt sind. Die SM bedürfen ggf. einer Umprogrammierung. Eine Frequenzadaptation sollte präoperativ inaktiviert werden (ASA 2005).

Ebenso sollte die antitachykarde Funktion des ICD für die intraoperative Periode deaktiviert werden. Da die Patienten in diesem Zeitraum nicht gegen maligne Arrhythmien geschützt sind, ist die unmittelbare Verfügbarkeit eines externen Defibrillators zu gewährleisten (ASA 2005).

Ist es aufgrund einer dringlichen Indikation nicht möglich, die antitachykarde Funktion zu deaktivieren, können inadäquate antitachykarde Therapien in der Regel durch Auflage eines Magneten inhibiert werden (ASA 2005). Die Reaktion des ICD auf die Magnetauflage ist dem ICD-Ausweis zu entnehmen. Eine routinemäßige intraoperative Magnetauflage wird nicht empfohlen (ASA 2005).

### Intraoperative Überlegungen

Auch wenn die SM/ICD zunehmend besser vor einer elektromagnetischen Interferenz abgeschirmt werden, sind die Patienten während der intraoperativen Periode einer Vielzahl von Interferenzen mit externen Störquellen ausgesetzt, die eine einwandfreie Funktion des Schrittmachers verhindern können (ASA 2005).

> **Merke** Entscheidend ist bei allen SM-/ICD-Patienten neben der elektrokardiografischen Überwachung der Schrittmacherfunktion die Kontrolle der mechanischen Herzaktion (Pulswelle) durch z. B. Pulsoxymetrie oder eine arterielle Blutdruckmessung.

Wesentliche Ursachen für eine elektromagnetische Interferenz im intraoperativen Setting sind Prozeduren wie Radiofrequenzablation, Lithotrypsie, MRT und Radiotherapie. Am häufigsten ist jedoch mit einer elektromagnetischen Interferenz aufgrund intraoperativer ***Elektrokauterisation*** zu rechnen. Bipolare Elektrokauterisation ist daher zu bevorzugen. Ist eine unipolare Elektrokauterisation unumgänglich, sollte die Indifferenzelektrode möglichst weit entfernt vom Aggregat angebracht werden und der SM/ICD sowie die Elektroden nicht im Stromkreis liegen (ASA 2005). Niedrige Energie und kurze Kauterintervalle reduzieren die Interferenz (Atlee u. Bernstein 2001). Kommt es dennoch zu einer hämodynamisch relevanten Beeinflussung der SM-Funktion, so kann der SM in der Regel durch Magnetauflage in einen asynchronen Modus überführt werden (ASA 2005).

> **Cave** Nicht jeder SM wird durch Magnetauflage in einen asynchronen Modus überführt. Diese Funktion kann durch entsprechende Programmierung ausgeschaltet werden und eine Vielzahl von Reaktionen auf die Magnetauflage ist programmierbar (ASA 2005). Die antibradykarde SM-Funktion eines ICD wird durch eine Magnetauflage in der Regel nicht beeinflusst. Hier führt die Magnetauflage meist zu einer Inhibition der antitachykarden Funtion (ASA 2005).

Bei der Versorgung von SM-/ICD-Patienten muss jederzeit die Möglichkeit für ein temporäres Pacing oder eine externe Defibrillation bestehen.

Kommt es intraoperativ zu malignen Arrhythmien, sollte ein durch Magnetauflage deaktivierter ICD durch Entfernen des Magneten wieder aktiviert und der Erfolg der antitachykardien Therapien kontrolliert werden (ASA 2005). Ist eine externe *Defibrillation* oder *Kardioversion* bei einem SM-/ICD-Patienten notwendig, sollte ein möglichst großer Abstand zwischen Defibrillationselektroden und Aggregat eingehalten werden, um den Stromfluss durch das Gerät zu minimieren (ASA 2005).

### Postoperative Überlegungen

Neben der fortgesetzten Überwachung der mechanischen Herzaktion empfiehlt die Task Force der ASA zum perioperativen Management von Patienten mit SM/ICD (ASA 2005) eine routinemäßige prä- und postoperative SM-/ICD-Kontrolle, um Fehlfunktionen auszuschließen. Die postoperative Kontrolle sollte idealerweise so früh wie möglich, wenn möglich noch im Aufwachraum oder auf der Intensivstation erfolgen. Diese Empfehlung ist darauf ausgerichtet, ein maximales Maß an Sicherheit zu gewährleisten, scheint aber nicht in jedem Setting immer umsetzbar und wird daher zum Teil kontrovers diskutiert (Stone u. Apinis 2009). Unbedingt erforderlich ist eine sofortige Funktionskontrolle jedoch bei perioperativer Defibrillation/Kardioversion und bei Hinweisen auf eine SM-Fehlfunktion. Ebenfalls frühzeitig postoperativ sollten die antitachykarden Funktionen eines ICD wieder aktiviert und ein präoperativ umprogrammierter SM wieder optimal reprogrammiert werden. Empfehlenswert ist die möglichst frühzeitige SM-/ICD-Kontrolle bei intraoperativem Kautereinsatz (Stone u. Apinis 2009, Gombotz et al. 2009).

***Kernaussagen***

- Nicht jede Arrhythmie ist auch behandlungsbedürftig. Eine Therapieindikation ergibt sich aus einer hämodynamisch relevanten Beeinträchtigung der Patienten.
- Arrhythmien sind oftmals Warnsymptome. Auch hämodynamisch stabile Herzrhythmusstörungen sollten daher immer Anlass geben, nach auslösenden, reversiblen Faktoren zu suchen.
- Patienten, die eine symptomatische Bradyarrhythmie mit ventrikulären Ersatzrhythmen aufweisen, dürfen keinesfalls mit Antiarrhythmika wie Lidocain oder Amiodaron behandelt werden, da diese den ventrikulären Ersatzrhythmus verlangsamen und somit die Bradykardie aggravieren.
- Patienten mit supraventrikulären Arrhythmien sind oftmals hämodynamisch stabil und häufig weitgehend asymptomatisch; schwerwiegende Folgen wie Herzinsuffizienz oder Myokardinfarkt sind selten. Initiale Therapie ist die Korrektur potenziell reversibler Faktoren.
- Bei der Behandlung von hämodynamisch stabilen Patienten mit Vorhofflimmern (VHF) können 2 Behandlungsoptionen unterschieden werden: Frequenzkontrolle und Rhythmuskontrolle. In der perioperativen Periode sollte zunächst eine Frequenzkontrolle angestrebt werden, da ein neu aufgetretenes VHF in der perioperativen Phase eine hohe Spontankonversionsrate zeigt. Bei einer Kardioversion muss das Thromboembolierisiko beachtet werden, das am größten ist, wenn das VHF bereits länger als 48 h andauert.
- Die elektrische Kardioversion/Defibrillation ist die Therapie der Wahl bei Patienten mit hämodynamisch instabilen Tachyarrhythmien.
- Entscheidend ist bei allen Schrittmacher- und ICD-Patienten neben der elektrokardiografischen Überwachung der Schrittmacherfunktion die Kontrolle der mechanischen Herzaktion (Pulswelle) durch z. B. Pulsoxymetrie oder eine arterielle Blutdruckmessung. Kommt es perioperativ zu einer hämodynamisch relevanten Beeinflussung der Schrittmacherfunktion, so kann ein Schrittmacher in der Regel durch Magnetauflage in einen asynchronen Modus überführt werden. Die antibradykarde Funktion eines ICD wird dadurch jedoch in aller Regel nicht beeinflusst.
- Die antitachykarde Funktion des ICD sollte für die intraoperative Periode deaktiviert werden. Da die Patienten in diesem Zeitraum nicht gegen maligne Arrhythmien geschützt sind, ist die unmittelbare Verfügbarkeit eines externen Defibrillators zu gewährleisten.

## Literatur


Al-Khatib SM, Allen LaPointe NM, Kramer JM et al. What clinicians should know about the QT interval. JAMA 2003; 289: 2120–2127

Amar D. Strategies for perioperative arrhythmias. Best Pract Res Clin Anaesthesiol 2004; 18: 565–577

Atlee JL. Perioperative cardiac dysrhythmias: diagnosis and management. Anesthesiology 1997; 86: 1397–1424

Atlee JL, Bernstein AD. Cardiac rhythm management devices (part I): indications, device selection, and function. Anesthesiology 2001; 95: 1265–1280

Atlee JL, Bernstein AD. Cardiac rhythm management devices (part II): perioperative management. Anesthesiology 2001; 95: 1492–1506

Balser JR. The rational use of intravenous amiodarone in the perioperative period. Anesthesiology 1997; 86: 974–987

Balser JR. Perioperative arrhythmias: incidence, risk assessment, evaluation, and management. Card Electrophysiol Rev 2002; 6: 96–99

Balser JR, Butterworth J. Cardiovascular drugs. In: Hensley FA, Martin DE, Gravelee GP, eds. A practical Approach to cardiac Anesthesia. 3th ed. Philadelphia: Lippincott Williams & Wilkins; 2003: 34–97

Bertrand CA, Steiner NV, Jameson AG et al. Disturbances of cardiac rhythm during anesthesia and surgery. JAMA 1971; 216: 1615–1617

Brignole M. Sick sinus syndrome. Clin Geriatr Med 2002; 18: 211–227

Butte N, Böttiger BW, Teschendorf P. Amiodaron zur Therapie perioperativer kardialer Rhythmusstörungen: ein Breitspektrum Antiarrythmikum? Anaesthesist 2008;57: 1183–1192

Dorian P, Cass D, Schwartz B et al. Amiodarone as compared with lidocaine for shock-resistant ventricular fibrillation. N Engl J Med 2002; 346: 884–890

Forrest JB, Cahalan MK, Rehder K et al. Multicenter study of general anesthesia. II. Results. Anesthesiology 1990; 72: 262–268

Fuster V, Ryden LE, Cannom DS et al. ACC/AHA/ESC 2006 guidelines for the management of patients with atrial fibrillation-executive summary: a report of the American College of Cardiology/American Heart Association Task Force on Practice Guidelines and the European Society of Cardiology Committee for Practice Guidelines (Writing Committee to Revise the 2001 Guidelines for the Management of Patients with Atrial Fibrillation). Eur Heart J 2006; 27: 1979–2030

Ganz LI, Friedman PL. Supraventricular tachycardia. N Engl J Med 1995; 332: 162–173

Gennari FJ. Hypokalemia. N Engl J Med 1998; 339: 451–458

Gillis AM. Effects of antiarrhythmic drugs on QT interval dispersion-relationship to antiarrhythmic action and proarrhythmia. Prog Cardiovasc Dis 2000; 42: 385–396

Gombotz H, Anelli Monti M, Leitgeb N et al. Perioperatives Management von Patienten mit implantiertem Schrittmacher oder Kardioverter/Defibrillator. Empfehlungen der Österreichischen Gesellschaft für Anästhesiologie, Reanimation und Intensivmedizin, der Österreichischen Kardiologischen Gesellschaft und der Österreichischen Gesellschaft für Chirurgie. Anaesthesist 2009; 58: 485–498

Haverkamp W, Haverkamp F, Breithardt G. Medikamentenbedingte QT-Verlängerung und Torsade de pointes. Dtsch Ärztebl 2002; 28–29

Hirsch IA, Tomlinson DL, Slogoff S et al. The overstated risk of preoperative hypokalemia. Anesth Analg 1988; 67: 131–136

Hughes M, Binning A. Intravenous amiodarone in intensive care. Time for a reappraisal? Intensive Care Med 2000; 26: 1730–1739

Mahla E, Rotman B, Rehak P et al. Perioperative ventricular dysrhythmias in patients with structural heart disease undergoing noncardiac surgery. Anesth Analg 1998; 86: 16–21

Nolan JP, Soar J, Zideman DA et al. European Resuscitation Council Guidelines for Resuscitation 2010, Section 1. Executive Summary. Resuscitation 2010; 81: 1219–1276

O'Kelly B, Browner WS, Massie B et al. Ventricular arrhythmias in patients undergoing noncardiac surgery. The Study of Perioperative Ischemia Research Group. JAMA 1992; 268:2 17–21

Paventi S, Santevecchi A, Ranieri R. Effects of sevoflurane versus propofol on QT interval. Minerva Anestesiol 2001; 67: 637–640

Poldermans D, Bax JJ, Boersma E et al. Guidelines for pre-operative cardiac risk assessment and perioperative cardiac management in non-cardiac surgery: The Task Force for Preoperative Cardiac Risk Assessment and Perioperative Cardiac Management in Non-cardiac Surgery of the European Society of Cardiology (ESC) and endorsed by the European Society of Anaesthesiology (ESA). Eur Heart J 2009; 30: 2769–2812

Practice advisory for the perioperative management of patients with cardiac rhythm management devices: pacemakers and implantable cardioverter-defibrillators: a report by the American Society of Anesthesiologists Task Force on Perioperative Management of Patients with Cardiac Rhythm Management Devices (ASA). Anesthesiology 2005; 103: 186–198

Ratz Bravo AE, Drewe J, Schlienger RG et al. Hepatotoxicity during rapid intravenous loading with amiodarone: Description of three cases and review of the literature. Crit Care Med 2005; 33: 128–134

Roizen MF. Anesthesia and concurrent diseases. In: Miller RD, eds. Anesthesia. Philadelphia: Lippincott, Williams & Wilkins, 2005: 1075–1142

Schumacher B, Lüderitz B. Arzneimittelkombinationen mit Antiarrhythmika. Sinnvoll-überflüssig-gefährlich? Internist 1998; 39: 417–425

Stewart S, Hart CL, Hole DJ et al. Population prevalence, incidence, and predictors of atrial fibrillation in the Renfrew/Paisley study. Heart 2001; 86: 516–521

Stone ME, Apinis A. Current perioperative management of the patient with a cardiac rhythm management device. Semin Cardiothorac Vasc Anesth 2009; 13: 31–43

Thompson A, Balser JR. Perioperative cardiac arrhythmias. Br J Anaesth 2004; 93: 86–94

Trappe HJ, Brandts B, Weismueller P. Arrhythmias in the intensive care patient. Curr Opin Crit Care 2003; 9: 345–355

Vardas PE, Auricchio A, Blanc JJ et al. Guidelines for cardiac pacing and cardiac resynchronization therapy: The Task Force for Cardiac Pacing and Cardiac Resynchronization Therapy of the European Society of Cardiology. Developed in collaboration with the European Heart Rhythm Association. Eur Heart J 2007; 28: 2256–2295

Vassallo P, Trohman RG. Prescribing amiodarone: an evidence-based review of clinical indications. JAMA 2007; 298: 1312–1322

Vaughan Williams EM. A classification of antiarrhythmic actions reassessed after a decade of new drugs. J Clin Pharmacol 1984; 24: 129–147

Vitez TS, Soper LE, Wong KC et al. Chronic hypokalemia and intraoperative dysrhythmias. Anesthesiology 1985; 63: 130–133

Wahr JA, Parks R, Boisvert D et al. Preoperative serum potassium levels and perioperative outcomes in cardiac surgery patients. Multicenter study of perioperative ischemia research group.JAMA 1999; 281: 2203–2210

Waldo AL, Wit AL. Mechanisms of cardiac arrhythmias. Lancet 1993; 341: 1189–1193

Walsh SR, Tang T, Wijewardena C et al. Postoperative arrhythmias in general surgical patients. Ann R Coll Surg Engl 2007; 89: 91–95

Westenskow P, Splawski I, Timothy KW et al. Compound mutations: a common cause of severe long-QT syndrome. Circulation 2004; 109: 1834–1841

Whyte SD, Booker PD, Buckley DG. The effects of propofol and sevoflurane on the QT interval and transmural dispersion of repolarization in children. Anesth Analg 2005; 100: 71–77

Youngs PJ, Littleford J. Arrhythmias during spinal anesthesia. Can J Anaesth 2000; 47: 385–390

Zipes DP, Camm AJ, Borggrefe M et al. ACC/AHA/ESC 2006 guidelines for management of patients with ventricular arrhythmias and the prevention of sudden cardiac death: a report of the American College of Cardiology/American Heart Association Task Force and the European Society of Cardiology Committee for Practice Guidelines (writing committee to develop guidelines for management of patients with ventricular arrhythmias and the prevention of sudden cardiac death): developed in collaboration with the European Heart Rhythm Association and the Heart Rhythm Society. Circulation 2006; 114: 385–484

# 1.4 Herzinsuffizienz

*T. Möllhoff*

## 1.4.1 Einleitung

Unter einer Herzinsuffizienz versteht man ein kardial bedingtes, absolut oder relativ vermindertes Herzminutenvolumen unter Ruhe oder Belastung. Hierbei ist das Herz nicht mehr in der Lage, die extrakardialen Stromgebiete und sich selbst genügend mit Blut, Sauerstoff und Substraten zu versorgen (Strauer 2007). Somit ist der Gewebestoffwechsel in Ruhe oder Belastung nicht mehr sichergestellt.

Die chronische Herzinsuffizienz tritt als gemeinsame Endstrecke unterschiedlicher Erkrankungen auf. Dennoch geht sie unabhängig von der Ätiologie mit typischen Symptomen wie Atemnot, Leistungsminderung und zerebraler Dysfunktion einher. Bei fortgeschrittenen Stadien sind häufig klinische Befunde wie Ödeme, pulmonale Stauung und Kachexie zu diagnostizieren.

**Ätiologie.** Der Herzinsuffizienz kann ursächlich eine primär myokardiale Funktionsstörung, aber auch eine andere extrakardiale organische oder funktionelle Veränderung zugrunde liegen (Hoppe et al. 2005). Die häufigsten zugrundeliegenden Erkrankungen der Herzinsuffizienz sind:

- koronare Herzerkrankung (häufigstes Grundleiden der Herzinsuffizienz in bis zu 75% der Fälle),
- arterielle Hypertonie,
- Kardiomyopathien:
  - dilatative Kardiomyopathie,
  - hypertrophe Kardiomyopathie,
  - restriktive Kardiomyopathie,
- Klappenvitien,
- Perikarderkrankungen,
- entzündliche Erkrankungen (z. B. Myokarditis),
- Stoffwechselstörungen (z. B. Hyperthyreose),
- toxische Wirkungen (z. B. Chemotherapeutika),
- bradykarde/tachykarde Arrhythmien.

Die Einteilung der Herzinsuffizienz erfolgt nach den klassischen NYHA-Kriterien (Tab. 1.**17**) und nach der Stadieneinteilung der American Heart Association (AHA) sowie des American College of Cardiology (ACC; Tab. 1.**18**).

**Diagnostik.** Die Empfehlungen zur Diagnostik einer Herzinsuffizienz in der hausärztlichen oder internistischen Praxis beinhalten neben Anamnese und körperlicher Untersuchung die Erstellung eines Elektrokardiogramms, einer Röntgenthoraxaufnahme sowie Laboruntersuchungen zum Nachweis von Komorbiditäten und natriuretischen Peptiden. Zwingend erforderlich zur Diagnose einer Herzinsuffizienz ist die Durchführung einer Echokardiografie. In der Regel können diese Voruntersuchungen herzinsuffizienter Patienten vom Hausarzt angefordert werden.

## 1.4.2 Pathophysiologie

Bei chronischer Herzinsuffizienz mit herabgesetzter kardialer Förderleistung werden unterschiedliche systemische Regulationsphänomene ausgelöst, von denen die Steigerung der Plasmakatecholamine, die Steigerung vasokonstriktorischer Hormone, die erhöhte Aldosteronfreisetzung, die Steigerung des systemischen Gefäßwiderstands, die Zunahme der venösen Füllung und die Downregulation der $\beta_1$-Rezeptoren besondere Bedeutung haben (Tab. 1.**19**).

### Vorwärts- und Rückwärtsversagen

Pathophysiologisch und klinisch wird das erheblich verringerte HZV mit vermindertem Blutauswurf in die arterielle Strombahn („Vorwärtsversagen") vom Rückstau des Blutes mit mangelhafter Entleerung einer oder beider Herzkammern („Rückwärtsversagen") unterschieden.

Beim *Vorwärtsversagen* steht die Minderperfusion des Organismus aufgrund eines ungenügenden Blutauswurfs aus dem Herzen im Vordergrund. Ziel der Kompensationsmechanismen ist es, einen ausreichenden arteriellen Blutdruck aufrechtzuerhalten. Dies wird hauptsächlich über pressorische Reaktionen des Gefäßsystems gewährleistet. So führt eine Aktivierung des sympathischen Nervensystems

Tab. 1.**17** NYHA-Klassifikation der Herzinsuffizienz.

| Stufe | Erläuterung |
|---|---|
| I | Patienten mit Herzerkrankung ohne klinische Symptome und ohne Einschränkung der Leistungsfähigkeit (keine inadäquate Erschöpfung, Rhythmusstörungen, Luftnot oder Angina pectoris) |
| II | Herzerkrankung mit leichter Einschränkung der körperlichen Leistungsfähigkeit, keine Beschwerden in Ruhe, jedoch unter üblicher Belastung |
| III | geringfügige Symptome unter Ruhebedingungen, Leistungsfähigkeit bei Belastung stark eingeschränkt; Symptome der Herzinsuffizienz sind bereits bei geringfügiger Belastung nachzuweisen |
| IV | Symptome bereits unter Ruhebedingungen |

Tab. 1.**18** Einteilung der Herzinsuffizienz in 4 Stadien (American College of Cardiology/American Heart Association).

| Stufe | Erläuterung |
|---|---|
| A | hohes Risiko für das Auftreten einer Herzinsuffizienz wegen vorliegender **Risikofaktoren** (Bluthochruck, Koronarsklerose, Diabetes, Übergewicht etc.), **keine Symptome** einer Herzinsuffizienz |
| B | hohes Risiko für das Auftreten einer Herzinsuffizienz wegen **Herzstruktur- und Herzformveränderungen**, **keine Symptome** einer Herzinsuffizienz |
| C | **strukturelle Herzveränderungen:** Vorliegen von zurückliegenden oder aktuellen **Symptomen** einer Herzinsuffizienz (Kurzatmigkeit, Ödeme usw.) |
| D | **refraktäres Herzversagen:** in diesem Stadium können nur noch drastische Maßnahmen wie z. B. eine Herztransplantation helfen |

Tab. 1.**19** Systemische Regulationsphänomene bei chronischer Herzinsuffizienz.

| Regulationsphänomene |
|---|
| Steigerung der Plasmakatecholamine |
| Steigerung vasokonstriktorischer Hormone:<br>• Angiotensin II<br>• Endothelin I<br>• Vasopressin |
| erhöhte Aldosteronfreisetzung |
| Steigerung des systemischen Gefäßwiderstands |
| Zunahme der venösen Füllung |
| Downregulation der $\beta_1$-Rezeptoren |

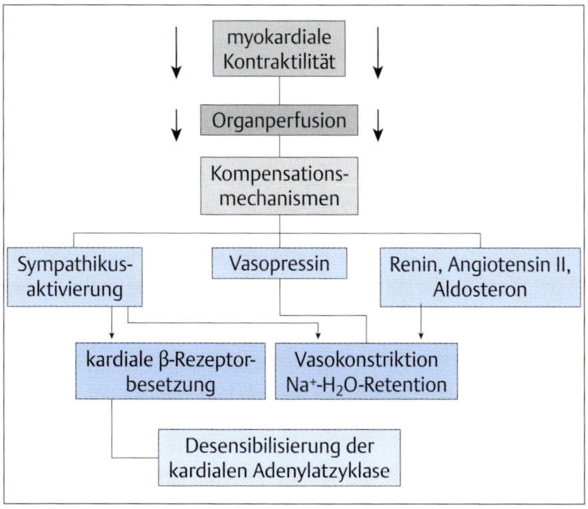


Abb. 1.**8** Kompensationsmechanismen bei chronischer Herzinsuffizienz.

sowie des Renin-Angiotensin-Systems zu einer Steigerung des peripheren Widerstands. Damit wird einem drohenden Abfall des arteriellen Blutdrucks entgegengewirkt, aber auch eine Umverteilung des reduzierten HZV zugunsten der lebenswichtigen Organe erreicht (Abb. 1.**8**).

Beim *Rückwärtsversagen* dominiert das Unvermögen des Ventrikels, das angebotene Blutvolumen diastolisch aufzunehmen und/oder systolisch weiterzutransportieren. Folglich kommt es zu einem Druckanstieg im Vorhof und im venösen System vor dem insuffizienten Ventrikel. Die Flüssigkeitsretention vor dem Ventrikel führt dabei über einen ansteigenden Kapillardruck zur Flüssigkeitstranssudation in das Interstitium.

Die chronische Herzinsuffizienz ist in der Regel durch ein gleichzeitiges Auftreten von Vor- und Rückwärtsversagen gekennzeichnet. Die beobachteten Kompensationsmechanismen sind auch eine Reaktion auf beide Komponenten des in der Pumpfunktion eingeschränkten Ventrikels. So ist z. B. die Flüssigkeitsretention einerseits Folge eines verminderten Abpumpens aus dem venösen Gefäßbett, andererseits aber auch Folge einer reduzierten kardialen Förderleistung. Eine reduzierte Nierendurchblutung führt bei sinkendem Systemdruck und einer Umverteilung des reduzierten HZV über eine Aktivierung des Renin-Angiotensin-Systems ebenfalls zur Flüssigkeitsretention (Hoppe et al. 2005, Böhm 2000).

## Systolische und diastolische Herzinsuffizienz

Neben der sehr häufigen *systolischen Herzinsuffizienz* (etwa 60 % der Patienten) können myokardiale Systemerkrankungen eine *diastolische Herzinsuffizienz* von erheblichem Schweregrad auslösen.

Bei der *systolischen Herzinsuffizienz* steht die verminderte kontraktile Funktion im Vordergrund, die über eine Ventrikeldilatation zu einem verminderten Schlagvolumen führt. Sie ist durch Anstieg der endsystolischen und enddiastolischen Volumina gekennzeichnet, während Schlagvolumen und Ejektionsfraktion abfallen (Abb. 1.**9**). Die linksventrikulären enddiastolischen Drücke steigen bedingt durch erhöhte enddiastolische Volumina an, die die kompensatorische ventrikuläre Dilatation begleiten. Dies resultiert in einer verminderten Versorgung der Peripherie – dem *Vorwärtsversagen* – und einem venösen Rückstau des Blutes – dem *Rückwärtsversagen*. Klassisches Beispiel ist die dilatative Kardiomyopathie (DCM).

Bei der *diastolischen Herzinsuffizienz* führt eine verminderte Relaxationsfähigkeit des Ventrikels oder eine erhöhte Kammersteifigkeit zu einer Behinderung der Ventrikelfüllung in der Diastole. Dabei kommt es zu erhöhten ventrikulären Füllungsdrücken bei einem normalen diastolischen Volumen (Abb. 1.**10**). Der linksventrikuläre enddiastolische

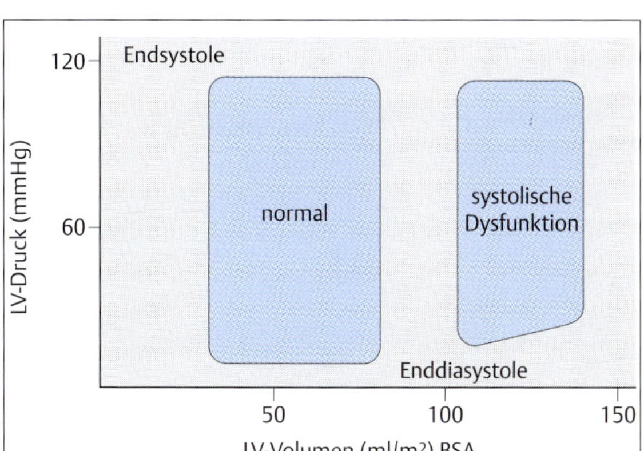


| | normal | systolische Dysfunktion |
|---|---|---|
| – enddiastolisches Volumen (ml/m²) | 80 | 135 |
| – endsystolisches Volumen (ml/m²) | 40 | 105 |
| – Schlagvolumen (ml/m²) | 40 | 30 |
| – Ejektionsfraktion (%) | 50 | 20 |
| – enddiastolischer Druck (mmHg) | 10 | 25 |

Abb. 1.**9** Systolische Dysfunktion.

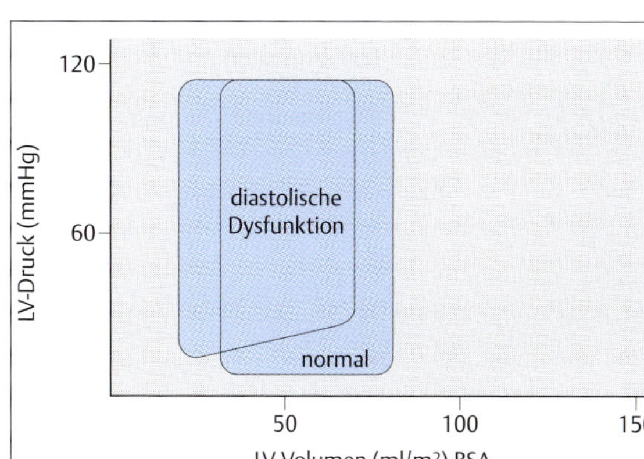


| | normal | diastolische Dysfunktion |
|---|---|---|
| – enddiastolisches Volumen (ml/m²) | 80 | 70 |
| – endsystolisches Volumen (ml/m²) | 40 | 30 |
| – Schlagvolumen (ml/m²) | 40 | 40 |
| – Ejektionsfraktion (%) | 50 | 56 |
| – enddiastolischer Druck (mmHg) | 10 | 25 |

Abb. 1.**10** Diastolische Dysfunktion.

Druck steigt, während das Schlagvolumen und die Ejektionsfraktion unverändert bleiben oder leicht ansteigen. In fortgeschrittenen Stadien führt auch diese Situation zu einem Vorwärts- und Rückwärtsversagen. Ein Beispiel ist die restriktive Kardiomyopathie.

#### Linksherz- und Rechtsherzinsuffizienz

Bei der *Linksherzinsuffizienz* stehen die Folgen eines reduzierten HZV und Rückstaus in die Lungenstrombahn im Vordergrund. Das verminderte HZV führt zu einer eingeschränkten Perfusion des großen Kreislaufs.

Die *Rechtsherzinsuffizienz* ist v. a. durch den Rückstau des Blutes in den venösen Abschnitt des großen Kreislaufs gekennzeichnet. So kommt es zu einem Anstieg des enddiastolischen Druckes im rechten Vorhof und damit zum Anstieg des zentralvenösen Druckes. Die Folgen sind eine Lebervergrößerung, periphere Ödeme und Aszites. Ein verminderter Abfluss von Blut und Lymphe aus dem venösen Gefäßbett von Bronchien und Pleura kann bei Rechtsherzinsuffizienz ebenfalls mit Pleuraergüssen einhergehen.

### 1.4.3 Medikamentöse Therapie der chronischen Herzinsuffizienz

Die medikamentöse Basistherapie der chronischen Herzinsuffizienz besteht in der stadienadaptierten Pharmakotherapie (Tab. 1.**20**).

**ACE-Hemmer.** Sie werden schrittweise bis zu den in großen Therapiestudien verwendeten Maximaldosen auftitriert. Bei älteren Patienten muss die Nierenfunktion initial engmaschig überwacht werden. Dies muss auch perioperativ bedacht werden.

**Cave** Die perioperative Gabe von ACE-Hemmern birgt das Risiko schwerer Hypotensionen unter Anästhesie, insbesondere bei Operationen mit einem hohen Volumenumsatz sowie bei kombinierten Anästhesieverfahren (rückenmarknahe Regionalanästhesie plus Allgemeinanästhesie).

Diese Hypotensionen können darüber hinaus mit Vasopressoren schlecht beeinflussbar sein. Bei betroffenen Patienten sollte die morgendliche Gabe des ACE-Hemmers ausgesetzt werden. Die Wiederaufnahme der Therapie sollte sobald als möglich nach dem chirurgischen Eingriff (idealerweise unmittelbar danach) erfolgen (Priebe 2010).

**Angiotensin-1-Rezeptorenblocker.** Sie sind bei ACE-Hemmer-Intoleranz eine sinnvolle Alternative. Die perioperativ erhöhte Inzidenz von Hypotensionen und die daraus folgenden Empfehlungen sind identisch mit denen der ACE-Hemmer (Priebe 2010).

**β-Blocker.** Sie sind spätestens ab NYHA-Stadium II zusätzlich zu ACE-Hemmern und ggf. Diuretika indiziert sowie bei Patienten mit einer eingeschränkten Pumpfunktion (EF <40 %). Grundsätzlich ist bei β-Blocker-Therapie zu beach-

Tab. 1.**20** Medikamentöse Therapie bei Herzinsuffizienz (Hoppe et al. 2005).

| Medikament | Asymptomatische LV-Dysfunktion/NYHA I | NYHA II | NYHA III | NYHA IV |
|---|---|---|---|---|
| ACE-Hemmer | indiziert | indiziert | indiziert | indiziert |
| β-Blocker (ohne ISA) | nach Myokardinfarkt bei Hypertonie | indiziert* | indiziert* | indiziert* |
| Diuretika (Thiazide) | bei Hypertonie | bei Flüssigkeitsretention oder ehemals vorgelegener Flüssigkeitsretention | indiziert<br>zur Potenzierung der Wirkung der Schleifendiuretika | indiziert<br>zur Potenzierung der Wirkung der Schleifendiuretika |
| Schleifendiuretika | – | bei Flüssigkeitsretention oder ehemals vorgelegener Flüssigkeitsretention | indiziert | indiziert |
| Aldosteronantagonisten | nach Myokardinfarkt | nach Myokardinfarkt | indiziert | indiziert |
| $AT_1$-Rezeptorblocker | bei ACE-Hemmer-Intoleranz | bei ACE-Hemmer-Intoleranz | bei ACE-Hemmer-Intoleranz | bei ACE-Hemmer-Intoleranz |
| Herzglykoside | bei tachysystolischem Vorhofflimmern | bei tachysystolischem Vorhofflimmern<br>im Sinusrhythmus nach Besserung von schwerer Symptomatik ** | indiziert ** | indiziert ** |

ISA: intrinsische sympathomimetische Aktivität; NW: Nebenwirkung.
* Nur bei stabilen Patienten, langsam einschleichend unter engmaschiger Kontrolle; ** mit niedrigen Zielserumspiegeln.

ten, dass für diese Patienten zwar signifikant weniger kardiale Ereignisse nachgewiesen wurden, dafür aber ein erhöhtes Risiko von Schlaganfällen sowohl im perioperativen Setting (Devereaux et al. 2008) als auch im klinischen Alltag besteht (Bangalore et al. 2008). Die aktuellen Empfehlungen zur perioperativen β-Blocker-Therapie unterscheiden sich in den amerikanischen (Fleisher et al. 2007) und europäischen Leitlinien (Priebe 2010, Poldermans et al. 2009) zur perioperativen Evaluation kardialer Risikopatienten. Eine Klasse-I-Empfehlung wird in den amerikanischen Leitlinien nur für diejenigen Patienten ausgesprochen, die sich präoperativ unter einer chronischen β-Blocker-Einnahme befinden. Das bedeutet in der klinischen Praxis, dass ein Patient, der perioperativ infolge seiner Herzinsuffizienz chronisch β-Blocker einnimmt, diesen auch am Operationstag einnehmen muss.

In den Europäischen Leitlinien finden sich *darüber hinaus* noch 2 Klasse-I-Empfehlungen zur perioperativen β-Blocker-Therapie bei Hochrisikoeingriffen sowie bei Patienten mit bekannter koronarer Herzkrankheit oder Nachweis einer Myokardischämie im präoperativen Belastungstest. In jedem Fall sollte die Initiierung der β-Blocker-Therapie mindestens 1 Woche vor dem operativen Eingriff erfolgen.

**Merke** Die perioperative Herzfrequenz sollte bei 60–80 Schlägen/min unter Vermeidung eines Hypotonus (systolischer Blutdruck größer 100 mmHg) liegen.

**Aldosteronantagonisten.** Sie werden bei höheren NYHA-Stadien niedrig dosiert additiv zu ACE-Hemmern, Betablockern und Diuretika verordnet (NYHA III und IV).

**Cave** Vorsicht ist geboten bei Niereninsuffizienz mit einem Kreatininwert von über 2,5 mg/dl sowie Hyperkaliämie mit einem Kaliumwert von mehr als 5 mmol/l.

Aldosteronantagonisten sollten am Operationstag eingenommen werden.

**Diuretika.** Sie werden bei dekompensierter Herzinsuffizienz mit aktueller Flüssigkeitsretention oder bei chronischer Ödemneigung (peripher, pulmonal) verordnet (ab NYHA III oder bei Zeichen der kardialen Dekompensation). Präoperativ sollten Elektrolytstörungen vor dem chirurgischen Eingriff korrigiert werden. Zurzeit wird empfohlen, Diuretika bei herzinsuffizienten Patienten bis zum Operationstag weiterzugeben, intraoperativ bei Bedarf i. v. zu verabreichen und sobald als möglich postoperativ die orale Therapie fortzuführen.

**Glykoside.** Sie werden zur Frequenzkontrolle bei tachysystolischem Vorhofflimmern sowie ab NYHA-Stadium III eingesetzt. Bei einer Auswurffraktion von unter 40 % und noch bestehendem Sinusrhythmus wirken sich Glykoside kombiniert mit ACE-Hemmern günstig auf kardiale Funktion, subjektives Wohlbefinden und durch Herzinsuffizienz bedingte Hospitalisierungen aus. Glykoside werden präoperativ weitergegeben.

**Weitere Pharmaka.** Bei speziellen Indikationen kommen *Vasodilatatoren* (bei ACE-Hemmer-Intoleranz und bei pulmonaler Hypertonie), *Amiodaron* (bei ventrikulären und supraventrikulären Rhythmusstörungen) und *Antikoagulation* (bei linksventrikulärem Aneurysma) zum Einsatz (Hoppe et al. 2005, Brenner et al. 2009; Tab. 1.**20**).

### 1.4.4 Präoperative Evaluierung und Maßnahmen

Der Sinn präoperativer Risikostratifizierung des herzinsuffizienten Patienten erfordert:

- eine Evaluation des aktuellen medizinischen Status,
- die Erstellung eines klinischen Risikoprofils sowie
- die Erarbeitung von Empfehlungen zur Risikobehandlung über die gesamte perioperative Phase.

Hierbei kommt dem prämedizierenden Anästhesisten eine wichtige Rolle zu. Er begutachtet die verfügbaren Patientendaten, erhebt Anamnese und körperliche Untersuchung, verifiziert den Schweregrad und die Stabilität des kardiovaskulären Status und beurteilt, ob der Patient im optimalen Zustand ist oder ob dieser noch verbessert werden kann (Möllhoff et al. 2001a, Möllhoff u. Rolf 1997).

**Prämedikationssprechstunde.** Viele Patienten kommen bereits mit der oben erwähnten Medikation der Grunderkrankung zur Prämedikationssprechstunde. Grundsätzlich sollte die medikamentöse Therapie bis zum Operationstag fortgeführt werden. Lediglich bei der Gruppe der ACE-Hemmer bzw. $AT_1$-Antagonisten sollte präoperativ eine Risikoabwägung erfolgen und diese Medikation evtl. erst unmittelbar postoperativ weitergeführt werden.

**Merke** Zurzeit empfiehlt sich bei großen chirurgischen Eingriffen, die mit einem hohen Volumenumsatz einhergehen oder bei denen ein kombiniertes Anästhesieverfahren angewandt wird, ACE-Hemmer bzw. $AT_1$-Antagonist am Operationstag erst unmittelbar postoperativ zu geben oder die Gabe auf den ersten postoperativen Tag zu verschieben. Die Gabe von Diuretika vor kleinen chirurgischen Eingriffen kann häufig ebenfalls erst postoperativ erfolgen.

**Risikoeinschätzung.** Zur präoperativen Risikoeinschätzung kardialer Risikopatienten gibt es in der aktuellen Literatur mehrere Empfehlungen (Eagle et al. 2002, Lee et al. 1999). Sie basieren alle auf der Bestimmung des modifizierten kardialen Risikoindex nach Lee, der aktuellen körperlichen Belastbarkeit der Patienten, der Beurteilung des durch den Eingriff ausgeübten Risikos und den Ergebnissen der eventuell durchgeführten nicht invasiven und/oder invasiven Untersuchungsergebnisse.

Eine der am besten dokumentierten Untersuchungen zur Prädiktion kardialer Komplikationen bei nicht herzchirurgischen Eingriffen ist von Lee und Mitarbeitern an über 4315 Patienten evaluiert worden (Lee et al. 1999). In Abhängigkeit von verschiedenen Risikofaktoren konnte bei Vorliegen spe-

Tab. 1.**21** Modifizierter kardialer Risikoindex nach Lee.

| Risikofaktoren |
|---|
| koronare Herzkrankheit<br>• abgelaufener Myokardinfarkt<br>• Angina pectoris<br>• Nitroglyzerin<br>• positiver Stresstest |
| Herzinsuffizienz |
| zerebrovaskuläre Erkrankung<br>• TIA<br>• Apoplex |
| Diabetes mellitus |
| chronische Niereninsuffizienz |

zifischer Risikofaktoren das Auftreten kardialer Komplikationen vorhergesagt werden. In den aktuellen Leitlinien aus Amerika (Fleisher et al. 2007) und Europa (Priebe 2010, Poldermans et al. 2009) wurden die von Lee beschriebenen Risikofaktoren für das Auftreten kardialer Komplikationen leicht modifiziert (Tab. 1.**21**).

Zur präoperativen Risikoeinschätzung gehört ebenfalls die Bestimmung der aktuellen Belastbarkeit des Patienten (Hlatky et al. 1989; Tab. 1.**22**). Eine ausreichende Belastbarkeit setzt das Erreichen von ≥4 METs (metabolische Äquivalente) bei einem symptomfreien Patienten voraus.

Auch der chirurgische Eingriff spielt eine Rolle in der Vorhersage kardialer Komplikationen bei Herzinsuffizienz (Tab. 1.**23**).

**Tests.** Grundvoraussetzung für die Anordnung weiterer Tests ist in jedem Fall die durch das Untersuchungsergebnis erwartete Optimierung des Patienten durch spezifische Therapiemaßnahmen.

> **Merke** Patienten, bei denen eine Optimierung nicht erwartet werden kann, sollten auch nicht weiteren invasiven Tests, die ebenfalls mit einem gewissen Risiko einhergehen, unterzogen werden. Dies sollte auf dem Narkoseprotokoll dokumentiert werden.

Tab. 1.**22** Geschätzter Energieverbrauch für verschiedene Tätigkeiten.

| MET | Tätigkeiten |
|---|---|
| 1 | Können Sie allein essen und die Toilette benutzen? |
| 2 | Können Sie sich allein anziehen? |
| 3 | Können Sie um 1 oder 2 Wohnblöcke laufen? |
| 4 | Können Sie leichte Tätigkeiten im Haushalt, wie Geschirrspülen oder Staubwischen, erledigen? |
| 5 | Können Sie eine Etage Treppensteigen oder bergan gehen? |
| 6 | Führen Sie leichte Freizeitaktivitäten (z. B. Kegeln, Radfahren, Tanzen) aus? |
| 7 | Können Sie mit ca. 6 km/h joggen? |
| 8 | Können Sie anstrengende Arbeit im Haushalt verrichten (Treppenflur wischen, Möbel anheben und bewegen)? |
| 9 | Können Sie einen Dauerlauf über eine kurze Distanz bewältigen? |
| 10 | Können Sie an mäßig belastenden sportlichen Aktivitäten (Golfspielen, Bowling, Tanzen, Tennis-Doppel) teilnehmen? |
| >10 | Nehmen Sie an anstrengenden Sportarten teil (Schwimmen, Tennis-Einzel, Fußball, Basketball, Handball, Skifahren)? |

MET: metabolisches Äquivalent.

**Labor.** Die präoperative routinemäßige Bestimmung *kardialer Biomarker* wie Troponin zur Vermeidung kardialer Ereignisse wird nicht empfohlen (Priebe 2010). Bei Unsicherheit über den koronaren Status des Patienten kann die Bestimmung des präoperativen Troponinspiegels allerdings sinnvoll sein.

Bis vor wenigen Jahren gab es keine spezifischen Laboruntersuchungen für die Diagnostik einer Herzinsuffizienz. Mit der Bestimmung des natriuretischen Peptids NT-proBNP steht neuerdings ein hoch sensitiver diagnostischer Marker für die Herzinsuffizienz zur Verfügung (Hammill et al. 2008,

Tab. 1.**23** Kardiale Risikostratifizierung gemäß chirurgischem Risiko.

| Risikoeinstufung | Eingriffstyp |
|---|---|
| hohes operatives Risiko (Komplikationsrate >5 %) | große arterielle Gefäßoperationen |
| mittleres operatives Risiko (Komplikationsrate <1–5 %) | intraperitoneale und intrathorakale Eingriffe, Karotis-TEA, endovaskuläre Eingriffe (Stent), Eingriffe der HNO und Orthopädie, Prostatachirurgie |
| geringes Operationsrisiko (Komplikationsrate <1 %) | oberflächliche Chirurgie, Mammachirurgie, endoskopische Operationen, Katarakt, ambulante Chirurgie |

Fleisher 2008, Cuthbertson et al. 2007). Dieser Test besitzt eine hohe negativ prädiktive Wertigkeit und kann bei Resultaten im Normbereich eine klinisch relevante Herzinsuffizienz mit großer Wahrscheinlichkeit ausschließen. Darüber hinaus kommt er in der Notfallaufnahme zur Differenzierung zwischen kardial und nicht kardial bedingter Luftnot zum Einsatz (Nielsen et al. 2004). NT-proBNP ist darüber hinaus ein zusätzlicher sowie unabhängig prognostischer Wert für perioperative kardiale Komplikationen.

**Merke** Ein Regeleingriff muss bei Vorliegen eines instabilen koronaren Syndroms, dekompensierter Herzinsuffizienz, signifikanten Arrhythmien sowie bei schweren Klappenerkrankungen unterbleiben (Fleisher et al. 2007).

**Präoperative Untersuchungen.** Einen Überblick über routinemäßig durchzuführende präoperative Untersuchungen und zusätzliche fakultative Tests gibt Tab. 1.**24**.

Hierbei ist Folgendes zu beachten (Cremers et al. 2007):

- Das *EKG* zeigt bei der chronischen Herzinsuffizienz keine spezifischen Zeichen. Blockbilder, Extrasystolen, Zeichen der linksventrikulären Hypertrophie sowie Hinweise für abgelaufene Myokardinfarkte können jedoch auf eine kardiale Grunderkrankung mit der möglichen Folge einer Herzinsuffizienz hinweisen.
- Die Sensitivität einer *Röntgenthoraxuntersuchung* zur Diagnose einer Herzinsuffizienz ist relativ gering und sollte nur bei klinischem Verdacht auf einen die Therapie beeinflussenden Befund durchgeführt werden. Eine Studie an sog. „routinemäßig" durchgeführten präoperativen Röntgenaufnahmen ergab, dass es nur in 4% zu unerwarteten Befunden kam. Therapieänderungen, die durch eine Röntgenuntersuchung herbeigeführt wurden, fanden nur in den wenigsten Fällen statt. Dementsprechend ist ein diagnostischer Wert für die präoperative Risikoabklärung bei Herzinsuffizienz des „Routine-Thorax" nicht gegeben (Eagle et al. 2002). Bei klinischem Verdacht auf einen die Therapie beeinflussenden Befund ist diese Untersuchung für den Patienten natürlich wichtig und sollte dann unbedingt durchgeführt werden.
- Die *Echokardiografie* ist ein bildgebendes Verfahren, mit dem mit besonders hoher Sensitivität und Spezifität Pumpfunktionsstörungen und insbesondere Klappenvitien diagnostiziert werden können. Sie hat zweifelsfrei die größte Bedeutung in der *Erstdiagnose* einer Herzinsuffizienz. Die Echokardiografie kann allerdings bei einer anamnestisch bekannten oder ausreichend vordiagnostizierten Herzinsuffizienz keinen signifikanten Beitrag zur Risikoreduktion leisten. So kann man auf sie in der „routinemäßigen" Vorbereitung des herzinsuffizienten Patienten verzichten. Sie ist nur indiziert bei neu aufgetretener oder schlecht eingestellter Herzinsuffizienz (Eagle et al. 2002).
  In einer kürzlich veröffentlichten Untersuchung wird diese Empfehlung allerdings von der Gruppe um den Kardiologen Poldermans angezweifelt, der bei offen durchgeführten gefäßchirurgischen Eingriffen nachgewiesen hat, dass selbst die asymptomatische linksventrikuläre Dysfunktion einen prädiktiven Wert für die 30-Tage- sowie Langzeitüberlebensrate hat. Er empfiehlt als Schlussfolgerung aus seiner Untersuchung, dass zur präoperativen Risikoquantifizierung kardialer Risikopatienten auch eine echokardiografische Untersuchung durchgeführt werden sollte (Flu et al. 2010).
- Ein *Stresstest* (z. B. Dobutamin Stressechokardiografie) wird bei V. a. eine KHK vor Hochrisikoeingriffen empfohlen, wenn der Patient 3 oder mehr klinische Risikofaktoren des modifizierten kardialen Risikoindex bei gleichzeitigem Vorliegen einer eingeschränkten körperlichen Belastbarkeit von weniger als 4 MET aufweist (Fleisher et al. 2007).
- *Dipyridamol-Thallium-Szintigrafie* macht nur Sinn bei Vorliegen einer KHK.
- Die *Herzkatheteruntersuchung* erlaubt im Rahmen der Diagnostik der Herzinsuffizienz Aussagen über die Druckverhältnisse im großen und kleinen Kreislauf und über das HZV. Da jedoch der Nutzen einer Koronarangiografie zur perioperativen Risikostratifizierung vor nicht kardiochirurgischen Eingriffen nicht belegt ist, beschränken sich die Empfehlungen auf Indikationen, die auch für den nicht perioperativen Bereich gelten. Sie wird empfohlen: bei Patienten mit akutem STEMI, NSTEMI, instabiler Angina pectoris sowie therapieresistenter Angina pectoris.
- *Computertomografie* und *Kernspintomografie* dienen im Wesentlichen der Klärung spezieller Fragen, insbesondere der Diagnostik von Vitien oder Veränderungen parakardialer Gewebe (Tumoren, Ergüsse etc.).

Tab. 1.**24** Präoperative Untersuchungsverfahren.

| Obligat | Fakultativ |
|---|---|
| Anamnese | Röntgenthorax |
| klinische Untersuchung | Echokardiografie |
| Ruhe-EKG | Herzkatheter |
| Laboruntersuchungen<br>• Elektrolyte<br>• Kreatinin<br>• Blutzucker<br>• evtl. BNP<br>• Troponin | Computertomografie |
| Echokardiografie (?) | Kernspintomografie |
| | Belastungs-EKG |
| | Dobutamin-Stress-Echokardiografie |
| | Dipyridamol-Thallium-Szintigrafie |

## 1.4.5 Perioperatives anästhesiologisches Management

Im Wesentlichen gefährden 3 perioperative Faktoren den Patienten mit Herzinsuffizienz (Böhm 2000):

- Wirkungen der Anästhetika,
- Volumengaben während der Narkose, die häufig bei Volumenverlust mit Hypotension notwendig werden,
- Sympathikusaktivierung mit Auslösung von Rhythmusstörungen oder einem kardialen Pumpversagen.

Die Herzauswurfleistung ist durch den Kontraktilitätszustand des Herzens und den Kontraktionszustand der glatten Gefäßmuskulatur bedingt, was Kontraktilität, Vor- und Nachlast und somit die Herzauswurfleistung beeinflusst. Alle im Rahmen einer Narkose verabreichten Substanzen haben potenzielle Wirkungen auf diese physiologischen Parameter. Zur Prämedikation werden anxiolytische Substanzen verabreicht. Je ausgeprägter sich die Herzinsuffizienz darstellt, desto zurückhaltender sollte die Prämedikation erfolgen. Zu hoch dosierte Substanzen führen zu einer ausgeprägten Senkung des Sympathikotonus mit ausgeprägten Blutdruckabfällen. Bei höherem Schweregrad der Herzinsuffizienz kann eine Dosisreduktion oder gar ein Verzicht auf die Prämedikation notwendig werden.

### Perioperatives Monitoring

Zum Basismonitoring gehören:

- Elektrokardiogramm (vorzugsweise 5-Kanal-EKG mit ST-Segmentanalyse),
- automatische, nicht invasive Blutdruckmessung,
- Pulsoxymetrie,
- Kapnometrie,
- Messung der Körpertemperatur (Möllhoff u. Rolf 1997).

Je nach Eingriff oder auch Ausprägung der Herzinsuffizienz erfolgt zusätzlich die invasive arterielle Blutdruckmessung, das Legen eines zentralen Venenkatheters, eines Blasenkatheters und die Überwachung des Patienten mittels transösophagealer Echokardiografie.

Der Einsatz des pulmonalarteriellen Katheters bei kardialen Risikopatienten ist seit Veröffentlichung der Connors-Studie stetig zurückgegangen (Connors et al. 1996). Er wird kaum noch empfohlen.

Bei der transösophagealen Echokardiografie spielt die Erfahrung des Untersuchenden eine herausragende Rolle. Darüber hinaus ist zu beachten, dass bei den meisten operativen Eingriffen die transösophageale Echokardiografie bei Ein- und Ausleitung des Patienten nicht zur Verfügung steht. Ein- und Ausleitungsphase sind nachgewiesenermaßen die Zeitpunkte, bei denen die meisten kardialen Komplikationen zu erwarten sind.

### Wirkungen der Allgemeinanästhetika

**Intravenöse Anästhetika.** Alle intravenösen Anästhetika können bei der Einleitung der Allgemeinanästhesie, eine vorsichtige Titration vorausgesetzt, verwendet werden

Tab. 1.**25** Kardiovaskuläre Wirkungen der intravenösen Anästhetika.

| | MAP | Hf | HZV | SVR |
|---|---|---|---|---|
| Etomidat | ↔ | ↔ | ↔ | ↔ |
| Thiopental | ↓ | ↑ | ↓ | ↔↓ |
| Propofol | ↓ | ↓ | ↔ ↓ | ↓ |
| Ketamin | ↑↑ | ↑↑ | ↑ | ↑ |

Hf: Herzfrequenz, HZV: Herzzeitvolumen, MAP: mittlerer arterieller Blutdruck, SVR: systemischer vaskulärer Widerstand.

(Tab. 1.**25**). In der Regel werden sie mit einem Opioid kombiniert, da dieses keine kardiovaskulären Nebenwirkungen aufweist.

**Merke** Besondere Vorsicht ist bei dem kurz wirksamen Remifentanil geboten, da die vollständige Unterdrückung des Sympathikotonus bei der Einleitung der Anästhesie von ausgeprägten Blutdruckabfällen begleitet werden kann.

Die fehlenden kardiovaskulären Nebenwirkungen von *Etomidat* heben dieses Medikament als ideales Einleitungsanästhetikum bei kardial kompromittierten Patienten hervor. *Ketamin* kann durch Steigerung des Sympathikotonus die Kontraktilität erhöhen und zu einem ausgeprägten Blutdruckanstieg und Steigerung der Herzfrequenz führen. Bei bereits dekompensierter Herzinsuffizienz sind diese Eigenschaften vorteilhaft. Gelegentlich allerdings werden auch Herzrhythmusstörungen induziert und der myokardiale und zerebrale Sauerstoffverbrauch wird erhöht.

**Inhalationsanästhetika.** Alle Inhalationsanästhetika haben negativ inotrope Wirkungen (Tab. 1.**26**). Diese kardiodepressive Wirkung von Inhalationsanästhetika ist bei der Anästhesie zu berücksichtigen.

**Merke** Inhalationsanästhetika sollten nach Wirkung titriert werden und im Zusammenhang mit einer balancierten Anästhesie evtl. auch in Kombination mit einem rückenmarknahen Verfahren Anwendung finden.

Neben den direkten Wirkungen von Inhalationsanästhetika auf die Kontraktilität interagiert insbesondere Halothan auch mit Katecholaminen und kann deren proarrhythmische Wirkung verstärken. Die proarrhythmische Wirkung wird am geringsten durch Isofluran, Sevofluran und Desfluran induziert, weshalb diese Inhalationsanästhetika am häufigsten bei herzinsuffizienten Patienten eingesetzt werden. Bei Desfluran ist darauf zu achten, dass bei rascher Vertiefung der Anästhesie ebenfalls eine Steigerung des Sympathikotonus mit Blutdruckanstieg und Tachykardie ausgelöst werden kann.

Die proarrhythmische Wirkung hängt davon ab, wie stark die präganglionäre sympathische Aktivität durch Inhalationsanästhetika gehemmt ist. Ist die Narkose tief genug,

Tab. 1.26 Kardiovaskuläre Wirkungen der Inhalationsanästhetika.

| | Halothan | Enfluran | Isofluran | Desfluran | Sevofluran |
|---|---|---|---|---|---|
| **Inotropie** | --- | --/--- | -/-- | -/-- | -/-- |
| **SVR** | o/- | - | -- | - | - |
| **HZV** | -- | -- | o/- | o/+ | o/- |
| **koronarer Gefäßwiderstand** | o/- | o/- | -/-- | o/- | o/- |
| **Arrhythmogenität** | +++ | ++ | + | + | + |

HZV = Herzzeitvolumen, SVR = systemischer vaskulärer Widerstand.

werden nur die Wirkungen exogener Katecholamine, nicht aber endogener Katecholamine verstärkt.

**Merke** Hervorzuheben ist die kardioprotektive Wirkung der volatilen Anästhetika durch Nachahmung der ischämischen Präkonditionierung.

Ischämische Präkonditionierung bezeichnet intentionelle Episoden kurzzeitiger myokardialer Ischämie, die keinen irreparablen Schaden verursachen (Heusch et al. 1996). Hierdurch wird die Resistenz des Myokards gegenüber den Folgen einer länger dauernden Ischämie gesteigert. Es ist der wirkungsvollste Mechanismus zur Verzögerung eines Myokardinfarktes (Murry et al. 1990, Novalija et al. 1999). Die Mechanismen der ischämischen Präkonditionierung werden in der Freisetzung protektiver Substanzen gesehen. Eine Beteiligung von Adenosin, Azetylcholin, Angiotensin II, Bradykinin, Endothelin und anderen wurde nachgewiesen. Als möglicher Effektor der ischämischen Präkonditionierung wird dabei die Aktivierung mitochondrialer, ATP-abhängiger Kaliumkanäle angesehen (Garlid et al. 1997). Die Bedeutung der ischämischen Präkonditionierung beim Menschen zeigte sich u.a. in einer signifikant niedrigeren Infarktgröße bei Patienten, die vor der Thrombolysetherapie unter Angina pectoris litten. Bei Patienten ohne Angina war das Infarktareal signifikant größer und demzufolge die Komplikationsrate höher. Sowohl in tierexperimentellen Arbeiten (Novalija et al. 1999, Meissner et al. 1998, Möllhoff et al. 2001b) als auch im klinischen Einsatz (Sevofluran und Desfluran; De Hert et al. 2003) wurde nachgewiesen, dass volatile Anästhetika die ischämische Präkonditionierung nachahmen und somit das Herz bei einem ischämischen Ereignis schützen können.

**Cave** Auf den Einsatz von Lachgas sollte bei der Anästhesie herzinsuffizienter Patienten verzichtet werden.

## Regionalanästhesie

Grundsätzlich können alle Regionalanästhesieverfahren bei herzinsuffizienten Patienten zum Einsatz kommen. Gerade die rückenmarknahe Anästhesie kann durch Senkung der Vor- und Nachlast des Herzens günstigen Einfluss auf die kardiale Situation des herzinsuffizienten Patienten haben. Zu starke Ausbreitungen der Spinal- oder Epiduralanästhesie sollten vermieden werden. Katheterverfahren haben wegen der besseren Steuerbarkeit der Ausbreitung klare Vorteile gegenüber den Single-Shot-Verfahren. Volumen und Vasopressorentherapie sind an die jeweiligen Kreislaufverhältnisse anzupassen. Bei Rückbildung der Sympathikolyse kommt es zu einem relativen Volumenüberschuss, der zu einer Dekompensation der Herzinsuffizienz führen kann.

**Cave** Bei manifester Herzinsuffizienz ist eine rückenmarknahe Anästhesie nur mit äußerster Vorsicht und unter Bereithaltung von exogenen Katecholaminen durchzuführen, da es mit hoher Ausbreitung und Blockade der Nn. accelerantes zu einer Dekompensation des herzinsuffizienten Patienten kommen kann. Die Single-Shot-Spinal- und Periduralanästhesie sollten bei manifester Herzinsuffizienz nicht zum Einsatz kommen.

Auf der anderen Seite können gerade diejenigen Patienten, deren Herzinsuffizienz durch eine koronare Herzkrankheit bedingt ist, von der thorakalen Periduralanästhesie (in der Regel in Kombination mit einer Allgemeinanästhesie) profitieren. Rodgers und Mitarbeiter analysierten in einer Metaanalyse 141 randomisierte Studien mit insgesamt 9559 Patienten, die intraoperativ entweder eine Peridural- oder Spinalanästhesie erhielten (Rodgers et al. 2000). Die Mortalität bei Patienten mit einer Regionalanästhesie innerhalb von 30d nach der Randomisierung war im Gegensatz zur Allgemeinanästhesie um 30% reduziert, ebenso die Inzidenz an Myokardinfarkten. Darüber hinaus führte die Regionalanästhesie zu einer Reduktion von Venenthrombosen, Lungenembolie, Transfusionen, Pneumonie und respiratorischer Insuffizienz. Kardiale Komplikationen waren insbesondere bei Anwendung der thorakalen Periduralanästhesie reduziert.

In einer weiteren Metaanalyse wurden erstmals nur Patienten eingeschlossen, bei denen die Periduralanästhesie in der postoperativen Phase über mindestens 24h aufrechterhalten wurde. Bei der Analyse wurden 11 Studien mit insgesamt 1173 Patienten eingeschlossen. Der systematische Review der Studien zeigte signifikant weniger postoperative Myokardinfarkte in der Gruppe der Patienten, die eine thorakale Epiduralanalgesie erhielten (Beattie et al. 2001). Sie war der lumbalen Periduralanästhesie klar überlegen.

In einer großen retrospektiven Untersuchung an knapp 90000 Patienten konnte die 30-Tage-Mortalität nach großen, nicht herzchirurgischen Eingriffen durch den Einsatz der thorakalen Periduralanästhesie von 2,0% auf 1,7% gesenkt werden. Allerdings wurde das Signifikanzniveau gerade erreicht und die Autoren warnen daher vor einer Überinterpretation der Ergebnisse (Wijeysundera et al. 2008).

Zusätzliche positive Effekte der thorakalen Periduralanästhesie beinhalten:

- weniger pulmonale Komplikationen,
- niedrigere Dauer der postoperativen Nachbeatmung,
- niedrigere Inzidenz notwendig gewordener Reintubationen,
- schnellere Wiederherstellung der gastrointestinalen Funktion sowie eine frühere Mobilisation der Patienten (Gottschalk 2010).

All dies sind Vorteile des Regionalanästhesieverfahrens, von denen auch herzinsuffiziente Patienten profitieren können.

In der Tumorchirurgie konnte in ersten Untersuchungen ein positiver Einfluss der Periduralanästhesie auf das Wiederauftreten des Tumorleidens nachgewiesen werden (Wuethrich et al. 2010, Snyder et al. 2010, Gottschalk et al. 2010).

### Volumengabe

Diuretisch vorbehandelte Patienten sind durch massive Blutdruckabfälle gefährdet, falls eine Reduktion der kompensatorisch erhöhten kardialen Füllung nicht ausgeglichen wird. Eine intraoperative Volumengabe ist häufig notwendig, da viele Anästhetika über eine venöse Dilatation die Vorlast des Herzens senken können und damit zu einer Abnahme der Herzauswurfleistung beitragen. Zusätzlich kommt bei fast allen Substanzen die arterielle Vasodilatation hinzu, die den erstgenannten Effekt noch verstärkt. Bei ausreichender Narkosetiefe kann dementsprechend der Blutdruck oft nicht aufrechterhalten werden. Die intravenöse Volumengabe während der Operation soll die Nierenfunktion erhalten, ohne zu einer Akkumulation von Wasser in der Lunge bei eingeschränkter Pumpfunktion zu führen. Insbesondere die Gefahr eines Lungenödems ist bei Volumengabe größer als eine Überlastung des rechten Ventrikels, der den Frank-Starling-Mechanismus besser nutzen kann. Dementsprechend muss intraoperativ eine Volumengabe vorsichtig erfolgen. Bei eingeschränkter Pumpfunktion sollte der zentrale Venendruck 16 mmHg nicht überschreiten (Böhm 2000).

**Sympathikusaktivierung mit Auslösung von Rhythmusstörungen oder einem kardialen Pumpversagen.** Ist die Narkosetiefe unter Umständen nicht tief genug, kann eine Aktivierung des sympathischen Nervensystems erfolgen. Insbesondere in der prä- und postoperativen Phase ist die Aktivierung des sympathischen Nervensystems oft durch Schmerzreize stark ausgeprägt. Dementsprechend kommt es zu einer Verschiebung des Herzfrequenzspektrums hin zu höheren Frequenzen während der postoperativen Phase. Erwartungsgemäß wurde beobachtet, dass Arrhythmien und Herzinfarkte insbesondere in der frühen postoperativen Phase auftreten und eng mit einer höheren Herzfrequenz assoziiert sind (Böhm 2000). Dies führt selbstverständlich auch zu den Komplikationen einer Herzinsuffizienz wie Pumpversagen und Lungenödem.

**Merke** Idealerweise sollte bereits präoperativ die postoperative Schmerztherapie geplant werden. Hierbei spielen die patientenkontrollierten Verfahren sowohl intravenös als auch regional eine immanent wichtige Rolle (Möllhoff et al. 2001c).

Da eine *Hypothermie* nachgewiesenermaßen die Inzidenz perioperativer kardialer Komplikationen bei Risikopatienten erhöht, ist auf eine aktive Wärmezufuhr zu achten (Frank et al. 1997).

## 1.4.6 Postoperatives Management

Gewebeverletzungen und operative Eingriffe führen zu einer komplexen und lang anhaltenden Aktivierung des nozizeptiven Systems. Unabhängig vom Ausmaß eines Operationstraumas kann daher eine außerordentlich belastende Befindensbeeinträchtigung durch Schmerzen auftreten. Bei Patienten mit zusätzlichen Begleiterkrankungen oder bei Fortbestehen der schmerzhaften Stimuli über das eigentliche Trauma hinaus kann dies den Operationserfolg gefährden. Eine konsequente und effektive intra- und postoperative Schmerztherapie kann daher die perioperative Erholung fördern und die Komplikationswahrscheinlichkeiten reduzieren. Dies ist gerade beim herzinsuffizienten Patienten zu beachten, da eine Steigerung des Sympathikotonus in der postoperativen Phase mit einer Nachlaststeigerung und der Gefahr der kardialen Dekompensation einhergehen kann.

Grundsätzlich haben die patientenkontrollierten Verfahren der Schmerzausschaltung (intravenös oder regional) Vorteile. Insbesondere regionale Analgesieverfahren (rückenmarknahe Analgesie und periphere Nervenblockaden) gelten in diesem Zusammenhang als hoch wirksame Methode. Die Schmerzen bei Bewegung sind geringer als während systemischer Analgesie, sodass die Mobilisation der Patienten und die Physiotherapie weniger beeinträchtigt sind. Die perioperative Stressreaktion wird besonders gut gedämpft. Dieser Effekt könnte bei Risikopatienten zu einer Reduktion der postoperativen Morbidität und Mortalität beitragen (Möllhoff et al. 2001c). Für die Epiduralanalgesie wurde in Metaanalysen und Übersichtsarbeiten gezeigt, dass sich nicht nur die Mortalität senken lässt; auch Herzinfarkte, thromboembolische Komplikationen, respiratorische Störungen und gastrointestinale Komplikationen traten seltener auf. Ein wichtiger Aspekt kommt jedoch der Höhe der Punktion zu; einige Vorteile der Epiduralanalgesie können nur bei thorakaler Platzierung des Katheters nachgewiesen werden (s. o.). Die perioperative Immunsituation des Patienten wird durch eine verbesserte kontinuierliche Analgesie, wie sie durch eine Epiduralanalgesie erreicht wird, ebenfalls verbessert.

**Merke** Ausschlaggebend für die Verbesserung der postoperativen Erholung ist die Nutzung der regionalen Verfahren im Rahmen eines multimodalen Behandlungskonzepts. Hierbei werden die Blockade der perioperativen Stressreaktion sowie die optimierte postoperative Analgesie für weitere wichtige Behandlungsmaßnahmen genutzt: Frühmobilisation, frühzeitige enterale Ernährung, Frühextubation und respiratorische Therapie.

Weitere wichtige Punkte der postoperativen Betreuung zielen auf die Gewährleistung der Normothermie, eines optimalen Sauerstoffangebots, der Bilanzierung von Ein- und Ausfuhr sowie der frühzeitigen Wiederaufnahme der Basismedikation des Patienten. Die Aufnahme des Patienten auf eine Intensivstation oder eine perioperative Anästhesiestation ist großzügig zu stellen.

**Kernaussagen**

- Häufigste Ursache einer Herzinsuffizienz ist die koronare Herzkrankheit.
- Pathophysiologisch und klinisch werden bei der Herzinsuffizienz ein Vorwärts- und Rückwärtsversagen, eine systolische von einer diastolischen Herzinsuffizienz sowie eine Links- von einer Rechtsherzinsuffizienz unterschieden. Über Kompensationsmechanismen versucht der Körper, einen ausreichenden arteriellen Blutdruck aufrechtzuerhalten (z. B. Aktivierung des Sympathikus und des Renin-Angiotensin-Systems).
- Die präoperative Evaluation beinhaltet den modifizierten kardialen Risikoindex, die Beurteilung der Belastbarkeit sowie die Art des chirurgischen Eingriffs.
- Die fehlenden kardiovaskulären Nebenwirkungen von Etomidat heben dieses Medikament als ideales Einleitungsanästhetikum hervor. Die Inhalationsanästhetika haben infolge ihrer myokardprotektiven Wirkung Vorteile bei kardial kompromittierten Patienten. Auf den Gebrauch von Lachgas sollte verzichtet werden.
- Bei manifester Herzinsuffizienz ist eine rückenmarknahe Anästhesie nur mit äußerster Vorsicht und unter Bereithaltung von exogenen Katecholaminen durchzuführen, da es mit hoher Ausbreitung und Blockade der Nn. accelerantes zu einer Dekompensation des herzinsuffizienten Patienten kommen kann. Die Single-Shot-Spinal- und Periduralanästhesie sollten bei manifester Herzinsuffizienz nicht zum Einsatz kommen.
- Eine effektive intra- und postoperative Schmerztherapie kann die perioperative Erholung fördern und die Komplikationswahrscheinlichkeiten reduzieren.

## Literatur


Bangalore S, Wild D, Parkar S et al. Beta-blockers for primary prevention of heart failure in patients with hypertension: insights from a meta-analysis. J Am Coll Cardiol 2008; 52: 1062–1072

Beattie WS, Badner NH, Choi P. Epidural analgesia reduces postoperative myocardial infarction: a meta-analysis. Anesth Analg 2001; 93: 853–858

Böhm M. Perioperative risk and preoperative preparation of the cardiac patient for noncardiac surgery. Internist 2000; 41: 283–291

Brenner S, Störk S, Angermann CE. Behandlung der chronischen Linksherzinsuffizienz. Internist (Berl) 2009; 50: 1325–1336

Connors AF jr., Speroff T, Dawson NV et al. The effectiveness of right heart catheterization in the initial care of critically ill patients. Support Investigators. JAMA 1996; 276: 889–897

Cremers B, Maack C, Böhm M. Präoperative Risikobeurteilung bei Herzinsuffizienz. Internist 2007; 48: 921–928

Cuthbertson BH, Amiri AR, Croal BL et al. Utility of B-type natriuretic peptide in predicting perioperative cardiac events in patients undergoing major non-cardiac surgery. Brit J Anaesth 2007; 99: 170–176

De Hert SG, Cromheecke S, ten Broecke PW et al. Effects of propofol, desflurane, and sevoflurane on recovery of myocardial function after coronary surgery in elderly high-risk patients. Anesthesiology 2003; 99: 314–323

Devereaux PJ, Yang H, Yusuf S et al. Effects of extended-release metoprolol succinate in patients undergoing non-cardiac surgery (POISE trial): a randomised controlled trial. Lancet 2008; 371: 1839–1847

Eagle KA, Berger PB, Calkins H et al. ACC/AHA guideline update for perioperative cardiovascular evaluation for noncardiac surgery-executive summary a report of the American College of Cardiology/American Heart Association Task Force on Practice Guidelines (Committee to Update the 1996 Guidelines on Perioperative Cardiovascular Evaluation for Noncardiac Surgery). Circulation 2002; 105: 1257–1267

Fleisher LA, Beckman JA, Brown KA et al. ACC/AHA 2007 guidelines on perioperative cardiovascular evaluation and care for noncardiac surgery: a report of the American College of Cardiology/American Heart Association Task Force on Practice Guidelines (Writing Committee to Revise the 2002 Guidelines on Perioperative Cardiovascular Evaluation for Noncardiac Surgery): developed in collaboration with the American Society of Echocardiography, American Society of Nuclear Cardiology, Heart Rhythm Society, Society of Cardiovascular Anesthesiologists, Society for Cardiovascular Angiography and Interventions, Society for Vascular Medicine and Biology, and Society for Vascular Surgery. Circulation 2007; 116: 418–499

Fleisher LA. Implications of preoperative heart failure: the next frontier in perioperative medicine? Anesthesiology 2008; 108: 551–552

Flu WJ, van Kuijk JP, Hoeks SE et al. Prognostic implications of asymptomatic left ventricular dysfunction in patients undergoing vascular surgery. Anesthesiology 2010; 112: 1316–1324

Frank SM, Fleisher LA, Breslow MJ et al. Perioperative maintenance of normothermia reduces the incidence of morbid cardiac events. A randomized clinical trial. JAMA 1997; 277: 1127–1134

Garlid KD, Paucek P, Yarov-Yarovoy V et al. Cardioprotective effect of diazoxide and its interaction with mitochondrial ATP-sensitive K+ channels. Possible mechanism of cardioprotection. Circ Res 1997; 81: 1072–1082

Gottschalk A. Perioperative Organprotektion – Regionalanästhesie: Die Rolle der thorakalen Epiduralanästhesie. Anasthesiol Intensivmed Notfallmed Schmerzther 2010; 45: 264–269

Gottschalk A, Ford JG, Regelin CC et al. Association between epidural analgesia and cancer recurrence after colorectal cancer surgery. Anesthesiology 2010; 113: 27–34

Hammill BG, Curtis LH, Bennett-Guerrero E et al. Impact of heart failure on patients undergoing major noncardiac surgery. Anesthesiology 2008; 108: 559–567

Heusch G, Schulz R. Hibernating myocardium: a review. J Mol Cell Cardiol 1996; 28: 2359–2372

Hlatky MA, Boineau RE, Higginbotham MB et al. A brief self-

administered questionnaire to determine functional capacity (the Duke Activity Status Index). Am J Cardiol 1989; 64: 651–654
Hoppe UC, Böhm M, Dietz R et al. Leitlinien zur Therapie der chronischen Herzinsuffizienz. Z Kardiol 2005; 94: 488–509
Lee TH, Marcantonio ER, Mangione CM et al. Derivation and prospective validation of a simple index for prediction of cardiac risk of major noncardiac surgery. Circulation 1999; 100: 1043–1049
Meissner A, Weber TP, Van Aken H et al. Thoracic epidural anesthesia does not affect functional recovery from myocardial stunning in sevoflurane-anesthetized dogs. J Cardiothorac Vasc Anesth 1998; 12: 662–667
Möllhoff T, Rolf N. Anästhesiologisches Management kardialer Risikopatienten. Anasthesiol Intensivmed Notfallmed Schmerzther 1997; 32: 739–743
Möllhoff T, Buerkle H, Van Aken H et al. Effizienz der onkologischen Chirurgie. Hat die Anästhesie einen Einfluss auf das postoperative Ergebnis? Zentralbl Chir 2001a; 126: 312–317
Möllhoff T, Schmidt C, Van Aken H et al. Perioperative myocardial infarction (PMI): a never-ending story. Anesthesiology 2001b; 94: 540–541
Möllhoff T, Theilmeier G, Van Aken H. Regional anaesthesia in noncardiac and cardiac surgery. Curr Opin Anaesthesiol 2001c; 14: 17–25
Murry CE, Richard VJ, Reimer KA et al. Ischemic preconditioning slows energy metabolism and delays ultrastructural damage during a sustained ischemic episode. Circ Res 1990; 66: 913–931
Nielsen LS, Svanegaard J, Klitgaard NA et al. N-terminal probrain natriuretic peptide for discriminating between cardiac and non-cardiac dyspnoea. Eur J Heart Fail 2004; 6: 63–70
Novalija E, Fujita S, Kampine JP et al. Sevoflurane mimics ischemic preconditioning effects on coronary flow and nitric oxide release in isolated hearts. Anesthesiology 1999; 91: 701–712
Poldermans D, Bax JJ, Boersma E et al. Guidelines for pre-operative cardiac risk assessment and perioperative cardiac management in non-cardiac surgery: the Task Force for Preoperative Cardiac Risk Assessment and Perioperative Cardiac Management in Non-cardiac Surgery of the European Society of Cardiology (ESC) and endorsed by the European Society of Anaesthesiology (ESA). Eur Heart J 2009; 30: 2769–2812
Priebe HJ. Perioperatives kardiales Vorgehen bei nichtkardiochirurgischen Eingriffen: Leitlinien 2009 der Europäischen Gesellschaft für Kardiologie. Anaesthesist 2010; 59: 443–452
Rodgers A, Walker N, Schug S et al. Reduction of postoperative mortality and morbidity with epidural or spinal anaesthesia: results from overview of randomised trials. BMJ 2000; 321: 1493
Snyder GL, Greenberg S. Effect of anaesthetic technique and other perioperative factors on cancer recurrence. Brit J Anaesthesia 2010; 105: 106–115
Strauer BE. Herzinsuffizienz. Internist 2007; 48: 897–898
Wijeysundera DN, Beattie WS, Austin PC et al. Epidural anaesthesia and survival after intermediate-to-high risk non-cardiac surgery: a population-based cohort study. Lancet 2008; 372: 562–569
Wuethrich PY, Hsu Schmitz SF, Kessler TM et al. Potential influence of the anesthetic technique used during open radical prostatectomy on prostate cancer-related outcome: A retrospective study. Anesthesiology 2010; 113: 570–576

# 1.5 Angeborene Herzfehler und Tumoren

*B. Zickmann*

## 1.5.1 Angeborene Herzfehler

Die meisten Anästhesisten behandeln nur sehr selten Patienten mit kongenitalen Vitien und dann häufig im Rahmen von ungeplanten Eingriffen oder von Notfällen. Die perioperative Behandlung dieser Kinder ist somit vielfach eine Herausforderung für einen Anästhesisten. Der größte Teil des Patientenkollektivs kann bei entsprechender Information auch von einem nicht kinderkardioanästhesiologisch versierten Anästhesisten betreut werden. Bei einigen Vitien ist es allerdings auch bei Narkosen für andere Fachgebiete dringend zu empfehlen, einen in der Kinderherzchirurgie erfahrenen Kollegen hinzuzuziehen.

Trotz seiner Kürze soll dieser Beitrag es ermöglichen, anhand der funktionellen hämodynamischen Spezifika eines Vitiums ein individuelles anästhesiologisches Behandlungskonzept und die Kriterien für die Auswahl des Narkoseverfahrens zu erarbeiten. Dies ist relevant, da die perioperative Mortalität dieser Patientengruppe bei nichtherzchirurgischen Eingriffen erhöht ist (Baum et al. 2000).

Die vitientypische Hämodynamik der häufigsten Herzfehler kann im Rahmen dieses Buchbeitrags nicht im Einzelnen dargestellt werden. Die häufigsten Vitien werden aber anhand ihrer hämodynamischen und funktionellen Eigenheiten gruppiert (Tab. 1.27) und bezüglich ihrer anästhesiologischen Besonderheiten erörtert. Neben der Art des Vitiums ist bei jedem Patienten auch die individuelle Ausprägung der anatomischen Veränderungen, insbesondere bei komplexen Vitien, zu evaluieren und zu beachten (Zickmann 2001).

**Hämodynamische Situation und Anästhesie.** Die aktuelle hämodynamische Konstellation, die Fluss- und Druckverhältnisse in allen Kreislaufabschnitten sowie Ausmaß und Effizienz der Kompensationsmechanismen beim zugrundeliegenden Vitium sind essenzielle Informationen, um Veränderungen der Hämodynamik und der Oxygenierungsverhältnisse durch anästhesiologische Maßnahmen einschätzen zu können.

In dieser Patientengruppe hat die Narkoseführung nicht nur die suffiziente Analgesie und Sedierung zum Ziel. Die Erhaltung der hämodynamischen Stabilität und einer möglichst optimalen Sauerstoffversorgung ist bei diesen Patienten eine „conditio sine qua non" während der Narkoseeinleitung und perioperativ. Diese scheinbar banale Forderung erweist sich in der Praxis vielfach als Herausforderung, da Standardeinleitungsverfahren zwar zu adäquater Narkose, gleichzeitig aber zu unerwünschten hämodynamischen

Tab. 1.27 Einteilung und Häufigkeit kongenitaler Vitien (Lake u. Booker 2005).

| Einteilung | Häufigkeit | |
|---|---|---|
| **Vitien mit erhöhtem pulmonalem Blutfluss** | • Vorhofseptumdefekt | 9,5% |
| | • Ventrikelseptumdefekt | 30,5% |
| | • offener Ductus arteriosus | 9,7% |
| | • Endokardkissendefekt vom AV-Kanal-Typ | 3% |
| | • Fehlabgang der Koronararterien | <1% |
| | • Transposition der großen Arterien* | 4,2% |
| | • Fehlmündung der Lungenvenen* | <1% |
| | • Truncus arteriosus* | 2,2% |
| | • univentrikuläres Herz* | |
| **Vitien mit vermindertem pulmonalem Durchfluss** | • Fallot-Tetralogie | 5,8% |
| | • Pulmonalatresie | 2% |
| | • Trikuspidalatresie | 1,3% |
| | • Ebstein-Anomalie | <1% |
| | • Truncus arteriosus* | |
| | • Transposition der großen Arterien* | |
| | • univentrikuläres Herz* | |
| **Vitien ohne Veränderung der pulmonalen Perfusion** | • Aortenstenose | 6,1% |
| | • Pulmonalstenose | 6,9% |
| | • Aortenisthmusstenose | 6,8% |
| | • asymmetrische Septumhypertrophie | |

*Durch die Mischung von systemvenösem und pulmonalvenösem Blut kommt es zu einer systemischen Hypoxämie. Die Einordnung in die Gruppen hängt von der individuellen anatomischen Situation, insbesondere vom Ausmaß der pulmonalarteriellen Stenose, ab.

Veränderungen oder erheblichen Desaturierungen des Patienten führen können. Vielfach verändern die pathologischen Zirkulationsverhältnisse die gewohnte Reaktion der Patienten auf übliche Narkoseeinleitungsverfahren oder Beatmungstechniken. Hinzu kommen Mechanismen, mit denen jeder Patient seine spezifische kardiozirkulatorische Situation zu kompensieren versucht. Diese müssen ebenfalls in das Konzept der Narkoseführung mit einbezogen werden (Lake u. Booker 2005).

**Merke** Erst die exakte Kenntnis der vitiumtypischen hämodynamischen Situation und ihrer Beeinflussung durch Anästhetika, durch Veränderung der intrathorakalen Druckverhältnisse aufgrund der Beatmung oder durch Stressreaktionen der Patienten ermöglicht die Auswahl eines für den individuellen Patienten geeigneten Narkoseverfahrens.

## Inzidenz kongenitaler Vitien

Kongenitale Vitien treten mit einer Inzidenz von 0,8% aller Kinder auf. 2007 wurden in Deutschland 4397 herzchirurgische Operationen mit Herz-Lungen-Maschine bei Kindern mit kongenitalen Vitien durchgeführt (Bruckenberger 2007). Viele müssen sich aber auch nichtkardialen Eingriffen unterziehen.

## Präoperative Evaluierung

Die *Belastungstoleranz* im täglichen Leben gibt einen sehr guten, wahrscheinlich den wichtigsten Hinweis auf die Belastbarkeit und das Risikoprofil während der Narkose. Trotz allem bleibt das perioperative Risiko von Kindern mit kardialen Vitien erhöht (Baum et al. 2000).

Eine *Hypoxämie* und/oder *Polyglobulie* weisen auf eine unzureichend palliierte Situation hin. Hier muss auch die

Frage einer Senkung der Blutviskosität perioperativ diskutiert werden.

Eine Zusammenstellung der präoperativ zu klärenden Fragen zeigt Tab. 1.28.

## Pathophysiologisch orientierte anästhesiologische Konzepte

Für die Bedürfnisse des Anästhesisten sind weniger Kenntnisse der pathologisch-anatomischen Variation des Vitiums, sondern vielmehr die *aktuelle hämodynamisch-funktionelle Situation* entscheidend. Es muss Klarheit über intra- und extrakardiale Shunts, Obstruktionen im Bereich der Herzklappen und großen Gefäße und insbesondere über Veränderungen von pulmonalem und systemischem Blutfluss bestehen.

**Merke** Nicht die anästhesiologischen Spezifika, sondern die hämodynamischen Wirkungen der Anästhetika entscheiden über die Wahl des Anästhetikums.

### Strategien

**Kinder mit eingeschränktem pulmonalem Blutfluss:**

- ausreichende Hydratation sichern,
- systemischen Blutdruck aufrechterhalten,
- Erhöhung des pulmonalvaskulären Widerstands vermeiden (Tab. 1.29),
- Anstieg des Sauerstoffbedarfs verhindern.

**Hypoxämische Kinder mit Mischung von systemischem und pulmonalem Blutfluss:**

- vollständige Sättigung des systemischen Blutes nicht möglich, nicht erforderlich und auch oft nicht gewünscht,
- Erhöhung des pulmonalen Flusses kann die myokardiale Leistung unerwünscht erhöhen oder den systemischen Fluss reduzieren,
- Verhältnis von systemischer zu pulmonaler Perfusion soll erhalten bleiben.

### Prämedikation

Eine suffiziente Prämedikation ist insbesondere sinnvoll bei hypoxämischen, stark aufgeregten Kindern, die unter Stress weiter desaturieren können. Eine Dehydrierung muss insbesondere bei Kindern mit Polyglobulie verhindert werden; die präanästhetische Phase der Flüssigkeitskarenz sollte daher möglichst kurz sein.

**Cave** Bei der intravenösen Gabe von Infusionen oder Medikamenten ist strengstens auf Luftfreiheit zu achten, da Luft über Shuntverbindungen in die systemische Zirkulation gelangen kann.

Tab. 1.28 Präoperativ zu klärende Fragen.

| Allgemeine Fragen |
|---|
| • kardiale Diagnosen |
| • Begleiterkrankungen, zusätzliche Fehlbildungen |
| • geplanter operativer Eingriff |
| • Voroperationen, vorangegangene Narkosen |
| • Labor: Oxygenierung, Hämoglobin/Hämatokrit, Thrombozyten, Gerinnung und Elektrolyte |
| **Fragen zum Vitium** |
| • Liegen intra- oder extrakardiale Shuntverbindungen vor? |
| • Liegen Behinderungen des normalen Blutflusses vor? Wenn ja, sind diese Stenosen valvulär, sub- oder supravalvulär (bzw. kombiniert)? Sind sie anatomisch fixiert oder dynamisch? |
| • Ist der Blutfluss in bestimmten Abschnitten des Gefäßsystems vermindert? |
| • Gibt es hyperperfundierte Abschnitte? |
| • Welche Auswirkungen hat das Vitium auf den systemischen und den pulmonalen Gefäßwiderstand bzw. den Blutfluss? |
| • Wie groß ist die Belastbarkeit des Patienten, liegt bereits eine Herzinsuffizienz vor? |
| • Liegt eine Ischämie des Ventrikels vor? |

Tab. 1.29 Beeinflussung des pulmonalvaskulären Gefäßwiderstands (PVR).

| PVR steigt durch | PVR sinkt durch |
|---|---|
| $PaO_2$ ↓ | $PaO_2$ ↑ |
| $PaCO_2$ ↑ | $PaCO_2$ ↓ |
| $N_2O$ | volatile Anästhetika |
| Dopamin | Dobutamin |
| Noradrenalin | Prostaglandin E1 |
| Adrenalin | Iloprost |
| | Phosphodiesterasehemmer |
| | Natriumnitroprussid |
| | Nitrate |
| | NO |

### Auswahl der Anästhetika

**Intravenöse Anästhetika:**

- *Opioide:* Sie können unter den gleichen Indikationen und Dosierungen wie bei gesunden Kindern eingesetzt werden. Relevante Änderungen der Hämodynamik haben sie nicht zur Folge. Die Kombination mit Benzodiazepinen, Propofol oder volatilen Anästhetika kann deren vasodilatierende Eigenschaften verstärken (Kaplan 2008).
- *Benzodiazepine:* Benzodiazepine haben einen festen Platz in Prämedikation, Narkoseeinleitung und -aufrechthaltung bei Kindern. Vorteile dieser Substanzgruppe sind die antegrade Amnesie, die fehlende Reizung der Venenwand, eine nur moderate Atemdepression, die meist geringen hämodynamischen Nebenwirkungen und ihre gute Steuerbarkeit. Hämodynamisch wichtigste Nebenwirkung ist die systemische Vasodilatation. Bei einigen Vitien ist diese unerwünscht (hypoplastisches Linksherzsyndrom, Fallot-Tetralogie, Transposition der großen Arterien) und kann zu hypotensiven Phasen und einer Verschlechterung der Oxygenierung führen. Bei Vitien mit hohem pulmonalem Blutfluss wiederum ist die systemische Vasodilatation wünschenswert, da ein vermehrter Fluss in den Systemkreislauf resultiert (Ventrikelseptumdefekt, Ductus).
- *Barbiturate, Etomidat:* Barbiturate werden nur selten eingesetzt, da ihre vasodilatierenden und negativ inotropen Eigenschaften in aller Regel unerwünscht sind. Da nur bei sehr wenigen Kindern ein venöser Zugang liegt, scheiden Barbiturate zur Narkoseeinleitung vielfach aus. Der Einsatz von Etomidat ist bei dieser Patientengruppe ebenfalls eher ungewöhnlich.
- *Propofol:* Propofol hat negativ inotrope und vasodilatierende Eigenschaften. Unter Beachtung und Ausnutzung dieser Eigenschaften kann es in Abhängigkeit vom Vitium wie üblich eingesetzt werden.
- *Ketamin:* Dieses ist ein beliebtes Einleitungsanästhetikum (1–1,5 mg/kg i.v.), insbesondere bei Vitien, bei denen eine periphere Vasodilatation vermieden werden soll. Es wird bevorzugt bei der Einleitung extrem unruhiger Kinder eingesetzt (5–10 mg/kg i.m.). Die hämodynamischen Veränderungen sind dabei meist gering. Die sympathomimetischen Eigenschaften der Substanz halten den systemischen Gefäßwiderstand aufrecht und vermeiden so die Desaturierung bei Vitien, deren pulmonale Perfusion von einem hohen systemischen Widerstand abhängt.

**Volatile Anästhetika.** Inhalationsanästhetika werden gerne zur Einleitung insbesondere von Kindern eingesetzt, die ohne venösen Zugang in den Operationssaal kommen.

> **Merke** Sevofluran ist dabei heute das volatile Anästhetikum der Wahl. Die kardiovaskulären Nebenwirkungen (Kardiodepression, Vasodilatation, Reduktion von Blutdruck, Herzfrequenz und Herzzeitvolumen) sind dosisabhängig und meist gut titrierbar.

Die Geschwindigkeit des Wirkungseintritts hängt vom Vitium ab. Bei Vitien mit *eingeschränkter pulmonaler Perfusion* (Transposition der großen Arterien, Fallot-Tetralogie, Pulmonalatresie, Trikuspidalatresie) kommt es zu einer verlängerten Einleitungsphase. Klinisch spielt dies zwar meist keine große Rolle, vor einer unkritischen Erhöhung der inspiratorischen Anästhetikakonzentration bei einer länger dauernden Einleitungsphase muss trotzdem gewarnt werden, da die Elimination einer zu hohen Konzentration ebenfalls länger dauern kann und die Steuerbarkeit der Narkosetiefe bei diesen Patienten somit eingeschränkt ist. Bei Vitien mit *Rezirkulation* des Blutes im Pulmonalkreislauf (Vorhof- oder Ventrikelseptumdefekt), d.h. bei Links-rechts-Shunts, kann bei einem großen Shuntvolumen und der pulmonalen Hyperperfusion eine quantitativ stärkere Aufnahme von volatilen Anästhetika in das Blut erfolgen. Dies wird allerdings erst bei Shunts von > 50 % relevant. Ansonsten gelten für kardial belastbare Kinder mit Vitien die MAC-Werte herzgesunder Patienten; die MAC-Werte klinisch kritisch kranker Kinder sind meist deutlich erniedrigt.

> **Cave** Lachgas sollte bei Kindern mit Vitien nicht eingesetzt werden. Es besteht die Gefahr der Vergrößerung von akzidentell in die Zirkulation gelangten Luftblasen.

### Antibiotikaprophylaxe

Bei allen Kindern mit kongenitalen Vitien besteht ein erhöhtes Endokarditis- und Infektionsrisiko. Zur perioperativen Antibiotikaprophylaxe werden in den meisten Zentren *Zephalosporine* eingesetzt. Die erste Gabe erfolgt nach Narkoseeinleitung. Bei Penizillinallergie ist *Erythromycin* eine gängige Alternative.

## 1.5.2 Tumoren

### Epidemiologie

Primäre kardiale Tumoren sind sehr selten. Die häufigsten intrakardialen Tumoren sind *Myxome.* Sie finden sich üblicherweise linksatrial (Verhältnis 3 : 1 versus rechtsatrial) und haben ihren Ursprung meist im interatrialen Septum (Abb. 1.**11**).

### Differenzialdiagnose

Differenzialdiagnostisch müssen *Thromben* oder *Vegetationen* abgegrenzt werden. Ventrikelthromben sind meist die Folge von ausgedehnten Vorderwandinfarkten mit reduzierter Ejektionsfraktion oder Wandbewegungsstörungen; Vorhofthromben finden sich bei Mitralvitien oder Vorhofflimmern. Mobile ventrikuläre und atriale Thromben haben ein relativ hohes Embolisationsrisiko.

### Klinik und Pathophysiologie

Klinisch werden die Patienten häufig durch Synkopen auffällig. Diese werden durch tumorinduzierte Rhythmusstörungen oder durch ein Sistieren des Blutflusses bei einer Verlegung der Atrioventrikularklappe (AV-Klappe) durch den Tumor verursacht. Die Symptomatik kann dann derjenigen einer Mitralstenose entsprechen.

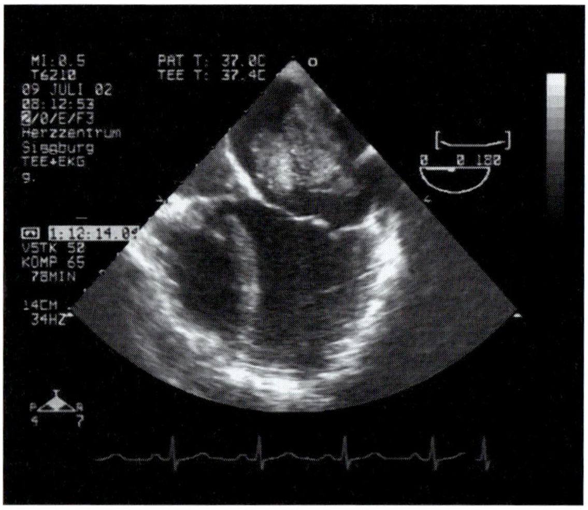


Abb. 1.**11** Linksatriales Myxom. Transösophageale Echokardiografie. Aufgrund der Größe und Lokalisation des Befunds scheint ein Prolaps des Tumors in die Mitralklappe möglich.

Die Diagnose wird nahezu immer echokardiografisch gestellt. Die transösophageale Echokardiografie (TEE) ist dabei das Verfahren der Wahl.

## Anästhesiologische Konzepte

Prinzipiell gibt es keine Präferenz für eine spezielle anästhesiologische Medikamentenauswahl. Wichtig ist es jedoch, eine Volumenentlastung des Herzens zu vermeiden, da diese einen Prolaps des Tumors in die AV-Klappe begünstigen kann.

**Merke** Eine ausreichende Füllung des Kreislaufs vor Narkoseeinleitung und die Vermeidung einer peripheren Vasodilatation sind die relevanten anästhesiologischen Konzepte bei dieser Patientengruppe.

**Kernaussagen**

- Nur die exakte Kenntnis der vitiumtypischen hämodynamischen Situation und ihrer Beeinflussung durch Anästhetika, durch Veränderung der intrathorakalen Druckverhältnisse aufgrund der Beatmung oder durch Stressreaktionen der Patienten ermöglicht die Auswahl eines für den individuellen Patienten geeigneten Narkoseverfahrens.
- Wichtigster Faktor für die Auswahl anästhesiologischer Verfahren ist deren Auswirkung auf die pulmonale Perfusion.
- Zur Beeinflussung der pulmonalen Perfusion können Veränderungen an Oxygenierung, Säure-Basen-Haushalt, Beatmung und medikamentöse Konzepte herangezogen werden.
- Insbesondere bei komplexen Vitien ist auch im Notfall die Rückfrage bei einem erfahrenen Kinderkardioanästhesisten empfehlenswert.
- Bei Patienten mit kardialen Tumoren müssen Hypovolämie und periphere Vasodilatation vermieden werden.

## Literatur


Baum V, Barton D, Gutgesell H. Influence of congenital heart disease on mortality after noncardiac surgery in hospitalized children. Pediatrics 2000; 105: 332–335

Bruckenberger E. Herzbericht 2007. Hannover: Eigenverlag; 2008

Kaplan J. Essentials of Cardiac Anesthesia. Saunders WB; 2008

Lake CL, Booker PD. Pediatric cardiac anesthesia. Lippincott Williams & Wilkins; 2005

Zickmann B. Anästhesie bei speziellen Eingriffen und Verfahren: Kardiochirurgie. In: Kochs E, Krier C, Buzello W, Adams H, Hrsg. Anästhesiologie. Stuttgart: Thieme; 2001: 1090–1136


# 1.6 Entzündliche Herzerkrankungen

*R. Griebenow, S. Wiedenmann*

## 1.6.1 Endokarditis

### Epidemiologie

Die infektiöse Endokarditis ist eine auch in den westlichen Industrieländern noch häufig vorkommende Erkrankung. Die *Inzidenz* der Endokarditis liegt zwischen 1,5 und 6 Neuerkrankungen pro 100 000 Einwohner pro Jahr (Hogevik et al. 1995, van der Meer et al. 1992, Hoen et al. 2002). Insbesondere hinsichtlich der älteren Bevölkerung ist diese Zahl ansteigend. Auch der i.v. Drogenkonsum führt zu einer erhöhten Inzidenz der Endokarditis.

Trotz verbesserter Diagnostik- und Therapiemöglichkeiten ist die Endokarditis weiterhin eine Erkrankung mit hoher Letalität. Abhängig von der bereits bestehenden Vorschädigung des Herzens, der Abwehrlage des Patienten, der Virulenz und Empfindlichkeit der Erreger und vom Zeitpunkt und der Art der Behandlung liegt die Mortalitätsrate zwischen 20 und 40 % (Delahaye et al. 2002, Cavassini et al. 2002).

### Ätiologie und Pathophysiologie

**Erregerspektrum.** Die infektiöse Endokarditis ist charakterisiert durch die Proliferation von Mikroorganismen auf dem oft bereits vorgeschädigten Endothel des Herzens und ist meist bakterieller Ursache. Insbesondere grampositive Kokken, wie beispielsweise Staphylococcus aureus in 20 %, Streptococcus viridans in 60 % oder Enterokokken in 5 % der

Fälle, sind häufige Erreger (Bonow et al. 1998, Taubert u. Dajani 2001). Die *akute Endokarditis* wird meist von Staphylokokken verursacht, die *subakute* häufig von Streptokokken. Seltener werden Coxiellae, Chlamydien, Mykoplasmen, Legionellen und die zur „HACEK"-Gruppe gehörenden Bakterien (Haemophilus, Actinobacillus, Cardiobacterium, Eikenella, Kingella) gefunden. Für die *Streptococcus-viridans-Endokarditis* liegt die Letalität bei 5–10%, für die durch Staphylokokken oder Enterokokken verursachten Endokarditiden sogar höher (Adam et al. 1998). *Pilze,* insbesondere Candida, finden sich gehäuft bei Klappenprothesen, bei immungeschwächten Patienten sowie bei i. v. Drogenmissbrauch.

**Risikogruppen.** Ein kongenitaler oder erworbener vorbestehender *Klappendefekt oder Herzfehler* prädisponiert zur Endokarditis. Risikogruppen stellen auch Patienten mit i. v. Drogenabusus oder einem geschwächten Immunsystem dar. Etwa 25–30% der Endokarditiden entstehen allerdings auf Klappenprothesen (Hogevik et al. 1995, Hoen et al. 2002). Bei *künstlichen Klappen* besteht das größte Risiko für eine Endokarditis innerhalb der ersten 6 Monate nach Klappenoperation. In diesen Monaten tragen insbesondere mechanische Prothesen ein höheres Risiko für eine Infektion, wohingegen nach einem Jahr postoperativ das größere Risiko bei Bioprothesen liegt (Arvay u. Lengyel 1988, Calderwood et al. 1985).

**Betroffene Klappen.** Bei *nativen Klappen* sind am häufigsten die Klappen des *linken Herzens* befallen. Bei Patienten mit *i. v. Drogenabusus* ist in über 50% der Fälle die *Trikuspidalklappe* betroffen (Mathew et al. 1995). Auch bei Patienten mit Hämodialysekathetern oder zentralen Venenkathetern findet sich häufiger ein Befall der Trikuspidalklappe, assoziiert mit einer höheren Mortalität bei oft bereits multimorbiden Patienten (Fernandez-Guerrero et al. 1995).

## Klinik und Diagnostik

**Symptome.** Die klinischen Symptome einer Endokarditis sind sehr variabel, wobei insbesondere *Leitsymptome* wie Fieber und ein neu aufgetretenes oder bereits bestehendes Herzgeräusch von Bedeutung sind. Weiterhin weisen Symptome wie allgemeine Schwäche, Gewichtsverlust, Bakteriämie, Embolien, Splenomegalie sowie eine kongestive Herzinsuffizienz auf das sehr heterogen ausfallende Krankheitsbild hin.

**Duke-Kriterien.** Die im Jahre 1994 aufgestellten und 2000 modifizierten Duke-Kriterien tragen zu einer Verbesserung der Diagnosestellung der bakteriellen Endokarditis bei (Durack et al. 1994, Li et al. 2000; Tab. 1.**30**). Eine bakterielle Endokarditis liegt bei Nachweis von 2 Haupt- oder 1 Haupt- und 3 Nebenkriterien oder nur aller 5 Nebenkriterien vor.

**Diagnostik.** Bei Patienten mit klinischem Verdacht auf Endokarditis stellt die *transösophageale Farb-Doppler-Echokardiografie* die diagnostische Methode der Wahl dar. Sie sollte frühzeitig schon bei dem Verdacht, dass es sich möglicherweise um eine Endokarditis handeln könnte, eingesetzt werden. Während die klassischen klinischen Zeichen der Endokarditis (neu aufgetretenes Herzgeräusch, periphere Embolien) aus heutiger Sicht bereits einen komplizierten Verlauf signalisieren, hat der Einsatz der Bildgebung zum Ziel, frühzeitig Vegetationen nachzuweisen und damit die Diagnose zu sichern. Allerdings setzt dies eine Größe der Vegetation von etwa mindestens 3–4 mm voraus. Weiterhin kann die Diagnose bei bereits vorveränderten Klappen schwierig sein.

## Therapie

**Merke** Bei allen hämodynamisch stabilen Patienten sollte strategisch zunächst ein konservativer Therapieversuch mit dem Ziel unternommen werden, die Infektion zu sanieren oder den Lokalbefund mindestens so weit wie möglich zu stabilisieren.

Erst wenn sich die Endokarditis infektiologisch nicht sanieren lässt, muss eine operative Therapie in Erwägung gezogen werden. Eine Indikation zur (dann dringlichen) Operation besteht, wenn der Patient hämodynamisch instabil wird. Dies ist in der Regel Folge einer akut auftretenden Herzinsuffizienz durch Ein- bzw. Abriss der betroffenen Klappe und kann zum perakuten Auftreten eines Schocks führen. Diese Patienten bedürfen daher in der Phase der konservativen Therapie einer sehr engmaschigen Kontrolle und ebenfalls serieller echokardiografischer Verlaufsunter-

Tab. 1.**30** Modifizierte Duke-Kriterien zur Diagnose einer infektiösen Endokarditis.

| Infektiöse Endokarditis |
|---|
| **Hauptkriterien** |
| • positive persistierende Blutkulturen (mindestens 2 aus verschiedenen Kulturen)<br>– mit typischen Erregern: Streptococcus viridans, Streptococcus bovis, Staphylococcus aureus, Enterokokken, Bakterien der HACEK-Gruppe<br>– mit nicht typischen Erregern aus wiederholt positiven Blutkulturen (> 12 h oder ≥ 3/3)<br>– eine positive Blutkultur mit Coxiella burnetti oder erhöhter IgG-Antikörper-Titer > 1 : 800<br>– eine neu aufgetretene Klappeninsuffizienz<br>– ein positiver Echokardiografiebefund (Vegetation, Abszess, Insuffizienz) |
| **Nebenkriterien** |
| • eine prädisponierende Kardiopathie oder i. v. Drogenmissbrauch<br>• Fieber > 38 °C<br>• Gefäßbeteiligung: septische Embolien, mykotische Aneurysmata, Blutungen, Petechien oder Janeway-Lesions<br>• immunologische Reaktionen: Glomerulonephritis (Löhlein-Herdnephritis), Arthralgien oder Osler-Knötchen<br>• der serologische Nachweis eines zur Endokarditis kompatiblen Erregers ohne Erfüllung der Hauptkriterien |

suchungen. Bezüglich des Managements der akuten Herzinsuffizienz wird in diesem Zusammenhang auf die Guidelines der European Society of Cardiology verwiesen (Dickstein et al. 2008).

**Antibiose.** Die Therapie der infektiösen Endokarditis richtet sich nach den S2-Leitlinien zur Diagnostik und Therapie der infektiösen Endokarditis (Naber et al. 2004) und hat das Ziel, den die Endokarditis verursachenden Keim zu eradizieren. Aufgrund der hohen Bakteriendichte in den Vegetationen sollten hohe Serumkonzentrationen an Antibiotika gewählt werden. *Bakterizide Substanzen* und *Antibiotikakombinationen* sollten einer bakteriostatischen Monotherapie vorgezogen werden. Bei Staphylokokken empfiehlt sich ein Zephalosporin der 2. Generation in Kombination mit einem Aminoglykosid. Bei subakutem Verlauf, oft durch Streptococcus viridans oder Enterokokken ausgelöst, sollte Penizillin G bzw. Ceftriaxon mit einem Aminoglykosid kombiniert werden.

## Operative Therapie der Endokarditis

In etwa 30% der Fälle reicht eine alleinige antibiotische Therapie nicht aus, sodass eine kombinierte medizinisch-chirurgische Behandlung notwendig ist (Cavassini et al. 2002b). Der chirurgische Klappenersatz oder die -rekonstruktion ist seit einigen Jahrzehnten Teil der Standardtherapie zur Behandlung der Komplikationen der infektiösen Endokarditis. Der erste erfolgreiche Aortenklappenersatz aufgrund einer durch Serratia marcescens verursachten Endokarditis wurde im Jahre 1965 durchgeführt (Wallace et al. 1965).

**Indikationen.** Eine sichere Indikation zur Operation bietet eine *lebensbedrohliche Herzinsuffizienz* oder ein *kardiogener Schock* auf dem Boden einer Endokarditis. Diese Behandlung stellt bei diesen Patienten häufig die Ultima Ratio dar, da die durch eine akute Klappeninsuffizienz bedingte Volumenbelastung der betroffenen Herzkammer (linker Ventrikel oder linker Vorhof) auf ein hinsichtlich seiner Compliance nicht auf diese zusätzliche Volumenbelastung eingerichtetes Cavum trifft – mit entsprechend perakutem Anstieg der diastolischen Drücke im linken Ventrikel bzw. des linksatrialen Druckes und daraus resultierendem Lungenödem. Indikationen zur chirurgischen Intervention bei Patienten mit Endokarditis und stabilen hämodynamischen Verhältnissen sind weniger eindeutig und in den Empfehlungen der ACC/AHA Task Force (American College of Cardiology/American Heart Association) von 1998 zusammengefasst (Tab. 1.**31**; Bonow et al. 2008).

**Merke** In ⅔ bis ¾ der Fälle stellt die akute Herzinsuffizienz die Indikation zur operativen Sanierung einer Endokarditis dar (Blaustein u. Lee 1996).

Bei *Nativklappen* tritt die akute Herzinsuffizienz meist bei Befall der Aorten- (29%) oder Mitralklappe (20%), selten bei Trikuspidalklappenbefall (8%) auf (Mills et al. 1974), wobei insbesondere Erstere häufiger eine rasche chirurgische Intervention notwendig werden lassen. Vor der Zeit der chirurgischen Intervention war die konservativ nicht zu beherrschende Herzinsuffizienz in über 90% der Fälle Todesursache nach infektiöser Endokarditis. Obwohl prospektive, randomisierte Studien zu dieser Fragestellung nicht existieren, zeigen kleinere Studien die deutliche Überlegenheit der kombinierten Therapie bei Patienten mit Endokarditis und Herzinsuffizienz (Mills et al. 1974, Croft et al. 1983). Insgesamt konnte eine deutliche Reduktion der Mortalität bei infektiösen Endokarditiden durch die Kombination aus antibiotischer Therapie mit chirurgischer Intervention erwirkt werden, wie eine retrospektive Studie an 513 Patienten demonstriert. Die Mortalität nach 6 Monaten ist bei Patienten mit komplizierter infektiöser Endokarditis und chirurgischer Intervention deutlich niedriger als bei alleiniger konservativer Therapie. Insbesondere trifft dies für Patienten mit höhergradiger Herzinsuffizienz zu (Durack 2003, Vikram et al. 2003, Alsip et al. 1985).

Ingesamt wird bei 10–15% der Patienten mit Endokarditis eine chirurgische Intervention notwendig, da sich der infektiöse Prozess *nicht komplett und dauerhaft sanieren* lässt oder eine solche Sanierung a priori unwahrscheinlich erscheint (z. B. bei Befall von Klappenprothesen, Pilzendokarditis). Insbesondere bei Endokarditiden, die durch Pilze, gramnegative Erreger oder bei Kunstklappen auch durch Staphylokokken verursacht sind, ist eine frühzeitige Operation indiziert. Ob Patienten mit aktiver infektiöser Endokarditis eine höhere Operationsmortalität aufweisen als Patienten mit behandelter oder ausgeheilter Endokarditis, bleibt in der Literatur strittig (Delahaye et al. 2002, Lee et al. 1998).

*Embolien,* die in 30–40% der Fälle auftreten, betreffen in 50% das zentrale Nervensystem. Insbesondere bei Staphylokokken- oder Pilzendokarditiden wird ein gehäuftes Auftreten von Embolien beobachtet (Francioli et al. 2004). Ein *zerebraler Infarkt* stellt eine Indikation zur chirurgischen Intervention, insbesondere bei großen, flottierenden Vegetationen, dar. Obwohl das operative Risiko durch eine zerebrale Thrombembolie nicht wesentlich erhöht ist, trägt die Klappenoperation auf der anderen Seite möglicherweise zur Verschlechterung der Situation des zerebralen Infarkts bei. Insbesondere bei Patienten mit Kunstklappenendokarditis besteht aufgrund der notwendigen Antikoagulation sowohl das Risiko der Ischämie einerseits als auch der zerebralen Blutung andererseits.

## Anästhesiologisches Management

Da eine akut auftretende Herzinsuffizienz, ein nicht sanierbarer infektiologischer Herd bzw. rezidivierende Embolien bei Endokarditis im Einzelfall dann eine absolute Operationsindikation darstellen, ist mithin aus anästhesiologischer Sicht ein erhöhtes Anästhesierisiko (z. B. wegen vorbekannter Einschränkung der Lungenfunktion) in Kauf zu nehmen. Besondere Bedeutung kommt dem perioperativen Management des Volumenhaushalts und der Hämodynamik zu, da

- das Herz durch die akute Klappeninsuffizienz und/oder den infektiösen Prozess zusätzlich belastet bzw. vorgeschädigt ist und
- das sekundäre Versagen weiterer Organe, wenn irgend möglich, verhindert werden sollte, da insbesondere ein zusätzlich sich entwickelndes Nierenversagen die Prognose der Patienten weiter einschränkt.

Tab. 1.**31** Guidelines der ACC/AHA Task Force.

| **Chirurgische Intervention bei infektiöser Endokarditis** | |
|---|---|
| **chirurgische Indikation bei Nativklappenendokarditis** | **Evidenz** |
| akute Aorteninsuffizienz mit Herzinsuffizienz oder Tachykardie sowie einem frühzeitigen Schluss der Mitralklappe in der Echokardiografie | I |
| akute Mitralinsuffizienz mit Herzinsuffizienz | I |
| durch Pilze ausgelöste Endokarditis | I |
| Auftreten eines Ring-/Klappenabszesses oder eines Aneurysmas | I |
| Klappendysfunktion bei persistierender Infektion (Fieber, Leukozytose, Bakteriämie ohne sonstige nichtkardiale Ursachen) nach einer bereits 7–10 d applizierten, angemessenen antibiotischen Therapie | I |
| rezidivierende Embolien nach angemessener antibiotischer Therapie | IIa |
| Infektionen mit gramnegativen Organismen oder Erregern mit schlechtem Ansprechen auf antibiotische Therapie | IIa |
| mobile Vegetationen > 10 mm in der Echokardiografie | IIb |
| frühzeitig gut chirurgisch zu sanierende Infektion der Mitralklappe | III |
| persistierendes Fieber und Leukozytose bei negativen Blutkulturen | III |
| **chirurgische Indikation bei Kunstklappenendokarditis** | **Evidenz** |
| frühzeitig auftretende Kunstklappenendokarditis (< 2 Monate nach Operation) | I |
| Herzinsuffizienz mit Klappendysfunktion der Kunstklappe | I |
| durch Pilze ausgelöste Endokarditis | I |
| Staphylokokkenendokarditis ohne Ansprechen auf eine antibiotische Therapie | I |
| Auftreten eines paravalvulären Lecks, Ring- oder Aortenabszess, Sinus- oder Aortenaneurysma, Fistel | I |
| Infektionen mit gramnegativen Organismen oder Erregern mit schlechtem Ansprechen auf antibiotische Therapie | I |
| persistierende Bakteriämie nach einer bereits 7–10 d applizierten, angemessenen antibiotischen Therapie ohne sonstige extrakardiale Ursache für Bakteriämie | IIa |
| rezidivierende periphere Embolien trotz angemessener antibiotischer Therapie | IIa |
| Vegetation jeglicher Größe auf oder neben der Prothese | IIb |

## Extrakardiale Operationen bei florider Endokarditis

Aus der klinischen Erfahrung heraus werden extrakardiale Operationen mit begleitender Bakteriämie und/oder Sepsis (z.B. bei Cholezystitis, infizierter Gangrän) wahrscheinlich häufiger bei einer gleichzeitig bereits floriden Endokarditis durchgeführt, als dies klinisch vermutet und/oder nachgewiesen wird, da der Patient hämodynamisch stabil bleibt und die konservative Therapie des Infekts parallel dann auch die Endokarditis saniert. Valide Zahlen aus klinischen Studien liegen hierzu allerdings nicht vor. Sollte ein Patient einen Mehrfachbefall von Organen aufweisen, so ist eine Triage durchzuführen hinsichtlich der Festlegung, welche Organmanifestation für den Patienten aktuell prognostisch am belastendsten ist und inwieweit sie operativ mit Erfolg saniert werden kann. Solange bei gleichzeitiger Endokarditis der Lokalbefund unter antibiotischer Therapie mechanisch stabil bleibt (d.h. eine akute Herzinsuffizienz durch Ein- oder Abriss eines Klappensegels nicht auftritt), ist hier aus kardialer Sicht nicht mit einem wesentlich erhöhten Anästhesierisiko zu rechnen.

**Merke** Bei allen interventionellen und operativen Eingriffen, die mit einer Bakteriämie einhergehen können (insbesondere im Oropharyngealtrakt sowie im gastrointestinalen System), ist eine perioperative Antibiotikaprophylaxe bei Patienten mit Zustand nach Endokarditis zwingend indiziert.

## 1.6.2 Myokarditis

Die Myokarditis ist eine Entzündung des Herzmuskels, bei der es über einen Fokus im Bereich der Atemwege oder des Gastrointestinaltrakts zu einer systemischen Virämie mit Befall des Myokards kommt.

### Ätiologie und Pathophysiologie

In den westlichen Industrieländern werden in der Mehrzahl der Fälle *Viren* als Auslöser angesehen. Andererseits kann es allerdings auch durch Infektionen mit Bakterien, Pilzen, Protozoen oder Parasiten zu einer Myokarditis kommen. Insbesondere bei einer Coxsackie-B-Virusinfektion rechnet man in bis zu 4% der Fälle mit einer kardialen Mitbeteiligung. Auch die Rolle anderer kardiotroper Viren, wie beispielsweise Parvovirus B19, Hepatitis C, Adenovirus oder Zytomegalievirus wird weitergehend untersucht.

Nach Einschleusung des pathogenen Virus in die Myokardzelle beginnt die Produktion von Zytokinen und Adhäsionsmolekülen, die einen inflammatorischen Prozess im Myokard in Gang setzen. Neben der myokardialen Gewebeschädigung durch kardiotrope Viren scheint eine immunologische Komponente Bedeutung zu haben. Myosin und Coxsackievirus-Capsid stimmen in etwa 40% ihrer Aminosäuresequenz überein, was eine *Autoimmunaktivierung* und Myosinzerstörung nach sich zieht. Dieser sekundäre, immunologisch vermittelte Prozess kann zu einer Chronifizierung mit nachfolgender Myokarddysfunktion und -dilatation führen.

### Klinik und Diagnostik

**Symptomatik.** Die klinische Symptomatik der Myokarditis ist *unspezifisch*. Oft stehen die Beschwerden mit einem akuten Infekt und dessen Symptomen in Zusammenhang. Der Verlauf reicht von asymptomatischen EKG-Veränderungen, Herzrhythmusstörungen, wie Arrhythmien oder Blockbildern, bis hin zu einer schweren Herzinsuffizienz und Tod. Thoraxschmerzen können auftreten bei gleichzeitiger Beteiligung des Perikards.

**Differenzialdiagnose.** Gelegentlich gleichen die Symptome bei Myokarditis denen eines akuten Myokardinfarkts. Das Elektrokardiogramm kann ST-Strecken-Veränderungen wie bei akuter kardialer Ischämie vorweisen (Abb. 1.**12**), sodass

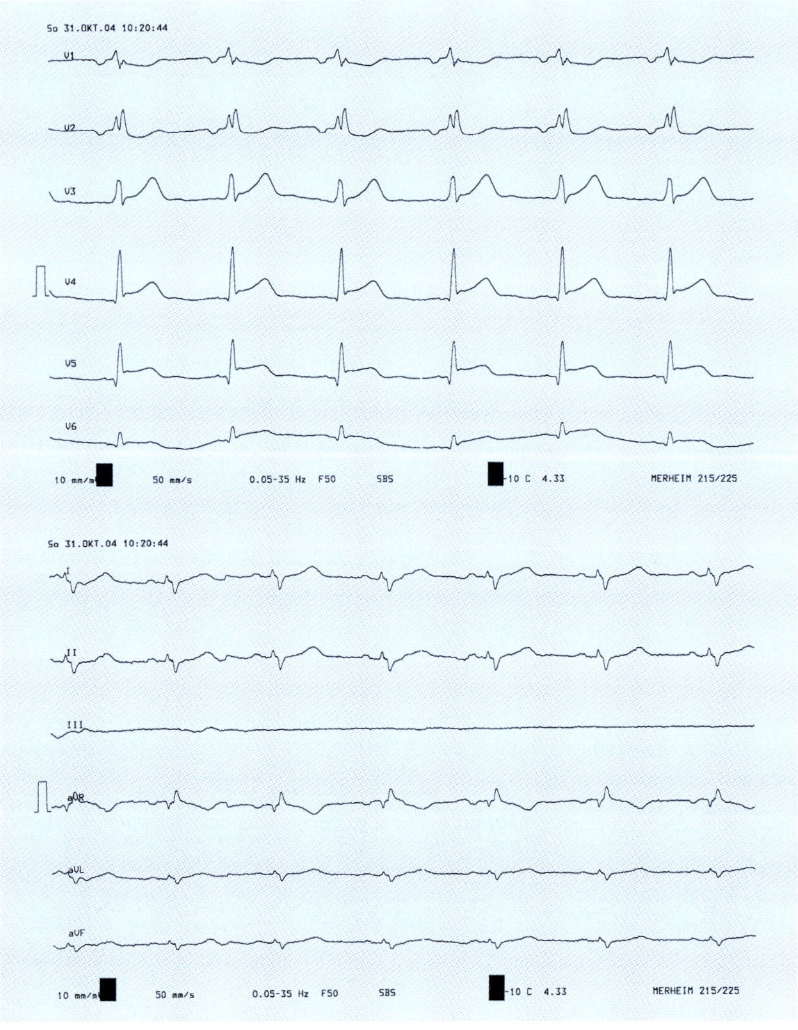


Abb. 1.**12** Aufnahme-EKG eines 19-jährigen Patienten mit konkavbogigen ST-Hebungen aus dem S mit zeltförmigem T in I, II, AVL, AVF, $V_4$–$V_6$ bei Perimyokarditis (am ehesten per continuitatem entstanden durch eine linksseitige Lobärpneumonie). Weiterhin besteht ein Rechtsschenkelblock.

die koronare Herzerkrankung (KHK) als eine der wichtigsten Differenzialdiagnosen gilt. Insbesondere durch pektanginöse Beschwerden, umschriebene ST-Hebungen und die Freisetzung von CK-MB und Troponin als Folge der Nekrose ist die Unterscheidung schwierig, sodass ggf. eine Koronarangiografie zum sicheren Ausschluss einer KHK durchgeführt werden sollte.

**Diagnostik.** Hinweise für eine entzündliche Genese liefert das *Labor* mit einer erhöhten Blutsenkungsgeschwindigkeit und einem abnormen weißen Blutbild als Ausdruck der vorangegangenen Infektion. Im *EKG* finden sich häufig eine Sinustachykardie sowie ein AV-Block I° oder II° sowie supra- und ventrikuläre Arrhythmien. Zusätzlich sind refraktäre ventrikuläre Tachykardien im Sinne einer Torsade-de-pointes-Tachykardie oder Fälle von plötzlichem Herztod beobachtet worden (Badorff et al. 2001, Theleman et al. 2001).

Da die klinischen, laborchemischen, elektrokardiografischen und echokardiografischen Befunde häufig keine eindeutige Diagnosestellung erlauben, kann mithilfe der *Myokardbiopsie* versucht werden, die Diagnose histologisch zu stellen. Allerdings ist eine Myokardbiopsie zwingend nur bei Patienten indiziert, die einen fulminanten Verlauf mit schneller Entwicklung einer dilatativen Kardiomyopathie aufweisen. Die histopathologische Definition und Klassifizierung der Myokarditis ist seit 1986 in den „Dallas-Kriterien" festgelegt (Aretz et al. 1987).

## Therapie

Eine spezifische Therapie der Myokarditis ist bisher nicht bekannt. Die Therapie zielt insbesondere auf die Behandlung der *Herzinsuffizienz* und Beseitigung von *Arrhythmien*. Die Therapie der Herzinsuffizienz umfasst die Standardtherapie mit ACE-Hemmern, β-Blockern, Diuretika und Salzrestriktion. β-Blocker zeigten speziell im Mausmodell einer durch das Coxsackie-Virus induzierten Myokarditis ein verbessertes Outcome (Tominaga et al. 1991). Obwohl für den Einsatz von β-Blockern bei Herzinsuffizienz auf dem Boden einer floriden Myokarditis keine klinischen Daten vorliegen, bestätigen die Ergebnisse der Applikation von β-Blockern bei chronischer Herzinsuffizienz diese Hypothese. Digitalis hingegen sollte aufgrund besonderer proarrhythmogener Wirkung in dieser Situation vermieden werden. Im Mausmodell wurde sogar eine erhöhte Mortalität nachgewiesen (Matsumori et al. 1999).

> **Merke** In der Mehrzahl der Virusmyokarditiden zeigt sich eine Spontanheilung mit folgenloser Ausheilung. In einigen Fällen persistieren Rhythmusstörungen. Als langfristige Komplikation kann sich eine dilatative Kardiomyopathie ausbilden (Kearney et al. 2001).

Ausgehend von der Pathogenese wird bei chronischer Myokarditis eine immunsuppressive Therapie diskutiert. Der Nutzen von Immunglobulin ist bis dato nicht hinreichend erforscht (Bozkurt et al. 1999). Die Daten des „Myocarditis Treatment Trial" von 1995 zeigen keinen Vorteil für eine immunsuppressive Therapie mit Cyclosporin und Kortison (Mason et al. 1995), sodass die aktuelle Datenlage strittig bleibt.

### Operative Therapie der Myokarditis

**Anästhesiologisches Management.** Eine *kontinuierliche Monitorüberwachung* wird bei Patienten mit Myokarditis, insbesondere in der akuten Krankheitsphase, empfohlen. Bei Patienten mit fulminanter Myokarditis und rasch progredientem Verlauf muss eine Herztransplantation in Betracht gezogen werden. Zeichnet sich eine zunehmende hämodynamische Instabilität ab, stehen heute Assist Devices zur Verfügung, bis hin zum Kunstherzen.

## Extrakardiale Operationen bei florider Myokarditis

In welcher Häufigkeit bei systemischen Infektionen mit der Indikation zur extrakardialen operativen Therapie (z. B. Gallenblasenempyem) gleichzeitig auch eine Myokarditis vorliegt, ist unbekannt. Es ist jedoch unschwer vorstellbar, dass dies häufiger der Fall ist, als es klinisch diagnostiziert wird bzw. werden kann. Träte der seltene Fall einer Koinzidenz von gesicherter Myokarditis (bei noch stabiler Hämodynamik) und einer extrakardialen Erkrankung mit der Indikation zur operativen Therapie auf, so ist eine Triage hinsichtlich der Prognosewirksamkeit beider Erkrankungen durchzuführen. Da insgesamt Empfehlungen für eine spezifische Therapie der Myokarditis fehlen, kann in solchen Fällen auch nur empfohlen werden, das *Volumenmanagement* der Patienten kritisch zu steuern und insbesondere auf *kardiale Arrhythmien* zu achten.

# 1.6.3 Perikarditis

Bei der Perikarditis wird unterschieden in
- eine akute Perikarditis,
- den chronischen Perikarderguss und
- die chronisch konstriktive Perikarditis.

## Akute Perikarditis

**Diagnostik.** Die akute Perikarditis tritt auf als Pericarditis sicca und als exsudative Form, wobei Erstere in der Regel den Beginn und ein klinisch schwer fassbares Durchgangsstadium darstellt, sodass nicht wenige Patienten das typische pulssynchrone Perikardreiben („Schritte im Schnee") nicht (mehr) aufweisen. Offensichtlich reichen hier unterhalb der echokardiografischen Nachweisgrenze liegende Flüssigkeitsvermehrungen im Perikard aus, um diesen Auskultationsbefund zum Verschwinden zu bringen. Die Diagnose muss sich mithin stützen auf *EKG-Veränderungen* (ST-Hebungen bei unverändertem QRS-Komplex im Frühstadium, später Rückgang der ST-Hebungen mit zunehmender Ausprägung negativer T-Wellen; Abb. 1.12 und Abb. 1.13), ggf. allgemeine Zeichen der Infektion sowie den echokardiografischen Nachweis von *Perikardflüssigkeit/-erguss*. In unklaren Fällen muss darüber hinaus eine koronare Herz-

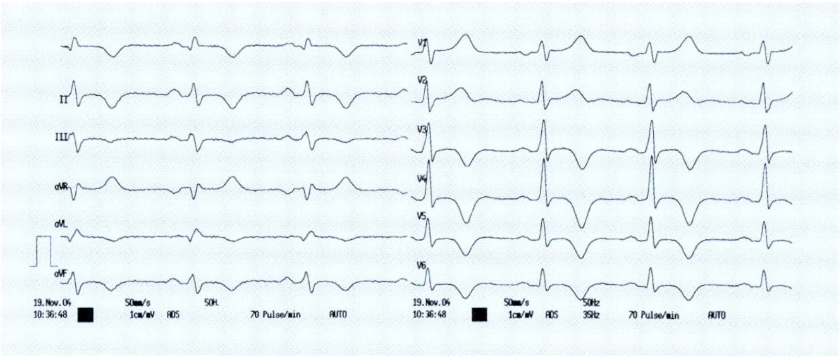

Abb. 1.**13** EKG des Patienten mit Perimyokarditis im Verlauf (20 d später) mit Rückbildung der ST-Hebung und Ausbildung eines terminal negativen T in I, II, III, AVL, AVF, $V_3$–$V_6$.

krankheit durch invasive Diagnostik ausgeschlossen werden.

**Ätiologie.** Ursächlich wird eine *idiopathische Form* von der *infektiösen Perikarditis* unterschieden. Letztere kann als perikardiale Beteiligung bei systemischer Infektion (hierbei kommen insbesondere Viren, aber auch Bakterien in Betracht) oder im Sinne einer Infektionsausbreitung per continuitatem beobachtet werden (z. B. Übergreifen einer Lungentuberkulose auf das Perikard, Durchbruch eines Leberabszesses). Als *hämorrhagische Perikarditis* wird die Perforation eines dissezierten Aortenaneurysmas in den Perikardsack bezeichnet. Auch durch lokale Metastasenbildung hervorgerufene Perikarditiden weisen häufig eine ausgeprägt sanguinöse Ergussbildung auf. Darüber hinaus werden Perikarditiden im Rahmen *allergischer Reaktionen* (z. B. Arzneimittelallergie, Postmyokardinfarktsyndrom, Postperikardiotomiesyndrom) sowie bei *Autoimmunerkrankungen* (Lupus erythematodes disseminatus, rheumatoide Arthritis, Morbus Bechterew usw.) beobachtet. Auch *Stoffwechselerkrankungen* wie z. B. Urämie und Hypothyreose können zur Perikarditis führen.

Die differenzialdiagnostische Abgrenzung der einzelnen Formen ergibt sich entweder bereits mit ausreichender Sicherheit aus der Anamnese des Patienten oder es kann in Einzelfällen einmal die Punktion hämodynamisch nicht wirksamer Ergussbildungen zur Abklärung der Ätiologie diskutiert werden. Allerdings ist hier der diagnostische Gewinn gegen das Risiko (Ventrikel-, Koronararterienperforation, lebensbedrohliche Rhythmusstörungen) abzuwägen.

**Therapie.** Die Therapie der akuten Perikarditis richtet sich nach der Therapie der Grunderkrankung.

**Verlauf.** Relativ selten kann sich aus einer akuten Perikarditis eine chronisch konstriktive Form entwickeln. Dies wurde früher am häufigsten nach Tuberkulose und dann mit ausgeprägten Perikardverkalkungen einhergehend beobachtet. Prinzipiell kann aber auch jede andere Form zu einer perikardialen Konstriktion führen. Diagnostisch wird Letztere durch Echokardiografie und invasive Druckmessungen nachgewiesen.

## Herzbeuteltamponade

Die wichtigste Komplikation der akuten Perikarditis stellt die Herzbeuteltamponade dar. Diese kann sich auch auf dem Boden eines chronischen Perikardergusses entwickeln. Da hier allerdings die Flüssigkeitsansammlung im Perikard nur sehr langsam vonstatten geht, werden durchaus große Perikardergüsse (500–1500 ml) über viele Jahre beobachtet, ohne dass es zu einer klinisch bedeutsamen Einschränkung der kardialen Leistung kommt.

**Klinik und Diagnostik.** Klinisch ist die Herzbeuteltamponade gekennzeichnet durch:

- erhöhten Venendruck,
- Pulsus paradoxus,
- Blutdruckamplitude < 30 mmHg,
- arterielle Hypotonie,
- abnehmende Lautstärke der Herztöne.

Ein elektrischer Alternans im *EKG* ist darüber hinaus sehr verdächtig auf das Vorliegen einer Herzbeuteltamponade.

Aufgrund der sehr geringen Compliance des Perikards reichen prinzipiell bereits sehr kleine Flüssigkeitsmengen, um eine Tamponade zu erzeugen. Diese Situation wird praktisch aber nur bei iatrogener Ventrikelperforation (z. B. im Rahmen eines Herzkatheters) oder bei Myokardperforation im Rahmen eines akuten Myokardinfarkts beobachtet. In allen anderen Fällen einer Tamponade sind die Ergussmengen in einer Größenordnung (> 500 ml), die eine Perikarddrainage per Punktion ermöglichen, was hier auch die Therapie der 1. Wahl darstellt.

## Operative Therapie der Perikarditis

**Indikationen.** Eine Indikation zur chirurgischen Perikardfensterung oder Perikardektomie bei Herzbeuteltamponade besteht nur dann, wenn (selten) bei dem Patienten eine Punktion nicht möglich ist oder es sich um kurzfristig rezidivierende hämodynamisch wirksame Ergussbildungen handelt, wie dies etwa bei Perikardergüssen auf dem Boden maligner Erkrankungen beobachtet wird. Ist eine klinisch wirksame Konstriktion nachzuweisen, so ist ebenfalls eine operative Therapie (Perikardektomie) indiziert.

## Extrakardiale Operationen bei Perikarditis

Ergibt sich aus der Anamnese der Verdacht auf eine abgelaufene Perikarditis mit möglicherweise *Ergussbildung* unbekannter Größe, so lässt sich dies diagnostisch mittels Echokardiografie leicht klären, ggf. ist direkt präoperativ bzw. je nach Art des Eingriffs auch intraoperativ eine Perikarddrainage per Punktion bzw. eine Perikardfensterung/Perikardektomie durchzuführen.

Wie häufig nach einer akuten Perikarditis klinisch inapparente leichte Formen einer *Konstriktion* zurückbleiben, ist nicht bekannt, eine entsprechende Anamnese sollte aber einer dringlich notwendigen Operation nicht im Wege stehen. Für den seltenen Fall der Indikation zu einer dringlichen extrakardialen Operation bei gleichzeitig bekannter hämodynamisch wirksamer *Pericarditis constrictiva* ist eine Triage durchzuführen.

**Cave** Das Operationsrisiko bei hämodynamisch wirksamer Pericarditis constrictiva ist als hoch einzustufen.

**Kernaussagen**

- Bei allen hämodynamisch stabilen Patienten mit einer Endokarditis sollte zunächst ein konservativer Therapieversuch unternommen werden mit dem Ziel, die Infektion zu sanieren oder den Lokalbefund mindestens so weit wie möglich zu stabilisieren.
- In ⅔ bis ¾ der Fälle stellt die akute Herzinsuffizienz die Indikation zur operativen Sanierung einer Endokarditis dar.
- Bei allen interventionellen und operativen Eingriffen, die mit einer Bakteriämie einhergehen können (insbesondere im Oropharyngealtrakt sowie im gastrointestinalen System), ist eine perioperative Antibiotikaprophylaxe bei Patienten mit Zustand nach Endokarditis zwingend indiziert.
- In der Mehrzahl der Virusmyokarditiden zeigt sich eine Spontanheilung mit folgenloser Ausheilung. In einigen Fällen persistieren Rhythmusstörungen. Als langfristige Komplikation kann sich eine dilatative Kardiomyopathie ausbilden.
- Eine Indikation zur chirurgischen Perikardfensterung oder Perikardektomie bei Herzbeuteltamponade besteht nur dann, wenn eine Punktion nicht möglich ist oder es sich um kurzfristig rezidivierende hämodynamisch wirksame Ergussbildungen handelt, wie z. B. auf dem Boden maligner Erkrankungen.

### Literatur


Adam D, Gahl K, von Gravenitz H et al. Revidierte Empfehlungen zur Prophylaxe bakterieller Endokarditiden. Z Kardiol 1998; 87: 566–568

Adler Y, Finkelstein Y, Guindo J et al. Colchicine treatment for recurrent pericarditis. A decade of experience. Circulation 1998; 97(21): 2183–2185

Alsip SG, Blackstone EH, Kirklin JW et al. Indications for cardiac surgery in patients with active infective endocarditis. Am J Med 1985; 78(6B): 138–148

Aretz HT, Billingham ME, Edwards WD et al. Myocarditis. A histopathologic definition and classification. Am J Cardiovasc Pathol 1987; 1(1): 3–14

Arvay A, Lengyel M. Incidence and risk factors of prosthetic valve endocarditis. Eur J Cardiothorac Surg 1988; 2(5): 340–346

Badorff C, Zeiher AM, Hohnloser SH. Torsade de pointes tachycardia as a rare manifestation of acute enteroviral myocarditis. Heart 2001; 86(5): 489–490

Blaustein AS, Lee JR. Indications for and timing of surgical intervention in infective endocarditis. Cardiol Clin 1996; 14(3): 393–404

Bonow RO, Carabello B, de Leon AC. ACC/AHA Guidelines for the management of patients with valvular heart disease. J Am Coll Cardiol 1998; (32): 1486–1588

Bonow RO, Carabello BA, Chatterjee K et al. 2008 focused update into the ACC/AHA guidelines for the management of patients with valvular heart disease: a report of the American College of Cardiology/American Heart Association Task Force on Practice Guidelines (Writing Committee to revise the 1998 guidelines for the management of patients with valvular heart disease). Endorsed by the Society of Cardiovascular Anesthesiologists, Society for Cardiovascular Angiography and Interventions, and Society of Thoracic Surgeons. J Am Coll Cardiol 2008; 52(13): e1–142

Bozkurt B, Villaneuva FS, Holubkov R et al. Intravenous immune globulin in the therapy of peripartum cardiomyopathy. J Am Coll Cardiol 1999; 34(1): 177–180

Calderwood SB, Swinski LA, Waternaux CM et al. Risk factors for the development of prosthetic valve endocarditis. Circulation 1985; 72(1): 31–37

Cavassini M, Eggimann P, Francioli P. Die infektiöse Endokarditis. Schweiz Med Forum 2002a; 32/33: 759–764

Cavassini M, Eggimann P, Moreillon P et al. Die infektiöse Endokarditis (Teil 2). Schweiz Med Forum 2002b; 34: 781–788

Croft CH, Woodward W, Elliott A et al. Analysis of surgical versus medical therapy in active complicated native valve infective endocarditis. Am J Cardiol 1983; 51(10): 1650–1655

Delahaye F, Hoen B, McFadden E et al. Treatment and prevention of infective endocarditis. Expert Opin Pharmacother 2002; 3 (2): 131–145

Dickstein K, Cohen-Solal A, Filippatos G et al. ESC Guidelines for the diagnosis and treatment of acute and chronic heart failure 2008. Europ Heart J 2008; 29: 2388–2442

Durack DT, Lukes AS, Bright DK. New criteria for diagnosis of infective endocarditis: utilization of specific echocardiographic findings. Duke Endocarditis Service. Am J Med 1994; 96(3): 200–209

Durack DT. Evaluating and optimizing outcomes of surgery for endocarditis. JAMA 2003; 290(24): 3250–3251

Fernandez-Guerrero ML, Verdejo C, Azofra J et al. Hospital-acquired infectious endocarditis not associated with cardiac surgery: an emerging problem. Clin Infect Dis 1995; 20(1): 16–23

Francioli P. Complications of infective endocarditis. In: Scheld WM, Whitley RJ, Marra CM, eds. Infections of the central nervous system. Philadelphia: Lippincott Williams & Wilkins; 2004: 537–568

Hoen B, Alla F, Selton-Suty C et al. Changing profile of infective endocarditis: results of a 1-year survey in France. JAMA 2002; 288(1): 75–81

Hogevik H, Olaison L, Andersson R et al. Epidemiologic aspects of infective endocarditis in an urban population. A 5-year prospective study. Medicine (Baltimore) 1995; 74(6): 324–339

Kearney MT, Cotton JM, Richardson PJ et al. Viral myocarditis and dilated cardiomyopathy: mechanisms, manifestations, and management. Postgrad Med J 2001; 77(903): 4–10

Lee EM, Shapiro LM, Wells FC. Conservative operation for infective endocarditis of the mitral valve. Ann Thorac Surg 1998; 65(4): 1087–1092

Li JS, Sexton DJ, Mick N et al. Proposed modifications to the Duke criteria for the diagnosis of infective endocarditis. Clin Infect Dis 2000; 30(4): 633–638

Libby P, Bonow RO, Mann DL et al. Libby: Braunwald's Heart Disease. A textbook of cardiovascular medicine. 8 th ed. Saunders; 2007
Mason JW, O'Connell JB, Herskowitz A et al. A clinical trial of immunosuppressive therapy for myocarditis. The Myocarditis Treatment Trial Investigators. N Engl J Med 1995; 333(5): 269–275
Mathew J, Addai T, Anand A et al. Clinical features, site of involvement, bacteriologic findings, and outcome of infective endocarditis in intravenous drug users. Arch Intern Med 1995; 155(15): 1641–1648
Matsumori A, Igata H, Ono K et al. High doses of digitalis increase the myocardial production of proinflammatory cytokines and worsen myocardial injury in viral myocarditis: a possible mechanism of digitalis toxicity. Jpn Circ J 1999; 63 (12): 934–940
Mills J, Utley J, Abbott J. Heart failure in infective endocarditis: predisposing factors, course, and treatment. Chest 1974; 66 (2): 151–157
Naber CK, Paul-Ehrlich-Gesellschaft für Chemotherapie, Deutsche Gesellschaft für Kardiolgie, Herz- und Kreislaufforschung, Deutsche Gesellschaft für Thorax-, Herz- und Gefäßchirurgie et al. S2-Guideline for diagnosis and therapy of infectious endocarditis. Z Kardiol 2004; 93(12): 1005–1021
Taubert KA, Dajani AS. Optimisation of the prevention and treatment of bacterial endocarditis. Drugs Aging 2001; 18(6): 415–424
Theleman KP, Kuiper JJ, Roberts WC. Acute myocarditis (predominately lymphocytic) causing sudden death without heart failure. Am J Cardiol 2001; 88(9): 1078–1083
Tominaga M, Matsumori A, Okada I et al. Beta-blocker treatment of dilated cardiomyopathy. Beneficial effect of carteolol in mice. Circulation 1991; 83(6): 2021–2028
van der Meer JT, Thompson J, Valkenburg HA et al. Epidemiology of bacterial endocarditis in The Netherlands. I. Patient characteristics. Arch Intern Med 1992; 152(9): 1863–1868
Vikram HR, Buenconsejo J, Hasbun R et al. Impact of valve surgery on 6-month mortality in adults with complicated, left-sided native valve endocarditis: a propensity analysis. JAMA 2003; 290(24): 3207–3214
Wallace AG, Young WG jr., Osterhout S. Treatment of acute bacterial endocarditis by valve excision and replacement. Circulation 1965; 31: 450–453

# 1.7 Arterieller Hypertonus

*S. Nielsen, P. Teschendorf*

## 1.7.1 Einleitung

In den westlichen Industrienationen liegt die Prävalenz der arteriellen Hypertonie (kurz: Hypertonie) in der Allgemeinbevölkerung bei 25%, in der Altersgruppe der über 50-Jährigen bei bis zu 50%. Prävalenz, mittleres Blutdruckniveau und altersabhängiger Blutdruckanstieg zeigen regionale und ethnische Unterschiede. Bezogen auf die deutsche Bevölkerung sind zwischen 30–40% der erwachsenen Bevölkerung betroffen, bei älteren Patienten steigt die Prävalenz auf bis zu 80%. Weltweit sind etwa 6% aller Todesfälle direkt oder indirekt durch Hypertonie verursacht (Kotchen 2008). Da der Altersdurchschnitt der Bevölkerung zunimmt und ältere Menschen häufiger operative Eingriffe benötigen, wird das perioperative Management der Hypertonie an Bedeutung zunehmen. Hypertonie gilt zudem als bedeutsamer Risikofaktor vieler kardiovaskulärer Erkrankungen, die zur präoperativen Risikoeinschätzung des Patienten ermittelt werden sollten.

### Definition und Stadieneinteilung

Nach den derzeit gültigen WHO-Richtlinien ist Hypertonus bei Vorliegen eines systolischen Blutdruckwerts von über 140 mmHg oder eines diastolischen Blutdrucks von über 90 mmHg definiert (Tab. 1.**32**). Das Joint National Committee on Prevention, Detection, Evaluation and Treatment of High Blood Pressure unterteilt krisenhafte Blutdrucksteigerungen in hypertensive Notfälle (Emergency) und hypertensive Dringlichkeit (Urgency). Der hypertensive Notfall geht mit dem Neuauftreten von Endorganschäden oder deren Ver-

Tab. 1.**32** Stadieneinteilung und Definition des Bluthochdrucks in mmHg.

| Grad | Systolischer Wert | | Diastolischer Wert |
|---|---|---|---|
| optimal | < 120 | und | < 80 |
| normal | 120–129 | und/oder | 80–84 |
| hoch normal | 130–139 | und/oder | 85–89 |
| Hypertonie Grad 1 | 140–159 | und/oder | 90–99 |
| Hypertonie Grad 2 | 160–179 | und/oder | 100–109 |
| Hypertonie Grad 3 | ≥ 180 | und/oder | ≥ 110 |
| isolierte systolische Hypertonie | ≥ 140 | und | < 90 |

schlechterung einher. Der Blutdruck liegt meist bei >180/120 mmHg, wobei die absolute Höhe weniger entscheidend ist als die manifeste Organschädigung. Der Patient ist vital gefährdet, eine sofortige Blutdrucksenkung ist erforderlich. Bei der hypertensiven Dringlichkeit liegt ein starker Anstieg des Blutdrucks ohne Endorganschädigung vor (Chobanian et al. 2003).

Da die Stadieneinteilung auf willkürlich festgelegten Werten beruht, sollte für die klinische Herangehensweise Folgendes beachtet werden:

- Fallen bei einem Patienten systolischer und diastolischer Bluthochdruck in unterschiedliche Stadien, ist für die kardiovaskuläre Risikoabschätzung und medikamentöse Therapie der Wert im Bereich des höheren Stadiums maßgeblich.
- Isolierter systolischer Hypertonus ist wie kombinierter systolisch-diastolischer Hypertonus zu klassifizieren, wobei das gleichzeitige Vorliegen eines niedrigen diastolischen Blutdruckwerts einen besonders hohen kardiovaskulären Risikofaktor darstellt.
- Die Diagnose „Hypertonus" und die Indikation zur medikamentösen Therapie sollte bei jedem Patienten individuell unter Berücksichtigung seines persönlichen kardiovaskulären Risikos gestellt werden (s. u., Mancia et al. 2007).

## 1.7.2 Pathophysiologie

Der arterielle Blutdruck ist definiert als das Produkt von HZV und systemischem Gefäßwiderstand:

Blutdruck (mmHg) = HZV × totaler peripherer Widerstand.

Der mittlere arterielle Blutdruck (MAD) berechnet sich wie folgt:

MAD = diastolischer Blutdruck + ⅓ × (systolischer Blutdruck – diastolischer Blutdruck).

Der systolische Blutdruck wird v. a. durch das HZV, insbesondere durch das Schlagvolumen bestimmt, diastolischer Blutdruck vom peripheren Widerstand. Die Differenz von systolischem und diastolischem Blutdruck wird als Pulsdruck bezeichnet und ist ein Maß für die arterielle Wandspannung.

Das HZV wird durch Schlagvolumen und Herzfrequenz determiniert, wobei das Schlagvolumen durch Füllungsvolumen des Ventrikels und Ventrikelkontraktilität bestimmt wird. Änderungen im Gefäßdurchmesser durch Kontraktion kleiner arterieller Gefäße regulieren den peripheren Gefäßwiderstand. Jede Veränderung dieser Parameter kann den Blutdruck beeinflussen.

### Renin-Angiotensin-Aldosteron-System (RAAS)

Die Aktivität des Renin-Angiotensin-Aldosteron-Systems trägt über die Regulation des Natrium-, Kalium- und Wasserhaushalts sowie des Vasotonus entscheidend zur Blutdruckregulation bei. Renin, eine in der Niere gebildete Protease, katalysiert die Bildung des in der Leber synthetisierten Angiotensinogens zu Angiotensin I, das durch die aus der Lunge freigesetzte ACE-Kinase zu Angiotensin II umgewandt wird. Die Effekte von Angiotensin II werden durch den Angiotensin-Typ-II-Rezeptor vermittelt und führen zu Vasokonstriktion und Aldosteronsekretion der Nebenniere. Angiotensin II verfügt über proliferative Effekte auf Herzmuskelzellen und glatte Gefäßmuskulatur und fördert Atherogenese und kardiale Hypertrophie. Stimuliert wird die Freisetzung von Renin durch:

- Hypotension in afferenten Nierenarteriolen,
- verminderten NaCl-Gehalt der Henle-Schleife,
- β-Rezeptor-vermittelte Stimulation.

> **Merke** Erhöhte Plasmareninspiegel bei Nierenarterienstenose oder reninproduzierenden Nierentumoren können eine Hypertonie verursachen.

Angiotensin II führt zur Freisetzung des Mineralokortikoids *Aldosteron* aus der Nebennierenrinde. Aldosteron bewirkt in den renalen Sammelrohren eine Natrium- und Wasserresorption und ausgleichende Sezernierung von Kalium- und Wasserstoffionen (Kotchen 2008).

### Neuronale Regulation

**Peripheres Nervensystem.** Im peripheren Nervensystem erfolgt die Steuerung durch die endogen freigesetzten Katecholamine Adrenalin und Noradrenalin. Noradrenalin wird aus Vesikeln der präsynaptischen Nervenendigungen des sympathischen Nervensystems freigesetzt, Adrenalin aus dem Nebennierenmark. Sie wirken im Wesentlichen an $\alpha_1$-, $\alpha_2$-, $\beta_1$-, und $\beta_2$-Adrenorezeptoren in allen vom sympathischen Nervensystem innervierten Geweben. Adrenalin und Noradrenalin wirken agonistisch auf alle Adrenorezeptoren, unterscheiden sich jedoch in Rezeptoraffinität und somit im vermittelten Effekt. Noradrenalin wirkt vorwiegend an α-Adrenorezeptoren und bewirkt über postsynaptische $\alpha_1$-Rezeptoren periphere Vasokonstriktion und Blutdruckanstieg. An präsynaptischen $\alpha_2$-Rezeptoren hemmt es die Noradrenalinfreisetzung. Adrenalin hat hohe Affinität zu β-Rezeptoren und kann durch kardiale $\beta_1$-Rezeptoren Herzfrequenz, Schlagvolumen und Blutdruck steigern. Ein permanent erhöhter Sympathikotonus mit erhöhten Plasmakatecholaminspiegeln kann eine Hypertonie zur Folge haben.

**Zentrales Nervensystem.** Im zentralen Nervensystem erfolgt die übergeordnete Blutdruckregulation durch Vasomotor- und Vasodilatatorzentrum im Hirnstamm über sympathische und parasymphatische Nerven. Der Hypothalamus mit blutdrucksenkenden und der motorische Kortex mit überwiegend blutdrucksteigernden Einflüssen sind ebenfalls an der Regulation beteiligt.

### Vaskuläre Regulationsmechanismen

In den peripheren Gefäßen beeinflussen Gefäßtonus und lokale Mediatoren den Blutdruck. Glatte Muskelzellen in der Media peripherer Gefäße reduzieren den Gefäßdurchmesser durch Konstriktion und erhöhen den peripheren Widerstand und den Blutdruck. Strukturelle Veränderungen bei Arteriosklerose bewirken ebenfalls eine Reduktion des Gefäßdurchmessers und einen Blutdruckanstieg. Die verminderte Elastizität und Dehnbarkeit der Gefäßwand bei Hypertonus führt bei erhöhtem Intravasalvolumen zu einem inadäquat hohen Blutdruckanstieg. Klinisch zeigt sich die verminderte Dehnbarkeit durch eine vergrößerte Pulsdruckamplitude bei stark erhöhten systolischen Blutdruckwerten.

Lokale Mediatoren aus dem Gefäßendothel, wie Stickstoffmonoxid (NO), bewirken eine Vasodilatation über direkte Relaxation der Gefäßmuskelzellen. Bei Hypertonikern ist durch die endotheliale Dysfunktion die Freisetzung dieser Substanzen gestört. Unklar ist bisher, ob die verminderte Freisetzung dieser Substanzen Ursache oder Folge einer manifesten Hypertonie ist.

#### Elektrolythaushalt

Die genauen Mechanismen, die bei Veränderung des Elektrolythaushalts zum Entstehen einer Hypertonie beitragen, sind bislang unbekannt. Unter anderem scheinen vermehrte Natriumzufuhr und Reduktion der Kalium- und Kalziumzufuhr von Bedeutung zu sein (Kotchen 2008).

### 1.7.3 Formen des Hypertonus

**Essenzielle Hypertonie.** Der essenziellen Hypertonie, die über 90% aller Hypertonien ausmacht, liegt keine erkennbare Ursache zugrunde, da es sich um eine multifaktoriell verursachte Erkrankung handelt. Verschiedenste Faktoren wie Ernährung, Stress, Rauchen, hormonelle Einflüsse, Adipositas bzw. das metabolische Syndrom und eine genetische Komponente spielen eine Rolle. Diese essenzielle Hypertonie kann durch Therapie nicht kurativ behandelt werden, Ziel ist eine gute Symptomkontrolle.

**Sekundäre Hypertonien.** Den sekundären Hypertonien liegt im Gegensatz zur essenziellen Hypertonie eine erkennbare Ursache zugrunde. Wird diese diagnostiziert, ist der Therapieansatz potenziell kurativ. Hierzu gehören renal und endokrin induzierte Hypertonie, Hypertonie bei Aortenisthmusstenose und Schwangerschaft, Medikamente, zentralnervöse Regulationsstörungen und Intoxikationen.

#### Symptome

Ein singulärer Hypertonus ist meist symptomarm. Liegen Beschwerden vor, sind diese oft unspezifisch. Es kann sich um Schwindel, Kopfschmerzen (morgens, okzipital), Belastungsdyspnoe, Nasenbluten, Palpitationen, Tinnitus oder Impotenz handeln. In der Anamnese liegen zudem häufig weitere kardiovaskuläre Risikofaktoren (s.u.) vor. Die Symptome resultieren häufig aus Endorganschäden eines permanent bestehenden Hypertonus oder aus einer der Hypertonie zugrundeliegenden Erkrankung.

#### Komplikationen

Endorganschäden des Hypertonus mit Komplikationen manifestieren sich in Herz, Gehirn, Niere, peripheren Gefäßen und Augen. Die häufigste Todesursache bei Hypertonikern ist auf die hypertensive Herzschädigung zurückzuführen. Die Häufigkeit kardiovaskulärer Ereignisse (Myokardinfarkt, Schlaganfall) korreliert mit dem Schweregrad der Hypertonie und der Anzahl zusätzlich vorhandener kardiovaskulärer Risikofaktoren (Saseen u. MacLaughlin 2008)

**Herz.** Die pathophysiologischen Folgen der hypertensiven Herzerkrankung manifestieren sich als linksventrikuläre Hypertrophie mit relativer Koronarinsuffizienz, diastolische Dysfunktion und Koronarsklerose. Es können koronare Herzerkrankung, Linksherzinsuffizienz und eine erhöhte Arrhythmieneigung entstehen.

**Gehirn.** Hypertonie ist ein Risikofaktor für transitorische ischämische Attacken und manifesten zerebralen ischämischen oder hämorrhagischen Insult.

**Niere.** Die Entwicklung einer chronischen Niereninsuffizienz durch Arteriosklerose, renale Minderperfusion und ischämische Tubulusnekrose korreliert v.a. mit der Höhe des systolischen Blutdruckwerts.

**Periphere Gefäße.** Hypertonie ist bedeutender Risikofaktor für die Entstehung von Arteriosklerose und manifester peripherer arterieller Verschlusskrankheit (pAVK). Das Risiko für die Entwicklung eines Aortenaneurysmas oder einer Aortendissektion ist ebenfalls erhöht.

**Augen.** Im Auge kann durch Hypertonus eine Retinopathie als Fundus hypertonicus mit charakteristischen Veränderungen der okulären Gefäße und der Netzhaut entstehen.

#### Diagnostik

Bei der Diagnosestellung einer arteriellen Hypertonie sollte neben der Bestimmung des Schweregrads einer Hypertonie das individuelle kardiovaskuläre Risikoprofil des Patienten ermittelt werden, um die medikamentöse Therapie entsprechend anzupassen.

**Blutdruckmessung.** Die Diagnose „arterielle Hypertonie" kann gestellt werden, wenn jeweils 2-mal an 2 unterschiedlichen Tagen bei jeder Messung erhöhte Blutdruckwerte ermittelt werden. Die Messung sollte im Sitzen nach einer 5-minütigen Ruhephase erfolgen, die Blutdruckmanschette sollte sich auf Herzhöhe befinden. Zum Ausschluss einer vaskulären Genese (Aortenisthmusstenose) sollte an beiden Armen gemessen werden. Langzeitblutdruckmessung kommt nur bei Patienten mit Verdacht auf Weißkittelhypertonie oder labiler episodischer Hypertonie zum Einsatz.

**Weitere Diagnostik.** Die Guidelines der European Society of Hypertension und European Society of Cardiology (ESH/ESC; Mancia et al. 2007) empfehlen neben gründlicher Anamnese, körperlicher Untersuchung und Routinelabortests ein Elektrokardiogramm zum Ausschluss kardialer Ischämien und Linksherzhypertrophie. Bei Verdacht auf Linksherzhypertrophie ist ein Echokardiogramm indiziert, eine Sonografie der Karotiden bei Zeichen einer Karotisstenose und Arteriosklerose.

**Kardiovaskuläres Risiko.** Das kardiovaskuläre Risiko beschreibt die Wahrscheinlichkeit des Auftretens eines kardiovaskulären Ereignisses innerhalb der folgenden 10 Jahre. In die Beurteilung fließen kardiovaskuläre Risikofaktoren (Tab. 1.**33**) wie Blutdruckwerte, metabolische Störungen und Endorganschäden ein (Tab. 1.**34**). Da Hypertoniker häufig betroffen sind und dies die Therapie entscheidend beeinflusst, ist die Ermittlung des Risikoprofils von großer Bedeutung.

## Therapie

Therapieziel der Behandlung der arteriellen Hypertonie ist die Reduktion der aus den Folgeerkrankungen resultierenden kardiovaskulären Morbidität und Mortalität. Die Entscheidung zur medikamentösen Therapie hängt von der Höhe des systolischen und diastolischen Blutdruckwerts und vom kardiovaskulären Risikoprofil des Patienten ab (Tab. 1.**34**) – ebenso wie die Wahl des Antihypertensivums.

Tab. 1.**33** Kardiovaskuläre Risikofaktoren.

| **Risikofaktoren** |
|---|
| Höhe des systolischen und diastolischen Blutdrucks |
| Lebensalter in Jahren (Männer >55, Frauen >65) |
| Rauchen |
| Dyslipidämie |
| positive Familienanamnese kardiovaskulärer Erkrankungen (Männer <55Jahre, Frauen <65 Jahre) |
| stammbetonte Adipositas |
| Nüchternglukose im Plasma >5,6–6,9 mmol/l (102–135 mg/dl) oder pathologischer Glukosetoleranztest |

**Merke** Alle Patienten mit Hypertonie Grad 2 oder 3 sollten definitiv therapiert werden. Der Therapieerfolg kann anhand des festgelegten Zielwerts von unter 140/90 mmHg evaluiert werden.

Tab. 1.**34** Kardiovaskuläres Risiko und Therapie der arteriellen Hypertonie.

| | **Blutdruck normal** | **Blutdruck hoch normal** | **Hypertonie Grad 1** | **Hypertonie Grad 2** | **Hypertonie Grad 3** |
|---|---|---|---|---|---|
| keine Risikofaktoren | durchschnittliches Risiko: keine Intervention | durchschnittliches Risiko: keine Intervention | gering erhöhtes Risiko: Lebensstilmodifikation für Monate, wenn kein Erfolg medikamentöse Therapie | mäßig erhöhtes Risiko: Lebensstilmodifikation für Wochen, wenn kein Erfolg medikamentöse Therapie | stark erhöhtes Risiko: Lebensstilmodifikation und medikamentöse Therapie |
| 1–2 Risikofaktoren | leicht erhöhtes Risiko: Lebensstilmodifikation | leicht erhöhtes Risiko: Lebensstilmodifikation | mäßig erhöhtes Risiko: Lebensstilmodifikation für Wochen, wenn kein Erfolg medikamentöse Therapie | mäßig erhöhtes Risiko: Lebensstilmodifikation für Wochen, wenn kein Erfolg medikamentöse Therapie | sehr stark erhöhtes Risiko: Lebensstilmodifikation und medikamentöse Therapie |
| ≥3 Risikofaktoren, metabolisches Syndrom oder Endorganschäden | mäßig erhöhtes Risiko: Lebensstilmodifikation | stark erhöhtes Risiko: Lebensstilmodifikation, medikamentöse Therapie erwägen | stark erhöhtes Risiko: Lebensstilmodifikation und medikamentöse Therapie | stark erhöhtes Risiko: Lebensstilmodifikation und medikamentöse Therapie | sehr stark erhöhtes Risiko: Lebensstilmodifikation und medikamentöse Therapie |
| Diabetes mellitus | mäßig erhöhtes Risiko: Lebensstilmodifikation | stark erhöhtes Risiko: Lebensstilmodifikation und medikamentöse Therapie | stark erhöhtes Risiko: Lebensstilmodifikation und medikamentöse Therapie | stark erhöhtes Risiko: Lebensstilmodifikation und medikamentöse Therapie | sehr stark erhöhtes Risiko: Lebensstilmodifikation und medikamentöse Therapie |
| manifeste kardiovaskuläre oder renale Erkrankung | sehr stark erhöhtes Risiko: Lebensstilmodifikation und medikamentöse Therapie | sehr stark erhöhtes Risiko: Lebensstilmodifikation und medikamentöse Therapie | sehr stark erhöhtes Risiko: Lebensstilmodifikation und medikamentöse Therapie | sehr stark erhöhtes Risiko: Lebensstilmodifikation und medikamentöse Therapie | sehr stark erhöhtes Risiko: Lebensstilmodifikation und medikamentöse Therapie |

Bei koronarer Herzerkrankung, chronischer Niereninsuffizienz, Diabetes mellitus und peripheren vaskulären Schäden liegt der Zielwert unter 130/80 mmHg, bei Linksherzinsuffizienz unter 120/80 mmHg (Mancia et al. 2007).

### Allgemeinmaßnahmen

Bei allen Patienten mit Hypertonie sind Lebensstilmodifikationen indiziert. Dies verringert die Progression der Hypertonie und senkt die Anzahl und die Dosierung der benötigten Medikamente. Die Maßnahmen umfassen Gewichtsreduktion, Natriumrestriktion, Reduktion des Alkohol- und Nikotinkonsums und Steigerung der körperlichen Aktivität.

### Medikamentenklassen und Indikationen

**Diuretika.** Diuretika bewirken eine Steigerung der renalen Harnausscheidung und sind neben β-Blockern, ACE-Hemmern, Kalziumantagonisten und Angiotensin-Rezeptor-Antagonisten (AT-Antagonisten) zur Initialtherapie der Hypertonie zugelassen. Schleifendiuretika vermitteln die stärksten diuretischen Effekte aller Diuretikaklassen und sind v. a. bei Herz- und Niereninsuffizienz indiziert. Alle Diuretika können Veränderungen des Elektrolythaushalts bewirken.

**Aldosteronantagonisten.** Aldosteronantagonisten finden Anwendung bei therapierefraktärer Hypertonie, chronischer Herzinsuffizienz, fortgeschrittener Leberzirrhose und Hyperaldosteronismus. Sie bewirken eine Senkung der Natrium- und Wasserresorption. Nebenwirkungen sind Hyperkaliämie und hormonelle Effekte (Gynäkomastie, Impotenz).

**ACE-Hemmer.** ACE-Hemmer verhindern die Umwandlung von Angiotensin I zu Angiotensin II durch Hemmung der ACE-Kinase. Häufige Nebenwirkung ist ein trockener Reizhusten, ernste Nebenwirkungen, wie akutes Nierenversagen oder Entwicklung eines Angioödems, sind selten. Bei Nierenarterienstenose kann sich die Nierenfunktion durch Gabe von ACE-Hemmern verschlechtern.

**Angiotensin-II-Rezeptor-Antagonisten.** Angiotensin-II-Rezeptor-Antagonisten blockieren den Angiotensin-II-Rezeptor und verhindern die durch Angiotensin II vermittelte Vasokonstriktion. Das Anwendungsprofil entspricht im Wesentlichen dem der ACE-Hemmer, die Nebenwirkungen sind jedoch weniger ausgeprägt.

**β-Blocker.** β-Blocker binden an kardiale $\beta_1$-Rezeptoren und senken die Herzfrequenz, die Kontraktiliät und das HZV. Bei Monotherapie ohne kardiale Begleiterkrankung konnte kein Vorteil durch Reduktion kardiovaskulärer Ereignisse im Vergleich zu ACE-Hemmern oder AT-Antagonisten gezeigt werden, sodass β-Blocker als Initialtherapie bei Patienten ohne kardiale Begleiterkrankungen derzeit infrage gestellt werden. Indiziert sind β-Blocker v. a. bei stabiler Angina pectoris, Myokardinfarkt und Herzinsuffizienz.

**Kalziumantagonisten.** Kalziumantagonisten blockieren spannungsabhängige Kalziumkanäle vom L-Typ der Zellmembran und reduzieren den Kalziumeinstrom in die Zelle, was eine Relaxation glatter Gefäßmuskelzellen mit Vasodilatation arterieller Gefäße und Koronarien bewirkt. Nebenwirkungen sind Ödembildung, Flush und reflektorische Tachykardie. Kalziumantagonisten vom Phenylalkylamin- und Benzothiazepin-Subtyp sind bei supraventrikulären Rhythmusstörungen indiziert, Dihydropyridine bei isolierter systolischer Hypertonie, Angina pectoris und linksventrikulärer Hypertrophie.

**α-Blocker.** α-Blocker blockieren postsynaptische periphere α-Rezeptoren an Gefäßen, reduzieren jedoch nicht die kardiovaskuläre Morbidität und Mortalität. Phenoxybenzamin als irreversibler $\alpha_1$- und $\alpha_2$-Blocker wird bei durch ein Phäochromozytom induzierter Hypertonie angewendet.

**Zentrale $\alpha_2$-Rezeptor-Agonisten und Antisympathotonika.** Beispielsweise Clonidin und α-Methyldopa senken an zentralen $\alpha_2$-Rezeptoren den Sympathikotonus, Moxonidin durch Bindung an zentrale Imidazol-1-Rezeptoren. Nebenwirkungen sind Sedierung, Ödembildung und orthostatische Dysregulation. Bei plötzlichem Absetzen kann eine Rebound-Hypertonie aufgrund erhöhter Noradrenalinfreisetzung resultieren. Anwendung findet diese Substanzklasse v. a. bei therapieresistenter Hypertonie in Kombination mit anderen Präparaten.

**Vasodilatatoren.** Sie vermitteln durch Angriff am Gefäßendothel eine direkte Vasodilatation. Folgen sind orthostatische Dysregulation und eine massive Gegenregulation mit Reflextachykardie und RAAS-Aktivierung, Natrium- und Wasserretention sowie Ödembildung. Auch diese Medikamentenklasse wird nur bei schwerer therapieresistenter Hypertonie in Kombination eingesetzt.

## 1.7.4 Präoperative Evaluierung

Das Vorhandensein einer alleinigen Hypertonie stellt keinen unabhängigen Risikofaktor für eine erhöhte Inzidenz kardiovaskulärer Ereignisse bei nicht kardiochirurgischen Eingriffen dar (Poldermans et al. 2010; Kap. 1.1). Die vermehrte Inzidenz solcher Komplikationen resultiert aus der Assoziation der arteriellen Hypertonie mit kardiovaskulären Erkrankungen.

### Prämedikationsgespräch

Patienten mit Hypertonie weisen häufig Endorganschäden auf, die während des Prämedikationsgesprächs erfragt werden sollten. Vor allem ältere multimorbide Patienten mit langjährig bestehendem Hypertonus sind hiervon betroffen. Zur Risikoeinschätzung kann die Erhebung des Revised Cardiac Risk Index helfen. Dabei werden für das Vorliegen von Herzinsuffizienz, koronarer Herzerkrankung, insulinpflichtigem Diabetes mellitus, Nierenfunktionseinschränkung (Serumkreatinin >2,0 mg/dl), stattgehabtes zerebrovaskuläres Ereignis (Apoplex, TIA) sowie Hochrisikooperation (Aorten- oder periphere Gefäßchirurgie, abdominelle, thorakale oder orthopädische Eingriffe) jeweils ein Punkt vergeben. Mit steigender Punktzahl erhöht sich das Risiko für perioperative kardiale Komplikationen (Lee et al. 1999). Ebenfalls sollte das Vorliegen von ruhe- und belastungsabhängigen Angina-pectoris-Beschwerden sowie die aktuelle antihypertensive Medikation erfragt werden.

Zum Ausschluss kardialer Ischämien und linksventrikulärer Hypertrophie sollten Hypertoniker präoperativ ein 12-Kanal-EKG erhalten.

### Nicht eingestellter Hypertonus

Bei Patienten mit nicht oder nur unzureichend therapiertem Hypertonus sollte die Freigabe zur Operation nach individueller Risikoeinschätzung und Dringlichkeit der operativen Maßnahmen erfolgen. Liegt eine Hypertonie Grad 1 oder 2 vor, besteht derzeit kein Anhalt dafür, dass der Patient vom Aufschieben der operativen Maßnahme mit dem Ziel der Therapieoptimierung des Hypertonus profitiert.

**Merke** Bei Hypertonie Grad 3 (systolischer Blutdruck >180 mmHg und/oder diastolischer Blutdruck >110 mmHg) muss das mit dem Aufschieben der Operation verbundene Risiko gegen den Nutzen einer optimierten Blutdruckeinstellung aufgewogen werden.

Bei der Überlegung sollten die kardiovaskuläre Komorbidität, die klinische Präsentation und das Risiko des Eingriffs berücksichtigt werden (Poldermans et al. 2010).

## 1.7.5 Perioperative Fortführung antihypertensiver Medikation

**ACE-Hemmer.** ACE-Hemmer, die rein aufgrund einer Hypertonie angeordnet sind, sollten 24 h vor Allgemeinnarkose, rückenmarknahen Verfahren oder Anwendung eines kombinierten Anästhesieverfahrens abgesetzt werden, da anderenfalls die Gefahr einer schweren Hypotension droht. Ursache ist die durch ACE-Hemmer bedingte Vasodilatation, die sich durch die Sympathikolyse während der genannten Anästhesieverfahren verstärkt. Postoperativ sollte die Einnahme von ACE-Hemmern wie gewohnt erfolgen. Liegt zusätzlich eine eingeschränkte Linksherzfunktion vor, wird in den aktuellen Leitlinien der ESC/ESA bei klinisch stabilen Patienten unter engmaschiger Kontrolle die Fortführung einer Dauertherapie mit ACE-Hemmern auch am Tag der Operation empfohlen (Poldermans et al. 2010).

**Angiotensin-II-Rezeptor-Antagonisten.** Wie die ACE-Hemmer bewirken Angiotensin-II-Rezeptor-Antagonisten eine Vasodilatation, die während eines Anästhesieverfahrens durch Sympathikolyse verstärkt wird und zu hypotoner Kreislaufreaktion führen kann. Hinsichtlich der perioperativen Einnahme liegen keine einheitlichen Empfehlungen vor. Berücksichtigt man den ähnlichen Wirkmechanismus beider Substanzklassen, empfehlen viele Autoren, Angiotensin-II-Rezeptor-Antagonisten wie ACE-Hemmer 24 h vor dem Eingriff zu pausieren (Fleisher et al. 2008).

**β-Blocker.** Die aktuellen Leitlinien der ESC/ESA befürworten die Fortführung einer β-Blocker-Dauertherapie, da eine Änderung der Medikation keine Verbesserung der perioperativen Kardioprotektion bewirkt (Poldermans et al. 2010). Bei plötzlicher Unterbrechung einer β-Blocker-Dauertherapie droht aufgrund der Rezeptorhochregulation eine Rebound-Hypertonie mit Blutdruckanstieg, Tachykardie und schlimmstenfalls ein akutes Koronarsyndrom und erhöhte perioperative Morbidität und Mortalität (Priebe 2010).

**Merke** β-Blocker sollten wie gewohnt am Tag der Operation eingenommen werden, ebenso sollte die Medikation postoperativ wie gewohnt weitergeführt werden.

**Kalziumantagonisten.** Trotz der bisher geringen Datenlage wird eine perioperative Fortführung der Therapie mit Kalziumantagonisten aufgrund der Reduktion des myokardialen Sauerstoffverbrauchs potenziell als vorteilhaft angesehen. Ein plötzliches Absetzen kann zu Hypertonie führen. Insbesondere gilt dies für Patienten, die Kalziumantagonisten zur Herzfrequenzkontrolle bei Arrhythmien oder Prinzmetal-Angina-pectoris erhalten.

**$\alpha_2$-Rezeptor-Agonisten.** Für diese Substanzklasse wird die perioperative Weiterführung einer Dauertherapie empfohlen, da ein plötzliches Absetzen v. a. bei Einnahme hoher Dosen eine Blutdrucksteigerung im Sinne einer Rebound-Hypertonie bewirken kann. Die perioperative Gabe von Clonidin scheint zudem die durch myokardiale Ischämien bedingte Morbidität und Mortaliät insbesondere bei gefäßchirurgischen Patienten zu reduzieren (Poldermans et al. 2010).

**Diuretika.** Aufgrund der nur mäßig blutdrucksenkenden Effekte können Diuretika am Operationstag abgesetzt werden. Bei Herzinsuffizienz sollten Diuretika auch am Tag der Operation eingenommen werden. Postoperativ sollte die Einnahme wie gewohnt erfolgen, sollte die orale Gabe nicht möglich sein, muss auf i. v. Präparate zurückgegriffen werden (Poldermans et al. 2010). Die Dauertherapie mit Diuretika kann zu Imbalancen im Flüssigkeits- und Elektrolythaushalt führen, daher sollte beides engmaschig kontrolliert werden

## 1.7.6 Risiko perioperativer Blutdruckschwankungen

Patienten mit chronischer Hypertonie sind für perioperative Blutdruckschwankungen deutlich anfälliger als normotensive Patienten. Die Inzidenz für die Entwicklung eines perioperativen Notfalls liegt bei bis zu 30 %, ist jedoch abhängig vom Patientenkollektiv und der Art des chirurgischen Eingriffs. Als besonders risikoreich gelten intraperitoneale, intrakranielle und intrathorakale Eingriffe, Operationen im

Kopf-Hals-Bereich sowie gefäßchirurgische Eingriffe, v. a. bei Chirurgie der Karotis, abdomineller Aorta und peripherer Gefäße (Goldman u. Caldera 1979). Patienten mit diastolischem Blutdruck >110 mmHg sind besonders für die Entwicklung perioperativer hypertensiver Phasen gefährdet (Varon u. Marik 2008). Der hypertensive Patient kann zudem durch das Vorliegen verschiedener Komorbiditäten gefährdet sein, die zu kardialen und zerebrovaskulären Komplikationen führen können, sodass sich bei Vorliegen eines Hypertonus die perioperative kardiale Morbidität um den Faktor 4 erhöht (Link et al. 2009).

Die hämodynamische Instabilität zeigt sich dabei als Veränderung des mittleren arteriellen Druckes (MAD). Kritisch ist hierbei ein Anstieg oder Abfall des MAD um 20 %, da gehäuft kardiale Komplikationen auftreten können (Charlson et al. 1990).

Intra- und postoperativ werden Blutdrucksteigerungen um >20 % des Ausgangswerts als kritisch bezeichnet. Für das postoperative Auftreten wird der Begriff akute postoperative Hypertonie (APH) verwendet. Typischerweise manifestiert sich eine APH innerhalb von 2 h nach einem Eingriff und ist von kurzer Dauer, sodass die Therapiedauer 6 h oft nicht überschreitet. Erfolgt keine Therapie, ist das Risiko einer postoperativen Nachblutung, Herzinsuffizienz mit Lungenödem sowie für das Auftreten kardialer und zerebraler Ischämien erheblich gesteigert. Der genaue Pathomechanismus der Entstehung einer APH ist bislang unklar. Die auslösenden Faktoren führen letztlich zu einer erhöhten Sympathikusaktivierung, was sich in einer Erhöhung des Plasmakatecholaminspiegels zeigt (Haas u. LeBlanc 2004).

Für einen Blutdruckanstieg spielen verschiedene auslösende Faktoren eine Rolle. Bei Narkoseeinleitung können die endotracheale Intubation, die intraoperative inadäquate Anästhesie mit Schmerzen, Hypoxie oder Flüssigkeitsüberladung Blutdruckanstiege verursachen. Stress und Angst, unzureichende Analgesie und Hypothermie mit Shivering sind postoperativ von Bedeutung.

Chronische Hypertoniker sind häufig nicht nur durch einen Blutdruckanstieg gefährdet, sondern intraoperativ durch hypotone Phasen. Der Mechanismus wird durch direkte Vasodilatation und negativ inotrope Wirkung von Injektions- und Inhalationsanästhetika sowie durch die anästhetikainduzierte Sympathikolyse verursacht. Der chronisch hypertensive Patient kann dies aufgrund seiner eingeschränkten Gegenregulationsmechanismen, wie verminderter Aktivität des Barorezeptorreflexes, nicht adäquat kompensieren. Bei gleichzeitigem Vorliegen einer Hypovolämie kann die Hypotonie verstärkt werden, sodass die Gabe von Vasopressoren erforderlich werden kann.

## 1.7.7 Perioperatives Monitoring

Die Überwachung des Blutdrucks erfolgt perioperativ mit der Blutdruckmessung nach Riva-Rocci in regelmäßigen Abständen. Die Messung sollte einmalig vor Narkoseeinleitung an beiden Armen erfolgen, um sicherzustellen, dass beide Arme gleichmäßig perfundiert sind. Ist damit eine Stenose der versorgenden Gefäße und eine mögliche Fehlbestimmung des Blutdrucks ausgeschlossen, kann die Messung an einem der Arme fortgesetzt werden. Bei bestehenden Vorerkrankungen wie chronische Niereninsuffizienz mit einseitigem Dialyseshunt oder Lymphödem nach Mammachirurgie sollte die Messung am nicht betroffenen Arm erfolgen. Es sollte eine standardisierte Blutdruckmanschette angemessener Größe und Breite gewählt werden, da bei Verwendung einer zu schmalen Manschette falsch hohe und bei zu breiter Manschette falsch niedrige Messwerte drohen. Bei ausgeprägter Adipositas kann die Verwendung einer Oberschenkelmanschette am Arm angebracht sein. Ist die Messung an den Armen wie bei Verletzungen oder Kollision mit dem Operationsgebiet nicht möglich, so kann an den Oberschenkeln unter Verwendung spezieller Manschetten gemessen werden.

Die Indikation zur perioperativen invasiven Blutdruckmessung wird individuell gestellt. Sie ist abhängig von Art, Dauer und Umfang des Eingriffs, intraoperativer Lagerung sowie der kardiovaskulären Komorbidität des Patienten. Größere viszeralchirurgische, thoraxchirurgische, neurochirurgische und traumatologisch-orthopädische Eingriffe erfordern in der Regel ein invasives Monitoring. Häufig sind dies Eingriffe von längerer Dauer, die mit erheblichen Volumenverschiebungen einhergehen können. Bei bestehender kardiovaskulärer Komorbidität wird die Indikation auch bei kleineren und kürzeren Eingriffen großzügiger gestellt. Bei der Indikationsstellung sind die Komplikationen der Anlage durch die arterielle Kanülierung wie Gefäß- und Nervenverletzung bis hin zum Verlust der Extremität gegen die Vorteile einer präzisen und zeitnahen Druckerfassung abzuwägen.

## 1.7.8 Perioperative Überwachung

Die aktuellen Leitlinien der ESC/ESA (Poldermans et al. 2010) und der ACC/AHH (Fleisher et al. 2007) sprechen keine Empfehlung hinsichtlich der perioperativen Überwachung hypertensiver Patienten aus. Die Entscheidung zur intensivmedizinischen Überwachung wird individuell für jeden Patienten getroffen. Liegt ein chronischer Hypertonus vor, so wird die Indikation abhängig von Art und Dauer des Eingriffs und den vorliegenden kardiovaskulären Risikofaktoren des Revised Cardiac Risk Index getroffen. Bei perioperativer hypertensiver Entgleisung im Sinne einer hypertensiven Dringlichkeit und fehlenden Risikofaktoren kann nach Blutdrucknormalisierung unter nicht invasivem Monitoring eine Verlegung auf die Normalstation erfolgen.

**Merke** Liegen 2 oder mehr Risikofaktoren vor oder handelt es sich um einen Hochrisikoeingriff, sollte eine längere Überwachung auf der Intensiv- oder Intermediate-Care-Station mit nicht invasivem oder invasivem Monitoring erfolgen. Handelt es sich um einen hypertensiven Notfall, ist die intensivmedizinische Überwachung mit invasivem Monitoring indiziert (Link et al. 2009).

## 1.7.9 Therapie der perioperativen Hypertension

Generell gilt, dass vor Einleiten einer medikamentösen Therapie die möglichen Ursachen einer Blutdrucksteigerung behandelt werden sollten. Intraoperativ sollte v. a. eine Überprüfung von Narkosetiefe und Volumenstatus erfolgen. Postoperativ sollten Auslöser wie Stress, starkes Shivering, eine gefüllte Harnblase oder Schmerzen ausgeschlossen und zuerst therapiert werden. Die Hypertonie sollte zügig kontrolliert werden, da sich bei längerem Bestehen das Risiko von Nachblutungen oder Myokardischämie erhöht (Goldberg u. Larijani 1998).

Bei chronischen Hypertonikern, die am Tag des Eingriffs prä- oder postoperativ hypertone Blutdruckwerte zeigen, können diese durch das Absetzen verschiedener antihypertensiver Medikamente mitverursacht sein. Idealerweise kann postoperativ direkt das entsprechende Präparat in der gewohnten Form verabreicht werden. Ist dies nicht möglich, so muss auf i. v. Präparate zurückgegriffen werden (Tab. 1.35).

Für die Behandlungsschwelle der Hypertonie bei nicht kardiochirurgischen Eingriffen bestehen bisher keine einheitlichen Leitlinien, daher sollte die Indikation zur medikamentösen Intervention individuell nach Art des operativen Eingriffs, Vorerkrankungen und Ausmaß der Blutdruckerhöhung gestellt werden. Einige Autoren sehen die Indikation bei diastolischem Blutdruck > 110 mmHg oder bei einem Anstieg des systolischen oder diastolischen Wertes > 20 % des Ausgangswerts. Bei kardiochirurgischen Eingriffen wird die Indikation zur medikamentösen Therapie bei systolischen Werten > 140 mmHg bzw. bei einem MAD > 105 mmHg empfohlen, da sonst das Risiko kardialer Ischämien und Nachblutungen steigt (Haas u. LeBlanc 2004).

Tab. 1.**35** Parenteral verfügbare antihypertensive Medikamente.

| Wirkstoff | Dosierung | Wirkungseintritt | Wirkdauer | Nebenwirkungen | Indikation |
|---|---|---|---|---|---|
| Esmolol | Initialdosis 500–1 000 µg/kgKG über 1 min, dann 50–200 µg/kgKG/min | 1–5 min | < 20 min | Bradykardie, AV-Block, Herzinsuffizienz<br>KI: akute Herzinsuffizienz, Phäochromozytom | hypertensiver Notfall, Tachykardie |
| Metoprolol | 1–5 mg, max. 20 mg/d | < 5 min | < 15 h | Bradykardie, AV-Block, Herzinsuffizienz<br>KI: akute Herzinsuffizienz, Phäochromozytom | hypertensiver Notfall, Tachykardie |
| Urapidil | 5–10 mg als Bolus, Wiederholung alle 5 min | < 10 min | 1–3 h | | hypertensiver Notfall, auch bei erhöhtem ICP |
| Clonidin | Boli 15–30 µg, steigern bis max. 600 µg/d, Sedierung max. 1,2 mg/d | 5–10 min | 1–4 h | Bradykardie, Hypotension, Sedierung, bei plötzlichem Absetzen Entzugshypertonie | hypertensiver Notfall, auch bei erhöhtem ICP |
| Nitroglyzerin | 0,5–1 mg/h, steigern bis 8 mg/h oder s. l. bis 1,2 mg | 1–3 min | ≤ 10 min | Flush, Kopfschmerz, Steigerung des ICP, Reflextachykardie, Hypotonie | hypertensiver Notfall, Linksherzinsuffizienz, akutes Koronarsyndrom |
| Nitroprussidnatrium | 0,2 µg/kgKG/min, steigern auf maximal 10 µg/kgKG/min | sofort | 2 min | Steigerung des ICP, Leber-/Nierenfunktionsstörung, Zyanid-/Thiozyanatintoxikation, Hypotonie, Tachykardie, akutes Koronarsyndrom | hypertensiver Notfall, Reservemedikament, Intensivüberwachung, bei Dosierung > 4 µg/kg/min zusätzliche Gabe von Natriumthiosulfat |
| Nifedipin | oral: 5 mg bis zu 60 mg/d, i. v.: Bolus 0,5 mg langsam, dann bis zu 1,2 mg/h | < 10 min | 4–5 h | Flush, Kopfschmerz, Hypotonie, Reflextachykardie, negative Inotropie, Verschlimmerung von instabiler Angina pectoris oder Herzinsuffizienz | hypertensive Dringlichkeit, stabile Angina pectoris |
| Hydralazin | 6,5–12,5 mg, max. 100 mg/d, Langsamazetylierer: 50 mg/d | < 30 min | 4–6 h | Flush, Kopfschmerz, Reflextachykardie, Angina pectoris, Anstieg des ICP | hypertensiver Notfall/Dringlichkeit in der Schwangerschaft |

KI: Kontraindikation, s. l.: sublingual, ICP: intrakranieller Druck.

Bei Vorliegen eines hypertensiven Notfalls sollte sofort mit der Therapie begonnen werden. Das Ziel ist eine Senkung des MAD um maximal 25% in den ersten 30–60 min. Bleibt der Patient klinisch stabil, so kann in den nächsten 2–6 h eine Senkung bis auf 160/100–110 mmHg vorgenommen werden. Nach 24–48 h kann der Blutdruck vorsichtig auf den Ausgangswert reduziert werden, vorausgesetzt, der Patient toleriert dies. Eine zu schnelle und aggressive Senkung des MAD führt zu Hypoperfusion und Ischämien der Endorgane (Chobanian et al. 2003). Das ideale Medikament sollte hierbei schnell und vorhersehbar wirken, gut steuerbar, sicher und einfach in der Handhabung sein.

Die gängigsten Präparate im perioperativen Bereich sind Esmolol, Metoprolol, Urapidil, Nitrogylcerin und Clonidin.

## 1.7.10 Medikamentöse Therapie

(Tab. 1.35)

**ACE-Hemmer.** Enalapril ist bislang der einzige i.v. verfügbare ACE-Hemmer. Zur akuten Intervention bei hypertensiven Entgleisungen ist er aufgrund schlechter Steuerbarkeit, sowie verzögertem Wirkbeginn nach 1–2 h und langer Wirksamkeitsdauer von bis zu 18 h nicht geeignet. Zudem sollte die bei hämodynamischer Instabilität gefährdete Nierenfunktion nicht weiter eingeschränkt werden, da die Gabe von ACE-Hemmern ein akutes Nierenversagen bewirken kann.

**β-Blocker.** Mit *Esmolol* steht ein kurz wirksames, $\beta_1$-selektives Medikament für die i.v. Gabe zur Verfügung. Esmolol wird unabhängig von Leber und Niere durch Esterhydrolyse eliminiert. Der Wirkungseintritt erfolgt innerhalb einer Minute, die Wirkdauer ist auf wenige Minuten begrenzt.

Verwendung findet Esmolol bei Kombination von Hypertonie und Tachykardie. Kontraindiziert ist Esmolol bei Bradykardie, AV-Block 2. und 3. Grades, Sick-Sinus-Syndrom, sinuatrialem Block und dekompensierter Herzinsuffizienz.

**Cave** Perioperativ kann bei β-Blockade eine Hypovolämie oft nur unzureichend kompensiert werden, da eine Steigerung der Herzfrequenz nicht ausreichend möglich ist.

Die Initialdosis beträgt 500–1000 µg/kgKG über 1 min, dann Fortführung mit 50 µg/kgKG/min, falls unzureichend Steigerung von je 25 µg/kgKG/min alle 10–20 min, max. 200 µg/kgKG/min.

*Metoprolol* wirkt ebenfalls $\beta_1$-selektiv, hat jedoch im Gegensatz zu Esmolol eine Wirkdauer von mehreren Stunden. Zu Beginn der Therapie werden 5 mg i.v. gegeben, nach 15 min kann die Dosis wiederholt und bis maximal 20 mg/d gesteigert werden. Für die Anwendung von Metoprolol gelten die gleichen Kontraindikationen wie für Esmolol.

**Urapidil.** Diese Substanz bewirkt durch Blockade postsynaptischer $\alpha_1$-Rezeptoren und Hemmung der präsynaptischen Noradrenalinfreisetzung eine Vasodilatation v. a. der arteriellen Gefäße. Da Nebenwirkungen wie Tachykardie, Kopfschmerzen und Schwindel seltener als bei klassischen α-Blockern auftreten, hat sich Urapidil zur Therapie hypertensiver Entgleisungen bewährt. Vorteilhaft ist die fehlende Vasodilatation zerebraler Gefäße, insbesondere bei erhöhtem intrakraniellem Druck. Der Wirkungseintritt erfolgt nach bis zu 5 min und kann 1–3 h andauern. Die Gabe erfolgt fraktioniert nach Wirkung in Boli von 5–10 mg alle 5 min oder kontinuierlich (max. 2 mg/min; Erhaltungsdosis 9–18 mg/h).

**Clonidin.** Der zentrale $\alpha_2$-Agonist ist aufgrund seiner antihypertensiven, sedierenden und analgetischen Wirkungen ein häufig eingesetztes Medikament. Zudem wird postoperatives Shivering reduziert. Nach kurzzeitiger initialer Blutdruckerhöhung, v. a. bei Gabe hoher Dosen durch Agonismus an peripheren $\alpha_1$-Rezeptoren, senkt Clonidin über zentrale $\alpha_2$-Rezeptoren im Vasomotorzentrum den Blutdruck. Zur Milderung der Symptome eines Alkohol- oder Opiatentzuges wird Clonidin ebenfalls verwendet. Bei Sick-Sinus-Syndrom mit Bradykardie sollte Clonidin nicht angewendet werden.

Zur Therapie werden 15–30 µg i.v. gegeben, die Wirkung tritt nach 5–10 min ein und hält 1–4 h an. Die maximale Dosis zur Therapie des Hypertonus sollte 600 µg/d nicht überschreiten. Im Bereich der Intensivmedizin können Dosierungen bis 1200 µg/d (maximal bis 1500 µg/d im Einzelfall) zur Therapie des Entzugsdelirs oder zur Sedierung gegeben werden.

**Nitroglyzerin.** Nitropräparate bewirken aufgrund des venösen Poolings und der Reduktion des Schlagvolumens häufig neben der gewünschten Blutdrucksenkung eine reflektorische Tachykardie. Aufgrund der schnellen Anschlagzeit von 1–3 min bei i.v. Gabe und der kurzen Wirkdauer von 5–10 min finden sie perioperativ häufig Verwendung. Bei Vorliegen einer Hypovolämie sollte die Gabe von Nitroglyzerin nur unter engmaschiger Kontrolle erfolgen, da die Gefahr einer Hypotonie droht. Vor allem bei hypertensiven Notfällen in Verbindung mit einem akuten Koronarsyndrom oder Lungenödem ist die Gabe von Nitrogylzerin indiziert. Es sollte mit 1 mg/h begonnen werden, bei Bedarf kann eine Dosissteigerung alle 5–10 min bis auf maximal 8 mg/h erfolgen.

**Nitroprussidnatrium.** Aufgrund seiner Anschlagzeit von Sekunden und kurzer Wirkdauer von nur 2 min lässt sich dieses Medikament einfach titrieren. Ernste Nebenwirkungen sind Reduktion der Koronar- und Nierenperfusion sowie Steigerung des intrakraniellen Druckes. Bei der hepatischen Metabolisierung entstehende renal eliminierte Thiozyanid- und Zyanidionen sollten durch die Zugabe von Natriumthiosulfat entgiftet werden. Die Substanz ist lichtempfindlich und wird in einer lichtgeschützten Perfusorspritze verabreicht. Nitroprussidnatrium gilt als Medikament der Reserve und auch dann nur unter intensivmedizinischer Überwachung bei Patienten mit intakter Leber- und Nierenfunktion. Die initiale Therapie beginnt mit 0,2 µg/kgKG/min, im Intervall kann alle 5 min die Dosis bis auf 10 µg/kg/min gesteigert werden.

**Kalziumantagonisten.** Mit Nifedipin steht ein i.v. zu verabreichender Kalziumantagonist vom Dihydropyridin-Typ zur

Verfügung. Aufgrund der Nebenwirkungen wie schwerer Hypotension, Angina pectoris und Tachykardie finden Kalziumantagonisten bei akuter perioperativer Hypertonie nur selten Anwendung. Indiziert sind sie bei Angina pectoris in Kombination mit Hypertonie, kontraindiziert jedoch bei Verdacht auf akuten Myokardinfarkt oder Herzinsuffizienz sowie AV-Block. Zu Beginn der Therapie werden 0,5 mg Nifedipin langsam i. v. oder 5 mg als Zerbeißkapseln verabreicht, bei Bedarf erfolgt die Wiederholung derselben Gabe bis zu 60 mg/d gesamt bzw. i. v. als Perfusor bis zu 1,2 mg/h. Vorteil von Nifedipin ist der schnelle Wirkungseintritt bei Wirkung von bis zu 5 h.

**Hydralazin.** Hydralazin ist ein Vasodilatator. Über den Angriff an glatten Muskelzellen der Arteriolen bewirkt er eine Dilatation arterieller Gefäße. Die typischen Nebenwirkungen vasodilatativer Medikamente werden jedoch beobachtet: Natrium- und Wasserretention durch Aktivierung des RAAS, über den Barorezeptorreflex erfolgt die Sympathikusaktivierung mit Reflextachykardie, ferner Flush und orthostatische Dysregulation. Aufgrund des verzögerten Wirkungsbeginns von bis zu 30 min, der unvorhersehbaren Blutdrucksenkung und der langen Wirkdauer von 4–6 h zählt Hydralazin nicht zu den Präparaten der ersten Wahl beim hypertensiven Notfall. Aufgrund der Reflextachykardie ist Hydralazin bei Patienten mit koronarer Herzerkrankung kontraindiziert, ebenso bei Patienten mit erhöhtem Hirndruck aufgrund der Vasodilatation. Empfohlen wird Hydralazin bei schwangerschaftsinduzierter Hypertonie, da die uteroplazentare Perfusion erhalten bleibt. Initial werden 6,5–12,5 mg gegeben, die maximale Dosis sollte 100 mg/d nicht überschreiten. Da Hydralazin hepatisch azetyliert wird, sollte die maximale Dosis 50 mg/d bei Langsam-Azetylierern betragen.

**Neuere Antihypertensiva.** Präparate wie Fenoldopam, Labetalol, Nicardipin und Clevidipin werden derzeit in klinischen Studien erprobt. Fenoldopam bewirkt über einen selektiven Agonismus an peripheren Dopamin-$D_1$-Rezeptoren eine Senkung des peripheren Widerstands und fördert die Diurese. Nicardipin ist ein kurz wirksamer Kalziumantagonist, der bislang nur in den USA zugelassen ist. Er wird bei Patienten mit koronarer Herzerkrankung oder ischämischem Insult empfohlen. Labetalol ist ein kombinierter $\alpha_1$- und β-Blocker, der Herzfrequenz, systolischen und mittleren Blutdruck senkt, jedoch durch den $\alpha_1$-Antagonismus einen Anstieg des peripheren Widerstands verhindert. Clevidipin ist ein neuartiger Kalziumantagonist vom Dihydropyridin-Typ, der über arterielle Vasodilatation die Nachlast senkt. Diese Präparate sind derzeit in Deutschland nicht zugelassen, könnten jedoch in Zukunft eine wichtige Rolle bei der Therapie perioperativer hypertensiver Notfälle spielen.

### 1.7.11 Postoperative Therapieweiterführung

Die aktuellen Guidelines der ESC/ESA (Poldermans et al. 2010) empfehlen die möglichst rasche, postoperative Weiterführung für antihypertensive Medikamente. Insbesondere sprechen sich Guidelines für die perioperative Therapieweiterführung für β-Blocker, ACE-Hemmer, Kalziumantagonisten, $\alpha_2$-Rezeptor-Agonisten, Nitrate und Diuretika (bei Vorliegen einer Herzinsuffizienz) aus. Die Gabe von ACE-Hemmern sollte nur bei ausgeglichenem Volumenhaushalt erfolgen, da sonst das Risiko eines Nierenversagens steigt.

**Merke** Problematisch kann sich die Weiterführung der Therapie bei beatmeten Patienten oder bei postoperativ erforderlicher Nüchternheit gestalten. In diesem Fall muss auf i. v. Präparate zurückgegriffen werden, deren Gabe v. a. bei Dauertherapie mit lang wirksamen Antihypertensiva auch mehrmals täglich erforderlich sein kann.

**Kernaussagen**

- Aufgrund der mit dem Lebensalter zunehmenden Inzidenz von Hypertonie und des zunehmenden Altersdurchschnitts der Bevölkerung wird das perioperative Management des Hypertonus in Zukunft an Bedeutung zunehmen.
- Besonders gefährdet für perioperative Blutdruckschwankungen sind Patienten bei intraperitonealen, intrakraniellen, intrathorakalen Eingriffen, Kopf-Hals-Eingriffen sowie gefäßchirurgischen Eingriffen.
- Bei Hypertonikern sollte präoperativ das kardiovaskuläre Risiko anhand des Revised Cardiac Risk Index ermittelt werden.
- Bei Vorliegen von Hypertonie Grad 1 oder 2 profitieren die Patienten nicht vom Aufschub des operativen Eingriffs, bei Hypertonie Grad 3 muss der Nutzen der Therapieoptimierung gegen die Dringlichkeit des Eingriffs abgewogen werden.
- Die perioperative Weiterführung der antihypertensiven Medikation sollte leitliniengerecht erfolgen, um das Auftreten starker perioperativer Blutdruckschwankungen zu minimieren.
- Chronische Hypertoniker sind intraoperativ oft durch hypotone Phasen gefährdet.
- Intraoperatives invasives Monitoring und postoperative intensivmedizinische Überwachung sollten individuell von der Art und der Dauer des chirurgischen Eingriffs und von der Komorbidität des Patienten abhängig gemacht werden.
- Treten perioperativ hypertensive Phasen auf, sollten vor Beginn einer medikamentösen Therapie die möglichen Ursachen ermittelt und so weit als möglich behoben werden.
- Bei Vorliegen eines hypertensiven Notfalls ist eine sofortige Therapie indiziert. Der MAD sollte in den ersten 30–60 min um max. 25 % gesenkt werden, danach in bis zu 6 h auf 160/100–110 mmHg und in den folgenden 24–48 h auf den Ausgangswert, vorausgesetzt, dies wird vom Patienten toleriert.
- Die gängigsten perioperativ verwendeten Antihypertensiva sind Urapidil, Esmolol, Metoprolol, Nitroglyzerin und Clonidin.

### Literatur

Charlson ME, MacKenzie CR, Gold JP et al. Intraoperative blood pressure. What patterns identify patients at risk for postoperative complications? Ann Surg 1990; 212: 567–580

Chobanian AV, Bakris GL, Black HR et al. Seventh report of the Joint National Committee on Prevention, Detection, Evaluation, and Treatment of High Blood Pressure. Hypertension 2003; 42: 1206–52

Fleisher LA, Beckman JA, Brown KA et al. ACC/AHA 2007 guidelines on perioperative cardiovascular evaluation and care for noncardiac surgery: executive summary: a report of the American College of Cardiology/American Heart Association Task Force on Practice Guidelines (Writing Committee to revise the 2002 Guidelines on Perioperative Cardiovascular Evaluation for Noncardiac Surgery). Anesth Analg 2008; 106: 685–712

Goldberg ME, Larijani GE. Perioperative hypertension. Pharmacotherapy 1998; 18: 911–914

Goldman L, Caldera DL. Risks of general anesthesia and elective operation in the hypertensive patient. Anesthesiology 1979; 50: 285–292

Haas CE, LeBlanc JM. Acute postoperative hypertension: A review of therapeutic options. Am J Health Syst Pharm 2004; 61: 1661–1673

Kotchen TA. Arterielle Hypertonie. In: Dietel M, Suttorp N, Zeitz M, Hrsg. Harrisons Innere Medizin. 17.Aufl. Berlin: ABW Wissenschaftsverlag; 2008: 1907–1922

Lee TH, Marcantonio ER, Mangione CM et al. Derivation and prospective validation of a simple index for prediction of cardiac risk of major noncardiac surgery. Circulation 1999; 100: 1043–1049

Link A, Selejan S, Walenta K et al. Therapie des peri- und postoperativen hypertensiven Notfalls. Dtsch Med Wochenschrf 2009; 134: 701—707

Mancia G, De Backer G, Dominiczak A et al. 2007 Guidelines for the management of arterial hypertension. The Task Force for the Management of Arterial Hypertension of the European Society of Hypertension (ESH) and of the European Society of Cardiology (ESC). Eur Heart J 2007; 28: 1462–1536

Poldermans D, Bax JJ, Boersma E et al. Guidelines for pre-operative cardiac risk assessment and perioperative cardiac management in non-cardiac surgery: the Task Force for Preoperative Cardiac Risk Assessment and Perioperative Cardiac Management in Non-cardiac Surgery of the European Society of Cardiology (ESC) and endorsed by the European Society of Anaesthesiology (ESA). Eur J Anaesthesiol 2010; 27: 92–137

Priebe HJ. Perioperatives medikamentöses Vorgehen bei kardialen Risikopatienten. Anästh & Intensivmed 2010; 51: 232–249

Saseen JJ, MacLaughlin EJ. Hypertension. In: DiPiro JT, Talbert RL, Yee GC, Matzke GR, Wells BG, Posey LM, Hrsg. Pharmacotherapy pathophysiologic approach. 7.Aufl. New York: McGraw-Hill Medical; 2008: 139–171

Varon J, Marik PE. Perioperative hypertension management. Vasc Health Risk Manag. 2008; 4: 615–627

# 1.8 Erkrankungen der Aorta und der peripheren Gefäße

*G. v. Knobelsdorff*

## 1.8.1 Einleitung

Die Aorta selbst ist am häufigsten durch Dissektionen und Aneurysmata der Aortenwand betroffen. Von der Aortenklappe bis unter das Zwerchfell und zur Bifurkation können diese Gefäßwandveränderungen auftreten. Als initiierender Faktor der Aortendissektion wird ein Intimadefekt der Gefäßwand postuliert, durch den sich der Blutstrom ein falsches Lumen zwischen den Gefäßwänden bahnt. Im günstigsten Fall tritt der Blutstrom im Verlauf der Aorta wieder in das ursprüngliche Lumen ein. Es kann aber auch zu spontanen Rupturen kommen. Am häufigsten werden Einblutungen in die Perikard- oder die linke Pleurahöhle gefunden. Durch die Dissektion der Gefäßwand können die Abgänge der großen Arterien eingeengt sein und die Aortenklappe des linken Herzens kann insuffizient werden.

## 1.8.2 Dissektionen der Aorta

Die Dissektion der Aortenwand tritt im Bereich der thorakalen Aorta am häufigsten unmittelbar hinter der Aortenklappe in der Aorta ascendens oder unmittelbar nach dem Abgang der A. subclavia sinistra an der Stelle des Lig. arteriosum, des rudimentären Ductus Botalli, auf. Es handelt sich häufig um *akute oder subakute Ereignisse*, die im Falle von Komplikationen der chirurgischen Therapie oder zunehmend interventionellen Techniken zugeführt werden müssen. Konservative Behandlungsformen haben aufgrund der hohen Mortalität und Morbidität der invasiven Therapieformen weiterhin einen hohen Stellenwert (Estrera et al. 2006, Tefera et al. 2007).

### Pathophysiologie

**Klassifikationen.** Weltweit werden die Aortendissektionen nach *DeBakey* (Typ I bis Typ III) und nach *Stanford* (Typ A und Typ B) klassifiziert. Bei *DeBakey* Typ I liegt die Dissektion im Bereich der Aorta ascendens und der gesamte Verlauf bis zur Aorta abdominalis ist betroffen. Bei *DeBakey* Typ II ist nur die Aorta ascendens betroffen. Bei *DeBakey* Typ III liegt die Dissektion im Bereich der Aorta descendens und reicht bis zum Zwerchfell (Typ IIIA) oder bis zur Bifurkation (Typ IIIB). Nach *Stanford* werden alle Aneurysmata der Aorta ascendens unabhängig davon, ob der Aortenbogen oder die Aorta descendens mitbetroffen sind, als Typ A und alle Aneurysmata der Aorta descendens als Typ B bezeichnet (Kouchoukos u. Dougenis 1997).

**Ursachen.** Als entscheidender Risikofaktor ist der *arterielle Hypertonus* zu nennen. Weitaus seltener sind Erkrankungen wie die zystische Medianekrose, das Marfan-Syndrom, die bikuspide Aortenklappe, die Aortenisthmusstenose und Bindegewebeerkrankungen wie das Ehlers-Danlos-Syndrom ursächlich für das Aortenaneurysma oder die Aortendissektionen. Weiterhin müssen auch iatrogene Manipulationen bei kardiochirurgischen oder kardiologischen Interventionen und Dezelerationstraumen im Rahmen von Verkehrsunfällen bedacht werden.

Bei schweren *Verkehrsunfällen* mit stumpfem Thoraxtrauma kann es vermutlich aufgrund der Fixation der Aorta descendens im Bereich des Lig. arteriosum nach dem Abgang der A. subclavia sinistra zu Einrissen der Aortenwand kommen. Diese sind meistens primär tödlich. Gelingt es jedoch, diese Patienten – es handelt sich meistens um junge Männer ohne arteriosklerotische Gefäßwandveränderungen – zeitgerecht operativ zu versorgen, so ist die Prognose gut. Bei entsprechendem Trauma muss diese Verletzung mittels CT-Untersuchungen oder der transösophagealen Echokardiografie ausgeschlossen werden.

## Klinische Symptomatik

Pathologische Aortenbefunde werden oft nur zufällig bei genaueren Untersuchungen im Rahmen anderer Erkrankungen diagnostiziert. Aufgrund von *Verdrängungen* der intrathorakalen Organe im Verlauf eines Aneurysmas können unspezifische Symptome wie Heiserkeit (N. recurrens), Dyspnoe bei Kompression der Trachea oder der Lunge, Dysphagie bei Einengung des Ösophaguslumens und Zeichen der oberen Einflussstauung bei Kompression der V. cava auftreten. Auch Zeichen der Herzinsuffizienz können aufgrund von Perikarderguss oder Aortenklappeninsuffizienz ausgelöst werden.

### Akute Dissektion

**Merke** Die akute Dissektion der thorakalen Aorta verursacht sehr häufig einen sehr starken, scharfen Schmerz in der Brust oder im Rücken zwischen den Schulterblättern, der entsprechend der Ausdehnung des Aneurysmas nach kaudal wandern kann.

Als Differenzialdiagnose muss das viel häufigere akute Koronarsyndrom in Betracht gezogen werden. Die Patienten sind oft aufgrund des starken Schmerzes blass und weisen eine kühle Hautoberfläche auf. Der Blutdruck kann erhöht sein. Das Tasten der Pulse am Hals, an den Händen und in der Leiste zeigt, ob Arterienabgänge durch die Dissektionsmembran okkludiert werden. Es können schwere *neurologische Symptome* wie Schlaganfall, Paraparese oder Paraplegie als Zeichen der zentralen Ischämie von Gehirn und Myelon auftreten sowie andere indirekte Zeichen der *Organischämie* im Gastrointestinaltrakt und der Niere. Wenn die Dissektion die Aortenklappe einbezieht oder die Koronarostien verlegt, können *kardiale Symptome* im Vordergrund stehen. Die Mortalität der akuten Dissektion der Aorta ascendens beträgt ohne Intervention innerhalb von 3 Monaten 90 %.

**Diagnose.** Die Diagnose wird radiologisch mittels Computertomografie, Angio-CT oder mittels transösophagealer Echokardiografie gestellt. Nachteilig kann der für die genaue Darstellung notwendige Einsatz von Kontrastmitteln bei Allergie oder schwerer Niereninsuffizienz sein. Hier bietet die MRT Vorteile.

## Präoperative Evaluierung und Maßnahmen

**Risikofaktoren.** Üblicherweise handelt es sich bei diesen Patienten um ältere Menschen über 50 Jahre. Daher muss mit Begleiterkrankungen, die den postoperativen Verlauf beeinträchtigen können, gerechnet werden. Nach einer aktuellen Risikostratifikation wurden als unabhängige Risikofaktoren identifiziert:

- Alter über 70 Jahre,
- KHK oder Herzinsuffizienz,
- Statine, Betablocker.

ASS und ACE-Inhibitoren verbessern die Langzeitprognose.

**Prophylaktische Maßnahmen.** Als häufigste perioperative Komplikationen treten entsprechend *myokardiale Ischämien*, gefolgt von respiratorischen, renalen und zerebrovaskulären Insuffizienzen auf. Die koronare Herzerkrankung wird nach dem Algorithmus (Kap. 1.1) evaluiert. Die respiratorische Situation muss soweit möglich optimiert werden. Reversible Bronchospastiken müssen mit *Bronchodilatatoren*, ggf. mit Kortikoiden und Antibiotika therapiert werden. Für die ebenfalls sehr häufig auftretende Niereninsuffizienz gibt es keine spezifische Prophylaxe. Neurologische Komplikationen treten häufig als kognitive Störungen, seltener als schwerer Insult oder als Querschnittssyndrom auf. Zum Ausschluss einer hämodynamisch bedeutsamen A.-carotis-Stenose wird die *Duplex-Sonografie der Gefäße* empfohlen.

### Möglichkeiten der operativen oder interventionellen Versorgung

Das chirurgische Vorgehen ist wesentlich von der Lokalisation der Dissektion abhängig.

**Aorta ascendens.** Die akute Dissektion der Aorta ascendens muss als Notfall kardiochirurgisch mit Ersatz der Aorta ascendens und der Aortenklappe durch ein Homograft oder eine Dakronprothese mit mechanischer Klappenprothese versorgt werden.

**Aortenbogen.** Wenn der Aortenbogen und/oder die Aorta descendens betroffen sind, ist das chirurgische Vorgehen erheblich schwieriger und komplikationsträchtiger. Beim *Ersatz des Aortenbogens* werden die tiefe Hypothermie mit Kreislaufstillstand oder Verfahren mit intermittierender oder retrograder Perfusion angewandt. Ein Kreislaufstillstand bei 15–18 °C kann von den meisten Patienten 30–40 min toleriert werden. Ischämische, fokale und diffuse neurologische Störungen werden in 3–18 % der Patienten beobachtet und stellen die wesentlichen Komplikationen dar. Bei Kreislaufstillständen über 60 min nehmen die ischämischen Komplikationen exponenziell zu. Zunehmend werden im Aortenbogen auch interventionelle Verfahren, ggf. mit zusätzlichem „De-Branching" der aortalen Äste, angewandt.

**Aorta descendens.** Die Notwendigkeit der operativen Behandlung der Dissektion der Aorta descendens bedingt eine hohe Morbidität von bis zu 64 % und eine Mortalität von bis zu 31 %. Daher werden diese Patienten in der Regel *zunächst konservativ* behandelt und erst bei drohenden oder eingetretenen Komplikationen invasiven Verfahren zugeführt. Die konservative medikamentöse Therapie hat das Ziel, die vulnerable Aortenwand durch Vermeidung von hypertonen Phasen zu schützen. Intraoperativ und auf der Intensivstation werden α- und β-Rezeptor-Antagonisten eingesetzt und mittels invasiver Blutdruckmessung gesteuert, um Blutdruckwerte im unteren Normbereich (< 120 mmHg systolisch, Herzfrequenz < 70 /min) zu erreichen und die myokardiale Kontraktilität des Herzens zu limitieren (Estrera et al. 2006, Tefera et al. 2007).

Bei drohender Ruptur und Ischämien im Bereich des Gastrointestinaltrakts, der Niere, des Myelons oder der Beine muss die chirurgische oder die interventionelle Versorgung erwogen werden. Seit über 10 Jahren werden *endovaskuläre Stents* zur Versorgung der Dissektion oder des Aneurysmas der Aorta descendens eingesetzt (Kouchoukos u. Dougenis 1997, Dake et al. 1999, Nienaber et al. 1999). Durch die Platzierung des Stents über die proximale Dissektionsstelle kommt es zu einer Thrombosierung des falschen Lumens. Dieses Verfahren ist insbesondere für ältere, multimorbide Patienten weniger belastend.

## Konzepte zur Neuroprotektion

Das ZNS reagiert aufgrund seiner *hohen Metabolisationsrate* und seiner fehlenden Energiespeicher sehr empfindlich auf Unterbrechungen oder Einschränkungen der Hirndurchblutung. Dieses erklärt die hohe Inzidenz von neurokognitiven Störungen (bis 81 %), aber auch die schweren neurologischen fokalen und globalen Ischämien (bis 23 %) im Gehirn und im Rückenmark, die nach operativen und interventionellen Eingriffen an der Aorta beobachtet werden (Murkin et al. 1995).

**Studien zur pharmakologischen Neuroprotektion.** Obwohl Anästhetika wie Barbiturate, Propofol und die volatilen Anästhetika über die Senkung der zerebralen Metabolisationsrate unter bestimmten Bedingungen eine Neuroprotektion gezeigt haben und eine frühere klinische Untersuchung zum Einsatz von hoch dosierten Barbituraten positive Ergebnisse erbracht hat (Nussmeier et al. 1986), konnten kontrollierte Studien keinen Effekt nachweisen, der einen Einsatz dieser Substanzen zur Neuroprotektion indizieren würde. Das Hypnotikum Etomidat wies in einer Studie sogar negative Effekte im Gegensatz zu Desfluran auf (Hoffman et al. 1998).

Weitere Untersuchungen beinhalteten Kalziumkanalantagonisten, NMDA-Rezeptor-Antagonisten, Lazaroide, Magnesium, Superoxyd-Dismutase und das Gangliosid $G_1$. Eine klinische Studie zum Kalziumantagonisten Nimodipin musste aufgrund von Blutungen abgebrochen werden. Obwohl tierexperimentelle Untersuchungen positive Befunde für NMDA-Rezeptor-Antagonisten erbrachten, konnte ähnlich wie bei den anderen Substanzen klinisch kein Benefit gezeigt werden.

**Merke** Die insgesamt enttäuschenden Ergebnisse der pharmakologischen Neuroprotektion haben als klinische Konsequenz, das einzige bisher gesicherte Konzept der Neuroprotektion, nämlich die Hypothermie, anzuwenden.

**Hypothermie.** Mitchenfelder et al. zeigten (Michenfelder u. Milde 1991), dass die zerebrale *Metabolisationsrate temperaturabhängig* ist und bei einer Hirntemperatur von 17 °C auf 8 % abnimmt. Darüber hinaus bewirken aber schon geringe Senkungen der Hirntemperatur ausgeprägte neuroprotektive Effekte, die durch die Abnahme der Metabolisationsrate allein nicht zu erklären sind. Die Hypothermie ist heute das entscheidende Hilfsmittel, um in der Aortenchirurgie die Perfusion des ZNS drosseln oder unterbrechen zu können.

Mithilfe der Herz-Lungen-Maschine (HLM) wird der Körper auf ca. 17 °C abgekühlt. Zur Vermeidung von Gradienten in der Körpertemperatur muss nach Erreichen der angestrebten Temperatur weitere 10 min zur Äquilibrierung weitergekühlt werden (Kern et al. 1993).

Neben dem *totalen Herz-Kreislauf-Stillstand* in tiefer Hypothermie wurden auch Verfahren wie die *retrograde Perfusion* und die *selektive Perfusion* der diskonnektierten Arterien untersucht (Midulla et al. 1994). Im Schweinemodell zeigten sich Vorteile für beide Verfahren. Allerdings war auch eine lokale Kühlung des Kopfes effektiv. Die *tiefe Hypothermie* erlaubt relativ sichere Kreislaufstillstandsperioden von 30 min und ist in vielen Fällen auch bis zu 60 min ohne wesentliche neurologische Schäden durchgeführt worden (McCullough et al. 1999).

**Aufwärmphase.** Aus tierexperimentellen Untersuchungen ist bekannt, dass Hirntemperaturen über 38 °C bei zerebraler Ischämie sehr ungünstige Wirkungen haben. Das bedeutet, dass die Perfusionstemperatur der HLM so gewählt werden muss, dass die Hirntemperatur nicht über 38 °C ansteigt. Klinische Studien konnten aber keinen günstigen Effekt einer langsameren Aufwärmphase zeigen (von Knobelsdorff et al. 1997).

## Möglichkeiten der Protektion des Rückenmarks in der Aortenchirurgie

Ischämien des Rückenmarks treten bei elektiven Operationen von infrarenalen Aneurysmata in 0,2 %, bei Dissektionen der Aorta descendens allerdings in bis zu 40 % auf.

**Blutversorgung des Myelons.** Das Rückenmark wird über 2 Aa. spinales posteriores und eine A. spinalis anterior versorgt. In den meisten Fällen speist eine große radiale Arterie im thorakolumbalen Übergang von Th 5–L 3, in 75 % der Fälle zwischen Th 9–Th 12, die sog. A. Adamkiewicz, die A. spinalis anterior. Wenn beim Abklemmen der Aorta der Blutfluss der in ihrem Ursprung sehr variablen A. Adamkiewicz stark abnimmt oder sistiert, können neurologische Schäden bis zur Paraplegie auftreten (Deletis u. Sala 2008).

**Merke** Als neuroprotektive Maßnahmen für das Myelon eignen sich die Einhaltung einer Ischämiezeit unter 30 min, die Beachtung der strengen Normoglykämie und der arteriellen Normotension. Bei der milden Hypothermie und vielleicht auch bei der Liquordrainage stehen möglicherweise positive Effekte den geringen Nebenwirkungen gegenüber.

## Anästhesiologische Konzepte

### Anästhesie bei Stentimplantation

Das anästhesiologische Management bei Stentimplantation bei Dissektionen oder Aneurysmata der Aorta descendens muss den Zustand des in den meisten Fällen sehr kranken Patienten, aber auch die interventionellen Erfordernisse zur optimalen Stentimplantation berücksichtigen. Der operativ indizierte Stress ist sehr viel geringer als bei chirurgischen Eingriffen an der Aorta und die Patienten erholen sich in der Regel sehr schnell.

Als *Anästhesieverfahren* stehen intravenöse und auch balancierte Verfahren gleichwertig nebeneinander. Ein schnelles Wiedererwachen erlaubt die frühzeitige Erfassung neurologischer Komplikationen. Unkomplizierte Stentimplantationen können auch in Lokalanästhesie durchgeführt werden. Das *erweiterte Monitoring* umfasst die invasive Blutdruckmessung in der rechten A. radialis oder der A. brachialis, da die anderen Arterien durch die Intervention nicht zur Verfügung stehen. Zur optimalen Stentplatzierung wird die *TEE* angewandt, um die Perfusion im falschen Lumen beurteilen zu können. In einigen Zentren wird in der Phase der Stentplatzierung und Anpressung an die Aortenwand eine induzierte Hypotension mit mittleren arteriellen Drücken von unter 50 mmHg gefordert, insbesondere bei sehr geringem Abstand des Stents zu den Abgängen der hirnversorgenden Arterien. Die Senkung des Blutdrucks führt nicht zu einer erkennbaren Zunahme von neurokognitiven Störungen in der postoperativen Phase (von Knobelsdorff et al. 2003).

### Probleme der arteriellen Blutdruckmessung

Die Messung des arteriellen Blutdrucks kann sich aufgrund der Gefäßveränderungen der Aorta und ihrer abgehenden Arterien als unerwartet schwierig erweisen.

**Merke** Obwohl sowohl die oszillometrische als auch die invasive Blutdruckmessung in den Aa. radiales oder Aa. femorales den wahren Blutdruck an der jeweiligen Stelle erfassen, können aufgrund von proximalen Stenosen Differenzen zum Blutdruck in der Aorta ascendens von 20–30 mmHg, in Extremfällen bis 200 mmHg vorliegen.

### Management der Hämodynamik bei Abklemmen und Wiedereröffnung der Aorta

Im Fokus der Überwachung und Therapie der Hämodynamik stehen die *Herzfrequenz* und der *arterielle Blutdruck*, da die Inzidenz von Patienten mit KHK in dieser Patientenpopulation sehr hoch ist.

**Abklemmen.** Sowohl eine Tachykardie als auch der Anstieg des Afterload nach dem Abklemmen führen zu einer schlechteren myokardialen Perfusion und müssen verhindert werden. Das Abklemmen führt zur schlagartigen Erhöhung des TPR. Distal der Abklemmung wird der Blutdruck nur über Kollateralen aufrechterhalten. Da die distale Perfusion druckabhängig ist, kann der Einsatz von Vasodilatatoren zu einer weiteren Abnahme der Perfusion des Myelons führen (Gelman 1995). Besser geeignet erscheinen gut steuerbare β-Adrenozeptor-Antagonisten oder volatile Anästhetika wie Isofluran und Sevofluran.

**Monitoring mittels TEE.** Mittels TEE können sowohl die Auswirkungen des Abklemmens auf die kardiale Funktion, die Füllungszustände und die Compliance als auch möglicherweise neu auftretende Wandbewegungsstörungen erfasst werden (Fontes et al. 1999). Nachteilig sind der Aufwand der Untersuchung sowie die diskontinuierliche Überwachung und die fehlende Fortführung des Monitorings in der unmittelbar postoperativen Phase.

**Wiedereröffnung.** Ebenso wie das Abklemmen führt die Wiedereröffnung zu einer erheblichen Belastung des Herz-Kreislauf-Systems. Der TPR und der Blutdruck fallen oft akut um 50 % (Gelman 1995). Es erscheint daher sinnvoll, alle vasoaktiven Substanzen und Anästhetika rechtzeitig vor der Wiedereröffnung zu reduzieren, eine passagere Hypervolämie anzustreben und die Aortenklemme langsam zu lösen. Die Beobachtung des operativen Verlaufs und eine enge Abstimmung der Maßnahmen mit dem Operateur sind in dieser Phase von essenzieller Bedeutung.

**Merke** Das Monitoring sollte mindestens die invasive Messung des zentralen Venendrucks und des arteriellen Druckes beinhalten.

# 1.8.3 Periphere Gefäßerkrankungen

Periphere Gefäßerkrankungen führen zu Durchblutungsstörungen der Extremitäten, insbesondere der Beine. Am häufigsten handelt es sich um eine Arteriosklerose mit einem progressiven chronischen Verlauf. *Akute* Gefäßverschlüsse beruhen meistens auf Embolisationen. Seltener sind entzündliche Veränderungen im Sinne einer Vaskulitis Ursache der Durchblutungsstörungen der Extremitäten.

## Periphere Arteriosklerose

**Epidemiologie.** Die periphere Arteriosklerose ist meistens Teil einer generalisierten Gefäßerkrankung mit Beteiligung der Koronararterien und der großen Halsarterien. Die Prävalenz nimmt mit dem Alter zu. Patienten mit Symptomen wie Claudicatio intermittens haben in 80 % Stenosen im Bereich der Femoropoplitealregion, 40 % im Bereich der Tibioperonealregion und in 30 % im Bereich der Aorta und Iliakalarterien. Die Lebenserwartung dieser Patienten ist erniedrigt.

Die Todesursache ist jedoch selten die periphere Durchblutungsstörung per se, sondern der Myokardinfarkt, der zerebrale Insult oder die Sepsis.

**Klinik.** Die Symptome reichen von der *Claudicatio*, über den *Ruheschmerz* bis zur *Nekrose*. Während bei der Claudicatio noch ein ausreichender Blutfluss zur Versorgung der Extremität in Ruhe vorhanden ist, der erst bei Muskelarbeit mit höherem Sauerstoffverbrauch nicht mehr aufrechterhalten werden kann, zeigt der Ruheschmerz das Fortschreiten der Erkrankung an. Jetzt ist die Extremität in ihrer Integrität bedroht. Auch bei kleinen Verletzungen kommt es dann zu schlecht heilenden Ulzerationen und Nekrosen (Anand u. Creager 2002).

**Konservative Therapie.** Zur Diagnostik werden Ultraschallverfahren, die Angio-CT und die MRT eingesetzt. Die Behandlung besteht aus der Identifikation und Therapie der Risikofaktoren. Die Thrombozytenaggregation mit ASS und/oder Clopidogrel weist insbesondere bei Patienten mit begleitender myokardialer Ischämie einen positiven Effekt auf. Die antihypertensive Therapie mit β-Adrenozeptor-Antagonisten und auch mit ACE-Inhibitoren hat einen positiven Effekt auf das Langzeitüberleben (Feringa et al. 2006). Weiterhin werden überwachte *Trainingsprogramme* angeboten. Eine medikamentöse Therapie mit *Cilostazol* kann im Stadium II nach Fontaine indiziert sein.

**Chirurgische und interventionelle Therapie.** Bei schwerer Claudicatio oder drohendem Verlust der Extremität werden *revaskularisierende Maßnahmen* durchgeführt. Die chirurgische Therapie reicht von aortobifemoralen, axillobifemoralen, femorofemoralen bis zu femoropoplitealen und femoropedalen Bypässen. Als endovaskuläre Verfahren haben die perkutane transluminale Angioplastie mit Stentimplantation der A. iliaca und periphere Dilatationen hohe Erfolgsraten.

## Präoperative Evaluierung und Maßnahmen

Das perioperative Risiko ist im Wesentlichen vom Zustand des Patienten und insbesondere seiner kardialen Reserve und seiner Koronardurchblutung abhängig. Daher müssen präoperativ die Belastungsfähigkeit anhand des MET erfasst und das Ausmaß einer wahrscheinlich begleitenden KHK untersucht werden (Dosluoglu et al. 2008; Kap. 1.1).

## Akuter peripherer Gefäßverschluss

**Pathophysiologie.** Im Gegensatz zur Arteriosklerose ist die Ursache des akuten Gefäßverschlusses häufig eine *Embolisation*. Beispielsweise können sich im Rahmen einer dilatativen Kardiomyopathie und bei einem Myokardinfarkt im linken Ventrikel Thromben bilden. Ebenso können sowohl verkalkte als auch bakteriell besiedelte Herzklappen Embolien auslösen. Sehr häufig bilden sich bei absoluter Arrhythmie und Vorhofflimmern im linken Herzohr Thromben. Außerhalb des Herzens können eine atheromatöse Aorta und Aortenaneurysmata Ausgangsorte von Embolien sein. Bei älteren Patienten mit vorbestehender Arteriosklerose kann auch eine arterielle Thrombose ursächlich für einen akuten Gefäßverschluss sein.

**Klinik und Therapie.** Der akute Verschluss löst einen *starken ischämischen Schmerz* aus, gefolgt von Störungen der Motorik und Sensorik. Die Pulse in der Peripherie verschwinden, die Haut wird kalt, weiß und livide. Die Therapie besteht aus der chirurgischen Intervention mit *Katheter- oder Aspirations-Embolektomie*. Auch intraarterielle Thrombolysen können das Gefäß wiedereröffnen. Die Antikoagulation mit Heparin verhindert das Wachsen des Thrombus. Das anästhesiologische Management unterscheidet sich nicht von dem bei arteriosklerotischen Gefäßverschlüssen. Der postoperative Verlauf kann durch die Entwicklung eines Kompartmentsyndroms oder einer Niereninsuffizienz kompliziert werden.

## Systemische Vaskulitiden

Neben den arteriosklerotischen Veränderungen der Gefäßwand oder einer Embolisation können auch *inflammatorische Reaktionen* der Gefäße im Sinne einer Vaskulitis Ursache für schwere Durchblutungsstörungen sein. Die Diagnose einer Vaskulitis wird durch den charakteristischen Befund in der Duplexsonografie, durch die Biopsie oder durch den Antikörpernachweis gestellt. Ursächlich ist fast immer eine *Immunreaktion* gegen einen oder mehrere Faktoren, deren Ätiologie oft nicht weiter bekannt ist (Weyand u. Goronzy 2003).

### Takayasu-Arteriitis

**Epidemiologie und Pathophysiologie.** Beim Takayasu-Syndrom (pulslose Krankheit) handelt es sich um eine seltene, idiopathische, chronisch progressive Vaskulitis, die durch fehlende oder abgeschwächte Pulse, insbesondere an der oberen Extremität und am Hals, auffällt. Die Aorta, die großen Arterien der oberen Körperhälfte und auch die Pulmonalarterien sind bevorzugt betroffen, während das venöse System keine Veränderungen aufweist. In 85 % der Fälle handelt es sich um Frauen zwischen dem 20. und 50. Lebensjahr. Weiterhin liegt offenbar eine Häufung bei asiatischer, orientalischer oder mexikanischer Abstammung vor. Die Arterien sind entzündlich verändert, verdickt und neigen zu Stenosen und Verschlüssen. Die Diagnose wird mittels Angio-CT gestellt (Johnston et al. 2002, Kathirvel et al. 2001).

**Klinik.** Die *Perfusionseinschränkung* der entzündlich veränderten Arterien bestimmt das klinische Bild: die zerebrale Minderperfusion führt zu Schwindel, Synkopen, Krampfanfällen und Insulten; die koronare Minderperfusion zu KHK, Myopathie, Herzklappenfehlern und Herzrhythmusstörungen. Die veränderten Lungenarterien bedingen eine pulmonale Hypertonie mit Ventilations-Perfusions-Störungen und Rechtsherzbelastung. Weiterhin können alle viszeralen Organe, die Extremitäten und auch das muskuloskelettale System von ischämischen und entzündlichen Veränderungen betroffen sein. Häufig reagiert die Niere mit renalem Hypertonus und Niereninsuffizienz. Rheumatoide

Arthritis und Ankylospondylitis werden als Begleitsyndrome beobachtet. Die Hyperextension der Halswirbelsäule kann eingeschränkt sein und zu Durchblutungsstörungen des ZNS führen. Einige Patienten lassen den „Kopf hängen", um Synkopen zu vermeiden.

**Therapie.** Das Takayasu-Syndrom wird mit Kortikosteroiden antiphlogistisch therapiert. Teilweise werden Thrombozytenaggregationsinhibitoren oder Antikoagulanzien angewandt. Die kardiovaskulären Veränderungen werden symptomatisch therapiert. Nur vital bedrohliche oder invalidisierende Okklusionen werden chirurgisch behandelt.

**Präoperative Evaluierung und Maßnahmen.** Aufgrund der entzündlichen Gefäßveränderungen müssen sich diese Patienten oft gefäßchirurgischen Eingriffen unterziehen. Da es sich hauptsächlich um jüngere Frauen handelt, kommen sie auch in der Geburtshilfe und der operativen Gynäkologie häufiger vor. Die Anamnese wird in den meisten Fällen Hinweise auf diese Begleiterkrankung ergeben. Neben dem Ausmaß der konsekutiven *Funktionseinschränkungen* ischämischer Organe muss die *Medikation* des Grundleidens beachtet werden. Beispielsweise ist an die Substitution von Kortikosteroiden bei einer Depression der Nebennierenrinde zu denken. Um mögliche Durchblutungsstörungen bei Extension der Halswirbelsäule, z. B. bei der Intubation oder bei Lagerung des Kopfes, zu minimieren, sollte im wachen Zustand die Beweglichkeit von Kopf und Hals und ihr Einfluss auf die Hirndurchblutung evaluiert werden.

**Anästhesiologische Konzepte.** Bei der Auswahl des *Anästhesieverfahrens* gibt es keine eindeutigen Empfehlungen. Sowohl regionale Verfahren als auch die Allgemeinanästhesie wurden bei vorliegendem Takayasu-Syndrom sicher durchgeführt (Johnston et al. 2002). Die Vorteile der *Regionalanästhesie* liegen beim wachen und orientierten Patienten, insbesondere zur Überwachung der zerebralen Funktion bei zerebralen Durchblutungsstörungen. Nachteilig sind die möglicherweise vorliegende Antikoagulation und erschwerte Punktionsbedingungen bei rückenmarksnahen Verfahren bei entzündlichen Veränderungen der Wirbelsäule (Karaca u. Akgun 2002). Die *Allgemeinanästhesie* hemmt etwas geringer und reversibel den Sympathikotonus, sodass anhaltende Blutdruckabfälle seltener vorkommen dürften. Die Anwendung von modernen, kurz wirkenden Anästhetika erlaubt postoperativ die schnelle Evaluation der mentalen Funktion und scheint daher empfehlenswert. Aufgrund der möglichen zerebralen Ischämie wird Lachgas als ungeeignet angesehen. *Volatile Anästhetika* wurden früher wegen der Zunahme der Hirndurchblutung und des intrakraniellen Druckes bei höheren Konzentrationen nicht empfohlen. Andererseits bietet die kürzlich beschriebene Potenz der volatilen Anästhetika, vor kardialer Ischämie zu schützen, Vorteile bei diesen Patienten.

> **Merke** Es können somit sowohl balancierte als auch intravenöse Anästhesieverfahren empfohlen werden.

Neben dem Routinemonitoring sollte ein *erweitertes intraoperatives Monitoring* großzügig angewandt werden. Hierbei steht die Überwachung eines adäquaten Perfusionsdrucks im Vordergrund. Aufgrund der Pulslosigkeit empfehlen sich:
- nicht invasive Oszillometrie,
- Kombination aus Pulsoximetrie und Cuff-Deflation,
- invasive Messung in den Aa. radiales oder Aa. femorales zur Erfassung des Blutdrucks.

Der gemessene Blutdruckwert muss immer unter Vorbehalt bewertet werden, da poststenotische Gradienten niedrigere Werte und dynamische Bedingungen in den Aa. femorales auch höhere Werte als in der Aorta vorspiegeln können (Jennings et al. 2010). In einem Fallbericht wurde ein Gradient von 200 mmHg gefunden (Meikle u. Milne 1997).

Die Erfassung von *arteriellen Blutdruckwerten an mehreren Stellen* erlaubt genauere Rückschlüsse auf Perfusionsdrucke in verschiedenen Regionen. Die Überwachung der *Urinausscheidung* liefert Hinweise auf die globale Hämodynamik und auf die regionale Nierendurchblutung.

> **Cave** Die pulmonale Hypertonie kann bei größeren Operationen mit Volumenverschiebungen und eingeschränkter kardialer Reserve ein schwer zu therapierendes Rechtsherzversagen auslösen.

Der Grad der pulmonalen Hypertonie und die vorliegende kardiale Funktion können mittels Echokardiografie präoperativ evaluiert werden. Bei pektanginösen Beschwerden muss auch das Ausmaß der Veränderungen der Koronararterien untersucht werden. Intraoperativ ist die *transösophageale Echokardiografie* anderen Monitorverfahren deutlich überlegen, um die komplexe Pathophysiologie zu erfassen und die Therapie zu steuern.

Bei drohender globaler zerebraler Ischämie sollte die *transkranielle Doppler-Sonografie* zur Erfassung der intrakraniellen Hämodynamik eingesetzt werden (Lam 1992, Weyand u. Goronzy 2003). Zur Überwachung der zerebralen Funktion und Erkennung von zerebralen Ischämien eignet sich wie in der Karotischirurgie das Elektroenzephalogramm mit somatosensorisch evozierten Potenzialen (Gozal u. Gozal 1993).

## Thrombangiitis obliterans

**Epidemiologie und Pathophysiologie.** Bei der Thrombangiitis obliterans handelt es sich um eine entzündliche Vaskulitis, die jedoch im Gegensatz zum Takayasu-Syndrom mittlere und kleine Arterien, aber auch Venen der Extremitäten betrifft. Es handelt sich hauptsächlich um Männer; der Tabakkonsum gilt als wesentlicher Prädispositionsfaktor. Die Krankheit bricht meistens vor dem 45. Lebensjahr aus.

**Klinik und Therapie.** Die entzündlichen Veränderungen führen im Frühstadium zu Vasospasmen mit kalten Unterarmen, Unterschenkeln und Klaudikatio im Wechsel mit beschwerdefreien Perioden. Kälte kann die Beschwerden provozieren. Die Thrombangiitis obliterans ist häufig mit dem Raynaud-Phänomen vergesellschaftet. In schwereren Fällen treten ischämische Ruheschmerzen, Ulzerationen und Nekrosen auf. Die Abgrenzung zur Arteriosklerose kann schwierig sein. Die Diagnose wird mittels Biopsie des akut entzündeten Gefäßes gestellt. In 40% der Fälle entwickelt sich eine Thrombophlebitis migrans, bevorzugt an der unteren Extremität. Das Einstellen des Tabakgenusses bedeutet den wesentlichen Schritt zur Heilung. Die medikamentöse Therapie mit Vasodilatanzien, Kortikosteroiden oder Thrombozytenaggregationshemmern ist wenig erfolgversprechend.

**Anästhesiologische Konzepte.** Bei der Thrombangiitis obliterans können alle gängigen Anästhesieverfahren angewandt werden. Bei der *Regionalanästhesie* wird vor Anwendung von Vasokonstriktoren gewarnt, um keine Vasospasmen auszulösen. Aufgrund des Nikotinabusus weisen diese Patienten häufig die typischen pulmonalen und kardiovaskulären Begleiterkrankungen auf. Bei der Lagerung muss besonders auf die Aufrechterhaltung der Perfusion in den druckbelasteten Regionen geachtet werden.

**Merke** Da die Hypothermie ein Auslöser für Vasospasmen sein kann, sollte schon 30 min vor Beginn der Anästhesie mit der Wärmezufuhr (Warmluftsysteme) begonnen werden!

Durch eine adäquate Raumtemperatur, die Wärmezufuhr und eine konsequente Wärmeisolierung ist eine Auskühlung des Patienten fast immer zu verhindern. Zur Blutdruckmessung werden nicht invasive Verfahren bevorzugt. Der Katheter zur invasiven Blutdruckmessung sollte eher in ein größeres Gefäß einer nicht betroffenen Region gelegt werden.

## Wegener-Granulomatose

**Pathophysiologie und Klinik.** Bei der Wegener-Granulomatose bildet sich um betroffene Gefäße – sowohl Arterien als auch Venen – eine nekrotisierende Entzündung aus, die zur *Granulombildung* führt. Diese Granulome finden sich im ZNS, in den Atemwegen, in der Lunge, im Herz-Kreislauf-System und in der Niere. Die Patienten weisen rezidivierende Sinusitiden, Pneumonien und Nephritiden auf. Die granulomatösen Veränderungen können die Atemwege besonders im Kehlkopf verengen (Matt 1996, Gluth et al. 2003, Passey u. Walker 2000, Scholz et al. 2008, Daijo et al. 2010). Sie sind häufig über die Lunge verteilt und führen zu Infektionen und Hämorrhagien. Das progressive Nierenversagen ist die häufigste Todesursache bei Patienten mit Wegener-Granulomatose. Die Ätiologie der Erkrankung ist noch ungeklärt. Zurzeit werden immunologische Dysfunktionen mit Hypersensibilität für noch unbekannte Antigene diskutiert. Im Serum können antineutrophile zytoplasmatische Antikörper mit hoher Spezifität für die Wegener-Granulomatose nachgewiesen werden. Zur Therapie werden Cyclophosphamid und andere Immunsuppressiva eingesetzt.

**Präoperative Maßnahmen und anästhesiologische Konzepte.** Im Vordergrund stehen die Evaluation der befallenen Organe und ihre Bedeutung für den geplanten Eingriff. Insbesondere müssen die *Atemwege, die Lunge und die Niere* untersucht werden. Bei dringenden Eingriffen, z. B. bei der Sectio caesarea, muss mit *Intubationsschwierigkeiten* bei Granulomen im Kehlkopfbereich und subglottischen Stenosen gerechnet werden (Gluth et al. 2003, Passey u. Walker 2000, Scholz et al. 2008, Daijo et al. 2010).

Die Auswahl und Dosierung der *Muskelrelaxanzien* ist abhängig von der *Nierenfunktion*. Zwischenfälle mit *Succinylcholin* wurden bisher nicht beschrieben. Allerdings erscheint Succinylcholin bei möglicher Muskelatrophie aufgrund einer bestehenden granulomatösen Neuritis und bei möglicherweise erniedrigter Plasmacholinesteraseaktivität ungeeignet zu sein. Die früher beschriebene Zurückhaltung bei Gabe *volatiler Anästhetika* aufgrund der myokardialen Depression kann heute sicher nicht mehr aufrechterhalten werden. Direkte Vorteile für ein bestimmtes Verfahren sind nicht erkennbar. Vor der Regionalanästhesie wird eine genaue neurologische Untersuchung zur Evaluierung der ZNS-Beteiligung empfohlen.

## Temporalarteriitis (Horton)

Diese Arteriitis ist auf die äußeren Arterien von Kopf und Hals beschränkt und hat daher nur geringe anästhesiologische Bedeutung. Bei allen älteren Patienten über 50 Jahren mit einseitigem Kopfschmerz ist an diese Erkrankung zu denken. Die Seitenäste der *A. temporalis* sind häufig prominent und verdickt. Wenn die *A. ophthalmica* betroffen ist, kann eine ischämische Neuritis mit plötzlicher unilateraler Erblindung auftreten. Die Diagnose wird mittels hoch auflösender Sonografie oder mittels Biopsie gestellt. Die Therapie besteht aus hoch dosierten Kortikosteroiden.

## Polyarteriitis nodosa

**Epidemiologie und Klinik.** Diese Vaskulitis betrifft v. a. Frauen zwischen dem 20. und 60. Lebensjahr. Weiterhin weisen die Patientinnen häufig das Hepatitis-B-Virus-S-Antigen und allergische Reaktionen auf Medikamente auf. Im Wesentlichen sind die mittleren und kleinen Arterien von den inflammatorischen Veränderungen in fast allen Organen betroffen. Entsprechend unterschiedlich können die Symptome sein: Krampfanfälle, Neuropathien, myokardiale Ischämien, Glomerulonephritis. Auch bei dieser Vaskulitis bestimmt die Nierenbeteiligung oft das Schicksal der Patienten. Eine der Polyarteriitis ähnliche Vaskulitis wird auch bei AIDS beobachtet. Die Diagnose wird mittels Biopsie und Angio-CT, in der typische Aneurysmata erkennbar sind, gestellt. Zur Behandlung werden Kortikosteroide und Cyclophosphamid eingesetzt. Allergieauslösende Medikamente werden, so weit möglich, abgesetzt.

**Präoperative Maßnahmen und anästhesiologische Konzepte.** In der präoperativen Untersuchung müssen die konsekutiven Organveränderungen evaluiert werden. Hierbei stehen das kardiovaskuläre System und die Nieren im Vordergrund. Weiterhin sind die Auswirkungen der Kortikosteroid- und Cyclophosphamidtherapie zu bedenken.

## Schoenlein-Henoch-Purpura

Die Schoenlein-Henoch-Purpura ist eine prinzipiell gutartige Vaskulitis mit geringen Implikationen in Bezug auf Anästhesie. Betroffen können sein Arteriolen und Kapillaren der Haut, der Nieren, des Gastrointestinaltrakts und der großen Gelenke von Kindern. Bei Nierenveränderungen werden häufig Kortikosteroide eingesetzt. Die Anwendung von rückenmarknahen Anästhesieverfahren wird wegen der Gefahr von hämorrhagischen Komplikationen kontrovers diskutiert (Sedeek u. Liu 2009).

## Kawasaki-Syndrom

**Pathophysiologie und Klinik.** Es handelt sich um eine inflammatorische Reaktion mit Fieber, Schwellung der Schleimhäute, zervikalen Lymphknotenschwellungen, Hautausschlag am Rumpf und Erythemen an den Händen und Füßen, die primär bei Kindern unter 5 Jahren auftritt (Waldron 1993). Die Vaskulitis betrifft v. a. mittlere Arterien mit fokalen Destruktionen der Gefäßwand. In 15–25 % bilden sich an den Koronararterien Aneurysmata und Ektasien aus. Entsprechend ausgedehnt sind die kardialen Komplikationen mit Perikarditis, Myokarditis und myokardialen Ischämien bis zum Infarkt (Bartoloni et al. 2002). Weiterhin kann auch das ZNS mit zerebralen Hämorrhagien betroffen sein (Carolei u. Sacco 2003). Ursächlich soll eine Retrovirusinfektion sein. Die Therapie besteht aus Gammaglobulinen und Azetylsalizylsäure.

**Präoperative Maßnahmen und anästhesiologische Konzepte.** Im Vordergrund steht die Evaluation der möglichen myokardialen Ischämie bei diesen Kindern. Weiterhin sollte in dieser Altersgruppe bei seit mehr als 5 d anhaltendem Fieber, Haut-/Schleimhautveränderungen und unklaren perioperativen Kreislaufdepressionen an ein Kawasaki-Syndrom gedacht werden (Morrison et al. 2005). Ein Fallbeispiel beschreibt erfolgreiche Durchführungen von Epiduralanästhesien zur Sectio caesarea (Alam et al. 1995, Kowalewski et al. 1996). Periphere Nervenblockaden könnten möglicherweise die Aktivität des sympathischen Nervensystems blockieren und eventuell die Durchblutung bei bedrohten Fingern verbessern.

## Raynaud-Syndrom

**Epidemiologie und Pathophysiologie.** Beim Raynaud-Syndrom (RS) werden episodisch auftretende *vasospastische Ischämien der Finger* v. a. bei Frauen beobachtet. Der Vasospasmus verursacht eine Abblassung der Finger oder Zehen, gefolgt von einer Zyanose und anschließender Hyperämie und Überwärmung. Der ischämischen Phase folgt ein brennender und dann pochender Schmerz. Das Raynaud-Syndrom entwickelt sich langsam zunehmend über Jahre mit zwischenzeitlichen stationären Phasen. Man unterscheidet ein primäres RS vom sekundären, das mit anderen Erkrankungen wie Sklerodermie oder immunologischen Erkrankungen einhergeht. Das primäre RS wird in einer milden Form bei bis zu 30 % der jungen Frauen beobachtet und ist im Gegensatz zum sekundären RS bilateral. Unilaterale sekundäre Raynaud-Syndrome können der Sklerodermie um Jahre vorausgehen.

Als mögliche pathophysiologische Mechanismen, die dem Raynaud-Syndrom zugrunde liegen sollen, werden eine erhöhte Sympathikusaktivität, besondere Empfindlichkeit der Fingerarterien in Bezug auf vasokonstriktive Stimuli, zirkulierende vasoaktive Hormone und erniedrigte intravaskuläre Drücke postuliert.

**Diagnose und Differenzialdiagnose.** Zur Diagnosestellung werden nicht invasive Tests wie Messungen des digitalen Pulsvolumens, der digitalen Durchblutung und des digitalen Blutdrucks sowie Provokationstests verwendet. Zur Erfassung des sekundären RS werden u. a. Rheumafaktoren, antinukleäre Antikörper, Kryoglobuline und Kälteagglutinine untersucht. Manchmal müssen mittels *Angiografie* andere Erkrankungen der Arterien (s. o.) abgegrenzt werden. Das RS ist von der Akrozyanose zu unterscheiden, einer gutartigen ischämischen Reaktion, die zu zyanotischen Händen und Füßen führt, bei Kälteexposition zunimmt und sowohl Männer als auch Frauen befällt.

**Therapie.** Die Therapie des RS besteht in der Vermeidung der Kälteexposition von Händen und Füßen. Es wird auch empfohlen, den übrigen Körper nicht der Kälte auszusetzen, um keine Vasospasmen an Fingern und Zehen auszulösen. Als medikamentöser Therapieansatz wurden früher Reserpin und Guanethidin verwandt, zurzeit werden Kalziumkanalinhibitoren wie Nifedipin oder Prazosin als Antagonisten der sympathischen Aktivität genannt. Chirurgische Sympathektomien (T2–T3) werden nur bei sehr schweren Ischämien in Betracht gezogen und haben keinen lang anhaltenden positiven Effekt. Auch Stellatumblockaden können die Durchblutung der Finger und die Temperatur der Hand und Finger verbessern, häufig jedoch mit einer reduzierten Perfusion der Finger der Gegenseite.

**Präoperative Maßnahmen und anästhesiologische Konzepte.** Alle üblichen Allgemeinanästhesie- und Regionalanästhesieverfahren können beim Raynaud-Syndrom angewandt werden.

> **Merke** Da Kälteexposition die unerwünschten Vasospasmen auslösen kann, muss schon vor der Anästhesieeinleitung mit der Wärmezufuhr und dem konsequenten Wärmeschutz begonnen werden.

Die Extremitäten müssen besonders sorgfältig vor Kälte geschützt werden. Die Raumtemperatur muss im Bedarfsfall auch gegen den verständlichen Wunsch nach Wohlbehagen der Operateure erhöht werden, um ein Auskühlen des Patienten zu verhindern. $\beta_2$-Adrenozeptor-Antagonisten können einen negativen Einfluss auf die digitale Durchblutung beim Raynaud-Syndrom haben. Kardioselektive Antagonisten mit höherer $\beta_1$-Rezeptorselektivität sind daher bei Bedarf zu bevorzugen. Bei der Blutdruckmessung sollten nichtinvasive Verfahren bevorzugt werden. Falls aber eine invasive Blutdruckmessung nicht zu umgehen ist, können offenbar sowohl die A. radialis als auch die A. femoralis mit einem mäßigen Risiko von bleibenden Schäden kanüliert werden. Auch bei der *Regionalanästhesie* steht der Wärmeerhalt ganz im Vordergrund. Möglicherweise kann die regionalanästhesiebedingte Sympathikolyse sogar eine passagere Verbesserung der digitalen Perfusion bedingen. Allerdings wurde auch von einer akuten Exazerbation eines Raynaud-Syndroms nach einer Epiduralanästhesie berichtet (Nay u. O'Brien 2000). Von Adrenalinzusätzen wird wegen der unvorhersehbaren Vasokonstriktion abgeraten.

### Moyamoya-Syndrom

**Pathophysiologie und Klinik.** Das Moyamoya-Syndrom ist eine seltene, fortschreitende, schwere neurovaskuläre Verschlusskrankheit, bei der die A. carotis interna beidseits sowie die Aa. cerebri media und anterior betroffen sind. Sie tritt besonders bei Kindern und jungen Erwachsenen auf. Die Kinder weisen typische Symptome von *transitorischen ischämischen Attacken mit Hemiparesen* auf, die häufig beim Schreien oder bei Belastung auftreten (Soriano et al. 1993). Bei Erwachsenen werden hauptsächlich *intrazerebrale Blutungen* beobachtet, die möglicherweise auf Aneurysmata zurückzuführen sind.

**Diagnostik und Therapie.** Die Diagnose wird mittels CT oder MRT gestellt. Bei der Therapie stehen chirurgische Bypassverfahren zur Erhaltung der intrakraniellen Hämodynamik im Vordergrund. Medikamentös werden Thrombozytenaggregationshemmer und Kalziumantagonisten eingesetzt.

**Präoperative Maßnahmen und anästhesiologische Konzepte.** Weder das Anästhesieverfahren noch der vorherrschende $CO_2$-Partialdruck, jedoch der vorbestehende neurologische Zustand und die Art des chirurgischen Eingriffs beeinflussen den postoperativen Zustand (Sakamoto et al. 1997). Im Vordergrund der anästhesiologischen Bemühungen steht die Erhaltung der Bilanz zwischen zerebralem Sauerstoffangebot und Sauerstoffbedarf. Afferente Stimuli wie Schmerzen, Reaktionen auf die Laryngoskopie und den Endotrachealtubus oder Muskelfaszikulationen müssen durch eine ausreichende Narkosetiefe gedämpft werden (Yasukawa 1988). Die *Hirndurchblutung* sollte durch Normokarbie, das Vermeiden von Hypotoniephasen und durch sofortiges Ausgleichen von Volumendefiziten aufrechterhalten werden. Die vorbestehende Medikation in Bezug auf Krampfanfälle und Thrombozytenaggregation muss beachtet werden.

> **Merke** Fallberichte bezüglich Patienten mit Moyamoya-Syndrom berichten über intraoperative Herzrhythmusstörungen und ein unterdruckassoziiertes Lungenödem nach prolongiertem Singultus in der Einleitungsphase. Weiterhin traten bei einer Spinalanästhesie Krampfanfälle und eine temporäre Hemiparese auf. Der Einfluss der Spinalanästhesie auf die Hämodynamik könnte unter Umständen eine fokale zerebrale Ischämie ausgelöst haben.

### Klippel-Trénaunay-Syndrom

Patienten mit Klippel-Trénaunay-Syndrom weisen sog. „portweinfarbene" Hämangiome an Nacken, Extremitäten und Rumpf auf. Zusätzlich wurden arteriovenöse Malformationen im Bereich des Rückenmarks gefunden, die zu spontanen Blutungen nach Anspannungen oder Husten führen können. Die ausgedehnten Hämangiome können zu Thrombozytenverlusten und intravaskulären Gerinnungsstörungen führen. Ein Fallbericht zeigte, dass nach Ausschluss von Hämatomen im Spinalkanal mittels MRT und Optimierung der Koagulation bei gleichzeitig vorliegender Kasabach-Merritt-Koagulopathie eine Spinalanästhesie zum Kniegelenkersatz ohne Zwischenfall möglich war (Holak u. Pagel 2010). Ein weiteres Fallbeispiel beschreibt die Periduralanästhesie zur Geburtshilfe bei im MRT unauffälliger lumbaler Wirbelsäule (Christie et al. 1998).

> **Cave** Rückenmarknahe Anästhesieverfahren erscheinen sehr problematisch.

### Behçet-Syndrom

Das Behçet-Syndrom ist eine wiederkehrende *inflammatorische Erkrankung* unbekannter Ätiologie. Betroffen sind insbesondere Türken, Asiaten und Orientalen mit einer 20–100-fach höheren Inzidenz als Europäer (6 : 1 000 000). Häufig treten immer wieder Aphthen der Mundschleimhaut und genitale Ulzera auf. Seltener werden Vaskulitiden der großen Gefäße und der Aortenklappe, Veränderungen im ZNS und Ulzera des Magen-Darm-Traktes beobachtet. Die zerebralen Symptome ähneln denen der multiplen Sklerose. Die rezidivierende Uveitis kann zur Erblindung führen. Bei Frauen wird häufig das Erythema nodosum an den Vorderseiten der Beine beobachtet. In 50 % der Fälle entwickelt sich eine Monarthritis oder Polyarthritis. Zur Therapie werden Kortikosteroide, Immunsuppressiva wie Cyclosporin und Colchicin eingesetzt. Es gibt keine besonderen anästhesiologischen Gesichtspunkte (Sakane et al. 1999, Turkoz et al. 2002).

## 1.8.4 Tiefe Venenthrombose und Lungenembolie

Das Risiko venöser Thromboembolien (VTE) soll bei allen Patienten mit operativen Eingriffen, Verletzungen oder akuten Erkrankungen bedacht werden. Die Indikationsstellung zur VTE-Prophylaxe soll individuell und risikoadaptiert erfolgen. Die tiefe Beinvenenthrombose (TVT) tritt sehr häufig in der postoperativen Phase auf. Insbesondere bei Hüft- und Kniegelenkersatz (40–60 %), Rückenmarkverletzungen (60–80 %) und dem Polytrauma (bis 80 %; http://awmf-leitlinien.de). Die TVT erhöht die Morbidität, verlängert den Krankenhausaufenthalt und kann eine lebensbedrohliche Lungenembolie auslösen. Ursächlich ist eine venöse Stase bei Immobilität; es entwickelt sich ein Thrombus an der Gefäßwand, von dem dann ein Teil als Embolus nach zentral abgeschwemmt werden kann. Dieser Embolus setzt sich nach der Passage durch das rechte Herz in den enger werdenden Lungenarterien fest und verschließt das Gefäß. Wenn eine größere Lungenarterie verschlossen wird, steigt der pulmonalvaskuläre Widerstand schnell an, erhöht damit das rechtsventrikuläre Afterload und kann eine akute Rechtsherzinsuffizienz auslösen. In der Lunge kommt es zu Änderungen des Ventilations-Perfusions-Verhältnisses mit konsekutiver Hypoxämie und Hyperkapnie.

## Thrombosen

### Epidemiologie und Pathophysiologie

**Risikofaktoren.** Das expositionelle VTE-Risiko ist bei chirurgischen Patienten durch Art und Umfang des operativen Eingriffs geprägt. Neben dem expositionellen Risiko sind die dispositionellen Risiken des Patienten zu berücksichtigen. Ein hohes Risiko weisen frühere TVT/LE, zum Teil thrombophile Hämostasedefekte und malignen Erkrankungen auf.

Das individuelle Gesamtrisiko, eine VTE zu erleiden, wird in 3 Gruppen eingeteilt (Tab. 1.**36**, Weinmann u. Salzmann 1994, Ginsberg 1996).

**Merke** Zur Gruppe mit hohem Risiko gehören Patienten mit Knie- oder Hüftgelenkersatz oder multiplen schwereren Frakturen, Polytrauma, malignen Erkrankungen und früheren tiefen Venenthrombosen und Lungenembolien und einem Alter über 60 Jahren sowie einer längeren Operationsdauer. Das bedeutet, dass viele der stationären Patienten der Gruppe mit einem hohen Thromboserisiko zuzurechnen sind.

### Klinische Symptomatik und Diagnostik

Die klinischen Zeichen der tiefen Venenthrombose sind variabel und unsicher. Bei Verdacht auf eine tiefe Venenthrombose sollte frühzeitig die Kompressionssonografie oder farbkodierte Duplexsonografie der femoralen und poplitealen Venen erfolgen.

Im Bereich der Unterschenkel können dagegen nur wiederholte Untersuchungen eine klinisch relevante tiefe *Unterschenkelthrombose* aufdecken. In bis zu 30% der Fälle weiten sich unbehandelte Thrombosen nach proximal aus und können dann die gefährliche Lungenembolie auslösen. Die Sonografie ist den invasiven Techniken wie Phlebografie und Plethysmografie im klinischen Alltag überlegen.

### Therapie

**Heparin.** Die Therapie der tiefen Venenthrombose erfolgt mit fraktioniertem, bei Niereninsuffizienz auch mit unfraktioniertem *Heparin* (UFH). Das fraktionierte (niedermolekulare, NMH) Heparin hat eine längere Halbwertszeit, die Wirkung ist besser voraussehbar und Blutungen sind seltener. Die Wirkung von NMH kann aber nicht wie beim UFH über die aPTT bestimmt werden, sondern nur über den Nachweis der Anti-Xa-Aktivität. Bei der Heparintherapie wird eine Verlängerung der PTT um das 1,5–2,5-Fache angestrebt. Für die langfristige Therapie wird der oral applizierbare Vitamin-K-Antagonist Marcumar eingesetzt. Die Dauer der Sekundärprophylaxe nach TVT beträgt mindestens 3 Monate (http://awmf-leitlinien.de, Weinmann u. Salzmann 1994, Ginsberg 1996).

**Thrombolyse und chirurgische Verfahren.** Auch thrombolytische Verfahren und chirurgische Interventionen werden bei proximalen Thrombosen eingesetzt, um schwere und anhaltende Komplikationen der Thrombose zu vermeiden.

### Therapienebenwirkungen

**Blutungen.** Größere Blutungen treten bei unfraktioniertem Heparin in 5% auf. Bei fraktioniertem Heparin sollen sie seltener sein.

**Heparininduzierte Thrombozytopenie.** Heparin kann durch Bindung an den Plättchenfaktor 4 eine *immunbedingte Thrombozytopenie (HIT)* auslösen. Bei der HIT I ist der Abfall der Thrombozyten gering bis mäßig ausgeprägt. Die HIT II ist eine gefährliche Komplikation. Bei großen chirurgischen/orthopädischen Eingriffen traten nach UFH in ~10% der Patienten HIT-Antikörper auf, davon entwickelten 3% eine HIT II, Thromboembolien sind noch seltener. Bei jeder Heparinanwendung sollte an das Risiko einer HIT II gedacht werden.

Meistens wird der Thrombozytenabfall (<150 000/ml oder 50% vom Ausgangswert) vom 5. bis zum 14. Tag einer Heparintherapie beobachtet. Nach Absetzen des Heparins und dem Beginn einer alternativen Antikoagulation steigen die Thrombozytenzahlen in wenigen Tagen wieder an.

Zur alternativen Antikoagulation werden *Danaparoid, Argatroban oder Hirudin* eingesetzt. Der Übergang auf eine perorale Antikoagulation mit Kumarinen sollte nicht vor der Erholung der Thrombozytenwerte begonnen werden. Die überlappende Antikoagulation muss 5 d fortgeführt werden (http://awmf-leitlinien.de, Alving 2003).

Tab. 1.**36** VTE-Gesamtrisiko.

| | Distale Beinvenenthrombose | Proxymale Beinvenenthrombose | Tödliche Lungenembolie |
|---|---|---|---|
| niedriges VTE-Risiko | <10% | <1% | <0,1% |
| mittleres VTE-Risiko | 10–40% | 1–10% | 0,1–1% |
| hohes VTE-Risiko | 40–80% | 10–30% | >1% |

## Komplikationen

Zu den Langzeitkomplikationen tiefer Thrombosen gehört das *postthrombotische Syndrom.* Es kommt beim längeren Stehen zu Schwellungen und Schmerzen des betroffenen Beines. Oft werden Indurationen, Pigmentstörungen und Ulzerationen der Haut beobachtet.

## Prophylaxe

Stationäre chirurgische Patienten haben in der Regel ein mittleres oder hohes VTE-Risiko, sodass die medikamentöse Prophylaxe, überwiegend mit *NMH*, indiziert ist. Zusätzlich werden physikalische Maßnahmen wie Stützstrümpfe, Einübung der Muskelpumpe, evtl. externe pneumatische Kompressionssysteme, Krankengymnastik und die frühzeitige Mobilisation empfohlen.

Ob der *Einsatz der rückenmarknahen Regionalanästhesie* im Gegensatz zur Allgemeinanästhesie zu einer Verminderung der Inzidenz von tiefen Venenthrombosen führt, ist anhand der derzeitigen Datenlage unklar.

## Lungenembolie

Die Lungenembolie ist eine gefürchtete und nicht selten tödliche Komplikation der tiefen Venenthrombose und kann bis zu 30 d nach der Operation auftreten.

## Diagnostik

Die Diagnosestellung ist im klinischen Alltag nicht leicht, da die Symptome wie Husten, Dyspnoe, Kreislaufdepression mit oder ohne Thoraxschmerzen auch zu anderen Erkrankungen oder Komplikationen in der postoperativen Phase passen.

Die Wahrscheinlichkeit, eine LE zu erleiden, kann mit dem Wells-Score (Wells et al. 2003) erhoben werden (Tab. 1.**37**).

In der *klinischen Untersuchung* und im *EKG* können Zeichen der Rechtsherzbelastung wie prominente Halsvenen gefunden werden, die Blutgasanalyse kann unauffällig sein, aber auch eine Hypoxämie mit Hypo- oder Hyperkapnie und Azidose aufweisen.

> **Merke** Eine sichere Diagnose wird bei einem ausreichend stabilen Zustand des Patienten mit der Spiral-CT erhoben. Bei instabilen Patienten, für die der Transport eine vitale Gefährdung bedeutet, sind die TTE oder die TEE zur Diagnosesicherung geeignet.

**TTE und TEE.** Mit diesen Verfahren können zumindest die Rechtsherzbelastung aber oft auch Emboli im Truncus pulmonalis oder in der rechten Pulmonalarterie gefunden werden. Emboli in der linken Pulmonalarterie entziehen sich jedoch häufig der Ultraschalldiagnostik. TTE oder TEE erlauben, den pulmonalen Widerstand abzuschätzen und andere kardiale Ursachen für eine Kreislaufdepression zu detektieren.

## Therapie

**Antikoagulation und Thrombolyse.** Die Behandlung erfolgt mit einer Bolusapplikation von UFH 5000 IE, gefolgt von einer kontinuierlichen Infusion in therapeutischer Dosierung, sodass die PTT sich auf das 1,5–2,5-Fache verlängert. Bei schwerer Kreislaufdepression kann eine Thrombolyse erwogen werden, die zu dramatischen Verbesserungen der Hämodynamik und des Gasaustauschs führen kann. Bei Anwendung der Thrombolyse bei Kreislaufstillstand sollen Reanimationsmaßnahmen mindestens 60 min weiter fortgeführt werden. Bei längerer Antikoagulation werden *Kumarine* verwendet.

Die Therapie der schweren Kreislaufdepression ist schwierig und häufig frustran, da eine Überdehnung des rechten Ventrikels schnell zum Pumpversagen führt. Es gilt, den pulmonalen Widerstand zu senken, den arteriellen Perfusionsdruck – insbesondere in der Diastole – für das Herz zu erhalten und eine ausreichende Oxygenierung zu gewährleisten.

**Monitoring.** Das Monitoring sollte neben EKG und Pulsoxymetrie eine invasive Blutdruckmessung beinhalten, um die Therapieeffekte sofort erkennen zu können. Wünschenswert ist die TEE, eine Kontraindikation besteht aber in der Vollheparinisierung oder der thrombolytischen Therapie. Ein zentraler mehrlumiger Venenkatheter ist für die Messung des zentralen Venendrucks, die Applikation der Katecholamine und die Messung der zentralvenösen Sättigung erforderlich.

**Katecholamine.** Theoretische Vorteile bestimmter Katecholamine in Bezug auf den pulmonalen Gefäßwiderstand sind von geringer klinischer Relevanz. Handelt es sich um

Tab. 1.**37** Wells-Score.

| Klinische Charakteristik | Score |
|---|---|
| klinische Zeichen einer TVT | 3,0 |
| LE wahrscheinlicher als eine andere Diagnose | 3,0 |
| Herzfrequenz > 100/min | 1,5 |
| Immobilisation oder Operation in den letzten 4 Wochen | 1,5 |
| frühere TVT oder LE | 1,5 |
| Hämoptyse | 1,0 |
| Krebserkrankung (aktiv oder in den letzten 6 Monaten) | 1,0 |
| **Wahrscheinlichkeit für eine LE** | **Score** |
| gering | < 2,0 |
| mittel | 2,0–6,0 |
| hoch | > 6,0 |

LE: Lungenembolie, TVT: tiefe Venenthrombose.

eine mäßige Kreislaufdepression, können $\beta_1$-Adrenozeptor-Agonisten wie *Dobutamin* ausreichen, die kardiale Pumpfunktion zu verbessern und den Kreislauf zu stabilisieren.

### Anästhesiologische Konzepte

Die Einleitung der Narkose bei Vorliegen einer schweren Lungenembolie führt oft zu einem Kreislaufzusammenbruch. Die durch die Narkoseeinleitung bedingten Veränderungen der Hämodynamik, die Abnahme der sympathischen Stimulation, die erhöhten intrathorakalen Druckverhältnisse nach Intubation und Beatmung und die damit abnehmenden Füllungsdrücke destabilisieren die kardiale Funktion, sodass oft ein sehr schwer therapierbares Pumpversagen eintritt.

**Merke** Sicherheit bietet letztlich nur der unmittelbare Zugriff auf die Herz-Lungen-Maschine.

**Anästhetika.** Zur Einleitung der Narkose eignen sich Medikamente mit geringem Einfluss auf die myokardiale Kontraktilität und auf das Afterload. Die Kombination aus Etomidat und Opioiden hat sich bewährt. Die Fortführung der Narkose kann mit der üblichen Vorsicht bei schwerer Herzinsuffizienz mit i. v. und auch volatilen Anästhetika durchgeführt werden.

## Fettembolie

**Pathophysiologie.** Die Fettembolie wurde früher häufig im Rahmen von Frakturen der großen Röhrenknochen, insbesondere von Tibia und Femur bei jungen, aber auch alten Menschen diagnostiziert. Die Symptome sind Atemnot mit arterieller Hypoxämie, Verwirrtheit und petechiale Blutungen im Nacken-, Schulter- und Brustbereich. In der Sektion zeigen sich ausgedehnte Fettembolien in den kleinen Lungenarterien, aber auch in anderen Organen wie dem ZNS. Diese Befunde erklären die Symptome ähnlich denen der Lungenembolie und die neurologische Symptomatik.

**Therapie.** Die Therapie ist symptomatisch und besteht in der Aufrechterhaltung der respiratorischen und kardiovaskulären Funktion. Weiterhin muss die Blutgerinnung substituiert werden, da es zu einer Thrombozytopenie und intravasalen Koagulopathie kommen kann. Die früher empfohlene Kortikoidapplikation erscheint heute nicht mehr indiziert.

**Kernaussagen**

- Da die operative Behandlung der Dissektion der thorakalen Aorta descendens eine hohe Morbidität und Mortalität aufweist, wird sie in der Regel zunächst konservativ behandelt und erst bei drohenden oder eingetretenen Komplikationen invasiven Verfahren zugeführt.
- Die Hypothermie ist das entscheidende Hilfsmittel, um in der Aortenchirurgie die Perfusion von Gehirn und Rückenmark drosseln oder unterbrechen und damit eine Neuroprotektion erreichen zu können.
- Bei der Aortenchirurgie können mittels TEE sowohl die Auswirkungen des Abklemmens der Aorta auf die kardiale Funktion, die Füllungszustände und die Compliance als auch möglicherweise neu auftretende Wandbewegungsstörungen erfasst werden.
- Bei Patienten mit Takayasu-Arteriitis können sowohl balancierte als auch intravenöse Anästhesieverfahren empfohlen werden. Weiterhin sollte die perioperative Anwendung von β-Adrenozeptor-Antagonisten großzügig erfolgen, da diese Patienten sehr wahrscheinlich zu kardialen Ischämien in der perioperativen Phase neigen.
- Da die Hypothermie bei Patienten mit Thrombangiitis obliterans und bei Patienten mit Raynaud-Syndrom ein Auslöser für Vasospasmen sein kann, sollte schon vor Beginn der Anästhesie mit der Wärmezufuhr (Warmluftsysteme) begonnen werden!
- Bei Patienten mit Wegener-Granulomatose muss präoperativ sorgfältig evaluiert werden, welche Organe betroffen sind, um Komplikationen bei der Intubation, Oxygenierung und Auswahl des Anästhesieverfahrens zu vermeiden.
- Rückenmarknahe Anästhesieverfahren erscheinen beim Klippel-Trénaunay-Syndrom nicht angebracht, da gehäuft arteriovenöse Malformationen im Bereich des Rückenmarks gefunden wurden.
- Zur Gruppe mit hohem Risiko für Thromboembolien gehören Patienten über 40 Jahre, mit einer Operationsdauer über 60 min, mit Knie- oder Hüftgelenkersatz oder multiplen schwereren Frakturen, Polytrauma und früheren tiefen Venenthrombosen und Lungenembolien.
- Eine sichere Diagnose der Lungenembolie wird zurzeit bei einem ausreichend stabilen Zustand des Patienten mit der Spiral-CT erhoben. Bei instabilen Patienten, für die der Transport eine vitale Gefährdung bedeutet, ist die TEE zur Diagnosesicherung besonders geeignet.
- Die Einleitung der Narkose bei Vorliegen einer schweren Lungenembolie führt nicht selten zu einem Kreislaufzusammenbruch. Sicherheit bietet letztlich nur der unmittelbare Zugriff auf die Herz-Lungen-Maschine.

### Literatur


Alam S, Sakura S, Kosaka Y. Anaesthetic management for caesarean section in a patient with Kawasaki disease. Can J Anaesth 1995; 42: 1024–1026

Alving BM. How I treat heparin-induced thrombocytopenia and thrombosis. Blood 2003; 101: 31–36

Anand SS, Creager MA. Peripheral arterial disease. Am Fam Physician. 2002 1; 65: 2321–2322

Arbeitsgemeinschaft der Wissenschaftlichen Medizinischen Fachgesellschaften AWMF. S3-Leitlinie zur Prophylaxe venöser Thromboembolien. Im Internet: http://awmf-leitlinien.de; Stand: 23.01.2011

Bartoloni G, Salvatrice DM, Carlo R. Sudden death in a 21-year-old man caused by thrombosed coronary aneurysm: late sequelae or a very late onset of Kawasaki disease? Cardiovasc Pathol 2002; 11: 318–321

Carolei A, Sacco S. Central nervous system vasculitis. Neurol Sci 2003; 24 (Suppl 1): S 8–S 10

Christie IW, Ahkine PA, Holland RL. Central regional anaesthesia in a patient with Klippel-Trenaunay syndrome. Anaesth Intensive Care 1998; 26: 319–321

Daijo H, Takabuchi S, Ohigashi T et al. Unexpectedly difficult intubation caused by subglottic stenosis in Wegener's granulomatosis. J Anesth 2010; 24: 284–286

Dake MD, Kato N, Mitchell RS et al. Endovascular stent-graft placement for the treatment of acute aortic dissection. N Engl J Med 1999; 340: 1546–1552

Deletis V, Sala F. Intraoperative neurophysiological monitoring of the spinal cord during spinal cord and spine surgery: a review focus on the corticospinal tracts. Clin Neurophysiol 2008; 119: 248–264

Dosluoglu HH, Wang J, Defranks-Anain L et al. A simple subclassification of American Society of Anesthesiology III patients undergoing peripheral revascularization based on functional capacity. J Vasc Surg 2008; 47: 766–772

Estrera AL, Miller CC 3rd, Safi HJ et al. Outcomes of medical management of acute type B aortic dissection. Circulation 2006; 114: I384–389

Feringa HH, van Waning VH, Bax JJ et al. Cardioprotective medication is associated with improved survival in patients with peripheral arterial disease. J Am Coll Cardiol 2006; 47: 1182–1187

Feringa HH, Bax JJ, Hoeks S et al. A prognostic risk index for long-term mortality in patients with peripheral arterial disease. Arch Intern Med 2007; 167: 2482–2489

Fontes ML, Bellows W, Ngo L et al. Assessment of ventricular function in critically ill patients: limitations of pulmonary artery catheterization. Institutions of the McSPI Research Group. J Cardiothorac Vasc Anesth 1999; 13: 521–527

Gelman S. The pathophysiology of aortic cross-clamping and unclamping. Anesthesiology 1995; 82: 1026–60

Ginsberg JS. Management of venous thromboembolism. N Engl J Med 1996; 335: 1816–1828

Gluth MB, Shinners PA, Kasperbauer JL. Subglottic stenosis associated with Wegener's granulomatosis. Laryngoscope 2003; 113: 1304–1307

Gozal Y, Gozal D. Perioperative computerized electroencephalography in a patient with Takayasu's arteritis (EEG monitoring and Takayasu's arteritis). Can J Anaesth 1993; 40: 902–903

Hoffman WE, Charbel FT, Edelman G et al. Comparison of the effect of etomidate and desflurane on brain tissue gases and pH during prolonged middle cerebral artery occlusion. Anesthesiology 1998; 88: 1188–1192

Holak EJ, Pagel PS. Successful use of spinal anesthesia in a patient with severe Klippel-Trénaunay syndrome associated with upper airway abnormalities and chronic Kasabach-Merritt coagulopathy. J Anesth 2010; 24: 134–138

Jennings A, Cardy C, Torlinski T. Apparent perioperative hypotension: an unusual presentation of Takayasu's arteritis. Eur J Anaesthesiol 2010; 27: 220–221

Johnston SL, Lock RJ, Gompels MM. Takayasu arteritis: a review. J Clin Pathol 2002; 55: 481–486. Review

Karaca S, Akgun I. Epidural anaesthesia for arthroscopic knee surgery in a patient with Takayasu's arteritis. Eur J Anaesthesiol 2002; 19: 528–529

Kathirvel S, Chavan S, Arya VK et al. Anesthetic management of patients with Takayasu's arteritis: a case series and review. Anesth Analg 2001; 93: 60–65

Kern FH, Schell RM, Greeley WJ. Cerebral monitoring during cardiopulmonary bypass in children. J Neurosurg Anesth 1993; 5: 213–217

Kouchoukos NT, Dougenis D. Surgery of the thoracic aorta. N Engl J Med 1997; 336: 1876–1888

Kowalewski R, MacAdams C, Froelich J et al. Anesthesia supplemented with subarachnoid bupivacaine and morphine for coronary artery bypass surgery in a child with Kawasaki disease. J Cardiothorac Vasc Anesth. 1996; 10: 243–246

Lam AM. Change in cerebral blood flow velocity pattern during induced hypotension: a non-invasive indicator of increased intracranial pressure? Br J Anaesth 1992; 68: 424–428

Matt BH. Wegener's granulomatosis, acute laryngotracheal airway obstruction and death in a 17-year-old female: case report and review of the literature. Int J Pediatr Otorhinolaryngol 1996; 37: 163–172. Review

McCullough JN, Zhang N, Reich DL et al. Cerebral metabolic suppression during hypothermic circulatory arrest in humans. Ann Thorac Surg 1999; 67: 1895–1899

Meikle A, Milne B. Extreme arterial blood pressure differentials in a patient with Takayasus arteritis. Can J Anaesth 1997; 44: 868–871

Michenfelder JD, Milde JH. The relationship among canine brain temperature, metabolism, and function during hypothermia. Anesthesiology 1991; 75: 130–136

Midulla PS, Gandsas A, Sadeghi AM et al. Comparison of retrograde cerebral perfusion to antegrade cerebral perfusion and hypothermic circulatory arrest in a chronic porcine model. J Card Surg 1994; 9: 560–574

Morrison JE, Anderson M, Chan KC et al. A 15-year review of children with Kawasaki's Syndrome having general anesthesia or deep sedation. Paediatr Anaesth 2005; 15: 1053–1058

Murkin JM, Martzke JS, Buchan AM et al. A randomized study of the influence of perfusion technique and pH management strategy in 316 patients undergoing coronary artery bypass surgery: (part II) neurologic and cognitive outcomes. J Thorac Cardiovasc Surg 1995; 110: 349–362

Nay PG, O'Brien K. Acute vasospastic attack after extradural block in a patient with Raynaud's disease. Anesth Analg 2000; 90: 1417–1418

Nienaber CA, Fattori R, Lund G et al. Nonsurgical reconstruction of thoracic aortic dissection by stent graft-placement. N Engl J Med 1999; 340: 1539–1545

Nussmeier N, Arlund C, Slogoff S. Neuropsychiatric complications after cardiopulmonary bypass: cerebral protection by a barbiturate. Anesthesiology 1986; 64: 165–170

Passey J, Walker R. Wegener's granulomatosis: an unusual cause of upper airway obstruction. Anaesthesia 2000; 55: 682–684

Sakamoto T, Kawaguchi M, Kurehara K et al. Risk Factors for neurologic deterioration after revascularization surgery in patients with Moyamoya disease. Anesth Analg 1997; 85: 1060–1065

Sakane T, Takeno M, Suzuki N et al. Behcet's disease. N Engl J Med 1999 21; 341: 1284–91. Review

Scholz A, Srinivas K, Stacey MR et al. Subglottic stenosis in pregnancy. Br J Anaesth 2008; 100: 385–388

Sedeek KA, Liu J. The management of neuraxial anesthesia in Henoch-Schonlein purpura (HSP) patient. Paediatr Anaesth 2009; 19: 811–812

Soriano S, Sethna NF, Scott RM. Anesthetic management of children with Moyamoya syndrome. Anesth Analg 1993; 77: 1066–1070

Tefera G, Acher CW, Hoch JR et al. Effectiveness of intensive medical therapy in type B aortic dissection: a single-center experience. J Vasc Surg 2007; 45: 1114–1118

Turkoz A, Toprak IH, Koroglu A et al. Anesthetic management and endovascular stent grafting of abdominal aortic aneurysm in a patient with Behcet's disease. J Cardiothorac Vasc Anesth 2002; 16: 468–470

von Knobelsdorff G, Tonner PH, Hanel F et al. Prolonged rewarming after hypothermic cardiopulmonary bypass does not attenuate reduction of jugular bulb oxygen saturation. J Cardiothorac Vasc Anesth. 1997; 11: 689–693

von Knobelsdorff G, Höppner RM, Tonner PH et al. Induced arterial hypotension for interventional thoracic aortic stent-graft placement: impact on intracranial haemodynamics and cognitive function. Eur J Anaesthesiol. 2003; 20: 134–140

Waldron RJ. Kawasaki disease and anaesthesia. Anaesth Intensive Care 1993; 21: 213–217
Weinmann EE, Salzmann EW. Deep-vein thrombosis. N Engl J Med 1994; 331: 1630–1642
Wells PS, Anderson DR, Rodger M et al. Evaluation of D-dimer in the diagnosis of suspected deep-vein thrombosis. N Engl J Med 2003; 349: 1227–1235
Werner C, Hoffman WE, Kochs E et al. Transcranial Doppler sonography indicates critical brain perfusion during hemorrhagic hypotension in dogs. Anesth Analg 1995; 81: 1203–1207
Weyand CM, Goronzy JJ. Medium- and large-vessel vasculitis. N Engl J Med 2003 10; 349: 160–169
Yasukawa M, Yasukawa K, Akawaga Nakagawa Y et al. Convulsions and temporary hemiparesis following spinal anesthesia in a child with Moyamoya disease. Anesthesiology 1988; 69: 1023–1024

# 1.9 Kardiomyopathien

*G. Bürkle*

## 1.9.1 Einleitung

Während die WHO/USFC-Task-Force-Klassifikation von 1995 Kardiomyopathien als Erkrankungen des Myokards benannte, die mit einer kardialen Dysfunktion vergesellschaftet sind, wurden 2007 in einem Positionspapier der Europäischen Kardiologischen Gesellschaft *Kardiomyopathien* als eine heterogene Gruppe von *Erkrankungen* bezeichnet, die mit einer *abnormalen strukturellen und funktionellen Herzmuskulatur* einhergehen, ohne dass eine relevante koronare, valvuläre, kongenitale Herzerkrankung oder Bluthochdruckerkrankung vorliegt.

*Kardiomyopathien* werden nach bestimmenden morphologischen und funktionalen Phänotypen gruppiert. Jeder Phänotyp wird im Weiteren in eine familiäre und eine nicht familiäre Form subklassifiziert. Idiopathische, also ohne bekannte Ursache verursachte Kardiomyopathien werden von spezifischen erworbenen unterschieden:

- Die hypertrophe Kardiomyopathie (HCM) ist die häufigste familiäre Kardiomyopathie.
- Die dilatative Kardiomyopathie (DCM) stellt von allen Kardiomyopathien die häufigste Erscheinungsform dar, etwa 25 % sind familiär.
- Die arrhythmogene Kardiomyopathie (ARVC) und die restriktive Kardiomyopathie (RCM) sind selten.
- Zu den unklassifizierten Kardiomyopathien gehören:
  - die stressinduzierte „Tako-Tsubo"-Kardiomyopathie,
  - die linksventrikuläre Non-Compaction (LVNC).

Die europäische Fachgesellschaft ordnet im Gegensatz zur amerikanischen Fachgesellschaft Ionenkanalerkrankungen wie das Brugada-, das Longt-QT- oder Short-QT-Syndrom nicht einer eigenen Untergruppe zu.

## 1.9.2 Hypertrophe Kardiomyopathie

### Definition und Epidemiologie

Die hypertrophe Kardiomyopathie (HCM) ist charakterisiert durch eine pathologische Hypertrophie des nicht dilatierten linken Ventrikels, ohne dass eine Druckbelastung wie arterielle Hypertonie oder Aortenklappenstenose vorliegt, wobei hauptsächlich das interventrikuläre Septum (90 %) betroffen ist. Das Septum kann als Ganzes oder nur basal subaortal, in den basalen 2 Dritteln oder lokalisiert apikal betroffen sein. In 30–50 % kann es zu einer wechselnden Obstruktion der linksventrikulären Ausflussbahn mit Nachweis eines Druckgradienten kommen. Häufiger als die *obstruktive* (HOCM) ist die *nicht obstruktive Verlaufsform* (HNCM) im Verhältnis 1 : 3.

Eine HCM kann mit einer Häufigkeit von 1 : 500 in der Normalbevölkerung nachgewiesen werden. Sie ist die häufigste Todesursache bei jungen Sportlern. In mehr als 50 % liegt eine familiäre Häufung der autosomal-dominant vererbten Erkrankung vor. Bei den übrigen Fällen wird eine Spontanmutation angenommen. Bislang sind mehr als 11 Genloci mit zahlreichen Mutationen und variabler Penetranz bekannt, die zu einer strukturellen Änderung der Sarkomerproteine führen. Am häufigsten sind Genmutationen der β-Myosin-Schwerketten und des myosinbindenden Proteins.

### Pathophysiologie

Histologisch zeigen sich die Myofibrillen stark verdickt, das interstitielle Bindegewebe ist deutlich vermehrt und die Muskelfasern sind fehlangeordnet, was zu einem Strukturverlust führt. Durch den gestörten Muskelzellaufbau kommt es zu einer zunehmenden Drucküberlastung des Myokards mit weiterer Hypertrophieentwicklung. Über den septalen Muskelwulst wird ein Venturi-Effekt erzeugt, der zu einer Vorwärtsbewegung der Mitralsegel führt, dem sog. SAM-Phänomen (Systolic anterior Movement) mit Ausbildung einer Mitralinsuffizienz. Hypertrophie und myofibrilläres Disarray sind für die vermehrte Steifigkeit und die Relaxationsstörung verantwortlich.

### Klinische Symptomatik und Diagnostik

**Symptome.** Obwohl die HCM häufig eine Erkrankung des jungen Menschen ist, werden ⅓ der Patienten erst mit über 60 Jahren diagnostiziert, da die Erkrankung vielfach asymptomatisch verläuft. Kommt es zu einer Obstruktion oder – auf dem Boden der Relaxations- und Compliancestörung – zu einer diastolischen Herzinsuffizienz, so entwickeln die Patienten Dyspnoe (90 %), Angina pectoris (75 %) und

Schwindel. Präsynkopen oder Synkopen können sowohl durch die verminderte Auswurffraktion als auch durch Rhythmusstörungen bedingt sein. Die 1-Jahres-Gesamtmortalität beträgt 1 %, bei Kindern bis zu 6 %.

**Auskultation.** Bei der klinischen Untersuchung findet man einen raschen Aufstrich des Karotispulses und gelegentlich eine paradoxe Spaltung des 2. Herztons durch den verspäteten Schluss der Aortenklappe. Bei der HOCM steht ein hochfrequentes raues systolisches Geräusch entlang des linken Sternalrands im Vordergrund. Manöver, die die Kontraktilität erhöhen oder den linken Ventrikel verkleinern, führen zu einer Verstärkung des Geräuschs (Valsalva, Nitroglyzerin, Katecholamine). Umgekehrt führen gegenteilige Provokationstests zu einer Verminderung des Geräuschs, wie z. B. Knien, isometrische Handgriffe oder Gabe von Volumina. Neben dem *Ausflusstraktgeräusch* sind noch das Holosystolikum der Mitralinsuffizienz und ein 4. Ton als Vorhofdehnungston zu hören.

**EKG.** Das EKG zeigt gewöhnlich eine *Linksherzhypertrophie* an, auch Pseudoinfarkt-Q-Zacken präkordial sind häufig. In weniger als 5 % ist das EKG normal.

**Merke** Ein raues Systolikum mit pathologischem EKG sollte Anlass für eine Echokardiografie sein.

**Echokardiografie.** Hier sind eine deutliche Hypertrophie des Septums größer 15 mm mit einem Quotienten zur Hinterwanddicke von mehr als 1,3 und zum Teil eine Obstruktion mit einem Druckgradienten, ein SAM und eine Mitralinsuffizienz zu sehen. Zunehmend gewinnt die Kernspintomografie des Herzens zur Evaluierung der HCM an Bedeutung: neben Ausmaß und Verteilung der Hypertrophie sind mit Gadolinium-Kontrastmittel Fibrosierungen und Vernarbungen darstellbar.

### Therapie

Bei Beschwerden zielt die Behandlung auf eine Verminderung des linksventrikulären Ausflusstraktgradienten einerseits und auf eine Risikostratifizierung bezüglich eines plötzlichen Herztods andererseits. Grundsätzlich sollten schwere körperliche Belastungen gemieden werden.

*Medikamentös* kommen zur Verlängerung der diastolischen Füllungsphase β-Blocker oder Kalziumantagonisten zum Einsatz. Auch Disopyramid kann durch seine negativ inotropen Effekte den Gradienten reduzieren, ist allerdings in Deutschland nicht mehr verfügbar. Amiodaron wird zur Therapie von Vorhofflimmern und ventrikulären Arrhythmien eingesetzt.

Der Nutzen einer Zwei-Kammer-Schrittmachertherapie ist durch plazebokontrollierte Studien infrage gestellt worden. Bei Ruhegradienten über 30 mmHg und Beschwerden trotz Medikation kommt entweder eine *operative septale Myektomie* meist nach Morrow oder eine *kathetergeführte septale Ablation* mit Verschluss des ersten Septalasts (perkutane transluminale septale Myokardablation, PTSMA) infrage. Ein *ICD* scheint bei einer positiven Familienanamnese mit plötzlichen Herztodesfällen, bei „malignen" Genmutationen (z. B. β-MHC-Mutation Arg403Gln), bei einer Wanddicke von mehr als 30 mm, bei nicht anhaltenden ventrikulären Tachykardien im Langzeit-EKG und Synkopen in der Primärprophylaxe gerechtfertigt. Ein Blutdruckabfall bei Belastung zeigt ebenfalls ein erhöhtes Risiko für einen plötzlichen Herztod an.

### Präoperative Evaluierung

Neben dem klinischen Beschwerdestadium sind die Echokardiografie und die Kernspintomografie maßgeblich für den Schweregrad der HCM. Da die Obstruktion in Ruhe häufig nur gering oder gar nicht vorhanden ist, sollte vor allen größeren Eingriffen eine Echokardiografie mit Provokationstests erfolgen.

**Merke** Es ist ratsam, die kardiale Medikation fortzuführen, insbesondere eine β-Blockade sollte unbedingt aufrechterhalten werden.

Auch bei fehlenden kardiovaskulären Risikofaktoren ist bei pektanginösen Beschwerden großzügig eine Koronarangiografie mit Lävokardiogramm zu fordern.

### Anästhesiologische Konzepte

Patienten mit HCM benötigen nach den Empfehlungen von 2009 keine Endokarditisprophylaxe mehr, auch wenn hierzu kontrollierte Studien fehlen. Vorlastsenkung, Hypovolämie und positiv inotrope Substanzen verstärken die Obstruktion. Bei Hypotension ist eine Volumenzufuhr ratsam; bei fortbestehender Hypotension ist die vorsichtige Gabe von Noradrenalin, ggf. mit einem β-Blocker, indiziert.

**Cave** Positiv inotrope Pharmaka sollten nicht eingesetzt werden, da es zu einer Kontraktilitätszunahme bis hin zum sog. Self-killing left Ventricle kommen kann!

Rigoros sollten Arrhythmien mittels *Elektrolytausgleich und Amiodaron* therapiert werden. Vorhofflimmern kann über den fehlenden atrialen „Kick" zu einer schweren Dekompensation führen und erfordert bei medikamentöser Refraktärität die elektrische Kardioversion. Bei rezidivierendem Vorhofflimmern kommt auch dessen Katheterablation (Pulmonalvenenablation und ggf. linksatriale Substratmodifikation) in Betracht.

## 1.9.3 Dilatative Kardiomyopathie

### Definition und Epidemiologie

Die dilatative Kardiomyopathie (DCM) ist gekennzeichnet durch eine systolische Beeinträchtigung der Ventrikelfunktion mit Dilatation einer oder beider Ventrikel. Neben der Einschränkung der systolischen Pumpfunktion mit Reduktion der Ejektionsfraktion kommt es durch Vergrößerung und Hypertrophie und interstitieller Fibrose auch zu einer Störung der diastolischen Relaxation.

Die dilatative Kardiomyopathie ist die häufigste Kardiomyopathie mit einer Inzidenz von 0,7–7,5/100 000; häufiger in der schwarzen Bevölkerung und bei Männern.

**Formen.** In über 50 % kann keine Ursache gefunden werden und die sog. *idiopathische DCM* bleibt eine Ausschlussdiagnose. Von der idiopathischen Form lassen sich Formen mit familiärer Häufung mit unterschiedlichen Vererbungen und Gendefekten mit stark wechselnder Penetranz von entzündlichen Erkrankungen, einer abgelaufenen Myokarditis oder einer Autoimmunreaktion von toxischen Schädigungen unterscheiden, die zumeist durch Alkohol, aber auch durch kardiotoxische Medikamente wie Anthrazykline, Antidepressiva etc. verursacht wurden. Dilatative Kardiomyopathien kommen auch bei *Skelettmuskelerkrankungen* wie der X-chromosomal vererbten Muskeldystrophie Duchenne und der myotonen Muskeldystrophie sowie der Friedreich-Ataxie vor. *Peripartal* kann sich in den letzten Monaten vor der Geburt bis zu einem halben Jahr danach eine dilatative Kardiomyopathie entwickeln, deren Ursache unbekannt ist.

Eine stressbedingte Kardiomyopathie, in der Regel bei Frauen im mittleren Alter, geht mit einer transienten Störung der koronaren Mirkozirkulation einher, die typischerweise zur ST-Strecken-Elevation bei normalen epikardialen koronaren Gefäßen und zu einer apikalen Ballonierung führt. Dieses sog. *Tako-Tsubo-Syndrom* ist wie die peripartale Kardiomyopathie ätiologisch nicht gänzlich geklärt und wird als unklassifizierte Kardiomyopathie im europäischen Sprachraum eingeordnet. Ausdrücklich sind Kardiomyopathien auf dem Boden einer koronaren oder einer Herzklappenerkrankung oder einer Bluthochdruckkrankheit nicht mehr der dilatativen Kardiomyopathie zugeordnet, sondern werden im Kontext der Grunderkrankung als *ischämische, valvuläre* oder *hypertensive Kardiomyopathie* bezeichnet.

## Pathophysiologie

Die Dilatation der Herzkammern wird durch eine Schädigung der Muskelfasern und/oder des Bindegewebes verursacht. Über die erhöhte Wandspannung wird einerseits die Nachlast erhöht, andererseits eine Hypertrophie induziert. Bei Überschreiten einer kritischen Herzmuskelmasse von 500 g kommt es zu einer Hyperplasie mit einer Zunahme der Diffusionsstrecke der Kapillaren und zu einer relativen Koronarinsuffizienz mit weiterem Herzmuskelzelluntergang. Die Aktivierung neuroendokriner Systeme, wie des Renin-Angiotensin-Aldosteron-Systems und der ADH-Freisetzung, führt zu systemischen Wirkungen mit Wasser- und Salzretention. Gleichzeitig kommt es durch die ständige Aktivierung des Sympathikus zu einer sog. Downregulation der β-Rezeptoren mit verminderter Ansprechbarkeit auf zirkulierende Katecholamine.

## Klinische Symptomatik und Diagnostik

Atemnot bei Belastung, nächtliche Atemnot (Asthma cardiale) und Orthopnoe durch den verbesserten venösen Rückstrom zum Herzen im Liegen mit Lungenstauung und Leistungsschwäche als Ausdruck des Linksherzversagens sind führende Symptome. Ödeme in den körperabhängigen Partien und Leberstauung zeigen eine Beteiligung des rechten Ventrikels an. Im nicht kongestiven Stadium können häufig ein verlagerter Herzspitzenstoß gefühlt, ein 3. oder 4. Herzton als proto- bzw. präsystolischer Galopp und ein Systolikum über der Mitralklappe und der Trikuspidalklappe als relative Klappeninsuffizienz gehört werden. Herzrhythmusstörungen wie supra- und ventrikuläre Extrasystolien, Vorhofflimmern und maligne Kammertachykardien sind Surrogate der Gefügedilatation.

**EKG und Labor.** Das EKG ist fast immer unspezifisch verändert. Es zeigen sich linksventrikuläre Hypertrophie, Repolarisationsstörungen, intraventrikuläre (v. a. Linksschenkelblock) und interventrikuläre Leitungsstörungen und atrioventrikuläre Blockierungen. Laborchemisch sind insbesondere eine Erhöhung des N-terminalen pro Brain natriuretic Peptide *(NT-pro BNP)* nachzuweisen. Normale Werte schließen eine Herzinsuffizienz aus.

> **Merke** Normale Werte des NT-pro BNP oder des BNP schließen eine Herzinsuffizienz aus.

**Bildgebung.** Strukturelle Herzveränderungen sind mit der *Echokardiografie* bestimmbar. Der *Röntgenthorax* zeigt eine Kardiomegalie mit einem Herz-Thorax-Quotienten > 0,5, pulmonalvenöse Stauung und Pleuraergüsse in Abhängigkeit vom klinischen Beschwerdebild. Die *Kernspintomografie* wird zur Ursachenklärung der dilatativen Kardiomyopathie wie die *Koronoranagiografie* zum Ausschluss einer ischämischen Genese eingesetzt.

## Therapie

Die Behandlung richtet sich nach dem klinischen Beschwerdestadium und den Leitsymptomen. Nach den NYHA-Stadien der New York Heart Association werden Beschwerdefreiheit (I) von Beschwerden bei starker körperlicher (II), leichter körperlicher Belastung (III) und in Ruhe (IV) unterschieden. *ACE-Hemmer* verbessern die Prognose entscheidend und sollten schon im Stadium I zum Einsatz kommen. Eine Verbesserung der Herzinsuffizienz ist allerdings erst nach Wochen zu erwarten. Kontraindikationen sind eine beidseitige Nierenarterienstenose sowie eine funktionelle Einzelniere.

Alternativ bei ACE-Hemmer-Unverträglichkeit oder gleichzeitig vorliegendem Vorhofflimmern können Angiotensin-II-Rezeptor-Antagonisten, sog. *Sartane,* eingesetzt werden. *β-Rezeptorblocker* ohne intrinsische Aktivität verhindern die Downregulation der β-Rezeptoren und zählen wie die ACE-Hemmer zu den Basistherapeutika.

> **Merke** Sowohl bei Einleitung einer ACE-Hemmer- als auch einer β-Blockertherapie sind anfänglich niedrige Dosen zu verwenden, die erst allmählich gesteigert werden können.

*Diuretika* kommen bei Flüssigkeitsretention als Thiazide und/oder Schleifendiuretika (zur kompletten Nephronblockade) zum Einsatz. Aldosteronantagonisten wie Spironolacton oder Eplerenon führen ab Stadium III zu einer Prognoseverbesserung.

**Cave** Bei der Kombination von ACE-Hemmern und Aldosteronantagonisten sind besonders bei Niereninsuffizienz Hyperkaliämien häufig!

*Digitalispräparate* verbessern ab Stadium II das klinische Befinden, haben aber keinen prognostischen Effekt auf das Überleben. Bei der akuten Linksherzinsuffizienz haben *Nitrate* zur Vorlastsenkung ihren Platz. Gleichfalls können sie bei der chronischen Rechtsherzinsuffizienz eingesetzt werden.

Katecholamine, Kalziumsensitizer und Phosphodiesteraseinhibitoren sind Medikamente der intensivpflichtigen Herzinsuffizienz.

### Präoperative Evaluierung

Anamnese, klinisches Beschwerdestadium neben Untersuchungsbefund und EKG (häufig unspezifisch verändert!) bestimmen über die Notwendigkeit einer aktuellen echokardiografischen Untersuchung sowie eines Röntgenthoraxbilds. Bei der Medikamentenanamnese sollte grundsätzlich nach einer begleitenden *Thrombozytenaggregationshemmung* oder Antikoagulation gefragt werden, wie auch die Bestimmung von aktuellen Serumelektrolyten und Retentionswerten selbstverständlich scheint. Bei einer nicht bekannten dilatativen Kardiomyopathie und vor einem elektiven Eingriff sollte eine ischämische Ursache ausgeschlossen werden. Die Spiroergometrie dient neben der nur noch selten durchgeführten Rechtsherzkatheterisierung zur hämodynamsichen Beurteilung des Schweregrads der DCM.

### Anästhesiologische Konzepte

**Medikamente.** Bei elektiven Eingriffen sollte der Patient in einem kompensierten Herzinsuffizienzstadium sein. Bei der präoperativen Medikation sollten Digitalispräparate und Diuretika am Operationstag pausiert werden; ggf. kann das Diuretikum parenteral verabreicht werden. Bezüglich ACE-Hemmer ist die Datenlage nicht einheitlich: Bei hypotensiven Patienten sollte der ACE-Hemmer eher pausiert werden, da mit der Operation häufig vermindert Flüssigkeit vom Patienten zu sich genommen wird und peri-und postoperative Hypotensionen dadurch verstärkt werden. Bei nomo- oder hypertensiven Patienten sollte der ACE weitergeführt werden. Der β-Blocker sollte nicht pausiert werden, um kein Entzugssyndrom zu erzeugen.

**Monitoring.** Eine exakte Flüssigkeitsbilanzierung ist unbedingt erforderlich. Zur besseren Steuerung und Beurteilung der Hämodynamik empfiehlt sich v.a. bei schweren Funktionsstörungen (EF <30%) eine Rechtsherzkatheterisierung oder eine perioperative transösophageale Echokardiografie. Gleichzeitig sollte ein kontinuierliches invasives hämodynamisches Monitoring der arteriellen Drücke induziert werden.

**Durchführung der Anästhesie.** Negativ inotrope Substanzen wie Propofol und Thiopental sind möglichst in der Einleitungsphase der Anästhesie und zur Aufrechterhaltung zu vermeiden. Postoperativ ist besonders bei der Anästhesieausleitung und der Extubation auf Drucksteigerungen und Tachykardien als ungünstige Effekte auf die vorliegende myokardiale Situation zu achten. Wenn möglich kann bei erhaltenen Schutzreflexen eine Extubation in leichter Allgemeinanästhesie angestrebt werden. Eine konsequente Schmerztherapie ist erforderlich, um keine zusätzliche Nachlaststeigerung zu erzeugen. Es gibt zwar einzelne Fallberichte zu rückenmarknahen Verfahren bei Patienten mit dilatativer Kardiomyopathie, aufgrund der Pathophysiologie und der häufigen koadjuvanten Antikoagulation stellen rückenmarknahe Verfahren jedoch nicht die Methode der Wahl dar.

## 1.9.4 Restriktive Kardiomyopathie

### Definition und Epidemiologie

**Formen.** Die *idiopathische* RCM ist eine Rarität, bei der die diastolische Funktionsstörung aufgrund einer deutlich beeinträchtigten Relaxation bei starren und steifen Wänden hauptsächlich für ein Rechtsherzversagen verantwortlich ist. Die *Endocarditis fibroplastica Löffler* mit Eosinophilie befällt das Endomyokard. Es kommt zu einer Verdickung des Endokards und einer bindegewebigen Infiltration des Myokards. An den Endotheldefekten entstehen häufig parietale Thromben.

Spezifische restriktive Kardiomyopathien sind häufiger: Hämochromatose und Amyloidose sind Systemerkrankungen mit kardialer Infiltration. Endomyokardiale Beteiligungen werden auch bei Karzinoiderkrankung, metastatischen Neoplasien und als medikamentöse Nebenwirkung gesehen.

### Pathophysiologie und klinische Symptomatik

Bei meist normalem Ventrikellumen sind die Vorhöfe oft vergrößert; die Wände sind abhängig von der Grunderkrankung verdickt. Der klinische Verlauf ist meist schleichend; bei klinischer Manifestation kommt es dann zu einem progredienten chronischen Verlauf mit einer hohen 2-Jahres-Letalität von ungefähr 50%. Die *diastolische Funktionsstörung* führt in erster Linie zu einer Druckerhöhung in beiden Systemen mit *Rechtsherzversagen* mit allgemeiner Schwäche und peripheren Ödemen, Aszites, Anasarka und Atemnot. Zuletzt kann auch die systolische Pumpfunktion beeinträchtigt sein. Im Unterschied zur Perikardtamponade oder zur konstriktiven Perikarditis findet sich häufig kein Perikarderguss oder ein Pulsus paradoxus. Der pulmonalarterielle Druck ist jedoch im Vergleich zu den beiden vorgenannten häufig deutlich erhöht.

### Therapie

Neben der Behandlung der Grundkrankheit sind Vorlastsenker, Nitrate und Diuretika die Hauptpfeiler. β-Blocker werden zur Verlängerung der Diastolendauer eingesetzt. Digitalis ist zumeist ohne Nutzen, bei Amyloidose sogar relativ kontraindiziert. Eine dauerhafte Antikoagulation wird bei Nachweis von Embolien oder intrakavitären Thromben nötig. Eine chirurgische Therapie mittels Endokarddekortikation und/oder Klappenersatz zeigt bei hoher Operationsletalität relativ gute Ergebnisse.

### Präoperative Evaluierung und anästhesiologische Konzepte

Bei Speicherkrankheiten, Kollagenkrankheiten, Amyloidose und bei einer Sarkoidose ist an eine myokardiale Beteiligung zu denken und eine *echokardiografische Untersuchung* sinnvoll, insbesondere dann, wenn Zeichen einer Rechtsherzinsuffizienz oder im EKG AV-Blockierungen oder eine periphere Niedervoltage nachzuweisen sind. Die *kardiale Kernspintomografie* wie auch das *Kardio-CT* sind neben dem Ultraschall in der Bildgebung für die differenzialdiagnostische Evaluierung essenziell.

**Merke** Kollagenosen, Speichererkrankungen oder Amyloidose in der Anamnese sollten an eine kardiale Beteiligung denken lassen!

*Akute Flüssigkeitsverschiebungen* werden in der Regel schlecht toleriert; auch bei Hypovolämie kann es aufgrund der erhöhten Füllungsdrücke bei rascher Volumenzufuhr zu einem Lungenödem kommen.

Bei der Narkoseeinleitung und -führung sind *bradykarde Rhythmusstörungen* durch eine Störung des Reizleitungssystems häufig und sprechen schlecht auf die Gabe von Atropin an. *Vorhofflimmern* wird regelhaft im Krankheitsverlauf beobachtet. Amiodaron wird als Mittel der Wahl verwendet.

**Cave** Bradykarde Rhythmusstörungen sind häufig und atropinresistent.

Aufgrund der *Thromboemboliegefahr* sollte der Patient perioperativ adäquat geschützt werden. Eine entsprechende Antikoagulation entweder mit i.v. Heparin oder niedermolekularen Heparinen ist angezeigt.

## 1.9.5 Arrhythmogene Kardiomyopathie

Verschiedene Eponyme wurden für ein Krankheitsbild verwendet, das 1977 erstmals von Fontaine beschrieben wurde und das seit 1995 von der WHO-Task-Force als eigenständige Entität zu den Herzmuskelerkrankungen unbekannter Ätiologie neben der dilatativen, hypertrophen und restriktiven CMP gezählt wird. Lebensbedrohliche Arrhythmien, rechtsventrikulärer Myokardverlust und fibrofettiger Ersatz sind charakteristisch für die arrhythmogene Kardiomyopathie (ARVC).

### Definition und Epidemiologie

Klassischerweise kommt es zu einer diffusen oder segmentalen transmuralen myokardialen Atrophie mit Ersatz durch fibrolipomatöses Gewebe von epikardial nach endokardial, vornehmlich des rechten Ventrikels.

In ca. 50% liegt eine familiäre Erkrankung mit autosomal-dominanter Transmission und variabler Penetranz vor. Die Mehrzahl der Patienten präsentiert sich vom Jugendalter bis zum 40. Lebensjahr. Verschiedene Gendefekte wurden beschrieben, u.a. mit Veränderungen des Plakoglobins und des Ryanodinrezeptors. Apoptose, also programmierter Zelltod, scheint eine wesentliche Rolle bei der Erkrankung zu spielen. Regional unterschiedlich ist die Prävalenz der Erkrankung: in der Region Venetien ist mit 1 : 1000, in den übrigen Regionen Europas mit 1 : 10000, in den USA mit 1 : 100000 zu rechnen.

### Pathophysiologie

In über 50% der Fälle werden *rechtsventrikuläre Aneurysmen* beschrieben, die typischerweise an der inferioren diaphragmalen Wand unterhalb des posterioren Trikuspidalklappensegels liegen. Eine *Vergrößerung des rechten Ventrikels* ist nahezu immer vorhanden, ohne dass das Gewicht wesentlich erhöht wäre.

Bei längerem Bestehen der Erkrankung kommt es zu einer Verdickung des Endokards mit scheinbarer Fissurenbildung bei der Dextrokardiografie. Aber auch der linke Ventrikel zeigt in fast 50% eine Beteiligung, was als Progression der Erkrankung gedeutet wird. Ein Endzustand kann deshalb oft nicht mehr von einer dilatativen Form einer CMP durch die bildgebenden Verfahren unterschieden werden.

### Klinische Symptomatik

Wie der Ausdruck arrhythmogene Kardiomyopathie beinhaltet, sind die Patienten einerseits durch die Rechtsherzinsuffizienz, andererseits durch *Rhythmusstörungen* – und hier hauptsächlich durch ventrikuläre Tachykardien – symptomatisch. Ödeme, Leistungsschwäche und Atemnot, ferner Schwindel, Präsynkopen, Synkopen und plötzlicher Herztod sind Leitsymptome.

Das *EKG* ist in 90% pathologisch: Die typischen monomorphen linksschenkelblockartigen Kammerarrhythmien entstehen vermutlich durch verbleibende Myokardzellen inmitten fibrolipomatöser Areale, wodurch wandständige Leitungsverzögerungen ausgebildet werden, durch die Reentry-Tachykardien entstehen können. Diese fragmentierte lokale elektrische Aktivität kann sich im Oberflächen-EKG als niederamplitudiges Potenzial des terminalen QRS-Komplexes in $V_1$–$V_2$ zeigen (Epsilon-Potenzial), wird jedoch häufiger als Spätpotenzial nachgewiesen. T-Wellen-Inversion in V1–V3 und verzögerte S-Progession in V1 (> 55 ms) sind typisch. Die Kammertachykardien manifestieren sich häufig zwischen dem 15. und 35. Lebensjahr, oft durch körperliche Aktivität ausgelöst.

## Therapie

Prospektive oder randomisierte Studien zur Behandlung der ARVC liegen nicht vor. Die Therapie folgt den Prinzipien der *Herzinsuffizienztherapie* mit ACE-Hemmern, Diuretikum und Nitraten sowie der *antiarrhythmischen Therapie*.

Retrospektive Analysen zeigen bei 60–70% der Patienten einen medikamentösen Erfolg der Antiarrhythmika. Die Therapie mit *Sotalol* (320–480 mg/d) erwies sich am effektivsten, gefolgt von einer Kombination von *Amiodaron* mit *β-Blockern*. Neuere Registerdaten konnten lediglich für Amiodaron einen positiven Effekt zeigen. ICD-Implantationen in hochselektierten Patienten mit ARVC erbrachten einen geschätzten Überlebensvorteil von 52% in einer Nachbeobachtungszeit von 3 Jahren.

Bei Patienten mit therapierefraktären Kammertachykardien sind die Katheterablation und die mappinggeführte Chirurgie Optionen.

## Präoperative Evaluierung und anästhesiologische Konzepte

Eine positive Familienanamnese bezüglich eines plötzlichen Herztods und Synkopen zeigen eine erhöhte Arrhythmiebereitschaft an.

Ventrikuläre Tachykardien können zumeist mit *Ajmalin* terminiert werden, ggf. ist die *Kardioversion* erforderlich. Der zentrale Venendruck ist erhöht und kann als Volumenindikator nicht verwendet werden. Bei zu starker Vorlastsenkung kann wegen der fehlenden Vordehnung des Ventrikels das Herzminutenvolumen leicht vermindert werden. Bei der Anlage von zentralen Venenkathetern und bei passageren Stimulationssonden ist auf die erhöhte Fragilität der rechtsventrikulären Wand mit leichter Perforation zu achten.

**Cave** Vorsicht bei Rechtsherzkatheterisierung: Perforationsgefahr!

# 1.9.6 Brugada-Syndrom

## Definition, Epidemiologie und Pathophysiologie

Zu Beginn der 1990er-Jahre wurde von den Brugada-Brüdern ein Syndrom eines atypischen Rechtsschenkelblocks mit persistierender ST-Strecken-Elevation und plötzlichem Herztod beschrieben. Es handelt sich um eine Ionenkanalerkrankung, bei der in etwa 20% eine Mutation des SCN5A-Gens nachgewiesen werden kann, die zu einer Funktionsminderung (Loss of Function) des einwärtsgerichteten Natriumkanals führt. Typischerweise kommt es zu einer ST-Streckenelevation in den rechtspräkordialen EKG-Ableitungen V1–V3, die je nach Ausprägung zeltförmig (Coved Type Typ 1) mit terminaler T-Negativierung, sattelförmig (Saddle Type Typ 2 ) ohne und bei Typ 3 mit Erreichen der isoelektrischen Linie imponiert. Die Inzidenz wird zwischen 1–5/10 000 angegeben, bei Männern 8–10-mal häufiger als bei Frauen. In Asien kommt das Syndrom mit 0,1–0,2% vor. In 4–10% des plötzlichen Herztods wird das Brugada-Syndrom verantwortlich gemacht. Über die Dispersion der De- und Repolarisation werden polymorphe ventrikuläre Tachykardien und Kammerflimmern induziert. Das Ausmaß der Ionenkanalbeeinträchtigung und damit das Auftreten von Arrhyhthmien ist im Wesentlichen von der autonomen Balance abhängig: Ein Überwiegen des Parasympathikus und Temperaturerhöhungen führen zu einer stärkeren Ausprägung wie auch pharmakologisch mit Ajmalin oder Flecainid-Gaben der Natriumkanal weiter gehemmt und die Erkrankung demaskiert werden kann.

## Klinische Symptomatik

Synkopen und plötzlicher Herztod sind die Leitsymptome mit den beschriebenen EKG-Veränderungen. Es ist wichtig, die Familienanamnese zu erheben, auch wenn sie sich nicht als eigenständiger Risikofaktor für das Auftreten eines plötzlichen Herztods erwiesen hat. Bei Verdacht auf Vorliegen eines Brugada-Syndroms ist bei Familienmitgliedern ein EKG, ggf. auch ein Provokationstest mit Ajmalin 1 mg/kgKG i.v. durchzuführen. Typ-1-EKG-Veränderungen mit zeltförmiger ST-Elevation gelten als diagnostisch relevant. Allerdings gibt es transiente Änderungen, sodass alle EKG-Typen beim selben Patienten gefunden werden können. Die Wertigkeit einer elektrophysiologischen Untersuchung mit Induktion von Kammerflimmern durch programmierte Kammerstimulation ist umstritten.

## Therapie

Bei symptomatischen Typ-1-EKG-Brugada-Patienten bleibt in der Regel nur die Empfehlung zur Implantation eines Defibrillators zur Verhinderung des plötzlichen Herztods. Selten wird alternativ medikamentös mit Chinidin z.B. bei Kindern behandelt. Wichtig ist bei fieberhaften Infekten eine konsequente antipyretische Therapie, um Arrhythmien zu vermeiden.

## Präoperative Evaluierung und anästhesiologische Konzepte

Bei bekanntem Brugada-Sydnrom ist, wenn möglich, eine 12-Kanal-EKG-Ableitung zum Monitoring, mindestens aber die Ableitung V1 zu kleben, um frühzeitig eine Dynamik in den rechtspräkordialen Ableitungen erkennen zu können. Defipatches sollten perioperativ geklebt werden. Eine autonome Imbalanz mit Überwiegen des Parasympathikus muss vermieden werden. Zur Ein- und Ausleitung sollte Atropin verwendet werden, Neostigmin kann die ST-Elevation verstärken. β-Blocker sollten nicht eingesetzt werden. Bei Auftreten von Vorhofflimmern, was bei Brugada-Patienten häufig vergesellschaftet sein kann, dürfen keine Klasse-1-Antiarrhythmika (Propafenon, Fleacinid, Ajmalin) mit Ausnahme von Chinidin gegeben werden. Amiodaron ist hier das Mittel der Wahl. Bei gehäuften ventrikulären Extrasystolien und ST-Elevation sollten Katecholamine fraktioniert verabreicht werden. Natriumkanalhemmende Lokalanästhetika können ein Brugada-Syndrom wie Klasse-1-C-Antiarrhythmika demaskieren.

**Merke** Ein Herzstillstand im Rahmen einer Regionalanästhesie kann auf ein Brugada-Syndrom hinweisen. In diesem Zusammenhang sind prolongierte erfolgreiche Reanimationen beschrieben worden.

**Kernaussagen**

- HCM ist eine Erkrankung des jungen Menschen, wird aber häufig erst mit 60 Jahren symptomatisch.
- Flüssigkeitssubstitution gilt bei der HCM als erste therapeutische Maßnahme bei Hypotension, um die benötigte linksventrikuläre Vorlast hoch normal zu halten. Subvalvuläre Stenosen profitieren von einer niedrigen Herzfrequenz – *cave* positiv inotrope Katecholamine!
- Die dilatative Kardiomyopathie ist die häufigste Kardiomyopathie. Sie geht mit einer Dilatation des linken Ventrikels und eingeschränkter Pumpleistung einher (überwiegend systolische Kontraktionsstörung).
- Steigerung des verminderten Cardiac Output über positiv inotrope Substanzen und Prävention von lebensbedrohlichen Arrhythmien stehen im Vordergrund der Therapie bei der dilatativen Kardiomyopathie.
- Die restriktive Kardiomyopathie ist eine Rarität. Sie tritt meist im Rahmen von Immunerkrankungen auf.
- Leitsymptom der restriktiven Kardiomyopathie ist die diastolische Herzinsuffizienz. Der Ventrikel ist häufig nicht dilatiert – es besteht eine Diskrepanz zwischen Herzgröße und Ausmaß der Herzinsuffizienz!
- Die arrhythmogene Kardiomyopathie ist wie die hypertrophe Kardiomyopathie eine wesentliche Ursache plötzlicher Herztodesfälle bei gesunden jungen Menschen oder Sportlern.
- Regionale Myokardveränderungen führen bei der arrhythmogenen Kardiomyopathie zu Veränderungen des Herzreizleitungssystems.
- Bei arrhythmogener Kardiomyopathie ist körperliche Belastung strikt zu vermeiden; antiarrhythmische Therapie und Katheterablation, Kardioverter etc. stehen therapeutisch im Vordergrund. Amiodaron hat die beste therapeutische Effizienz.
- Bei Brugada-Syndrom liegt häufig eine Störung des Natriumkanals vor, was zur typischen zeltförmigen ST-Streckenelevation bei atypischem Rechtsschenkelblock führt. Bradykardien, Hyperthermie und Klasse-1-C-Antiarrhythmika verstärken sie. Polymorphe Kammertachykardien und Kammerflimmern können daraus resultieren. Zur Behandlung steht der implantierbare Defibrillator zur Verhinderung des plötzlichen Herztods zur Verfügung.

## Literatur


Akasaka T, Yoshida K, Yamamuro A. Clinical profile and outcome of idiopathic restrictive cardiomyopathy. Circulation 2000; 101: 2490–2496

Basso C, Corrado D, Marcus FI et al. Arrhythmogenic right ventricular cardiomyopathy. Lancet 2009; 373: 1289–1300

Brugada P, Brugada J. Right bundle branch block, persistent STsegment elevation and sudden cardiac death: a distinct clinical and electrophysiological syndrome. A multicenter report. J AM Coll Cardiol 1992; 20(6): 1391–1396

Christiaans I, van Engelen K, van Langen IM et al. Risk stratification for sudden cardiac death in hypertrophic cardiomyopathy: systematic review of clinical risk markers. Europace 2010; 12(3): 313–321

Elliott PM, Gimeno Blanes JR, Mahon NG et al. Relation between severity of left-ventricular hypertrophy and prognosis in patients with hypertrophic cardiomyopathy. Lancet 2001; 357: 420–424

Elliott P, Andersson B, Arbustini E et al. Classification of the cardiomyopathies: a position statement from the european society of cardiology working group on myocardial and pericardial diseases. Eur Heart J 2008; 29: 270–276

Fontaine G, Guiraudon G, Frank R et al. Dysplasie ventriculaire droite arythmogene et maladie de Uhl. Arch Mal Coeur 1982; 75: 361–375

Jessup M, Brozena S. Medical Progress: Heart Failure. N Engl J Med 2003; 348: 2007–2018

Kohda K, Sugano T. Preoperative evaluation and anesthetic management of a patient with Brugada syndrome-like ECG. Jap J Anesthes 2007; 56(12): 1398–1403

Kushwaha SS, Fallon JT, Fuster V. Restrictive Cardiomyopathy. N Engl J Med 1997; 336: 267–276

Lane RE, Cowie MR, Chow AWC. Prediction and prevention of sudden cardiac death in heart failure. Heart 2005; 91(5): 674–680

Marcus GM, Glidden DV, Polonsky B et al. Efficacy of antiarrhythmic drugs in arrhythmogenic right ventricular cardiomyopathy. A report from the North American ARVC Registry. J Am Coll Cardiol 2009; 54: 609–615

Marcus FI, McKenna WJ, Sherrill D et al. Diagnosis of arrhythmogenic right ventricular cardiomyopathy/dysplasia. Proposed modification of the task force criteria. Circulation 2010; 121: 1533–1541

Margaret M, Redfield MD. Understanding „diastolic" heart failure. N Engl J Med 2004; 350: 1930–1931

Maron BJ, Towbin JA, Thiene G et al. Contemporary definitions and classification of the cardiomyopathies: An American Heart Association Scientific Statement From the Council on Clinical Cardiology, Heart Failure and Transplantation Committee; Quality of Care and Outcomes Research and Functional Genomics and Translational Biology Interdisciplinary Working Groups; and Council on Epidemiology and Prevention. Circulation 2006; 113: 1807–1816

Maron BJ. Contemporary insights and strategies for risk stratification and prevention of sudden death in hypertrophic cardiomyopathy. Circulation 2010; 121; 445–456

Morrow AG. Hypertrophic subaortic stenosis: operative methods utilized to relieve left ventricular outflow obstruction. J Thorac Cardiovasc Surg 1978; 76: 423–430

Moya A, Sutton R et al. For the Task Force for the Diagnosis and Management of Syncope of the European Society of Cardiology (ESC) Guidelines for the diagnosis and management of syncope (version 2009). Eur Heart J 2009; 30: 2631–2671

Richardson P, McKenna WJ, Bristow M et al. Report of the 1995 World Health Organization/International Society and Federation of Cardiology Task Force on the definition and classification of cardiomyopathies. Circulation 1996; 93: 841–842

Sorajja P, Valeti U, Nishimura R et al. Outcome of alcohol septal ablation for obstructive hypertrophic cardiomyopathy. Circulation 2008; 118: 131–139

Vahanian A, Camm J, De Caterina R et al. ESC Guidelines for the diagnosis and treatment of acute and chronic heart failure 2008: the Task Force for the Diagnosis and Treatment of Acute and Chronic Heart Failure 2008 of the European Society of Cardiology. Developed in collaboration with the Heart

Failure Association of the ESC (HFA) and endorsed by the European Society of Intensive Care Medicine (ESICM). Eur Heart J 2008; 29: 2388–2442

Writing Committee ACC/AHA/HRS.2008 Guidelines for device-based therapy of cardiac rhythm abnormalities: a report of the American College of Cardiology/American Heart Association Task Force on Practice Guidelines (Writing Committee to Revise the ACC/AHA/NASPE 2002 Guideline Update for Implantation of Cardiac Pacemakers and Antiarrhythmia Devices): Developed in Collaboration with the American Association for Thoracic Surgery and Society of Thoracic Surgeons. Circulation 2008; 117; 350–408

Zipes DP, Camm AJ, Borggrefe M et al. For the American College of Cardiology/American Heart Association Task Force, European Society of Cardiology Committee for Practice Guidelines, European Heart Rhythm Association, Heart Rhythm Society. ACC/AHA/ESC 2006 guidelines for management of patients with ventricular arrhythmias and the prevention of sudden cardiac death. Circulation 2006; 114: 385–484

# 1.10 Patienten mit Herzschrittmacher oder implantiertem Kardioverter-Defibrillator

*W. Buhre, K. Buhre*

## 1.10.1 Einleitung

Die Anzahl von Patienten mit einem implantierten Herzschrittmacher (SM) oder einem implantierten Kardioverter-Defibrillator (ICD) nimmt weiterhin stark zu. In Deutschland stieg die Zahl der Erstimplantationen von SM-/ICD-Systemen von 28000 im Jahr 2002 auf 65447 im Jahr 2005 bzw. 65038 im Jahr 2006 (Gombotz et al. 2009). Die Mehrzahl der Patienten weist kardiovaskuläre Begleiterkrankungen auf, die das perioperative Risiko erhöhen (Redlin 2005).

## 1.10.2 Indikationen der SM- und ICD-Therapie

Insgesamt hat die Therapie mit ICD zu einer verbesserten Lebensqualität sowie einer deutlichen Reduktion des Morbiditäts- und Letalitätsrisikos insbesondere bei Hochrisikopatienten mit malignen Arrhythmien geführt. Die klassischen Indikationen für die Schrittmachertherapie sind:

- Bradykardien jedweder Ätiologie,
- atrioventrikuläre Reizleitungsstörungen sowie
- Asystolien, die länger als 3s andauern (Allen 2006, Klein et al. 2006).

Darüber hinaus erhalten Patienten, bei denen eine Ablationsbehandlung des AV-Knotens durchgeführt wird, routinemäßig einen Schrittmacher (Klein et al. 2006). Aktuell wird der Stellenwert von biatrialen Schrittmachersystemen in der Prävention und Therapie des Vorhofflimmerns erforscht. Vermehrt werden auch zur Therapie einer Linksherzinsuffizienz biventrikuläre SM oder ICD zur kardialen Resynchronisationstherapie (CRT) implantiert. Die European Society of Cardiology sieht eine Klasse-I-Indikation für die CRT bei Patienten mit Herzinsuffizienz und interventrikulären Reizleitungsstörungen vor.

**Merke** Aufgrund der hohen Prävalenz (ca. 6 Mio. Erkrankte in Europa) der Herzinsuffizienz und unzureichender konventioneller Therapieoptionen wird es zu einer erheblichen Zunahme von Patienten mit ICD/SM zur Behandlung der schweren Herzinsuffizienz als Grunderkrankung kommen.

In Tab. 1.**38** sind die Indikationen für die Implantation eines SM oder ICD aufgeführt. Für Schrittmacher wurde eine allgemeine Nomenklatur festgelegt, in der Modus und Typ des Schrittmachers beschrieben sind. Diese Nomenklatur ist in Tab. 1.**39** dargestellt.

Auf dem Markt befindet sich eine nicht überschaubare Anzahl von Schrittmachern und ICDs. Gombotz et al. haben angegeben, dass in Europa aktuell SM-/ICD-Systeme von zumindest 6 Firmen verwendet werden (Gombotz et al. 2009). Jede Firma bietet eine Vielzahl verschiedener Modelle mit unterschiedlichen Funktionen, Programmiergeräten und -möglichkeiten an. Dies führt zu einer zunehmenden Spezialisierung der Mitarbeiter in elektrophysiologischen Laboren, da die Überprüfung und Programmierung der Systeme erhebliche Kenntnisse verlangt.

## 1.10.3 Fehlfunktionen von ICD und Schrittmachersystemen

In den letzten Jahren wurden zunehmend Fehlfunktionen v.a. von ICD-Systemen festgestellt. In der European Cardiac Arrhythmia Society (ECAS) besteht ein eigenes „Committee on Device Failures and Complications“ (Wilkoff et al. 2008). Die steigende Anzahl multimorbider SM-/ICD-Patienten sowie die Vielfalt und Zunahme der Komplexität der einzelnen Systeme, verschärft durch die zunehmende Zahl von operativen Eingriffen in Krankenhäusern, die nicht mit ausreichendem kardiologischen Support versehen sind, machen die Erstellung von Richtlinien für diese Patienten dringend erforderlich.

Tab. 1.38 Übersicht über die Indikation zur Herzschrittmachertherapie bei Herzreizleitungsstörungen (DGK 2005).

| Art der Reizleitungsstörung | Evidenzgrad | | |
|---|---|---|---|
| **Grad der Evidenz** | **I** | **IIa** | **IIb** |
| AV-Block (symptomatisch) | AV-Block II und III | | AV-Block mit langer AV-Überleitung bei Patienten mit Herzinsuffizienz |
| AV-Block (asymptomatisch) | AV-Block III<br>AV-Block III nach His-Bündel-Ablation<br>intermittierender AV-Block II oder III mit breitem QRS Komplex | intermittierender AV-Block III bei reduzierter LVF<br>AV-Block mit Block im His-Purkinje-Bündel<br>AV-Block II mit neuromuskulärer Erkrankung | AV-Block II bei reduzierter LVF<br>Patient mit neuromuskulärer Erkrankung und AV Block I |
| kongenitaler AV-Block | AV-Block III und II bei Symptomatik oder Kofaktoren (Herzinsuffizienz, Herzfehler, Kammerersatzrhythmus, ventrikuläre Ektopien, verlängertes QT-Intervall) | asymptomatische Patienten mit AV-Block II oder III | |
| bi-/trifaszikulärer Block | intermittierender totaler AV-Block oder häufige AV-Blockierungen II./III. Grades<br>alternierender Schenkelblock | kardiale Synkopen | Patienten mit neuromuskulären Erkrankungen |
| Resynchronisationstherapie | NYHA III/IV, LSB mit QRS >150 ms | NYHA III/IV, LSB 120–150 ms | NYHA III/IV und QRS >120 ms<br>NYHA II, QRS >150 ms und SR |
| akuter MI mit AV-Block | AV-Block II oder III, der länger als 2 Wochen nach MI fortbesteht | transienter AV-Block II oder III mit Schenkelblock | Schenkelblock mit transientem AV-Block II |
| Bradyarrhythmie bei VHF (symptomatisch) | VHF mit langsamer Kammerfrequenz oder langen Pausen mit klinischer Symptomatik | VHF mit langsamer Kammerfrequenz und vermutete klinische Symptomatik | |
| Bradyarrhythmie bei VHF (asymptomatisch) | | | VHF mit Hf <40/min oder asystolischen Pausen bei Patienten mit reduzierter LVF |
| Sinusknotensyndrom | Bradykardie mit klinischer Symptomatik | Bradykardie mit vermuteter klinischer Symptomatik | Bradykardie mit reduzierter LVF |
| Karotisinussyndrom | rezidivierende kardiale Synkopen | symptomatischer hypersensitiver Karotissinusreflex | |
| präventive Stimulation bei intermittierendem VHF | | symptomatische medikamentös refraktäre Vorhoftachykardien vor geplanter AV-Ablation | bradykardieassoziierte paroxysmale Vorhoftachyarrhythmien |

AV-Block: atrioventrikulärer Block, Hf: Herzfrequenz, LVF: linksventrikuläre Funktion, MI = Myokardinfarkt, SR: Sinusrhythmus, VHF = Vorhofflimmern.

## Perioperative Besonderheiten bei Patienten mit SM/ICD

Eine perioperative Fehlfunktion des implantierten SM-/ICD-Systems erhöht naturgemäß das perioperative Risiko. Die Inzidenz von Fehlfunktionen von SM-/ICD-Systemen in der perioperativen Phase ist nicht systematisch untersucht, dürfte jedoch bei ICD-Patienten höher sein als bei Patienten mit Schrittmacher. Pro Jahr muss bei 1,4–9/1000 Patienten mit Schrittmacher und 7,9–38,6/1000 ICD-Patienten die Revision oder Reimplantation des Systems aufgrund einer Fehlfunktion durchgeführt werden. Evidenzbasierte Daten über ein erhöhtes Morbiditäts- und/oder Letalitätsrisiko von SM-/ICD-Patienten und eine kausale Beziehung mit den einzelnen Systemen sind nicht verfügbar (Gombotz et al. 2009).

Tab. 1.39 Revidierter NASPE/BPEG-Code zur Nomenklatur der verwendeten Herzschrittmacher (DGK 2005).

| I | II | III | IV | V |
|---|---|---|---|---|
| **Ort der Stimulation** | **Ort der Wahrnehmung** | **Betriebsart** | **Frequenzadaptation** | **multifokale Stimulation** |
| 0 = keine | 0 = keine | 0 = keine | 0 = keine | 0 = keine |
| A = Atrium | A = Atrium | T = getriggert | R = Frequenzadaptation (Rate Modulation) | A = Atrium |
| V = Ventrikel | V = Ventrikel | I = inhibiert | | V = Ventrikel |
| D = Dual A+V | D = Dual A+V | D = Dual T+I | | D = Dual A+V |
| S = Single (A oder V) | S = Single (A oder V) | | | |

Die Anästhesie bei Patienten mit SM/ICD verlangt eine entsprechende Vorbereitung, dann können Operationen und diagnostische Prozeduren komplikationslos durchgeführt werden. Die gute Vorbereitung des Patienten und des gesamten Teams in Zusammenarbeit mit den behandelnden Kardiologen ist wesentlich für einen komplikationsarmen Ablauf in der perioperativen Phase.

## Perioperative SM-/ICD-Fehlfunktionen

Grundsätzlich können 2 verschiedene Arten von Fehlfunktionen unterschieden werden. Das Elektrodensystem („Schrittmacherdrähte") kann sowohl im „Sensing-" wie auch im „Stimulationsmodus" direkt (mechanisch) oder indirekt gestört werden. Daneben kann auch eine Fehlfunktion der Batterie auftreten.

Obwohl es zahlreiche Fallberichte über z.T. lebensbedrohliche perioperative SM-/ICD-Fehlfunktionen gibt, können die Komplikationsrate und die damit verbundenen Konsequenzen aufgrund des Fehlens kontrollierter Studien nur vermutet werden. Ein SM-/ICD-System kann durch die Einwirkung von elektromagnetischen Störfeldern, aber auch durch direkte chirurgische Manipulationen gestört werden. Letzteres manifestiert sich v.a. in der Herz,- Thorax- und thorakalen Gefäßchirurgie, wo sich chirurgisches Arbeitsfeld und Schrittmacher in unmittelbarer Nähe befinden.

## Elektromagnetische Interferenz

Elektromagnetische Felder mit unterschiedlichen Frequenzen können eine Beeinflussung der SM-Funktion nach sich ziehen. Schrittmacher und ICDs weisen eine Mindeststörfestigkeit gegenüber elektromagnetischer Interferenz (EMI) auf, die allerdings keinen vollständigen Schutz gewährleistet. Klinisch relevant und für den Patienten potenziell bedrohlich sind Störfrequenzen zwischen 5 und 100 Hz, da diese sich im Frequenzbereich intrakardialer Signale befinden und nicht gefiltert werden. Die Wahrscheinlichkeit einer EMI und damit verbundenen klinischen Konsequenzen hängen von den folgenden Faktoren ab:

- Schrittmacherelektrodentyp (unipolar oder bipolar),
- bi- oder unipolare Hochfrequenzchirurgie,
- Abstand der aktiven Elektrode vom implantierten System.

## Quellen elektromagnetischer Interferenz

**Hochfrequenzchirurgie (Elektrokauter).** Die Verwendung eines unipolaren Elektrokauters führt relativ häufig zu Beeinträchtigungen der SM-Funktion (Ruiz et al. 2009). Die Wahrscheinlichkeit einer Störung hängt von der Stromstärke und der Entfernung der aktiven Elektrode vom SM-System ab. Elektrisches Schneiden benötigt eine größere Stromstärke als die Koagulation. Wenn der Kauter (Operationsgebiet) oder – in geringerem Maß – auch die Neutralelektrode sich in unmittelbarer Nähe zum SM/ICD befindet, sind neben den genannten SM-Fehlfunktionen auch schwerwiegende technische Probleme wie Stimulationsversagen oder Gewebenekrosen an den Elektrodenspitzen möglich. Die Neutralelektrode (Kauterplatte) sollte möglichst weit vom SM-System platziert und eine Kauteranwendung im Umkreis von weniger als 15 cm von der SM-Batterie vermieden werden.

Hochfrequenzchirurgie kann zur Hemmung und/oder Triggerung des SM-Systems, aber auch zu Änderungen des Stimulationsmodus führen. Die kontinuierliche Anwendung verursacht ein Umschalten des SM in den asynchronen Modus, während intermittierendes Kautern zu vorübergehender Hemmung führen kann und längere Pausen bis hin zur Asystolie beschrieben sind (Atlee u. Bernstein 2001a, 2001b).

Daher wird immer der Einsatz eines bipolaren Kauters empfohlen. Dabei fließt Strom im Gewebsbereich zwischen den Kauterpinzettenspitzen und nicht quer durch den Körper der Patienten. Allerdings löst auch der bipolare Kauter elektromagnetische Interferenzen aus und ist zum chirurgischen Schneiden nur eingeschränkt verwendbar.

> **Cave** Obwohl es Berichte über eine sichere Anwendung von Hochfrequenzchirurgie bei ICD-Patienten gibt, besteht das Risiko einer falschen Arrhythmiedetektion und damit der Abgabe eines inadäquaten Schocks.

**Radiofrequenzablation.** In den letzten Jahren werden Herzrhythmusstörungen vermehrt mit Radiofrequenzablation des entsprechenden intrakardialen Leitungspfads behandelt. Der Verödungsstrom sollte während der Ablation in möglichst großer Entfernung vom SM/ICD liegen. Naturgemäß ist immer eine gewisse Nähe zu den SM-/ICD-Elektroden gegeben. Daher besteht bei jeder Radiofrequenzapplikation die Gefahr einer EMI an der SM-/ICD-Elektrodenspitze. Während der Radiofrequenzablation kann die Reizschwelle des SM-Systems bis hin zum totalen Block (Exitblock) ansteigen. Es können aber auch Veränderungen der Sensing-Schwelle und der Signalverarbeitung auftreten. Die Veränderungen treten oft erst in der Abheilungsphase nach der Ablation auf. Daher kommt der Nachkontrolle eine besondere Bedeutung zu (Gombotz et al. 2009).

**Nervenstimulation.** Transkutane Nervenstimulation (TENS) kann zu erheblichen Interferenzen führen (Gombotz et al. 2009). Diese Therapie ist für ICD-Patienten nur in Ausnahmefällen und nach ausführlicher Testung geeignet. Der perioperative Einsatz eines Nervenstimulators kann zur Inhibierung von unipolaren SM-Systemen führen. Nach Gombotz et al. ist daher die ultraschallgesteuerte Blockade von Nerven der transkutanen Nervenstimulation zumindest in der oberen Körperhälfte vorzuziehen (Gombotz et al. 2009).

**Extrakorporale Stoßwellenlithotripsie.** SM-/ICD-Funktionsstörungen können bei extrakorporaler Stoßwellenlithotripsie (ESWL) auftreten (Grobety et al. 1996, Cooper et al. 1988). Eine irrtümliche Triggerung durch Vorhofstimuli kann bei DDD-SM zu einer Inhibition der ventrikulären Stimulation führen.

> **Cave** Vor einer geplanten ESWL sollte der Schrittmacher auf einen Sicherheitsmodus umprogrammiert werden. Sowohl die Frequenzanpassung als auch alle antitachykarden Funktionen werden ausgeschaltet. Die Stoßwellen dürfen keinesfalls auf abdominell implantierte ICD-Systeme älterer Bauart gerichtet sein.

In einer neueren Untersuchung wurden evidenzbasierte Richtlinien formuliert, um den Gebrauch von Schrittmachern bei urologischen Patienten zu vereinfachen (Platonov et al. 2008).

**Impedanztomografie.** Die Messung des HZV mit der Impedanztomografie ist eine wenig invasive Monitoringtechnik. Hierbei wird ein niedriger Stromfluss ausgesendet, um Veränderungen der Thoraximpedanz zu erfassen. Dieser Stromfluss kann bei einigen SM mit Atemminutenvolumensensor zu einer Beeinträchtigung der Funktion führen. Durch Interferenz zwischen diesen beiden Systemen kann eine körperliche Belastung simuliert werden, was zu einer induzierten Tachykardie bis hin zur oberen Stimulationsfrequenz führen kann. Das Risiko einer Interferenz ist bei neuen SM deutlich geringer, da die Atemminutensensoren in Kombination mit einem Akzelerometer kombiniert sind (Gombotz et al. 2009).

**Externe Kardioversion/Defibrillation.** Bei einer externen Defibrillation/Kardioversion werden implantierte SM/ICD sehr hohen Energien und Stromstärken ausgesetzt. Durch Überlastung kann es zu einem irreversiblen Batterieschaden kommen. Die Defibrillation kann an den Elektrodenspitzen zu thermischen Myokardschäden und dadurch zu Reizschwellenerhöhungen führen. Eine externe Defibrillation kann auch zur Aktivierung des Back-up-Modus führen. Bei unipolaren SM-Systemen ist die Wahrscheinlichkeit einer Schädigung höher als bei bipolaren Schrittmachern. Biphasische Defibrillationen haben eine geringere Energie als monophasische Schockformen. Eine Überprüfung des SM-/ICD-Systems nach der Defibrillation ist in jedem Fall notwendig.

**Magnetresonanztomografie.** Bei Patienten mit SM/ICD kann es zu Fehlfunktionen, Elektrodenüberhitzung mit Gewebeschäden und zu direkter Krafteinwirkung auf magnetisierbare metallische Teile kommen (Naehle et al. 2009). Erwärmung der Elektrodenspitzen mit myokardialer Nekrose, Fibrose und Reizschwellenanstieg sind ebenfalls beschrieben. Für ICD-Geräte sind alle Formen der Dysfunktion nach MRI-Untersuchung beschrieben (Kalin u. Stanton 2005). Neben temporären Ausfällen sind auch totale Defekte mit nicht mehr möglicher Reprogrammierbarkeit aufgetreten (Grobety et al. 1996, Pinski u. Trohman 2002). Inzwischen gibt es eine zunehmende Anzahl von Berichten über SM-Modelle, die eine MRI-Untersuchung ohne Schäden erlauben. Auch bei SM-abhängigen Patienten wurden nach Umprogrammierung auf stabile Modi (VOO bzw. DOO), MRI-Untersuchungen von Kopf und Hals mit einem 1,5-Tesla-Gerät durchgeführt, ohne dass Schädigungen oder Funktionsverlust aufgetreten sind (Naehle et al. 2009).

> **Merke** Überwiegt die Notwendigkeit, kann bei SM-Patienten ein MRI-Untersuchung durchgeführt werden. Eine derartige Vorgehensweise erfordert aber neben einer entsprechenden Umprogrammierung und Überwachung (EKG, Pulsoxymetrie) auch die Anwesenheit eines Kardiologen mit Telemetriegerät. Im Einzelfall muss eine transvenöse Schrittmacheranlage erwogen oder zumindest ein venöser Zugang platziert werden, über den ein Schrittmacher eingeführt werden kann.

**Radiotherapie.** ICD- und SM-Systeme reagieren auf ionisierende Strahlung. Es gibt praktisch keinen sicheren Schwellenwert, unter dem ionisierende Strahlung als unbedenklich gilt (Grobety et al. 1996, Pinski u. Trohman 2002, Snow et al. 1995). Direkte Bestrahlung von Schrittmachern mit einer kumulativen Dosis von >2 Gy (bzw. 5 Gy) kann zu schweren Schäden bis hin zum kompletten Funktionsausfall der Systeme führen. Die Mehrheit der SM-Fehlfunktionen treten aber erst bei einer Dosis von 20 Gy auf. Dysfunktionen bei ICD-Geräten wurden bereits ab Dosen zwischen 0,5–1,5 Gy festgestellt, auch wenn die heutigen ICD-Geräte weit höhere Gesamtdosen tolerieren (Hurkmans et al. 2005). Beim Einsatz ionisierender Strahlung muss das betreuende SM-/ICD-Zentrum in die Planung mit einbezogen werden. Bei medizinischer Indikation für eine Bestrahlung mit therapeutischen Dosen in unmittelbarer SM-/ICD-Nähe kann eine Geräteverlagerung in Betracht gezogen werden.

**Mobilfunk.** Mobilfunk wird bei 900 MHz und 1800 MHz sowie in Universal Mobile Telecommunications Systems (UMTS) bei 1900 MHz ausgestrahlt (Tandogan et al. 2005,

Yousef u. Lars 2005, Calcagnini et al. 2006, Censi et al. 2007, Baranchuk et al. 2009). Störbeeinflussungen von SM durch Handys sind bei den höheren Mobilfunkfrequenzen unwahrscheinlich, jedoch bei 900 MHz nicht auszuschließen, wenn die Handys näher als ca. 30 cm an das SM-Gehäuse angenähert werden (Tandogan et al. 2005). Bei Patienten mit unipolaren Schrittmacherelektroden tritt eine Beeinflussung signifikant häufiger auf als bei Patienten, bei denen bipolare Elektroden verwendet wurden.

**Merke** In einer aktuellen Studie konnte gezeigt werden, dass moderne Mobiltelefone der 3. Generation keine Interferenzen mit SM zeigen (Ismail et al. 2010).

**Auswirkungen von EMI auf die Schrittmacher und ICD-Funktion.** Elektromagnetische Interferenzen können dazu führen, dass der SM die EMI-Signale als kardiale Aktivität interpretiert (Stone u. Apinis 2009). Bei fehlendem Eigenrhythmus kann dies zu längeren Pausen bis hin zur Asystolie führen. Nach Beendigung der Interferenz kommt es meistens zu einer völligen Herstellung der normalen SM-Funktion (Gombotz et al. 2009). Allerdings können SM bei starken Störsignalen in andere Stimulationsformen wie asynchrone Stimulation (Noise Interference Mode) oder einen Sicherheitsmodus umschalten (Atlee u. Bernstein 2001b, Bourke u. Healey 2002, Salukhe et al. 2004, Thompson u. Balser 2004, Stone u. McPherson 2004, ASA 2005). Dies kann im Einzelfall nicht genau vorhergesagt werden. Die Wahrscheinlichkeit hängt von der Signalstärke der Störung, der Frequenz und der Zeitdauer der Einwirkung ab. Die Folgen einer durch EMI verursachten SM-Fehlfunktion für Patienten sind davon abhängig, ob der Patient einen Eigenrhythmus besitzt oder nicht. Daher muss die SM-Abhängigkeit von Patienten präoperativ bekannt sein, um entsprechende Vorsichtsmaßnahmen vornehmen zu können.

**Asynchrone Stimulation.** Ein kontinuierliches, starkes Störsignal (z. B. ununterbrochenes elektrisches Kautern) kann bei vielen SM zur Aktivierung der asynchronen Stimulation (Noise Interference Mode) führen (Joshi 2009). Schrittmacher in diesem Modus können den Eigenrhythmus des Patienten nicht detektieren, daher besteht die Gefahr, dass ein SM-Spike in die vulnerable Phase der T-Welle fällt (R-auf-T-Phänomen) (Gombotz et al. 2009).

Eine asynchrone Stimulation kann auch auftreten, wenn in der 2. Hälfte der ventrikulären Refraktärperiode ein elektromagnetisches Signal detektiert wird. Dieses wird als Störung wahrgenommen und eine neue Refraktärperiode wird induziert. QRS-Komplexe werden nicht berücksichtigt, da jeder SM nach einem detektierten QRS-Komplex für kurze Zeit refraktär ist (ventrikuläre Refraktärzeit, VRP). Damit soll die Detektion von Nachpotenzialen oder T-Wellen, die zu einer Inhibition oder Frequenzreduktion führen können, verhindert werden. Ein kontinuierliches Störsignal kann eine Episode ventrikulärer Refraktärzeiten (Retriggerable Refractory Periods) verursachen (Gombotz et al. 2009).

Elektromagnetische Interferenzen können nicht nur zum Umschalten in den asynchronen Noise Interference Mode, sondern auch in den Reset- oder Back-up-Modus führen. Der Back-up-Modus ist sowohl bei Ein-Kammer- als auch bei Zwei-Kammer-Systemen in der Regel ein VVI-Modus mit einer Basisfrequenz zwischen 60 und 70 Schlägen/min. Bei Patienten mit DDD-SM kann ein derartiger Verlust der Vorhofstimulation und AV-Synchronizität zu hämodynamischer Beeinträchtigung führen, da das HZV um ca. 30 % abfällt. Die Back-up-Modi verschiedener Hersteller sind nicht vereinheitlicht.

**Elektromagnetische Interferenzen und Schockabgabe bei ICD Patienten.** Eine elektromagnetische Interferenz bei Patienten mit ICD kann durch diesen als Flimmerereignis interpretiert werden, wodurch ein nicht notwendiger Schock abgegeben wird. So führt der Einsatz eines unipolaren Kauters während der Implantation eines biventrikulären Defibrillators bei einer Dauer von 2 s zum Sensing von hochfrequenten Störsignalen sowohl im atrialen als auch im ventrikulären Kanal. Durch Einführung zusätzlicher Parameter zur Tachyarrhythmieerkennung und durch die Notwendigkeit der Tachykardiebestätigung nach dem Aufladen wird die Wahrscheinlichkeit der Abgabe unerwünschter Schocks in modernen Geräten reduziert.

**Merke** Jeder ICD sollte vor der Operation so umprogrammiert werden, dass alle antitachykarden Funktionen deaktiviert werden.

**Magnet.** Die Anwendung eines Magneten wird zur Aktivierung der SM-Impulsabgabe verwendet, um die korrekte Funktion des SM auch während Inhibition prüfen zu können. In Abhängigkeit von Hersteller und Modell führt die Auflage eines Magneten zu einer oft zeitlich limitierten Folge von asynchronen Schlägen mit einer bestimmten (herstellerabhängigen) Magnetfrequenz. Nach Magnetabnahme tritt dann wieder normale synchrone Stimulation ein. Unter EKG-Kontrolle kann damit die Impulsübertragung auf das Myokard bestätigt werden (Gombotz et al. 2009).

**Merke** Die Anwendung eines Magneten sollte mit der behandelnden Schrittmacherambulanz abgestimmt werden, da bei einigen Schrittmachern durch Magnetauflage ein Relais aktiviert und der SM in einen Programmiermodus umgesetzt wird. Daher ist die Magnetauflage nicht immer eine sichere Möglichkeit, um in einen Back-up-Modus umzuschalten. Die präoperative Umprogrammierung bietet eindeutige Vorteile.

Bei ICD können die Arrhythmieerkennung und somit die Schockabgabe durch Magnetauflage verhindert werden. Allerdings bestehen auch hier herstellerspezifische Besonderheiten. So bleiben die ICD-Geräte einiger Hersteller (Medtronic, Biotronik und Sorin-ELA Medical) während der Magnetauflage deaktiviert. Geräte anderer Hersteller (St. Jude Medical, Boston Scientific) wiederum reagieren abhängig von der internen Programmierung.

Standardmäßig bewirkt die Auflage des Magneten zwar eine Inhibierung der ICD-Funktion, diese kann aber auch ausgeschaltet werden, sodass im Einzelfall immer Rücksprache mit dem behandelnden Zentrum nötig ist. Für den Anästhesisten ist es aufgrund der Gerätevielfalt unmöglich, die Magnetreaktion für einzelne Systeme vorherzusehen.

**Notfalldefibrillation und Kardioversion.** Wird eine Defibrillation oder Kardioversion notwendig, sollten alle EMI-Quellen sofort abgestellt werden und es sollte entsprechend den „Advanced Cardiac Life Support Guidelines" vorgegangen werden. Es empfiehlt sich, mit möglichst geringen Energieeinstellungen zu defibrillieren. Hierbei sollen die Defibrillatorelektroden möglichst weit weg von der Batterie sowie in senkrechter Achse zum implantierten System und am besten in anterior-posteriorer Position angelegt werden. Bei einem Patienten mit ICD kann, wenn die antitachykarde Funktion mit einem Magneten abgeschaltet wurde, derselbe abgenommen und ein Schock abgewartet werden.

## 1.10.4 Perioperatives Management

In der perioperativen Phase muss bei Patienten mit SM/ICD ein Algorithmus eingehalten werden, um das Risiko von SM-/ICD-Dysfunktionen zu minimieren bzw. im Einzelfall eine Risiko-Nutzen-Abwägung vornehmen zu können.

### Präoperative Maßnahmen

Bei geplanten Operationen empfiehlt es sich, einer Checkliste zu folgen und das perioperative Vorgehen maximal zu standardisieren. Der Patient mit ICD oder SM sollte in einer anästhesiologischen Sprechstunde gesehen werden (Gombotz et al. 2009).

**Notwendige Informationen.** Das Vorhandensein eines SM/ICD sollte in der Patientenakte eindeutig kenntlich gemacht werden. Darüber hinaus müssen diese Patienten auf der Operationsplanung gekennzeichnet sein. Die folgenden Informationen müssen präoperativ bekannt sein:

- Hersteller, Modell, Seriennummer,
- implantierendes Krankenhaus, betreuende Schrittmacherambulanz,
- Datum der Implantation,
- Indikation für SM/ICD,
- Herzinsuffizienz,
- Abhängigkeit vom Schrittmacher,
- wann ist der nächste geplante Batteriewechsel,
- gibt es für den SM/ICD eine aktuelle Sicherheitswarnung.

Diese Informationen finden sich üblicherweise im Schrittmacherausweis. Es empfiehlt sich, Kontakt mit der behandelnden Schrittmacherambulanz aufzunehmen, um das perioperative Prozedere abzustimmen (Gombotz et al. 2009).

Präoperativ muss festgelegt werden, ob der SM/ICD umprogrammiert werden muss. Darüber hinaus kann festgestellt werden, ob der Einsatz eines Magneten sinnvoll ist. Von vitaler Bedeutung ist es, zu wissen, ob der Patient absolut schrittmacherabhängig ist, und daher perioperativ ein transvenöser Schrittmacher notwendig sein kann. Darüber hinaus muss bedacht werden, dass die Veränderung eines „physiologischen" Stimulationsmodus (atriale oder atrioventrikuläre Stimulation) hin zu einem Ventrikelmodus (VVI) mit einem Abfall des HZV verbunden ist, da die atriale Kontraktion zur Füllung der Ventrikel nicht mehr gegeben ist. Insbesondere Patienten mit latenter Herzinsuffizienz sind daher gefährdet.

**Resynchronisationstherapie.** Zunehmend kommen Patienten in die anästhesiologische Sprechstunde, bei denen Schrittmacher zur Resynchronisationstherapie eingesetzt werden. Diese Patienten sind besonders durch den Abfall des HZV gefährdet. Es ist sinnvoll, die Betreuung dieser Patienten mittels einer Checkliste zu organisieren. Diese ist unter www.pacemaker.ch/checkliste zu erhalten.

### Intraoperative Maßnahmen

In der intraoperativen Phase müssen alle Hilfsmittel zum temporären transvenösen oder perkutanen Pacing vorhanden sein. Darüber hinaus muss ein versierter Schrittmachertechniker oder Kardiologe verfügbar sein. Bei Anbringen des EKG muss überlegt werden, ob ein „Pacing" eingestellt wird, um die Schrittmachersignale sichtbar zu machen.

**Merke** Falls intraoperativ eine Inhibition des Schrittmachers auftritt, muss der Chirurg unmittelbar informiert werden.

Es empfiehlt sich, einen bipolaren Kauter einzusetzen. Falls dies nicht möglich ist, muss der monopolare Kauter unter strikter EKG-Kontrolle verwendet werden. Bei Patienten mit ausgeschaltetem ICD sollten perkutane Defibrillatorelektroden angelegt werden, um im Falle einer signifikanten Tachykardie oder eines Vorhofflimmerns/-flatterns extern defibrillieren zu können.

**Merke** Es besteht Einigkeit, dass ICD postoperativ nach chirurgischen Eingriffen und nach erfolgter Anwendung eines externen Defibrillators überprüft werden müssen. Die Überprüfung dient der Wiederherstellung der präoperativen Originaleinstellung. Eventuelle Schäden an Elektroden oder ICD-Aggregat können ebenfalls zuverlässig erkannt werden.

Eine SM-Kontrolle nach intraoperativer EMI ist dann indiziert, wenn es zu perioperativen Rhythmusproblemen gekommen ist, eine SM-Gerätedysfunktion vermutet wird oder ein anderer Modus einprogrammiert werden muss. In einigen Kliniken werden SM sowohl vor als auch nach der Operation routinemäßig getestet, um ein einheitliches Vorgehen zu gewährleisten. Das Umgehen mit SM-Patienten sollte in einer interdisziplinären Handlungsanweisung (Standard Operating Procedure, SOP) festgelegt werden. Die Überprüfung bei SM- und ICD-Systemen sollte baldmöglichst nach der Operation, d.h. bereits im Aufwachraum oder auf der Intensivstation, stattfinden. Eine möglichst rasche postoperative Aktivierung der antitachykarden ICD-Funktion ist bei implantierten Patienten mit hohem Risiko für maligne ventrikuläre Arrhythmien vorrangig.

- obstruktive Erkrankungen der oberen Atemwege (Schlafapnoesyndrom, beidseitige Stimmbandparese).

**Kofaktoren und Kombination von Risikofaktoren.** Ein hohes Alter ergab in großen Studien nicht immer eine Erhöhung des PPK-Risikos (Smetana 1999). In den 2005 veröffentlichten Empfehlungen des American College of Physicians zur Reduktion perioperativer Komplikationen wird Alter >60 Jahre jedoch als wichtiger Risikofaktor eingestuft (Qaseem et al. 2006). Selbst nach Adjustierung der Komorbiditäten ergab die Auswertung der untersuchten Studien einen signifikanten Einfluss des Alters auf die Inzidenz von PPK. Patienten mit einem Alter zwischen 60 und 69 Jahren haben demnach ein doppelt so hohes und die mit einem Alter zwischen 70 und 79 Jahren ein 3-fach so hohes Risiko von PPK gegenüber den Patienten unter 60 Jahren (Qaseem et al. 2006).

Eine Adipositas für sich allein hat eher keinen Einfluss auf perioperative pulmonale Komplikationen (Smetana 1999). Allerdings spielt sie bei einer Kombination als Kofaktor mit den oben genannten (z.B. COPD oder Rauchen und Adipositas) eine Rolle und erhöht das PPK-Risiko. Besonders die chronisch obstruktive Lungenerkrankung als häufigste Ursache von vorbestehenden Lungenfunktionsstörungen prädisponiert zu PPK. Restriktive Lungenfunktionsstörungen (z.B. Lungenfibrose oder schwere Skoliose) haben zwar auch ein erhöhtes PPK-Risiko, sie sind aber insgesamt seltener als obstruktive Lungenerkrankungen. Asthma ist nur ein Risikofaktor, wenn es schlecht eingestellt ist oder zu chronischen Lungenfunktionsstörungen geführt hat (schweres Asthma). Ein leichtes oder moderates Asthma führt nicht zu einer signifikanten Erhöung des Risikos für PPK (Qaseem et al. 2006).

> **Cave** Schon der tägliche Konsum von 10 Zigaretten erhöht das pulmonale Komplikationsrisiko um das 2-Fache, selbst wenn keine pathologischen Veränderungen in den Lungenfunktionstests erhoben werden können (Otto 1980).

### Operationsabhängige Risikofaktoren

Die Lokalisation und die Art des chirurgischen Eingriffs haben einen erheblichen Einfluss hinsichtlich des Risikos von PPK. Hierzu gehören besonders:

- Oberbauch- und Thoraxchirurgie sowie „Zwei-Höhlen-Eingriffe",
- traumatische chirurgische Technik (offene Laparotomie),
- lange Operationsdauer.

**Zwerchfellnahe Operationen.** Diese haben sicherlich mit das höchste pulmonale Komplikationsrisiko, besonders wenn eine gewebetraumatisierende, offene Vorgehensweise durchgeführt wird. Während z.B. das Risiko von PPK nach großen nichtkardialen Operationen im Gesamtdurchschnitt bei 3,4% liegt, steigt es um das 8-Fache bei thoraxchirurgischen Eingriffen gegenüber peripherer Chirurgie (HNO-Operationen oder Extremitätenchirurgie) an und sogar um das 14-Fache bei abdominaler Aortenchirurgie (Arozullah et al. 2000). Demgegenüber erscheint die COPD mit (nur) einer Verdoppelung des Risikos schon fast als sekundärer Faktor.

**Operationsdauer und Traumatisierung.** Die Operationsdauer stellt ebenfalls einen wichtigen Faktor dar. In einer Untersuchung bei COPD-Patienten gingen kurze Operationen von unter 1h mit etwa 4% PPK einher. Bei 1–2h steigt dieser Anteil auf über 20%, bei 2–4h auf fast 40% und bei Operationen mit über 6h Dauer hatten 73% aller Patienten PPK (Kroenke et al. 1992). Gering traumatisierende Operationstechniken wie die Laparoskopie senken das PPK-Risiko. So beträgt z.B. in der Gallechirurgie die Inzidenz pulmonaler Komplikationen weniger als 0,5% gegenüber 13–33% bei offenem chirurgischem Vorgehen (Smetana 1999).

**Notfalloperationen.** Notfalloperationen haben ein ca. doppelt so hohes Risiko hinsichtlich des Auftretens von PPK gegenüber elektiven Eingriffen (Qaseem et al. 2006).

## 2.1.3 Präoperative Untersuchung des Patienten

### Anamnese und klinische Untersuchung

**Anamnese.** Die Anamnese und die körperliche Untersuchung sind die wichtigsten Maßnahmen zur Risikoeinschätzung. Spezifische Medikamente wie inhalative $\beta_2$-Sympathomimetika und Kortikoide oder Theophyllin geben deutliche Hinweise auf eine obstruktive Lungenerkrankung. Asthmapatienten kennen ihre Krankengeschichte meist sehr genau.

**Inspektion.** Langjährige Krankheitsverläufe führen oft zu anatomisch fassbaren Veränderungen, wie der Glocken- oder Fassthorax beim Emphysematiker bzw. Bronchitiker oder die Thoraxdeformität beim Skoliosepatienten. So lässt das Ausmaß der anatomischen Veränderung indirekt Rückschlüsse auf die Krankheitsschwere zu. Pathologische Zustände der oberen Atemwege äußern sich in Problemen der Inspiration und sind als Stridor zu erkennen. Sie bedürfen (wenn nicht schon bekannt) immer der weiteren Abklärung, meist durch den HNO-Arzt. Da anatomische Besonderheiten der oberen Atemwege in den Themenkomplex des Atemwegsmanagements gehören, finden sie an dieser Stelle keine Berücksichtigung. Auch auf neuromuskuläre Erkrankungen soll hier nicht weiter eingegangen werden, da sie in anderen Kapiteln dieses Buches abgehandelt werden.

**Auskultation.** Die Auskultation gehört obligatorisch zur präoperativen Untersuchung. Zwar ist eine relevante Spastik mit Dyspnoe schon ohne Stethoskop zu hören, subtilere Befunde, die auf eine pulmonale Stauung hinweisen, sind jedoch nur auskultatorisch zu erkennen.

> **Merke** Ein präoperativ neu entdeckter, seitendifferenter Auskultationsbefund bei sonst unauffälliger Klinik kann Hinweis auf eine Pleuraschwarte oder einen Pleuraerguss sein und bedarf der weiteren Abklärung.

Handelt es sich dagegen um einen bekannten, alten Befund, so kann auf weitere Diagnostik dann verzichtet werden, wenn seit der letzten Untersuchung keine Änderung der Belastbarkeit eingetreten ist.

**Einfache Belastungstests.** Die vermutlich beste Aussagekraft bezüglich des Risikos von PPK haben relativ einfache Tests zur Beurteilung der Belastbarkeit. Wenn über 65-jährige Patienten bei einem Belastungstest mittels Fahrradergometrie über 2 min sich nicht so belasten konnten, dass ihr Puls auf 99/min anstieg, war das Auftreten von PPK am wahrscheinlichsten (Gerson et al. 1990). Auch andere Studien bestätigten, dass eine gute klinische Untersuchung und einfache Tests zur Belastbarkeitseinschätzung letztlich aussagekräftiger bezüglich des Risikos von PPK sind als aufwendige Lungenfunktionstests (Gerson et al. 1990, Lawrence et al. 1996, Williams-Russo et al. 1992). Vereinfacht heißt dies für die Praxis, dass ein Patient, der ohne Pause mehr als 2 Etagen problemlos Treppen steigen kann, nur ein geringes *patientenbezogenes Risiko* hinsichtlich postoperativer pulmonaler Komplikation hat (was allerdings nur beschränkt etwas über das *eingriffsbezogene Risiko* aussagt).

**Kardiale Erkrankungen.** Bei langjährigen chronisch pulmonal kranken und besonders älteren Patienten besteht sehr häufig zusätzlich auch eine kardiale Erkrankung. Diese kann unabhängig (z. B. koronare Herzerkrankung) oder sekundär bestehen (z. B. Rechtsherzinsuffizienz bei pulmonaler Hypertonie auf dem Boden einer schweren COPD). Eine pulmonale Spastik kann nicht nur eine chronisch obstruktive Lungenerkrankung oder ein Asthma als Ursache haben, sondern auch durch eine pulmonale Stauung auf dem Boden einer Linksherzinsuffizienz ausgelöst sein. Ein Vorhofflimmern ist häufig durch eine chronische Rechtsherzinsuffizienz hervorgerufen. Dies muss immer differenzialdiagnostisch bedacht und ggf. auch abgeklärt werden, da sich jeweils andere therapeutische Konsequenzen ergeben. Auf jeden Fall erhöht eine Herzinsuffizienz das Risiko für PPK (Qaseem et al. 2006) und sollte daher vor einer Operation bestmöglich behandelt sein.

**Merke** Eine Einschränkung der Belastbarkeit kann pulmonale *und* kardiale Ursachen haben. Daher müssen bei entsprechenden Befunden beide Aspekte abgeklärt werden!

## Apparative Untersuchungen

### Röntgenaufnahme der Lunge

Die vermutlich am meisten angewendete apparative pulmonale Untersuchungsmethode ist die Röntgenaufnahme des Thorax, meist im p.–a. und seitlichen Strahlengang gemeinsam angefertigt.

**Screening.** Ihr Wert als Screeningmethode zur Identifikation von pathologischen Befunden bzw. als Prädiktor hinsichtlich des Auftretens von perioperativen pulmonalen Komplikationen ist sehr umstritten (Qaseem et al. 2006). Selbst wenn pathologische Befunde radiologisch erhoben worden waren, so waren sie nur zu einem Bruchteil klinisch relevant oder hatten einen Einfluss auf das perioperative Vorgehen (Archer et al. 1993). Wenn keine klinischen Hinweise auf pathologische Befunde vorhanden sind, ist eine Röntgenaufnahme des Thorax unabhängig vom Alter des Patienten bei Operationen mit niedrigem oder mittlerem Risiko für PPK als obsolet zu betrachten.

**Indikationen.** Indiziert ist eine Röntgenaufnahme des Thorax zur Abklärung unklarer Befunde, z. B. zur Differenzialdiagnose einer auskultatorisch erhobenen Spastik (bronchopulmonaler Infekt versus kardiale Stauung), eines seitendifferenten Auskultationsbefunds (z. B. Pleuraschwarte versus Erguss) oder einer nicht eindeutig zuzuordnenden kardiopulmonalen Leistungseinschränkung (z. B. Ausschluss einer kardialen Stauung versus pulmonalen Insuffizienz). Auch wenn der Erfolg einer präoperativen medikamentösen Therapie (z. B. Erfolg einer Diuretikatherapie) kontrolliert werden soll, kann eine Röntgenaufnahme indiziert sein. Auch bei großen chirurgischen Eingriffen mit geplanter postoperativer Übernahme auf die Intensivstation sollte allein schon zur besseren Beurteilbarkeit und Einschätzung der postoperativen Situation eine präoperative Röntgenaufnahme des Thorax angefertigt werden.

### Pulsoxymetrie und Blutgasanalyse

Jede wesentliche Einschränkung der respiratorischen Funktion äußert sich entweder in einer verminderten Oxygenierungsleistung (Hypoxämie) oder in einer reduzierten Fähigkeit, $CO_2$ abzuatmen (Hyperkapnie). Daher ist die präoperative Erhebung der pulsoxymetrisch gemessenen *Sauerstoffsättigung ($SpO_2$) bei Raumluft* eine wertvolle Screeningmethode für die Lungenfunktion.

**Merke** Eine signifikante Einschränkung der Oxygenierungsleistung wird über eine reduzierte Raumluft-$SpO_2$ erkannt.

Die Messung der $SpO_2$ ist nicht invasiv, preiswert, einfach und schnell zu erheben – sie komplettiert damit die Dokumentation der Lungenfunktion. Auch wenn die präoperativ erhobene $SpO_2$ bei primär als ASA I klassifizierten Patienten prinzipiell verzichtbar wäre, kann durch diese Methode auf einen möglichen, bislang übersehenen pathologischen Zustand aufmerksam gemacht werden, der dann durch genauere klinische und evtl. auch apparative Untersuchungen verifiziert oder aber ausgeschlossen wird. Liegt eine deutliche Oxygenierungsstörung vor (Raumluft-$SpO_2$ < 93 %), kann es sinnvoll sein, diese durch eine kapilläre oder arteriell entnommene Blutgasanalyse (BGA) genauer zu quantifizieren. Die genauere Kenntnis unterstützt die Behandlungsplanung für intra- und postoperative Beatmungstherapie.

Leider steht für die Identifikation einer *Hyperkapnie* keine entsprechend einfache und nicht invasive Methode zur Verfügung. Hier hilft nur eine BGA weiter, die jedoch eines höheren Personal- und Laboraufwands bedarf. Eine präoperative BGA ist allerdings nur indiziert, wenn aufgrund der klinischen Untersuchung oder anamnestischer Angaben (s. o.) der Verdacht auf eine akute oder chronische Hyperkapnie besteht und wenn sich dann aufgrund des geplanten chirurgischen Vorgehens (z.B. lang dauernde abdominelle Operation) daraus eine Konsequenz für das perioperative Management ergibt. So kann die Kenntnis einer Hyperkapnie bei geplanter Laparotomie die Entscheidung für eine perioperative Schmerztherapie mittels thorakalem Periduralkatheter positiv beeinflussen oder aber die Vorhaltung eines postoperativen Intensivtherapieplatzes notwendig machen.

**Merke** Jede wesentliche Einschränkung der respiratorischen Funktion äußert sich entweder in einer verminderten Oxygenierungsleistung (Hypoxämie) oder in einer reduzierten Fähigkeit, $CO_2$ abzuatmen (Hyperkapnie).

## Andere Labortests

**Serumalbumin.** Ein erniedrigter Serumalbuminwert (30–39g/l) ist ein wichtiger Prädiktor für postoperative pulmonale Komplikationen (Qaseem et al. 2006). Bezogen auf die postoperative 30-Tage-Morbidität und Mortalität war ein erniedrigter Serumalbuminwert sogar als wichtigster Einflussfaktor gefunden worden und zwar mit zunehmender Morbidität und Mortalität ab einem Wert von 35g/l je geringer der Wert war (Arozullah et al. 2000). Vermutlich ist der erniedrigte Serumalbuminwert aber nur Ausdruck einer Malnutrition oder sekundären Leberinsuffizienz und damit nur ein Laborparameter für einen reduzierten Allgemeinzustand.

## Spezifische Lungenfunktionstests

Spezifische Lungenfunktionstests, wie die Spirometrie oder Messung der Lungenvolumina gehören zu den „Hilfsuntersuchungen“, die eine Diagnose sichern bzw. den Schweregrad objektivieren und evtl. den therapeutischen Verlauf kontrollieren.

**Spirometrie.** Die Spirometrie kann folgende *statische respiratorische Funktionsparameter* quantifizieren:

- Atemzugvolumen (VT),
- inspiratorisches und exspiratorisches Reservevolumen,
- inspiratorische Kapazität sowie
- in- und exspiratorische Vitalkapazität.

Auch werden *dynamische Volumina* bestimmt: forcierte Vitalkapazität, forciertes Exspirationsvolumen in 1s (Einsekundenkapazität oder $FEV_1$), Einsekundenkapazität in Prozent der Vitalkapazität (relative Einsekundenkapazität, $FEV_1\%$). Daneben gibt es noch spezielle zusätzliche Volumina, wie die maximalen Atemstromstärken in definierten Volumenabschnitten der Vitalkapazität, die für eine pulmologische Feindiagnostik, nicht aber für die anästhesiologische Beurteilung von Relevanz sind. Unter Kenntnis der funktionellen Reservekapazität lassen sich dann auch das Residualvolumen und die totale Lungenkapazität bestimmen.

Die Spirometrie wird durch Alter, Körpergröße, Gewicht, Geschlecht und Umgebungsparameter (Luftdruck, Temperatur, Luftfeuchtigkeit) beeinflusst. Hierzu gibt es entsprechende Referenztabellen. Referenzwerte für gesunde Erwachsene zeigt Tab. 2.1.

Tab. 2.1 Referenzwerte der normalen Lungenfunktion bei Erwachsenen.

| Funktion | Männer (M) Frauen (F) | Werte |
|---|---|---|
| TLC | M:<br>F: | 10,67 × Größe – 12,16 [l]<br>7,81 × Größe – 7,88 [l] |
| VC | M und F: | (– 0,0031 × Alter + 0,86) × TLC [l] |
| RV | M und F: | (0,0031 × Alter + 0,14) × TLC [l] |
| FRC | M und F: | (0,0021 × Alter + 0,40) × TLC [l] |
| $FEV_1$ | M und F: | (– 0,005 × Alter + 0,74) × TLC [l] |

Alter in Jahren, Größe in Meter. FEV: forciertes Exspirationsvolumen; FRC: funktionelle Residualkapazität; RV: Residualvolumen; TLC: totale Lungenkapazität; VC: Vitalkapazität.

Bei der Bestimmung der dynamischen Parameter ist die *Mitarbeit des Patienten* von Bedeutung. Bei den verschiedenen Lungenkrankheiten sind die Volumen- und Gasflussreserven vermindert. Grundsätzlich gilt, dass eine Verminderung der Flussreserven zu einer obstruktiven Störung führt und eine Einschränkung der Volumenreserven zu einer restriktiven Ventilationsstörung. Anschaulich sind die angesprochenen statischen und dynamischen Lungenvolumina in den Abb. 2.1 dargestellt. Typische Fluss-Volumen-Kurven bei obstruktiver und restriktiver Lungenerkrankung im Vergleich zum Normalbefund zeigt Abb. 2.2.

Durch die Spirometrie können demnach folgende Fragen beantwortet werden:

- Besteht eine relevante Ventilationsstörung?
- Wenn ja, ist es eine obstruktive, restriktive oder kombinierte Ventilationsstörung?
- Besteht eine Reversibilität bei medikamentöser Therapie (z.B. Bronchospasmolysetest)?

**Merke** Die Verminderung der Einsekundenkapazität ($FEV_1$) ist das Merkmal einer obstruktiven Ventilationsstörung, die Verminderung der Vitalkapazität das einer Restriktion.

**Funktionelle Reservekapazität (FRC) und Verschlusskapazität.** Die funktionelle Reservekapazität (FRC) und die Verschlusskapazität (Closing Capacity, CC) können nur durch zusätzliche Methoden, wie z.B. eine Bodyplethysmografie bzw. Fremdgasauswaschmethoden bestimmt werden. In der täglichen Praxis besteht so gut wie nie die Veranlassung, diese Parameter aus klinischer Indikation zu bestimmen. Dennoch haben sie eine enorme physiologische Bedeutung, die jeder Anästhesist kennen muss.

Die *Verschlusskapazität* ist das Lungenvolumen, unterhalb dessen ein Kollaps der kleinen Atemwege auftritt. Sie ist unabhängig von der Körperlage. Bei lungengesunden Menschen beträgt die CC etwa 10% der Vitalkapazität, also

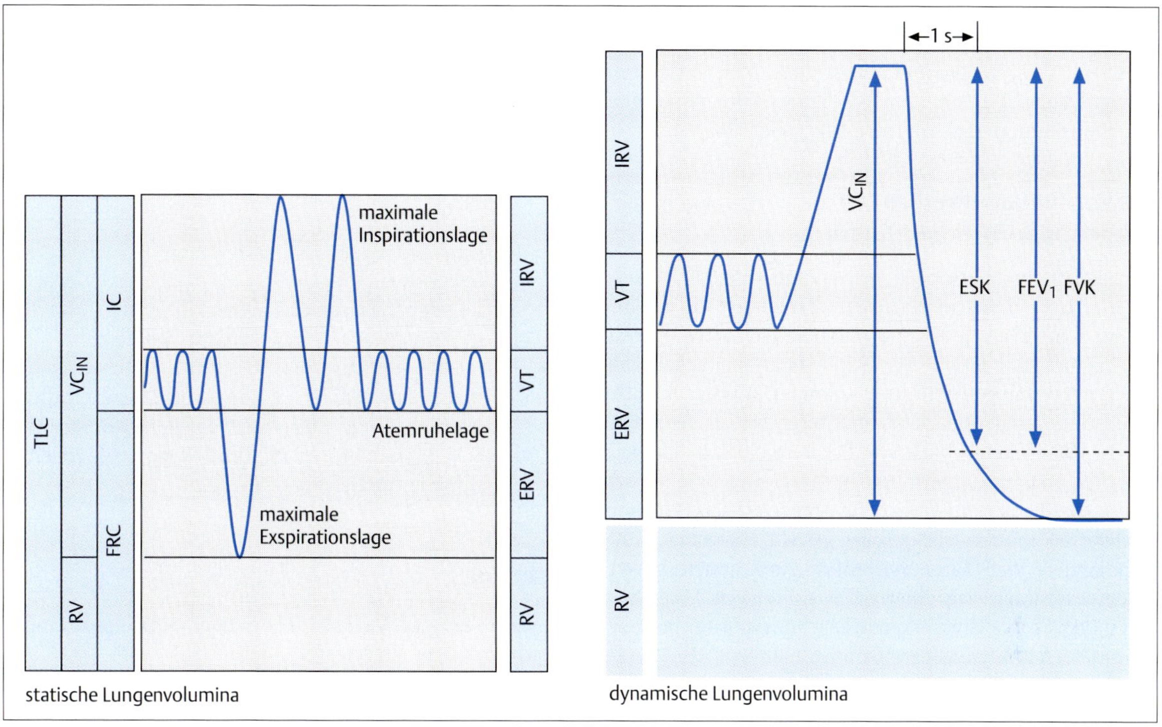


Abb. 2.**1a, b** Statische und dynamische Lungenvolumina.

**a** Die statischen Lungenvolumina sind Teilvolumina der TLC. Die Messung der statischen Volumina ist wichtig zur Beurteilung der restriktiven Lungenerkrankungen.
TLC: totale Lungenkapazität; RV: Residualvolumen; $VC_{IN}$: inspiratorische Vitalkapazität (das nach maximaler Exspiration bis zum RV einatembare Volumen); IC: Inspirationskapazität (das nach normaler Exspiration bis zur FRC einatembare Volumen); FRC: funktionelle Residualkapazität; IRV: inspiratorisches Reservevolumen (das nach normaler Inspiration zusätzlich einatembare Volumen); VT: Atemzugvolumen bzw. Tidalvolumen; ERV: exspiratorisches Reservevolumen (das nach normaler Exspiration noch zusätzlich bis zum RV ausatembare Volumen).

**b** Die dynamischen Lungenvolumina benötigen zu ihrer Bestimmung eine aktive Mitarbeit des Patienten durch ein forciertes Ausatemmanöver. Die Messung der dynamischen Volumina ist wichtig zur Beurteilung der obstruktiven Lungenerkrankungen.
FVK: forcierte Vitalkapazität; $FEV_1$: forciertes Exspirationsvolumen in 1 s, auch Einsekundenkapazität (ESK) oder Tiffenau-Test; IRV: inspiratorisches Reservevolumen (das nach normaler Inspiration zusätzlich einatembare Volumen); VT: Atemzugvolumen bzw. Tidalvolumen; ERV: exspiratorisches Reservevolumen (das nach normaler Exspiration noch zusätzlich bis zum RV ausatembare Volumen). Beachte: das Residualvolumen (RV) bleibt bei der Bestimmung der dynamischen Lungenvolumina unberücksichtigt.

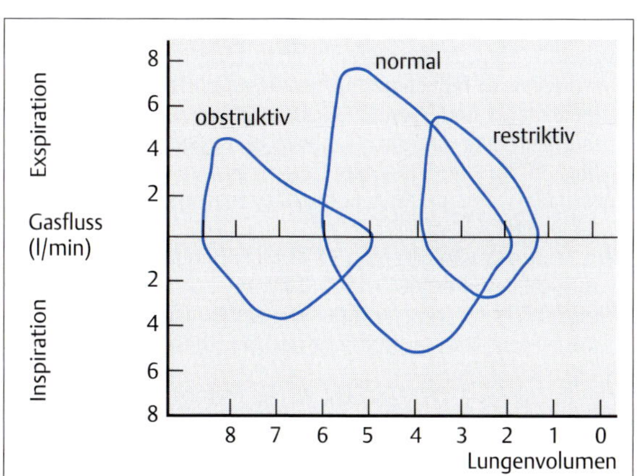


Abb. 2.**2** Fluss-Volumen-Kurven bei normalem Lungenbefund und obstruktiver bzw. restriktiver Lungenfunktionsstörung.

um 500 ml. Mit dem Alter erhöht sich die CC, ebenso bei Patienten mit obstruktiver Ventilationsstörung (Raucher, COPD).

Die *FRC* ist das Volumen, das nach einer normalen (Ruhe-) Exspiration in der Lunge verbleibt (FRC = exspiratorisches Reservevolumen + Residualvolumen). Die FRC ist beim Lungengesunden weitgehend unabhängig vom Alter. Bei obstruktiven Lungenerkrankungen ist sie erhöht und bei restriktiven Ventilationsstörungen erniedrigt. Unter folgenden Bedingungen kommt es jeweils zu einem deutlichen Abfall der FRC: Wechsel von aufrechter Körperposition in die Rückenlage (bis zu 30 %, besonders bei Adipositas), Vollnarkose mit Spontanatmung (bis 20 %) und Muskelrelaxierung mit maschineller Beatmung (bis 15 %).

Die *Bedeutung der FRC* liegt in ihrer Funktion, auch unter Exspiration den alveolären Gasaustausch zu ermöglichen. Ohne FRC käme es ansonsten exspiratorisch zu einem Kollaps der Alveolen und es bestünde während der Exspiration ein totaler intrapulmonaler Shunt mit konsekutiver arterieller Hypoxämie. Eine große FRC (mit normaler Ventilation) begünstigt daher die Oxygenierung. Ein Absinken der FRC unter die Verschlusskapazität bedeutet einen exspiratorischen Alveolarkollaps mit entsprechend erhöhtem intrapulmonalem Shunt und verminderter Oxygenierung.

## Indikation zur erweiterten Lungenfunktionsdiagnostik

Der zeitliche und personelle Aufwand für Lungenfunktionstests im Lungenfunktionslabor ist relativ hoch. Sie gehören auf gar keinen Fall zu den sog. präoperativen Screeningtests und bedürfen daher einer klaren Indikationsstellung. In älteren Untersuchungen wurde u.a. immer wieder versucht, durch diese Lungenfunktionstests Grenzwerte zu definieren, die die Wahrscheinlichkeit und Schwere einer perioperativen pulmonalen Komplikation bzw. das Outcome vorhersagen. Allerdings werden einzelne Grenzwerte als Outcome-Prädiktoren mittlerweile infrage gestellt (Smetana 1999), insbesondere weil durch verbesserte Anästhesietechniken, modernes Monitoring, alternative chirurgische Verfahren und moderne intensivtherapeutische Konzepte zur postoperativen Versorgung das perioperative pulmonale Risiko neu überdacht werden muss.

Anfangs waren die ermittelten Grenzwerte auch dazu gedacht, stark gefährdete Patienten zu identifizieren, deren perioperatives Risiko unangemessen hoch war. Jedoch zeigte sich besonders in der Lungenresektionschirurgie, dass selbst pulmonale Hochrisikopatienten ein akzeptables Risiko pulmonaler Komplikationen haben. Daher dürfen Lungenfunktionstests nur als Mittel zur präoperativen Optimierung des respiratorischen Status (z. B. Therapieverlaufskontrolle bei der medikamentösen Einstellung von COPD-Patienten) und *nicht* als Risikoprädiktoren angesehen werden (Warner 2000). Das *alleinige* (pathologische) Ergebnis von pulmonalen Funktionstests darf nicht zum Absetzen des Patienten vom Operationsprogramm führen, sondern muss sorgfältig gegenüber den zu erwartenden Nachteilen einer nicht durchgeführten Operation abgewogen werden.

**Merke** Erweiterte pulmonale oder kardiale Funktionsdiagnostik ist nur dann indiziert, wenn sich aus dem Ergebnis der Untersuchung eine Handlungskonsequenz ergibt (z. B. präoperative medikamentöse kardiopulmonale Optimierung oder Änderung des anästhesiologischen oder chirurgischen Vorgehens)!

**Kernaussagen**

- Perioperative pulmonale Komplikationen (PPK) gehören zu den wesentlichen Ursachen der perioperativen Morbidität und Mortalität chirurgischer Patienten. Die Identifikation von Risikopatienten und Risikokonstellationen ist Voraussetzung zur Verminderung bzw. Prävention pulmonaler Komplikationen und damit der Verbesserung des Outcomes der Patienten.
- Man unterscheidet zwischen patientenabhängigen Risikofaktoren und operationsabhängigen Risikofaktoren. Die Anamnese, die körperliche Untersuchung und einfache Belastungstests sind die wichtigsten Maßnahmen zur Risikoeinschätzung.
- Jede wesentliche Einschränkung der respiratorischen Funktion äußert sich entweder in einer verminderten Oxygenierungsleistung (Hypoxämie) oder in einer reduzierten Fähigkeit, $CO_2$ abzuatmen (Hyperkapnie). Durch Pulsoxymetrie und BGA kann daher bei Verdacht auf ein pulmonales Risiko die Diagnostik mit einfachen apparativen Untersuchungen ergänzt werden.
- Erweiterte pulmonale oder kardiale Funktionsdiagnostik ist nur dann indiziert, wenn sich aus dem Ergebnis der Untersuchung ggf. eine Handlungskonsequenz ergibt (z. B. medikamentöse Umstellung oder anderes chirurgisches Vorgehen).

## Literatur


Archer C, Levy AR, McGregor M. Value of routine preoperative chest x-rays: a meta-analysis. Can J Anaesth. 1993; 40: 1022–1027

Arozullah AM, Daley J, Henderson WG et al. Multifactorial risk index for predicting postoperative respiratory failure in men after major noncardiac surgery. The National Veterans Administration Surgical Quality Improvement Program. Ann Surg 2000; 232: 242–253

Gerson MC, Hurst JM, Hertzberg VS et al. Prediction of cardiac and pulmonary complications related to elective abdominal and noncardiac thoracic surgery in geriatric patients. Am J Med 1990; 88: 101–107

Kroenke K, Lawrence VA, Theroux JF et al. Operative risk in patients with severe obstructive pulmonary disease. Arch Intern Med 1992; 152: 967–971

Lawrence VA, Hilsenbeck SG, Mulrow CD et al. Incidence and hospital stay for cardiac and pulmonary complications after abdominal surgery. J Gen Intern Med 1995; 10: 671–678

Lawrence VA, Dhanda R, Hilsenbeck SG et al. Risk of pulmonary complications after elective abdominal surgery. Chest 1996; 110: 744–750

Otto CW. Respiratory morbidity and mortality. In: Owens WD, eds. Anesthetic side effects and complications: seeking. finding, and treating. Boston: Little Brown; 1980: 18: 85–106

Qaseem A, Snow V, Fitterman N et al. Risk assessment for and strategies to reduce perioperative pulmonary complications for patients undergoing noncardiothoracic surgery: a guideline from the American College of Physicians. Ann Intern Med. 2006; 144: 575–580

Smetana GW. Preoperative pulmonary evaluation. N Engl J Med 1999; 340: 937–944

Stein M, Koota GM, Simmon M et al. Pulmonary evaluation of surgical patients. JAMA 1962; 181: 765

Warner DO. Preventing postoperative pulmonary complications: the role of the anesthesiologist. Anesthesiology 2000; 92: 1467–1472

Williams-Russo P, Charlson ME, MacKenzie CR et al. Predicting postoperative pulmonary complications. Is it a real problem? Arch Intern Med 1992; 152: 1209–1213

# 2.2 Chronisch obstruktive Lungenerkrankung

*M. Sydow*

## 2.2.1 Einleitung

### Definition

Die chronisch obstruktive Lungenerkrankung (*Chronic obstructive pulmonary Disease, COPD*) gilt als Sammelbegriff für eine Gruppe von Erkrankungen, die klinisch als *chronische Bronchitis* imponieren und/oder pathologisch-anatomisch durch ein *Lungenemphysem* gekennzeichnet sind. Die pathophysiologische Gemeinsamkeit ist die Einschränkung der exspiratorischen Atemstromstärke als Folge einer Erhöhung des Atemwegswiderstands (Resistance, R) auf dem Boden einer chronischen Entzündung (bei chronischer Bronchitis) bzw. eines Lungengerüstumbaus (bei Lungenemphysem). Lokale Ursachen eines erhöhten Atemwegswiderstands (z. B. Narbenbildung mit Verziehung des Bronchialsystems durch Tumoren, Aortenektasie, Tuberkulome) gehören per definitionem nicht zu der Diagnose COPD.

Die COPD ist eine chronisch progredient verlaufende Erkrankung. Sie kann eine bronchokonstriktorische Komponente als Folge eines hyperreagiblen Bronchialsystems („asthmoide Bronchitis") oder eine Behinderung des Exspirationsflusses aufgrund eines frühzeitigen exspiratorischen Atemwegskollapses bei Verlust der elastischen Rückstellkräfte (Emphysem) aufweisen. Durch diese atemmechanische Störung entwickeln sich abhängig vom Ausmaß und der Dauer der Erkrankung weitere typische Folgeerkrankungen wie eine Widerstandserhöhung in der Lungenstrombahn mit Belastung des rechten Ventrikels, eine Hypoxämie mit evtl. konsekutiver kompensatorischer Polyglobulie sowie eine Hyperkapnie. Diese pathophysiologischen Veränderungen treten in unterschiedlicher Ausprägung auf und können durch verschiedene Noxen auch noch akut exazerbieren. Die klinische Differenzierung zwischen chronischer Bronchitis und Lungenemphysem ist in Tab. 2.2 aufgeführt.

**Asthma bronchiale.** Zur Gruppe der obstruktiven Lungenerkrankungen wird immer auch das *Asthma bronchiale* (s. Kap. 2.3) gezählt, obwohl es sich in wesentlichen Aspekten von der chronischen Bronchitis bzw. dem Lungenemphysem unterscheidet. Beim Asthma handelt es sich im Gegensatz zur COPD primär um eine anfallsartige Erkrankung, bei der im Intervall Veränderungen der Atemmechanik in der Regel nicht nachzuweisen sind. Mit zunehmendem Alter und fortschreitender Erkrankung sind die pathophysiologischen Veränderungen allerdings mehr oder weniger durchgehend manifest. In diesem chronifizierten Stadium ist der Übergang zu einer COPD fließend. Auch kann eine COPD mit akuter Bronchokonstriktion oft nicht von einem Asthmaanfall differenziert werden. Gemeinsam ist diesen Erkrankungen lediglich eine chronisch voranschreitende Abnahme des exspiratorischen Gasflusses, wobei die erhöhte Atemwegsresistance bei COPD im Unterschied zum akuten Asthmaanfall durch Bronchodilatatoren akut nur geringfügig verbessert werden kann.

Asthmatiker trifft man in allen Altersklassen an, während eine COPD vorwiegend bei Patienten über 50 Jahre mit national unterschiedlichen Verhältnissen von Männern zu Frauen von 3 : 1 bis 8 : 1 auftritt. COPD ist eine häufige Erkrankung mit steigender Inzidenz (ca. 5 % der Gesamtbevölkerung der USA; Snider 1989) und einer Mortalität, die abhängig von Alter, Geschlecht und Nationalität bis zu 400/100 000 Einwohner/Jahr beträgt.

Tab. 2.2 Differenzierung zwischen chronischer Bronchitis und Lungenemphysem.

| Eigenschaften | Chronische Bronchitis | Lungenemphysem |
|---|---|---|
| forciertes Exspirationsvolumen in 1 s ($FEV_1$) | vermindert | vermindert |
| Ursache der Atemwegsobstruktion | Atemwegsobstruktion durch Schleim und Entzündungen (Ödem) | Verlust der elastischen Rückstellkräfte (Kollaps der kleinen Atemwege) |
| Dyspnoe | mäßig | ausgeprägt |
| $PaO_2$ | stark vermindert („blue bloater") | leicht vermindert („pink puffer") |
| $PaCO_2$ | erhöht | normal bis vermindert |
| Hämatokrit/Hämoglobin | erhöht | normal |
| Cor pulmonale | ausgeprägt | geringgradig |
| Prognose | kritisch | gut |

## 2.2.2 Obstruktives Schlafapnoesyndrom (OSAS)

### Pathophysiologie

Eine eigene Form der obstruktiven Ventilationsstörung stellt das obstruktive Schlafapnoesyndrom dar. Bei diesem heterogenen Krankheitsbild kommt es während des Schlafs zu einer Obstruktion der oberen Luftwege begünstigt durch Rückenlage (AASM 1999). Die Obstruktion bei OSAS entsteht aufgrund einer Verminderung der Spannung und der Reflexe der Haltemuskulatur des Oropharyngealbereichs, sodass es durch den negativen Druck bei Inspiration zu einem Kollaps des Pharynx hinter der Zunge, der Uvula und dem weichen Gaumen kommt. Die resultierende Obstruktion führt zu unterschiedlich langen *Apnoephasen* mit einer Dauer zwischen 10 und 50 s sowie einer unterschiedlich ausgeprägten Hypoxämie.

Die Übergänge zwischen obstruktivem Schlafapnoesyndrom und schwerem Schnarchen sind fließend. Allerdings werden in Abgrenzung zum einfachen Schnarchen für die Diagnose OSAS weitere Symptome wie nachgewiesene Apnoephasen, häufigeres nächtliches Erwachen und morgendliche Müdigkeit trotz ausreichender Schlafdauer gefordert (AASM 1999). Nicht nur pathophysiologisch unterscheidet sich das OSAS von der COPD, sondern auch durch die anatomische Lokalisation der Atemwegsobstruktion (obere Atemwege, extrapulmonal bei OSAS versus untere Atemwege bzw. Bronchien, intrapulmonal bei COPD). Außerdem handelt es sich beim OSAS um eine klassische inspiratorische Atemwegsobstruktion gegenüber der vorwiegend exspiratorischen Obstruktion bei COPD bzw. Asthma.

Die Schwere des OSAS wird in der Regel im Schlaflabor bestimmt und mit dem Apnoe-Hypopnoe-Index (AHI) quantifiziert (AASM 1999). Der AHI gibt die Anzahl der Apnoe-Hypopnoe-Phasen pro Stunde während des Schlafs an. Im Allgemeinen geht man von folgender Einteilung aus:

- leichtes OSAS bei einem AHI von <20,
- moderates OSAS bei einem AHI um 30–40,
- schweres OSAS bei einem AHI von >40.

### Prävalenz

Die allgemeine Prävalenz des OSAS wird in neueren Arbeiten mit 11 % bei Männern und etwa 5 % bei Frauen angegeben (Chung et al. 2008). Patienten mit OSAS sind meist adipös und haben oft anatomisch enge obere Luftwege (große Zunge, Adenoide, Schleimhauthypertrophie etc.). Bei starken Rauchern und bei Patienten mit ausgeprägtem Alkoholkonsum ist die Prävalenz der OSAS deutlich höher als oben angegeben. Zudem steigt sie mit dem Alter an. Als Komorbidität wird ein OSAS zudem häufig bei Diabetes, unbehandeltem Hypertonus und kardialer Stauung beobachtet (Chung et al. 2008). Ein OSAS gilt als unabhängiger Risikofaktor für Hypertonus, kardiovaskuläre Morbidität und Mortalität sowie plötzlichen Herztod (Isono 2009). Die OSAS-Prävalenz in der operativen Medizin ist nicht systematisch untersucht und variiert je nach Patientenkollektiv (z. B. deutlich höhere Prävalenz von bis zu 70 % bei bariatrischen Patienten; Chung et al. 2008). Über alle Patienten wird sie auf ca. 3 % geschätzt (Schnoor et al. 2009), wobei diese Zahl mit der Zunahme von übergewichtigen und alten Patienten in der Zukunft sicher noch steigen wird.

### Therapie

Die wesentliche Therapie des OSAS besteht in einer Applikation einer CPAP-Maske während des Schlafes. Der CPAP (Continuous positive Airway Pressure) wirkt hier wie eine „innere Schienung" der oberen Luftwege und verhindert den Kollaps des oropharyngealen Atemwegs. Daneben gibt es HNO-chirurgische Therapieverfahren, z. B. die Tonsillektomie bei Tonsillenhypertrophie vorwiegend bei kindlichem OSAS oder die Uveolopalatopharyngoplastik bei Erwachsenen, die aber wegen der Erfolge der weniger invasiven CPAP-Therapie nicht mehr oft angewendet wird. Eine ganz wichtige, jedoch langfristige Maßnahme bei OSAS mit Adipositas ist die Gewichtsreduktion.

### Perioperative Komplikationen

Die in der Literatur zunehmend berichteten perioperativen Komplikationen bei OSAS sind neben gefährdenden Hypoxämien besonders auch Atem- und Herzstillstände, die allerdings meistens in Zusammenhang mit postoperativer Opioidgabe aufgetreten waren (Chung et al. 2008). Aufgrund der hohen Koinzidenz von OSAS und Adipositas ist der Anteil von schwierigen Intubationen in dieser Patientengruppe bei dickem, kurzem Hals häufig (Kim u. Lee 2006). Insgesamt handelte es sich bei den Veröffentlichungen über Komplikationen jedoch meist nur um Fallberichte mit der entsprechend eingeschränkten Evidenz. Trotz einzelner Studien (Chung et al. 2008) gibt es zur Inzidenz perioperativer Komplikationen und zu deren Auswirkungen auf das Outcome noch keine systematischen und aussagekräftigen Untersuchungen. Dennoch wird aufgrund der berichteten Zwischenfälle von vielen Experten das perioperative Risiko als so hoch eingeschätzt, dass die American Society of Anesthesiologists (ASA) 2006 Guidelines zum perioperativen anästhesiologischen Management veröffentlicht hat (Gross et al. 2006).

**Cave** Adipöse Patienten mit OSAS sind häufig schwierig endotracheal zu intubieren.

### Perioperatives Management

OSAS-Patienten sind präoperativ bei starker Sedierung und besonders in der frühen postoperativen Phase aufgrund eines möglichen Narkotika- und Relaxanzienüberhangs gefährdet, da hier – analog zum Schlaf – ebenfalls der Tonus der oropharyngealen Muskeln herabgesetzt bzw. die Koordination gestört ist.

**Merke** Zur Risikostratifizierung und zur frühzeitigen Einleitung von komplikationsreduzierenden Maßnahmen ist es sehr wichtig, das OSAS zu erkennen und ernst zu nehmen.

**Diagnostiziertes OSAS.** Patienten mit schwerem OSAS sind oft schon diagnostiziert und werden chronisch mit nächtlichem Nasen-CPAP therapiert. Sie kennen sich mit dieser Therapie aus. Es ist sinnvoll, dass diese Patienten angewiesen werden, ihr eigenes CPAP-Gerät mit in die Klinik zu bringen. Zwar ist aufgrund zumeist fehlender Geräteeinweisung der Einsatz direkt postoperativ im Aufwachraum problematisch, jedoch kann es dann später durch den Patienten selbst auf der Normalstation benutzt werden.

**Nicht diagnostiziertes OSAS.** Da bei vielen Patienten mit moderatem oder leichtem OSAS das Krankheitsbild (noch) nicht diagnostiziert ist, sollte für die Prämedikationsuntersuchung ein Algorithmus (Schnoor et al. 2009, Gross et al. 2006) vorhanden sein, der diese Patienten identifizieren hilft.

**Untersuchung.** Bei der körperlichen Untersuchung weisen folgende Befunde auf ein OSAS hin:

- Adipositas (BMI > 35 kg/m²),
- dicker, kurzer Hals (Halsumfang > 43 cm bei Männern, > 40 cm bei Frauen),
- anatomisch bedingte Obstruktion der nasalen Atemwege,
- Tonsillenhypertrophie („kissing tonsils", meist bei Kindern).

**Anamnese.** Aus der Anamnese ergeben sich durch einige wenige Fragen gute Verdachtsmomente auf ein OSAS:

- lautes Schnarchen (Fremdanamnese),
- häufiges Schnarchen (Fremdanamnese),
- Apnoephasen während des Schlafes (Fremdanamnese),
- Aufwachen durch/mit Hustenattacken (Fremdanamnese/Eigenanamnese),
- häufiges Aufwachen (Fremdanamnese/Eigenanamnese),
- häufige Tagesmüdigkeit bzw. -erschöpfung trotz ausreichender Schlafdauer (Fremdanamnese/Eigenanamnese),
- häufiges Einschlafen tagsüber bei reizarmen Situationen (Fremdanamnese/Eigenanamnese).

Je mehr der genannten Punkte für den Patienten zutreffen, desto wahrscheinlicher ist ein OSAS. Da viele Symptome des OSAS während des Schlafes auftreten, entziehen sie sich der eigenen Wahrnehmung. Daher sind fremdanamnestische Angaben, z. B. vom Lebenspartner, sehr wertvoll. In der Regel kann bei der heute üblichen Organisationsform eines Krankenhauses eine definitive Diagnostik im Schlaflabor zum Nachweis eines OSAS nicht mehr erst kurz vor dem Operationstermin eingeleitet werden. Deshalb sollte man auch bei vermutetem, aber (noch) nicht diagnostisch verifiziertem OSAS dem Patienten nur die Verdachtsmomente erklären und das perioperative Vorgehen mit ihm wie bei nachgewiesenem OSAS planen. Die Diagnostik im Schlaflabor kann dann später erfolgen.

> **Cave** Eine sedierende Prämedikation ist bei Patienten mit Schlafapnoe nur mit Vorsicht anzuwenden (besonders Midazolam scheint bei älteren Schlafapnoepatienten vermehrt zu hypoxämischen Phasen zu führen).

### Anästhesieführung

Eine Regionalanästhesie sollte, wenn möglich, aufgrund des fehlenden negativen Einflusses auf die Respiration einer Allgemeinanästhesie vorgezogen werden. Dies gilt insbesondere für die postoperative Analgesie, bei der eine Regionalanästhesie eine opioidfreie Schmerztherapie ermöglicht. Der Einsatz von Muskelrelaxanzien sollte zurückhaltend erfolgen. Ihr Einsatz muss immer durch eine Relaxometrie kontrolliert werden, um einen Relaxanzienüberhang zu vermeiden. Lang wirksame Muskelrelaxanzien, wie z. B. Pancuronium, sind bei OSAS-Patienten obsolet. Bei adipösen OSAS-Patienten muss alles für eine schwierige Intubation vorbereitet sein. Zur Narkose eignen sich besonders kurz wirksame Anästhetika und Muskelrelaxanzien, die keinen Überhang verursachen.

Direkt postoperativ im Aufwachraum können zum Offenhalten der oberen Luftwege entweder ein Guedel- oder Wendel-Tubus oder eine CPAP-Maske eingesetzt werden. Auf jeden Fall müssen diese Patienten im Aufwachraum kontinuierlich pulsoxymetrisch überwacht werden, bis sie völlig wach sind.

## 2.2.3 Pathophysiologie – Besonderheiten bei Atemwegsobstruktion

### Atemmechanische Veränderungen des respiratorischen Systems bei COPD

**Erhöhte Atemwegsresistance.** Bei COPD ist die erhöhte Atemwegsresistance ($R_{aw}$) die im Vordergrund stehende pathophysiologische Störung. Die statische Compliance ($C_{stat}$) des Lungengewebes ist dabei normal oder aufgrund von Veränderungen des Lungengerüsts (besonders beim Lungenemphysem) sogar erhöht. Eine dynamisch gemessene Compliance spiegelt nicht die realen elastischen Eigenschaften des respiratorischen Systems wider, da hier bei noch bestehendem Gasfluss im Gegensatz zur $C_{stat}$ zusätzliche Resistanceeinflüsse die Messung beeinflussen. Dadurch ist der Wert der dynamisch gemessenen Compliance in der Regel niedriger als der der statisch gemessenen. Bei vereinfachter $C_{stat}$-Messung (sog. 2-Punkte-Messung zwischen endexspiratorischem Druck und inspiratorischem Plateaudruck) ist immer ein möglicher intrinsischer PEEP (s. u.) bei der Berechnung zu berücksichtigen (Rossi et al. 1985).

**Atemmechanische Zeitkonstante.** Die atemmechanische Zeitkonstante $\tau$ ist das Produkt aus Resistance und Compliance ($\tau = R \times C$). $\tau$ beschreibt die Zeit in Sekunden, in der bei passiver Exspiration 63 % des Atemzugvolumens ausgeatmet sind. Dabei folgt $\tau$ einer Exponentialfunktion. Allgemein gilt, dass nach einem $\tau$ 63 %, nach 2 $\tau$ 86 %, nach 3 $\tau$ 95 % und nach 4 $\tau$ 98 % des Atemzugvolumens ausgeatmet sind. Vereinfacht gilt daher, dass eine passive Exspiration nach 4 $\tau$ bis zum Relaxationsvolumen (FRC) erfolgt ist. Hat man also z. B. einen COPD-Patienten mit einer Compliance von

100 ml/mbar und einer Resistance von 15 mbar × s/l, so errechnet sich $\tau = 0{,}1 \times 15$ s bzw. 1,5 s. Für eine annähernd vollständige Exspiration benötigt dieser Patient also $4 \times 1{,}5 = 6{,}0$ s.

**Exspirationszeit.** Bei COPD ergibt sich bei hoher Resistance und normaler bis erhöhter Compliance ein hohes $\tau$ von etwa 1,5–2 s (s. o.), beim Vorliegen von akuter Bronchospastik sogar oft mehr als 3 s. Für eine komplette Exspiration muss demnach die notwendige Exspirationszeit bis zum Relaxationsvolumen etwa 6–8 s betragen. Dies ist nur realistisch bei einer entsprechend kurzen Inspirationsdauer und einer niedrigen Atemfrequenz. Die spontane Atemfrequenz ist aber bei respiratorischer Insuffizienz erhöht (gesteigerte Atemarbeit bei erhöhter Resistance). Die dadurch relativ zu kurze Exspirationsdauer verhindert eine vollständige Entleerung der Lunge bis zum Relaxationsvolumen und führt zu einer dynamischen Lungenüberblähung mit einem intrapulmonalen positiven endexspiratorischen Druck (Rossi et al. 1985). Dieser wird als *intrinsischer oder Auto-PEEP* bezeichnet (s. u.; Pepe u. Marini 1982, Smith u. Marini 1988).

**Regionale Resistance- und Compliancewerte.** Es gibt in der Lunge unbestimmt viele unterschiedliche regionale Resistance- und Compliancewerte. Dementsprechend liegen auch ebenso viele unterschiedliche Zeitkonstanten in der Lunge vor, die zu verschieden langen Entleerungszeiten dieser Areale führen. Die regionale Resistance und Compliance kann in der Praxis aber nicht bestimmt werden.

**Merke** Die in der klinischen Praxis gemessene Atemwegsresistance und Compliance der gesamten Lunge setzen sich aus den regionalen Werten zusammen und entsprechen gewichteten Mittelwerten.

## Dynamische Lungenüberblähung und intrinsischer PEEP

Normalerweise ist der intrapulmonale Druck am Ende der Exspiration mit dem Umgebungsdruck identisch. Das an diesem Punkt in der Lunge verbleibende Volumen, die FRC, wird auch *Relaxationsvolumen* genannt. Bei relativ zu kurzer Exspiration aufgrund z. B. einer Atemwegsobstruktion wird das Relaxationsvolumen nicht erreicht, es kommt zu einer dynamischen Lungenüberblähung. Diese Überblähung erzeugt gegen die elastischen Retraktionskräfte der Lunge einen Druck, der höher als der Umgebungsdruck ist. Aufgrund seiner (patho-)physiologischen Ähnlichkeit mit einem PEEP wurde er *intrinsischer oder Auto-PEEP* genannt. Die Bezeichnung „intrinsisch" weist darauf hin, dass er nicht wie der PEEP unter Beatmung von „außen" durch ein Ventil eingestellt wird, sondern die Folge der atemmechanischen Eigenschaften der Lunge selbst ist.

Ein intrinsischer PEEP (PEEPi) wird nicht nur bei obstruktiven Lungenfunktionsstörungen gesehen, sondern tritt auch bei anderen Behinderungen der Exspiration auf, wenn diese nur ausgeprägt genug sind (z. B. zu kleines Lumen eines Endotrachealtubus). Auch eine Umkehrung des Atemzeitverhältnisses unter maschineller Beatmung (Inverse Ratio Ventilation) kann zu einem PEEPi führen.

### Folgen von dynamischer Lungenüberblähung und intrinsischem PEEP

Der PEEPi hat besonders bei obstruktiven Lungenfunktionsstörungen unerwünschte Folgen. PEEPi erhöht den intrathorakalen Druck und verschlechtert die Hämodynamik durch Behinderung des venösen Rückflusses (Vorlastreduktion des rechten Ventrikels) und der pulmonalen Perfusion (Nachlasterhöhung des rechten Ventrikels; Pepe u. Marini 1982). Ein PEEPi steigert die inspiratorische Atemarbeit, da zuerst immer der endexspiratorisch erhöhte intrathorakale Druck überwunden werden muss, um einen inspiratorischen Gasfluss zu erzeugen. Diese zusätzliche Muskelanstrengung bewirkt aber aufgrund des noch bestehenden erhöhten intrapulmonalen Druckes letztlich keinen inspiratorischen Gasfluss und ist daher für die eigentliche Ventilation ineffektiv.

Die dynamische Lungenüberblähung begünstigt exspiratorisch einen Bronchiolenkollaps, was zu weiterer Einschränkung des Exspirationsflusses führt. Als Folge versucht der obstruktive Patient aktiv mithilfe der Exspirationsmuskulatur die behinderte Exspiration zu unterstützen. Eine kompensatorische Steigerung von in- und exspiratorischer Atemarbeit, die bei „normalen" Lungen kaum eine Rolle spielt, führt bei Atemwegsobstruktion zu signifikant gesteigertem Sauerstoffbedarf der Atemmuskulatur.

Insgesamt wird durch die Erhöhung des Lungenvolumens der Wirkungsgrad der Atemmuskulatur aufgrund der Abflachung der Zwerchfellkonfiguration vermindert und das Auftreten einer respiratorischen Insuffizienz begünstigt (Kimball et al. 1982). Eine respiratorische Insuffizienz führt aber zu Tachypnoe und verkürzten Exspirationszeiten und damit wiederum zu einer Verstärkung der Überblähung, sodass in der Folge ein Circulus vitiosus in Gang kommt, der ggf. in der respiratorischen Dekompensation mündet.

Komplizierend kommt hinzu, dass die Überblähung nicht gleichmäßig in allen Lungenbereichen verteilt auftritt, sondern regional unterschiedlich ausgeprägt ist. Diese unterschiedliche Verteilung führt zu einer inhomogenen Ventilation mit negativen Konsequenzen für den Gasaustausch (s. u.).

**Merke** Dynamische Lungenüberblähung und intrinsischer PEEP sind einerseits Folge der Atemwegsobstruktion, andererseits verstärken sie sich selbst über Steigerung der Atemarbeit und konsekutive Tachypnoe und leisten damit einer respiratorischen Insuffizienz Vorschub.

### Erkennen und Quantifizieren des PEEPi und der dynamischen Lungenüberblähung

Beim spontan atmenden Patienten (besonders beim nicht intubierten Patienten) lässt sich der intrathorakale bzw. intrapulmonale Druck nur aufwendig, z. B. mittels einer Ösophagusdrucksonde, bestimmen. Auch eine Überblähung ist nur anhand der Messung der FRC (s. o.) im Lungenfunktionslabor zu quantifizieren. Beim spontan atmenden, nicht intubierten Patienten deutet eine angestrengte Inspiration und aktive Exspiration (zu erkennen am exspiratorischen Pressen mit der Bauchmuskulatur) auf eine Überblähung hin. Unter maschineller Beatmung kann eine dynamische Über-

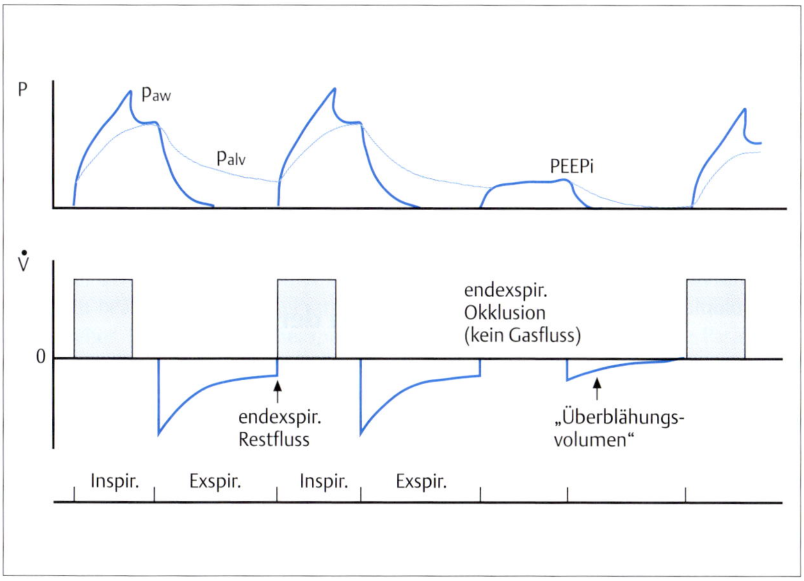


Abb. 2.**3** Endexspiratorisches Okklusionsmanöver zur Messung des PEEPi. Schematische Darstellung eines endexspiratorischen Okklusionsmanövers zur Messung des PEEPi unter flusskonstanter Beatmung. Während der Okklusion („Nullflussphase") kommt es zum Druckausgleich zwischen dem Atemwegsdruck (außerhalb der Lunge gemessen) und dem intrapulmonal (nicht direkt messbaren) bestehenden Alveolardruck, der dem mittleren PEEPi entspricht. Die Beendigung der Okklusion lässt das Gasvolumen entweichen, das sonst als „Überblähungsvolumen" zusätzlich zur FRC in der Lunge verblieben wäre (im angloamerikanischen auch als *Trapped Volume* bezeichnet).
P: Druck; V̇: Gasfluss; $P_{aw}$: Atemwegsdruck; $P_{alv}$: intrapulmonaler, alveolärer Druck.

blähung anhand einer charakteristischen Veränderung des exspiratorischen Flusskurvenverlaufs erkannt werden. Bei inkompletter Exspiration tritt ein sog. *endexspiratorischer Restfluss* auf (Abb. 2.**3**), der ein indirekter, qualitativer Nachweis einer Überblähung bzw. eines PEEPi ist.

Auch bei kontinuierlicher Atemwegsdruckmessung unter maschineller Beatmung wird der PEEPi nicht angezeigt. Denn der gemessene Atemwegsdruck entspricht nur dem im (außerhalb der Lunge liegenden!) Exspirationsschenkel des Beatmungsschlauchsystems gemessenen Druck und nicht dem intrapulmonal vorherrschenden Druck. Erst zusätzliche Messmanöver, z. B. eine *endexspiratorische Okklusion*, ermöglichen eine Quantifizierung. Ein solches Manöver ist in Abb. 2.**3** dargestellt.

**Merke** Eine dynamische Lungenüberblähung und ein intrinsischer PEEP können quantitativ nur durch zusätzliche Messmanöver bestimmt werden, während sie qualitativ durch Darstellung der exspiratorischen Gasfluss-Zeit-Kurve identifiziert werden können.

## Therapeutische Maßnahmen zur Verringerung der Lungenüberblähung

Eine länger bestehende Lungenüberblähung bzw. ein PEEPi begünstigen bei spontan atmenden Patienten eine respiratorische Insuffizienz. Unter maschineller Beatmung erhöhen sie das Risiko von Kreislaufdepression, Barotrauma oder erschweren die Synchronisation zwischen Patient und Respirator. Da dynamische Überblähung und PEEPi ganz überwiegend Folge einer Atemwegsobstruktion sind, gilt daher die Verminderung der Obstruktion als wichtigste kausale Therapie.

**Bronchodilatative Medikamente.** $\beta_2$-Sympathomimetika, Vagolytika sowie Kortikoide sind hier die Eckpfeiler der Behandlung sowohl im chronischen wie auch im akuten Stadium. Aufgrund des günstigeren (Neben-)Wirkungsprofils ist die inhalative Zufuhr dieser Substanzen gegenüber der systemischen bevorzugt anzuwenden. Allerdings kann es bei schwerster Bronchospastik notwendig sein, die Präparate intravenös zu verabreichen, da der pulmonale Zugangsweg schlichtweg „versperrt" ist. *Theophyllin* ist aufgrund seiner engen therapeutischen Breite und der nicht unerheblichen Nebenwirkungen aus der Dauertherapie fast vollständig verschwunden. Dagegen ist es bei akuter Bronchospastik unter entsprechender Überwachung sowohl auf der Intensivstation wie auch im Operationssaal zusätzliche Therapieoption. Ist ein kardiales Lungenödem Ursache des erhöhten Atemwegswiderstands, sind Diuretika, Nachlastsenker sowie Inotropika indiziert.

Intraoperativ bieten die bronchodilatativen Eigenschaften der meisten *Inhalationsanästhetika* eine besondere Möglichkeit, eine akute Bronchospastik zu therapieren. Als intravenöse Substanz bietet sich *Ketamin* an. Diese Medikamente haben eine relaxierende Wirkung auf die glatte Bronchialmuskulatur. Daher ist verständlich, dass die Bronchodilatation ungleich effektiver bei akuter Bronchospastik ist, wenn diese über einen erhöhten Bronchialmuskeltonus ausgelöst und unterhalten ist (z. B. allergische Reaktion), als wenn ein entzündungsbedingtes Schleimhautödem bei respiratorischem Infekt die Ursache des erhöhten Atemwegswiderstandes ist.

**Beatmungstechnik.** Aus atemmechanischer Sicht besteht in der *Verlängerung der Exspirationszeit* eine effektive, allerdings nur symptomatische Maßnahme, die Überblähung zu verringern. Unter kontrollierter maschineller Beatmung kann die Exspirationszeit entweder direkt oder über die Atemfrequenz und das Inspirations-Exspirations-Zeitverhältnis einfach eingestellt werden. Bei identischer Atemfrequenz führt eine Exspirationsverlängerung logischerweise immer zu einer verkürzten Inspiration. Ein konstantes Atemzugvolumen kann bei verkürzter Inspiration jedoch nur über einen höheren Inspirationsfluss erhalten werden, was bei gegebenem Atemwegswiderstand zu einem erhöh-

Tab. 2.3 Antibiotikatherapie bei respiratorischen Infektionen entsprechend den Empfehlungen der Paul-Ehrlich-Gesellschaft (Vogel et al. 2000).

| Schweregrad | Charakterisierung | Bakterielle Erreger | Kalkulierte Initialtherapie | Therapiedauer |
|---|---|---|---|---|
| **Schweregrad I** | • kurze Anamnese <3 Jahre<br>• 3 Exazerbationen/Jahr<br>• ohne oder leichte Obstruktion<br>• ansonsten normale Lungenfunktionsparameter<br>• keine Komorbidität<br>• ambulante Behandlung | Streptococcus pneumoniae<br>Haemophilus influenzae | Zephalosporin Gruppe 2<br>Aminopenizillin/ Betalactaminhibitor<br>Makrolid<br>Flurorchinolon Gruppe 3 | 5–7 d<br>orale Therapie |
| **Schweregrad II** | • längere Anamnese >3 Jahre<br>• 3 Exazerbationen/Jahr<br>• leichte bis mittelschwere Obstruktion<br>• $FEV_1$ 35–50 %/Soll, absolut 0,75–1,5 l<br>• Emphysem<br>• Komorbidität<br>• ambulante Behandlung möglich | Streptococcus pneumoniae<br>Haemophilus influenzae<br>Moraxella catarrhalis<br>Staphylokokken<br>Klebsiella pneumoniae | Zephalosporin Gruppe 2<br>Aminopenizillin/ Betalactaminhibitor<br>Flurorchinolon Gruppe 3 oder 4<br>Zephalosporin Gruppe 3a (APAT) | 5–7(10) d<br>möglichst orale Therapie |
| **Schweregrad III** chronisch deformierende Bronchitis mit/ohne Bronchiektasen | • lange Anamnese >6 Jahre<br>• häufige Krankenhausaufenthalte<br>• 3 Exazerbationen/Jahr<br>• schwere Obstruktion bei Bronchiektasen mit unterschiedlichem Ausmaß<br>• mittleres bis schweres Emphysem<br>• Komorbidität<br>• stationäre Behandlung erforderlich<br>• Emphysem und Restriktion bei Bronchiektasen häufig | Haemophilus influenzae<br>Pseudomonas aeruginosa<br>Klebsiella pneumoniae<br>Escherichia coli<br>Streptococcus pneumoniae<br>Enterobakterien | Zephalosporin Gruppe 3a/β2<br>Acylaminopenizillin/ Betalactaminhibitor<br>Flurorchinolon Gruppe 2 oder 3<br>Carbapenem | 10 d<br>bei Bronchiektasen 10–14 d<br>parenterale oder Sequenztherapie |

**Abdominal- und thoraxchirurgische Eingriffe.** In der operativen Medizin sind Oberbauchlaparotomien ein wesentlicher Risikofaktor einer akuten respiratorischen Dekompensation. Eine pulmonale Komplikation nach einem chirurgischen Eingriff bei COPD-Patienten ist zwar vorhersehbar, jedoch nicht immer zu verhindern.

**Merke** Zur Verbesserung der respiratorischen Funktion ist nach abdominal- und thoraxchirurgischen Eingriffen die *postoperative kontinuierliche Analgesie* über einen thorakalen (!) PDA-Katheter mit Lokalanästhetika und auch mit Opioiden ein wichtiger Eckpfeiler.

**Cave** Beim Einsatz von periduralen Opioiden muss an einen möglichen atemdepressorischen Effekt gedacht werden.

**Sedativa.** Unkontrollierte Anwendung von Sedativa kann bei schwerer COPD ebenfalls eine Dekompensation verursachen oder verstärken. Der Einsatz von Sedativa in der perioperativen Medizin muss besonders bei älteren COPD-Patienten vorsichtig abgewogen werden. Ursachen einer Agitiertheit sind oft Hypoxie und Hyperkapnie, die durch Sedativa gefährlich verstärkt werden können. Sedierung darf bei kritischer respiratorischer Funktion nur unter respiratorischem Monitoring (d. h. auf der Intensivstation) vorgenommen werden.

**Merke** Die wichtigsten Ursachen einer Dekompensation von COPD in der perioperativen Phase sind respiratorische Infekte, kardiale Insuffizienz, eine Oberbauch- oder Thoraxoperation sowie (seltener) der unkritische Einsatz von Sedativa.

### Therapie der dekompensierten COPD

Die wesentlichen Basismaßnahmen bei dekompensierter COPD bestehen in der Therapie der auslösenden Ursachen. Diese ist oben im Abschnitt „Ursachen der akuten Dekompensation bei COPD-Patienten" besprochen.

**Sauerstoff.** Sollten diese Maßnahmen nicht ausreichen, so muss der Gasaustausch verbessert werden. An oberster Stelle steht die Gabe von Sauerstoff zur Therapie der Hypoxämie. Dies war lange Zeit umstritten. Denn nach langjähriger Hyperkapnie wird der Atemantrieb nicht mehr primär über den erhöhten $PaCO_2$, sondern über den verminderten $PaO_2$ gesteuert, sodass unkontrollierte Sauerstoffzufuhr zur Abnahme des Atemantriebs und im Extremfall zu einer sog. „$CO_2$-Narkose“ führen kann. Dieser Umstand darf jedoch keinesfalls dazu führen, diesen Patienten aus missverstandener Furcht vor einer verstärkten Hypoventilation eine notwendige erhöhte $FiO_2$ vorzuenthalten. Es konnte nämlich gezeigt werden, dass trotz Sauerstoffgabe der Atemantrieb bei COPD-Patienten immer noch 3-fach höher war als in einem gesunden Kontrollkollektiv (Aubier et al. 1980). Diese Patienten wollten zwar, konnten aber aufgrund der überlasteten Atemmuskulatur nicht das Minutenvolumen ventilieren, das zur Aufrechterhaltung einer Normokapnie notwendig gewesen wäre. Während jedoch selbst eine extreme Hyperkapnie mit Werten von >100 mmHg erstaunlich gut toleriert wird (Meissner u. Francklin 1992), ist eine Hypoxie immer lebensbedrohlich. Außerdem können bei nicht fixierter pulmonaler Hypertonie durch Sauerstoffgabe der pulmonalvaskuläre Widerstand und damit die rechtsventrikuläre Nachlast reduziert werden.

## Beatmungsstrategie bei insuffizienter Spontanatmung

### Nichtinvasive Beatmung

Die Hyperkapnie und besonders die nicht mehr ausreichend metabolisch kompensierte Azidose sind Ausdruck der insuffizienten Atemmuskelpumpe, die daher maschinell unterstützt werden muss. Maschinelle Beatmung ist jedoch nicht gleichbedeutend mit einer Entscheidung zur Intubation und allen ihren Nachteilen. In den letzten Jahren hat sich zunehmend die sog. nichtinvasive Beatmung (NIV) über *fest abschließende Gesichtsmasken* als Beatmungstherapie der ersten Wahl bei ventilatorischer Insuffizienz durchgesetzt. Das Thema NIV übersteigt den Rahmen dieses Kapitels, allerdings sollen die wichtigsten Aspekte nachfolgend angesprochen werden.

**Vorteile.** Gegenüber der sog. invasiven Beatmung über einen Endotrachealtubus bietet die NIV folgende Vorteile:

- fehlendes Intubationstrauma,
- Tubus als zusätzlicher Widerstand fehlt (geringere zusätzliche Atemarbeit),
- intermittierender Einsatz erleichtert (Komfort, erhaltene verbale Kommunikation, normale Nahrungsaufnahme),
- erhaltener Glottisschluss und dadurch effektivere Bronchial-Clearance (Husten möglich),
- erhaltene Immunkompetenz,
- häufig geringere Sedierung als bei invasiver Beatmung notwendig.

So konnte gut belegt werden, dass die NIV einer konventionellen Behandlung bei dekompensierter COPD überlegen ist und die Notwendigkeit von Intubation und invasiver Beatmung signifikant reduziert (Antonelli et al. 1998). Ebenso konnte der Vorteil von NIV gegenüber einer invasiven Beatmung bei dekompensierter COPD hinsichtlich Morbidität und Mortalität gezeigt werden (Antonelli et al. 1998, Nava et al. 1998). Der Vorteil der NIV besteht hauptsächlich in der geringeren Rate an ventilatorassoziierten Pneumonien.

**Formen.** Die einfachste Form der nicht invasiven Ventilationsunterstützung bei COPD besteht in der Applikation eines *CPAP über fest sitzende Gesichtsmasken.* Obwohl bei COPD häufig ein PEEPi existiert (s.o.), kann durch CPAP nicht nur die Oxygenierung verbessert werden (besonders nach Oberbaucheingriffen oder bei kardialer Stauung), sondern auch ohne direkte Inspirationshilfe die inspiratorische Atemarbeit gesenkt werden (Smith u. Marini 1988). Um eine evtl. dynamische Lungenüberblähung nicht zusätzlich zu verstärken, sollte der CPAP nur zwischen 5 und 10 mbar eingestellt werden. Bei einer echten inspiratorischen Druckunterstützung müssen höhere Drücke appliziert werden, was entsprechende Anforderungen an die Dichtigkeit der Maske stellt. Anatomische Besonderheiten, z.B. eingefallene Gesichtszüge, fehlende Zähne/Gebiss oder eine Magensonde erschweren die Dichtigkeit und limitieren daher das Verfahren.

Allerdings hat die NIV auch klare Kontraindikationen (Burchardi et al. 2002):

- Absolute Kontraindikationen:
  - Atem- und Kreislaufstillstand,
  - Koma,
  - fehlende Schutzreflexe,
  - Gesichtstrauma/Gesichtschirurgie,
  - obere Atemwegsobstruktion,
  - schwere obere gastrointestinale Blutung,
  - hohes Aspirationsrisiko.
- Relative Kontraindikationen:
  - Stupor/Somnolenz (wenn nicht durch Hyperkapnie bedingt),
  - Kreislaufinsuffizienz,
  - frischer Myokardinfarkt,
  - insuffiziente Bronchialtoilette.

**Einstellung der Beatmungsparameter.** Die Einstellung der NIV unterscheidet sich nicht grundsätzlich von einer invasiven Beatmung. Meist wird ein druckunterstützter bzw. druckkontrollierter Modus eingestellt, der an die Spontanatmungsaktivität des Patienten adaptiert wird. Prinzipiell müssen die atemmechanischen Besonderheiten bei Atemwegsobstruktion beachtet werden (s.o.). Es muss ein ausreichend hoher Inspirationsfluss gewählt werden, um den Inspirationsbedarf des Patienten zu decken und (indirekt) eine möglichst lange Exspirationszeit zu gewährleisten. Auch müssen anfangs 100% der Atemarbeit vom Respirator übernommen werden. Eine ausreichende Unterstützung kann dann am Rückgang der Atemfrequenz kontrolliert werden.

Grundsätzlich sollte bei respiratorischer Dekompensation primär immer NIV versucht werden, um Intubation und invasive Beatmung zu vermeiden. Dies gelingt auch in etwa ⅔ der Fälle. Ein Erfolg von NIV ist am Gasaustausch und natürlich am klinischen Bild ablesbar.

**Merke** Jede Hypoxämie ist eine Indikation zur Sauerstoffgabe, jede nicht kompensierte respiratorische Azidose mit klinischen Zeichen der Atemmuskelinsuffizienz ist eine Indikation zur maschinellen Atemunterstützung. Diese sollte immer zuerst auf nicht invasivem Weg erprobt werden.

### Intubation und invasive Beatmung

**Indikation.** Der Zeitpunkt zur Intubation und Beatmung wird anhand klinischer Parameter und weniger anhand von Laborwerten gewählt. Die Atemfrequenz ist ein einfacher und guter Indikator für den Grad der Dekompensation. Atemfrequenzen über 35/min führen rasch zur Muskelermüdung des Zwerchfells. Agitiertheit oder zunehmende Somnolenz sowie Dyskoordination der Atembewegungen sind weitere wichtige Indikatoren einer zunehmenden Dekompensation.

**Merke** Bessern sich Hypoxämie ($PaO_2$ <50 mmHg) und Hyperkapnie ($PaCO_2$ >70 mmHg bzw. pH <7,3) trotz NIV nicht innerhalb von 1–2 h oder besteht keine Möglichkeit, eine NIV durchzuführen, so sollten Intubation und invasive Beatmung nicht aufgeschoben werden.

**Sedierung.** Die Patienten befinden sich in dieser Situation in einer maximal sympathikotonen Kreislaufsituation. Wenn nun die Intubation unter tiefer Sedierung durchgeführt und der Sympathikotonus unterbrochen wird, resultiert oft eine schwere Kreislaufdepression, die anschließend häufig eine mehrstündige Katecholamintherapie erfordert, bis der Kreislauf wieder rekompensiert ist. Eine sehr vorsichtige Sedierung ist daher anzuraten. Oft ist der Patient schon aufgrund seiner schweren Hyperkapnie somnolent, sodass evtl. auf eine weitere Sedierung zur Intubation sogar verzichtet werden kann.

**Einstellung der Beatmungsparameter.** Zur Entlastung der dekompensierten Atemmuskulatur wird der Patient zu Beginn fast immer *kontrolliert* beatmet werden müssen. Ist der Patient wieder kräftiger, so kann entweder der maschinelle Beatmungsanteil langsam reduziert werden, bis der Patient im *CPAP-Modus* mit geringer Druckunterstützung ohne Ermüdungszeichen spontan atmet. Alternativ kann die Entwöhnung erfolgen, indem Phasen einer weitgehend kontrollierten Beatmung zur Muskelerholung und Spontanatmungsphasen, die sukzessiv verlängert werden, einander abwechseln.

Bei inadäquater Anpassung des Respirators kann die Atemarbeit des Patienten unbemerkt ansteigen (Triggerarbeit, Überblähung; s. o.), sodass es zu einer Dyssynchronisation zwischen Beatmungsgerät und Patient kommt und sich der Patient trotz hoher Druckunterstützung erschöpft. Wichtig ist die Kontrolle der Exspiration anhand der Flusskurve, um einen endexspiratorischen Restfluss und somit indirekt eine dynamische Lungenüberblähung bzw. einen PEEPi zu erkennen, der besonders bei hoher Atemfrequenz und/oder hohem Atemzugvolumen auftritt. Ein durch einen PEEPi verstärkter Bronchiolenkollaps kann allerdings durch einen leichten externen PEEP ohne Strömungsverlangsamung vermindert werden: Ein externer PEEP um 5 $cmH_2O$ liegt meist unterhalb des PEEPi, sodass das Lungenvolumen dadurch nicht nennenswert erhöht, die ventilatorische Verteilung jedoch verbessert wird. Außerdem verringert bei spontan atmenden COPD-Patienten ein externer CPAP die „Triggerarbeit" (s. o.), wenn hierdurch das Druckniveau an den bestehenden PEEPi angepasst wird (Marini 1989).

Wie auch schon bei NIV erwähnt, sollte wegen des hohen Bedarfs der Inspirationsfluss auch unter invasiver Beatmung immer hoch sein, genauso ist auf die ausreichend lange Exspirationszeit zu achten. Dazu ist in der Regel ein Inspirations-Exspirations-Zeitverhältnis von 1 : 2 bis 1 : 3 notwendig. Letzteres gilt auch für die Narkosebeatmung.

## 2.2.5 Anästhesiologische Konzepte

### Planung und Durchführung der Anästhesie bei COPD

#### Zeitpunkt und Vorbereitung

Bei elektiven Eingriffen sollte der Patient infektfrei und der pulmonale sowie kardiale Status optimiert sein.

**Medikamente.** Die medikamentöse Dauertherapie sollte auch am Morgen des Operationstags gegeben werden. Dies gilt besonders für inhalative *$\beta_2$-Sympathomimetika und Kortikoide.* Bei COPD-Patienten und Asthmatikern mit systemischer Kortikoiddauertherapie sollte diese unbedingt fortgesetzt werden. Ob bei wenig traumatisierenden Operationen zusätzlich eine erhöhte (eine doppelte oder gar noch höhere) Kortisondosis gegeben werden muss, um bei evtl. Nebennierenrindensuppression einen stressbedingt erhöhten Kortisolbedarf auszugleichen, ist letztendlich unbewiesen. Nach allgemeiner Lehrmeinung sollte aber bei Dosierungen oberhalb der sog. Cushing-Schwelle in Anbetracht der zu vernachlässigenden Nebenwirkungen einer einmaligen erhöhten Kortisongabe die Dosis präoperativ erhöht werden. Dies gilt besonders für große Eingriffe, die mit einer entsprechenden Stressantwort einhergehen.

**Atemübungen.** Prophylaktische physikalische Maßnahmen zur Verbesserung des Lungenvolumens wie Atem- und Hustenübungen (z. B. „incentive Spirometrie") oder CPAP-Maske können postoperative pulmonale Komplikationen reduzieren (Qaseem et al. 2006).

**Rauchabstinenz.** Präoperativ sollte das Rauchen reduziert oder besser noch beendet werden. Allerdings gibt es Hinweise, dass eine Tabakabstinenz von weniger als 2 Monaten keinen Vorteil bezüglich des Auftretens von perioperativen pulmonalen Komplikationen hat (Bluman et al. 1998).

**Planung einer Epiduralanästhesie.** Bei älteren und besonders bei Patienten mit chronischen Lungenerkrankungen sollten die potenziellen Vorteile einer postoperativen Schmerztherapie mittels kontinuierlicher EDA besonders bei Thorax- und Oberbaucheingriffen genutzt und mit dem Patienten besprochen werden.

### Durchführung der Anästhesie

Bei entsprechender Indikation sollten bei schweren pulmonalen Erkrankungen die Vorteile einer Regionalanästhesie genutzt werden.

**Prämedikation.** Die Prämedikation muss der Lungenfunktionseinschränkung angepasst individuell dosiert werden (besonders Opioide). Oft sind kurz wirksame Benzodiazepinpräparate als Monosubstanzen völlig ausreichend.

**Allgemeinanästhesie.** Zur *Einleitung* einer Vollnarkose sind Hypnotika mit keiner oder nur geringer Histaminfreisetzung geeignet (Etomidate, Propofol, Midazolam, Ketamin). Die *Intubation* ist bei Patienten mit einem hyperreagiblen Bronchialsystem ein starker Reiz, der einen Bronchospasmus auslösen kann. Daher darf nur in tiefer Narkose intubiert werden (Reflexbronchokonstriktion bei zu flacher Narkose!). Die lokale Schleimhautanästhesie mit Lidocain vor Intubation kann eine Reflexbronchokonstriktion vermindern. Inhalationsanästhetika und auch Propofol sind bei Patienten mit irritablem Bronchialsystem wegen der bronchodilatierenden Eigenschaften von Vorteil (Ausnahme: Desfluran). Diese Vorteile können selbstverständlich auch im Rahmen einer balancierten Anästhesie ausgenutzt werden. Bei ausgeprägter Neigung zur Bronchospastik kann eine *Extubation* unter Spontanatmung in „tiefer Narkose" hilfreich sein (*cave:* keine Schutzreflexe bei Reflux!).

## Besonderheiten von Anästhetika bei obstruktiven respiratorischen Erkrankungen

### Inhalationsanästhetika

Die meisten Inhalationsanästhetika (Halothan, Isofluran, Enfluran, Sevofluran) sind effektive Bronchodilatatoren (Bluman et al. 1998). Daher galt bislang die Inhalationsnarkose bei irritablem Bronchialsystem als das Verfahren der Wahl. *Isofluran,* das das Halothan mittlerweile verdrängt hat, oder alternativ *Sevofluran,* eignen sich wegen der geringeren Arrhythmogenität dieser Substanzen gegenüber Halothan sehr gut zur Narkose. Desfluran führt im Gegensatz zu Sevofluran bei Rauchern zu einer Steigerung des Atemwegswiderstands und ist daher bei hyperreagiblem Bronchialsystem 2. Wahl (Goff et al. 2000).

*Lachgas* sollte aufgrund von Lungenbereichen mit niedrigem $\dot{V}_A/\dot{Q}$ bei COPD nicht über 50% eingestellt werden, um eine erhöhte $F_iO_2$ zu gewährleisten.

Alle Inhalationsanästhetika vermindern den hypoxisch-pulmonalvaskulären Reflex (HPV), der durch Verminderung der Perfusion in nicht oder schlecht ventilierten Arealen das Ausmaß der Shuntperfusion reduziert und somit die Oxygenierung verbessert. Der Einsatz von Inhalationsanästhetika muss daher bei allen Situationen mit intrapulmonalem Shunt (Pneumonie, akutes Lungenversagen, Ein-Lungen-Anästhesie) überlegt werden.

**Merke** Da intravenöse Anästhetika den HPV kaum beeinflussen, sollte ihnen bei Krankheitsbildern mit intrapulmonalem Shunt der Vorzug gegeben werden.

Im Einzelfall wird aber die Entscheidung von der individuellen Oxygenierungssituation abhängig gemacht werden.

### Intravenöse Anästhetika

Intravenöse Anästhetika, besonders die kurz wirksamen, können bei Patienten mit chronischen Lungenerkrankungen in der Regel gut eingesetzt werden. Dies gilt gleichermaßen für die Narkoseeinleitung wie für die Durchführung einer totalen intravenösen Anästhesie (TIVA). Seltene bronchokonstriktive Wirkungen einzelner Substanzen beruhen meistens auf einer Histaminliberation. Nachfolgend sind einige Besonderheiten der einzelnen Substanzgruppen beschrieben.

**Benzodiazepine.** Sie verursachen kaum Histaminfreisetzung und lösen auch keine Bronchokonstriktion aus. Sie sind daher bei hyperreagiblem Bronchialsystem und Asthma *gut geeignet.* Nachteilig ist bei den meisten Substanzen die mäßige Steuerbarkeit, wodurch postoperativ bei noch bestehender Sedativawirkung der atemdepressive Effekt von Opioiden verstärkt wird (besonders wichtig bei COPD, Schlafapnoe und alten Patienten). Bei gleichzeitiger Theophyllingabe ist die sedative Wirkung der Benzodiazepine vermindert, da Theophyllin ein unspezifischer Benzodiazepinantagonist ist.

**Neuroleptika.** Sie verursachen ebenfalls kaum Histaminliberation und sind im Hinblick auf ihre inerte Wirkung auf das Bronchialsystem sowie ihre nur geringe Wirkung auf den Atemantrieb bei chronisch lungenkranken Patienten *gut geeignet.* Allerdings wird der Einsatz von Neuroleptika in der Anästhesie aufgrund der subjektiv oft als unangenehm empfundenen psychischen Wirkung eingeschränkt.

**Opioide.** Sie haben vagomimetische Wirkungen, die bei entsprechender Disposition eine Bronchokonstriktion auslösen oder aber verstärken können. Die vagomimetische Wirkung kann jedoch durch Atropin wirksam verhindert werden.

**Cave** Es ist wichtig, postoperativ bei COPD-Patienten mit chronischer Hyperkapnie den atemdepressiven Effekt von Opioiden zu beachten.

Klinisch spielen die potenziell bronchokonstriktorischen Eigenschaften der Opioide jedoch kaum eine Rolle.

**Ketamin.** Es hat einen direkten *bronchodilatativen Effekt* (Hirshman 1983) der allerdings nicht so stark wie z. B. bei Inhalationsanästhetika ist. Bei irritablem Bronchialsystem ist Ketamin gut geeignet. Allerdings ist z. B. bei akuter Bronchokonstriktion ein bronchodilatativer Effekt erfahrungsgemäß oft erst nach hohen Bolusdosen von 3–5 mg/kgKG zu erzielen. Unerwünschte Hypersalivation kann durch Atropin wirkungsvoll unterdrückt werden, zusätzlich ist der vagolytische Effekt des Atropins bei hyperreagiblem Bronchialsystem vorteilhaft. Die bronchodilatative Eigenschaft von S-Ketamin soll weniger stark ausgeprägt sein.

**Barbiturate.** Barbiturate, besonders Thiopental, können aufgrund von Histaminliberation über Thromboxan den Atemwegswiderstand messbar erhöhen und können auch zu einer *Bronchokonstriktion* führen. Daher sollten schon allein wegen der besseren alternativen Hypnotika Barbiturate bei entsprechender Disposition nicht eingesetzt werden. Allerdings scheint auch bei der Verwendung von Barbituraten eine ausreichende Anästhesietiefe der klinisch entscheidende Faktor zur Vermeidung einer Bronchokonstriktion zu sein.

**Propofol.** Es verursacht keine Bronchokonstriktion, sondern eher eine Reduktion des Atemwegswiderstands und erscheint daher bei Patienten mit entsprechender Disposition *gut geeignet.*

**Etomidate.** Es hat ebenfalls keine negativen Auswirkungen auf den Atemwegswiderstand und ist daher bei Patienten mit hyperreagiblem Bronchialsystem *gut anwendbar.*

### Muskelrelaxanzien

Muskelrelaxanzien gehören zu den Medikamenten in der Anästhesie, die relativ häufig *allergische Reaktionen* auslösen.

**Succinylcholin.** Es führt häufig zu Histaminausschüttung und kann bei hyperreagiblem Bronchialsystem eine Bronchokonstriktion verursachen. Daher ist es bei Patienten mit COPD und Asthma *möglichst zu vermeiden.*

**Nicht depolarisierende Muskelrelaxanzien.** Pancuronium, Vecuronium oder Atracurium etc. können, wenn auch seltener, vorwiegend aufgrund einer variabel auftretenden Histaminliberation ebenfalls eine *Bronchokonstriktion* auslösen. Bei Cis-Atracurium scheint dieses Risiko geringer zu sein. Die Anwendung von Pancuronium scheint mit einer erhöhten Inzidenz von perioperativen Komplikationen einherzugehen (Berg et al. 1997), was auf die lange Halbwertszeit und dadurch einen oft noch bestehenden Residualblock zurückgeführt wird.

**Antagonisierung.** Eine Antagonisierung eines Relaxanzienüberhangs mit Prostigmin (wirkt vagomimetisch) sollte aufgrund der Gefahr einer *Bronchokonstriktion* und wegen der vermehrten *Bronchialsekretion* bei Patienten mit Asthmadisposition vermieden werden. Daher sollten nur noch moderne Muskelrelaxanzien mit kürzeren Eliminationskinetiken bei pulmonalen Risikopatienten zum Einsatz kommen.

**Merke** Der Einfluss der verschiedenen Anästhetika auf das pulmonale Outcome ist gering. Bei ausreichenden Alternativen sollten jedoch bei Patienten mit hyperreagiblem Bronchialsystem die Anästhetika verwendet werden, die ein geringes Risiko einer Bronchokonstriktionsauslösung aufweisen. Lang wirksame Muskelrelaxanzien sollten bei pulmonalen Risikopatienten vermieden werden, zumal eine Antagonisierung eine Bronchospastik auslösen kann.

### Regionalanästhesie

Nach derzeitiger Datenlage ist ein genereller Vorteil der Regionalanästhesie gegenüber der Allgemeinanästhesie in Bezug auf das pulmonale Outcome nicht gesichert. Während bei Lungengesunden kein Unterschied bzgl. respiratorischer Komplikationen beim Vergleich von Allgemein- und Regionalanästhesie besteht, scheinen jedoch z. B. bei Patienten mit COPD bei Regionalanästhesie weniger postoperative Ateminsuffizienzen aufzutreten. In einer viel beachteten Metaanalyse (Rodgers et al. 2000) wurde eine signifikant geringere Inzidenz von „postoperativer respiratorischer Depression" bei Anwendung von rückenmarknaher Regionalanästhesie berichtet, jedoch wird der Begriff „respiratory depression" leider nicht näher erläutert.

Für das praktische Vorgehen müssen neben den allgemein gültigen Indikationen und Kontraindikationen der jeweiligen Anästhesie die nachfolgenden Aspekte bedacht werden:

- Wenn es sich um einen extremitätenchirurgischen Eingriff handelt, ist das eingriffsbezogene pulmonale Risiko sowieso gering. Das heißt, dass der Einfluss des Anästhesieverfahrens nicht sehr groß sein dürfte.
- Handelt es sich dagegen um einen Oberbauch- oder Thoraxeingriff, ist eine Regionalanästhesie allein für die Operation nicht realistisch. Hier kommt es eher auf die nachfolgende effektive postoperative Analgesie an als auf das intraoperativ angewendete Verfahren.
- In der Quintessenz erscheint das intraoperativ angewendete Anästhesieverfahren bei Weitem nicht die Relevanz der postoperativen Analgesie zu haben.

## 2.2.6 Postoperatives Management

**Überwachung.** Bei chronisch lungenkranken Patienten ist meistens eine längere Überwachungsphase im Aufwachraum oder auch eine postoperative Überwachung und Atemtherapie auf der Intensivstation indiziert. Die nicht invasive Beatmung oder ein Masken-CPAP können eine postoperative respiratorische Insuffizienz verhindern.

**Postoperative Analgesie.** *Opioide* sind bei prä- und postoperativer Analgesie bei älteren pulmonal kranken Patienten immer wegen atemdepressorischer Wirkung vorsichtig zu dosieren.

**Cave** Eine Opioidanalgesie über eine patientenkontrollierte Infusionspumpe (Patient controlled Analgesia, PCA) muss wegen der atemdepressorischen Wirkung anfangs lange und sorgfältig überwacht werden (z. B. im Aufwachraum).

**Merke** *Azetysalizylsäure* und andere *nicht steroidale Analgetika* können einen Asthmaanfall auslösen und sind daher bei Asthmatikern kontraindiziert.

*Regionalanalgetische Verfahren* (PDA über Katheter, Interkostalblockade etc.) sind die bessere Alternative. In einer großen Metaanalyse konnte gezeigt werden, dass bei postoperativer PDA mit Lokalanästhetika die pulmonale Morbidität und hier besonders die Inzidenz von postoperativen pulmonalen Infektionen gesenkt werden konnte (Ballantyne et al. 1998).

**Kernaussagen**

- COPD ist ein Sammelbegriff für Erkrankungen, die klinisch als chronische Bronchitis imponieren und/oder pathologisch-anatomisch durch ein Lungenemphysem gekennzeichnet sind. Gemeinsam ist ihnen die Einschränkung der exspiratorischen Atemstromstärke als Folge einer Erhöhung der Resistance aufgrund der chronischen Entzündung oder des Lungengerüstumbaus.
- Das OSAS ist eine Sonderform der obstruktiven Ventilationsstörung, die nur die oberen, extrapulmonalen Atemwege betrifft.
- Sedativa und Opioide verstärken das Risiko einer Hypoxämie bei OSAS und dürfen daher nur unter entsprechenden Überwachungsmöglichkeiten eingesetzt werden.
- Adipöse Patienten mit OSAS sind oft schwierig endotracheal zu intubieren.
- Dynamische Lungenüberblähung und PEEPi bei der COPD sind einerseits Folge der Atemwegsobstruktion, andererseits verstärken sie sich selbst über Steigerung der Atemarbeit und konsekutiven Tachypnoe und leisten damit einer respiratorischen Insuffizienz Vorschub.
- Aufgrund des erhöhten, regional unterschiedlichen Atemwegswiderstands kommt es bei COPD zu einer inhomogenen Verteilung der Ventilation, die zu Hyperkapnie und Hypoxämie führt.
- Die wichtigsten Ursachen einer Dekompensation bei COPD in der perioperativen Phase sind respiratorische Infekte, kardiale Insuffizienz, eine Oberbauch- oder Thoraxoperation sowie der unkritische Einsatz von Sedativa.
- Jede Hypoxämie ist eine Indikation zur Sauerstoffgabe, jede nicht kompensierte respiratorische Azidose mit klinischen Zeichen der Atemmuskelinsuffizienz eine Indikation zur maschinellen, zunächst nichtinvasiven Atemunterstützung. Bessern sich Hypoxämie und Hyperkapnie hierunter nicht innerhalb von 1–2 h, sind die Intubation und die invasive Beatmung indiziert.
- Die meisten Inhalationsanästhetika sind effektive Bronchodilatatoren. Sie galten bislang bei irritablem Bronchialsystem als Anästhetika der Wahl. Die meisten intravenösen Anästhetika, besonders die kurz wirksamen, sind jedoch bei Patienten mit COPD in der Regel ebenfalls gut einsetzbar.
- Bei Patienten mit hyperreagiblem Bronchialsystem sollten Anästhetika verwendet werden, die ein geringes Risiko einer Bronchokonstriktionsauslösung aufweisen. Lang wirksame Muskelrelaxanzien und die Antagonisierung von Muskelrelaxanzien sollten bei pulmonalen Risikopatienten vermieden werden.

## Literatur


American Academy of Sleep Medicine Task Force (AASM). Sleep-related breathing disorders in adults: recommendations for syndrome definition and measurement techniques in clinical research. The Report of an American Academy of Sleep Medicine Task Force. Sleep 1999; 22: 667–689

Antonelli M, Conti G, Rocco M et al. A comparison of noninvasive positive-pressure ventilation and conventional mechanical ventilation in patients with acute respiratory failure. N Engl J Med 1998; 339: 429–435

Aubier M, Murciano D Fournier M et al. Central respiratory drive in acute respiratory failure of patients with chronic obstructive pulmonary disease. Am Rev Respir Dis 1980; 122: 191–199

Ballantyne JC, Carr DB, deFerranti S et al. The comparative effects of postoperative analgesic therapies on pulmonary outcome: cumulative meta-analyses of randomized, controlled trials. Anesth Analg 1998; 86: 598–612

Berg H, Roed J, Viby-Mogensen J et al. Residual neuromuscular block is a risk factor for postoperative pulmonary complications. A prospective, randomised, and blinded study of postoperative pulmonary complications after atracurium, vecuronium and pancuronium. Acta Anaesthesiol Scand 1997; 41: 1095–1103

Bluman LG, Mosca L, Newman N et al. Preoperative smoking habits and postoperative pulmonary complications. Chest 1998; 113: 883–889

Burchardi H, Kuhlen R, Schonhofer B et al. Nicht-invasive Beatmung. Konsensus-Statement zu Indikation, Möglichkeiten und Durchführung bei der akuten respiratorischen Insuffizienz. Anaesthesist 2002; 51: 33–41

Chung SA, Yuan H, Chung F. A systematic review of obstructive sleep apnea and its implications for Anesthesiologists. Anesth Analg 2008; 107: 1543–1563

Goff MJ, Arain SR, Ficke DJ et al. Absence of bronchodilation during desflurane anesthesia. Anesthesiology 2000; 93: 404–408

Gross JB, Bachenberg KL, Benumof JL et al. Practice guidelines for the perioperative management of patients with obstructive sleep apnea: a report by the American Society of Anesthesiologists Task Force on Perioperative Management of patients with obstructive sleep apnea. Anesthesiology 2006; 104: 1081–1093

Hirshman CA. Airway reactivity in humans. Anesthetic implications. Anesthesiology 1983; 58: 170–177

Isono S. Obstructive sleep apnea of obese adults: pathophysiology and perioperative airway management. Anesthesiology. 2009; 110: 908–921

Jardim J, Farkas G, Prefant C et al. The failing respiratory muscles under normoxic and hypoxic conditions. Am Rev Respir Dis 1981; 124: 274–279

Juan G, Calverly P, Talamo C et al. Effect of carbon dioxide on diaphragmatic function in human beings. N Engl J Med 1984; 310: 874–879
Kim JA, Lee JJ. Preoperative predictors of difficult intubation in patients with obstructive sleep apnea syndrome. Can J Anaesth 2006; 53: 393–397
Kimball WR, Leith DE, Robins AG. Dynamic hyperinflation and ventilator dependence in chronic obstructive pulmonary disease. Am Rev Respir Dis 1982; 126: 991–995
Klinger JR, Hill NS. Right ventricular dysfunction in chronic obstructive pulmonary disease. Evaluation and management. Chest 1991; 99: 719–723
Marini JJ. Should PEEP be used in airflow obstruction? Am Rev Respir Dis 1989; 140: 1
Meissner HH, Francklin C. Extreme hypercapnia in a fully alert patient. Chest 1992; 102: 1298–1299
Melot C. Gas exchange in obstructive lung disease. In: Vincent JL, eds. Update in intensive care and emergency medicine. Vol. 3. Berlin: Springer; 1987: 180–191
Nava S, Ambrosino N, Clini E et al. Noninvasive mechanical ventilation in the weaning of patients with respiratory failure due to chronic obstructive pulmonary disease. A randomized, controlled trial. Ann Intern Med 1998; 128: 721–728
Pepe PE, Marini JJ. Occult positive end-expiratory pressure in mechanically ventilated patients with airflow obstruction. Am Rev Respir Dis 1982; 126: 166–170
Qaseem A, Snow V, Fitterman N et al. Risk assessment for and strategies to reduce perioperative pulmonary complications for patients undergoing noncardiothoracic surgery: a guideline from the American College of Physicians. Ann Intern Med. 2006; 144: 575–580
Rodgers A, Walker S, Schug S et al. Reduction of postoperative mortality and morbidity with epidural or spinal anaesthesia: results from overview of randomised trails. BMJ 2000; 321: 1493–1505
Rodriguez-Roisin R, Roca J, Barbera JA. Extrapulmonary and intrapulmonary determinants of pulmonary gas exchange. In: Marini JJ, Roussos C, eds. Ventilatory failure. Berlin: Springer; 1991: 18–36
Rossi A, Gottfried SB, Zocchi L et al. Measurement of static compliance of the total respiratory system in patients with acute respiratory failure during mechanical ventilation. The effect of intrinsic positive end-expiratory pressure. Am Rev Respir Dis 1985; 131: 672–677
Schnoor J, Ilgner J, Hein M et al. Perioperatives Management der obstruktiven Schlafapnoe. Anaesthesist 2009; 58: 189–98
Smith TC, Marini JJ. Impact of PEEP on lung mechanics and work of breathing in severe airflow obstruction. J Appl Physiol 1988; 65: 1488–1499
Snider GL. Changes in COPD occurrence. Chronic obstructive pulmonary disease: A definition and implications of structural determinants of airflow obstruction for epidemiology. Am Rev Respir Dis 1989; 140: S3–S8
Vogel F, Worth H, Adam D et al. Rationale Therapie bakterieller Atemwegsinfektionen. Chemotherapie Journal 2000; 9: 3–23

# 2.3 Asthma bronchiale

*M. Sydow*

## 2.3.1 Definition

Asthma bronchiale ist eine *anfallsartige, reversible Obstruktion* der Atemwege mit entzündlichen Reaktionen der Bronchialschleimhaut und konsekutiver Hyperreagibilität der Atemwege. Anders als bei der chronisch obstruktiven Lungenerkrankung (COPD) sind beim Asthma im symptomfreien Intervall in anfänglichen Stadien der Erkrankung keine pathologischen Lungenfunktionsveränderungen nachweisbar. Dennoch besteht faktisch immer eine bronchiale Hyperreagibilität, was z. B. über Provokationstests (Metacholininhalation u. a.) nachzuweisen ist. Bei chronischem Asthma können sich in Abhängigkeit der Krankheitsschwere, *bleibende Lungenveränderungen* wie bei COPD entwickeln. Umgekehrt haben viele COPD-Patienten im Rahmen einer Exazerbation typisch asthmoide Symptome wie Husten, Dyspnoe und auskultatorisches Giemen, sodass eine Abgrenzung beider Krankheitsbilder oft schwierig ist.

## 2.3.2 Epidemiologie und Ätiologie

Schätzungsweise leiden bei weltweit steigender Tendenz ca. 5 % der Erwachsenen und bis zu 10 % der Kinder unter Asthma. Wie schon aus diesen Zahlen hervorgeht, heilt bei Kindern im Gegensatz zu den Erwachsenen die Erkrankung häufig aus. Es wird zwischen *extrinsischem* (allergischem) und *intrinsischem* (nicht allergischem) Asthma unterschieden. Im Kindes- und Jugendalter überwiegt das allergische, beim Erwachsenen das intrinsische bzw. eine sog. Mischform aus intrinsischem und extrinsischem Asthma. Auslöser für intrinsisches Asthma sind bei Erwachsenen meist respiratorische Infekte, daneben auch Analgetika (Azetylsalizylsäure u. a.) und chemische Reizstoffe (Tabakrauch!) oder Anstrengung.

**Merke** Patienten mit Neurodermitis haben (oder entwickeln später) häufig gleichzeitig ein Asthma und/oder eine allergische Rhinitis und vice versa.

## 2.3.3 Pathogenese des Asthma bronchiale

Im Mittelpunkt der Asthmapathogenese steht die *Inflammation* der Bronchialschleimhaut. Die Entzündung wird durch unterschiedliche Noxen (Allergene, Reizstoffe, Infekte) ausgelöst und evtl. unterhalten. Langfristig hypertrophiert die Bronchialmuskulatur. Gleichzeitig besteht eine bronchiale Hyperreaktivität, die bei Provokation, z. B. durch Kälte oder durch einen Fremdkörper (Endotrachealtubus!), eine Bronchokonstriktion auslösen kann. Bei der Entzündungsreaktion spielen Mastzellen, eosinophile Granulozyten, T-Lymphozyten sowie verschiedene Entzündungsmediatoren wie Leukotriene, Histamin, Prostaglandine, Thromboxan etc. eine Rolle. Im Entzündungsstadium wird zäher, glasiger (bei Infekt auch eitriger) Schleim gebildet, der zu Sekretretention und Verlegung der kleinen und auch mittleren Atemwege führen kann. Ein zweiter Mechanismus zur Auslösung einer Bronchokonstriktion besteht in einer Regulationsstörung des autonomen Nervensystems mit *Überwiegen parasympathischer Aktivität,* was zur sog. Reflexbronchokonstriktion führen kann. Hier spielen besonders muskarinerge Azetylcholinrezeptoren eine Rolle, die eine Mediatorfreisetzung aus den Mastzellen unterstützen oder direkt über postsynaptische M3-Rezeptoren eine Konstriktion der glatten Bronchialmuskulatur auslösen können.

## 2.3.4 Klinik und Therapie

### Klinische Symptomatik

Führendes Symptom des Asthmas ist die subjektive *Atemnot* mit exspiratorischem Stridor. Patienten nehmen aber nicht nur die Exspiration, sondern auch die Inspiration als erschwert wahr. Häufiges Symptom ist ein hartnäckiger Husten, wobei das Sputum eher gering vermehrt und zäh ist. Im *Röntgenbild* imponiert eine überblähte strahlentransparente Lunge mit tief stehenden Zwerchfellen und schlanker Herzsilhouette.

**Cave** Eine hohe Strahlentransparenz muss immer auch an einen Spontanpneumothorax denken lassen!

Abhängig von der Überblähung ist der venöse Rückfluss erschwert und das rechtsventrikuläre Afterload erhöht mit *Tachykardie* und Pulsus paradoxus. Die Tachykardie wird durch die Stresssituation des Patienten und positiv chronotrop wirkende Medikamente ($\beta_2$-Sympathomimetika, Theophyllin) zusätzlich verstärkt. In der Lungenfunktion kann der Schweregrad der Bronchokonstriktion am besten durch das forcierte Exspirationsvolumen ($FEV_1$ bzw. Tiffenau-Test) quantifiziert werden (Tab. 2.4).

**Stadien des Asthmaanfalls.** Die subjektive Atemnot kann durch Hyperventilation zunächst kompensiert werden. Besteht die Bronchokonstriktion weiter oder verschlechtert sich sogar, so treten intrapulmonale ventilatorische *Verteilungsstörungen* auf. Hier bestehen dann nebeneinander sowohl Bereiche mit niedrigem Ventilations-Perfusions-Quotienten ($\dot{V}_A/\dot{Q}$) als auch überblähte Lungenareale und durch Schleimpfropfen von der Ventilation ganz abgeschlossene Bereiche. Die Folge ist eine zunehmende Oxygenierungsstörung (respiratorische Partialinsuffizienz). Wenn nun bei weiter bestehender Bronchokonstriktion die Atemarbeit aufgrund des erhöhten Atemwegswiderstands höher als die muskuläre Kapazität ist, kommt es zur ventilatorischen Insuffizienz mit *Hyperkapnie und respiratorischer Azidose* (respiratorische Globalinsuffizienz). In diesem Stadium kann eine pulmonale Überblähung die Atmung so beeinträchtigen, dass auskultatorisch die Spastik kaum noch zu hören ist (Silent Lung). In Tab. 2.5 sind diese Stadien des Asthmaanfalls mit ihren blutgasanalytischen Veränderungen aufgeführt. Die schwerste Form des Asthmas ist der Status asthmaticus (s. u.).

Tab. 2.4 Schweregradeinteilung des Asthma bronchiale.

| Grad | Definition | Häufigkeit | Symptome tagsüber | Symptome nachts | $FEV_1$ bzw. PEF (% vom Sollwert) |
|---|---|---|---|---|---|
| 1 | intermittierend | 50 % | ≥ 2-mal/Woche | ≥ 2-mal/Monat | > 80 % |
| 2 | persistierend, leicht | 25 % | > 1-mal/d | > 2-mal/Monat | ≥ 80 % |
| 3 | persistierend, mittelgradig | 20 % | täglich | > 1-mal/Woche | > 60 % bis > 80 % |
| 4 | persistierend, schwer | 5 % | ständig | häufig | < 60 % |

$FEV_1$: Sekundenkapazität, PEF: Peak expiratory Flow.

Tab. 2.5 Stadien des Asthmaanfalls klassifiziert anhand der arteriellen Blutgasanalyse.

| Stadium | | $pO_2$ | $pCO_2$ | pH |
|---|---|---|---|---|
| I | Hyperventilation | normal | ↓ (< 40 mmHg) | ↑ respiratorische Alkalose |
| II | respiratorische Partialinsuffizienz | ↓ | normal | normal |
| III | respiratorische Globalinsuffizienz | ↓ (< 50 mmHg) | ↑ (> 45 mmHg) | ↓ respiratorische Azidose (+ metabolische Azidose) |

## Konventionelle Therapie des Asthma bronchiale

Eine kausale Therapie des Asthmas ist nur begrenzt möglich (z.B. Hyposensibilisierung bei allergischem Asthma). Die hauptsächliche Therapie ist symptomatisch und umfasst *$\beta_2$-Sympathomimetika, Kortikosteroide und Theophyllin* sowie *topische Anticholinergika* (quarternäre Ammoniumverbindungen, z.B. Ipratropiumbromid). Aufgrund des günstigeren Wirkungsprofils im Vergleich zur systemischen Darreichung hat sich die topische (inhalatorische) Applikation von $\beta_2$-Sympathomimetika und Kortikosteroiden durchgesetzt. Nur in sehr schweren Fällen, wenn der inhalative Zugangsweg durch schwere Bronchokonstriktion quasi versperrt ist, wird die systemische Gabe empfohlen. Theophyllin wird wegen seiner engen therapeutischen Breite und seiner Interaktionen mit anderen Medikamenten eigentlich nur noch akut bei schwerer Bronchospastik gegeben. Entsprechend des Schweregrads der Erkrankung wird eine Stufentherapie empfohlen (Wettengel et al. 1998; Tab. 2.**6**).

## Status asthmaticus

Die Bezeichnung „Status asthmaticus" wurde von der American Thoracic Society definiert als „akuter Asthmaanfall, bei dem die Bronchialobstruktion entweder von Anfang an oder im Verlauf besonders schwer ist und der durch konventionelle Therapie wie Sympathomimetika (Adrenalin) oder Aminophyllin nicht verbessert werden kann" (Busey et al. 1968).

**Merke** Der Status asthmaticus ist eine lebensbedrohliche Erkrankung und bedarf unbedingt klinischer und meistens sogar intensivmedizinischer Überwachung und Therapie!

## Therapie des Status asthmaticus

Aus der oben angegebenen Definition ergibt sich, dass der Patient im Status asthmaticus trotz konventioneller Asthmatherapie weiter eine schwere Bronchokonstriktion mit subjektiv bedrohlicher Atemnot und objektiv schweren Gasaustauschstörungen hat. Die pulmonale Überblähung kann sich so verstärken, dass eine Inspiration kaum noch möglich ist. Gleichzeitig führt sie zu einer rechtsventrikulären Vorlastbehinderung und Nachlaststeigerung mit der Folge einer Kreislaufinsuffizienz. Fast regelhaft besteht eine Tachykardie oder, besonders bei älteren Asthmatikern, sogar eine Tachyarrhythmie. Diese ist durch die chronotrop wirkenden Medikamente entweder ausgelöst oder aber zumindest verstärkt.

### Medikamente

Da die quasi immer bestehende *Hypoxämie* das eigentlich lebensbedrohliche Symptom ist, gehört die *Sauerstoffgabe* zu den ersten Maßnahmen. Weiterhin sind in diesem Stadium konsequent hoch dosiert inhalative *Bronchodilatatoren* zu verabreichen. Dagegen sollten *Kortikoide* statt inhalativ frühzeitig intravenös und dann auch hoch dosiert appliziert werden. Zwar gehören Kortikoide nicht zu den Notfallmedikamenten, da ihre Wirkung bei i.v. Applikation erst verzögert nach ca. 30 min mit einem Wirkmaximum nach 2 h eintritt. Aber gerade weil sie protrahiert wirken, muss man sie frühzeitig anwenden, um nicht noch mehr Zeit zu verlieren. Es gibt Hinweise, dass hohe Dosierungen (z.B. 125–250 mg 6-stündlich i.v.) schneller und effektiver wirken als niedrige bzw. moderate Dosierungen. Sollte die inhalative Medikamentenapplikation aufgrund der eingeschränkten Ventilation unsicher sein, so müssen $\beta_2$-Sympathomimetika entweder subkutan oder kontinuierlich appliziert werden.

**Cave** Häufig wurde vor Aufnahme auf die Intensivstation Theophyllin z.T. mehrfach appliziert, sodass eine weitere Gabe zu einem toxischen Plasmaspiegel führt, ohne die Bronchokonstriktion zu beeinflussen!

Tab. 2.**6** Stufentherapie des Asthma bronchiale (Wettengel et al. 1998).

| Stufe | Bedarfsmedikation | Dauermedikation |
|---|---|---|
| 1 | kurz wirkende $\beta_2$-Sympathomimetika (alternativ: Anticholinergika) | keine |
| 2 | kurz wirkende $\beta_2$-Sympathomimetika (alternativ: Anticholinergika) | inhalative Glukokortikoide (niedrige Dosis)<br>alternativ: DNCG, Nedocromil |
| 3 | kurz wirkende $\beta_2$-Sympathomimetika (alternativ: Anticholinergika) | inhalative Glukokortikoide (mittlere Dosis)<br>lang wirkende $\beta_2$-Sympathomimetika<br>Theophyllin |
| 4 | kurz wirkende $\beta_2$-Sympathomimetika (alternativ: Anticholinergika) | wie Stufe 3,<br>jedoch inhalative Glukokortikoide (hohe Dosis) plus orale Glukokortikoide |

DNCG: Dinatriumchromoglykat

### Nicht invasive Beatmung

Aufgrund der immer vorhandenen respiratorischen Insuffizienz kann eine ventilatorische Unterstützung mit *nicht invasiver Maskenbeatmung* (NIV) versucht werden, besonders um die beim Status asthmaticus sehr risikoreiche invasive Beatmung zu vermeiden. Allerdings sind bei den extremen atemmechanischen Einschränkungen (sehr hohe Atemwegsresistance und sehr lange atemmechanische Zeitkonstante) unphysiologische Einstellungen der Beatmung notwendig. Dadurch ist der Erfolg einer nicht invasiven Maskenbeatmung in der Regel auf weniger schwere Fälle beschränkt. Grundsätzlich gelten für den Einsatz der NIV bei Asthma die gleichen Voraussetzungen und Einschränkungen wie im Kap. 2.2 unter „Nicht invasive Beatmung" für COPD-Patienten eingehend beschrieben wird.

Wenn sich die schweren Gasaustauschstörungen trotz der genannten Maßnahmen nicht verbessern lassen oder sie sich gar noch weiter verschlechtern, sind Intubation und maschinelle Beatmung nicht zu vermeiden.

### Maschinelle Beatmung des Status asthmaticus und unkonventionelle Therapieformen

Die Indikation zur maschinellen Beatmung ergibt sich aus der fortschreitenden *respiratorischen Azidose* mit den klinischen Zeichen der respiratorischen Insuffizienz, die sich trotz aggressiver konservativer Therapie (s. o.) und ggf. angewendeter NIV nicht bessert.

Maschinelle Beatmung ist immer mit zusätzlichem Druck auf die schon ohnehin überblähte Lunge verbunden. Unter Beatmung drohen zusätzliche schwere Komplikationen wie Pneumothorax und Kreislaufinsuffizienz. Die Mortalitätsangaben bei maschinell beatmeten Patienten mit Status asthmaticus betragen in der Literatur bis zu 38% (Sydow u. Burchardi 1991). Allerdings bietet die maschinelle Beatmung auch die Chance zur Anwendung erweiterter, unkonventioneller und in Bezug auf die Bronchodilatation sehr effektiver Therapieformen.

**Einstellung der Beatmung.** Oberste Priorität hat die *maximale Verlängerung der Exspirationszeit*, um die Überblähung zu vermindern. Dies kann nur durch eine Verringerung der Atemfrequenz mit Inkaufnahme einer z. T. sehr ausgeprägten Hyperkapnie erreicht werden. Auch das Atemzugvolumen ist zu reduzieren, um den Beatmungsdruck zu begrenzen. Dieses Beatmungsregime wurde zuerst von Darioli und Peret (Darioli u. Perret 1984) als *kontrollierte Hypoventilation* oder *„permissive Hyperkapnie"* beschrieben. Da sich eine solche Einstellung nur durch pharmakologische Unterdrückung der tachypnoeischen Spontanatmung realisieren lässt, ist in dieser akuten Phase meist die kontrollierte Beatmung unter tiefer Sedierung oder gar passagerer Muskelrelaxierung das Verfahren der Wahl.

Intubation und maschinelle Beatmung erlauben aber auch – geeignetes Equipment vorausgesetzt – die Durchführung einer *Inhalationsnarkose* mit Halothan oder Isofluran oder einer *intravenösen Narkose* mit Ketamin (Sydow u. Burchardi 1991). So können die starken bronchodilatativen Eigenschaften dieser Medikamente genutzt werden, um den Gasaustausch zu verbessern, bis eine kausale Therapie (z. B. Kortikoid- oder Antibiotikatherapie bei Atemwegsinfektion) Wirkung zeigt. Inhalationsanästhesien wurden in Einzelfällen erfolgreich über mehrere Tage ohne gravierende Nebenwirkungen durchgeführt (Sydow u. Burchardi 1991).

**Merke** Intubation und maschinelle Beatmung beinhalten beim Status asthmaticus ein hohes Komplikationsrisiko. Gleichzeitig bieten sie aber auch die Möglichkeiten zu unkonventionellen Notfalltherapien wie der Durchführung einer Inhalationsnarkose oder einer permissiven Hyperkapnie.

## 2.3.5 Anästhesiologische Konzepte

### Planung und Durchführung der Anästhesie bei Asthma

#### Zeitpunkt und Vorbereitung

**Untersuchung.** Für einen elektiven Eingriff muss der Asthmapatient symptomfrei sein. Selten sind schwere Krankheitsverläufe, bei denen der Patient trotz systemischer Kortikoiddauertherapie immer eine gewisse Bronchospastik mit Atemnot hat. Hier ist weitestgehende *Symptomkontrolle* zu fordern, über die der Patient in der Regel adäquat Auskunft geben kann. Bei klinisch unauffälligem Untersuchungsbefund, subjektiver Symptomfreiheit und guter Belastbarkeit ist bei Asthmapatienten jüngeren oder mittleren Alters keine zusätzliche präoperative Lungenfunktionsuntersuchung erforderlich.

**Merke** Bei älteren Patienten mit chronischem Asthma ist auch bei Symptomfreiheit vor einer größeren Operation (besonders Thorax- oder Oberbauchoperation) eine Röntgenthoraxaufnahme sinnvoll, um sich ein Bild vom Ausmaß einer Überblähung zu machen.

Die pulsoxymetrisch gemessene *Sauerstoffsättigung* als ein einfacher, nicht invasiver und preiswerter Screeningparameter der Lungenfunktion sollte unbedingt präoperativ erhoben werden. Bei grenzwertigen oder gar pathologischen Befunden muss eine weiterführende Lungenfunktionsuntersuchung veranlasst werden (Kap. 2.1).

**Therapieoptimierung.** Falls bei elektiven Eingriffen präoperativ Symptome einer leichten Bronchialobstruktion zu erheben sind, kann durch kurzfristige Erhöhung der inhalativen *$\beta_2$-Sympathomimetika* direkt präoperativ oder durch passagere Hinzunahme eines bislang noch nicht gegebenen *systemischen Kortikoids* innerhalb kurzer Zeit eine Therapieoptimierung erreicht werden (Silvanus et al. 2004). So kann eine längere Verschiebung des geplanten Operationszeitpunkts meist vermieden werden. Dagegen sollte im Fall eines respiratorischen Infekts dieser nicht nur abgeklungen sein, sondern bei der Operationsplanung berücksichtigt werden, dass eine bronchiale Hyperreagibilität bis zu 4 Wochen darüber hinaus erhöht sein kann.

Wenn Voraussetzungen für eine Regionalanästhesie vorhanden sind und der Patient diesem Verfahren zustimmt, so sollte diese Möglichkeit genutzt werden (Gal 1994).

**Merke** Symptomfreie, medikamentös optimal eingestellte Asthmatiker haben ein mit gesunden Patienten vergleichbares Risiko bezüglich perioperativer respiratorischer Komplikationen (Warner et al. 1996).

## Prämedikation

Eine Dauermedikation mit inhalativen $\beta_2$-Sympathomimetika und Kortikoiden ist perioperativ ohne Unterbrechung fortzusetzen. Bei einer Dauermedikation mit systemischen Kortikoiden ist diese bei wenig traumatisierenden Operationen (Eingriffe in der Augenheilkunde, kleine Operationen in der HNO oder Gynäkologie etc.) einfach in identischer Dosis perioperativ fortzusetzen.

**Erhöhung der Kortikoiddosis.** Bei größeren Operationen muss bedacht werden, dass die Nebennierenrinde aufgrund einer möglichen Suppression bei chronischer Kortikoiddosis oberhalb der Cushing-Schwelle nicht adäquat auf Stress antworten kann. Deshalb ist es allgemein üblich, in diesen Fällen die Kortikoiddosis in Abhängigkeit von der Schwere der Operation perioperativ zu erhöhen oder (besser) am Operationstag Hydrokortison als physiologisches Kortikoid in „Stressdosierung" zu verabreichen.

Analog der Hydrokortisondosierung beim septischen Schock wird bei großen Operationen mit nachfolgender Intensivtherapie (Kardiochirurgie, große Oberbauchchirurgie etc.) eine Substitution von anfangs 10 mg/h für 24 h mit nachfolgender Reduktion über 2–3 d empfohlen. Dieses seit Jahrzehnten immer wieder empfohlene Vorgehen macht aus allgemeinen pathophysiologischen Überlegungen durchaus Sinn, allerdings gibt es bislang keinen evidenzbasierten Nachweis, dass ohne eine solche Dosiserhöhung die perioperative Komplikationsrate erhöht ist. Neuere Arbeiten empfehlen daher ein abgestuftes Regime, bei der zur Anästhesieeinleitung 25 mg Hydrokortison mit nachfolgend 100 mg/d für 1 bis maximal 3 d (Milde et al. 2005).

**Merke** Aufgrund der sehr geringen Nebenwirkungen einer kurzfristigen Kortikoidmedikation (Kabalin et al. 1995) kann im Zweifelsfall bei größeren Operationen eine erhöhte Kortisondosis perioperativ gegeben werden. Eine kurzfristige präoperative Gabe eines systemischen Kortikoids kann die Inzidenz einer Reflexbronchokonstriktion bei Risikopatienten vermindern.

Die routinemäßige Anwendung eines solchen Regimes wurde aber kritisiert, da einerseits die Inzidenz von Reflexbronchokonstriktion relativ niedrig ist und zudem nur sehr selten ernsthafte Folgen danach zu verzeichnen sind (Warner et al. 1996).

**$H_1$-/$H_2$-Rezeptor-Antagonisten.** Eine routinemäßige Gabe ist nicht generell zu empfehlen, sondern nur, wenn es sich eindeutig um ein allergisches Asthma handelt. Theoretisch ist es möglich, dass eine $H_2$-Rezeptorblockade zu einer Auslösung einer über $H_1$-Rezeptoren vermittelten Bronchokonstriktion führt. Allerdings scheint dies klinisch kaum eine Rolle zu spielen.

**Sedativa.** Hier eignen sich präoperativ Benzodiazepine oder sedierend wirkende Neuroleptika (z. B. Promethazin) in üblicher, dem Allgemeinzustand und dem Alter des Patienten angepasster Dosierung.

**Atropin.** Atropin hat durch seine vagolytischen Eigenschaften einen antibronchokonstriktorischen Effekt. Da Atropin aber auch zu einer Eindickung des bronchialen Mukus führt und Tachykardien fördert, ist die in früheren Zeiten häufig angewendete präoperative Gabe fast völlig verlassen worden.

## Einleitung der Allgemeinnarkose bei Asthma bronchiale

Bislang gibt es keine harten Daten bezüglich der Überlegenheit eines bestimmten Induktionsanästhestikums. *Propofol* senkt die Atemwegsresistance bei obstruktiver Lungenerkrankung und scheint daher besonders geeignet bei Atemwegsobstruktion. Allerdings muss besonders bei älteren Patienten dieser Vorteil gegenüber der in dieser Altersgruppe häufig auftretenden Hypotension bei Narkoseeinleitung mit Propofol abgewogen werden. Sowohl *Etomidate* und besonders *Thiopental* schneiden bezüglich der Resistanceverminderung schlechter ab als Propofol (Eames et al. 1996). Besonders für Thiopental konnten in vitro eine Histaminfreisetzung und eine Konstriktion der Bronchialmuskulatur (Curry et al. 1991) nachgewiesen werden. Für Methohexital als zweites häufig eingesetztes Einleitungsanästhetikum konnte kein Einfluss auf die Bronchialmuskulatur gezeigt werden (Curry et al. 1991). Allerdings konnte in Untersuchungen an großen Populationen kein Zusammenhang zwischen dem Auftreten einer Bronchokonstriktion und dem Gebrauch von Thiopental hergestellt werden.

**Merke** Letztlich scheint für die Praxis die Anästhesietiefe wichtiger zu sein als das gewählte Medikament, wenn es um die Vermeidung einer Bronchokonstriktion bei der Narkoseeinleitung geht.

Die in Deutschland vorwiegend verwendeten *synthetischen Opioide* wie Fentanyl oder Sufentanil und Remifentanil haben keinen Einfluss auf den Bronchialmuskeltonus. Morphin kann in hohen Dosen Histamin freisetzen (Rosow et al. 1982) und sollte daher bei Patienten mit bronchialer Hyperreaktivität nicht eingesetzt werden, zumal es ausreichend gute Alternativen gibt.

Die bronchodilatierende Eigenschaft von *Ketamin* wurde in Einzelfällen beim therapierefraktären Status asthmaticus bei beatmeten Intensivpatienten mit Erfolg eingesetzt (Youssef-Ahmed et al. 1996). Das Razemat scheint wegen der stärkeren bronchodilatierenden Eigenschaften des R(-)-

Enatiomers bei Bronchokonstriktion zumindest theoretisch geeigneter als das analgetisch potentere S(+)-Ketamin zu sein. Allerdings gibt es hierzu keine klinischen Vergleichsstudien. Gegebenenfalls ist die vermehrte Speichelsekretion zu beachten, die mit Atropin therapiert werden kann.

**Merke** Es gibt keine evidenzbasierten Daten bezüglich der Überlegenheit eines bestimmten Einleitungshypnotikums beim Asthmatiker. Aufgrund seiner bronchodilatierenden Eigenschaften erscheint Propofol bei Asthmatikern allerdings besonders geeignet.

### Auswahl der Muskelrelaxanzien

Muskelrelaxanzien gehören zu den Medikamenten in der Anästhesie mit der höchsten Rate an allergischen Reaktionen. Deshalb sollte beim Asthmatiker ein Relaxans ausgewählt werden, das ein geringes Risiko einer Histaminfreisetzung hat. Hierzu gehören z.B. *Vecuronium* oder *Cis-Atracurium* oder auch Pancuronium. Da eine Antagonisierung mit Prostigmin aufgrund der vagomimetischen Wirkung eine Bronchokonstriktion auslösen kann, ist die Anwendung kurz- bis mittellang wirkender Muskelrelaxanzien zu bevorzugen. Daher ist auch die Wirkungskontrolle mittels Relaxometrie unbedingt zu empfehlen. *Succinylcholin* kann ebenfalls über vagomimetische Wirkung und auch Histaminausschüttung zu einer Bronchokonstriktion führen. Da es als schnell wirkendes Muskelrelaxans in der Anschlagsgeschwindigkeit unübertroffen ist, ist es bei der Rapid Sequence Induction auch beim Asthmatiker indiziert.

### Durchführung der Allgemeinnarkose

Narkoseeinleitung und -ausleitung sind die Phasen, in denen am ehesten Bronchokonstriktionen auftreten. Dagegen kommt es während der Narkose im Wesentlichen auf die Aufrechterhaltung einer ausreichenden *Narkosetiefe* an. Wie schon bei den Induktionshypnotika gibt es auch bei der Auswahl der Anästhetika keinen evidenzbasierten Nachweis der Überlegenheit von bestimmten Anästhetika in Hinblick auf Morbidität oder gar Mortalität bei Asthmapatienten. Früher galt die *Inhalationsanästhesie* (eigentlich die balancierte Anästhesie mit einem starken Analgetikum kombiniert mit einem Inhalationsanästhetikum) als Verfahren der Wahl bei Asthmapatienten, weil die meisten Inhalationsanästhetika potente Bronchodilatatoren sind (Brown et al. 1993). Aufgrund der guten bronchodilatativen Eigenschaften von Propofol kann heutzutage jedoch ohne Einschränkung auch eine *totale intravenöse Anästhesie* (TIVA) durchgeführt werden. Wegen der selteneren Exzitation während der Ausleitungsphase könnte eine TIVA sogar von Vorteil sein. Dagegen wird für die Ausleitung einer Inhalationsanästhesie bei Auftreten einer Bronchokonstriktion die Extubation in Narkose unter Spontanatmung empfohlen. Hierbei muss allerdings wegen der noch fehlenden Atemwegsschutzreflexe gegenüber einer möglichen Aspirationsgefährdung abgewogen werden.

## Besonderheiten des anästhesiologischen Managements bei Schwangerschaft, Geburt und Sectio

**Schwangerschaft.** Schwangerschaft und Asthma interagieren miteinander: Bei ca. je 1 Drittel der Patientinnen verschlechtert bzw. bessert sich die Erkrankung, bei 1 weiteren Drittel bleibt sie gleich (Venkataraman u. Shanies 1997). Da schwere Asthmaanfälle mit Hypoxämie die Gesundheit des ungeborenen Kindes gefährden können, wird während der Schwangerschaft eine konsequente Weiterführung der vorwiegend inhalativen Medikation gefordert, die in dieser Form auch keine Nebenwirkungen für Mutter und Kind erwarten lässt. Systemische Kortikoide beeinflussen das Wachstum des Feten und sind daher während der Schwangerschaft nach Möglichkeit zu vermeiden.

**Geburt.** Zur Geburtserleichterung kann besonders bei schwereren Asthmaformen eine großzügige Indikation zur geburtshilflichen Periduralanästhesie angeraten sein. Asthma in der Schwangerschaft ist mit erhöhter Inzidenz von Placenta praevia und einer höheren Sectiorate verbunden. Wie bei gesunden Schwangeren ist besonders für Asthmapatientinnen die rückenmarknahe Regionalanästhesie aufgrund des besseren Risikoprofils das Verfahren der ersten Wahl zur Sectio. Falls dennoch eine Intubationsnarkose durchgeführt werden muss, so sollte als Induktionshypnotikum z.B. Propofol gewählt werden, da hier im Gegensatz zu Barbituraten kaum ein bronchokonstriktorischer Effekt auftritt (Pizov et al. 1995). Bei Methohexital sind die Befunde uneinheitlich (Curry et al. 1991), Trapanal sollte jedenfalls nach Möglichkeit vermieden werden. Alternativ wird wegen seiner bronchodilatativen Wirkung auch Ketamin zur Einleitung empfohlen (Worth et al. 1996).

**Cave** Viele systemisch applizierte bronchodilatative Medikamente wie $\beta_2$-Sympathomimetika, Inhalationsanästhetika (Halothan, Isofluran etc.) oder Magnesium wirken tokolytisch auf die Uterusmuskulatur. Daher ist ihr systemischer Einsatz unbedingt mit dem Geburtshelfer abzusprechen, um z.B. unkontrollierte Uterusnachblutungen zu vermeiden.

**Merke** Prostaglandine werden zum zervikalen Priming bzw. zur Abortinduktion eingesetzt. Besonders die Anwendung von Prostaglandin 2α kann bei Asthmapatientinnen eine schwere Bronchokonstriktion auslösen und sollte unbedingt vermieden werden.

## Vorgehen bei intraoperativer Bronchokonstriktion

Die Inzidenz eines intraoperativen Bronchospasmus ist relativ niedrig (2,2% bei COPD, 4,2% bei Atemwegsinfektion, 1,7% bei Asthma [Warner et al. 1996]). Dies erschien selbst den Autoren als überraschend niedrig (Warner et al. 1996). Hauptsächlich traten Broncho- und Laryngospasmus bei den unter 20- und über 50-jährigen Asthmatikern auf, während

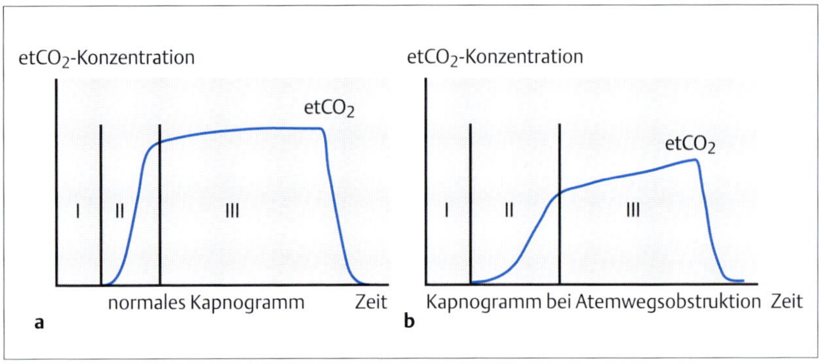


Abb. 2.**4a, b** Typische Veränderungen des Kapnogramms bei Atemwegsobstruktion.
**a** Darstellung des Kapnogramms in Exspiration unter normalen Bedingungen.
**b** Kapnogramm bei Obstruktion. I–III bezeichnen die typischen Phasen eines Kapnogramms. I: Exspiration des $CO_2$-freien Anteils, der nicht am Gasaustausch teilgenommen hat. II: „Mischphase" von $CO_2$-freiem Gas mit Alveolargas. III: Alveolargasphase, die am Gasaustausch teilgenommen hat. Beachte: Die Darstellung zeigt die $CO_2$-Konzentration in Bezug zur (Exspirations-)Zeit, nicht zum Exspirationsvolumen!

keine Komplikationen in den mittleren Altersgruppen zu verzeichnen waren (Warner et al. 1996). Dennoch ist eine intraoperativ auftretende Bronchokonstriktion ein dramatisches Ereignis, das lebensbedrohlich sein kann. Der Bronchospasmus fällt über plötzlich erhöhte Atemwegsdrücke, erschwerte manuelle Beatmung oder typische Veränderungen des exspiratorischen Gasflusssignals bzw. des Kapnogramms (Abb. 2.**4**) auf.

**Ursachen.** Differenzialdiagnostisch müssen andere Ursachen einer Atemwegsobstruktion oder eines erhöhten Atemwegsdrucks bedacht werden. Während praktisch jede intraabdominelle oder intrathorakale Druckerhöhung zu einer Erhöhung des Atemwegsdrucks führen kann, so lenken das typisch veränderte Kapnogramm sowie der Auskultationsbefund (Giemen und Brummen) zu einer Obstruktion der Atemwege als Ursache. Somit bleiben nur noch wenige Ursachen übrig:

- Tubusverlegung (Schleim, Blut, Abknickung, Cuff-Hernie),
- zu tiefe Intubation (einseitige Intubation, Tubus „reitet" auf der Karina),
- Bronchialobstruktion durch Schleim oder Blut,
- Lungenödem (Asthma kardiale),
- Bronchokonstriktion (Asthmaanfall, Reflexbronchokonstriktion).

**Maßnahmen.** Als erstes sollte eine zu tiefe Intubation ausgeschlossen werden. Bei Zweifeln ist ggf. eine fiberoptische Lagekontrolle durchzuführen. Eine Tubusverlegung oder Lumeneinengung durch Abknicken kann rasch durch ein Absaugmanöver überprüft werden: Kann ein Absaugkatheter ohne Problem durch den Tubus vorgeschoben werden, so ist eine Tubusobstruktion praktisch ausgeschlossen (im Zweifel fiberoptische Kontrolle). Lassen sich dann auch keine signifikanten Mengen von Sekret oder Blut absaugen, so ist auch eine Bronchialobstruktion aus diesen Ursachen sehr unwahrscheinlich. Eine durch ein interstitielles Ödem verursachte Bronchospastik bei Überwässerung oder Linksherzinsuffizienz entwickelt sich deutlich langsamer als ein Spasmus der Bronchialmuskulatur, zudem ist Letzterer meist deutlich stärker ausgeprägt. Auch das Alter und die kardiopulmonale Anamnese des Patienten sowie die Flüssigkeitsbilanz geben Hinweise zur Differenzialdiagnose. Sowohl *Theophyllin* wie auch *$\beta_2$-Sympathomimetika* verbessern bei Asthma bronchiale wie auch bei Asthma cardiale die Bronchospastik.

**Merke** Eine Vertiefung der Narkose, vorzugsweise mit einem *Inhalationsanästhetikum,* beendet meistens rasch eine durch Bronchospasmus verursachte Obstruktion.

Während Furosemid beim Lungenödem protrahiert den Atemwegswiderstand verringert, verbessern Kortikosteroide nach kurzer Zeit die Atemwegsobstruktion bei Asthma bronchiale, nicht aber bei Asthma cardiale.

## 2.3.6 Postoperatives Management

Bei einem asymptomatischen Asthmapatienten im jüngeren bis mittleren Lebensalter unterscheidet sich die postoperative Versorgung nur unwesentlich von der lungengesunder Patienten. Wichtig ist die zeitgerechte, baldige Fortführung der Inhalationstherapie. Die Prävalenz von aspirininduziertem Asthma liegt um 20% bei Erwachsenen und um 5% bei Kindern mit Asthma (Jenkins et al. 2004).

**Cave** Zwar wird Aspirin wegen der Thrombozytenaggregationshemmung kaum noch zur postoperativen Schmerztherapie angewendet, jedoch besteht in >90% eine Kreuzsensitivität mit anderen nicht steroidalen Analgetika (NSAIDs) wie Diclofenac, Naproxen, Ibuprofen und Metamizol (Jenkins et al. 2004), sodass NSAIDs bei Asthma nur mit Vorsicht angewendet werden dürfen und bei bekanntem aspirininduziertem Asthma kontraindiziert sind.

Da für Paracetamol nur in ca. 7% eine Kreuzsensitivität nachgewiesen werden konnte, ist es eine Alternative zu den mittelstarken Opioidanalgetika. Ältere Asthmapatienten haben eine vergleichbare Problematik wie COPD-Patienten. Hier wird auf den Abschnitt „Postoperative Therapie" in Kap. 2.2 verwiesen.

**Kernaussagen**

- Asthma bronchiale ist eine anfallsartige, reversible Obstruktion der Atemwege, die bei langjährigem Bestehen chronische, bleibende Veränderungen der Atemmechanik wie bei COPD zur Folge haben kann.
- Der Status asthmaticus ist eine lebensbedrohliche Erkrankung und bedarf unbedingt klinischer und meistens sogar intensivmedizinischer Überwachung und Therapie! Intubation und maschinelle Beatmung beinhalten ein hohes Komplikationsrisiko, bieten aber auch die Möglichkeiten zu unkonventionellen Notfalltherapien wie der Durchführung einer Inhalationsnarkose oder einer permissiven Hyperkapnie.
- Bei der Narkoseeinleitung scheint die Anästhesietiefe für die Vermeidung einer Bronchokonstriktion wichtiger zu sein als das gewählte Medikament. Aufgrund seiner bronchodilatierenden Eigenschaften erscheint Propofol bei Asthmatikern allerdings besonders geeignet.
- Die Anwendung von Prostaglandin 2α zum zervikalen Priming bzw. zur Abortinduktion kann bei Asthmapatientinnen eine schwere Bronchokonstriktion auslösen.
- Da zwischen Aspirin und anderen NSAIDs in über 90% eine Kreuzsensitivität besteht, dürfen NSAIDs bei Asthma allgemein nur mit Vorsicht angewendet werden und sind bei bekanntem aspirininduziertem Asthma kontraindiziert.

### Literatur


Brown RH, Zerhouni EA, Hirshman CA. Comparison of low concentrations of halothane and isoflurane as bronchodilators. Anesthesiology 1993; 78: 1097–1101

Busey JF, Fenger E, Hepper NG et al. Management of status asthmaticus: A statement by the committee on therapy. Am Rev Respir Dis 1968; 97: 735–736

Curry C, Lenox WC, Spannhake EW et al. Contractile responses of guinea pig trachea to oxybarbiturates and thiobarbiturates. Anesthesiology 1991; 75: 679–683

Darioli R, Perret C. Mechanical controlled hypoventilation in status asthmaticus. Am Rev Respir Dis 1984; 129: 385–387

Eames WO, Rooke GA, Wu RS et al. Comparison of the effects of etomidate, propofol, and thiopental on respiratory resistance after tracheal intubation. Anesthesiology 1996; 84: 1307–1311

Gal TJ. Bronchial hyperresponsiveness and anesthesia: physiologic and therapeutic perspectives. Anesth Analg 1994; 78: 559–573

Jenkins C, Costello J, Hodge L. Systematic review of prevalence of aspirin induced asthma and its implications for clinical practice. BMJ 2004; 328: 434–451

Kabalin CS, Yarnold PR, Grammer LC. Low complication rate of corticosteroid-treated asthmatics undergoing surgical procedures. Arch Intern Med 1995; 155: 1379–1384

Milde AS, Böttiger BW, Morcos M. Nebennierenrinde und Steroide. Supplementäre Therapie in der perioperativen Phase. Anaesthesist 2005; 54: 639–654

Pizov R, Brown RH, Weis YS et al. Wheezing during induction of general anesthesia in patients with and without asthma. Anesthesiology 1995, 82: 1111–1116

Rosow CE, Moss J, Philbin DMet al. Histamine release during morphine and fentanyl anesthesia. Anesthesiology 1982; 56: 93–96

Silvanus MT, Groeben H, Peters J. Corticosteroids and inhaled salbutamol in patients with reversible airway obstruction markedly decrease the incidence of bronchospasm after tracheal intubation. Anesthesiology 2004; 100: 1052–1057

Sydow M, Burchardi H. Intensive care management of life threatening status asthmaticus. In: Vincent L, eds. Update in Intensive Care and Emergency Medicine. Vol. 14. Berlin: Springer; 1991: 313–323

Venkataraman MT, Shanies HM. Pregnancy and asthma. J Asthma 1997; 34: 265–271

Warner DO, Warner MA, Barnes RD et al. Perioperative respiratory complications in patients with asthma. Anesthesiology 1996; 85: 460–467

Wettengel R, Berdel D, Hofmann D et al. Empfehlungen zur Asthmatherapie bei Kindern und Erwachsenen. Pneumologie 1998; 52: 591–601

Worth H, Butt U, Wettengel R. Empfehlungen zur Behandlung von Asthma in der Schwangerschaft. Med Klin 1996; 91: 435–437

Youssef-Ahmed MZ, Silver P, Nimkoff L et al. Continuous infusion of ketamine in mechanically ventilated children with refractory bronchospasm. Intensive Care Med 1996; 22: 972–976


# 2.4 Restriktive Lungenerkrankungen

*R. Dembinski, R. Kuhlen*

## 2.4.1 Einleitung

**Definition.** Restriktive Lungenerkrankungen sind gekennzeichnet durch Ventilationsstörungen, die zu einer *Verringerung des Lungenvolumens* und einer *verminderten Ausdehnungsfähigkeit* der Lunge führen (West 2003, West 2008).

**Erkrankungen mit pulmonaler Restriktion.** Neben *intrinsischen* Erkrankungen der Lunge selbst können *extrinsische* pleurale, mediastinale, thorakale sowie extrathorakale pathologische Veränderungen restriktive Lungenfunktionsstörungen verursachen. In Tab. 2.7 sind mögliche Ursachen einer pulmonalen Restriktion zusammengefasst.

**Gasaustausch und Lungenmechanik.** Der pulmonale Gasaustausch ist bei restriktiven Lungenerkrankungen unabhängig von der Genese durch eine *Verringerung aller Lungenvolumina sowie einer eingeschränkten statischen Compliance* beeinträchtigt (Abb. 2.5). Die Resistance ist in der Regel normal, während die relative Einsekundenkapazität in Abhängigkeit von der Vitalkapazität ($FEV_1$%VC) bei rein restriktiven Veränderungen im Normbereich oder darüber liegt (Abb. 2.6). Bei kombinierten restriktiven und obstruktiven

## 2.4.2 Bronchialkarzinom

Aus anästhesiologischer Sicht nimmt das Bronchialkarzinom eine Sonderstellung ein, da der Tumor selbst in Abhängigkeit vom Tumorstadium durch Verdrängung von Lungengewebe zu *restriktiven Ventilationsstörungen* führen kann, aufgrund der Ätiologie (Nikotinabusus wird für ca. 90% der Bronchialkarzinome verantwortlich gemacht) jedoch meist gleichzeitig eine *obstruktive Ventilationsstörung* vorliegt. Zudem können Therapieverfahren wie Strahlen- und Zytostatikatherapie zu einer weiteren Lungengewebeschädigung mit Aggravierung der restriktiven Ventilationsstörung beitragen. Vor diesem Hintergrund ist ein adäquates anästhesiologisches Beatmungsregime bei Thoraxeingriffen zur Lungenresektion als Palliativ- oder Kurativbehandlung von besonderer Bedeutung. Schließlich sind Patienten mit Zustand nach Lungenresektion auch bei nicht thorakalen, operativen Eingriffen durch die verminderte Lungenkapazität einem erhöhten Risiko für Beatmungskomplikationen ausgesetzt.

Mit einer Inzidenz von etwa 54 pro 100000 ist das Bronchialkarzinom der am häufigsten diagnostizierte Tumor weltweit (Alberg u. Samet 2003). Histologisch lassen sich in über 90% der Fälle Adenokarzinome, Plattenepithelkarzinome sowie das klein- oder großzellige Bronchialkarzinom differenzieren. Entsprechend der Lokalisation unterscheidet man zentrale, periphere und diffus wachsende Tumoren. Dabei hat das meist zentral gelegene, kleinzellige Bronchialkarzinom die schlechteste Prognose, da es zum Zeitpunkt der Diagnose meist metastasiert ist. Je nach Lage des Bronchialkarzinoms kann eine Einengung der V. cava superior zu einer oberen Einflussstauung mit Gesichts- oder Halsödem und Zyanose führen. Eine Sonderform des peripheren Bronchialkarzinoms ist der Pancoast-Tumor, der in der Lungenspitze lokalisiert durch Infiltration des Ganglion stellatum und des Plexus brachialis ein Horner-Syndrom und eine Plexusneuralgie verursachen kann.

**Begleiterkrankungen.** Neben einem adäquaten Beatmungsmanagement sind bei extrinsischen restriktiven Lungenerkrankungen Funktionsstörungen anderer Organe zu berücksichtigen. So sind bei Erkrankungen des rheumatischen Formenkreises neben Knochen-Muskel- und Gelenkveränderungen auch mögliche kardiale und renale Manifestationen im Sinne von Peri- und Myokarditiden bzw. Glomerulonephritiden zu beachten, während bei neuromuskulären Störungen der Atemmuskulatur anderweitige neurologische Ausfälle im Vordergrund stehen. Das Bronchialkarzinom tritt mit einem Altersgipfel von 55–66 Jahren nicht selten bei Patienten mit kardiovaskulären Erkrankungen wie arteriellem Hypertonus oder koronarer Herzkrankheit auf, sodass eine entsprechende präoperative Evaluierung und Narkoseführung von Bedeutung ist.

## 2.4.3 Präoperative Evaluierung und Vorbereitung

### Diagnostik

Mit der Anamnese kann der Schweregrad einer chronischen restriktiven Lungenerkrankung anhand der belastungsabhängigen Dyspnoe abgeschätzt werden. Klinische Symptome sind eine Tachypnoe und kleine Atemzugvolumina. Diese Veränderungen korrelieren in der Regel mit der Reduktion der Vitalkapazität. Sinnvolle Untersuchungen zur weiteren Diagnostik sind die *spirometrische Lungenfunktionsuntersuchung*, die der Differenzierung von Restriktion und Obstruktion und in Zusammenhang mit der *arteriellen Blutgasanalyse* deren Schweregradeinteilung dient, sowie bildgebende Verfahren wie die *Röntgenthoraxaufnahme* oder ggf. die *CT-Untersuchung* etwa zur Tumorsuche bzw. zur Feststellung der Ausdehnung eines thorakalen Tumors.

**Interstitielle Lungenerkrankungen.** Bei interstitiellen Lungenerkrankungen wie der idiopathischen Lungenfibrose können neben restriktiven Veränderungen in der Spirometrie typische Diffusionsstörungen durch *Messung der Diffusionskapazität* nachgewiesen werden. In der Röntgenthoraxaufnahme imponieren retikulonoduläre Verschattungen, während zystische Veränderungen als sog. Wabenlunge typische Veränderungen des Endstadiums interstitieller Lungenkrankheiten sind. Die Sarkoidose ist zusätzlich gekennzeichnet durch vergrößerte bihiläre mediastinale Lymphknoten. Mitbetroffen sind in seltenen Fällen auch *laryngeale Lymphknoten*, die bei entsprechender Ausdehnung ein *Intubationshindernis* darstellen können. Bronchoskopie, bronchoalveoläre Lavage und Lungenbiopsie dienen der Diagnosesicherung und Differenzierung einer interstitiellen Lungenerkrankung. Die High-Resolution-CT-Diagnostik erlangt eine zunehmende Bedeutung bei der Diagnose und Verlaufsbeurteilung interstitieller Lungenerkrankungen (Neurohr u. Behr 2009).

**ARDS.** Die Diagnose des ARDS stützt sich auf 4 Befunde: Das akute Auftreten der Erkrankung, einen $P_aO_2/F_iO_2$-Quotient <200 mmHg unabhängig vom verwendeten PEEP, bilaterale Infiltrate im Röntgenthoraxbild und den Ausschluss eines kardial bedingten Lungenödems, z. B. mittels Wedge-Druck-Messung (PCWP <18 mmHg) oder Echokardiografie (Bernard et al. 1994). Auch wenn in der Vergangenheit verschiedentlich andere Definitionskriterien benutzt wurden, bleibt diese Definition bis heute maßgeblich.

**Bronchialkarzinom.** Unspezifische Beschwerden wie Husten, Dyspnoe und Thoraxschmerz können Frühsymptome des Bronchialkarzinoms sein. Röntgenbefunde beim Bronchialkarzinom können sehr unterschiedlich sein und reichen vom klassischen Rundherd mit und ohne Einschmelzung bis zur Atelektasenbildung bei Abzedierung oder Obstruktion eines Segment- oder Lappenbronchus. In jedem Fall ist bei Verdacht auf ein Bronchialkarzinom eine CT-Untersuchung zur weiterführenden Diagnostik notwendig. Die Spirometrie dient bei Patienten vor Lungenresektionen zur Abschätzung der postoperativen Lungenfunktion (Rivera et al. 2003).

**Merke** Unabhängig von der Genese der Lungenfunktionsstörung sollte bei der Prämedikationsvisite auf mögliche pulmonale Infekte geachtet werden: Jeder Patient sollte präoperativ infektfrei sein, elektive Eingriffe sollten bis zur Infektfreiheit verschoben werden.

Bei der körperlichen Untersuchung im Rahmen der Prämedikationsvisite sind neben der thorakalen Auskultation und Perkussion insbesondere bei entsprechendem Risiko Anzeichen *kardialer Insuffizienz* wie periphere Ödeme, Anzeichen für *Mangelernährung* bei konsumierendem Tumorleiden oder Symptome eines *Cushing-Syndroms* als Zeichen einer paraneoplastischen ACTH-Produktion zu berücksichtigen. Weiterhin sind für die präoperative Evaluierung folgende Untersuchungen von Bedeutung:

- Laboruntersuchungen:
  - Blutbild zur Kontrolle der Hämatopoese bei Therapie mit Immunsupressiva oder Zytostatika,
  - Retentionswerte zur Kontrolle der Nierenfunktion bei möglicher Mitbeteiligung z. B. im Rahmen rheumatischer Erkrankungen,
  - Elektrolyte bei möglichen paraneoplastischen Endokrinopathien wie des Pseudohyperparathyreoidismus mit Hyperkalzämie oder des Syndroms der inadäquaten ADH-Sekretion (Schwarz-Bartter-Syndrom) mit Hyponatriämie sowie zur Kalziumkontrolle bei Knochenmetastasen,
- kardiologische Untersuchungen, wie:
  - EKG oder Echokardiografie bei entsprechender Anamnese bzw. Risikofaktoren.

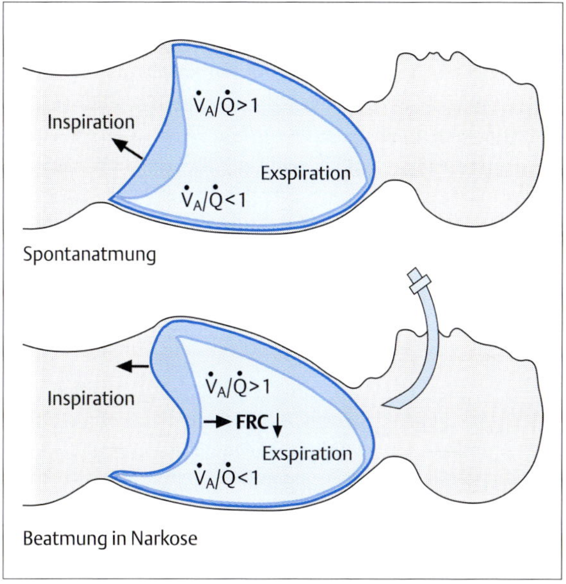


Abb. 2.7 Lungenvolumina bei pulmonaler Restriktion.
Nach Einleiten einer Vollnarkose kommt es zu einer Verlagerung des Zwerchfells nach kranial. Dies reduziert die funktionelle Residualkapazität (FRC ↓). Bei kontrollierter Beatmung wird das Zwerchfell zudem v. a. in den ventralen Bereichen ausgelenkt, sodass die abhängigen basalen Bereiche nur wenig ventiliert werden. Da hier die Perfusion Q hoch ist, bilden sich vermehrt Regionen mit geringer Ventilation $V_A$ bei hoher Perfusion (<1), d. h. der intrapulmonale Rechts-links-Shunt nimmt zu und der pulmonale Gasaustausch ist beeinträchtigt.

## Medikamentöse Prämedikation

Zur Prämedikation eignen sich Benzodiazepine in normaler Dosierung. Entsprechend der Grunderkrankung ist die präoperative Dauermedikation zu berücksichtigen. Bei kardiovaskulären Vorerkrankungen sollte insbesondere die Therapie mit β-Rezeptorenblockern, Kalziumantagonisten, zentralen $\alpha_2$-Agonisten, Nitraten und Antiarrhythmika bis zum Operationstag weitergeführt werden. Die Therapie mit *Kortikosteroiden* ist bei der Mehrzahl der chronischen restriktiven Lungenerkrankungen von großer Bedeutung. Bei vorbestehender Dauertherapie mit Kortikosteroiden ist deshalb die perioperative Substitution von Hydrokortison bei diesen Patienten notwendig.

## 2.4.4 Anästhesiologische Konzepte

**Beatmung.** Mit der Einleitung einer Allgemeinanästhesie ist durch die Verlagerung des Zwerchfells nach kranial eine Reduktion der funktionellen Residualkapazität (FRC) verbunden (Max u. Dembinski 2000). Durch den Verlust der Spontanbewegung des Zwerchfells kommt es zudem zu einer verminderten Auslenkung des Zwerchfells in den abhängigen, gut perfundierten Lungenarealen. Die Folge ist eine Abnahme der Ventilation durch Atelektasenbildung in diesen Bezirken und eine Zunahme des intrapulmonalen Rechts-links-Shunts mit entsprechender Einschränkung des pulmonalen Gasaustauschs (Abb. 2.7). Bei bereits vorbestehender Verringerung der FRC im Rahmen restriktiver Lungenfunktionsstörungen ist deshalb zur Aufrechterhaltung eines suffizienten Gasaustauschs die Optimierung der FRC und die Vermeidung von Atelektasenbildung durch die Einstellung eines adäquaten PEEP von entscheidender Bedeutung. Die Wahl des PEEP-Niveaus kann sich am optimalen Sauerstoffangebot orientieren, wobei einer möglichen Reduktion des HZV durch die Optimierung des intravasalen Volumenstatus entgegengewirkt werden kann.

**Cave** Die Ein-Lungen-Beatmung im Rahmen von Thoraxeingriffen sollte mit PEEP durchgeführt werden, um einer Atelektasenbildung der ventilierten Lunge entgegenzuwirken. Der Einsatz eines zu hohen PEEP-Niveaus kann allerdings den pulmonalen Gasaustausch durch Blutflussumverteilung von der ventilierten zur nicht ventilierten Lunge verschlechtern.

Die Atemmechanik bei restriktiven Ventilationsstörungen ist aufgrund der eingeschränkten Compliance durch eine *Erhöhung der Beatmungsdrücke* gekennzeichnet. Sowohl hohe Beatmungsdrücke als auch hohe Tidalvolumina können jedoch durch Baro- und Volutrauma eine ventilatorassoziierte Lungenschädigung verursachen (ARDS 2000). Die *Reduktion von Beatmungsdruck und Tidalvolumen* ist deshalb sinnvoll.

Hohe inspiratorische Sauerstoffkonzentrationen können ebenfalls zu einer Lungenschädigung führen und Resorptionsatelektasen verursachen. Bei vorbestehender Therapie mit Bleomycin kann eine hohe $F_iO_2$ durch Bildung von Superoxidionen eine Lungenfibrose verursachen. Zudem ist bei Gasaustauschstörungen mit hohem intrapulmonalem Rechts-links-Shunt der Einfluss der $F_iO_2$ auf die Oxygenierung begrenzt. Wenn möglich, sollte deshalb eine $F_iO_2 \leq 0{,}6$ angestrebt werden.

**Merke** Die Beatmung bei restriktiven Lungenerkrankungen sollte mit niedrigen Tidalvolumina $\leq 8\,ml\cdot kg^{-1}$, niedrigen Beatmungsdrücken $\leq 28$ mbar und einem ausreichend hohen PEEP $\geq 5$ mbar durchgeführt werden. Ein $P_aCO_2$-Anstieg sollte wenn möglich durch die Anhebung der Atemfrequenz korrigiert werden. Die $F_iO_2$ sollte wenn möglich $\leq 0{,}6$ sein.

Bei interstitiellen Lungenerkrankungen ist der Gasaustausch der Lunge oft zusätzlich durch eine Diffusionsstörung beeinträchtigt. Im Gegensatz zu Gasaustauschstörungen mit hohem Recht-links-Shunt kann hier die Erhöhung der $F_iO_2$ zu einer deutlichen Verbesserung der Oxygenierung beitragen.

**Weitere Besonderheiten.** Im Hinblick auf mögliche Beatmungsprobleme sollte stets die Möglichkeit eines Regionalanästhesieverfahrens in Erwägung gezogen werden. Hier müssen die Vorteile erhaltener Spontanatmung gegenüber den Nachteilen einer erhöhten Stressbelastung des Patienten gegeneinander abgewogen werden. Die Kombination beider Verfahren erlaubt eine differenzierte postoperative Schmerztherapie.

Liegt eine restriktive Lungenerkrankung auf dem Boden einer *neuromuskulären Störung der Atemmuskulatur* vor, ist bei Narkoseeinleitung und -führung die oft erhöhte Sensitivität gegenüber *nicht depolarisierenden Muskelrelaxanzien*, z.B. bei Myasthenia gravis oder dem Guillain-Barré-Syndrom, zu berücksichtigen (Stevens 2001). Demgegenüber ist Succinylcholin bei diesen Erkrankungen nur wenig wirksam oder ist, z.B. bei Muskeldystrophien, wegen möglicher Muskelkontrakturen kontraindiziert. Beim Guillain-Barré-Syndrom kann eine *autonome Dysfunktion* zu Herzrythmusstörungen und Blutdruckschwankungen führen.

Insbesondere bei immunsupprimierten Patienten muss aufgrund der hohen Infektionsgefahr bei allen Manipulationen auf größtmögliche Sterilität geachtet werden.

## 2.4.5 Postoperatives Management

**Beatmung und Schmerztherapie.** Um Komplikationen und Lungenschädigungen durch die Beatmung zu vermeiden, sollte jeder Patient mit Normothermie und stabilen kardiopulmonalen Verhältnissen postoperativ möglichst früh extubiert werden. Ist dies nicht möglich, kann mit dem frühen Einsatz unterstützter Spontanatmungsverfahren versucht werden, mögliche Vorteile der Spontanatmung zu nutzen.

**Merke** Für eine suffiziente Spontanatmung ist eine adäquate Schmerztherapie unerlässlich. Hier können Regionalanästhesieverfahren eine wertvolle Hilfe darstellen.

Klinische Studien belegen, dass der prophylaktische Einsatz von nicht invasiven Beatmungsstrategien das Risiko für eine Reintubation wegen postoperativer respiratorischer Insuffizienz reduzieren kann (Schonhofer et al. 2008). Der Einsatz nicht invasiver Beatmungsverfahren wird deshalb bei Risikofaktoren wie dem Vorliegen von restriktiven Lungenfunktionsstörungen empfohlen.

**Kernaussagen**

- Restriktive Lungenerkrankungen sind durch eine Reduktion aller Lungenvolumina und eine eingeschränkte Compliance der Lunge gekennzeichnet.
- Mögliche Ursachen für restriktive Funktionsstörungen sind Erkrankungen der Lunge selbst, aber auch andere intrathorakale, thorakale und extrathorakale pathologische Veränderungen.
- Zu den typischen Lungenerkrankungen, in deren Verlauf sich eine chronische, restriktive Lungenfunktionsstörung entwickeln kann, zählen die Lungenfibrosen unterschiedlicher Ätiologie. Beim akuten Lungenversagen (ARDS) kommt es akut zu einer restriktiven Lungenfunktionsstörung. In beiden Fällen kann sich eine pulmonalarterielle Hypertonie entwickeln, die mit der Gefahr eines Rechtsherzversagens einhergeht. Beim ARDS entsteht eine schwere Oxygenierungsstörung durch eine Ventilations-Perfusions-Verteilungsstörung, während bei Lungenfibrosen auch Diffusionsstörungen den Gasaustausch beeinträchtigen können.
- Das Bronchialkarzinom kann je nach Ausmaß und Lokalisation zu schweren restriktiven Funktionsstörungen führen. Gleichzeitig findet sich jedoch häufig als Ausdruck eines langjährigen Nikotinabusus auch eine chronisch obstruktive Funktionsstörung.
- Lungenfunktionsdiagnostik und bildgebende Verfahren sind Schlüsseluntersuchungen zur präoperativen Evaluation.
- Intraoperativ sind lungenprotektive Beatmungsverfahren mit niedrigen Tidalvolumina und Beatmungsdrücken zu empfehlen. PEEP muss so titriert werden, dass einerseits eine Atelektasenbildung, andererseits eine Überblähung der Lunge verhindert werden kann.
- Wann immer möglich, sollte die Spontanatmungsaktivität erhalten bleiben bzw. frühzeitig wieder ermöglicht werden. In diesem Sinne sollte der Einsatz von Regionalanästhesieverfahren geprüft werden.
- Postoperativ ist eine Minimierung v.a. der *invasiven* Beatmungsdauer anzustreben. Mit diesem Ziel sollte im Rahmen der postoperativen Versorgung der mögliche Einsatz nicht invasiver Beatmungsverfahren geprüft werden.

## Literatur

Agusti AG, Roca J, Gea J et al. Mechanisms of gas-exchange impairment in idiopathic pulmonary fibrosis. Am Rev Respir Dis 1991; 143: 219–225

Alberg A, Samet J. Epidemiology of lung cancer. Chest 2003; 123: 21S–49S

Bernard GR, Artigas A, Brigham KL et al. The American-European Consensus Conference on ARDS. Definitions, mechanisms, relevant outcomes, and clinical trial coordination. Am J Res Crit Care Med 1994; 149: 818–824

Corte TJ, Wort SJ, Wells AU. Pulmonary hypertension in idiopathic pulmonary fibrosis: a review. Sarcoidosis Vasc Diffuse Lung Dis 2009; 26: 7–19

Dernaika TA, Keddissi JI, Kinasewitz GT. Update on ARDS: beyond the low tidal volume. Am J Med Sci 2009; 337: 360–367

Frutos-Vivar F, Nin N, Esteban A. Epidemiology of acute lung injury and acute respiratory distress syndrome. Curr Opin Crit Care 2004; 10: 1–6

Max M, Dembinski R. Pulmonary gas exchange in anesthesia. Anaesthesist 2000; 49: 771–783

Neurohr C, Behr J. Diagnosis and therapy of interstitial lung diseases. Dtsch Med Wochenschr 2009; 134: 524–529

Rivera M, Detterbeck F, Mehta A. Diagnosis of lung cancer – The guidelines. Chest 2003; 123: 129S–136S

Schonhofer B, Kuhlen R, Neumann P et al. Non-invasive ventilation as treatment for acute respiratory insufficiency. Essentials from the new S3 guidelines. Anaesthesist 2008; 57: 1091–1102

Stevens R. Neuromuscular disorders and anesthesia. Curr Opin Anesthesiol 2001; 14: 693–698

Strieter RM, Mehrad B. New mechanisms of pulmonary fibrosis. Chest 2009; 136: 1364–1370

The Acute Respiratory Distress Syndrome Network (ARDS). Ventilation with lower tidal volumes as compared with traditional tidal volumes for acute lung injury and the acute respiratory distress syndrome. New Engl J Med 2000; 342: 1301–1308

West J. Respiratory pathophysiology. 7th ed. Philadelphia: Williams & Wilkins; 2003

West J. Respiratory physiology. 8th ed. Philadelphia: Williams & Wilkins; 2008

# 2.5 Pneumonien und Tuberkulose

*K. Lewandowski, M. Lewandowski*

## 2.5.1 Pneumonie

### Epidemiologie

Die Pneumonie ist eine akute oder chronische Entzündung des Lungengewebes, die in den meisten Fällen durch eine Infektion mit Erregern wie Bakterien, Viren, Pilzen oder Parasiten ausgelöst wird. Aber auch schädigende Chemikalien oder ionisierende Strahlen können eine Lungenentzündung verursachen. Für die weitere Planung der Therapiestrategie anhand von Leitlinien wird der Patient heute zunächst entweder zur Gruppe der ambulant erworbenen Pneumonien (CAP, Community acquired Pneumonia) oder zur Gruppe der im Krankenhaus erworbenen Pneumonien (HAP, Hospital acquired Pneumonia) zugeordnet (Abb. 2.**8**).

Die Pneumonie ist eine Volkskrankheit. Sie steht in Deutschland an 7. Stelle der häufigsten Todesursachen (Gesundheitsberichterstattung des Bundes 2008). Nahezu

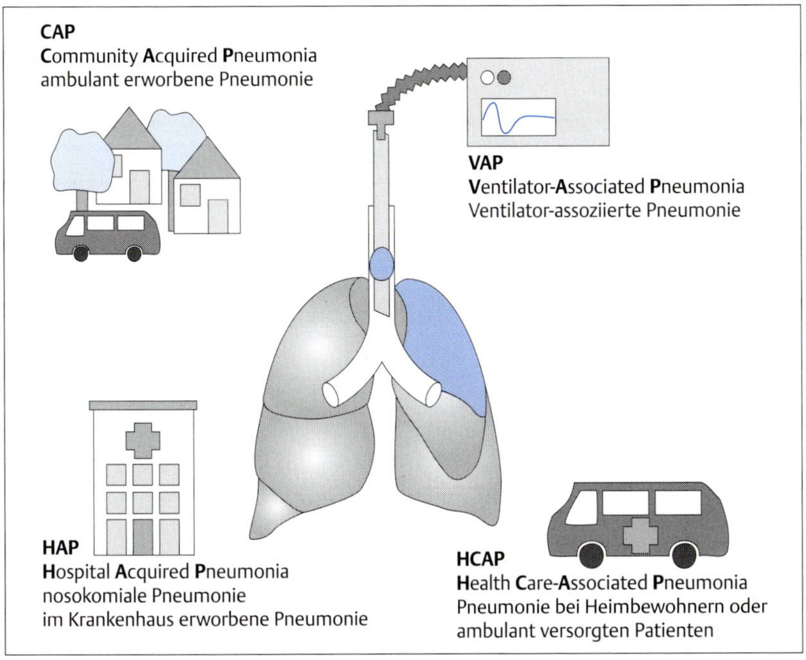


Abb. 2.**8** Entstehungswege der Pneumonie.

200 000 Patienten müssen in Deutschland jährlich wegen einer ambulant erworbenen Pneumonie (CAP) im Krankenhaus behandelt werden. Die Gesamthäufigkeit der CAP in Deutschland wird auf 400 000–600 000 Patienten pro Jahr geschätzt. Von den stationär behandelten Patienten versterben 13–14 % (Höffken et al. 2010). In 40–50 % der Fälle sind Pneumokokken (Streptococcus pneumoniae) die Auslöser der CAP. In 5–10 % der Fälle finden sich Haemophilus influenzae, Mycoplasma pneumoniae, Enterobacteriaceae und respiratorische Viren. In 20–25 % der Fälle bleibt der Erreger ungeklärt (Höffken et al. 2010).

Die im Krankenhaus erworbene Pneumonie tritt schätzungsweise mit einer Häufigkeit von 60 000 Fällen pro Jahr auf (Gastmeier u. Geffers 2008). Es ist mit 5–10 Fällen von HAP auf 1000 Krankenhauseinweisungen zu rechnen. Bei maschinell beatmeten Patienten steigt die Inzidenz um das 6–20-Fache (ATS/IDSA 2005). Die Letalität der akuten, schweren HAP in einem Kollektiv von Patienten, die auf einer Intensivtherapiestation behandelt wurden, betrug 38 % (Connelly et al. 2009). Insgesamt wird die Letalität der HAP auf 33–50 % geschätzt (ATS/IDSA 2005). Gramnegative Mikroorganismen sind die häufigsten Erreger der HAP. Man findet haupsächlich Pseudomonas aeruginosa, Enterobacteriaceae und gelegentlich Haemophilus influenzae (Torres et al. 2009).

Die ventilatorassoziierte Pneumonie (VAP) ist die häufigste nosokomiale Pneumonie. 9–27 % aller intubierten und maschinell beatmeten Patienten entwickeln eine VAP. Das Risiko, eine VAP zu entwickeln, ist zu Beginn einer Krankenhausbehandlung am höchsten. Bezüglich der Letalität gibt es keine eindeutigen Zahlen, da sie immer auch der schweren, zugrundeliegenden Krankheit zuzurechnen ist (ATS/IDSA 2005).

### Diagnose, Klinik, Therapie

Die Diagnose der Pneumonie basiert auf klinischen Zeichen, dem Thoraxröntgenbild und dem Erregernachweis. Klinische Zeichen einer pulmonalen Infektion, wie Fieber, purulentes Sputum, Leukozytose und Verschlechterung der Oxygenierung sind erste Hinweise auf eine Lungenentzündung. Ohne Röntgenthoraxaufnahme kann die Diagnose einer Pneumonie jedoch nicht gestellt werden, hier müssen pulmonale Infiltrate identifizierbar sein.

> **Merke** Keine Diagnose einer Pneumonie ohne Röntgenthoraxbild.

Weitere diagnostische Maßnahmen sind dann die Entnahme einer Blutkultur, von Sputum oder Trachealsekret, Pleurapunktionsmaterial und Proben des Sekrets aus den tiefen Atemwegen (Bronchoskopie), die dem Erregernachweis dienen. Nur mit Kenntnis des Erregers kann eine effektive antimikrobielle Therapie entwickelt werden. Entsprechende Proben müssen unbedingt vor Beginn der Antibiotikatherapie abgenommen werden. Findet man ein neues oder sich vergrößerndes Infiltrat in der Röntgenthoraxaufnahme und sind zudem 2 der 3 klinischen Kriterien

- Fieber über 38 °C,
- Leukozytose oder Leukopenie und
- purulenter Auswurf

erfüllt, sollte unverzüglich mit einer empirischen Antibiotikatherapie begonnen werden.

Die American Thoracic Society (ATS/IDSA 2005) hat Leitlinien für das diagnostische und therapeutische Vorgehen bei Patienten mit HAP, VAP und HCAP erarbeitet. Auch für die CAP wurden entsprechende Leitlinien entwickelt (Höffken et al. 2010).

> **Merke** Bei akutem und schwerem Krankheitsverlauf einer Pneumonie muss sofort mit der antimikrobiellen Therapie begonnen werden. Mikrobiologische Proben sollten vorher abgenommen werden.

## Präoperative Evaluierung

### Anamneseerhebung und präoperative Diagnostik

Der Verdacht auf eine Pneumonie muss geäußert werden, wenn der Patient über Symptome wie Husten, Fieber, Schwäche, Atemnot klagt und klinische Hinweise einer pulmonalen Infektion hat, wie ein neu aufgetretenes Fieber, purulentes Sputum, ggf. mit nachgewiesenem Erreger, Leukozytose und eine respiratorische Insuffizienz, die einhergeht mit einer Verschlechterung des Gasaustauschs. Zur Diagnose einer Pneumonie sind jedoch ein Röntgenthoraxbild und die Verifizierung von neuen oder sich ausbreitenden pulmonalen Infiltraten unverzichtbar (ATS/IDSA 2005).

> **Merke** Spätestens bei der präoperativen Visite sollte der Anästhesist eine bestehende Pneumonie entdecken.

**CRB-65-Score.** Die Einschätzung des Schweregrads einer CAP kann mittels des CRB-65-Scores festgestellt werden. Beim CRB-65-Score überprüft der Arzt folgende Kriterien:

- Atemfrequenz ≥ 30/min,
- Blutdruck ≤ 60 mmHg diastolisch oder < 90 mmHg systolisch,
- pneumonieassoziierte Bewusstseinstrübung und
- Alter ≥ 65 Jahre.

Es wird jeweils ein Punkt für das Vorliegen eines Kriteriums vergeben. Bei 0 Punkten handelt es sich um eine leichtgradige CAP, bei 1–2 Punkten um eine mittelschwere CAP, bei 3–4 Punkten um eine schwere CAP (Höffken et al. 2010).

**Arterielle Sauerstoffsättigung.** Sie sollte präoperativ bei allen Patienten mit einer Pneumonie gemessen werden. Findet man hier Auffälligkeiten oder besteht der Verdacht auf eine mittelschwere bis schwere Pneumonie, sollte eine präoperative Blutagasanalyse (BGA) vorliegen, um die Gasaustauschstörung und eine ggf. bestehende metabolische oder respiratorische Azidose zu diagnostizieren. Eine präoperative BGA ist unverzichtbar, wenn ein Pneumoniepatient schon maschinell beatmet wird. Andere Laborparameter wie ein komplettes Blutbild, Serumelektrolyte sowie Leber- und Nierenwerte sollten ebenfalls präoperativ vorliegen und überprüft werden, um den Schweregrad der Pneumonie einzuschätzen und Hinweise auf Dysfunktionen weiterer Organe zu bekommen.

### Präoperative Therapie

Sind die Untersuchungsergebnisse bekannt und die Diagnose einer Pneumonie gestellt, sollte zunächst der Schweregrad der Pneumonie festgestellt werden und – falls noch nicht erfolgt – eine sofortige antimikrobielle Therapie entsprechend der Leitlinien begonnen werden (Höffken et al. 2010, ATS/IDSA 2005).

Dann muss in enger Zusammenarbeit mit den chirurgischen Disziplinen besprochen werden, wie dringlich der operative Eingriff ist. Ein elektiver Eingriff sollte verschoben werden, bis die Pneumonie ausgeheilt ist. Auch eine Verschiebung um wenige Tage, in der die antimikrobielle Therapie und präoperative Maßnahmen zur Verbesserung der pulmonalen Funktion Wirkung zeigen können, ist hilfreich. So konnte bei Patienten mit CAP gezeigt werden, dass die nicht invasive CPAP-Therapie im Vergleich zur konventionellen Sauerstofftherapie den Gasaustausch bei 95% der Patienten innerhalb von 1,5 h verbessert. In der Kontrollgruppe wurde eine Verbesserung auf die gleichen Werte nur bei 30% der Patienten in 48 h erreicht (Cosentini et al. 2010). Allgemein angenommen wurde bisher, dass physiotherapeutische Maßnahmen den Verlauf einer Pneumonie günstig beeinflussen. Ein aktueller systematischer Review von 6 randomisierten kontrollierten Studien konnte jedoch keinen deutlichen Erfolg physiotherapeutischer Maßnahmen feststellen. Die Autoren sprechen keine Empfehlung mehr für den routinemäßigen Einsatz dieser Maßnahmen aus (Yang et al. 2010). Ist der Eingriff dringlich, muss auch bei schwerer Pneumonie unverzüglich die Narkose eingeleitet und das anästhesiologische Vorgehen an die Besonderheiten der erkrankten Lunge angepasst werden.

## Anästhesiologische Konzepte

### Monitoring

Der Umfang des pulmonalen Monitorings sollte sich an dem Schweregrad der Pneumonie und der Größe und Dauer des Eingriffs orientieren. Für sehr kurze Eingriffe bei leichter Pneumonie reichen meist zunächst die kontinuierliche Überwachung der Sauerstoffsättigung mit Pulsoxymetrie und eine arterielle Blutgasanalyse im Fall einer Verschlechterung der Oxygenierung aus. Mit zunehmendem Schweregrad der Pneumonie und bei lang dauernden, großen chirurgischen Eingriffen sollte das pulmonale Monitoring entsprechend erweitert werden. Ein kontinuierliches Monitoring der $SaO_2$ durch Pulsoxymetrie sollte durch regelmäßige engmaschige Blutgasanalysen ergänzt werden.

**Merke** Bei Patienten mit Pneumonie muss ein erweitertes pulmonales Monitoring zum Einsatz kommen.

Neben Sauerstoffsättigung und Blutgasen muss auch den Kreislaufparametern erhöhte Aufmerksamkeit geschenkt werden. Eine schwere Pneumonie kann sich im Laufe einer langen Operation soweit verschlechtern, dass es nötig wird, einen erhöhten Flüssigkeitsbedarf (Rello 2008) im Falle eines septischen Schocks zu ersetzen oder Vasopressoren einzusetzen. Eine arterielle Kanüle und ein ZVK sollten in diesem Fall verfügbar sein. Auch die anderen Organfunktionen müssen im Auge behalten werden, da sich v.a. im Verlauf länger dauernder chirurgischer Eingriffe hier Komplikationen ergeben können. Insbesondere die Urinausscheidung zur Beurteilung der Nierenfunktion sollte durch einen Blasenkatheter überwacht werden. Bei akuter Verschlechterung der pulmonalen Parameter im Laufe eines operativen Eingriffs muss immer auch an Komplikationen der Pneumonie gedacht werden, wie z.B. einen Pneumothorax. Es sollte nicht gezögert werden, auch intraoperativ ein Röntgenthoraxbild anzufordern.

### Intubationsnarkose

Der Endotrachealtubus verletzt das Trachealepithel, beeinträchtigt die mukoziliare Clearance des Epithels und ist eine Leitschiene für Bakterien aus dem Oropharynx, u.U. auch aus dem Gastrointestinaltrakt. Die Kombination dieser Faktoren trägt zur trachealen Besiedelung mit pathogenen Keimen bei, sodass sich selbst in einer gesunden Lunge eine Pneumonie entwickeln kann. Es wurde vorgeschlagen, statt von einer VAP, in diesem Fall von einer endotrachealtubusassoziierten Pneumonie zu sprechen. Auch bei optimal geblocktem Tubus kann das oropharyngeale Sekret durch die Furchen des Cuffs in die Lunge gelangen (Pneumatikos et al. 2009). Man kann aus diesen Erkenntnissen folgern, dass die Intubation eines Patienten mit Pneumonie das Risiko einer Verschlechterung der Lungenentzündung durch Inokulation weiteren infizierten Materials aus den oberen Atemwegen in die Lunge birgt.

Ist daher ein Atemwegsmanagement ohne endotracheale Intubation vorteilhaft für einen Patienten mit Pneumonie? Ist dieses auch für die Narkosebeatmung geeignet?

Diese Fragen können gegenwärtig nicht beantwortet werden. Studien zu dem Thema, die sich explizit mit der Narkosebeatmung beschäftigt haben, gibt es nicht. Die American Thoracic Society empfiehlt in ihrer Leitlinie für das Management von HAP und VAP, die nicht invasive Ventilation bei Patienten mit respiratorischem Versagen anzuwenden, wann immer möglich. Auch soll darauf geachtet werden, dass die Dauer von Intubation und maschineller Ventilation möglichst kurz gehalten wird (ATS/IDSA 2005). Diese Empfehlungen legen nahe, dass es von Vorteil sein könnte, bisher nicht intubierte Patienten mit Pneumonie für geeignete chirurgische Eingriffe möglichst nicht endotracheal zu intubieren.

**Lungenprotektive Beatmung.** Maschinelle Beatmung kann die vorgeschädigte Lunge weiter schädigen. Die folgenden Mechanismen sind bekannt:

- große Atemzugvolumina führen zu Volutraumen der Lunge,
- hohe Beatmungsdrücke führen zu Barotraumen der Lunge,
- der wiederholte Kollaps von Alveolen mit zyklischer Wiedereröffnung führt zu mechanischem Stress durch Scherkräfte,
- der Scherstress der Lunge setzt inflammatorische Mediatoren frei und führt zu Biotrauma und
- hohe inspiratorische Sauerstoffkonzentrationen ($FiO_2$) setzen toxische Sauerstoffradikale frei, welche die Lunge schädigen.

### Postoperatives Management

Zum Ende der Operation muss geklärt werden, ob der Patient extubiert werden kann oder ob es sinnvoller erscheint, ihn intubiert und beatmet auf eine Intensivtherapiestation zu verlegen. Die „Infectious Diseases Society of America/American Thoracic Society" (Mandell et al. 2007) haben Leitlinien für die CAP entwickelt, welche diejenigen Patienten identifizieren sollen, die auf eine Intensivtherapiestation verlegt werden sollten. Auf eine Intensivtherapiestation müssen alle Patienten mit septischem Schock, die Vasopressoren benötigen, und Patienten im akuten respiratorischen Versagen, die intubiert und maschinell beatmet werden müssen. Wenn Patienten 3 der folgenden Kriterien erfüllen, sollten sie ebenfalls auf einer Intensivtherapiestation behandelt werden:

- Atemfrequenz ≥ 30/min,
- $PaO_2/FiO_2 \leq 250$ mmHg,
- multilobäre Infiltrate,
- Verwirrtheit, Desorientierung,
- Urämie,
- Leukopenie,
- Thrombozytopenie,
- Hypothermie < 36 °C,
- Hypotension.

Die Überprüfung dieser Kriterien ist sinnvoll und kann die Entscheidung für eine intensivmedizinische Behandlung stützen. Doch sollte der Arzt sich auch immer auf seine klinische Erfahrung und Einschätzung verlassen und dann für den Einzelfall entscheiden, ob ein Patient postoperativ besser auf einer Intensivtherapiestation aufgehoben ist.

## 2.5.2 Tuberkulose

Eine Sternstunde der Wissenschaft war es, als am 24. März 1882 der 38-jährige Robert Koch seinen berühmten Vortrag „Über Tuberkulose" vor der Physiologischen Gesellschaft zu Berlin hielt. Er berichtete von seiner Entdeckung des Tuberkelbazillus, des Erregers der Tuberkulose. Für diese Leistung erhielt er 1905 den Medizin-Nobelpreis.

### Epidemiologie

Die Tuberkulose (Tb) gehört zu den weltweit häufigsten Infektionskrankheiten. Schätzungen zufolge sollen 1 Drittel der Weltbevölkerung mit Tuberkuloseerregern infiziert sein, 5–10% davon entwickeln im Laufe ihres Lebens eine behandlungsbedürftige Tuberkulose. Bei Infizierten mit Immunschwäche liegt das Erkrankungsrisiko deutlich höher. Nach Angaben der WHO erkranken jährlich mehr als 9 Mio. Menschen an Tb, 1,7 Mio. sterben daran. 80% aller Tuberkuloseneuerkrankungen werden in Afrika registriert (Robert Koch-Institut 2009).

Im Jahr 2008 wurden in Deutschland nur noch 4543 Fälle von Tuberkulose registriert, was einer Inzidenz von 5,5 Neuerkrankungen pro 100000 Einwohnern pro Jahr entspricht. Der in den letzten Jahren beobachtete rückläufige Trend in Deutschland setzt sich weiter fort. Mit 79% der Fälle manifestiert sich die Tuberkulose am häufigsten als Lungentuberkulose. Bei 77% der Lungentuberkulosefälle handelte es sich dabei um die offene Form. Es konnte 2008 ein Rückgang multiresistenter Stämme (mindestens gleichzeitige Resistenz gegenüber Isoniazid und Rifampicin) auf nur noch 1,5% der Fälle im Jahr verzeichnet werden. Die Letalität der Tuberkulose lag 2008 bei 3,5% (Robert Koch-Institut 2010).

### Erreger und Übertragungsweg

Die Tuberkulose wird ausgelöst von humanpathogenen, säurefesten Bakterienstämmen des Mycobacterium-tuberculosis-Komplexes. Die wichtigsten Stämme sind Mycobacterium tuberculosis, Mycobacterium bovis und Mycobacterium africanum. Mycobacterium tuberculosis wird nahezu ausschließlich über Aerosole übertragen. Eine Infektion geht von Menschen aus, die an einer offenen Lungentuberkulose erkrankt sind. Diese übertragen die Erreger beim Husten, Lachen, Sprechen und Niesen. Die Aerosole können mehrere Stunden in der Luft schweben. Die Ansteckungsgefahr ist erhöht bei hoher Infektiosität und großer Menge des Erregers und auch bei intensivem und längerem Kontakt zu einer erkrankten Person sowie bei Empfänglichkeit der exponierten Person. Die Übertragung der Tuberkulose durch Schmierinfektionen – etwa bei extrapulmonaler Manifestation der Tuberkulose – ist sehr selten. Die geschlossene Tb, bei der kein kultureller Erregernachweis gelingt, und die antimikrobiell behandelt ist, ist nicht mehr infektiös (Fuehner et al. 2007).

### Klinik und Diagnostik

Die klinischen Symptome der Lungentuberkulose sind unspezifisch. Man findet leichtes Fieber, Nachtschweiß, Gewichtsverlust und allgemeine Schwäche, selten Dyspnoe. Der Lungenauskultationsbefund ist oft unauffällig. Im Blutbild findet man meist eine nur mäßige Leukozytose und eine hypochrome Anämie. Leitsymptom der Lungentuberkulose ist jedoch der Husten und blutiger Auswurf.

**Merke** Husten über mehr als 3 Wochen sollte ärztlich untersucht werden. Bei blutigem Auswurf ist eine sofortige Abklärung erforderlich!

Wichtige Untersuchungsverfahren zur Diagnose der Lungentuberkulose sind das Thoraxröntgenbild und die Computertomografie. Mithilfe dieser bildgebenden Verfahren können Lungenherde, Lymphknotenbefall, Infiltrate, Kavernen, Knoten und Pleuraergüsse diagnostiziert werden (Abb. 2.9). Beweisend für die Diagnose der Tb ist jedoch nur der mikrobiologische Erregernachweis mittels Kultur oder der direkte mikroskopische Nachweis. Zur mikrobiologischen Diagnostik wird Sputummaterial von 3 d verwendet, das ggf. auch durch Bronchoskopie gewonnen werden muss. Für ein sicheres Ergebnis müssen die Kulturen 6–8 Wochen bebrütet werden. Mit der Kultur der Erreger ist auch die Bestimmung des Resistenzprofils möglich (Robert Koch-Institut 2009).

Extrapulmonale Tuberkulosen machen 21% aller Tuberkulosen aus, bei HIV-Infizierten liegt dieser Anteil mit bis zu

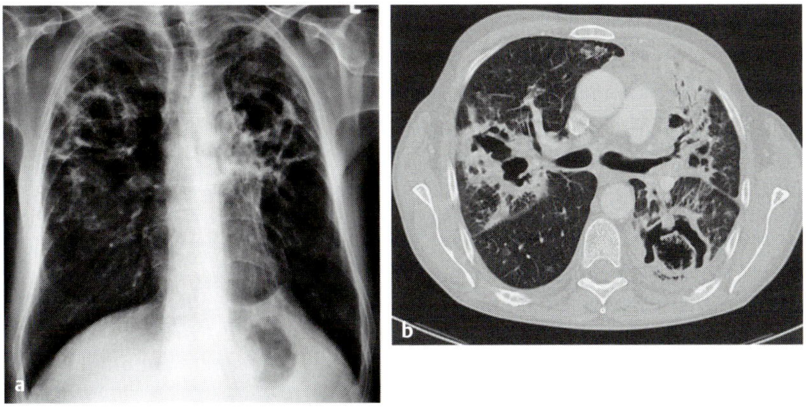


Abb. 2.**9a, b** Befund vereinbar mit einer beidseitigen kavernösen Tuberkulose in den Oberlappen und der linken Unterlappenspitze (Quelle: radiologische Aufnahmen und Befundung von Dr. Beate Rehbock, Diagnostische Radiologie am St. Hedwig Krankenhaus in Berlin-Mitte, mit freundlicher Genehmigung).
**a** Röntgenthorax: In beiden Ober- und Mittelfeldern beidseits große kavernöse Infiltrationen mit unregelmäßigem Randwall, Kontakt zu den Hili sowie peripher zur Pleura. Pleurakuppenschwielen beidseits, Emphysem.
**b** CT-Thorax: Im rechten Oberlappen kavernöse Infiltration mit perifokaler Infiltration. Im linken Oberlappen konsolidierende Infiltration. Im linken Unterlappen pleuraständige Kavität mit intrakavitärem, herdförmigen Substrat.

50% deutlich höher. Es kann potenziell jedes Organ befallen werden. Am häufigsten ist die Lymphknotentuberkulose (42%), gefolgt von der Urogenitaltuberkulose (29%), der Knochen- und Gelenktuberkulose (10%) und der Meningitis tuberculosa (3%). Leider wird auch heute meist nicht mehr an eine Organmanifestation einer Tuberkulose gedacht, weil diese nur noch selten auftritt (Siemon 2007).

Radiologische und sonografische Untersuchungsbefunde unterstützen die Diagnose der extrapulmonalen Tuberkulose. Der sichere Nachweis gelingt jedoch nur durch die bakteriologische Untersuchung von Punktionsmaterial oder Material aus Biopsien.

### Therapie

Vor jeder Antibiotikatherapie der Tuberkulose sollte die Entnahme von Probenmaterial zur Erstkultur stehen. Diese dient nicht nur der Diagnosesicherung, sondern auch der Sensitivitätstestung des Erregers.

**Initialtherapie.** Die Initialtherapie der Tuberkulose basiert auf den 4 Erstrangmedikamenten Isoniazid, Rifampicin, Pyrazinamid und Ethambutol. In den ersten 2 Monaten sollten Patienten mit gesicherter Tuberkulose oder bei dringendem klinischen Verdacht einer Tuberkulose mit einer Kombinationstherapie aus allen 4 Erstlinienmedikamenten behandelt werden. Ungefähr 90% der Mycobacterium-tuberculosis-Stämme in Deutschland sind sensibel gegenüber den Erstrangmedikamenten (Greinert et al. 2007).

> **Merke** Die Initialtherapie der Tuberkulose besteht aus einer Kombinationstherapie mit den 4 Erstrangmedikamenten Isoniazid, Rifampicin, Pyrazinamid und Ethambutol.

**Kontinuitätsphase.** An die Initialtherapie schließt sich über 4 Monate eine Kontinuitätsphase mit 2 Medikamenten, Isoniazid und Rifampicin, an.

**Nebenwirkungen.** Alle Medikamente haben zum Teil starke unerwünschte Arzneimittelwirkungen, die ggf. das Absetzen einzelner Medikamente und die Behandlung mit Ersatzpräparaten erforderlich machen. Dazu zählen Übelkeit, Hautveränderungen und Medikamentenfieber. Hepatotoxische Reaktionen treten in bis zu 20% der Behandlungsfälle auf. Bei Vorliegen von Antibiotikaresistenzen sollte das Therapieregime an das Antibiogramm angepasst werden.

**Therapie extrapulmonaler Tuberkulosen.** Sie unterscheidet sich nicht von derjenigen der Lungentuberkulose, allerdings kann sich die Therapiedauer verlängern (Greinert et al. 2007). Die Ansteckungsfähigkeit an offener Lungentuberkulose Erkrankter ist am höchsten, solange der Erreger mikroskopisch nachweisbar ist. Unter einer wirksamen antituberkulösen Kombinationstherapie sind Patienten meist nach 2–3 Wochen nicht mehr infektiös (Robert Koch-Institut 2009).

> **Merke** Meldepflicht: Der Arzt ist verpflichtet, die Erkrankung an Tuberkulose sowie den Tod an einer behandlungsbedürftigen Tuberkulose zu melden.

## Präoperative Evaluierung

In vielen Fällen von Lungentuberkulose wird die Diagnose schon vor einem operativen Eingriff bekannt sein. Aber auch im Prämedikationsgespräch sollte insbesondere bei Patienten, die zu Risikopopulationen gehören, genauer nach Symptomen einer Tb geforscht werden. Zu den Risikopatienten zählen u.a. Kontaktpersonen von Tb-Erkrankten, Patienten mit Immunschwäche, Drogenabhängige, Obdachlose, HIV-Infizierte sowie Migranten aus Ländern, in denen die Tuberkulose sehr häufig ist (afrikanische Staatsbürger, Personen aus osteuropäischen Ländern). Der Arzt sollte bei der Anamneseerhebung immer nach den Leitsymptomen Husten und blutiger Auswurf fragen. Bei Verdacht auf Tb sollte eine Röntgenthoraxaufnahme bzw. ein CT angefordert werden. Entsprechend dem Befund können dann weitere Maßnahmen in Absprache mit den internistischen Fachkollegen ergriffen werden. Bestätigt sich der Verdacht einer Lungentuberkulose, sollte in einem internistischen Konsil der Lungenbefund und das Therapieregime besprochen werden. Insbesondere Kavernen, Pleuraergüsse oder Pleuraempyeme und bronchiale Obstruktionen durch mediastinale Lymphknoten sollten dem Anästhesisten präoperativ bekannt sein. Wichtig ist auch, nach Zeichen einer extrapulmonalen Tb zu forschen. Für die Diagnostik ist das „Darandenken" entscheidend (Siemon 2007).

Es ist wichtig, das antituberkulöse Therapieregime präoperativ genau zu dokumentieren und eventuell aufgetretene unerwünschte Arzneimittelwirkungen festzustellen und ggf. weitere Untersuchungsbefunde anzufordern. Insbesondere im Hinblick auf die Hepatotoxizität vieler Erstlinienmedikamente zur Tuberkulosetherapie ist die Kontrolle der Leberwerte wichtig.

Es ist anzuraten, vor Beginn einer Anästhesie, am besten bei der Prämedikation, die zur antimikrobiellen Therapie verwendeten Medikamente in der Roten Liste nachzuschlagen und mögliche Wechselwirkungen mit den Anästhetika, die zur Narkose eingesetzt werden sollen, zu prüfen, damit das anästhesiologische Vorgehen entsprechend angepasst werden kann (Rote Liste 2011).

**Merke** Die antimikrobielle Therapie verändert die Wirkung der zur Narkose eingesetzten Medikamente und umgekehrt. Mögliche Wechselwirkungen sollten dem Anästhesisten vor der Narkose bekannt sein.

Liegt eine offene Lungentuberkulose vor, sollte in enger Zusammenarbeit mit den chirurgischen Disziplinen besprochen werden, wie dringlich der operative Eingriff ist. Ein elektiver Eingriff sollte zumindest verschoben werden, bis die Tuberkulose nicht mehr ansteckend ist. Grundsätzlich ist aber zu überlegen, ob ein geplanter chirurgischer Eingriff nicht so lange verschoben werden kann, bis die Tuberkulose ausgeheilt, die antibiotische Therapie beendet und eine Normalisierung der Leberfunktion eingetreten ist.

## Anästhesiologische Konzepte

### Intubationsnarkose

Das Atemwegsmanagement eines Patienten mit offener Lungentuberkulose ist für den Anästhesisten mit dem potenziellen Risiko einer Ansteckung verbunden. Eine gesteigerte Infektionsgefahr besteht insbesondere beim Intubieren, Absaugen und Bronchoskopieren dieser Patienten.

**Merke** Beim Intubieren, Absaugen und Bronchoskopieren ist es notwendig, einen partikelfiltrierenden Mund-Nasen-Schutz zu tragen (spezielle Atemmasken der Schutzstufen FFP2 oder FFP3 bei resistenten Tuberkuloseerregern).

### Maschinelle Ventilation

Das Risiko für ein Barotrauma, insbesondere eines Pneumothorax, ist bei Patienten mit Lungentuberkulose wegen des Vorhandenseins von Kavernen (Abb. 2.9), besonders in den apikalen Lungenabschnitten deutlich erhöht. Wie einzelne Fallberichte zeigten, kann die Ruptur einer solchen Kaverne zusätzlich auch noch zu einer massiven, lebensbedohlichen Hämoptyse führen (Wang et al. 2000, McCollum et al. 1975).

**Merke** Husten und Pressen sollten während der Anästhesie vermieden werden.

Leider gibt es bisher keine wissenschaftlichen Studien, die sich mit der Narkosebeatmung von Patienten mit Tuberkulose befasst haben. Auch liegen keine Empfehlungen der Fachgesellschaften vor. Es können daher nur Hinweise gegeben werden, die sich an den pathophysiologischen Besonderheiten der Tb orientieren.

Insbesondere werden zur Narkosebeatmung oft noch große Atemzugvolumina ($V_T$) und relativ hohe Beatmungsdrücke verwendet. Diese können die durch Tuberkulose beeinträchtigte Lunge weiter schädigen. Größere Atemzugvolumina als 10 ml/kg Idealgewicht sollten daher nicht zum Einsatz kommen. Führen diese $V_T$ zu sehr hohen Beatmungsdrücken, kann das Volumen bis auf 6 ml/kg Idealgewicht im Sinne einer lungenprotektiven Beatmung reduziert werden. Ob bei Patienten mit Lungentuberkulose ein PEEP eingesetzt werden sollte, ist nicht erforscht. Niedrigere PEEP-Niveaus sind sicherlich vertretbar.

Im Einzelfall sollte sich das anästhesiologische Vorgehen nach dem Lungenbefund richten. Findet man ausgeprägte Kavernenbildung, sollten alle Maßnahmen vermieden werden, die zur Ruptur führen können. Insbesondere sollte in diesen Fällen auf Rekrutierungsmanöver der Lunge verzichtet werden. Probleme können auch ausgeprägte Pleuraergüsse mit Atelektasenbildung oder bronchiale Obstruktionen durch eine Ausbreitung der Tuberkulose in mediastinale Lymphknoten bereiten. Ob ein ausgeprägter Pleuraerguss präoperativ entlastet werden kann, ist mit den Internisten und Infektiologen zu besprechen.

Mycobacterium tuberculosis ist ein Aerobier und somit kann theoretisch die Beatmung mit sauerstoffangereicherten Atemgemischen zumindest das Wachstum und die Ausbreitung der Bakterien steigern. Ob es hierdurch zu einer Verschlechterung des pulmonalen Befunds kommt, kann bisher nicht endgültig beurteilt werden, da hierzu keine eindeutigen wissenschaftlichen Erkenntnisse vorliegen. Aufgrund der in der Anästhesie üblichen, relativ kurzen Beatmungszeiten wird die Beatmung mit höheren Sauerstoffkonzentrationen klinisch jedoch eine eher untergeordnete Rolle spielen.

### Narkosemedikamente

Die Hepatotoxizität der Tuberkulostatika bestimmt hauptsächlich die Auswahl der Anästhetika. Hepatotoxisch sind von den Erstrangmedikamenten zur Behandlung der Tuberkulose Isoniazid (INH), Rifampicin und Pyrazinamid. Das Risiko für eine medikamenteninduzierte Leberschädigung (Drug-induced Liver Injury, DILI) im Rahmen einer antituberkulösen Therapie variiert von 5–30 % je nach Studienpopulation, verwendetem Therapieregime und Definition der Hepatotoxizität. Höheres Lebensalter, weibliches Geschlecht und das Vorliegen von Kofaktoren, wie Alkoholabusus oder bereits vorher erhöhte Leberwerte erhöhen das Risiko für eine medikamenteninduzierte Leberschädigung (Saukkonen et al. 2006).

Es ist natürlich ein wichtiges Anliegen zur Durchführung einer sicheren Anästhesie, solche Anästhetika zu vermeiden, die möglicherweise oder gesichert eine eigene hepatotoxische Nebenwirkung haben. In diesem Zusammenhang sind besonders die Inhalationsanästhetika und die Barbiturate als Induktionsanästhetika zu nennen. Inhalationsanästhetika und Barbiturate können schwerwiegende Leberfunktionsstörungen und Hepatitis bis hin zur Lebernekrose verursachen (Rote Liste 2011). Als relativ „sichere" Anästhetika gelten: Propofol, Midazolam, Morphinderivate und Muskelrelaxanzien, jedoch ist auch bei diesen Medikamenten zu beachten, dass bei Leberfunktionsstörungen die Pharmakokinetik verändert ist. Dies führt in vielen Fällen zu einer verlängerten Wirkdauer und ausgeprägteren Nebenwirkungen der verabreichten Anästhetika. Einzelheiten dazu sind dem Kapitel „Leber" zu entnehmen.

**Merke** Viele Antibiotika zur Tuberkulosetherapie sind hepatotoxisch. Die Leberfunktion sollte daher immer präoperativ kontrolliert werden. Es sollten möglichst keine hepatotoxischen Narkosemedikamente zur Anästhesie verwendet werden.

### Regionalanästhesie

Regional- oder lokalanästhesiologische Verfahren sind geeignet für operative Eingriffe bei Patienten mit Tuberkulose, da sie die Manipulation an den Atemwegen auf ein Minimum reduzieren und somit einerseits die Infektionsgefahr für Personal und Mitpatienten verringern und gleichzeitig die spezifischen Risiken einer Allgemeinanästhesie vermeiden (Veber 1996).

**Cave** Es darf nicht in der Nähe von tuberkulösen Prozessen punktiert werden.

Spinal- oder Epiduralanästhesien sollten auf jeden Fall vermieden werden, wenn tuberkulöse Prozesse an der Wirbelsäule gefunden werden, auch wenn diese weit entfernt von der Punktionsstelle lokalisiert sind. Es wurde ein Fall berichtet, bei dem ein bisher unerkannter tuberkulöser Prozess im thorakalen Bereich T4–T6 vorlag. Dieser Patient erhielt eine lumbale Spinalanästhesie im Bereich L5–S1. Nach Abklingen der Lokalanästhetikawirkung blieb eine persistierende Taubheit und Schwäche der unteren Extremitäten zurück. In der anschließenden MRT wurde ein das Rückenmark komprimierender Tumor im Bereich T4–T6 erkannt, der später als tuberkulöser Prozess nachgewiesen wurde. Man vermutet, dass Druckveränderungen im Spinalkanal durch die Injektion des Lokalanästhetikums zur Verlagerung des tuberkulösen Prozesses geführt haben könnten (Karaaslan et al. 2006).

**Cave** Auf keinen Fall darf ein rückenmarknahes Regionalanästhesieverfahren bei Vorliegen einer tuberkulösen Meningitis durchgeführt werden.

Selbst bei intrathorakalen Eingriffen sollte über eine Regionalanästhesie nachgedacht werden (Dyer et al. 2001).

## Hygienemaßnahmen

Beschäftigte im Gesundheitswesen sind einem erhöhten Infektionsrisiko ausgesetzt, aber auch Mitpatienten müssen vor Ansteckung mit Tuberkulose geschützt werden. Bei Vorliegen einer offenen Lungentuberkulose muss eine räumliche Isolierung für die Dauer der Infektiosität eingerichtet werden und sowohl der Patient als auch das medizinische Personal oder der Besucher müssen einen Mund-Nasen-Schutz tragen. Die Anwendung mehrlagiger chirurgischer Mund-Nasen-Masken ist als ausreichend anzusehen. Entscheidend ist jedoch, dass diese gut angepasst sind und dicht abschließen. In Hochrisikosituationen sind aus Sicherheitsgründen jedoch partikelfiltrierende Atemschutzmasken der Stufen FFP2 und FFP3 zu verwenden. Im Bereich der Anästhesie sind als Hochrisikosituationen anzusehen: Bronchoskopie, Intubation, endobrochiales Absaugen, Atemphysiotherapie. Hier sollte die partikelfiltrierende Atemschutzmaske FFP2 eingesetzt werden. Von Patienten mit resistenten oder multiresistenten Tuberkuloseerregern geht ein besonderes Risiko aus. Hier empfiehlt sich die FFP3-Maske. Außerhalb des Isolationsraums sollte der Patient mindestens einen chirurgischen Mund-Nasen-Schutz tragen (Loddenkemper et al. 2004, AWMF 2009).

**Merke** Der Anästhesist sollte mit den notwendigen Hygieneverfahren bei Tuberkulose vertraut sein.

Für die offene Lungentuberkulose sollten die Hygienemaßnahmen möglichst anhand einer Checkliste abgearbeitet werden (Tab. 2.**9**; AWMF 2009). Bei geschlossener Lungentuberkulose sind keine besonderen Maßnahmen erforderlich. Extrapulmonale Tuberkulosen erfordern spezielle Schutzmaßnahmen, wenn es zum direkten Kontakt mit tuberkulösem Material kommen könnte (Sekrete, Eiter, Urin, Lochien, Fäzes, Punktionsmaterial etc.). Vor allem Handschuhe und Schutzkittel sind bei zu erwartendem Kontakt mit erregerhaltigem Material wichtig. Im Einzelfall sollte der behandelnde Arzt über die Schutzmaßnahmen entscheiden. Empfehlungen können den Leitlinien der AWMF entnommen werden (AWMF 2009).

Wird ein Patient mit offener Tuberkulose operiert, sollte sich möglichst nur wenig Personal im Operationsraum aufhalten. Routinemäßig sollten Bakterienfilter zwischen endotrachealem Tubus und Beatmungsgerät verwendet werden. Diese müssen Partikel von mindestens 0,3 µm mit einer Effizienz von ≥ 95 % filtern. Optimale Partikelfilter sind speziell für Mycobacterium tuberculosis getestet und entfernen über 99,9 % aller Partikel und Aerosole. Das Personal im Operationsraum sollte partikelfiltrierende Atemschutzmasken der Stufen FFP2 und FFP3 ohne Ausatemventil tragen, damit kontaminierte Luftanteile nicht durch das Ausatemventil in den Operationssaal hinausbefördert werden können und die Sterilität des Operationsgebiets gefährden (Jensen et al. 2005). Bei multiresistenter Tuberkulose ist eine filtrierende Maske der Schutzklasse FFP3 zu verwenden. Chirurgische Standardmasken bieten keinen adäquaten Schutz der sterilen Umgebung. Insbesondere darf nicht vergessen werden, dass Patienten, die nicht intubiert und beatmet sind, wie z. B. bei Regionalanästhesien, während der Operation eine entsprechende Atemschutzmaske tragen müssen. Nach dem Einsatz an Patienten mit offener Lungentuberkulose ist zu empfehlen, das Narkosegerät mit allen atemführenden Teilen (Kreisteil, Absorbertopf für Atemkalk, Volumeter und Ventile) sofort zu desinfizieren.

| Maßnahme | Durchführung |
|---|---|
| Händedesinfektion | nach Patientenkontakt, Kontakt mit infektiösem Material und Verlassen des Patientenzimmers |
| Isolierung | Einzelzimmer, Tür geschlossen halten, eigene Toilette, Schutzkittel bei resistenter Tb, Mund-Nasen-Schutz/Atemschutzmaske, Handschuhe bei Patientenkontakt |
| Patiententransport | Begleitpersonal informieren, mehrlagiger Mund-Nasen-Schutz für Patient (Robert Koch-Institut 2006) und FFP2-Maske für Begleitpersonal, Bett im Zimmer lassen, bei resistenter Tb Schutzkittel und Handschuhe |
| Medizinprodukte | Aufbereitung der in der Anästhesie verwendeten Medizinprodukte und Operationsinstrumente erfordert keine zusätzlichen Maßnahmen |
| Desinfektion | durch geschultes Reinigungspersonal, täglich alle patientenberührten Flächen mit tuberkuloziden Desinfektionsmitteln, Schlussdesinfektion |

Tab. 2.**9** Anästhesierelevante wichtigste Hygienemaßnahmen bei offener Lungentuberkulose (modifiziert nach AWMF 2009).

Im Anschluss an die Anästhesie sollte der Patient nicht zusammen mit anderen Patienten in den Aufwachraum gebracht werden, sondern z.B. so lange im Operationssaal verbleiben, bis er wieder in das Isolationszimmer verlegt werden kann (Teo u. Lim 2004).

**Kernaussagen**

- Keine Diagnose einer Pneumonie ohne Röntgenthoraxbild.
- Die Narkosebeatmung sollte lungenprotektiv sein.
- Kommt es während Narkose zu einer Verschlechterung des pulmonalen Gasaustauschs mit Atelektasenbildung, können Rekrutierungsmanöver die Lunge wieder eröffnen.
- Mögliche Wechselwirkungen von Anästhetika und antimikrobiellen Therapeutika müssen beachtet werden.
- Regionalanästhesiologische Verfahren sind wahrscheinlich von Vorteil.
- Der Transport eines Patienten mit schwerer Pneumonie/ARDS von der Intensivtherapiestation in den Operationssaal ist gefährlich und sollte gut vorbereitet werden.
- Eine offene Lungentuberkulose darf vom Anästhesisten präoperativ nicht übersehen werden.
- Elektive Eingriffe sollten verschoben werden, am besten bis die Tuberkulose ausgeheilt ist.
- Die Hepatotoxizität der antituberkulösen Therapie muss bei der Auswahl der Narkosemedikamente beachtet werden.
- Der Anästhesist muss sich und seine Mitarbeiter vor Ansteckung schützen.

## Literatur


ATS/IDSA – American Thoracic Society and the Infectious Diseases Society of America. Guidelines for the management of adults with hospital-acquired, ventilator-associated, and healthcare-associated pneumonia. Am J Respir Crit Care Med 2005; 171: 388–416

AWMF online. Arbeitsgemeinschaft der wissenschaftlichen medizinischen Fachgesellschaften. Leitlinien zur Hygiene in Klinik und Praxis. Infektionsverhütung bei Verdacht auf und bei diagnostizierter Tuberkulose (Tb) (Juni 2009). Im Internet: http://www.uni-duesseldorf.de/AWMF/II/029-036.htm; Stand: 06.05.2010

Badet M, Bayle F, Richard J-C et al. Comparison of optimal positive end-expiratory pressure and recruitment maneuvers during lung-protective mechanical ventilation in patients with acute lung injury/acute respiratory distress syndrome. Respir Care 2009; 54: 847–854

Barba CA. The intensive care unit as an operating room. Surg Clin North Am 2000; 80: 957–973

Bassi A, Milani WRO, El Dib R et al. Intravenous versus inhalation anesthesia for one-lung ventilation. Cochrane Database Syst Rev 2008; 16: CD006313

Conelly SM, Trinh JV, Johnson MD et al. Mortality and time to extubation in severe hospital-acquired pneumonia. Am J Infect Control 2009; 37: 143–149

Cosentini R, Brambilla AM, Aliberti S et al. Helmet CPAP versus oxygen therapy to improve oxygenation in community-acquired pneumonia: a randomized controlled trial. Chest 2010; 138: 114–120

Dyer RA, Gordon PC, De Groot KM et al. Excision of a giant hydatid cyst of the lung under thoracic epidural anaesthesia. Anaesth Intensive Care 2001; 29: 181–184

Fuehner T, Stoll M, Bange FC et al. Klinik der Lungentuberkulose. Pneumologe 2007; 4: 151–162

Gastmeier P, Geffers C. Nosokomiale Infektionen in Deutschland: Wie viele gibt es wirklich? Eine Schätzung für das Jahr 2006. Dtsch Med Wochenschr 2008; 133: 1111–1115

Gesundheitsberichterstattung des Bundes. Sterbefälle für die 10/20/50/100 häufigsten Todesursachen absolut und je 100.000 Einwohner (2008). Im Internet: http://www.gbe-bund.de; Stand: 13.04.2010

Greinert U, Jafari C, Zabel R et al. Therapie der Tuberkulose. Pneumologe 2007; 4: 175–186

Höffken G, Lorenz J, Kern W et al. Kurzfassung der S3-Leitlinie zu ambulant erworbenen unteren Atemwegsinfektionen sowie zu ambulant erworbener Pneumonie bei Erwachsenen. Dtsch Med Wochenschr 2010; 135: 359–365

Jensen PA, Lambert LA, Iademarco MF et al. Guidelines for preventing the transmission of Mycobacterium tuberculosis in health-care settings, 2005. MMWR Recomm Rep 2005; 54 (RR 17): 1–141

Karaaslan P, Candan S, Basaran C. Paraplegia after spinal anesthesia as a result of previously undiagnosed vertebral tuberculosis. Anesth Analg 2006; 102: 1900–1901

Loddenkemper R, Schaberg T, Hauer B et al. Empfehlungen zur Anwendung von Atemschutzmasken bei Tuberkulose. Hyg Med 2004; 5: 171–181

Mandell LA, Wunderink RG, Anzueto A et al. Infectious Diseases Society of America/American Thoracic Society consensus guidelines on the management of community-acquired pneumonia in adults. Clinical Infectious Diseases 2007; 44: S27–72

McCollum WB, Mattox KL, Guinn GA et al. Immediate operative treatment for massive hemoptysis. Chest 1975; 67: 152–155

Pneumatikos IA, Dragoumanis CK, Bouros DE. Ventilator-associated pneumonia or endotracheal tube-associated pneumonia? Anesthesiology 2009; 110: 673–680

Pöpping DM, Elia N, Marret E et al. Protective effects of epidural analgesia on pulmonary complications after abdominal and thoracic surgery: a meta-analysis. Arch Surg 2008; 143: 990–999

Rello J. Demographics, guidelines, and clinical experience in severe community-acquired pneumonia. Crit Care 2008; 12(6): S2

Robert Koch-Institut. Mitteilung des RKI zur Infektionsprävention beim Transport von Patienten mit offener Lungentuberkulose. Epidemiologisches Bulletin Nr. 20 (19. Mai 2006). Im Internet: http://www.rki.de; Stand: 06.05.2010

Robert Koch-Institut. Tuberkulose – RKI-Ratgeber Infektionskrankheiten – Merkblätter für Ärzte (16.03.2009). Im Internet: http://www.rki.de; Stand: 05.05.2010

Robert Koch-Institut. Bericht zur Epidemiologie der Tuberkulose in Deutschland für 2008 (22.03.2010). Im Internet: http://www.rki.de; Stand: 04.05.2010

Rodgers A, Walker N, Schug S et al. Reduction of postoperative mortality and morbidity with epidural or spinal anaesthesia: results from overview of randomised trials. BMJ 2000; 321: 1–12

Rote Liste Online (2011). Im Internet: http://www.rote-liste.de/Online; Stand 22.06.2011

Saukkonen JJ, Cohn DL, Jasmer RM et al. American Thoracic Society Documents. An official ATS statement: hepatotoxicity of antituberculosis therapy. Am J Respir Crit Care Med 2006; 174: 935–952

Schultz MJ, Haitsma JJ, Slutsky AS et al. What tidal volumes should be used in patients without acute lung injury? Anesthesiology 2007; 106: 1226–1231

Siemon G. Extrapulmonale Tuberkulosen. Pneumologe 2007; 4: 163–174

Suttner S, Boldt J. Routinemäßige Verwendung hoher inspiratorischer Sauerstoffkonzentrationen – Kontra. Anästhesiol Intensivmed Notfallmed Schmerzther 2005; 40: 354–357

Teo DTW, Lim TW. Transmission of tuberculosis from patient to healthcare workers in the anesthesia context. Ann Acad Med Singapore 2004; 33: 95–99

Torres A, Ewig S, Lode H et al. for the European HAP working group. Defining, treating and preventing hospital acquired pneumonia: European perspective. Intensive Care Med 2009; 35: 9–29

Veber B. Tuberculose pulmonaire en 1996. Données récentes et conséquences pratiques pour le médecin anesthésiste. Ann Fr Anesth Réanim 1996; 15: 1080–1087

Venkataraman ST, Orr RA. Intrahospital transport of critically ill patients. Critical Care Clinics 1992; 8: 525–531

Von Dossow V, Welte M, Zaune U et al. Thoracic epidural anesthesia combined with general anesthesia: the preferred anesthetic technique for thoracic surgery. Anesth Analg 2001; 92: 848–854

Wang Y-L, Hong C-L, Chung HS et al. Massive hemoptysis after the initiation of positive pressure ventilation in a patient with pulmonary tuberculosis. Anesthesiology 2000; 92: 1480–1482

Yang M, Yuping Y, Yin X et al. Chest physiotherapy for pneumonia in adults. Cochrane Database Syst Rev 2010; 2: CD006338

- Sklerodermie,
- CREST-Syndrom (Kalzinose, Raynaud-Phänomen, ösophageale Motilitätsstörung, Sklerodaktylie, Teleangiektasie).

**Thrombotische Mikroangiopathien.** Hiervon abzugrenzen sind die thrombotischen Mikroangiopathien, von denen insbesondere das *hämolytisch-urämische Syndrom* (HUS), aber auch die *thrombotisch-thrombozytopenische Purpura* (TTP) mit einem akuten Nierenversagen einhergehen können. Für das HUS ist die Symptomtrias akutes Nierenversagen, mikrovaskuläre hämolytische Anämie mit Nachweis von Fragmentozyten und Thrombozytopenie diagnostisch richtungsweisend. Bei der TTP stehen neben der mikrovaskulären hämolytischen Anämie mit Purpura und Thrombozytopenie v.a. neurologische Störungen im Vordergrund.

**Maligne Hypertonie.** Schließlich ist als nichtimmunologisch bedingte mikrovaskuläre Erkrankung die maligne Hypertonie anzuführen. Hier findet sich die Symptomtrias diastolischer RR > 130 mmHg, Papillenödem und akute Nierenfunktionsverschlechterung, wobei die Patienten nicht selten zusätzlich eine neurologische Symptomatik oder eine kardiopulmonale Dekompensation aufweisen.

## Tubulointerstitielle Erkrankungen

**Akute interstitielle Nephritis.** Hierzu zählt zunächst die akute interstitielle Nephritis allergischer Genese. Als Auslöser kommen dafür insbesondere die folgenden *Medikamente* infrage:

- nicht steroidale Antiphlogistika,
- Antibiotika (insbesondere Betalactam-Antibiotika und Sulfonamide),
- Diuretika (insbesondere Thiaziddiuretika),
- ACE-Hemmer,
- Cimetidin,
- Allopurinol,
- Sulfinpyrazon.

Meist finden sich in solchen Fällen weitere Symptome einer Medikamentenallergie (Exanthem, Fieber oder Arthralgien). Diese können in Einzelfällen jedoch auch fehlen.

**Bakterielle Infektionen.** Des Weiteren können auch bakterielle Infektionen wie eine bilaterale Pyelonephritis zu einer akuten Verschlechterung der Nierenfunktion führen. Die betroffenen Patienten zeigen jedoch in der Regel typische klinische Symptome (Flankenschmerz, Dysurie, Fieber), die in Verbindung mit dem Nachweis einer Bakteriurie/Pyurie und Leukozyturie diagnostisch richtungsweisend sind.

**Infiltrative Prozesse.** Schließlich können in sehr seltenen Fällen auch infiltrative Prozesse zu einer akuten tubulointerstitiellen Erkrankung führen (z.B. bei Sarkoidose, malignes Lymphom oder Leukämie).

## Ischämische akute Tubulusnekrose

Die ischämische akute Tubulusnekrose beruht wie das prärenale ANV auf einer akuten, funktionellen Perfusionsstörung der Nieren. Anders als beim prärenalen ANV ist hier die akute Nierenfunktionsstörung auch nach Wiederherstellung einer adäquaten renalen Perfusion jedoch nicht unmittelbar reversibel. Hingegen vergehen regelhaft einige Tage oder sogar Wochen bis zur strukturellen Reparatur und funktionellen Wiederherstellung des Tubulusepithels. Der Verlauf der akuten Tubulusnekrose ist im typischen Fall 3-phasig:

- *Schädigungsphase*:
  - Verschlechterung der GFR infolge des verminderten renalen Blutflusses und des reduzierten glomerulären Filtrationsdrucks,
  - Schädigung des Tubulusepithels (zytoskelettale Schädigung, Verlust der Zellpolarität, Apoptose und Nekrose) mit der Folge der unselektiven Rückdiffusion von Glomerulumfiltrat,
  - Desquamation von Zellen und Blockade des Harnabflusses durch Zelltrümmer.
- *Konsolidierungsphase* (meist 1–2 Wochen andauernd):
  - Etablierung der Zellschäden,
  - interstitielle inflammatorische Reaktion mit Freisetzung von Sauerstoffradikalen und anderen Mediatoren aus infiltrierenden Leukozyten,
  - persistierende renale Vasokonstriktion infolge inadäquater Freisetzung vasoaktiver Substanzen aus geschädigten Endothelzellen.
- *Erholungsphase*:
  - Wiederherstellung der Nierenfunktion durch erfolgreiche Regeneration der renalen Parenchymzellen (Thadhani et al. 1996).

## Toxische akute Tubulusnekrose

Bei der toxischen akuten Tubulusnekrose kommt es analog der ischämischen ATN zur renalen Vasokonstriktion, zur Schädigung des Tubulusepithels und zur Blockade des Harnabflusses. Im Einzelnen bestehen jedoch Unterschiede bezüglich der Wirkung eines schädigenden Agens. So kommt es bei einer Toxizität nach Gabe von Röntgenkontrastmittel primär zu einer ausgeprägten renalen Vasokonstriktion. Andere Substanzen wie Chemotherapeutika vom Aminoglykosidtyp wirken hingegen überwiegend direkt tubulotoxisch.

**Exogene Auslöser.** Viele Substanzklassen können die Nieren schädigen. Dies gilt insbesondere für antibakterielle, antimykotische, antifungale, antivirale und antineoplastische *Chemotherapeutika*, aber ebenso für *Immunsuppressiva* wie Cyclosporin A oder FK 506, die etwa nach einer Nierentransplantation eingesetzt werden. Weiterhin kommen *Umweltgifte* (organische Lösungsmittel, Schwermetalle, Insektizide, Herbizide) und Drogen (Heroin, Amphetamine) als Auslöser einer Niereninsuffizienz infrage. Allen genannten Substanzen ist gemeinsam, dass das Risiko eines akuten Nierenversagens steigt, wenn eine oder mehrere der folgenden Konstellationen vorliegen (Evenepoel 2004):

- vorbestehende Niereninsuffizienz,
- Diabetes mellitus,
- kardiovaskuläre Komorbidität,
- hohes Alter,
- Hypovolämie und/oder Hypotension,
- Leberzirrhose,
- Elektrolytstörungen,
- metabolische Azidose.

**Endogene Auslöser.** Neben exogen zugeführten Substanzen können auch endogene Stoffe nephrotoxisch wirken. Insbesondere ist dies der Fall bei den sog. Pigmentnephropathien. Hierbei handelt es sich in erster Linie um *freies Hämoglobin*, das bei ausgeprägter Hämolyse in hohen Konzentrationen im Blut nachgewiesen werden kann, sowie um *Myoglobin*, das bei einer Rhabdomyolyse freigesetzt wird und neben einer stark erhöhten Kreatinkinase im Blut nachgewiesen werden kann. Leitbefund der Rhabdomyolyse ist weiterhin die ausgeprägte Myoglobinurie, die makroskopisch an einer Braunfärbung des Urins erkennbar ist. Gelegentlich finden sich im Urinsediment auch Myoglobinzylinder. Ursächlich kommen für eine *Rhabdomyolyse* infrage:

- eine direkte Muskelschädigung (Trauma, Krampfanfälle, Kompartmentsyndrom, Verbrennungen),
- metabolische Störungen (Elektrolytentgleisungen, Coma diabeticum, Myxödem, maligne Hyperthermie),
- Drogen (Heroin, Methadon, Amphetamine, LSD) und Alkohol,
- Medikamente (insbesondere Salizylate und Lipidsenker),
- Infektionen (Tetanus, Legionellosen, Influenza, infektiöse Mononukleose),
- immunologische Erkrankungen (Polymyositis).

Weiterhin kann es bei *malignen Erkrankungen* zu einer endogen-toxischen Schädigung der Niere kommen. Hier sind als Beispiele zu nennen das *Plasmozytom* (Leichtkettenausscheidung) und das *Tumorlysesyndrom* (intrarenale Ablagerung von Harnsäurekristallen). Auch andere *Kristallurien* (Kalzium, Phosphat) können zum akuten Nierenversagen führen. Schließlich kann im Rahmen von Glykolintoxikationen eine akute *Oxalatnephropathie* auftreten.

### Postrenales akutes Nierenversagen

**Obstruktion.** Das postrenale akute Nierenversagen betrifft höchsten 10% aller Fälle von akutem Nierenversagen im Krankenhaus. Da die Funktion einer einzelnen gesunden Niere ausreicht, um eine suffiziente Ausscheidung harnpflichtiger Substanzen zu gewährleisten, führt eine Obstruktion des Harntrakts nur zu einem akuten Nierenversagen, wenn der Harnabfluss beider Nieren gestört ist oder eine Einzelniere vorliegt. Eine solche Obstruktion kann anatomisch auf verschiedenen Ebenen lokalisiert sein:

- *Ureterobstruktion*:
  - extraluminal: Tumor, Endometriose, retroperitoneale Fibrose, retroperitoneale Blutung,
  - intraluminal: Lithiasis, Abgang einer Papillennekrose, Blutung, Ödem.
- *Blasenausgangsobstruktion:* Lithiasis, Blasentamponade, Prostatahypertrophie, Prostatamalignom, Blasentumor, Zystitis, funktionelle Blasenentleerungsstörungen.
- *Urethraobstruktion:* kongenitale Anomalien, Strikturen, Phimose, Tumor.

**Leitbefund.** Der Leitbefund des postrenalen Nierenversagens ist die *Hydronephrose* mit Aufweitung des Nierenbeckenkelchsystems, die mittels Sonografie leicht nachgewiesen werden kann. Falls die Obstruktion nicht bereits zu lange bestanden hat, führt die Beseitigung des Abflusshindernisses bzw. die Anlage einer (inneren oder äußeren) Harnableitung meist zu einer raschen Erholung der Nierenfunktion.

## 3.1.4 Diagnose und Differenzialdiagnose

Die frühzeitige Diagnose des ANV erfordert eine engmaschige Kontrolle der Nierenfunktion. Dies umfasst klinische Parameter (Urinausscheidung, Ein- und Ausfuhrbilanzierung, Hydratationszustand) wie auch laborchemische Untersuchungen. In der Regel ist bei Risikopatienten eine tägliche Kontrolle von Retentionsparametern (Serumkreatinin, Serumharnstoff), Elektrolyten und des Säure-Basen-Haushalts erforderlich. Bei einem Anstieg des Serumkreatinins über den „Normalwert" hinaus liegt in der Regel bereits eine fortgeschrittene Nierenfunktionsstörung vor (Kap. 3.2). Die praktische Konsequenz ist, dass spätestens bei einer Verdoppelung des Serumkreatinins von einem beginnenden ANV ausgegangen werden sollte, auch wenn sich die Werte noch innerhalb des „Normalbereichs" befinden (Schrier et al. 2004).

Die Vereinheitlichung der Diagnosekriterien ist die Voraussetzung für eine Vergleichbarkeit klinischer Studien zum Thema akute Niereninsuffizienz. Im Jahre 2004 fand mit diesem Ziel eine Konsensuskonferenz der ADQI (Acute Dialysis Quality Initiative) Gruppe statt, als deren Resultat die sog. RIFLE-Kriterien entwickelt wurden (Bellomo et al. 2004). Diese unterschieden erstmals verschiedene Schweregrade von akuten Nierenfunktionsstörungen, wobei die Einteilung anhand einfacher Parameter (Serumkreatinin bzw. GFR sowie Urinausscheidung) erfolgt. Das Akronym „RIFLE" steht dabei für die verschiedenen Schweregrade (Tab. 3.**2**): „Risk" (R); „Injury" (I); „Failure" (F); „Loss of Function" (L); und „End Stage renal Disease" (E). Die 2007 publizierten AKIN-Kriterien des „Acute Kidney Injury Network" verwenden ähnliche Diagnosekriterien, beschränken sich jedoch auf 3 Stadien ohne die Dauer der Dialysepflichtigkeit zu differenzieren (Tab. 3.**3**; Mehta et al. 2007).

### Anamnese und körperliche Untersuchung

Richtungsweisende Anhaltspunkte für die *Differenzialdiagnose* können oftmals bereits durch eine gründliche Anamneseerhebung und körperliche Untersuchung gewonnen werden. Folgende Aspekte sollten geprüft werden:

- Wurden nephrotoxische Substanzen eingenommen?
- Wurden vasoaktive Medikamente verabreicht?

Tab. 3.2 RIFLE-Kriterien zur Diagnose des akuten Nierenversagens.

| RIFLE-Klasse | Serumkreatinin-/GFR-Kriterien | Diuresekriterien |
|---|---|---|
| R | Kreatininanstieg auf das 1,5-Fache des Ausgangswerts oder GFR-Abfall > 25 % | < 0,5 ml/kg/h über 6 h |
| I | Kreatininanstieg auf das Doppelte des Ausgangswerts oder GFR-Abfall > 50 % | < 0,5 ml/kg/h über 12 h |
| F | Kreatininanstieg auf das 3-Fache des Ausgangswerts oder GFR-Abfall > 75 % oder Anstieg des Serumkreatinins ≥ 4 mg/dl (bei akutem Anstieg von ≥ 0,5 mg/dl) | < 0,3 ml/kg/h über 24 h oder Anurie über 12 h |
| L | Dialysepflichtigkeit über mehr als 4 Wochen | |
| E | dauerhafte Dialysepflichtigkeit (mehr als 3 Monate) | |

Tab. 3.3 AKIN-Kriterien zur Diagnose des akuten Nierenversagens.

| AKIN-Stadium | Serumkreatininkriterien | Diuresekriterien |
|---|---|---|
| 1 | Kreatininanstieg auf das 1,5- bis 2-Fache des Ausgangswerts oder Anstieg > 0,3 mg/dl | < 0,5 ml/kg/h über 6 h |
| 2 | 2–3-fache Erhöhung des Serumkreatinins | < 0,5 ml/kg/h über 12 h |
| 3 | Erhöhung des Serumkreatinins um mehr als das 3-Fache oder > 4 mg/dl oder Notwendigkeit einer Nierenersatztherapie | < 0,3 ml/kg/h über 24 h oder Anurie über 12 h |

- Wurde Röntgenkontrastmittel appliziert?
- Kam es im Vorfeld zu einem Blutdruckabfall (kardiales Ereignis, Schock, operativer Eingriff)?
- Liegt ein Volumenmangel vor?
- Gibt es Anhaltspunkte für eine Autoimmun- bzw. Systemerkrankung (Gelenkbeschwerden, Hautveränderungen, Hämoptysen)?

## Urinanalysen

Zusätzlich können einfache Urinanalysen die möglichen Differenzialdiagnosen weiter einengen. Mit der Bestimmung der Plasma- und Urinosmolalität, der Serum- und Urinnatriumkonzentration, der Urin- und Serumkreatininkonzentration sowie der Berechnung der fraktionellen Natriumexkretion ($FE_{Na}$) können wichtige Anhaltspunkte für oder gegen das Vorliegen einer prärenalen Störung gewonnen werden (Tab. 3.4). Gleichfalls kann die Untersuchung des *Urinsediments* richtungsweisende Informationen liefern (Tab. 3.5).

## Nierenbiopsie

Die Indikation für eine Nierenbiopsie ist grundsätzlich gegeben, wenn der Verdacht auf eine akute Glomerulonephritis oder eine Systemerkrankung besteht. Insbesondere ist dies gegeben, wenn sich eine glomerulär bedingte Erythrozyturie mit Nachweis von dysmorphen Erythrozyten oder sogar Erythrozytenzylindern findet. Auch sollte man eine Nierenbiopsie erwägen, wenn ein akutes Nierenversagen ungewöhnlich protrahiert verläuft (länger als 4–6 Wochen) oder seine Ätiologie völlig unklar bleibt. Eine Übersicht über das diagnostische Vorgehen bei akutem Nierenversagen bietet Tab. 3.6.

Tab. 3.4 Differenzialdiagnostische Indizes zwischen prärenalem und intrinsischem ANV.

| Parameter | Prärenales ANV | Intrinsisches ANV |
|---|---|---|
| $U_{Na}$ (mmol/l) | < 20 | > 30 |
| $FE_{Na}$ (%) | < 1 | > 1 |
| $U_{Osm}/P_{Osm}$ | > 1,3 | < 1,1 |
| $U_{Krea}/S_{Krea}$ | > 15 | < 15 |

$$FE_{Na} = \frac{U_{Na} \times S_{Krea}}{S_{Na} \times U_{Krea}}$$

Tab. 3.5 Untersuchung des Urinsediments.

| Befund | Mögliche Ursache |
|---|---|
| dysmorphe Erythrozyten ± Erythrozytenzylinder | Glomerulonephritis, Systemerkrankung, maligne Hypertonie |
| Leukozyten | akute interstitielle Nephritis |
| Leukozyten + Bakterien | akute Pyelonephritis |
| granulierte Zylinder | ATN, unspezifisch |
| Myoglobinzylinder | Rhabdomyolyse |
| Kristalle | Tumorlyse (Harnsäure), Oxalate (Glykolvergiftung), unspezifisch |
| Blande | prärenales ANV, postrenales ANV, vaskuläre Nephropathie |

Tab. 3.**6** Diagnostische Schritte bei akutem Nierenversagen.

| **Vorgehen** |
|---|
| **Anamnese und Klinik** |
| • Gibt es einen Anhalt für *akuten* Abfall der GFR?<br>• Wie ist der Verlauf der Nierenfunktion in Bezug zu möglichen kausalen Faktoren in der Anamnese?<br>• Wie war die Nierenperfusion vor und während des Beginns des Nierenversagens (Volumenstatus, kardiale Funktion, renovaskuläre Situation)?<br>• Gab es eine Exposition gegenüber potenziellen Nephrotoxinen?<br>• Gibt es Anhaltspunkte für extrarenale Manifestationen der Erkrankung (Haut, Gelenke, Lunge, hämatologisches System)? |
| **Urinuntersuchungen** |
| • Urinvolumen<br>• Urinsediment<br>• Kreatinin, Harnstoff, Harnsäure, Protein<br>• pH<br>• Osmolalität<br>• Elektrolyte ($Na^+$!) |
| **Blutuntersuchungen** |
| **obligat:**<br>• Elektrolyte, Säure-Basen-Haushalt, Osmolalität, Kreatinin, Harnstoff, Harnsäure<br>• Enzyme (Laktatdehydrogenase, Kreatinkinase, Amylase, Lipase)<br>• Gesamteiweiß und Albumin, Serumelektrophorese<br>• Gerinnungsparameter<br>• Blutbild und Differenzialausstrich<br>• Hämolyseparameter |
| **fakultativ:**<br>• Myoglobin (Rhabdomyolyse?)<br>• Immunelektrophorese in Serum und Urin (Immunozytom?)<br>• immunologisches Screening (Anti-GBM-AK, antineutrophile zytoplasmatische Antikörper, p-ANCA/c-ANCA, antinukleäre Antikörper (ANA), Antikörper gegen Doppelstrang-DNS, Rheumafaktoren, Antikörper gegen glatte Muskulatur, SMA, Komplementfaktoren, Kryoglobuline, Kälteagglutinine, zirkulierende Immunkomplexe) |

**Merke** Spätestens bei einer Verdoppelung des Serumkreatinins sollte von einem beginnenden ANV ausgegangen werden, auch wenn sich die Werte noch innerhalb des „Normalbereichs" befinden.

## 3.1.5 Therapie

### Konservative Maßnahmen zur Prophylaxe und Therapie

**Vorgehen.** Auch angesichts der geschilderten Heterogenität der Ursachen eines ANV lassen sich für die meisten Konstellationen *gemeinsame Prioritäten* definieren (Lameire et al. 2005), die neben der möglicherweise existierenden kausalen Therapie einer Grunderkrankung relevant sind:

- Suche nach und Korrektur von prä- und postrenalen Faktoren,
- Optimierung von systemischem und renalem Blutfluss,
- Suche nach und Korrektur von Komplikationen (Hyperkaliämie, Hyponatriämie, metabolische Azidose, Hyperphosphatämie, Hyperhydratation),
- Überprüfung der Medikation und Vermeiden potenzieller Nephrotoxine,
- Verabreichung von Medikamenten in aktuell der Nierenfunktion angepasster Dosis,
- Suche nach und aggressive Behandlung von Infektionen,
- hochkalorische Ernährung (30–40 kcal/kg Körpergewicht).

Ansonsten muss jedoch festgehalten werden, dass darüber hinaus keine etablierte pharmakologische Intervention zur Prävention oder Therapie des ANV existiert. Weder für die Applikation von Kalziumantagonisten, atrialer natriuretischer Peptide, Theophyllin, Wachstumsfaktoren, Prostaglandinen oder Sauerstoffradikalfängern fanden sich in klinischen Studien generelle Vorteile.

**Merke** Die Gabe von *N-Acetylcystein* (2 × 600 mg p. o. am Tag vor und nach der Untersuchung) zur Prophylaxe des akuten Nierenversagens nach *Kontrastmittelexposition* scheint von Vorteil zu sein (Alonso et al. 2004, Birck et al. 2003).

Dabei muss jedoch ebenfalls auf eine ausreichende Hydrierung Wert gelegt werden, die auch bereits als Einzelmaßnahme von prophylaktischem Wert ist (Solomon et al. 1994). Hingegen ist eine prophylaktische Hämodialysebehandlung zur Kontrastmittelelimination wahrscheinlich unwirksam und daher nicht empfohlen (Vogt et al. 2001), es sei denn, die Indikation besteht in der Behebung einer Hypervolämie. Eine Empfehlung zur Gabe von *Mannitol* zusätzlich zur Harnalkalisierung und forcierten Diurese besteht lediglich noch zum Therapieversuch in der Frühphase des myoglobinurischen akuten Nierenversagens bei noch erhaltener Diurese (Better u. Stein 1990).

**Schleifendiuretika und Dopamin.** 2 Substanzen sollen wegen ihres weiterhin verbreiteten Einsatzes auf Intensivstationen besonders diskutiert werden: Schleifendiuretika und Dopamin.

- *Schleifendiuretika* können zwar ein oligurisches in ein nicht oligurisches Nierenversagen überführen, womit jedoch keine Verbesserung der Überlebenswahrscheinlichkeit, der Erholung der Nierenfunktion oder der Dialysehäufigkeit verbunden ist (Shilliday et al. 1997). Hingegen sind mit der unkritischen Applikation von Diuretika möglicherweise signifikante Risiken (Übersterblichkeit, verschlechterte Nierenfunktion, verlängerte Dauer des Nierenversagens) verbunden (Mehta et al. 2002, Lassnigg et al. 2000), sodass in jedem Einzelfall eine sorgfältige *Risiko-Nutzen-Abwägung* vonnöten ist.

- *Dopamin in „Nierendosis"* (2–4 µg/kgKG und Minute) kann zwar den renalen Blutfluss, die Natriurese und die glomeruläre Filtrationsrate verbessern und ATP- sowie Sauerstoffverbrauch der *gesunden* Niere reduzieren sowie im Tierexperiment günstigen Einfluss auf den Verlauf des ANV ausüben. Klinische Studien zum akuten Nierenversagen konnten entsprechende positive Befunde nicht reproduzieren, jedoch können signifikante Nebenwirkungen auftreten (Steigerung von Herzzeitvolumen und myokardialem Sauerstoffverbrauch; Rhythmus- und Elektrolytstörungen; Denton et al. 1996, Bellomo et al. 2000). Die Gabe von Dopamin in „Nierendosis" ist nach heutigem Kenntnisstand obsolet, eine differenzierte Katecholamintherapie sollte ausschließlich zur Optimierung der systemischen Hämodynamik eingesetzt werden.

**Korrektur des Intravasalvolumens.** Speziell bei schwerstkranken Patienten ist die zügige und zielgerichtete Optimierung der systemischen Hämodynamik und des Intravasalvolumens von zentraler Bedeutung für die Prognose. So konnten Rivers und Mitarbeiter in einer großen prospektiven randomisierten Studie (263 Patienten mit SIRS/Sepsis) zeigen, dass die Gruppe der zielorientiert therapierten Patienten einen signifikanten Überlebensvorteil hatte (Rivers et al. 2001). In dieser Studie wurden die folgenden Zielwerte angestrebt:

- ZVD 8–12 mmHg,
- mittlerer arterieller Blutdruck 65–90 mmHg,
- zentralvenöse Sauerstoffsättigung > 70 %,
- Hämatokrit > 30 %.

Interessant ist hierbei die Beobachtung, dass die gesamte Volumenzufuhr innerhalb der ersten 72 h in beiden Gruppen identisch war, die zielorientiert behandelten Patienten jedoch innerhalb der ersten 6 h signifikant mehr Infusionslösungen erhielten (Rivers et al. 2001), was die Bedeutung der *raschen* Korrektur des Intravasalvolumens unterstreicht.

> **Merke** Kernpunkte der konservativen Behandlung sind die Korrektur von prä- und postrenalen Faktoren, die Optimierung von systemischem und renalem Blutfluss sowie die Korrektur von Komplikationen des Nierenversagens. Eine generelle Indikation zur Gabe von Schleifendiuretika besteht nicht. Dopamin in „Nierendosis" ist obsolet.

## Nierenersatztherapie

### Indikationen

Allgemein ist akzeptiert, dass die Indikation zur akuten Einleitung einer Nierenenersatztherapie besteht bei:

- manifesten Urämiesymptomen (Neurologie, Perikarditis),
- lebensbedrohlicher Hyperkaliämie ($K^+$ > 6,5 mmol/l, EKG-Veränderungen),
- Oligurie/Anurie und bedrohlicher Hyperhydratation (Lungenödem),
- schwerer metabolischer Azidose (pH < 7,1).

### Prophylaktischer Einsatz

Hingegen besteht keine generelle Übereinkunft, ab wann eine „prophylaktische" Nierenersatztherapie eingeleitet werden sollte, damit es nicht erst zu den genannten Notfallsituationen kommt. Jedoch sollte der Behandlungsbeginn spätestens erwogen werden, wenn die Serumharnstoffkonzentration in den Bereich von 200 mg/dl ansteigt. Bei oligurischen Patienten mit rascher Anstiegstendenz muss die Interventionsschwelle noch niedriger angesetzt werden.

### Therapieformen

Zur Durchführung der Nierenersatztherapie bei akutem Nierenversagen stehen unterschiedliche Therapieformen zur Verfügung. Zunächst ist die Entscheidung für ein intermittierendes oder kontinuierliches Verfahren der Hämodialyse, Hämofiltration oder Hämodiafiltration zu treffen. Im Bereich der pädiatrischen Intensivmedizin ist überdies die Peritonealdialyse von Bedeutung, die im Kap. 3.2 näher beschrieben ist.

**Intermittierende und kontinuierliche Verfahren.** Bezüglich der Differenzialindikation zwischen *intermittierender* oder *kontinuierlicher* Therapie existieren derzeit keine klaren Daten aus prospektiven randomisierten Studien. Metaanalysen der vorhandenen Studienergebnisse fanden keinen signifikanten Überlebensvorteil für Patienten basierend auf der Therapiemodalität (Kellum et al. 2002, Tonelli et al. 2002). Auch aus klinischer Sicht gibt es diesbezüglich nur wenige klare Entscheidungshilfen. So kann die *intermittierende Hämodialyse* rascher und effektiver insbesondere kleinmolekulare Substanzen entfernen, was etwa bei einer lebensbedrohlichen Hyperkaliämie von Bedeutung ist. Andererseits erlaubt die *kontinuierliche Hämofiltration* prinzipiell eine schonendere Entfernung von überschüssigem Volumen, was oftmals die Behandlung von hyperhydrierten Patienten im Kreislaufschock oder Lungenversagen erleichtert. *Intermittierende Verfahren* können günstiger bei blutungsgefährdeten Patienten sein, da hier zumeist auf eine systemische Antikoagulation verzichtet werden kann. Andererseits sollte eine *kontinuierliche Behandlung* durchgeführt werden, wenn ein Hirnödem besteht oder die Entwicklung eines solchen zu befürchten ist (z. B. im Leberversagen; Lameire et al. 2005).

**Behandlungsdosis.** Von potenzieller Prognoserelevanz ist hingegen die verabreichte Behandlungsdosis. Bei kontinuierlicher Hämofiltration zeigte eine prospektive randomisierte Studie eine verringerte Sterblichkeit bei Patienten, die mit Filtratraten von wenigstens 35 ml pro kg Körpergewicht und Stunde behandelt wurden (Ronco et al. 2000). Eine weitere Studie berichtete, dass bei der intermittierenden Hämodialyse Patienten unter täglicher Behandlung einen Überlebensvorteil gegenüber Patienten hatten, die nur jeden zweiten Tag dialysiert wurden (Schiffl et al. 2002). Diese Befunde wurden allerdings unlängst relativiert durch 2 große Multicenter-Studien aus den USA bzw. aus Australien/Neuseeland, die keinen Überlebensvorteil für intensivere Therapieregimes nachweisen konnten, vorausgesetzt dass Behandlungsdosen von 20–25 ml pro kg Körpergewicht und Stunde auch tatsächlich erreicht (und nicht nur verordnet) wurden (VA/NIH et al. 2008, Renal Replacement Therapy Study Investigators et al. 2009).

**Merke** Die Indikation zur akuten Nierenenersatztherapie besteht bei manifesten Urämiesymptomen, lebensbedrohlicher Hyperkaliämie, massiver Hyperhydratation oder bei schwerer metabolischer Azidose. Eine relative Indikation besteht bei stark erhöhten Serumharnstoffwerten (etwa > 200 mg/dl).

## 3.1.6 Präoperative Evaluierung und Maßnahmen

Das *Narkoserisiko* bei Patienten mit ANV hängt weitaus überwiegend von der Grunderkrankung ab, die das akute Nierenversagen bedingt. Entsprechend sind die vorliegenden Störungen anderer Organsysteme bei der Narkoseplanung und Risikobewertung zu berücksichtigen.

Die Bewertung des *Volumenhaushalts*, der kardiopulmonalen und neurologischen Situation sowie die präoperativen Basisuntersuchungen unterscheiden sich nicht vom Patienten mit chronischer Niereninsuffizienz (Kap. 3.2). Auch ist zu prüfen, wann die letzte präoperative Dialysebehandlung erfolgte bzw. bis wann eine kontinuierliche Hämofiltration durchgeführt wurde. Ist eine extrakorporale Behandlung erst kurz vor dem geplanten Eingriff beendet worden, muss ggf. mit einer *erhöhten Blutungsgefährdung* gerechnet werden (systemische Antikoagulation, Thrombozytenfunktionsstörung). Dies ist natürlich insbesondere bei der Planung einer rückenmarknahen Regionalanästhesie in die Überlegungen mit einzubeziehen.

Generell ist die Vermeidung einer Hypovolämie von Bedeutung, um eine weitere Verschlechterung der Nierenfunktion zu vermeiden. Wegen der Auswirkungen der Allgemeinnarkose auf die systemische Hämodynamik mit der Folge einer Reduktion der Nierenperfusion sollten daher wenn möglich regionale Anästhesieverfahren bevorzugt eingesetzt werden. Gleichfalls sollten potenziell nephrotoxische Substanzen möglichst vermieden werden.

## 3.1.7 Anästhesiologische Konzepte

**Überwachung.** Die Überwachung der Patienten und die Narkoseführung erfolgen nach den üblichen Kriterien (Herzfrequenz, Blutdruck, Pulsoxymetrie, Kapnometrie, Blutgasanalyse, evtl. ZVD). Ein evtl. erforderliches erweitertes invasives Monitoring von Kreislaufparametern ergibt sich aus der Grundkonstellation, etwa bei Patienten im kardiogenen oder septischen Schock.

**Medikamente.** Die Überlegungen die *Medikamentenauswahl* betreffend unterscheiden sich nicht vom Patienten mit chronischer Niereninsuffizienz (Kap. 3.2). Bei Niereninsuffizienz weisen viele Substanzen eine verlängerte Halbwertszeit bzw. Wirkdauer auf, die bei der Auswahl und Dosierung von Medikamenten beachtet werden muss.

Bei Patienten unter *kontinuierlicher Nierenersatztherapie* muss man bezüglich der *Medikamentendosierung* die erreichte Gesamt-Kreatinin-Clearance berücksichtigen, die sich aus der verbleibenden renalen sowie der durch die Nierenersatztherapie erreichten Clearance zusammensetzt (Bugge 2001). Praktisch kann man sich am resultierenden Steady-State-Serumkreatinin orientieren und aus diesem die Clearance hochrechnen (z. B. mit der Formel nach Cockroft und Gault [Cockgrot u. Gault 1976], Kap. 3.2), an die die Dosierung entsprechend angepasst wird. Allerdings ist zu bedenken, dass die Entwicklung der Nierenfunktion im ANV ein dynamischer Prozess ist, der im Zweifel eine engmaschige Neubewertung und Dosiskorrektur erfordert.

**Hyperkaliämie.** Eine stete Akutgefährdung von Patienten mit Nierenversagen liegt in der möglichen Entwicklung einer lebensbedrohlichen Hyperkaliämie. Auf depolarisierende Muskelrelaxanzien sollte daher in der Regel ganz verzichtet werden.

**Merke** Patienten mit akutem Nierenversagen sind stets bedroht durch die mögliche Entwicklung einer Hyperkaliämie. Auf depolarisierende Muskelrelaxanzien sollte daher in der Regel ganz verzichtet werden.

Tab. 3.7 fasst die pharmakologischen Interventionsmöglichkeiten bei einer Hyperkaliämie zusammen. In kritischen Situationen wird darüber hinaus in Einzelfällen auch die intraoperative Durchführung einer Nierenersatztherapie erforderlich.

## 3.1.8 Postoperatives Management

Das postoperative Management von Patienten mit akutem Nierenversagen ergibt sich ganz überwiegend aus der zugrundeliegenden Erkrankung. In der Regel werden die Patienten postoperativ auf eine *Intensivstation* (rück-)verlegt oder aber für wenigstens 24 h in einer Intermediate-Care-Einheit überwachungspflichtig sein. Ist selbiges in seltenen Fällen, z. B. beim isolierten akuten Nierenversagen aufgrund Medikamententoxizität, nicht erforderlich, folgt das Proze-

Tab. 3.7 Konservative Therapiemaßnahmen bei Hyperkaliämie.

| Therapie | Wirkmechanismus | Wirkbeginn | Wirkdauer | Nachteile |
|---|---|---|---|---|
| $Ca^{2+}$-Glukonat 10% 1–2g i.v. | direkter Antagonismus | sofort | kurz | $Ca^{2+}$-Last |
| $NaHCO_3^-$ 50–100ml i.v. | Redistribution | Minuten | Stunden | $Na^+$-/Alkali-Last |
| Glukose 50% (50ml) + 10IE Altinsulin | Redistribution | Minuten | Stunden | Hypo- oder Hyperglykämie |
| Resonium A 20–30g p.o. | Elimination | Stunden | Stunden | $Na^+$-Last |

dere im Wesentlichen dem üblichen postoperativen Standard.

**Cave** Im Aufwachraum und vor Übergabe des Patienten an die Station sind allerdings nochmals vitale Dialyseindikationen zu prüfen und auszuschließen (insbesondere eine Hyperkaliämie!). Bei größerem Volumenumsatz bzw. Transfusionsbedarf ist ggf. noch im Aufwachraum eine Röntgenthoraxkontrolle erforderlich.

**Kernaussagen**

- Beim akutem Nierenversagen kommt es zu einer plötzlich einsetzenden Verschlechterung der Nierenfunktion mit der Folge der Retention harnpflichtiger Stoffwechselprodukte, meist verbunden mit der Unfähigkeit, die Flüssigkeits-, Elektrolyt- und Säure-Basen-Homöostase aufrechtzuerhalten.
- Ätiologisch lassen sich das prärenale, das intrinsische und das postrenale ANV unterscheiden, die oftmals bereits anhand von Anamnese, Klinik und einfachen Urinuntersuchungen differenziert werden können.
- Im Verlauf des akuten Nierenversagens kann es zur Beteiligung sämtlicher anderer Organsysteme mit der Folge von komplexen neurologischen, kardiopulmonalen, hämatologischen und gastrointestinalen Störungen kommen.
- Auch bei noch normalen Retentionswerten im Serum kann bereits eine signifikante Nierenfunktionseinschränkung (<50% des Normalwerts der glomerulären Filtration) vorliegen.
- Kernpunkte der konservativen Behandlung sind neben einer eventuellen kausalen Therapie der Grunderkrankung insbesondere die Suche nach und die Korrektur von prä- und postrenalen Faktoren, die Optimierung von systemischem und renalem Blutfluss sowie die Suche nach und die Korrektur von Komplikationen des Nierenversagens.
- Die Indikation zur akuten Einleitung einer Nierenenersatztherapie besteht bei manifesten Urämiesymptomen, lebensbedrohlicher Hyperkaliämie, massiver Hyperhydratation und bei schwerer metabolischer Azidose.
- Eine relative Indikation zur „prophylaktischen" Dialyseeinleitung besteht bei stark erhöhten Serumharnstoffwerten (etwa >200mg/dl).
- Bei der Narkoseplanung müssen die vorliegenden Grund- bzw. Begleiterkrankungen geprüft und in die Risikoabschätzung einbezogen werden.
- Auch bei normalen Gerinnungsparametern und Thrombozytenzahlen ist bei fortgeschrittener Niereninsuffizienz und/oder kurz nach Beendigung einer Nierenersatztherapie mit einem erhöhten Blutungsrisiko aufgrund von Thrombozytenfunktionsstörungen zu rechnen.
- Stete Wachsamkeit ist insbesondere bezüglich des Flüssigkeitshaushalts und der Serumelektrolyte (Kalium!) angezeigt.
- Bei Niereninsuffizienz weisen viele Substanzen eine verlängerte Halbwertszeit bzw. Wirkdauer auf, die bei der Auswahl und Dosierung von Medikamenten berücksichtigt werden muss. Auf depolarisierende Muskelrelaxanzien sollte in der Regel ganz verzichtet werden.
- Das Monitoring der Patienten, die Narkoseführung und das postoperative Management erfolgen ansonsten nach den üblichen Kriterien.

## Literatur


Alberti C, Brun-Buisson C, Goodman SV et al. Influence of systemic inflammatory response syndrome and sepsis on outcome of critically ill infected patients. Am J Respir Crit Care Med 2003; 168(1): 77–84

Alonso A, Lau J, Jaber BL et al. Prevention of radiocontrast nephropathy with N-acetylcysteine in patients with chronic kidney disease: a metaanalysis of randomized, controlled trials. Am J Kidney Dis 2004; 43(1): 1–9

Annane D, Bellissant E, Cavaillon JM. Septic shock. Lancet 2005; 365(9453): 63–78

Bellomo R, Chapman M, Finfer S et al. Low-dose dopamine in patients with early renal dysfunction: a placebo-controlled randomised trial. Australian and New Zealand Intensive Care Society (ANZICS) Clinical Trials Group. Lancet 2000; 356 (9248): 2139–2143

Bellomo R, Ronco C, Kellum JA et al. Acute Dialysis Quality Initiative workgroup. Acute renal failure – definitions, outcome, measures, animal models, fluid therapy and information

technology needs: the second international consensus conference of the acute dialysis quality initiative group. Critical Care 2004; 8: R204–212
Better OS, Stein JH. Early management of shock and prophylaxis of acute renal failure in traumatic rhabdomyolysis. N Engl J Med 1990; 322(12): 825–829
Birck R, Krzossok S, Markowetz F et al. Acetylcysteine for prevention of contrast nephropathy: meta-analysis. Lancet 2003; 362 (9384): 598–603
Brenner and Rector's The Kidney. 7th ed. Philadelphia: WB Saunders; 2003
Bugge JF. Pharmacokinetics and drug dosing adjustments during continuous venovenous hemofiltration or hemodiafiltration in critically ill patients. Acta Anaesthesiol Scand 2001; 45(8): 929–934
Cardenas A. Hepatorenal syndrome: a dreaded complication of end-stage liver disease. Am J Gastroenterol 2005; 100(2): 460–467
Cockroft DW, Gault MN. Prediction of creatinine clearances from serum creatinine. Nephron 1976; 16: 31–41
Denton MD, Chertow GM, Brady HR. „Renal-dose" dopamine for the treatment of acute renal failure: scientific rationale, experimental studies and clinical trials. Kidney Int 1996; 50(1): 4–14
Evenepoel P. Acute toxic renal failure. Best Pract Res Clin Anaesthesiol 2004; 18(1): 37–52
Kellum JA, Angus DC, Johnson JP et al. Continuous versus intermittent renal replacement therapy: a meta-analysis. Intensive Care Med 2002; 28(1): 29–37
Lameire N, Van Biesen W, Vanholder R. Acute renal failure. Lancet 2005; 365(9457): 417–430
Lassnigg A, Donner E, Grubhofer G et al. Lack of renoprotective effects of dopamine and furosemide during cardiac surgery. J Am Soc Nephrol 2000; 11(1): 97–104
Levy EM, Viscoli CM, Horwitz RI. The effect of acute renal failure on mortality. A cohort analysis. JAMA 1996; 275(19): 1489–1494
Mehta RL, Pascual MT, Soroko S, Chertow GM. Diuretics, mortality, and nonrecovery of renal function in acute renal failure. JAMA 2002; 288(20): 2547–2553
Mehta RL, Kellum JA, Shah SV et al. Acute Kidney Injury Network: report of an initiative to improve outcomes in acute kidney injury. Crit Care 2007; 11(2): R31
Rangel-Frausto MS, Pittet D, Costigan M et al. The natural history of the systemic inflammatory response syndrome (SIRS). A prospective study. JAMA 1995; 273(2): 117–123
RENAL Replacement Therapy Study Investigators, Bellomo R, Cass A, Cole L et al. Intensity of Continuous Renal-Replacement Therapy in Critically Ill Patients. N Engl J Med 2009; 361(17): 1627–1638
Rivers E, Nguyen B, Havstad S et al. Early goal-directed therapy in the treatment of severe sepsis and septic shock. N Engl J Med 2001; 345(19): 1368–1377
Ronco C, Bellomo R, Homel P et al. Effects of different doses in continuous venovenous haemofiltration on outcomes of acute renal failure: a prospective randomised trial. Lancet 2000; 356(9223): 26–30
Schiffl H, Lang SM, Fischer R. Daily hemodialysis and the outcome of acute renal failure. N Engl J Med 2002; 346(5): 305–310
Schrier RW, Wang W, Poole B, Mitra A. Acute renal failure: definitions, diagnosis, pathogenesis, and therapy. J Clin Invest 2004; 114(1): 5–14
Shilliday IR, Quinn KJ, Allison ME. Loop diuretics in the management of acute renal failure: a prospective, doubleblind, placebo-controlled, randomized study. Nephrol Dial Transplant 1997; 12(12): 2592–2596
Solomon R, Werner C, Mann D et al. Effects of saline, mannitol, and furosemide to prevent acute decreases in renal function induced by radiocontrast agents. N Engl J Med 1994; 331 (21): 1416–1420
Thadhani R, Pascual M, Bonventre JV. Acute renal failure. N Engl J Med 1996; 334: 1448–1460
Tonelli M, Manns B, Feller-Kopman D. Acute renal failure in the intensive care unit: a systematic review of the impact of dialytic modality on mortality and renal recovery. Am J Kidney Dis 2002; 40(5): 875–885
VA/NIH Acute Renal Failure Trial Network, Palevsky PM, Zhang JH, O'Connor TZ et al. Intensity of Renal Support in Critically Ill Patients with Acute Kidney Injury. N Engl J Med 2008; 359 (1): 7–20
Vogt B, Ferrari P, Schonholzer C et al. Prophylactic hemodialysis after radiocontrast media in patients with renal insufficiency is potentially harmful. Am J Med 2001; 111(9): 692–698

# 3.2 Chronische Niereninsuffizienz

*A. Jörres, D. Jörres*

## 3.2.1 Einleitung

Bei der chronischen Niereninsuffizienz kommt es zu einer progressiven und in der Regel irreversiblen Verminderung der glomerulären Filtrationsrate (GFR) und damit zu einer *verminderten Ausscheidungsfunktion* für harnpflichtige Stoffwechselprodukte wie Kreatinin, Harnstoff und Harnsäure, die unbehandelt letztlich zu Urämiesyndrom, Koma und Tod führt. Im Stadium des chronischen Nierenversagens müssen die Patienten daher entweder mit Nierenersatzverfahren (Hämodialyse oder Peritonealdialyse) behandelt oder aber einer Nierentransplantation zugeführt werden. Nur mit Letzterer ist ein vollständiger Ersatz der Nierenfunktion erreichbar, mit den verfügbaren Dialyseverfahren werden hingegen in der Regel nur 20–30% der Ausscheidungsleistung einer gesunden Niere erzielt. Daneben ist bei chronischer Niereninsuffizienz weiterhin die Ausscheidung von Wasser, Elektrolyten und Protonen vermindert.

Auch für Dialysepatienten bedeutet dies regelhaft eine Restriktion der Flüssigkeitsaufnahme, diätetische Vorgaben (Kalium, Phosphat) sowie oftmals die dauerhafte Substitution mit Bikarbonat und wasserlöslichen Vitaminen, die bei der Dialysebehandlung verloren gehen. Weiterhin fehlt bei diesen Patienten die *inkretorische Nierenfunktion*, die sich in der renalen Anämie (Erythropoetinmangel) und Osteopathie (Dihydroxy-Vitamin-$D_3$-Mangel) manifestiert. Schließlich muss beachtet werden, dass die *Ausscheidung nierengängiger Medikamente* gestört ist und somit eine Dosierung in Abhängigkeit von der Restnierenfunktion bzw. vom Dialyseregime erfolgen muss. Aus den genannten Gründen ist eine exakte Erhebung der speziellen Anamnese von großer Bedeutung für die Planung und Narkoseführung bei operativen Eingriffen.

## 3.2.2 Epidemiologie

Die Inzidenz einer chronischen Niereninsuffizienz wird für Westeuropa mit 10 Erkrankungen je 100000 Einwohner pro Jahr angegeben. Die besten epidemiologischen Daten existieren bezüglich der Patienten mit chronisch terminaler Niereninsuffizienz. In Deutschland führte die *QuaSi-Niere GmbH* bis 2007 jährliche Befragungen der Behandlungseinrichtungen durch, die in einem Bericht zusammengefasst wurden. Zum Ende des Jahres 2006 standen demnach in Deutschland in 1220 Einrichtungen mehr als 23000 Behandlungsplätze zur Verfügung, die mehr als 66500 Patienten mit einer Dialysetherapie versorgten, entsprechend einer Prävalenz von 808 pro Mio. Einwohner. Davon erhielten 63300 eine Hämodialyse, weitere 3200 Patienten wurden mit Peritonealdialyse behandelt. Zudem befanden sich 25200 Patienten in der Nachsorge nach Nierentransplantation, entsprechend einer Gesamtprävalenz von 1114 Patienten mit Nierenersatztherapie pro Mio. Einwohner. Mehr als 17500 Patienten wurden im Jahr 2006 erstmalig in ein Verfahren der chronischen Nierenersatztherapie aufgenommen, entsprechend einer Neuerkrankungsrate von 213 pro Mio. Einwohner. Bezüglich der Diagnoseverteilung der Patienten bei Therapiebeginn stellt die *diabetische Nephropathie* mit Abstand die häufigste Ursache eines chronischen Nierenversagens dar (Abb. 3.1)

**Merke** In Deutschland erhalten mehr als 90000 Patienten eine chronische Nierenersatztherapie, davon leben etwa 25000 mit einem funktionierenden Nierentransplantat.

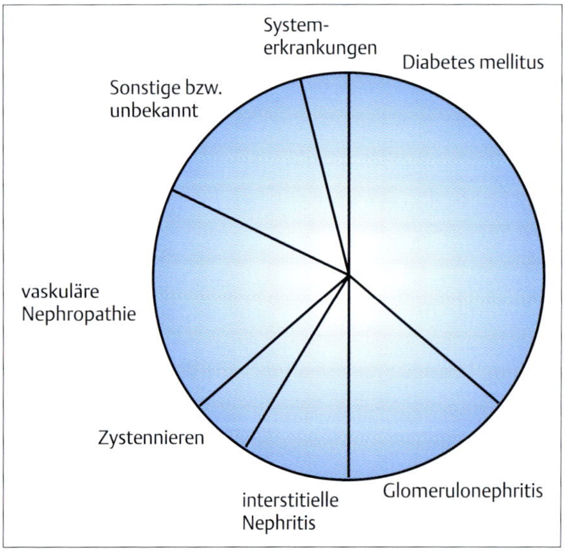


Abb. 3.1 Diagnoseverteilung der Dialysepatienten bei Therapiebeginn (Inzidenz).

## 3.2.3 Pathophysiologie und klinischer Verlauf

Auf die komplexe und heterogene Pathophysiologie der verschiedenen Grunderkrankungen, die zu einer chronischen Niereninsuffizienz führen, kann an dieser Stelle nicht detailliert eingegangen werden. Den meisten dieser Grunderkrankungen sind jedoch die Mechanismen der Progression hin zu einer terminalen Niereninsuffizienz gemeinsam. Nach dem Verlust von Nephronen im Rahmen der jeweiligen Erkrankung kommt es zu einer funktionellen wie morphologischen Adaptation der verbliebenen Nephrone. In den noch funktionellen Glomerula steigt der Filtrationsdruck mit der Folge einer kompensatorischen Hypertrophie bzw. Hyperplasie, einer Permeabilitätssteigerung und Verlust der Filtrationsselektivität, was oftmals zur Proteinurie führt. Im weiteren Verlauf kommt es zur Narbenbildung, Fibrose bzw. Sklerose und letztlich zum weiteren Verlust der verbliebenen Nephrone bis hin zum kompletten Organversagen. Diese Pathophysiologie spiegelt sich im Verlauf der chronischen Niereninsuffizienz wider, der klinisch in 4 Stadien eingeteilt werden kann.

### Klinische Stadieneinteilung

#### Stadium 1 – kompensiertes Dauerstadium

Zwar ist die GFR bereits mäßiggradig eingeschränkt, doch kommt es noch nicht zu einem Anstieg der Retentionswerte im Serum, die Serumelektrolyte sind ebenfalls normal. Die Diurese scheint intakt, doch ist die Konzentrationsfähigkeit der Niere eingeschränkt und es kann zu einer mäßigen Polyurie und Nykturie kommen. Spezifische klinische Symptome zeigen die Patienten in der Regel noch nicht.

#### Stadium 2 – kompensierte Retention

Die GFR ist bereits deutlich eingeschränkt und es finden sich erhöhte Retentionsparameter (Kreatinin, Harnstoff) im Serum. Die Konzentrationsfähigkeit der Niere ist deutlich eingeschränkt. Durch den zunehmenden Verlust an funktionellen Nephronen kommt es zu einer vermehrten Salzbelastung und damit osmotischen Diurese an den verbliebenen Nephronen mit der Folge einer Polyurie. Veränderungen der Serumelektrolyte können auftreten (Anstieg des Serumphosphats, Hyponatriämie, Hypokaliämie). Spezifische Urämiesymptome fehlen noch, doch kommt es vielfach bereits zur Entwicklung einer renalen Anämie und Thrombozytopathie sowie einer arteriellen Hypertonie. Mitunter klagen die Patienten über mangelnde Leistungsfähigkeit.

#### Stadium 3 – präterminale Niereninsuffizienz

Die GFR ist bereits hochgradig eingeschränkt und es finden sich deutlich erhöhte Retentionsparameter im Serum. Die Diurese ist wieder rückläufig (Pseudo-Normurie), da die Restnephrone nicht in der Lage sind, eine osmotische Polyurie aufrechtzuerhalten. Infolge Salz- und Wasserretention entwickeln sich Ödeme. Die Serumelektrolyte sind meist verändert (Hyperphosphatämie, Hyponatriämie, beginnende Hyperkaliämie und Hypokalzämie) und es kommt zur Entwicklung einer metabolischen Azidose. Neben der Entwicklung einer renalen Anämie und Osteopathie treten die ersten klinischen Urämiesymptome auf:

- Konzentrationsschwäche, Schlafstörungen,
- Mattigkeit, Abgeschlagenheit,
- Inappetenz, Übelkeit,
- Pruritus,
- gestörte Gonadenfunktion.

### Stadium 4 – terminale Niereninsuffizienz

Die Retentionsparameter im Serum sind massiv erhöht. Es kommt zur zunehmenden Flüssigkeitsretention mit weiterem Rückgang der Diurese, zu deutlichen Elektrolytstörungen und einer ausgeprägten metabolischen Azidose mit Azidoseatmung. Unbehandelt kommt es zum Urämiesyndrom mit den Symptomen:

- Müdigkeit, Leistungsunfähigkeit, getrübtes Konzentrations- und Erinnerungsvermögen, Vigilanzminderung bis hin zum Koma,
- Myoklonien, Muskelkrämpfe, Polyneuropathie,
- Appetitlosigkeit, Übelkeit und Erbrechen, Diarrhöen, Singultus,
- Perikarditis, Herzinsuffizienz, Arrhythmien,
- Pleuraergüsse, Lungenödem,
- fahlgelbes bis schmutziggraues Hautkolorit, Blässe, Kratzläsionen, Hämatome oder purpuraähnliche Hautblutungen,
- Foetor uraemicus, Azidoseatmung.

## K/DOQI-Stadieneinteilung

Die klinische Stadieneinteilung der chronischen Niereninsuffizienz wird neuerdings präzisiert durch von der American Kidney Foundation im Jahre 2002 erarbeitete Leitlinien (K/DOQI – Kidney Disease Outcomes Quality Initiative; National Kidney Foundation 2002). Diese orientieren sich an der verbliebenen Nierenfunktion, repräsentiert durch die errechnete glomeruläre Filtrationsrate (Tab. 3.**8**).

Tab. 3.**8** K/DOQI-Stadieneinteilung der chronischen Niereninsuffizienz.

| Stadium | GFR (ml/min/1,73 m²) | Bezeichnung |
|---|---|---|
| 1 | ≥90 | Nierenschaden bei normaler oder gesteigerter GFR |
| 2 | 60–89 | Nierenschaden mit leicht reduzierter GFR |
| 3 | 30–59 | Nierenschaden mit moderat reduzierter GFR |
| 4 | 16–29 | Nierenschaden mit stark reduzierter GFR |
| 5 | ≤15 | Nierenversagen |

**K/DOQI-1.** Im Stadium K/DOQI-1 ist dabei die GFR noch normal oder sogar erhöht (z. B. Hyperfiltration bei beginnender diabetischer Nephropathie), jedoch lassen sich entweder laborchemisch (z. B. Proteinurie, Erythrozyturie) oder mittels bildgebender Verfahren (z. B. Zystennieren) pathologische Befunde sichern.

**K/DOQI-2.** Ab dem Stadium K/DOQI-2 kommt es bereits zu einer signifikanten Reduktion der GFR, was sich jedoch noch nicht in erhöhten Serumkreatininwerten abbildet. Dies liegt daran, dass zwischen Serumkreatinin und glomerulärer Filtrationsrate eine hyperbole Beziehung besteht (Abb. 3.**2**): Ausgehend von einer normalen Nierenfunktion entspricht im flachen Teil der Kurve eine zunehmende Verschlechterung der GFR einem nur geringen Anstieg des Serumkreatinins.

**K/DOQI-3.** Erst ab dem Stadium K/DOQI-3 ist mit einer Erhöhung der Serumkreatininwerte über den „Normalwert" hinaus zu rechnen. Hingegen korrespondiert im steilen Teil der Kurve (Stadium K/DOQI-4/5) ein deutlicher weiterer Anstieg des Serumkreatinins mit einer nur noch geringeren, weiteren Reduktion der GFR.

**Merke** Bei einem Anstieg des Serumkreatinins über den „Normalwert" hinaus ist bereits von einer profunden Niereninsuffizienz mit > 50 % Einschränkung der glomerulären Filtrationsrate auszugehen.

### GFR und Kreatininclearance

Zur besseren Einschätzung der Nierenfunktion kann die Ermittlung der GFR entweder mittels Durchführung einer Urinsammlung und daraus errechneter endogener Kreatinin-Clearance oder aber mittels Hochrechnung aus dem

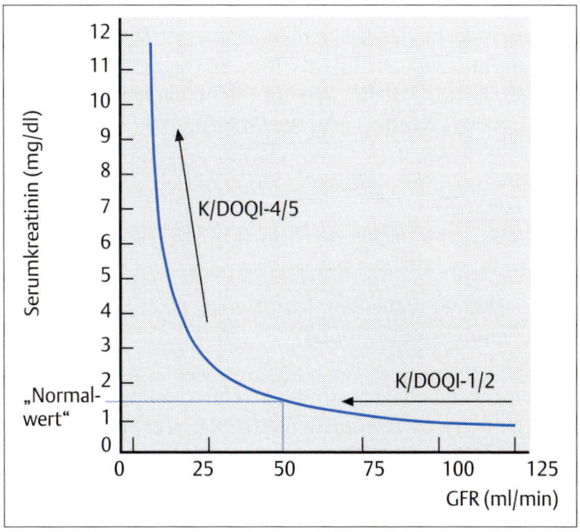


Abb. 3.**2** Beziehung zwischen Serumkreatinin und glomerulärer Filtrationsrate. Bei einem Anstieg des Serumkreatinins über den „Normalwert" hinaus liegt normalerweise bereits eine fortgeschrittene Störung der Nierenfunktion vor (in der Regel > 50 % Einschränkung der glomerulären Filtrationsrate).

Serumkreatinin unter Verwendung einer mathematischen Formel erfolgen.

**Endogene Kreatininclearance.** Für die Berechnung der endogenen Kreatininclearance wird zu Beginn und am Ende einer Urinsammelperiode (meist 24 h) das Serumkreatinin bestimmt und gemittelt. Daneben müssen die exakte Sammelzeit und das Sammelvolumen bekannt sein und es muss die Kreatininkonzentration im Sammelurin bestimmt werden. Diese Daten gehen in nachstehende Clearance-Formel ein (normalisiert auf 1,73 m² Körperoberfläche):

$$\text{Clearance (ml/min)} = \frac{U_{Krea} \times U_{Vol} \times 1{,}73}{S_{Krea} \times t \times KOF} \quad (1)$$

$U_{Krea}$ = Kreatininkonzentration im Sammelurin (mg/dl)
$U_{Vol}$ = Urinsammelvolumen (ml)
$S_{Krea}$ = gemitteltes Serumkreatinin (mg/dl)
t = Sammelzeit (min)
KOF = Körperoberfläche ($m^2$)

**Formel von Cockroft und Gault.** Steht kein Sammelurin zur Verfügung, kann die GFR nach der Formel von Cockroft und Gault (Cockroft u. Gault 1976) aus dem Serumkreatinin, dem Alter und dem Körpergewicht des Patienten abgeschätzt werden:

$$\text{Clearance (ml/min)} = \frac{(140 - \text{Alter}) \times KG}{72 \times S_{Krea}} \times (0{,}8 \text{ bei Frauen}) \quad (2)$$

Alter = Alter des Patienten (Jahre)
KG = Körpergewicht des Patienten (kg)
$S_{Krea}$ = Serumkreatinin (mg/dl)

**MDRD-Formel.** In den K/DOQI-Leitlinien wird allerdings die Verwendung der nachstehenden Formel zur Berechnung der GFR (normalisiert auf 1,73 m² KOF) empfohlen, die im Rahmen der MDRD-(Modification of Diet in Renal Disease) Studie entwickelt wurde (Levey et al. 1999):

$$\text{GFR (ml/min)} = 186 \times (S_{Krea})^{-1{,}154} \times (\text{Alter})^{-0{,}203} \; (\times\, 0{,}742 \text{ bei Frauen}) \quad (3)$$

Alter = Alter des Patienten (Jahre)
$S_{Krea}$= Serumkreatinin (mg/dl)

Für die genannten Formeln stehen einfache internetbasierte Berechnungsprogramme zur Verfügung, die MDRD-Formel wird unter http://www.kdoqi.org angeboten.

## 3.2.4 Therapie

Die Behandlung der chronischen Niereninsuffizienz beinhaltet sowohl *präventive* als auch *therapeutische* Maßnahmen und besteht im Wesentlichen aus den folgenden 3 Säulen:

- die kausale Therapie der Grunderkrankung,
- die Verzögerung der Progression der Niereninsuffizienz,
- die gezielte Prävention und Therapie der Begleiterkrankungen.

### Progressionshemmung und Sekundärprävention

Es muss konstatiert werden, dass oftmals chronische Nierenerkrankungen bei Diagnosestellung einer kausalen Therapie nicht mehr zugänglich sind, sodass die Progressionshemmung bei den therapeutischen Bemühungen zumeist im Vordergrund steht. In Abhängigkeit von der Grunderkrankung kommen auch *aggressive Behandlungsstrategien* zum Einsatz (Glukokortikoide, Immunsuppressiva, Plasmapherese), die in der Regel eine histologische Diagnosesicherung voraussetzen. Auf diese speziellen Therapieformen soll hier nicht detailliert eingegangen werden, es wird diesbezüglich auf die Spezialliteratur verwiesen (Brenner u. Rector 2003). Stattdessen werden nachstehend die generellen Aspekte der Progressionshemmung und Sekundärprävention dargestellt.

**Früher Behandlungsbeginn.** Primär von Bedeutung ist der möglichst frühzeitige Beginn der Maßnahmen, da bereits lange vor dem Eintritt des Terminalstadiums die Mechanismen in Gang gesetzt werden, die u.a. zu der erheblich erhöhten kardiovaskulären Morbidität und Mortalität führen (Go et al. 2004). Die Überlebenswahrscheinlichkeit von Dialysepatienten liegt 5 Jahre nach Dialysebeginn nur bei etwa 30%. Liegt gleichzeitig ein diabetisches Spätsyndrom bei Diabetes Typ 2 vor, beträgt sie nur noch 10 –15%. Neben der klassischen Risikokonstellation (Diabetes, Adipositas, arterieller Hypertonus, Hyperlipoproteinämie und Nikotinabusus) weisen Patienten mit fortgeschrittener Niereninsuffizienz oftmals noch zusätzliche Risikofaktoren auf. Hierzu zählen Störungen im Kalzium-Phosphat-Haushalt, eine Hyperhomozysteinämie sowie ein Mangel an Fetuin-A, einem endogenen Inhibitor der Kalzium-Phosphat-Präzipitation (Ketteler et al. 2003). Schließlich scheint auch der Aspekt der chronischen Inflammation von Bedeutung zu sein, da bei niereninsuffizienten Patienten eine dauerhafte Erhöhung von Entzündungsmarkern (z.B. C-reaktives Protein) und proinflammatorischen Zytokinen (z.B. Interleukin-1 und Interleukin-6) nachweisbar ist (Zimmermann et al. 1999).

**Merke** Patienten mit chronischem Nierenversagen weisen eine erheblich erhöhte kardiovaskuläre Morbidität und Mortalität auf.

**Ziele und Maßnahmen.** In der Konsequenz sind die folgenden therapeutischen Maßnahmen und Ziele von großer Bedeutung:

- optimale Einstellung eines Diabetes mellitus (Zielbereich für $HbA_{1c}$ < 6,5 %, Interventionsgrenze > 7,0 %),
- konsequente antihypertensive Therapie (dabei besitzt die Hemmung von Angiotensin II auch unabhängig von der Blutdrucksenkung eine zentrale Bedeutung hinsichtlich der Progressionshemmung der Niereninsuffizienz und einer Reduktion der Proteinurie),
- diätetische Maßnahmen (moderate Eiweißrestriktion; Beschränkung der Aufnahme von Phosphat, Kalium und Kochsalz),
- Kontrolle des Flüssigkeitshaushalts (in der Frühphase wegen der Konzentrationsschwäche der Nieren Gefahr der Hypovolämie und der prärenalen Funktionsstörung, in späteren Stadien hingegen Neigung zur Hypervolämie),
- konsequente Therapie von Fettstoffwechselstörungen (LDL-Cholesterin ≤ 100 mg/dl),
- Therapie von Störungen des Kalzium-Phosphat-Haushalts (Gabe von oralen Phosphatbindern, Supplementation von [1,25]OH-Vitamin-$D_3$),
- Therapie der renalen Anämie mit Erythropoetin (Zielhämoglobin 11–12 g/dl),
- Nikotinkarenz,
- Vermeidung nephrotoxischer Substanzen.

**Merke** Unabhängig von der Therapie der Grunderkrankung besitzen die optimale Einstellung eines Diabetes mellitus und die konsequente antihypertensive Therapie die größte Bedeutung bei der Progressionsverzögerung der chronischen Niereninsuffizienz.

## Nierenersatztherapie

Trotz der genannten Maßnahmen erreichen viele Patienten das Terminalstadium der chronischen Niereninsuffizienz, in dem eine Nierenersatztherapie erforderlich wird. In der Regel wird bei einer Restfunktion (GFR) von 10–15 ml/min die Dialyseeinleitung notwendig.

### Extrakorporale Hämodialyse

In Deutschland werden etwa 95 % der Dialysepatienten mit den verschiedenen Verfahren der extrakorporalen Hämodialyse behandelt. Hierzu benötigen die Patienten einen dauerhaften *Dialysezugang*, der normalerweise durch die operative Anlage eines arteriovenösen Shunts am Unterarm (nach Cimino-Brescia) hergestellt wird. Erlauben die Gefäßverhältnisse einen solchen nicht, werden Kunststoffprothesenshunts oder die Anlage einer Gefäßverbindung weiter proximal (z. B. in der Ellenbeuge) notwendig. Selten muss auf Gefäßverbindungen im Bereich des Oberschenkels oder der Subklaviagefäße zurückgegriffen werden. Alternativ kommt ebenfalls die Implantation eines getunnelten Dialysekatheters in die V. cava superior oder auch die Anlage eines speziellen dialysefähigen Portsystems infrage.

Über den Dialysezugang erhält der Patient in der Regel 3 Behandlungen pro Woche von jeweils 4–5 h Dauer, nur wenige Patienten führen häufigere (bis zu tägliche) Behandlungssitzungen durch. Naturgemäß sind mit diesem diskontinuierlichen Therapieregime entsprechende Schwankungen sowohl des Flüssigkeitshaushalts als auch der Blutzusammensetzung verbunden.

### Peritonealdialyse

Als Alternative kommt die Peritonealdialyse zum Einsatz, mit der allerdings in Deutschland derzeit nur etwa 5 % der Dialysepatienten behandelt werden. Hier dient das Peritoneum mit seiner großen Oberfläche und guten Kapillarisierung quasi als Dialysemembran. Um einen diffusiven Stoffaustausch zu ermöglichen, müssen bei diesem Behandlungsverfahren die Dialyselösungen in die freie Bauchhöhle instilliert werden, was normalerweise über einen *periumbilikal implantierten Verweilkatheter* (Tenckhoff-Katheter, in vielen Variationen und unter verschiedenen Bezeichnungen verfügbar) geschieht. Diese *Dialyselösungen* bestehen im Wesentlichen aus einer gepufferten Elektrolytlösung und enthalten zur Erzeugung eines osmotischen Ultrafiltrationgradienten für freies Wasser hohe Glukosekonzentrationen (13,6–42,5 g/l). Neuere Lösungen können als osmotisches Agens statt der Glukose eine Mischung von essenziellen und nichtessenziellen Aminosäuren oder aber eine Glukosepolymerlösung (Icodextrin) enthalten.

**Kontinuierliche ambulante und automatische Peritonealdialyse.** Die meisten Patienten führen die Behandlung in Form der kontinuierlichen ambulanten Peritonealdialyse *(CAPD)* durch, bei der täglich 8–10 l Dialyselösung in 4 Dialysatwechseln von je 2,0–2,5 l intraperitoneal instilliert werden. Tagsüber verbleiben die Lösungen für etwa 4 h im Abdomen, der vierte Wechsel zur Nacht verbleibt entsprechend länger (8–10 h). Alternativ können Verfahren zur automatischen Peritonealdialyse *(APD)* eingesetzt werden, bei denen von einem Dialysegerät nachts häufigere Dialysatwechsel mit entsprechend kürzerer Verweildauer durchgeführt werden.

Der Vorteil der Peritonealdialyse, speziell der CAPD, liegt in dem *kontinuierlichen Therapieprinzip*, das Schwankungen von Flüssigkeitshaushalt und Blutzusammensetzung vermeidet. Überdies kann auf einen Blutzugang verzichtet werden. Allerdings besteht bei diesen Patienten ein stetes Risiko der bakteriellen Kontamination der instillierten Lösungen mit der Folge einer *CAPD-assoziierten Peritonitis*. Eine solche tritt im statistischen Mittel pro Patient alle 2–3 Jahre auf, wird dann vom Patienten anhand der typischen Symptome (abdominelle Beschwerden, trüber Dialysatauslauf) rasch erkannt und verläuft in der Regel unter intraperitonealer antibiotischer Therapie vergleichsweise blande.

### Nierentransplantation

Die definitive Therapie des chronischen Nierenversagens ist die Nierentransplantation. Allerdings stehen in Deutschland (Stand 2006) den 2776 durchgeführten Transplantationen insgesamt 8473 Patienten auf der Warteliste für eine Transplantation gegenüber, wobei die Zahl der Neuanmeldungen mit 2824 die Zahl der durchgeführten Transplantationen überschreitet. Der einzige Nachteil der erfolgreichen Nierentransplantation ist die regelmäßige Notwendigkeit einer *immunsuppressiven Therapie*, was naturgemäß ein erhöhtes

Infektrisiko sowie eine vermehrte Inzidenz der Entstehung von Malignomen mit sich bringt.

## 3.2.5 Präoperative Evaluierung und Maßnahmen

Generell ist das Narkoserisiko bei Patienten mit chronischer Niereninsuffizienz nicht oder nur unwesentlich erhöht. Allerdings sind die oftmals vorliegenden Begleiterkrankungen bzw. Störungen anderer Organsysteme bei der Narkoseplanung und Risikobewertung zu berücksichtigen. Bei der präoperativen Einschätzung der Patienten sind insbesondere folgende Fragen zu klären:

- *Volumenhaushalt:* Besitzt der Patient eine Restausscheidung? Wie groß ist die erlaubte tägliche Trinkmenge? Wurde das Dialysesollgewicht („Trockengewicht") erreicht? Wie ist der aktuelle Hydratationszustand?
- *Kardiovaskuläre Erkrankungen:* Liegen eine koronare Herzerkrankung, eine Herzinsuffizienz, eine arterielle Hypertonie oder eine Linksherzhypertrophie vor? Bestehen Anhaltspunkte für zerebrale Ischämien? Wie ist der periphere Gefäßstatus, welche Gefäße kommen für venöse und arterielle Kanülierung infrage?
- *Lungenfunktion:* Liegt eine pulmonale Stauung vor? Besteht eine Hypokapnie wegen respiratorischer Kompensation einer metabolischen Azidose? Besteht eine renale Anämie (mit daraus resultierender Verschiebung der Sauerstoffbindungskurve)?
- *Neurologische Situation:* Liegen zerebrale Veränderungen vor, z.B. eine urämische Enzephalopathie? Besteht ein Anhalt für eine periphere oder autonome Neuropathie (etwa mit der Konsequenz von Magenentleerungsstörungen)?
- *Infektionsgefährdung:* Liegt eine Infektion mit Hepatitis B oder C vor (signifikant erhöhte Inzidenz bei chronischen Dialysepatienten)?
- *Dialyseplanung:* Wann erfolgte die letzte präoperative Dialyse bzw. ist eine solche vor dem Eingriff erforderlich (Hyperkaliämie, ausgeprägte metabolische Azidose, Überwässerung)? Bei chronischen Dialysepatienten sollte die routinemäßige Therapie am Vortag der geplanten Operation stattfinden.
- *Präoperative Basisuntersuchungen:* Blutbild, Elektrolyte, Retentionswerte (Kreatinin und Harnstoff), Gesamteiweiß, Albumin, Gerinnung, Blutzucker, Blutgasanalyse; Röntgenthoraxaufnahme, EKG.

**Merke** Die Indikation zur Durchführung einer präoperativen Akutdialysebehandlung liegt vor bei lebensbedrohlicher Hyperkaliämie, schwerer metabolischer Azidose oder erheblicher Hyperhydratation. Bei chronischen Dialysepatienten sollte eine Dialysebehandlung planmäßig am Vortag der elektiven Operation stattfinden.

**Gerinnung.** Bei der Narkoseplanung ist weiterhin von Bedeutung, dass auch bei normalen Gerinnungsparametern (Quick/INR, partielle Thromboplastinzeit) und Thrombozytenzahlen eine Störung der Blutgerinnungsfunktion vorliegen kann, da es bei fortgeschrittener Niereninsuffizienz bzw. bei chronischer Dialyse zu Thrombozytenfunktionsstörungen mit konsekutiv verlängerter Blutungszeit kommt. Dies kann insbesondere bei der Planung des Narkoseverfahrens von Bedeutung sein (rückenmarknahe Regionalanästhesie). Überdies ist mit einer Entgleisung des Flüssigkeitshaushalts sowie der Serumelektrolyte (Kalium!) zu rechnen.

**Cave** Auch bei normalen Gerinnungsparametern und Thrombozytenzahlen kann es aufgrund der urämischen Thrombozytenfunktionsstörung zur Verlängerung der Blutungszeit kommen.

**Hypovolämie und nephrotoxische Substanzen.** Speziell bei Patienten, die sich noch nicht im Terminalstadium befinden, ist die Vermeidung einer Hypovolämie von Bedeutung, um nicht eine weitere Verschlechterung der Nierenfunktion zu begünstigen. Nephrotoxische Substanzen sollten generell vermieden werden. Zur Prämedikation sollte nur auf kurz wirksame Benzodiazepine zurückgegriffen werden.

**Nephrotisches Syndrom.** Bei Patienten mit einem nephrotischen Syndrom (große Proteinurie > 3,5 g/d, Hypoproteinämie mit Elektrophoreseveränderungen, Fettstoffwechselstörung, Ödeme) liegt oftmals ein intravasaler Volumenmangel mit konsekutiver *chronischer Hypotonie* vor. Insbesondere muss das Ausmaß der Hypoproteinämie berücksichtigt werden, da entsprechend Medikamente mit hoher Eiweißbindung ein verstärktes bzw. verlängertes Wirkprofil zeigen können. Regelhaft liegt eine *Dysproteinämie* vor, die sich in der Serumeiweißelektrophorese zeigt und mit einem signifikant erhöhten Thromboserisiko einhergeht. In diesem Zusammenhang ist oftmals ein Mangel an Antithrombin III und/oder ein Mangel von Protein C oder Protein S von Bedeutung.

## 3.2.6 Anästhesiologische Konzepte

### Monitoring

Das Monitoring der Patienten und die Narkoseführung erfolgen nach den üblichen Kriterien (Herzfrequenz, Blutdruck, Pulsoxymetrie, Kapnometrie, BGA, evtl. ZVD). Bei Patienten mit chronischer Niereninsuffizienz sind darüber hinaus die nachfolgenden Besonderheiten zu beachten.

**Lagerung des Patienten.** Bei Vorhandensein eines Dialyseshunts muss der *Shuntarm* gut gepolstert und geschützt gelagert werden. Hier keine Punktion, keine Anlage einer Blutdruckmanschette! Vor Narkosebeginn Shunt lokalisieren und auf Funktion prüfen (Auskultation; Palpation), Ergebnis dokumentieren.

**Gefäßpunktionen.** An der oberen Extremität keine arterielle Punktion bzw. Kanülierung, venöse Kanülen nur am Handrücken! Die Gefäße der Unterarme, aber auch der Ellenbeugen und der Oberarme sind für Dialysepatienten auf Dauer überlebenswichtig. Dies gilt gleichermaßen für

Patienten mit fortgeschrittener chronischer Niereninsuffizienz (K/DOQI 3–4), für Patienten mit funktionierendem Nierentransplantat oder mit Peritonealdialysetherapie: Im Falle eines Transplantatversagens muss erneut die Dialysebehandlung eingeleitet werden, bei der Peritonealdialyse kommt es nicht selten im Verlauf zur Umstellung der Therapie entweder wegen Effektivitätsverlust der Behandlung (infolge peritonealer Fibrose) oder wegen rezidivierender Infektepisoden (Peritonitis).

**Ventilation.** Patienten mit chronischem Nierenversagen zeigen präoperativ eine respiratorisch kompensierte metabolische Azidose. Diese Kompensation sollte während der Narkose durch eine milde Hyperventilation fortgeführt werden, da sich sonst die Azidose aggraviert und auch die Hyperkaliämie in einen kritischen Bereich steigen kann.

**Merke** Die Arterien und Venen der Arme sind als potenzielle Shuntgefäße unbedingt zu schonen (Ausnahme: Handrückenvenen).

## Medikamentenauswahl

Bezüglich der Medikamentenauswahl ist generell zu berücksichtigen, dass viele Substanzen bei Niereninsuffizienz eine verlängerte Halbwertszeit bzw. Wirkdauer aufweisen. Die Auflistung aller relevanten Pharmaka würde den Rahmen dieses Beitrags sprengen, daher sei auf den Algorithmus zur Dosisanpassung bei Niereninsuffizienz von W. E. Haefeli, Universitätsklinikum Heidelberg, verwiesen, der unter http://www.dosing.de im Internet verfügbar ist. Eine detaillierte Übersicht zum Thema Nierenfunktion und Arzneimittel bietet darüber hinaus folgende Referenz (Deuber et al. 2001) in Buchform.

Für *Anästhetika im Allgemeinen* gilt zudem, dass sie auch indirekt, nämlich durch ihren Einfluss auf die systemische Hämodynamik, die Sympathikusaktivität und andere humorale Regulationsmechanismen, die Nierenfunktion akut beeinträchtigen können. Insbesondere bei anämischen Patienten, die kompensatorisch ein erhöhtes Herzminutenvolumen benötigen, ist dies von Bedeutung. Aus diesem Grunde kann argumentiert werden, dass für niereninsuffiziente Patienten *regionale Anästhesieverfahren* generell günstiger sind.

Einige spezifische narkoserelevante Aspekte sind nachstehend aufgeführt.

**Muskelrelaxanzien.** Bei nüchternen Patienten sollte auf depolarisierende Muskelrelaxanzien wegen der Gefahr eines Kaliumanstiegs verzichtet werden. Unter den *nicht depolarisierenden* Muskelrelaxanzien sollte man Atracurium (Tracrium) oder cis-Atracurium (Nimbex) bevorzugen, da sie nicht in relevantem Umfang renal eliminiert werden. Ebenfalls kann man auf Rocuronium (Esmeron), Mivacurium (Mivacron) oder Vecuronium (Norcuron) zurückgreifen. Vecuronium wird allerdings in geringem Umfang auch renal eliminiert, sodass es insbesondere bei wiederholten Gaben zur Wirkungsverlängerung kommen kann. Daher ist eine Überprüfung der Wirkung mittels Relaxometrie zu empfehlen. Generelle Zurückhaltung ist geboten bei Alcuronium und Pancuronium, die zu etwa 85% über die Nieren ausgeschieden werden.

**Cave** Nach Gabe von depolarisierenden Muskelrelaxanzien kann es zu lebensbedrohlicher Hyperkaliämie kommen!

**Inhalationsanästhetika.** Sie können generell zu einer Reduktion von glomerulärer Filtrationsrate und Urinausscheidung führen. Dies lässt sich durch eine optimale präoperative Hydrierung jedoch minimieren und führt in der Regel nicht zu dauerhaften Problemen. Mit den folgenden beiden *Ausnahmen* können Inhalationsanästhetika unabhängig von der Nierenfunktion eingesetzt werden:

- *Enfluran* wird zu etwa 2% metabolisiert, wobei inorganisches Fluorid als Abbauprodukt anfällt. Dieses kann ab einer Schwellenkonzentration von 50 mmol/l im Serum potenziell nephrotoxisch sein, was jedoch klinisch in der Regel nicht von Bedeutung ist.
- *Sevofluran* wird ebenfalls in der Leber durch das Zytochrom-P450-System metabolisiert mit dem Abbauprodukt Fluorid, reagiert jedoch überdies mit Atemkalk zu Compound A, der wiederum vom Patienten inhalativ aufgenommen wird. In verschiedenen tierexperimentellen Studien konnte eine Nephrotoxizität von Compound A bei der Ratte nachgewiesen werden. Hingegen konnten beim Menschen nur in wenigen Untersuchungen und unter besonderen Bedingungen (lange Expositionsdauer, niedriger Gasfluss) passagere Auswirkungen auf Nierenfunktionsparameter gefunden werden; in den meisten klinischen Studien waren diese Befunde jedoch nicht reproduzierbar (Gentz u. Malan 2001).

**Intravenöse Anästhetika.** Bei Niereninsuffizienz muss mit einer erhöhten Opiatsensitivität gerechnet werden, Vorsicht ist insbesondere bei wiederholter Fentanylgabe geboten. Alfentanil und Remifentanil sind in dieser Hinsicht unbedenklich anwendbar, Sufentanil besitzt hingegen einen aktiven Metaboliten, der renal eliminiert wird und daher kumulieren kann. Gleiches gilt für Morphin. Etomidate kann normal dosiert werden, gleichfalls kommt es bei Niereninsuffizienz nicht zur einer Veränderung des pharmakokinetischen und pharmakodynamischen Profils von Propofol (Ickz et al. 1998). Auch bei ***terminaler Niereninsuffizienz*** wird nach total intravenöser Anästhesie (TIVA) mit Remifentanil und Propofol keine verzögerte Erholung beobachtet (Dahaba et al. 1999). Bei Thiopental und Methohexital ist hingegen aufgrund geringerer Plasmaeiweißbindung mit einer Zunahme der Wirkkonzentrationen zu rechnen und somit die Dosis zu reduzieren. Dies ist insbesondere bei Patienten mit nephrotischem Syndrom und ausgeprägter Hypoproteinämie von Bedeutung.

**Intraoperative Volumentherapie.** Bei oligurischen Patienten ist naturgemäß bezüglich Flüssigkeitsgaben restriktiv zu verfahren. Falls Kristalloide gegeben werden müssen, sind in der Regel ab einem Serumkaliumspiegel über 5 *kaliumfreie Lösungen* anzuwenden. Bei kolloidalen Lösungen sind moderne niedermolekulare *Hydroxylethylstärke-Lösungen* mit niedrigem Substitutionsgrad zu bevorzugen. Auch

Tab. 3.9 TNM-Klassifikation des Nierenzellkarzinoms.

| | |
|---|---|
| **T = Ausdehnung des Primärtumors** | |
| T1 | Tumor < 7,0 cm in größter Ausdehnung, Tumor auf die Niere beschränkt |
| T2 | Tumor > 7,0 cm in größter Ausdehnung, Tumor auf die Niere beschränkt |
| T3a | Tumor infiltriert perirenales Fettgewebe oder Nebenniere, penetriert jedoch nicht die Gerota-Faszie |
| T3b | Tumor mit makroskopischer Ausbreitung in die Nierenvene oder die infradiaphragmale V. cava |
| T3c | Tumor mit makroskopischer Ausbreitung in die Nierenvene oder die supradiaphragmale V. cava |
| T4 | Tumorinfiltration außerhalb der Gerota-Faszie |
| **N = Befall der regionären Lymphknoten** | |
| Nx | regionäre Lymphknoten können nicht beurteilt werden |
| N0 | keine regionären Lymphknotenmetastasen |
| N1 | Metastase in solitärem Lymphknoten, ≤ 2 cm in größter Ausdehnung |
| N2 | Metastase(n) in einem oder mehreren Lymphknoten, > 2 cm aber ≤ 5 cm in größter Ausdehnung |
| N3 | Metastasen in Lymphknoten, > 5 cm in größter Ausdehnung |
| **M = Fernmetastasen** | |
| Mx | Vorliegen von Fernmetastasen kann nicht beurteilt werden |
| M0 | keine Fernmetastasen |
| M1 | Fernmetastasen |

## 3.3.4 Diagnose und Differenzialdiagnose

**Sonografie.** Oftmals fallen Tumoren der Niere als *Zufallsbefund* bei der Oberbauchsonografie auf. Richtungweisend sind die Aufhebung der ansonsten glatten Nierenkontur sowie die unregelmäßig vermehrte Echogenität der Raumforderung. Auch bei atypischen Zysten mit zum Teil echoreicher Binnenstruktur und ohne glatte Begrenzung muss an ein Malignom gedacht werden.

**Computertomografie.** Beim oben geschilderten sonografischen Verdacht auf ein Nierenkarzinom kann oftmals bereits aufgrund der CT (nativ und mit Kontrastmittel) die *Indikation zur Operation* gestellt werden. Dies kann etwa der Fall sein bei verdickten, irregulären Zystenwänden, verdickten Septen innerhalb der Zyste, Kontrastmittelaufnahme oder multilokulärem Auftreten des Befunds.

**Magnetresonanztomografie.** Die MRT mit paramagnetischem Kontrastmittel ist der Computertomografie differenzialdiagnostisch nicht überlegen, kann jedoch bei *Röntgenkontrastmittelallergie* oder vorbestehender Niereninsuffizienz eingesetzt werden.

**Ausscheidungsurografie.** Die Ausscheidungsurografie dient insbesondere bei Vorliegen einer Hämaturie zur *Differenzialdiagnose* gegenüber einem *Urothelkarzinom*, ist jedoch bezüglich der Operationsindikation eines vermuteten Nierenzellkarzinoms nicht richtungsweisend.

**Farbkodierte Duplexsonografie.** Die farbkodierte Duplexsonografie ist insbesondere hilfreich zur Diagnostik einer *Tumorinvasion in die Nierenvene* oder V. cava, evtl. kombiniert mit einer *transösophagealen Echokardiografie* zum Ausschluss einer atrialen Thrombusbildung. Eine konventionelle Angiografie ist hier in der Regel nicht indiziert und wegen der Gefahr der Mobilisierung und Disseminierung intraluminaler Tumorzellen sogar problematisch. Stattdessen kann die *Magnetresonanzangiografie* zur Klärung der Tumorausdehnung und Operationsplanung herangezogen werden.

**Feinnadelbiopsie.** Eine Feinnadelbiopsie ist beim Vorliegen typischer radiologischer Befunde wegen der Gefahr einer Tumorzellverschleppung *nicht* indiziert. Hingegen kann im Rahmen der operativen Exploration eine *offene Biopsie* gefolgt von histologischer Schnellschnittuntersuchung in Zweifelsfällen komplizierter Zysten hilfreich sein.

## 3.3.5 Therapie und Prognose

**Prognose.** Die kurative Therapie ist regelhaft nur mittels chirurgischer Tumorentfernung möglich. Befindet sich der Tumor hierbei noch innerhalb der Nierenkapsel, beträgt die 5-Jahres-Überlebenswahrscheinlichkeit noch 60–75 %. Sie sinkt auf 40–60 %, wenn die Nierenkapsel durchbrochen ist, jedoch der Tumor sich noch innerhalb der Nierenfaszie befindet. Bei Tumoreinbruch in die Nierenvene ist noch von 25–50 % 5-Jahres-Überleben auszugehen, bei Befall der regionären Lymphknoten nur noch von 5–15 %. Bei vorliegender Fernmetastasierung beträgt die mittlere Überlebenszeit weniger als 12 Monate.

**Kombinierte Therapien.** Bei metastasierten Tumoren kann die Entfernung des Primärtumors aus Sicht einer Palliation erwogen werden oder aber Bestandteil eines adjuvanten Therapiekonzepts sein. So können mit *Immuntherapien* basierend auf Interleukin-2 oder α-Interferon, evtl. kombiniert mit 5-Fluorouracil, signifikante Remissionen (bis zu 30 %) erzielt werden. Dabei kann ein *Tumor-Debulking* die Effektivität der Immuntherapie steigern (Mickisch et al. 2001, Flanigan et al. 2001).

Eine *Hormontherapie* mit Gestagenen, Androgenen, Antiandrogenen oder Tamoxifen führt bei ausgedehnten Befunden nur zu geringen Remissionsraten und ist nicht mit einer signifikanten Verbesserung der Überlebenswahrscheinlichkeit verbunden.

Die *Resektion solitärer Metastasen* der Lunge oder auch des Gehirns kann in Einzelfällen sinnvoll sein und die Prognose verbessern. Weiterhin kann eine palliative Bestrahlung von Knochenmetastasen wirksam sein.

**Operative Verfahren.** Seitens des chirurgischen Therapiekonzepts ist in der Regel eine *radikale Nephrektomie* einschließlich Faszie und Fettkapsel sowie regionaler Lymphadenektomie angezeigt. Hierfür kommt prinzipiell ein transperitonealer, retroperitonealer oder thorakoabdominaler Zugang infrage. Bei Einzelnieren, bilateralen Tumoren oder einer fortgeschrittenen Niereninsuffizienz kann auch die Indikation für ein *organerhaltendes Vorgehen* gegeben sein, das in Form einer Tumorexzision, einer Polresektion oder einer Heminephrektomie erfolgen kann.

Alternativ werden in jüngerer Zeit auch *laparoskopische Verfahren* zur Nephrektomie eingesetzt, wobei auch bei größeren Tumoren (7–10 cm) kürzere Operationszeiten, geringere Blutverluste und eine raschere Rekonvaleszenz im Vergleich zur offenen chirurgischen Vorgehensweise beschrieben wurden (Steinberg et al. 2004).

## 3.3.6 Präoperative Evaluierung und Maßnahmen

Die präoperativen Vorbereitungen und das Monitoring der Patienten hängen wesentlich von der Tumorausdehnung und der Art des geplanten chirurgischen Vorgehens ab.

**Lagerung in Nierenposition.** Speziell die Lagerung in der Nierenposition ist für den Patienten sehr unbequem und erfordert generell eine Allgemeinnarkose oder eine Kombinationsanästhesie. Der Patient liegt dabei in Links- oder Rechtsseitenlage, der Operationstisch ist im Lendenbereich um 30° abgesenkt, um eine Überstreckung im Operationsgebiet zu erreichen. Das kontralaterale Bein wird im Hüft- und Kniegelenk flektiert und durch Lagerung des ipsilateralen Armes nach oben wird die Distanz zwischen Rippenbogen und Darmbein vergrößert.

> **Cave** Bei der Lagerung ist höchste Aufmerksamkeit geboten, um Druckstellen und Nervenschäden durch Zug und Überdehnung zu vermeiden.

Besonders der nach oben ausgelagerte Arm darf dabei nicht extrem überstreckt werden, die in Seitenlage untere Schulter muss etwas vorgezogen und die Beine müssen druckfrei gelagert und abgepolstert werden.

Infolge der kaudalen Absenkung des Operationstisches liegt die untere Extremität unterhalb des Vorhofniveaus, sodass es zu einem signifikanten *venösen Pooling* kommen kann. Umgekehrt kann es zu *venösen Luftembolien* kommen, wenn sich der Operationssitus oberhalb des Vorhofniveaus befindet. Weiterhin ist eine relative Kompression der V. cava inferior möglich, weshalb bereits präoperativ auf eine *gute Hydrierung* des Patienten zu achten ist. Dies ist überdies wichtig, um die verbleibende Niere vor einer prärenalen Funktionsstörung zu schützen. Schließlich kann infolge der Seitenlagerung eine *Ventilationsstörung* der unten liegenden Lunge resultieren und es kann während des Eingriffs zu einem (unbeabsichtigten) *Pneumothorax* kommen.

**Blutungskomplikationen.** Generell muss der Anästhesist auf signifikante Blutungskomplikationen vorbereitet sein, dies umso mehr, sollte die Tumorausdehnung bis in die V. cava reichen. Entsprechend sind in ausreichender Zahl Blutprodukte bereitzustellen. In der präoperativen Diagnostik ist überdies die Frage zu prüfen, ob relevante paraneoplastische Störungen (s. o.) vorliegen.

> **Cave** Bei Lagerung in Nierenposition kann es infolge des venösen Poolings sowie einer Kompression der V. cava zur Kreislaufdepression kommen. Venöse Luftembolien sind möglich. Unbeabsichtigte Thoraxeröffnung und Pneumothorax können vorkommen.

## 3.3.7 Anästhesiologische Konzepte

**Kombinationsnarkose.** Grundsätzlich ist für größere Operationen von Nierentumoren eine Kombinationsnarkose mittels Epiduralanästhesie und balancierter Allgemeinanästhesie anzustreben. Die Epiduralanästhesie bietet dabei den Vorteil der Einsparung von Allgemeinanästhesie, was sich bei der den Kreislauf kompromittierenden Lagerung (s. o.) vorteilhaft auswirkt. Dabei ist auf eine *ausreichende Volumenzufuhr* zu achten, um der peripheren Vasodilatation durch die PDA entgegenzusteuern. Darüber hinaus erlaubt der liegende Epiduralkatheter eine optimale postoperative Schmerzbehandlung.

**Venöse und arterielle Zugänge.** Zur besseren Überwachung der Patienten sollte nach der Etablierung der Allgemeinanästhesie ein zentralvenöser Katheter angelegt werden. Zur kontinuierlichen Blutdrucküberwachung sowie zur Kontrolle der Blutgase ist weiterhin im Regelfall eine arterielle Verweilkanüle erforderlich.

Ein weiterer großlumiger peripherer Venenzugang bzw. alternativ (bei schlechten peripheren Venenverhältnissen) die Anlage eines Dialysekatheters sind wichtig für eine adäquate und rasche Volumensubstitution. Speziell in Erwartung größerer Blutverluste bei Einbruch des Nierentumors in größere Gefäße kann zudem die Bereithaltung eines Schnellinfusionssystems hilfreich sein.

**Beatmung.** Ist ein thorakaler Zugangsweg geplant, muss der Patient mit einem Doppellumentubus intubiert werden, um eine passagere Einlungenbeatmung zu ermöglichen. Die Lagekontrolle erfolgt fiberoptisch. Sollte es in der Phase der Einlungenbeatmung zu Oxygenierungsschwierigkeiten kommen, kann neben der Anwendung spezieller Beatmungstechniken (druckkontrollierte Beatmung; intermittierendes

Blähen der beatmeten Lunge) auch eine apnoeische Oxygenierung der kollabierten Lunge durchgeführt werden. In diesem Fall sollte auf eine Gasnarkose zugunsten einer totalvenösen Anästhesie verzichtet werden. Wegen der durch die Lagerung bedingten Gefahr der Luftembolie sollte die Verwendung von Lachgas gänzlich unterbleiben.

Außerdem erhalten die Patienten eine Magensonde und zur Bilanzierung der Ausscheidung einen Blasenverweilkatheter.

**Laparoskopische Operationen.** Bei kleineren Nierentumoren, die in laparoskopischer Technik operiert werden, entfällt das erweiterte Monitoring. Für diese Fälle genügt eine *balancierte Anästhesie* mit 2 peripheren Venenzugängen (davon ein großlumiger Zugang mit mindestens 16 G) sowie Magensonde und Blasenverweilkatheter.

**Körpertemperatur.** Ein weiteres Problem stellt die Aufrechterhaltung einer ausreichenden Körperkerntemperatur der Patienten dar. Deshalb sollte schon vor der Abdeckung der Patienten mit sterilen Tüchern durch die Chirurgen ein Patientenwärmesystem vorbereitet sein. Die Kontrolle der Körpertemperatur kann über einen Blasenkatheter mit Temperatursonde oder aber über eine nasal bzw. oral platzierte Temperatursonde erfolgen.

**Extubation.** Nach Beendigung der Operation ist in aller Regel die Extubation der Patienten möglich und anzustreben.

**Merke** Für die radikale Tumornephrektomie sollte eine Kombinationsnarkose mittels Epiduralanästhesie und balancierter Allgemeinanästhesie angestrebt werden.

## 3.3.8 Postoperatives Management

Patienten mit größeren operativen Eingriffen bei Nierentumoren sollten postoperativ auf einer *Intensivstation* überwacht werden. Kleinere Eingriffe werden in üblicher Art und Weise im Aufwachraum nachbetreut.

Eine *Röntgenthoraxkontrolle* ist zum einen zur Lagekontrolle des zentralvenösen Katheters, zum anderen zum Ausschluss eines durch den chirurgischen Eingriff bedingten, akzidentellen Pneumothorax obligat.

**Kernaussagen**

- Solide Tumoren der Niere sind weitaus überwiegend Nierenzellkarzinome, die häufig eine Tumorausbreitung in venöse Gefäße aufweisen.
- Paraneoplastische Syndrome treten häufig auf und können vielgestaltig sein.
- Eine kurative Behandlung ist in der Regel nur durch chirurgische Resektion des Tumors zu erreichen.
- Für die radikale Tumornephrektomie sollte eine Kombinationsnarkose mittels Epiduralanästhesie und balancierter Allgemeinanästhesie angestrebt werden.
- Wegen der anatomischen Nähe der Niere zu großen Gefäßen sowie wegen des häufigen Tumoreinbruchs in Gefäße ist mit Blutungskomplikationen zu rechnen.
- Infolge der Lagerungsbedingungen (Nierenposition) kann es zu Kreislaufdepression, Beatmungsschwierigkeiten und venösen Luftembolien kommen.
- Postoperativ sollte eine Röntgenthoraxaufnahme zum Ausschluss eines akzidentellen Pneumothorax angefertigt werden.

### Literatur

Flanigan RC, Salmon SE, Blumenstein BA et al. Nephrectomy followed by interferon alfa-2b compared with interferon alfa-2b alone for metastatic renal-cell cancer. N Engl J Med 2001; 345(23): 1655–1659

Gold PJ, Fefer A, Thompson JA. Paraneoplastic manifestations of renal cell carcinoma. Semin Urol Oncol 1996; 14(4): 216–222

Mickisch GH, Garin A, van Poppel H et al. Radical nephrectomy plus interferon-alfa-based immunotherapy compared with interferon alfa alone in metastatic renal-cell carcinoma: a randomised trial. Lancet 2001; 358(9286): 966–970

Pantuck AJ, Zisman A, Belldegrun AS. The changing natural history of renal cell carcinoma. J Urol 2001; 166(5): 1611–1623

Steinberg AP, Finelli A, Desai MM et al. Laparoscopic radical nephrectomy for large (greater than 7 cm, t2) renal tumors. J Urol 2004; 172(6 Pt 1): 2172–2176

# 4 Gastrointestinale Erkrankungen

## 4.1 Ösophagus

A. Kutup, W. T. Knoefel, P. Kienbaum

### 4.1.1 Einleitung

**Anatomie.** Der Ösophagus wird in einen zervikalen, thorakalen (mit engster Lagebeziehung zu Trachea, Aorta, linkem Hauptbronchus, Truncus vagalis sowie Perikard) und abdominalen Abschnitt unterteilt. Am Anfang und am Ende befinden sich der obere und untere Ösophagussphinkter.

Es finden sich 3 physiologische Engstellen:

- am Anfang infolge Impression durch den Ringknorpel,
- durch die Aortenbogenimpression sowie
- beim Durchtritt durch das Zwerchfell.

### 4.1.2 Pathophysiologie

Der Ösophagus übernimmt neben der wichtigen Funktion der Nahrungspassage zum einen den Verschlussmechanismus zwischen Verdauungstrakt und Pharynx, zum anderen muss er den Verschluss zum sauren Inhalt des Magens sowie gegenüber dem intraabdominalen Druck gewährleisten. Viele benigne Erkrankungen des Ösophagus beruhen auf einer Koordinations- und Funktionsstörung der für den Schluckakt verantwortlichen Muskeln.

**Oberer Ösophagussphinkter.** Eine fehlende Koordination zwischen Pharynxmuskulatur und oberem Ösophagussphinkter (Killian-Dreieck) führt zu einer unphysiologischen Druckerhöhung und möglicherweise zur Entstehung eines Divertikels *(Zenker-Divertikel)*.

**Tubulärer Ösophagus.** Hier liegen Störungen der primären, sekundären oder tertiären Kontraktionen vor. Beispiele sind die unterschiedlichen Formen der *Achalasie*, der diffuse Ösophagusspasmus oder der sog. *Nussknacker-Ösophagus*.

**Unterer Ösophagussphinkter.** Eine insuffiziente Verschlussfunktion führt in den meisten Fällen zu einer *Refluxösophagitis*. Die ungenügende oder fehlende Relaxation führt zur *Achalasie*.

### 4.1.3 Krankheitsbilder

#### Refluxösophagitis

**Akute Refluxösophagitis.** Durch den insuffizienten Verschluss (z.B. durch eine Hiatushernie) mit konsekutivem Reflux kommt es zu entzündlichen Veränderungen der Mukosa, insbesondere am ösophagogastralen Übergang. Aber auch durch länger liegende Magensonden können sich *mechanisch bedingte Mukosaläsionen* entwickeln, aus denen bei zusätzlich vorhandenem Reflux eine akute Ösophagitis mit ggf. einer Blutung entstehen kann. Die Therapie besteht in der Entfernung der Sonde sowie der Gabe von Protonenpumpeninhibitoren und bei einer Blutung in der Durchführung einer Endoskopie.

**Chronische Refluxösophagitis.** Diese entsteht durch den lang andauernden Übertritt von Magensaft und/oder Galle in den Ösophagus und kann zu einer Schleimhautmetaplasie führen. Im Folgenden können sich *Dysplasien* entwickeln, aus denen ein Adenokarzinom entstehen kann. Daher sind Adenokarzinome häufig im Bereich entzündlicher Stenosen eines Endobrachyösophagus (Barrett-Ösophagus) zu finden, der als *fakultative Präkanzerose* für das Adenokarzinom des Ösophagus angesehen wird.

**Therapie.** Eine Antirefluxoperation sollte bei allen Patienten mit Refluxkrankheit erwogen werden, die trotz einer adäquaten medikamentösen Therapie nicht beschwerdefrei werden oder deren Refluxösophagitis nicht abheilt. Peptische Stenosen stellen eine Komplikation dar, die Bougierungen oder bei irreversiblen narbigen Strikturen eine Strikturoplastik erfordern. Antirefluxoperationen (meist in Kombination mit einer Hiatoplastik) werden in der Regel laparoskopisch durchgeführt.

#### Boerhaave-Syndrom

Das Boerhaave-Syndrom ist Folge einer maximalen intraluminalen Druckerhöhung beim Erbrechen, meist nach einer reichlichen Mahlzeit mit Alkoholkonsum. Es liegt eine komplette Ruptur sämtlicher Wandschichten des pathologisch nicht veränderten Ösophagus über mehrere Zentimeter direkt oberhalb des unteren Ösophagussphinkters vor, meist nach links-lateral.

**Symptomatik.** Die *spezifische Trias* des Boerhaave-Syndroms ist:
- Erbrechen,
- Vernichtungsschmerz (abdominal, thorakal oder auch retrosternal) und
- Mediastinalemphysem (ggf. mit Ausbreitung nach zervikal).

Durch einen Röntgenkontrastmittelschluck wird die Perforation in Ausmaß und Lokalisation dokumentiert.

**Merke** Die komplette Wandruptur des Ösophagus stellt eine absolute Operationsindikation dar.

**Therapie.** Bei ausschließlich konservativem Vorgehen beträgt die Letalität annähernd 100%. Die Therapie besteht in der Übernähung und Deckung der Ruptur von links thorakal oder abdominal. Eine breite antibiotische Abdeckung ist zwingend (z.B. Meronem 3×1 g i.v.).

**Merke** Bei länger bestehender Perforation (über 6 h) mit rasch zunehmender Mediastinitis und infizierten Pleuraergüssen bieten häufig nur noch die Ösophagektomie mit Diskontinuitätsresektion und Anlage von Spül-Saug-Thoraxdrainagen sowie die sekundäre Rekonstruktion (nach ca. 6 Monaten) eine Überlebenschance.

## Mallory-Weiss-Syndrom

Das Mallory-Weiss-Syndrom ist durch Hämatemesis gekennzeichnet und kann zu einem Volumenmangelschock führen. Schmerzen spielen eine eher untergeordnete Rolle. Der Schleimhauteinriss wird endoskopisch diagnostiziert und therapiert, nur selten ist eine operative Intervention indiziert.

## Ösophagusperforation

Die primäre Perforation entsteht in den meisten Fällen (ca. 80%) *iatrogen* durch diagnostische (Endoskopie, Endosonografie, TEE) oder therapeutische Maßnahmen (Bougierung, Dilatation). Selten kann sie auch als Folge einer Magensonde, einer Fehlintubation oder durch eine Tumorperforation entstehen. Perforationen durch Stich- und Schussverletzungen oder im Rahmen schwerer Thoraxtraumen sind wesentlich seltener. Die iatrogene Perforationsgefahr liegt zwischen 0,2 und 2%. Mehr als die Hälfte der Perforationen ereignen sich im zervikalen Ösophagus, ca. 30% im distalen Drittel (Port et al. 2003).

**Symptomatik.** Die typischen Symptome sind retrosternale oder Rückenschmerzen sowie Dyspnoe. In etwa 25% finden sich ein *Weichteil- bzw. Mediastinalemphysem* sowie ein Pleuraerguss. Temperaturanstieg und Leukozytose sind erste klinische Zeichen einer *Mediastinitis.*

**Therapie.** Ausgedehnte Perforationen müssen versorgt werden. Kleine, gedeckte Perforationen, insbesondere im zervikalen Bereich, können zunächst mittels Antibiotikagabe unter engmaschiger klinischer Kontrolle konservativ therapiert werden. Bei einer frischen Perforation im thorakalen Abschnitt kann die unmittelbare endoskopische Stenteinlage effektiv sein (Freeman et al. 2007, van Heel et al. 2010). Perforationen des abdominalen Ösophagusabschnittes führen immer zu einem akuten Abdomen.

**Merke** Die Ösophagusperforation stellt aufgrund der hohen Letalität bei länger bestehender Perforation (über 6 h) mit ausgedehnter Mediastinitis eine absolute Notfallindikation zur Ösophagektomie dar.

## Achalasie (Kardiaspasmus)

Unter einer Achalasie versteht man eine fehlende oder unvollständige Öffnung des hyper-, hypo- oder amotilen unteren Ösophagussphinkters sowie eine vermehrte, verminderte oder fehlende Peristaltik des tubulären Ösophagus. Diese neuromuskuläre Störung wird auf den Ausfall der intramuralen Ganglienzellen im Plexus myentericus *(Auerbach-Plexus)* zurückgeführt. Daraus resultiert eine verstärkte Ansprechbarkeit der glatten Muskelzellen auf Cholinergika und Gastrin, was zu einer Tonuserhöhung führt. Als Ursachen werden neurotoxische Schäden durch Viren ebenso wie Autoimmunprozesse diskutiert. Als sekundäre Form tritt die Achalasie bei der *Chagas-Krankheit* auf oder auch infolge eines Kardiakarzinoms, wenn der untere Ösophagussphinkter infiltriert ist.

Es werden 3 Stadien unterschieden:
- Stadium 1: keine Dilatation des Ösophagus, Sphinktererschlaffung unkoordiniert,
- Stadium 2: deutliche Dilatation des Ösophagus bei distaler Engstellung (sanduhrförmig),
- Stadium 3: extreme siphonartige Dilatation und Elongation des gesamten Ösophagus, schluckreflektorische Erschlaffung des unteren Ösophagussphinkters fehlt.

**Symptomatik.** Die Symptome sind Dysphagie, Regurgitation von unverdauten Speisen und retrosternale Schmerzen. Kachexie oder auch pulmonale Komplikationen infolge Aspiration finden sich meist erst im Spätstadium.

**Therapie.** Eine *pneumatische Bougierung* oder auch die Injektion von Botulinumtoxin können erfolgreich sein. Bei rezidivierenden Beschwerden ist die operative Therapie mit *Myotomie* des unteren Ösophagussphinkters und der proximalen Magenmuskulatur in Kombination mit einer *Fundoplikatio* oder einer Fundoplastik indiziert. Dieser Eingriff wird in aller Regel laparoskopisch durchgeführt.

**Cave** Bei Achalasie besteht eine erhöhte Aspirationsgefahr bei der Anästhesieeinleitung.

## Divertikel

**Echte und falsche Divertikel.** Echte Divertikel werden aus der gesamten Wand mit allen Schichten gebildet, z.B. das Meckel-Divertikel. Bei falschen Divertikeln wird nur die Schleimhaut durch eine Muskellücke ausgestülpt, z.B. Zenker-Divertikel, epiphrenisches Divertikel.

**Pulsionsdivertikel.** Diese entstehen durch eine pathologische intraluminale Druckerhöhung vor einem der Sphinkteren, z. B. Zenker-Divertikel, epiphrenisches Divertikel.

**Traktionsdivertikel.** Sie entstehen durch Retraktion von außen auf die Ösophaguswand (entzündliche Prozesse) oder durch embryonale Fehlentwicklungen, z. B. parabronchiale Divertikel.

**Therapie.** Größere, symptomatische Zenker-Divertikel werden abgetragen und durch eine Myotomie wird das Rezidiv verhindert (Divertikulektomie). Auch eine endoskopische Therapie mit longitudinaler Spaltung ist beschrieben. Bei kleineren Divertikeln (<2 cm) reicht gelegentlich eine Myotomie aus. Beim epiphrenischen Divertikel erfolgt eine Divertikulektomie mit gleichzeitiger Myotomie des unteren Ösophagussphinkters. Dieser Eingriff kann oft minimalinvasiv thorakoskopisch durchgeführt werden und wird je nach Funktionsstörung gelegentlich mit einer laparoskopischen Fundoplikatio kombiniert.

Die seltenen Traktionsdivertikel sind meist radiologische Zufallsbefunde, die asymptomatisch sind und keiner chirurgischen Intervention bedürfen.

> **Cave** Patienten mit Divertikeln weisen eine erhöhte Aspirationsgefahr auf. Die intraoperative Anlage der Magensonde erfolgt nach Rücksprache mit dem Operateur, da die Gefahr einer Perforation besteht.

### Benigne Tumoren

Benigne Tumoren machen ca. 2% aller Ösophagustumore aus. Man unterscheidet zwischen intramuralen und intraluminalen Tumoren, die verdrängend oder auch lumeneinengend wachsen. Bei den intramuralen Tumoren handelt es sich in ¾ der Fälle um *Leiomyome*, die vorwiegend im distalen Drittel des Ösophagus zu finden sind. Bei den intraluminalen Tumoren handelt es sich um Polypen, Papillome oder Adenome (Choong u. Meyers 2003, Secremetis et al. 1976).

**Symptomatik.** Meistens sind benigne Tumore Zufallsbefunde. Symptome im Sinne von Dysphagie oder retrosternalen Schmerzen treten meist erst spät auf.

**Therapie.** Intraluminale Tumore können meist endoskopisch, intramurale Tumore überwiegend thorakoskopisch entfernt werden.

### Ösophaguskarzinome

In den letzten Jahrzehnten wurde im Gegensatz zum asiatischen Raum (Shibata et al. 2008) in den USA und Westeuropa eine deutliche Zunahme der Adenokarzinome festgestellt (Brown et al. 2008, Vizcaino et al. 2002). Sie stellen heute die überwiegende Anzahl beider Tumorentitäten (Adeno-, Plattenepithelkarzinom) dar (Blot et al. 1991). Sie können auf der Basis eines Endobrachyösophagus (Barrett-Ösophagus) infolge chronischer Refluxkrankheit entstehen. Als Präkanzerosen gelten neben dem Barrett-Ösophagus das sog. Plummer-Vinson-Syndrom, die Achalasie und Verätzungsstrikturen. Als Ursachen für das Plattenepithelkarzinom werden u. a. exogene Noxen wie Alkohol, Nikotin und nitrosaminhaltige Nahrungsmittel aufgeführt (Morita et al. 2010).

**Resektionsverfahren.** Plattenepithelkarzinome und Adenokarzinome des Ösophagus erfordern eine *radikale, thorakoabdominale En-Bloc-Ösophagektomie* mit Lymphadenektomie. Der Ösophagus kann nach Ösophagektomie prinzipiell durch Magen-, Kolon- oder Dünndarminterposition ersetzt werden. Das *Verfahren der Wahl* ist der *Magenhochzug*. Steht der Magen aufgrund von Voroperationen nicht oder nur teilweise zur Verfügung, erfolgt eine *Koloninterposition*. Limitierte Resektionen bei Tumoren des ösophagogastralen Übergangs mit Jejunuminterposition zwischen distalem Ösophagus und Magenfundus erscheinen in frühen Tumorstadien onkologisch ausreichend zu sein. Die Interposition eines freien Dünndarmtransplantats ermöglicht die Rekonstruktion nach limitierter zervikaler Resektion.

**Palliative Maßnahmen.** Bei Vorliegen von Fernmetastasen scheidet ein chirurgisches Vorgehen in aller Regel aus. In diesem Fall müssen palliative Verfahren wie Radio-Chemo-Therapie oder zur raschen Besserung dysphagischer Beschwerden die Stenteinlage oder Laserbehandlung zur Anwendung kommen.

## 4.1.4 Präoperative Evaluierung

Die präoperative Evaluierung dient der Risikoabschätzung für Anästhesie und operativen Eingriff sowie der Festlegung des Anästhesieverfahrens. In Abhängigkeit von der Dringlichkeit des operativen Eingriffs müssen eine instabile oder bei leichter Belastung auftretende Angina pectoris, eine dekompensierte Herzinsuffizienz, signifikante Arrhythmien und hochgradige Herzklappenvitien einer weiteren präoperativen Diagnostik/Therapie zugeführt werden. Bei guter körperlicher Belastbarkeit (1–2 Etagen entsprechend 4 metabolischen Äquivalenten (MET)) ist lediglich bei einem geplanten Zwei-Höhlen-Eingriff eine weitere Diagnostik sinnvoll, wenn deren pathologisches Ergebnis einen Einfluss auf das perioperative Management hätte (Fleisher et al. 2007). Darüber hinaus muss insbesondere bei diesem Patientenkollektiv ein Augenmerk auf eine koronare Herzerkrankung, Lungenerkrankungen, Diabetes mellitus sowie eine eingeschränkte Leberfunktion gelegt werden.

### Vorbereitung

Die *medikamentöse Prämedikation* soll eine Sedierung, Anxiolyse sowie Amnesie bewirken (z. B. Flurazepam am Vorabend, Midazolam präoperativ).

Zur Verminderung des Aspirationsrisikos können $H_2$-Rezeptorantagonisten (z. B. Ranitidin 150 mg p. o. oder 50 mg i. v.) zur Reduktion des Magensafts am Vorabend und 1–2 h präoperativ sowie unmittelbar vor Anästhesieeinleitung Natriumcitratlösung peroral zur Alkalisierung des

- Tumorarrosionsblutungen können durch Anlage einer Magensonde ausgelöst werden.
- Der Anästhesist sollte bei Zwei-Höhlen-Eingriffen mit den unterschiedlichen Verfahren der seitengetrennten Beatmung sowie den pulmonalen und hämodynamischen Effekten einer Ein-Lungen-Ventilation vertraut sein.
- Kreislaufdepression und Herzrhythmusstörungen können als Folge von Manipulation am Herzen auftreten.
- Eine suffiziente Schmerztherapie wird durch eine thorakale Epiduralkatheteranalgesie erzielt.

### Literatur


Beattie WS, Badner NH, Choi P. Epidural anesthesia reduces postoperative myocardial infarction: a meta-analysis. Anesth Analg 2001; 93: 853–858

Benumof J, Alfery D. Anesthesia for thoracic surgery. In: Miller R, eds. Anesthesia. New York: Churchill Livingstone; 2000

Blot WJ, Devesa SS, Kneller RW et al. Rising incidence of adenocarcinoma of the esophagus and gastric cardia. JAMA 1991; 265: 1287–1289

Brown LM, Devesa SS, Chow WH. Incidence of adenocarcinoma of the esophagus among white Americans by sex, stage, and age. J Natl Cancer Inst 2008; 100(16): 1184–1187

Choong CK, Meyers BF. Benign esophageal tumors: Introduction, incidence, classification, and clinical features. Semin Thorac Cardiovasc Surg 2003; 15: 3–8

Fleisher LA, Beckman JA, Brown KA et al. ACC/AHA 2007 Guidelines on perioperative cardiovascular evaluation and care for noncardiac surgery. Circulation 2007; 116: 418–499

Freeman RK, Van Woerkom JM, Ascioti AJ et al. Esophageal stent placement for the treatment of iatrogenic intrathoracic esophageal perforation. Ann Thorac Surg 2007; 83(6): 2003–2007

Hedenstierna G, Baehrendtz S, Klinstedt C et al. Ventilation and perfusion of each lung during differential ventilation with selective PEEP. Anesthesiology 1984; 61: 369–376

Kapral S, Gollmann G, Bachmann D et al. The effects of thoracic epidural anesthesia on intraoperative visceral perfusion and metabolism. Anesth Analg 1999; 88: 402–406

Kido Y, Ogawa Y, Kawasaki H et al. Pulmonary complications following surgery for esophageal cancer. In: Siewert JR, Hölscher A, eds. Diseases of the esophagus. Berlin: Springer; 1988

Kurz A, Sessler D, Lenhardt R. For the Study of wound infection and temperature group. Perioperative normothermia to reduce the incidence of surgical wound infection and shorten hospitalization. N Engl J Med 1996; 334: 1209–1215

Morita M, Kumashiro R, Kubo N et al. Alcohol drinking, cigarette smoking, and the development of squamous cell carcinoma of the esophagus: epidemiology, clinical findings, and prevention. Int J Clin Oncol 2010; 15(2): 126–134

Port JL, Kent MS, Korst RJ et al. Thoracic esophageal perforations: a decade of experience. Ann Thorac Surg 2003; 75: 1071–1084

Rodgers A, Walker N, Schug S et al. Reduction of postoperative mortality and morbidity with epidural or spinal anaesthesia: results from overview of randomised trials. BMJ 2000; 321: 1493–1505

Secremetis MG, Lyons WS, deGuzman VC et al. Leiomyomata of the esophagus. An analysis of 838 cases. Cancer 1976; 38: 2166–2177

Shibata A, Matsuda T, Ajiki W et al. Trend in incidence of adenocarcinoma of the esophagus in Japan, 1993–2001. Jpn J Clin Oncol 2008; 38(7): 464–468

Tonner PH, Scholz J. Clinical perspectives of alpha-2 adrenoreceptor agonists. Curr Opin Anaesth 1996; 9: 471–480

Van Heel NC, Haringsam J, Spaander MC et al. Short-term esophageal stenting in the management of benign perforations. Am J Gastroenterol 2010; 105(7): 1515–1520

Vizcaino AP, Moreno V, Lambert R et al. Time trends incidence of both major histologic types of esophageal carcinomas in selected countries, 1973–1995. Int J Cancer 2002; 99(6): 860–868

Wijeysundera DN, Beattie SW, Austin PC et al. Epidural anaesthesia and survival after intermediate-to-high risk non-cardiac surgery: a population-based cohort study. Lancet 2008; 372: 562–569


## 4.2 Magen

*C. F. Eisenberger, P. Kienbaum, W. T. Knoefel*

### 4.2.1 Einleitung

Hauptindikationen zu chirurgischen Eingriffen am Magen sind Neoplasien, Komplikationen der Ulkuskrankheit (Blutung/Perforation), die gastroösophageale Refluxkrankheit und die bariatrische Chirurgie. Die prophylaktische Chirurgie bei der chronischen Ulkuskrankheit (selektive proximale Vagotomie, Resektionen nach Billroth) tritt dagegen durch eine effektive medikamentöse Therapie in den Hintergrund.

Erkrankungen des Magens können mit systemischen Erkrankungen einhergehen, die anästhesiologisch relevant sind. Gehäuft finden sich Alkohol- und Nikotinabusus mit entsprechenden Einschränkungen der Leberfunktion und obstruktiven Atemwegserkrankungen, die nach einem größeren Oberbaucheingriff insbesondere für postoperative pulmonale Probleme prädestinieren. Darüber hinaus treten Passagestörungen des oberen Gastrointestinaltrakts mit konsekutiven Elektrolytveränderungen und einer metabolischen Alkalose gehäuft auf.

Eingriffe am Magen werden meist laparoskopisch durchgeführt (z. B. Fundoplikatio, bariatrische Chirurgie). Die onkologische radikale Resektion von Malignomen des Magens ist eine Domäne der offenen Chirurgie.

### 4.2.2 Pathophysiologie

Die Erkrankungen des Magens lassen sich pathophysiologisch unterteilen in benigne Erkrankungen und Neoplasien.

**Benigne Erkrankungen.** Die ausgeprägte Motilität des Magens bewirkt eine kontinuierliche Durchmischung der Speise. Eine *Störung der Motilität* des Magens führt zu einer Störung der Abgabe des Mageninhalts in das Duodenum bzw. zu Reflux und kann bei mechanischen Hindernissen (z. B. Stenosen) oder aber bei einer diabetischen Gastroparese zu finden sein. Die Drüsen des Magens werden durch neuronale, endokrine und parakrine Mechanismen gesteuert. Störungen dieser Funktionen führen zur *Stimulation der Säureproduktion* (Gastrin, Somatostatin, Histamin). Eine Infektion mit Helicobacter pylori hat eine erhöhte basale und postprandiale Säureproduktion zur Folge. Tabak- oder Alkoholgenuss können ebenfalls zu einer *Störung der Barrierefunktion* der Magenschleimhaut führen. Pathogenetischer Faktor der Hiatushernie ist meist eine im Alter zunehmende Mesenchymschwäche im Bereich des unteren Ösophagussphinkters, die zu einer Lockerung des Bandapparats und zur Ausweitung des Hiatus führt. *Hiatushernien* werden unterteilt in

- Gleithernien,
- paraösophageale Hernien,
- gemischte Hernien bis hin zu einem
- kompletten „Upside-down-Magen" (komplette Hernierung des Magens in den Thorax).

*Verletzungen* des Magens werden unterteilt in:

- Verätzungen,
- iatrogene Perforationen,
- Perforationen im Rahmen von Erbrechen (Boerhaave) und
- Komplikationen durch Fremdkörper (Ulzeration, Penetration, Perforation).

Hier ist auch immer an begleitende Verletzungen des Bronchialbaums zu denken.

**Maligne Erkrankungen.** Die Pathophysiologie der neoplastischen Erkrankungen des Magen ist weitgehend ungeklärt. Die Inzidenz des Magenkarzinoms sinkt in den westlichen Ländern stetig. Als Risikofaktoren gelten u. a. Nikotinabusus, hoher Nitratkonsum (gepökeltes oder geräuchertes Fleisch) und Vitaminmangel (Vitamin A und C). *Präkanzerosen* sind:

- Magenadenome (Adenom-Karzinom-Sequenz),
- chronische atrophische Gastritis/intestinale Metaplasien,
- familiäre Polyposis,
- positive Familienanamnese,
- vorangegangene Magenchirurgie (Billroth I oder II).

## 4.2.3 Krankheitsbilder

### Krankheiten mit Ulzerationen des Magens und des Duodenums

#### Zollinger-Ellison-Syndrom

Diese Erkrankung führt durch eine Hypersekretion von Magensaft, verursacht durch eine erhöhte Gastrinsekretion aus Inselzelltumoren des Pankreas, zu tiefen Ulzerationen in Magen und Duodenum. Das Syndrom spielt jedoch nur bei 0,1 % der Patienten mit einem Ulkusleiden eine Rolle. Die klinische Symptomatik besteht in:

- schlecht therapierbaren Ulzera, häufig in atypischer Lokalisation,
- gastrischer Hypersekretion/Hyperazidität (verursacht durch Gastrinom),
- Diarrhö und Fettmalabsorption,
- Hypokaliämie (Kaliumverluste über Stuhl und Urin).

Häufig kommen nicht alle Symptome auf einmal vor. Die Diagnosesicherung erfolgt durch Magensaftanalyse und Sekretintest. Bildgebende Verfahren und endoskopischer Ultraschall tragen zur Lokalisierung eines Gastrinoms bei.

Die Mehrzahl der Patienten mit Zollinger-Ellison-Syndrom hat maligne Tumoren neuroendokrinen Ursprungs, die häufig in Pankreas und Duodenum lokalisiert sind. *Gastrinome* kommen häufig auch multipel vor. Viele der betroffenen Patienten weisen weitere endokrine Tumoren auf, die hormonell aktiv sein können (multiple endokrine Neoplasien/MEN Typ I). Hier sind besonders ein Hyperkortisolismus, Hyperinsulinismus, aber auch erhöhte Katecholaminspiegel zu finden. Die Therapie besteht in der chirurgischen Resektion des Gastrinoms. In Fällen hormonell aktiver metastasierter oder nicht resektabler Tumoren besteht die Möglichkeit einer palliativen Chemotherapie sowie einer symptomatischen Therapie mit Protonenpumpeninhibitoren.

**Merke** Das Zollinger-Ellison-Syndrom prädisponiert zu:

- veränderter Medikamentenwirkung (z. B. Muskelrelaxanzien),
- Herzrhythmusstörungen durch Elektrolytverschiebungen (Hypokaliämie!),
- Diarrhö mit Hypovolämie, die zu gesteigerter Empfindlichkeit gegenüber Anästhetika führt (Hypotonie!).

#### Hyperparathyreoidismus

„Stein-, Bein- und Magenpein" sind die generellen Symptome eines Hyperparathyreoidismus. Das Vollbild dieser Erkrankung ist heute aber zunehmend seltener und die Diagnose wird schon vor der Entwicklung von rezidivierenden Ulzera gestellt. *Gastrointestinale Symptome* sind bei Hyperparathyreoidismus häufig und reichen von Übelkeit, Erbrechen, Obstipation und abdominellen Schmerzen bis hin zu Ulkuskrankheit und Pankreatitiden. Das gehäufte Auftreten von peptischen Ulzera in ca. 15 % der Fälle wird auf die durch Hyperkalzämie verursachte Hypergastrinämie und vermehrte Magensäuresekretion zurückgeführt. Bei ca. 2 % der Patienten tritt eine akute oder chronische Pankreatitis auf.

Der Hyperparathyreoidismus kann die erste Manifestation eines *MEN-Syndroms Typ I* darstellen, weshalb dieses im Verlauf ausgeschlossen werden sollte.

Weiter zu beachten sind die erhöhten Kalium- und Kalziumspiegel im Serum bei *Dialysepatienten* mit einem sekundären Hyperparathyreoidismus.

**Cave** Der Hyperparathyreoidismus prädestiniert zu:
- Herzrhythmusstörungen durch Elektrolytverschiebungen,
- Hypovolämie durch Erbrechen, die mit einer Einschränkung der Nierenfunktion und ausgeprägter arterieller Hypotonie unter der Anästhesieeinleitung assoziiert sein kann.

### Hyperkortisolismus und Ulzerationen unter Steroidtherapie

Das Cushing-Syndrom ist unabhängig von der Genese (adrenale Überfunktion oder exogene Steroidzufuhr) assoziiert mit einer erhöhten Inzidenz von peptischen Ulzerationen des Magens und des Duodenums. Der genaue Mechanismus ist zurzeit nicht klar, jedoch scheint eine erhöhte Säureproduktion nicht für die Entwicklung von Ulzera notwendig zu sein.

### Stressulzera

Stressulzerationen entstehen typischerweise bei Imbalance aggressiver (Salzsäure, Pepsin etc.) und protektiver Faktoren (Mukosabarriere, Prostaglandine etc.).

Situationen mit erhöhten Spiegeln an Katecholaminen (Stress nach großen Operationen, Intensivtherapie oder nach Trauma) oder starke psychische Beanspruchung können zu Stressulzerationen führen. Häufige Symptome sind Blutungen oder Perforationen. Diese Ulzerationen sollten bei einer effektiven Prophylaxe (Protonenpumpeninhibitoren, Sucralfat, $H_2$-Antagonisten) selten auftreten. Eine chirurgische Intervention ist nur notwendig, wenn eine medikamentöse oder eine endoskopische (Unterspritzung, Clips) Therapie nicht möglich ist.

**Merke** Eine Stressulkusprophylaxe, typischerweise mit einem Protonen-Pumpen-Inhibitor oder $H_2$-Antagonisten ist nach größeren Operationen oder schwerem Trauma obligat.

### Hepatopankreatobiliäre Erkrankungen

**Merke** Patienten mit einer Leberzirrhose oder einer chronischen Pankreatitis weisen ein erhöhtes Risiko für eine Ulkuserkrankung auf.

### Chronische Bronchitis

Auch Patienten mit chronischen pulmonalen Erkrankungen (COPD, Emphysem) haben ein erhöhtes Risiko, ein peptisches Ulkus zu entwickeln, da eine chronische Hypoxämie eine Hypersekretion des Magens verursacht.

### Zustand nach chirurgischer Resektion

Nach distaler Magenteilresektion (Billroth I/II) besteht nach 10–15 Jahren ein erhöhtes Risiko für Ulzerationen oder eine maligne Entartung. Bei Auftreten von Beschwerden sollte an das Vorliegen eines Dumping-Syndroms mit beschleunigter Magenentleerung und Störungen des Glukosestoffwechsels, aber auch eine Stenosierung oder Magenentleerungsstörung gedacht werden.

**Cave** Bei Patienten nach Magenteilresektionen kann perioperativ ein erhöhtes Aspirationsrisiko bestehen.

### Medikamenteninduzierte Ulzera

Außer durch exogene Steroide können Ulzerationen im Magen durch weitere Medikamente oder Noxen verursacht werden, wie z. B.:
- nicht steroidale Antirheumatika (ASS, Indomethacin, Diclofenac etc.),
- Koffein,
- Alkohol,
- Nikotin.

Die Mechanismen der Schädigung der Magenschleimhaut sind unterschiedlich und spezifisch. Eine Medikation mit NSAID und/oder Kortison sollte im klinischen Alltag nur mit einem entsprechenden *Magenschutz* verabreicht werden. Oberbauchschmerzen bei Risikopatienten sollten frühzeitig zu einer endoskopischen Untersuchung des oberen Gastrointestinaltrakts führen.

### Helicobacter-pylori-Infektion

Eine Infektion mit Helicobacter pylori führt zu einer Hyperazidität des Magens und somit zu einer erhöhten Neigung zu Gastritis, Ulzerationen und damit verbundenen chronischen Oberbauchbeschwerden.

## Hiatushernie und gastroösophageale Refluxkrankheit (GERD)

Beim Vorliegen einer Hiatushernie oder einer gastroösophagealen Refluxkrankheit besteht bei Reflux oder Retention von Speiseresten die Gefahr einer Aspiration.

**Cave** Der meist laparoskopisch durchgeführte Eingriff bei Refluxkrankheit oder Hiatushernie kann durch die Anlage eines Pneumoperitoneums zu einer kardialen und pulmonalen Belastung des Patienten führen. Dies sollte insbesondere bei Patienten mit entsprechenden Risikofaktoren berücksichtigt werden.

## Bariatrische Chirurgie

Die bariatrische Chirurgie zur Gewichtsreduktion bei zum Teil extrem adipösen Patienten stellt besondere Anforderungen an die Anästhesie (Anästhesieverfahren, Punktionen, Beatmung und postoperative Überwachung). Es kommt entweder die Applikation eines Bandes unter der Kardia (restriktives Verfahren/Gastric Banding), ein Bypassverfahren (malabsorbtives Verfahren) oder aber ein kombiniertes Verfahren (biliopankreatische Diversion) zur Anwendung. Zumeist wird eine laparoskopische Operationstechnik bevorzugt. Offene Verfahren werden wegen des größeren Risikos für Wundinfekte nur selten gewählt.

Bei den betroffenen Patienten bestehen häufig *zusätzliche Erkrankungen* (Hypertonie, Diabetes, KHK, Schlafapnoesyndrom, degenerative Gelenkerkrankungen), die in der Anamnese präoperativ erfragt und sowohl bei der Anästhesie als auch bei der chirurgischen Indikationsstellung berücksichtigt werden müssen. Aufgrund der regelhaft auftretenden Begleiterkrankungen ist eine intensive postoperative Überwachung indiziert. Die frühe Entwöhnung von der Beatmung und Extubation mit rascher Mobilisation der Patienten sind zudem von großer Wichtigkeit.

**Merke** Bei Patienten mit Adipositas per magna bestehen:
- vermehrt restriktive Ventilationsstörungen,
- erhöhte Inzidenz eines Schlafapnoesyndroms,
- erhöhtes Thromboserisiko,
- vermehrte Inzidenz kardialer Begleiterkrankungen (KHK),
- erhöhtes Arterioskleroserisiko,
- erhöhte postoperative Immobilität bei degenerativen Gelenkerkrankungen.

## Magenvolvulus

Der Magenvolvulus kann über die longitudinale oder über die transversale Achse des Magens verlaufen. Es handelt sich um ein sehr seltenes Krankheitsbild, das meist im Kindesalter auftritt. Symptome stellen sich schnell und unverzüglich ein. Oral kann keine Nahrung oder Flüssigkeit zugeführt werden, da dies durch die hohe Obstruktion sofortiges Erbrechen mit starken Schmerzen zur Folge hat. Chronische Verläufe mit einer unspezifischen Symptomatik kommen vor.

**Merke** Ein Magenvolvulus kann zu einer Störung der Blutversorgung des Magens mit konsekutiver Perforation, akutem Abdomen und septischem Schock führen und erfordert eine unmittelbare chirurgische Intervention.

## Benigne Neoplasien des Magens

Gutartige Tumoren des Magens sind sehr selten. Es werden mukosale und intramurale Tumoren beschrieben.

**Mukosale Tumoren.** Mukosale Tumoren sind Adenome (einzeln oder multipel), die häufig im Antrum lokalisiert sind. Risikofaktoren sind Achlorhydrie, Alter über 60 Jahre und eine atrophische Gastritis. Adenome sind in der Regel asymptomatisch, seltene Symptome stellen Anämie, epigastrische Schmerzen, Erbrechen und Übelkeit dar. Die Therapie kann in vielen Fällen endoskopisch durchgeführt werden.

**Intramurale Tumoren.** Im Gegensatz dazu sind die intramuralen Tumoren des Magens (z. B. gastrointestinale Stromatumoren, Sarkome, Lipome, Hämangiome, neuroendokrine Tumoren) oft nicht endoskopisch zu diagnostizieren und zu therapieren (Rosai 1995, Hillemanns et al.1998).

Gastrointestinale Stromatumoren (GIST) können benigne oder maligne Kriterien aufweisen. Die klinischen Symptome sind meist unspezifisch und abhängig von der Größe des Tumors (Ludwig et al. 1997). Hämorrhagien, Anämie, Erbrechen, Übelkeit, epigastrische Schmerzen und Obstruktion sind die häufigsten Symptome. Symptomatische oder größere Tumoren sollten bei Diagnosestellung operativ entfernt werden, nicht zuletzt, um ein Malignom nicht zu übersehen.

## Maligne Neoplasien des Magens

### Magenkarzinom

Die Prävalenz des Magenkarzinoms ist weltweit sinkend, dennoch bleibt es noch immer eines der bedeutenden chirurgischen Krankheitsbilder mit ca. 20000 Neuerkrankungen in Deutschland/Jahr (Robert Koch-Institut 1995).

*Risikofaktoren* sind:
- Ernährungsgewohnheiten,
- Umweltfaktoren.

*Bekannte Präkanzerosen* sind:
- atrophische Gastritis/perniziöse Anämie,
- intestinale Metaplasien/Dysplasien,
- Magenpolypen, Adenome des Magens,
- Zustand nach Magenresektion (Magenstumpfkarzinom),
- Morbus Ménétrier.

Die Rolle des Helicobacter pylori ist nicht endgültig geklärt, die Infektion mit Helicobacter pylori scheint aber zu erhöhten Raten an Magenkarzinomen zu führen. Die histologische Einteilung erfolgt in einen diffusen und einen intestinalen Typ nach der Einteilung nach *Laureen* (Laureen 1965) und nach der TNM-Klassifikation.

**Resektionsverfahren.** Die operative Strategie muss eine radikale chirurgische Resektion des Tumors mit Lymphadenektomie zum Ziel haben. Der Standardeingriff ist die totale Gastrektomie (Siewert et al. 1998, Siewert et al. 2003). Je nach Lokalisation des Tumors kann eine subtotale Gastrektomie möglich sein, ggf. ist die Mitresektion einer Ösophagusmanschette notwendig. Bei Frühkarzinomen, die auf die Mukosa beschränkt sind, kann eine endoskopische Resektion eine Therapieoption darstellen. Auch eine palliative Resektion von fortgeschrittenen Tumoren kann erforderlich sein, um für den Patienten eine normale Magen-Darm-Passage zu gewährleisten oder um Blutungen zu stillen. Die 10-Jahres-Überlebensrate nach R0-Resektion beträgt 36,1 % (Siewert et al. 1998, Siewert et al. 2003).

### Karzinoide/neuroendokrine Tumoren

Der Magen stellt eine seltene Lokalisation für Karzinoide/neuroendokrine Tumoren dar. Es erfolgt die chirurgische Resektion nach klinischer und histologischer Sicherung. Im Rahmen der Prämedikation sind Qualität und Quantität einer hormonalen Aktivität zu eruieren. Bei Kreislaufwirkungen (z. B. durch Serotonin: Hypertonie, Flush) oder einer bronchialen Konstriktion ist eine Vorbehandlung mit Glukokortikoiden und die perioperative parenterale Gabe eines 5-$HT_2$-Rezeptorantagonisten (z. B. Methysergid) oder des Somatostatinanalogons Octreotid zu erwägen.

### Lymphome des Magens

Der Gastrointestinaltrakt und hier der Magen ist der häufigste primär extranodale Sitz von Non-Hodgkin-Lymphomen. Lymphome stellen aber mit lediglich 2–5% der Tumoren des Magens eine seltene Tumorentität dar. In 40% der Fälle findet sich das MALT-Lymphom (Mucosa-associated lymphoid Tissue). Dieses ist häufig mit chronischen Helicobacter-pylori-Infektionen vergesellschaftet (Roder et al. 2003). Die Therapie hängt entscheidend von der Ausbreitung der Tumoren und der histopathologischen Klassifikation ab. Während heute die Chemotherapie im Vordergrund steht, kommt eine Resektion bei lokalisierten und primären Tumoren/Lymphomen des Magens in Betracht. Eine chemotherapeutische Nachbehandlung ist erforderlich.

### Gastrointestinale Stromatumoren (GIST)/Sarkome

Die Gruppe der malignen GIST des Magens umfasst hauptsächlich die früher als Sarkome des Magens bezeichneten Tumoren. Die Symptome sind unspezifisch und häufig erst in fortgeschrittenem Stadium wegweisend. Die Therapie der Wahl ist die Resektion. Die 5-Jahres-Überlebensraten liegen zwischen 35 und 69% (Siewert et al. 1998, Conlon et al. 1995, Licht et al. 1988).

### Obere gastrointestinale Passagestörung

Eine obere gastrointestinale Passagestörung durch Tumoren, eine Invagination oder eine narbige Stenosierung führt aufgrund der verminderten Flüssigkeitsaufnahme durch frühes Erbrechen zu einer Hypovolämie mit Elektrolytverschiebungen. Eine massive Magenfüllung kann in solchen Fällen zu einem Reflux mit Aspirationsgefahr führen.

**Cave** Bei oberer gastrointestinaler Passagestörung besteht die Gefahr der Aspiration und der erhöhten Empfindlichkeit gegenüber den hämodynamischen Effekten der Anästhetika.

## 4.2.4 Präoperative Evaluierung

Die chirurgische präoperative Evaluierung umfasst die klassische Abklärung des Magens in Abhängigkeit von der Diagnose und dem Allgemeinzustand des Patienten. Standard sollte eine Ösophagogastroduodenoskopie sein. Diese sollte bei speziellen Fragestellungen durch einen endoskopischen Ultraschall oder aber auch eine funktionelle Untersuchung (Gastrografinschluck) ergänzt werden. Bei Malignomen muss ein komplettes Staging erfolgen (CT, ggf. MRT oder/und Szintigrafie). Neben Anamnese und körperlicher Untersuchung sollten aktuelle Laborwerte und u.U. ein 12-Kanal-EKG verfügbar sein. In Abhängigkeit von der Dringlichkeit des operativen Eingriffs müssen eine instabile oder bei leichter Belastung auftretende Angina pectoris, eine dekompensierte Herzinsuffizienz, signifikante Arrhythmien und hochgradige Herzklappenvitien (z.B. Aortenklappenstenose mit KÖF < 1 $cm^2$) einer weiteren präoperativen Diagnostik/Therapie zugeführt werden. Bei guter körperlicher Belastbarkeit (1–2 Etagen) ist lediglich bei Hochrisikoeingriffen (Zwei-Höhlen-Eingriffe) eine weitere Diagnostik sinnvoll, wenn deren pathologisches Ergebnis einen Einfluss auf das perioperative Management hätte (Fleisher et al. 2007).

**Merke** Bei allen Magenerkrankungen sind gastroösophagealer Reflux und erhöhtes Aspirationsrisiko auszuschließen und ggf. die Einleitung im Sinne einer RSI (Rapid Sequence Induction) zu modifizieren.

## 4.2.5 Anästhesiologische Konzepte

Das Konzept der Anästhesie unterscheidet sich bei Standard- und Notfalloperationen und richtet sich nach dem Umfang der Operation und den Vorerkrankungen der Patienten. Grundsätzlich ist in Abhängigkeit von der Dringlichkeit des operativen Eingriffs die Kombination einer Allgemeinanästhesie mit einer thorakalen Periduralanästhesie (Punktion vor großen Oberbaucheingriffen auf Höhe von Th6–Th8) indiziert (Kapral et al. 1999). Hierdurch wird nicht nur der Bedarf an volatilen/intravenösen Anästhetika reduziert, sondern neben einer guten postoperativen Analgesie die Inzidenz pulmonaler und gastrointestinaler Komplikationen reduziert (Rodgers et al. 2000, Beattie et al. 2001, Wijeysundera et al. 2008, Gogarten et al. 2007). Dieser wird unmittelbar vor Einleitung der Allgemeinanästhesie eingelegt (*cave:* Antikoagulation/Thromboseprophylaxe; Gogarten et al. 2007) und vor Operationsbeginn mit einer ausreichenden Dosis (Volumen/Konzentration) eines Lokalanästhetikums (z.B. beim erwachsenen Patienten: Ropivacain 0,75% 15–20 ml) versehen. Die Regionalanästhesie wird durch kontinuierliche Zufuhr des Lokalanästhetikums intraoperativ (z.B. Ropivacain 0,375% 8–12 ml/h) und postoperativ (z.B. Ropivacain 0,2% 8–12 ml/h ± Sufentanil-Zusatz 0,5 µg/ml, ggf. patientenkontrollierte Applikation) für mehrere Tage aufrechterhalten.

Folgende *Maßnahmen* gehören bei ausgedehnteren Magenoperationen zum Standard:

- Anlage einer Magensonde (bei Ileus präoperativ und passagere Entfernung vor Anästhesieeinleitung),
- Anlage eines arteriellen Zugangs, ggf. vor Anästhesieeinleitung,
- Einlage eines zentralen Venenkatheters (ZVK),
- Blasenkatheter mit integrierter Temperaturmessung,
- Überwachung der neuromuskulären Funktion.

**Merke** Bei erhöhtem Aspirationsrisiko können $H_2$-Rezeptorantagonisten (z.B. Ranitidin 150 mg p.o. oder 50 mg i.v.) zur Reduktion und Alkalisierung des Magensafts am Vorabend und 1–2 h präoperativ sowie vor Natriumcitratlösung peroral unmittelbar vor Anästhesieeinleitung zur Alkalisierung des Magensafts verabreicht werden.

## Narkoseeinleitung

Neben dem Standardmonitoring ist in Abhängigkeit vom präoperativen Zustand des Patienten sowie des geplanten Eingriffs zu prüfen, ob die zusätzliche Anlage eines arteriellen Zugangs, mehrerer großlumiger i.v. Zugänge oder eines Drei-Lumen-ZVK unter Umständen auch vor Anästhesieeinleitung notwendig ist. Die Einleitung der Allgemeinanästhesie erfolgt standardisiert mit einem Hypnotikum, Opioid und Muskelrelaxanz und wird volatil oder i.v. (Propofol) aufrechterhalten. Falls kein Periduralkatheter eingelegt wurde, wird eine ausreichende Analgesie durch i.v. Opioidgabe erreicht. In diesem Fall kann die Aufrechterhaltung einer Muskelrelaxierung erforderlich sein. Eine perioperative Antibiotikaprophylaxe soll vor Periduralkatheteranlage ansonsten mindestens 30 min vor Hautschnitt i.v. verabreicht und nach 3–4 h oder größeren Blutverlusten repetitiert werden.

**Cave** Die Narkoseeinleitung muss in der Regel entsprechend den Grundsätzen einer Ileuseinleitung bzw. RSI erfolgen, da bei Patienten mit Erkrankungen des Magens, insbesondere bei Notfalleingriffen, ein hohes Risiko zur Aspiration besteht. Dabei können Succinylcholin (0,5–1 mg/kg) oder bei bestehenden Kontraindikationen Rocuronium (1 mg/kgKG) zur Muskelrelaxierung verwendet werden. Gleichzeitig ist auf eine ausreichende Anästhesietiefe zu achten.

Hypovolämie und Elektrolytstörungen durch Sequestrierung in den „3. Raum", wie z. B. bei Ileus oder Sepsis (Perforation), oder durch starke Blutverluste können zu einem schweren Blutdruckabfall während der Narkoseeinleitung führen. Daher sollte ausreichend Volumen bereits präoperativ infundiert und Vasopressoren ggf. auch kontinuierlich zugeführt werden können.

## Perioperatives Management

**Vagusreiz.** Bei abdominellen Eingriffen kann es durch Zug an den Viszera zu einer vagal vermittelten Bradykardie und Hypotonie kommen. In Ausnahmefällen kann die Therapie mit Atropin und/oder Katecholaminen erforderlich werden.

**Eventerationssyndrom.** Durch Zug an den Mesenterien können vasoaktive Mediatoren freigesetzt werden, die zu teilweise ausgeprägten Blutdruckabfällen und Flush führen können. Als Ursache wird die Ausschüttung vasoaktiver Prostaglandine mit konsekutiver Abnahme des systemischen Gefäßwiderstands postuliert. Die Therapie besteht primär in der Gabe von Volumen und Vasopressoren. Eine erfolgreiche Behandlung mit Inhibitoren der Zyklooxygenase wurde beschrieben, scheint für die allgemeine Anwendung jedoch nicht praktikabel.

**Merke** Reflexbradykardie und arterielle Hypotension können Folgen von Zug an Viszera und Mesenterium sein.

Des Weiteren kann es intraoperativ durch Kompression der V. cava zu Blutdruckabfällen oder durch Manipulationen im Mediastinum zu Herzrhythmusstörungen und Kreislaufdepression kommen.

**Antibiotikaprophylaxe.** Eine perioperative Antibiotikaprophylaxe, gegeben bei Hautschnitt, ist zur Vermeidung von Wundinfektionen indiziert. Empfehlenswert ist eine Prophylaxe mit Cephazolin und Metronidazol. Diese sollte bei längeren Operationen nach 5 h wiederholt werden. Eine mehrtägige Prophylaxe sollte hingegen nicht regelhaft gegeben werden.

**Hypothermie.** Darüber hinaus sind engmaschige Blutgasanalysen und Kontrollen der Körperkerntemperatur zwingend, da durch eine Hypothermie (< 36,5 °C) einerseits die Infektionsrate steigen kann (Conlon et al. 1995) und andererseits Gerinnungsstörungen begünstigt werden und die Extubation verzögert wird (Kurz et al. 1996). Ein Abfall der Körpertemperatur tritt regelhaft ab einer bestimmten Operationsdauer auf, da über die exponierten Eingeweide Verluste von Wärme kaum zu vermeiden sind. Hier sollte generell der Einsatz einer Wärmedecke einen unnötigen Wärmeverlust vermeiden helfen und alle Infusionen gewärmt verabreicht werden. Zusätzlich sollten der Flüssigkeitsverlust sowie die intraoperative Auskühlung über Verdunstung bei offenem Abdomen bei der Narkoseführung bedacht werden. Eine intraoperative aktive Wärmung des Patienten sollte Standard sein.

**Merke** Die frühzeitige Extubation kann pulmonale Komplikationen minimieren.

**Muskelrelaxierung.** Eine suffiziente Muskelrelaxierung ist notwendig beim Verschluss der Bauchdecken, da eine erhöhte Muskelspannung einen sicheren Bauchdeckenverschluss verhindert und zum Ausreißen der Nähte führt. Auf lange Sicht kann dies die Ursache von Narbenbrüchen sein. Bei gut sitzender Epiduralanästhesie ist jedoch eine Nachrelaxierung in der Regel nicht erforderlich.

**Laparoskopische Eingriffe.** Bei laparoskopischen Eingriffen kann die Anlage des Pneumoperitoneums in erster Linie Auswirkungen auf das kardiorespiratorische System haben. Im Rahmen der $CO_2$-Insufflation kommt es durch Resorption über die Blutbahn zu einer vermehrten $CO_2$-Aufnahme im Körper. Resorbiertes $CO_2$ wird in den Körperkompartimenten gespeichert und nur verzögert eliminiert. Um ein Ansteigen des $PaCO_2$-Wertes im Blut zu minimieren oder zu verhindern, sollte die Ventilation angepasst werden.

**Merke** Bei nicht erklärbarer intraoperativer $PaCO_2$-Zunahme ist differenzialdiagnostisch an eine protrahierte $CO_2$-Gasembolie, ein $CO_2$-Weichteilemphysem, eine zu geringe Narkosetiefe oder an einen vergrößerten Totraum zu denken.

Bei laparoskopischen Eingriffen sind durch Abnahme der thorakalen Compliance und Trendelenburg-Position selbst bei normalen Atemzugvolumina (6–10 ml $kg^{-1}$ Körpergewicht) höhere *Beatmungsdrücke* zu verzeichnen. Zur Vermeidung überhöhter Beatmungsdrücke sollte das AMV

## 4.3.3 Anästhesiologische Konzepte

### Präoperative Evaluierung

Operationen am Darm werden bei Patienten aller Altersgruppen, gehäuft jedoch *im höheren Alter*, durchgeführt. Dementsprechend orientiert sich die präoperative Vorbereitung an der Art der Erkrankung, den anamnestischen Besonderheiten und Vorerkrankungen des Patienten sowie an den Charakteristika des operativen Eingriffs (Ghouri u. Ezekiel 1998). Krankheitsbezogene Besonderheiten werden bei den entsprechenden Erkrankungen, z. B. Morbus Crohn, Colitis ulcerosa, endokrin aktive Tumoren etc., abgehandelt.

**Standardvoruntersuchungen.** EKG, Röntgenthorax und laborchemische Untersuchungen, wie Blutbild, Elektrolyte, Blutzucker, Quick, PTT, Leberenzyme und Nierenretentionswerte, werden bei anamnestischen Hinweisen auf pathologische Veränderungen oder bei Auffälligkeiten bei der körperlichen Untersuchung durchgeführt. Indikationen für weitergehende Analysen und Zusatzuntersuchungen sind der Umfang des operativen Eingriffs und die zu erwartende postoperative Beeinträchtigung des Patienten.

**Fast-Track-Chirurgie.** Die Durchführung von abdominalchirurgischen Eingriffen erfolgt heute häufig nach dem *Fast-Track-Konzept*, bei dem es auch in der präoperativen Phase einige Abweichungen vom bisherigen Standardvorgehen gibt.

**Tag vor der Operation.** Zur Prämedikation erhält der Patient ein Benzodiazepin zur Nacht. Das Trinken klarer Flüssigkeit ist bis 2 h präoperativ möglich. Für leicht verdauliche feste Nahrung bleibt die Nüchternheitsgrenze bei 6 h. Am präoperativen Tag ist die optionale Gabe von 1–2 Proteingetränken und/oder kohlenhydratreichen Trinklösungen möglich.

Die Darmvorbereitung erfolgt mit Bisacodyl-Tropfen und Klistier, auf eine orthograde Darmspülung wird meist verzichtet.

> **Merke** Sollte vor elektiven Operationen an Dünn- und Dickdarm eine *orthograde Darmspülung*, meist mit hyperosmolarer Elektrolyt-Polysaccharid-Lösung (z. B. nach Golytely) durchgeführt werden, so kann dies zu ausgeprägten Elektrolytverschiebungen (meist Hypokaliämie), Änderungen des Volumenstatus und Säure-Basen-Haushalts führen. Deshalb sind nach orthograder Darmspülung unmittelbar präoperativ Kontrollen von Serumelektrolyten und Blutzuckerspiegel obligat, denen dann ggf. eine entsprechende Substitution folgt.

### Durchführung der Anästhesie

Operative Eingriffe am Darm werden in der Regel in Allgemeinanästhesie mit Intubation, balancierter Anästhesietechnik und Muskelrelaxation durchgeführt. Wenn der Verdacht auf eine intestinale Perforation, Obstruktion/Stenose, Darmatonie oder ein akutes Abdomen vorliegt, muss eine *Nicht-Nüchtern-Einleitung* mit RSI erfolgen.

> **Cave** Da viele Darmerkrankungen mit einer Beeinträchtigung der Darmmotilität einhergehen, muss trotz eingehaltener präoperativer Nahrungskarenz sehr sorgfältig die Frage nach einem erhöhten Aspirationsrisiko gestellt werden und ggf. eine RSI erfolgen.

Die Allgemeinanästhesie wird zu größeren abdominalchirurgischen Eingriffen in der Regel mit einem rückenmarknahen Anästhesie-/Analgesieverfahren in Form einer thorakalen (oder lumbalen) *Epiduralanästhesie* supplementiert. Diese unterstützt eine frühere Mobilisierung des Patienten und sorgt für eine bessere postoperative Analgesie und kürzere Krankenhausverweildauer. Um die hemmende Wirkung von Opioiden auf die postoperative Magen-Darm-Motilität so gering wie möglich zu halten, werden diese nur zur Narkoseeinleitung und dann sparsam eingesetzt. Die intraoperative Basisflüssigkeitssubstitution erfolgt restriktiv, je nach Art und Dauer des operativen Eingriffs in der Größenordnung von 1,5–2,5 l. Die Magensonde wird bei der Extubation entfernt.

### Postoperatives Management

In Abhängigkeit von der Größe des operativen Eingriffs und der Beeinträchtigung der Homöostase, Respiration, Kreislaufstabilität etc. wird der Patient entweder im Aufwachraum betreut oder postoperativ auf eine Intensivstation verlegt. Es gelten die allgemeinen Regeln einer suffizienten postoperativen Schmerztherapie, ggf. unter Einbeziehung einer rückenmarknahen Regionalanästhesie/-analgesie.

Erfolgt die Operation nach einem *Fast-Track-Protokoll*, so erhält der Patient postoperativ zur Basisanalgesie Nichtopioidanalgetika (Metamizol, Paracetamol, NSAID) in festen Zeitintervallen (z. B. alle 6 h). Diese werden am Operationstag i. v., an den Folgetagen oral verabreicht. Die postoperative Infusionsmenge wird stark beschränkt (z. B. 500 ml/d), der Patient trinkt bereits am Operationstag Wasser bzw. Tee (mindestens 1 l). Der enterale Kostaufbau erfolgt zügig in Abhängigkeit vom körperlichen Befinden. Der Patient sollte bereits am Operationstag aufstehen, zumindest auf dem Stuhl sitzen, besser einige Schritte gehen.

Je nach Fast-Track-Protokoll erhält der Patient bis zum 1. postoperativen Stuhlgang Magnesiumcitrat oder ein anderes Laxans (z. B. Bisacodyl-Tropfen) nach jeweils einem festen Schema. Besteht postoperativ eine ausgeprägte Atonie des Magen-Darm-Traktes mit entsprechenden klinischen Symptomen, wie Übelkeit, Erbrechen, geblähtem Abdomen, Schmerzhaftigkeit, so muss nach den Ursachen hierfür gesucht und ggf. der Einsatz weitergehender motilitätsfördernder Behandlungsstrategien erwogen werden (Herbert u. Holzer 2008, 2010).

## 4.3.4 Krankheitsbilder

### Akutes Abdomen

**Definition.** Das akute Abdomen wird als durch Zeitnot diktierte vorläufige Bezeichnung einer zunächst nicht genauer differenzierbaren Erkrankung der Bauchhöhle bis zu deren endgültiger ätiologischer Klärung definiert (Hölscher et al. 2006).

**Leitsymptome.** Gemeinsame Leitsymptome des akuten Abdomens unterschiedlicher Ätiologie sind:

- akuter heftiger Leibschmerz,
- reduzierter Allgemeinzustand,
- Fieber, Leukozytose,
- Tachykardie, Tachypnoe,
- respiratorische Insuffizienz,
- Bauchdeckenspannung,
- Oligo-/Anurie,
- Darmparalyse,
- Übelkeit und Erbrechen,
- septischer und/oder Volumenmangelschock.

**Ätiologie.** Die häufigsten Ursachen für ein akutes Abdomen sind:

- akute Appendizitis,
- Ileus,
- intestinale Ischämie,
- „non-occlusive disease",
- akute Blutung,
- Darmperforation,
- Sigmadivertikulitis,
- Distorsion des Mesenteriums,
- Enteritis infectiosa,
- inkarzerierte Hernie,
- Colon irritabile,
- intestinale Pseudoobstruktion.

**Pathophysiologie des akuten Abdomens (beispielhaft erläutert am Ileus).** Beim *Ileus* ist die Passage von Darminhalt unmöglich oder erheblich behindert. Er tritt entweder als akutes, lebensbedrohliches Verschlusssyndrom (mechanischer oder paralytischer Ileus; Tab. 4.1) oder als chronische Erkrankung (Subileus, Pseudoobstruktion) auf.

Die *Symptome* sind je nach der Ileuslokalisation und der zugrundeliegenden Ursache unterschiedlich (Tab. 4.2). Sie manifestieren sich meist als Obstipation mit geblähten Darmschlingen und (heftigen) abdominellen Schmerzen, die begleitet sind von Erbrechen, teils auch von Darminhalt (Miserere). Aufgrund intraluminaler Flüssigkeitssequestration kommt es zu Elektrolytverschiebungen, meist in Form der Hypokaliämie. Bei fulminanten Verläufen mit einer Darmperforation kann es zu einer lokalisierten oder generalisierten Peritonitis und Schocksymptomatik kommen (Müller u. Becker 2006).

Bei der *intestinalen Pseudoobstruktion* handelt es sich um ein oftmals rezidivierend auftretendes Syndrom mit Subileus und Ileussymptomatik, wobei ursächlich eine Vielzahl sehr unterschiedlicher Krankheiten zugrunde liegen kann. Befallen wird v. a. der Dünndarm. Die Betroffenen berichten zumeist über eine langjährig bestehende Obstipation, Meteorismus, postprandial verstärkte Übelkeit und Erbrechen sowie über krampfartige Leibschmerzen. Diarrhö und Steatorrhö erscheinen als Folge einer bakteriellen Fehlbesiedelung. Bei akuter Erkrankung sind die Übergänge zum mechanischen und paralytischen Ileus fließend.

**Präoperative Evaluierung.** Auch bei großer Operationsdringlichkeit sollten nach Möglichkeit eine präoperativ bestehende Elektrolyt-Imbalance (insbesondere Hypokaliämie), Hypovolämie und -proteinämie ausgeglichen werden. Weitere Zusatzuntersuchungen (neben den üblichen Standards) sind zumeist aufgrund der Dringlichkeit nicht möglich.

**Anästhesiologische Konzepte.** Es empfiehlt sich, 2 dicklumige periphere i. v. Zugänge, ggf. auch einen zentralvenösen Mehr-Lumen-Katheter zu legen.

> **Cave** Die Ableitung intragastralen Inhalts über eine nasogastrale Sonde reduziert die Aspirationsgefahr. Damit die Magensonde nicht als Leitschiene für eine Regurgitation dient, wird diese vor Narkoseeinleitung wieder entfernt!

Tab. 4.1 Ileusursachen.

| Mechanischer Ileus | Paralytischer Ileus |
|---|---|
| • Darmtumoren (Kolonkarzinom) | • meist Folge des mechanischen Ileus |
| • Inkarzerierung | • intra- oder retroperitoneale Infektion |
| • Adhäsionen, Briden | • intraabdominelle Verletzungen |
| • Hernien | • intestinale Durchblutungsstörungen |
| • Volvulus | • Hypokaliämie |
| • Obstruktion durch Fremdkörper (z. B. Gallensteine) | • reflektorisch bei Steinkoliken |
| • entzündliche Darmerkrankungen | • Begleitreaktion bei<br>– schwerer Allgemeinerkrankung (z. B. Myokardinfarkt, Pneumonie)<br>– medikamentöser Therapie (z. B. Opioide, Sedativa, Vincristin) |
| • Morbus Hirschsprung | |
| • Stuhleindickung | |

Tab. 4.2 Differenzialdiagnose bei mechanischem und paralytischem Ileus.

| Symptom/Befund | Mechanischer Ileus (Dünndarm) | Mechanischer Ileus (Dickdarm) | Paralytischer Ileus |
|---|---|---|---|
| **Schmerzen/Lokalisation** | Mittelbauch | Erkrankungsregion gesamtes Abdomen | Erkrankungsregion gesamtes Abdomen |
| **Schmerzcharakter** | heftige Koliken, Dauerschmerz, Strangulation | mäßig heftige Koliken | keine Koliken, geringe Schmerzen |
| **Erbrechen** | frühzeitig (Magensaft oder Galle) Singultus | später (12–24 h) fäkulent | spät (nach 24 h) |
| **Meteorismus** | gering oder fehlend | stark | stark |
| **Flatulenz** | anfangs vorhanden | fehlt | fehlt |
| **Auskultation** | spritzende Darmgeräusche, Hyperperistaltik | geringe Peristaltik | Totenstille |
| **Röntgenbefund** | zahlreiche kleine Spiegel im Dünndarm | große Spiegel mit Haustren im Dickdarm | Darmerweiterung, Aszites |

Je nach klinischer Notwendigkeit können außer dem Standardmonitoring eine arterielle Kanüle, Temperatursonde und ein Blasenkatheter angezeigt sein; als Schutz vor Auskühlung dienen ein Warm-Touch und ggf. gewärmte Infusionen.

Die Anästhesie wird als *Intubationsnarkose* durchgeführt (Tian 2001). Nach RSI kann die Narkose mittels i.v. oder inhalativer Anästhetika weitergeführt werden. Da in der Regel geblähte Darmschlingen vorliegen, wird auf die Zufuhr von Lachgas verzichtet. Je nach Erfordernis erfolgen differenzierte Beatmung mit PEEP, Ausgleich von Elektrolyt- und Volumenmangel, ggf. Transfusion von Erythrozyten und FFP sowie Aufrechterhaltung der Wärmehomöostase.

**Postoperatives Management.** Unter Berücksichtigung des Allgemeinzustands des Patienten, der Schwere der Homöostase-Dysbalance, der Kreislaufinstabilität durch Volumen- und evtl. Blutverluste sowie ein Eventerationssyndrom, eine Peritonitis und/oder Sepsis mit konsekutiver respiratorischer Insuffizienz erfolgt postoperativ entweder die Betreuung des Patienten im Aufwachraum (wenn extubiert) oder seine Verlegung auf eine Intensivstation mit der Möglichkeit zur Nachbeatmung.

**Merke** Bei diffuser Peritonitis ist immer eine Nachbeatmung auf Intensivstation erforderlich.

## Akute Blutungen

Akute Blutungen treten auf bei:

- Ulcera duodeni,
- chronisch entzündlichen Darmerkrankungen,
- Malignomen des Kolons.

**Symptomatik.** Die klinische Symptomatik einer akuten Blutung aus dem oder in den Darm besteht je nach Lokalisation und Intensität der Blutung aus einer Hämatemesis (Blutung im Ösophagus und/oder Magen), Meläna (schwarz gefärbter Stuhl) oder Hämatochezie (Absetzen hellroten Blutes). Durch den Verlust intravasalen Blutvolumens entwickeln sich eine Tachykardie, Hypotonie und bei entsprechend großem Ausmaß ein Volumenmangelschock.

**Präoperative Evaluierung und anästhesiologische Konzepte.** Das anästhesiologische Vorgehen entspricht weitgehend dem beim akuten Abdomen, wobei die Substitution von Volumen in Form von Plasmaexpandern und Erythrozytenkonzentraten sowie die Gabe von FFP (Fresh Frozen Plasma), Thrombozyten und/oder Gerinnungsfaktoren höchste Priorität hat.

## Erkrankungen des Dünndarms

### Divertikel

**Definition.** Divertikel können kongenital oder erworben sein. Die kongenitalen Divertikel sind „echte Divertikel“, d.h. die Divertikelwand besteht aus allen Schichten des Dünndarms. Die erworbenen Divertikel sind „falsche Divertikel“, da sich nur Mukosa und Submukosa durch einen Defekt der Muskelwand ausstülpen (Holzinger et al. 2008).

**Meckel-Divertikel.** Mit einer Inzidenz von 2% entsteht das Meckel-Divertikel durch Persistenz des Ductus omphalomesentericus etwa 10–100 cm oral der Ileozäkalklappe und manifestiert sich klinisch häufig in einer schmerzlosen intestinalen Blutung. Die Blutung entsteht in der Darmmukosa durch Magensaftsekretion. Normalerweise sind derartige Blutungen selbstlimitierend, können aber in seltenen Fällen auch ein massives und lebensbedrohliches Ausmaß annehmen.

**Merke** Die Entzündung eines Meckel-Divertikels kann eine Appendizitis vortäuschen. Es können vielfältige Komplikationen auftreten, z. B. Ulkusbildung, Perforation, Invagination, Volvulus, Strangulation und Nabelfistel.

Klinisch kann die Symptomatik der eines akuten Abdomens entsprechen.

**Nicht-Meckel-Divertikel.** Es handelt sich um sog. „falsche Divertikel", die meist multipel an der Mesenterialseite des Duodenums und des oberen Jejunums lokalisiert sind. Typische *Komplikationen* sind (chronische) Divertikulitis, Perforation, Peritonitis, Ileus, Volvulus, Fettstühle, seltener megaloblastische (Vitamin-$B_{12}$-Mangel) und normozytäre Anämien (Eisenmangel).

**Merke** Dünndarmdivertikel werden nur operiert, um Komplikationen der Divertikelbildung zu beseitigen.

## Neoplasien

Tumoren des Dünndarms sind sehr selten. Die hohe Resistenz der Mukosa gegenüber Karzinogenen, eine rasche Passage des Speisebreis und ein schneller Zellregenerationszyklus schützen vor Neoplasien.

**Benigne Neoplasien.** Es wird unterschieden zwischen epithelialen Tumoren (tubuläre und villöse Adenome) und mesenchymalen Tumoren (Leiomyosarkome, Lipome, Schwannome, Fibrome, Angiome. Die *Symptome* benigner Neoplasien des Dünndarms leiten sich ab von der Art und Lokalisation des Tumors und bestehen in kolikartigen Schmerzen, Erbrechen, (rezidivierender) Blutung, (chronischer) Anämie, Obstruktion oder Invagination (Holzinger et al. 2008).

**Peutz-Jeghers-Syndrom.** Der Begriff bezeichnet eine intestinale Polyposis des Jejunums und proximalen Ileums. Die Patienten haben häufig Pigmentflecke an Haut und Schleimhäuten im Gesicht und Lippenbereich. *Symptome und Komplikationen* sind Passagestörung, Ileus, Invagination und/oder Blutung.

**Maligne Neoplasien.** Malignome des Dünndarms (1–3%) sind sehr selten. Es handelt sich meist um Adenokarzionome, Lymphome und Leiosarkome.

**Semimaligne Neoplasien: Karzinoide.** Die langsam wachsenden, u.U. metastasierenden Karzinoide stammen von den enterochromaffinen Zellen ab, die im gesamten Magen-Darm-Trakt und im Bronchialsystem vorkommen. Karzinoide sind meist in der Appendix (50%) und im Dünndarm (30%), selten jedoch im Rektum (< 10%) lokalisiert.

**Merke** Die Sekretion von Serotonin, Histamin, Kallikrein, Bradykinin und Prostaglandinen ruft die typischen Begleitreaktionen des Karzinoidsyndroms hervor. Der anfallsweise auftretende Flush kann durch Alkohol und Katecholamine provoziert werden.

Die *Symptome und Komplikationen* sind entsprechend der Vielzahl von Mediatoren, die freigesetzt werden können, vielfältig und bestehen aus:

- Flush,
- Hypermotilität,
- Diarrhö,
- Malabsorption,
- Ödemen,
- Asthma, Bronchokonstriktion,
- Hyperglykämie,
- arterieller Hypotension,
- supraventrikulären Tachykardien,
- Arthralgien,
- Endokardfibrose mit Pulmonal- und Trikuspidalvitien.

**Anästhesiologische Konzepte bei Karzinoid.** Die Anästhesie wird als Intubationsnarkose durchgeführt, bei Vorliegen von Motilitätsstörungen erfolgt eine RSI. Vor Narkoseeinleitung empfiehlt sich die i.v. Gabe von $H_1$- und $H_2$-Antihistaminika (Clemastinhydrogenfumarat, z.B. Tavegil 2 mg, Rantidin, z.B. Ranitic 50 mg), vor der Tumorpräparation die Gabe von je 50 mg Octreotid (Sandostatin) i.v. und s.c. (Octreotid ist ein synthetisches Somatostatinanalogon, das die Freisetzung vasoaktiver Mediatoren hemmt). Postoperativ erfolgt meist die Verlegung auf die Intensivstation.

## Entzündliche Erkrankungen: Morbus Crohn

Der Morbus Crohn ist eine entzündliche Erkrankung ungeklärter Genese, die den gesamten Magen-Darm-Trakt betreffen kann, aber meist im terminalen Ileum lokalisiert ist. Ein Befall des Ileorektums findet sich in 40% der Fälle, ein alleiniger Dünndarmbefall in etwa 30%, alleiniger Kolonbefall in 20% und eine anorektale Erkrankung in 5%. Der Morbus Crohn ist eine Erkrankung des jungen Erwachsenen, seltener auch des alten Patienten oder von Kindern. Sie ist charakterisiert durch Ulzerationen der Mukosa und epitheloidzellige Granulome. Frisch ulzerierende nekrotisierende sowie vernarbende stenotische Darmabschnitte wechseln ab (Buhr u. Kroesen 2008).

**Symptome und Komplikationen.** Die akuten Symptome der Erkrankung leiten sich ab von der Entzündungsreaktion und bestehen in:

- abdominellen Schmerzen,
- Druckempfindlichkeit im rechten unteren Quadranten,
- febrilen Temperaturen und Leukozytose,
- Müdigkeit, Abgeschlagenheit,
- Durchfall und Gewichtsverlust.

Typische Komplikationen sind intestinokutane, vaginale und vesikale Fistelbildung, Infektionen, Abszesse, Stenosen, die Ausbildung eines Konglomerattumors, Ileus, Perforationen und Blutungen. Die operative Mortalität wird mit 2–5% angegeben, mit 8–10% bei Reeingriffen. Sie ist höher bei Patienten mit lang dauernder Glukokortikoideinnahme (zur perioperativen Substitutionstherapie s. Kap. 5.4).

**Allgemeine Begleiterscheinungen.** Neben den typischen Komplikationen gibt es eine Reihe von Allgemeinerschei-

Tab. 4.3 Extraintestinale Komplikationen und assoziierte Erkrankungen bei chronisch entzündlichen Darmerkrankungen (betrifft gleichermaßen Morbus Crohn und Colitis ulcerosa).

| Lokalisation | Erkrankung |
|---|---|
| **Leber** | Verfettung, chronische Hepatitis, Zirrhose, Granulomatose, Amyloidose, Leberabszess |
| **Gallenblase, -wege** | Pericholangitis, sklerosierende Cholangitis, Gallensteine, Karzinom |
| **Haut** | Erythema nodosum, Pyoderma gangraenosum |
| **Muskulatur** | Myositis |
| **Mundschleimhaut** | Stomatitis aphthosa |
| **Gelenke** | Sakroiliitis |
| **Finger** | Trommelschlegelfinger, Weißnägel |
| **Augen** | Uveitis, Episkleritis |
| **Blut** | autoimmune hämolytische Anämie |
| **Gefäße** | Vaskulitis |
| **Lunge** | fibrosierende Vaskulitis |
| **Herz** | Perikarditis |
| **Niere** | Urolithiasis, Amyloidose |
| **endokrines System** | Pankreatitis, Hyperthyreose |

nungen, die meist nicht von direkter Auswirkung auf das perioperative Vorgehen sind, aber zumindest beachtet und ggf. differenzialdiagnostisch abgeklärt werden sollten (Tab. 4.3). Bei den Patienten finden sich mäßiges Fieber, Appetit- und Gewichtsverlust, Uhrglasnagelbildung, hypo- und hyperchrome Anämie, die durch Blutverlust (Eisen) und/oder $B_{12}$-Fehlresorption bedingt sein kann, Ödeme durch Hypoproteinämie bei Eiweißverlust über den Darm, Vitaminmangel mit Haut- und Schleimhautveränderungen, braune Verfärbung der Haut, Steatorrhö mit Demineralisierung der Knochen. Zu den seltenen Begleiterkrankungen gehören die Iritis oder Iridozyklitis, Arthralgien mit Arthritis und Spondylarthritis und Erythema nodosum. Die Patienten gehören meistens zur genetisch determinierten Histokompatibilitätsgruppe HLA-B27.

## Erkrankungen des Dickdarms und des Rektums

### Divertikel

Kolondivertikel entstehen am häufigsten im linken Kolon und dort v.a. im Sigmabereich. Konstitutionelle Faktoren, die Altersinvolution der Darmwand und ein erhöhter intraluminaler Druck und Dauertonus infolge schlackenarmer Kost und langer Transitzeit begünstigen die Entstehung von Divertikeln.

**Symptomatik und Komplikationen.** Die Beschwerden werden weniger durch die Entzündung der Divertikel selbst, sondern v.a. durch die Mitbeteiligung der umgebenden Strukturen ausgelöst (Peridivertikulitis). Klinisch leidet der Patient häufig an einer ausgeprägten Obstipation. Eine akut bedrohliche Symptomatik entsteht durch eine Divertikelblutung, (freie) Perforation des Divertikels in die Bauchhöhle mit der Ausbildung einer kotigen Peritonitis oder Entstehung einer Blasenfistel (Mirow u. Schiedeck 2008).

### Neoplasien

Polypen sind Vorwölbungen der Schleimhaut. Es werden epitheliale und nicht epitheliale bzw. benigne, prämaligne und maligne Neoplasien unterschieden. Die benignen und prämalignen Neoplasien zeigt Tab. 4.4. Maligne epitheliale Neoplasien sind polypöse Karzinome. Sarkome sind nicht epitheliale maligne Neoplasien des Kolons.

**Symptomatik und Komplikationen.** Häufige Symptome maligner Tumoren im Kolon sind die Blutauflagerungen am Stuhl, transanale Blutung, Anämie, Abgang von Schleim, Obstipation und Tenesmen. Je nach Art, Lokalisation und Ausdehnung des Tumors zeigen sich:
- rezidivierende Bauchschmerzen,
- Obstruktion,
- Ileus,
- Invagination,
- Tumorperforation,
- Polypenprolaps,
- flüssigkeitssezernierende villöse Adenome,

Tab. 4.4 Benigne und prämaligne Neoplasien des Kolons.

| Epitheliale Neoplasien | Nicht epitheliale Neoplasien | Tumorähnliche Polypen |
|---|---|---|
| • Adenome<br>• familiäre Adenomatose des Kolons<br>• Gardner-Syndrom<br>• Cronkhite-Canada-Syndrom<br>• Turcot-Syndrom<br>• Karzinoide | • Leiomyome<br>• Neurofibrome<br>• Hämangiome<br>• Lipome<br>• Fibrome | • hyperplastischer Polyp<br>• entzündlicher (Pseudo-) Polyp<br>• juveniler Polyp<br>• Peutz-Jeghers-Syndrom<br>• benigner lymphoider Polyp |

- Dehydratation,
- Elektrolytmangel.

## Entzündliche Erkrankungen

**Appendizitis.** Eine Appendizitis tritt klinisch meist als akute Verlaufsform (akutes Abdomen) auf. Dementsprechend besteht in der Regel eine dringliche Operationsindikation. Die Entfernung der Appendix erfolgt entweder mittels minimalinvasiver, laparoskopischer Technik oder durch ein offenes Vorgehen (Mirow u. Schiedeck 2008).

Das *anästhesiologische Vorgehen* entspricht dem beim akuten Abdomen (Intubationsnarkose in Allgemeinanästhesie, RSI, lachgasfreie Narkose, da häufig geblähte Darmschlingen durch reflektorische Darmatonie; Ausgleich von Elektrolyt- und Volumenmangel; Aufrechterhaltung der Wärmehomöostase).

**Colitis ulcerosa.** Die Colitis ulcerosa ist eine unspezifische und diffuse Entzündung der Kolonschleimhaut. Sie kommt in allen Alterstufen, v.a. aber bei jungen Erwachsenen und bei älteren Menschen vor. Die Inzidenz beträgt 3–8, die Prävalenz 40–80 und die Mortalität 0,5 auf 100000 Einwohner. Beide Geschlechter sind annähernd gleich häufig betroffen. Die Ätiologie ist unbekannt. Wegen der gelegentlich zu beobachtenden familiären Häufung werden genetische und ernährungsbedingte Ursachen sowie Infektionen (Bakterien, Chlamydien, Viren) und psychosomatische Störungen diskutiert. Letztere sind jedoch nicht die Ursache, sondern die Reaktion auf eine lebensbegleitende chronische Krankheit. Es gibt ferner Indizien, dass auch Autoimmunprozesse eine ursächliche Rolle spielen.

Die Colitis ulcerosa tritt in der Regel mit einem schubweisen Verlauf auf. *Klinisch* imponieren ein geblähtes Abdomen, schmerzhafte, wässrige Durchfälle, ggf. mit Schleim- und Blutbeimengungen, Übelkeit und Erbrechen, Gewichtsverlust, Anämie, Hypoproteinämie, Elektrolytverlust und Dehydratation. Bei schweren Verlaufsformen können Darmperforationen und ein toxisches Megakolon auftreten.

Im *akut fulminanten Stadium* kommt es zu einer rapiden progredienten Verschlechterung des Allgemeinzustands des Patienten, mit Dehydratation, Elektrolytverlust, bakterieller Invasion, systemischer Resorption toxischer Substanzen, hohem Fieber, evtl. Ausbildung eines septischen Krankheitsbilds mit Schocksymptomatik und zentralnervösen Symptomen (Verwirrtheit, Somnolenz).

> **Merke** Operative Eingriffe weisen bei einem akut fulminanten Verlauf eine hohe Sterblichkeit von bis zu 50 % auf. Bei elektiven Eingriffen liegt die Sterblichkleit bei 1 %.

*Perioperatives und anästhesiologisches Vorgehen* werden der vorliegenden Symptomatik des Patienten angepasst und entsprechen meist dem Vorgehen bei einem akuten Abdomen.

## Vaskuläre Erkrankungen

**Ischämie und Angina intestinalis.** Stenosen und Verschlüsse finden sich üblicherweise bei den Abgängen des Truncus coeliacus, der A. mesenterica superior und inferior. Das periphere Stromgebiet der viszeralen Arterien ist meist (weitgehend) intakt.

Die *Symptomatik* einer (zunehmenden) Ischämie des Darmes ist eher unspezifisch und kann aus postprandialen Schmerzen, Gewichtsabnahme, Diarrhö und u.U. einem supraumbilikalen Strömungsgeräusch bestehen.

**Mesenterialinfarkt.** Es handelt sich um den embolischen Verschluss von Mesenterialarterien und der Infarzierung des intestinalen Endstromgebiets. Laborchemisch zeigen sich ein Anstieg des Serumlaktats und eine hohe Leukozytenzahl.

*Klinisch* imponiert ein Mesenterialinfarkt als perakuter Abdominalschmerz mit meist zunächst weichem Abdomen, initialer Hyperperistaltik, der später eine aperistaltische Darmmotilität und progrediente Peritonitiszeichen folgen (können). Ein Mesenterialinfarkt ist ein akuter Notfall. Er tritt vornehmlich bei älteren Patienten mit kardialer Vorerkrankung, Vorhofflimmern (Mitralstenose) und arterieller Verschlusskrankheit auf.

**Non-occlusive-Disease.** Im Gegensatz zum embolischen Gefäßverschluss mit dem klinischen Bild des Mesenterialinfarkts, kann es bei normal erscheinender Gefäßwand zu einer nicht okklusiven Ischämie kommen (Hansen 2004). Die klinischen Symptome entsprechen denen des Mesenterialinfarkts. Bei der Non-occlusive-Disease besteht die Therapie in der Applikation von Vasodilatatoren über einen intraarteriellen Katheter (im Gegensatz zur Embolektomie nach embolischem Verschluss).

> **Merke** Akute intestinale Ischämien (Non-occlusive-Disease und Mesenterialinfarkt) haben wegen des häufig langen Zeitintervalls zwischen Gefäßverschluss und Diagnosestellung eine eher schlechte Prognose.

**Osler-Weber-Rendu-Syndrom (hereditäre hämorrhagische Teleangiektasie).** Im Rahmen dieses Syndroms treten Teleangiektasien an den Schleimhäuten von Mund und Nase, den Eingeweiden und der Haut auf, die zu rezidivierenden Blutungen führen. Die Erkrankung tritt in der Regel nicht vor dem 4. Lebensjahrzehnt auf.

> **Merke** Gibt es anamnestische oder klinische Hinweise auf eine erhöhte enorale Vulnerabilität, so ist zu erwägen, ob in Abhängigkeit vom operativen Eingriff, alternativ zur endotrachealen Intubation, eine Larynxmaske oder ggf. eine LMA pro Seal (mit einem Kanal für eine Magensonde) weniger traumatisierend wäre.

> **Cave** Die schwerwiegendste Komplikation des Osler-Weber-Rendu-Syndroms ist die gastrointestinale Blutung!

**Hämangiome.** Die durch Hämangiome hervorgerufenen Komplikationen im Darm sind Blutungen, lokale Gewebedestruktion, Obstruktion und Perforation.

## Strahlenschäden

Durch eine *radioonkologische Behandlung* kann es am Darm zu Nekrosen und Ulzerationen kommen, deren Folgen wiederum Perforationen mit konsekutiver Peritonitis, Stenosen, Ileus oder ein Malabsorptionssyndrom sind. Bei evtl. notwendiger Dünndarmresektion besteht nach einer Radiatio immer die Gefahr der Nahtinsuffizienz.

## Infektiöse Erkrankungen

**Darmtuberkulose.** Die Darmtuberkulose war bislang in unseren Breiten eine sehr seltene Erkrankung, was sich jedoch durch Migration geändert hat. Tritt sie auf, so handelt es sich um die Sekundärmanifestation der Lungentuberkulose mit überwiegender Lokalisation in der Ileozäkalregion. Die *Symptomatik* der Darmtuberkulose ist unspezifisch mit Abdominalschmerz, Blutung und Durchfällen. Die häufigsten *Komplikationen* sind Ileus, Perforation der Darmwand und Stenosenbildung.

**Merke** Durch die zunehmende Migration in den letzten Jahren muss zukünftig bei einer spezifischen, aber auch unspezifischen Symptomatik eine Tuberkulose differenzialdiagnostisch in Erwägung gezogen werden. Die Tuberkulose kann alle Körperregionen befallen. Probleme kann die zunehmende Polyresistenz der Tuberkelbakterien bereiten.

**Yersinia-Enteritis.** Bei dieser Erkrankung handelt es sich um eine durch Yersinia enterocolitica und Pasteurella pseudotuberculosis hervorgerufene Entzündung des terminalen Ileums. *Symptome und Komplikationen* sind die des akuten Abdomens.

**Typhus abdominalis.** Bei einer Typhuserkrankung des Darms kann es nach 2–3 Wochen infolge von lokalen Ulzerationen zur Darmperforation und Peritonitis kommen.

## Erkrankungen des Neugeborenen

Die wichtigsten Darmerkrankungen des Neugeborenen sind:
- Mekoniumileus,
- nekrotisierende Enterokolitis,
- Atresien.

**Mekoniumileus.** Als Symptom der autosomal-rezessiv vererbten Mukoviszidose entwickelt sich bei etwa 6% der Neugeborenen mit dieser Krankheit 3–5 d nach der Geburt ein Mekoniumileus, da infolge der Pankreasinsuffizienz sowie der abnormen und reduzierten Schleimproduktion eingedicktes und zähes Mekonium v. a. das terminale Ileum verstopft. Bei prästenotischer Überblähung kann es zu Darmperforationen und zur Mekoniumperitonitis kommen. Dieses Syndrom ist nicht selten mit isolierten und multiplen Dünndarmatresien kombiniert.

**Merke** Die Ileussymptomatik beginnt am 3. Lebenstag. Die Kinder trinken nicht und setzen kein Mekonium ab.

**Nekrotisierende Enterokolitis (NEC).** Diese fulminant verlaufende Erkrankung des Neugeborenen ist gekennzeichnet durch Ulzerationen und Nekrosen des Dünn- und Dickdarms mit einer Inzidenz von 2,4/1000 Geburten. Die Ursachen sind letztlich nicht vollständig geklärt. Unter anderem werden die allgemeine Unreife des Frühgeborenen, perinatale Asphyxie, „respiratorisches Distress-Syndrom", persistierender Ductus arteriosus, Komplikationen eines umbilikalen Arterienkatheters oder eine abnormale präexistente Darmflora diskutiert.

**Cave** Die Kinder haben alle eine ausgeprägte Volumenverschiebung und Elektrolytentgleisung. Durch die fortschreitende respiratorische Insuffizienz werden die Kinder beatmungspflichtig.

Die *chirurgische Therapie* besteht in der Resektion des ischämischen bzw. nekrotischen Darmabschnitts und der Anlage eines Entlastungsstomas. Die Kinder müssen transient parenteral ernährt werden.

**Anästhesiologische Konzepte bei NEC.** *Präoperativ* müssen Elektrolyt-Imbalancen (insbesondere Hypokaliämie), Hypovolämie und Eiweißverluste ausgeglichen werden.

**Merke** Eine wichtige Maßnahme bereits bei der Narkosevorbereitung ist, die Kinder vor Auskühlung zu schützen (Wärmelampen, -matten, gewärmte Infusionen).

Des Weiteren sind erforderlich:
- 2 periphere i. v. Zugänge,
- zentralvenöser Mehr-Lumen-Katheter,
- evtl. arterielle Kanüle,
- Ösophagusstethoskop,
- Temperatursonde,
- Magensonde,
- Blasenkatheter.

Die Anästhesie wird immer als *Intubationsnarkose in Allgemeinanästhesie* durchgeführt. Durch die Stase der Darmmotilität ist eine Nicht-Nüchtern-Einleitung erforderlich. Aufgrund der meist schon eingeschränkten Respiration optimiert eine differenzierte Beatmung mit leichtem PEEP den Gasaustausch. Der $pSaO_2$ liegt im Bereich von 90–95%, da sonst die Gefahr der Ausbildung einer retrolentalen Fibroplasie besteht. In jedem Fall sollten idealerweise bereits präoperativ, aber auch intraoperativ, minutiös Elektrolyt- und Volumenmangel ausgeglichen werden. Falls erforderlich, kommt auch die Transfusion von Erythrozyten und FFP zum Einsatz. Bei den Neugeborenen muss noch intensiver als bei größeren Kindern oder Erwachsenen auf die Aufrechterhaltung der Wärmehomöostase und einen Schutz vor Auskühlung geachtet werden.

**Merke** Postoperativ ist bei Neugeborenen mit NEC immer eine Nachbeatmung erforderlich.

**Kernaussagen**

- Von wenigen Ausnahmen abgesehen haben Erkrankungen des Darmes nur indirekte Auswirkungen auf die Anästhesie.
- Da viele Darmerkrankungen mit einer Beeinträchtigung der Darmmotilität einhergehen, muss trotz eingehaltener präoperativer Nahrungskarenz sehr sorgfältig die Frage nach einem erhöhten Aspirationsrisiko gestellt werden und ggf. eine RSI erfolgen.
- Beim akuten Abdomen wird eine Allgemeinanästhesie mit RSI durchgeführt. Hypomotilität und/oder Ileus führen zu geblähten Darmschlingen, weshalb eine lachgasfreie Narkose vorgenommen wird.
- Erfolgt vor elektiven Operationen am Darm eine orthograde Darmspülung, besteht die Gefahr von Volumen- und Elektrolytverschiebungen. Präoperative Kontrollen von Elektrolyten und Glukose sind obligat.
- Die schwerwiegendste vom Darm ausgehende Erkrankung im Neugeborenenalter ist die nekrotisierende Enterokolitis. Trotz der Notfallsituation muss eine bestmögliche präoperative Substitution von Elektrolyten, Volumen und Eiweiß angestrebt werden.

### Literatur


Buhr HJ, Kroesen AJ. Entzündliche Darmerkrankungen. In: Bruch HP, Trentz O, Hrsg. Berchthold Chirurgie. 6. Aufl. München: Elsevier; 2008: 823–831

Coté CJ. Pediatric Anesthesia. In: Miller RD, eds. Anesthesia. 6th ed. Philadelphia: Elsevier Churchill Livingston; 2006: 2367–2408

Ghouri AF, Ezekiel M. Gastrointestinal and nutritional disorders. In: Benumof JL, eds. Anesthesia and uncommon Diseases. 4th ed. Philadelphia: WB Saunders; 1998: 205–222

Hansen WE. Ischämische Darmerkrankungen. In: Berdel WE, Böhm M, Classen M, Diehl V, Kochsiek K, Schmiegel W, Hrsg. Innere Medizin. München: Elsevier; 2004: 1257–1258

Herbert MK, Holzer P. Standardized concept for the treatment of gastrointestinal dysmotility in critically ill patients. Current status and future options. Clin Nutr 2008; 27: 25–41

Herbert MK, Holzer P. Therapie der gestörten Magen-Darm-Motilität bei Intensivpatienten. Anästh Intensivmed 2009; 50: 602–616

Hölscher AH, Bartels H, Siewert JR. Akutes Abdomen, Peritonitis, Ileus und traumatisiertes Abdomen. In: Siewert JR, Hrsg. Chirurgie. 8. Aufl. Berlin: Springer; 2006: 654–671

Holzinger F, Birrer S, Z'Graggen K. Dünndarm. In: Bruch HP, Trentz O, Hrsg. Berchthold Chirurgie, 6. Aufl. München: Elsevier; 2008: 809–821

Kovarik WD. Pediatric and neonatal intensive care. In: Miller RD, eds. Anesthesia. 6th ed. Philadelphia: Elsevier Churchill Livingston; 2006: 2831–2887

Mirow L, Schiedeck THK. Kolon, Appendix, Rektum und Anus. In: Bruch HP, Trentz O, Hrsg. Berchthold Chirurgie. 6. Aufl. München: Elsevier; 2008: 833–868

Müller A, Becker H. Akutes Abdomen. In: Becker H, Encke A, Röher HD, Hrsg. Viszeralchirurgie. 2. Aufl. München: Elsevier; 2006: 863–875

Roizen MF, Fleisher LE. Anesthetic implications of concurrent diseases. In: Miller RD, eds. Anesthesia. 6th ed. Philadelphia: Elsevier Churchill Livingston; 2006: 1017–1170

Tirpitz C von, Reinshagen M, Adler. Chronisch-entzündliche Darmerkrankungen. In: Berdel WE, Böhm M, Classen M, Diehl V, Kochsiek K, Schmiegel W, Hrsg. Innere Medizin München: Elsevier; 2004: 1214–1223

Tjan J. Intestinale Obstruktion/Ileus. In: Yao FSF, Artusio JF, Hrsg. Arbeitsbuch Anaesthesiologie. Problemorientierte Patientenbehandlung. 4. Aufl. München: Elsevier; 2001: 491–521


# 4.4 Leber

*T. Iber*

## 4.4.1 Einleitung

Die Leber ist das größte und zentrale Stoffwechselorgan des Menschen. Ihr Gewicht entspricht etwa 2% des Körpergewichts des Erwachsenen und sie wird von 25% des Herzzeitvolumens durchblutet. Die wesentlichen Aufgaben bestehen in der Regulation des Glukosehaushalts, des Fettstoffwechsels, der Proteinbiosynthese sowie dem Abbau und der Ausscheidung von Stoffwechselendprodukten. Eine Vielzahl von Erkrankungen kann zu einer Einschränkung der Leberfunktion und somit zu einer Gefährdung der Homöostase in der perioperativen Phase führen. Hieraus und aus der Tatsache, dass nahezu alle perioperativ verwendeten Anästhetika und Adjuvanzien in der Leber metabolisiert werden, ergibt sich die besondere Bedeutung für den Anästhesisten. Dies gilt insbesondere vor dem Hintergrund einer zunehmenden Inzidenz chronischer Lebererkrankungen wie der äthyltoxischen Leberzirrhose und chronischer Hepatitiden (Lentschener 2003). Wesentlich ist, dass Lebererkrankungen häufig unerkannt und klinisch lange inapparent verlaufen, bevor es akut zur Dekompensation der Organfunktion kommt (Diepolder 2004). Ziele der perioperativen anästhesiologischen Versorgung des Patienten sind deshalb das Erkennen und die präoperative Optimierung einer eingeschränkten Leberfunktion, sowie die Aufrechterhaltung von Perfusion und Sauerstoffversorgung der Leber während des operativen Eingriffs.

## 4.4.2 Physiologie der Leberperfusion

Die Leber verfügt als Besonderheit über eine duale Blutversorgung über die A. hepatica und V. portae. 75% des Gesamtleberblutflusses werden über die V. portae zugeführt, 25% über die A. hepatica. Aufgrund des höheren Sauerstoffgehalts des arteriellen Blutes macht der leberarterielle Blutfluss ca. 50% der hepatischen Oxygenierung aus, während die V. portae aufgrund der Sauerstoffextraktion der vorgelagerten Organe trotz ihres höheren Blutflusses ebenfalls 50% zur Oxygenierung der Leber beiträgt.

### Leberdurchblutung

Folgende Faktoren sind an der Regulation der Leberdurchblutung beteiligt:

- der arterielle Strömungswiderstand der präportalen Organe,
- die Regulation des intrahepatischen Blutvolumens durch prä- und postsinusoidale Sphinkteren,
- der Strömungswiderstand in der A. hepatica.

**Arterieller Strömungswiderstand.** Die sog. *Hepatic arterial Buffer Response* beschreibt die Veränderung des leberarteriellen Strömungswiderstands in Abhängigkeit vom portalvenösen Blutfluss. Diese Beziehung ist semireziprok, d.h., nur die Durchblutung der Leberarterie ist über Veränderungen des Strömungswiderstands variierbar. Die Durchblutung der Pfortader erfolgt passiv in Abhängigkeit von der Durchblutung der präportalen Organe. Kommt es zu einem Abfall der Pfortaderdurchblutung, wird über eine Senkung des Gefäßwiderstands die Durchblutung in der A. hepatica gesteigert und bei einer Zunahme der Pfortaderdurchblutung durch eine Erhöhung des Gefäßwiderstands die Durchblutung in der A. hepatica gesenkt. Ziel ist die gleichbleibend konstante Leberdurchblutung. Als Mediator dieser Regelung wird die Adenosinkonzentration im Disse-Raum angesehen.

**Regulation des intrahepatischen Blutvolumens.** Die intrinsische Regulation erfolgt im Wesentlichen über die Druck-Fluss-Autoregulation der Leber und der sog. Hepatic arterial Buffer Response. Bei der klassischen Druck-Fluss-Autoregulation der A. hepatica ist der Blutfluss unabhängig von Blutdruckschwankungen. Dies konnte für die A. hepatica jedoch nur nach Nahrungsaufnahme, d.h. im metabolisch aktiven Zustand der Leber, nachgewiesen werden. Im Umkehrschluss folgt daraus, dass Blutdruckabfälle bei nüchternen Patienten zu einer Abnahme der leberarteriellen Durchblutung führen.

**Strömungswiderstand in der A. hepatica.** Der Strömungswiderstand in der A. hepatica wird von externen und internen Faktoren bestimmt. Zu den externen Einflüssen zählen nervale (Sympathikustonus) und humorale (Cholezystokinin) Faktoren.

> **Merke** Die Durchblutung der Leber erfolgt dual über die A. hepatica und V. portae. Im nüchternen Zustand ist die Druck-Fluss-Autoregulation in der A. hepatica aufgehoben, jeder Blutdruckabfall führt zu einer Verminderung der Leberperfusion.

## 4.4.3 Lebererkrankungen

Eine Vielzahl von Lebererkrankungen können zu einer akuten oder chronischen Leberinsuffizienz führen, deren Kenntnis unabdingbar ist:

- Hierzu zählen einerseits die verschiedenen Formen der akuten Hepatitis, da ein operativer Eingriff bei Patienten mit akuter Hepatitis zu einem fulminanten Anstieg der Mortalität und Morbidität beiträgt und somit außer bei Notfalleingriffen in vital bedrohlichen Situationen immer eine Abklärung und Therapie der Grunderkrankung erfolgen sollte.
- Zum Zweiten ist die Leberzirrhose anzuführen, da sie als Endstadium nahezu aller chronischen Lebererkrankungen mit erheblichen strukturellen und funktionellen Einschränkungen der Leber und des Gesamtorganismus einhergeht.

> **Merke** Präoperativ ist insbesondere auf Zeichen der akuten Hepatitis und Leberzirrhose zu achten.

### Akute parenchymatöse Erkrankungen

#### Akute Hepatitis

**Ursachen.** Als Ursachen für einen akuten Parenchymschaden der Leber kommen virale, medikamenten- oder alkoholinduzierte Hepatitiden (Black 1998, Keefe 1999) infrage. Es finden sich eher unspezifische Krankheitszeichen wie Abgeschlagenheit, Dyspepsie, Gelenkschmerzen, Meteorismus, Müdigkeit, Reizbarkeit, Libidoverlust sowie moderate, rechtsseitige Oberbauchschmerzen. Anamnestisch ist auf Alkoholkonsum, Medikamenteneinnahme und das Risikoprofil für Infektionen zu achten. Insbesondere virale Hepatitiden stellen einen wesentlichen gesundheitsökonomischen Faktor dar. Weltweit sind ca. 350 Mio. Menschen chronische Hepatitis-B-Virusträger und weitere 100 Mio. Menschen Hepatitis-C-Virusträger. Für Europa wird eine jährliche Infektionsrate mit Hepatitis B von 1 Mio. Menschen geschätzt, von denen 90000 eine chronische Infektion davontragen und schätzungsweise 22000 an den Folgen von Leberzirrhose und Lebermalignomen versterben (Bahr 1999, Bernuau 1986).

**Inkubationszeit.** Die präikterische Inkubationszeit bei viralen Hepatitiden ist recht unterschiedlich. Sie reicht von 2–5 Wochen bei der Hepatitis A, von 8 Wochen bis 4 Monaten bei der Hepatitis B und 2–26 Wochen bei der Hepatitis C (Iber 2006).

> **Merke** Durch die relativ lange Inkubationszeit entsteht bei allen viralen Hepatitiden ein langes symptomfreies Intervall. Umso bedeutender ist eine sorgfältige Anamneseerhebung.

**Klinik.** Die erste Phase ist häufig symptomfrei, erste klinische Zeichen im weiteren Verlauf sind Gewichtsverlust, Übelkeit, Erbrechen, Ikterus, dunkler Urin und Bauch-

Tab. 4.5 Charakteristika der verschiedenen Virushepatitiden.

| | Hepatitis A | Hepatitis B | Hepatitis C | Hepatitis D | Hepatitis E |
|---|---|---|---|---|---|
| **Übertragung** | fäkal-oral | parenteral | parenteral | parenteral | fäkal-oral |
| **Inkubationsdauer** | 15–35 d | 60–110 d | 15–170 d | 60–100 d | k. A. |
| **Immunität** | Antikörper in 45 % | Antikörper in 5–15 % | unbekannt | Schutz bei gleichzeitiger Immunität gegen Hepatitis B | k. A. |
| **Serum Antigen- und Antikörperbefunde** | IgM früh, IgG spät im Verlauf | HbsAg und HBV-DNA früh, anti-HBc früh postinfektiös und bei persisierender Infektion | anti-HCV nach 6 Wochen bis 9 Monaten | anti-HVD spät im Verlauf, evtl. nur sehr kurze Zeit nachweisbar | anti-HEV IgM und IgG |
| **Verlauf** | keine chronischen Verläufe | chronische Hepatitis in 1–5 % der Erwachsenen und 80–90 % der Kinder | chronische Hepatitis in 50–85 % | immer Koinfektion mit Hepatitis B | keine chronischen Verläufe |
| **Therapie** | keine | Interferon α<br>Lamivudin<br>Adefovir | Interferon α<br>Ribavirin | Interferon α | keine |
| **Mortalität** | <0,2 % | 0,3–1,5 % | k. A. | 2–20 % | gering außer in der Schwangerschaft, dann bis zu 20 % |

schmerzen. Typischerweise kommt es zu einer 10–100-fachen Erhöhung der Serumtransaminasen. Eine Übersicht über die wesentlichen Charakteristika der heute bekannten Virushepatitiden findet sich in Tab. 4.5.

## Chronisch parenchymatöse Erkrankungen

### Chronische virale Hepatitis und Leberzirrhose

Fortgeschrittene chronische Lebererkrankungen wie die chronische Hepatitis manifestieren sich in Form einer Leberzirrhose, die durch eine fibronoduläre Hyperplasie und die Ausbildung von Bindegewebebrücken (Fibrose) gekennzeichnet ist. Während die fibronoduläre Hyperplasie den Versuch des Gewebes darstellt, den hepatozellulären Schaden einzugrenzen und zu reparieren, ist die Ausbildung der Fibrose als Endstadium der hepatozellulären Zerstörung zu werten. Funktionell kommt es zu einer kritischen Verminderung der Syntheseleistung der Leber, zur Cholestase und einer portalen Druckerhöhung unterschiedlichen Ausmaßes. Die Ursachen für fortgeschrittene chronische Lebererkrankungen und Leberzirrhose sind vielfältig (Bahr 1999, Krewitt 1996, Lee 2003; Tab. 4.6) und die Auflistung kann v. a. hinsichtlich toxischer und hereditärer Ursachen nur unvollständig sein. Für die anästhesiologische klinische Praxis relevant ist die Tatsache, dass in Deutschland bei 40–60 % der Patienten chronischer Alkoholabusus und bei 25–30 % chronische virale Hepatitiden ursächlich für die Leberzirrhose sind.

**Merke** In Deutschland sind 2 Grunderkrankungen (chronischer Alkoholabusus und virale Hepatitiden) in 70–90 % der Fälle die Ursache einer Leberzirrhose.

Bei immerhin bis zu 10 % der Patienten kann die Ursache der Leberzirrhose nicht eindeutig festgestellt werden (kryptogene Leberzirrhose). Exakte Zahlen zu Inzidenz und Prävalenz der Leberzirrhose sind nicht verfügbar, valide Schätzungen gehen für die Bundesrepublik Deutschland von 250 Neuerkrankungen pro 100 000 Einwohnern und Jahr aus.

Die chronische Leberinsuffizienz mit Leberzirrhose ist keine isolierte Organerkrankung, sondern führt aufgrund der zentralen Stellung der Leber im Stoffwechsel des Gesamtorganismus zu einer Beeinträchtigung nahezu aller weiteren Organsysteme. Im Folgenden soll hier eine kurze Übersicht über die wichtigsten pathophysiologischen extrahepatischen Veränderungen im Rahmen einer Leberzirrhose gegeben werden.

**Merke** Die chronische Leberinsuffizienz mit Leberzirrhose ist keine isolierte Organerkrankung, sondern eine systemische Erkrankung.

**Mangelernährung.** Sie findet sich insbesondere als charakteristisches Zeichen der fortgeschrittenen Leberzirrhose. Als Ausdruck der stark eingeschränkten Syntheseleistung der Leber kommt es zum Abbau der Skelettmuskulatur, Verlust von Fettgewebe und Erniedrigung des Gesamtproteins. Die hepatischen und muskulären Glykogenspeicher sind reduziert, was zu einer erhöhten perioperativen Hypoglykämieneigung beiträgt.

Tab. 4.6 Ursachen für chronische Lebererkrankungen und Leberzirrhose.

| | |
|---|---|
| toxisch | Alkohol |
| | Medikamente (Methotrexat, INH) |
| | Chemikalien (Arsen, CCL 4) |
| viral | Hepatitis C |
| | Hepatitis B |
| | Hepatitis B + D |
| autoimmun | Autoimmunhepatitis |
| | primär biliäre Zirrhose |
| biliär | sekundär biliäre Zirrhose bei Gallensteinen, bakterieller Cholangitis |
| | primär sklerosierende Cholangitis |
| | Gallenwegsatresie |
| | Mukoviszidose |
| metabolisch-hereditär | Hämochromatose |
| | Morbus Wilson |
| | α1-Antitrypsin-Mangel |
| | Porphyria cutanea tarda |
| | Glykogenose Typ IV |
| | Galaktosämie |
| kardiovaskulär | chronische Rechtsherzinsuffizienz |
| | Pericarditis constrictiva |
| | Budd-Chiari-Syndrom |
| | Veno-occlusive-disease |
| kryptogen | |

**Enzephalopathie.** Die Ursachen für eine hepatische Enzephalopathie sind multifaktoriell und die genauen pathophysiologischen Mechanismen nach wie vor unklar. Die hepatische Enzephalopathie kann mit oder ohne Erhöhung der Serumammoniakkonzentrationen auftreten.

**Gerinnungsstörungen.** Mit Ausnahme des Von-Willebrand-Faktors werden alle Gerinnungsproteine und nahezu alle Gerinnungsinhibitoren in der Leber synthetisiert. Deshalb ist es nicht verwunderlich, dass Gerinnungsstörungen zu den ersten Zeichen einer Leberfunktionsstörung gehören. Neben dem im Folgenden noch beschriebenen Monitoring von einzelnen Gerinnungsparametern eignet sich insbesondere die Thrombelastografie zum Monitoring der globalen Gerinnungsfunktion bei Leberzirrhose.

**Portale Hypertension.** Infolge der zunehmenden Fibrosierung des Leberparenchyms kommt es zu einer Erhöhung des intravasalen Druckes in der Pfortader mit dem Resultat einer Stauung im gesamten venösen Splanchnikusgebiet und der Ausbildung einer Splenomegalie. Im fortgeschrittenen Stadium folgt die Ausbildung von Umgehungskreisläufen, einschließlich Ösophagusvarizen, progredienter Gastropathie und dem Caput-medusae-Phänomen sowie großer Aszitesmengen. Als lebensbedrohliche Komplikation der portalen Hypertension gilt die Entwicklung einer Pfortaderthrombose, die auch die Prognose hinsichtlich einer Lebertansplantation deutlich verschlechtert.

**Cave** Jeder Patient mit fortgeschrittener Leberinsuffizienz und Leberzirrhose ist aufgrund der begleitenden Gastropathie als nicht nüchtern einzuschätzen und erfordert eine Ileuseinleitung.

**Herz-Kreislauf.** Bei Patienten mit chronischer Leberinsuffizienz kommt es zu einem hyperdynamen Kreislauf mit Anstieg des Herzzeitvolumens bei gleichzeitig reduziertem peripherem vaskulärem Widerstand, niedrig normalem Blutdruck und leichter Erhöhung des Schlagvolumens und der Herzfrequenz.

**Hepatorenales Syndrom.** Hierbei handelt es sich um eine Ausschlussdiagnose, die durch das Auftreten einer Oligurie im Rahmen des fortgeschrittenen Leberversagens charakterisiert ist. Die genauen Mechanismen sind unklar, werden aber nicht näher bestimmten Nephrotoxinen und einem eingeschränkten renalen Blutfluss infolge des durch den Aszites massiv erhöhten intraabdominellen Druckes zugeschrieben.

**Hepatopulmonales Syndrom.** Hierbei handelt es sich um eine seltene Komplikation bei fortgeschrittener Leberinsuffizienz, die mit pulmonaler Hypertension und intrapulmonalen arteriovenösen Shunts einhergeht. Hieraus resultieren ein generelle Verschlechterung der arteriellen Sauerstoffsättigung und als klinisches Zeichen ein Sättigungsabfall und Kurzatmigkeit beim Wechsel von der liegenden in die aufrechte Position.

**Infektiologie.** Aufgrund der deutlich eingeschränkten Clearancefunktion der Leber für Bakterien und Endotoxin kommt es im fortgeschrittenen Stadium der Leberinsuffizienz gehäuft zu spontanen bakteriellen Peritonitiden. Die Inzidenz der perioperativen Sepsis nimmt ebenfalls deutlich zu.

### 4.4.4 Leberfunktion und Monitoring

Die Vielzahl der Funktionen der Leber macht die Beurteilung anhand nur eines Laborparameters oder Funktionstests unmöglich. Eine verlässliche Beurteilung ist nur unter Betrachtung verschiedener, die unterschiedlichen Leberfunktionen repräsentierender Parameter möglich (Tab. 4.7).

| Funktion | Parameter | Normalwert im Serum | Halbwertszeit im Serum |
|---|---|---|---|
| Syntheseleistung | Albumin | 3,5–5 g/dl | 14–21 d |
| | Präalbumin | 0,1–0,4 g/dl | 1,9 d |
| | Faktor VII | >70% | 1,5 h |
| | Quick-Wert | 75–100% | Stunden |
| | Cholinesterase | 2100–7400 U/l | 14–20 d |
| biliäre Exkretion | Bilirubin gesamt | <1,3 mg/dl | |
| | Bilirubin direkt | <0,3 mg/dl | |
| | alkalische Phosphatase | 60–200 U/l | |
| metabolische Funktion | Glukose | 70–110 mg/dl | Minuten |
| | Laktat | 0,5–2,2 µmol/l | Stunden |
| zelluläre Integrität | GOT (ASAT) | <18 U/l | 17 h |
| | GPT (ALAT) | <23 U/l | 47 h |

Tab. 4.7 Parameter zur Beurteilung der Leberfunktion und Strukturschädigung.

## Hepatische Syntheseleistung

Albumin wird ausschließlich in der Leber synthetisiert und ist daher ein sehr guter Parameter zur Abschätzung einer hepatozytären Funktionseinschränkung. Aufgrund der langen Halbwertszeit im Plasma von 14–21 d gilt dies jedoch nur für chronische Formen der Leberinsuffizienz. Im Rahmen eines akuten Leberversagen ist Präalbumin als Präkursor des Albumin mit einer Halbwertszeit von 1,9 d ein wesentlich sensitiverer Parameter. Ebenfalls gut zur Beurteilung einer akuten Leberfunktionsstörung geeignet sind sämtliche Gerinnungsfaktoren, von denen Faktor VII mit 1,5 h die kürzeste Halbwertszeit besitzt. Ein Abfall von Faktor VII und des Quickwerts sowie eine Verlängerung der partiellen Thromboplastinzeit aPTT findet sich bei akuten sowie chronischen Formen der Leberinsuffizienz. Die Plasmacholinesterase wird ebenfalls ausschließlich in den Hepatozyten synthetisiert, ist aber bei einer Halbwertszeit von 14–20 d nur zur Beurteilung der chronischen Leberinsuffizienz ein verlässlicher Parameter.

## Biliäre Exkretion

Bilirubin fällt zu 80% beim Abbau von Hämoglobin an, wird unkonjugiert (wasserunlöslich, indirekt) an Albumin gebunden zur Leber transportiert, über einen aktiven Carrier-Mechanismus in die Hepatozyten aufgenommen und mit Glukuronsäure konjugiert. Nach Konjugation wird das Bilirubin (wasserlöslich, direkt) über die Gallenflüssigkeit in den Darm ausgeschieden.

Bilirubinerhöhungen im Serum können differenzialdiagnostisch auf folgende Ursachen zurückzuführen sein:

- erhöhter Anfall von Bilirubin (Hämolyse) mit gesteigerter Glukuronidierung und Reflux aus den Hepatozyten in das Blut,
- verminderte Aufnahme in die Hepatozyten bei eingeschränkter Leberdurchblutung,
- Störung der Glukuronidierung, angeboren (Crigler-Najar-Syndrom, Gilbert-Syndrom) oder erworben (arzneimittelinduziert bspw. durch Gentamycin),
- Störung der Exkretion intrahepatisch angeboren (Dubin-Johnson-Syndrom, Rotor-Syndrom), erworben (Virushepatitis, Zirrhose) oder posthepatisch durch eine Gallenwegsobstruktion.

Die alkalische Phosphatase (AP) wird im Rahmen eines Gallensäurestaus durch eine gesteigerte Enzymsynthese in die Blutbahn freigesetzt. Ihre erhöhte Serumaktivität ist jedoch nicht spezifisch für einen hepatobiliären Prozess, da sie auch ein hohes Vorkommen im Knochengewebe zeigt. Die gleichzeitige Bestimmmung der Leucin-Amino-Peptidase (LAP), die ausschließlich an die Leberzellmembran gebunden vorkommt, erlaubt die Differenzierung einer hepatobiliären oder ossären Ursache für eine erhöhte alkalische Phosphatase.

## Metabolische Funktion

In der Aufrechterhaltung der Glukosehomöostase spielt die Leber eine zentrale Rolle. Glukoneogenese und Glykogenolyse sind entscheidende und an die Hepatozyten gebundene Stoffwechselleistungen. Tritt eine Hypoglykämie im Rahmen eines Leberversagen auf, so ist dies ein Hinweis auf eine sehr weit fortgeschrittene Funktionsstörung des Organs. Deshalb gehört die Kontrolle der Blutglukose zum Monitoring der Leberfunktion. In der Leber wird darüber hinaus Laktat unter Bildung von Bikarbonat verstoffwechselt. Ein erhöhter Laktatspiegel kann daher entweder auf den erhöhten Anfall aus anaerobem Stoffwechsel oder die mangelnde Verstoffwechslung in der Leber zurückgeführt werden. Insbesondere nach Lebertransplantationen ist das Laktat im Serum ein sensitiver Parameter der Funktion des Spenderorgans.

### Zelluläre Integrität

Kommt es zu einer Freisetzung der Aspartat-Aminotransferase (AST oder GOT) und Alanin-Aminotransferase (ALT oder GOT), ist immer von einer Störung der zellulären Integrität der Hepatozyten mit Freisetzung der im Zytoplasma (AST, ALT) bzw. an Mitochondrien (AST) gespeicherten Enzyme auszugehen. Es kann sich dabei um eine passagere Erhöhung der Permeabilität der Zellmembran bis hin zur Zellnekrose handeln. Die Höhe der gemessenen Enzymaktivität im Serum korreliert allerdings nicht direkt mit dem Ausmaß der hepatozytären Schädigung.

## 4.4.5 Quantitative Leberfunktionstests

### Monoethylglycinxylidid-Test

Nach der Bolusinjektion von Lidocain wird in repetitiven Abständen die Konzentration von Monoethylglycinxylidid (MEGX), einem direkten Metaboliten des Lidocain, nach Biotransformation in der Leber gemessen und die quantitative Leberfunktion bezüglich dieses Biotransformationsprozesses bestimmt. Der Test ist bettseitig einfach und schnell durchführbar und zeigte in Studien bei polytraumatisierten Patienten eine hohe Vorhersagekraft für eine eingeschränkte Leberfunktion und das Outcome (Dresing 2007).

### Indocyaningrün-Plasmaverschwinderate

Die Plasmaverschwinderate (Plasma Disappearance Rate; PDR) des Farbstoffs Indocyaningrün (ICG) ist ein nicht invasives und bettseitiges Verfahren zur Bestimmung der Leberfunktion. Indocyaningrün ist im Plasma an Albumin und α-Lipoproteine gebunden und wird nicht verstoffwechselt, sondern bereits 30 min nach Applikation chemisch unverändert über die Galle ausgeschieden (Jalan 1994, Sakka 2001). Faktoren, welche die Elimination von Indocyaningrün aus dem Plasma bestimmen, sind somit:

- der Leberblutfluss,
- die Aufnahme in die Hepatozyten und
- die Exkretion in die Galle.

In zahlreichen Studien ist die Messung der Plasmaverschwinderate von ICG für unterschiedliche pathophysiologische Situationen als verlässlicher Parameter für die Bestimmung von Leberdurchblutung und Exkretionsleistung bestätigt worden. Ein Wert von > 18 %/min wird als normal bei nicht eingeschränkter Leberdurchblutung und -exkretion angesehen. Neben dem Absolutwert kommt allerdings auch der Tendenz in einer Reihe von repetitiv erhobenen Messwerten eine Aussagekraft zu. Dies gilt insbesondere für Patienten nach Major-Resektionen der Leber, bei denen sich die kompensatorische Hypertrophie des Restleberparenchyms mittels dieses Parameters nachweisen lässt. In einer Untersuchung an Sepsispatienten konnte die PDRig wesentlich sensitiver die bestehende Leberfunktionsstörung voraussagen als das Bilirubin, zusätzlich erlaubte eine PDRig von < 8 % die Unterscheidung zwischen Patienten, die überlebten oder verstarben (Kortgen 2009).

Besonders attraktiv wird diese Messung durch das bettseitig verfügbare transkutane Messsystem (LIMON®), das die nicht invasive Bestimmung erlaubt.

**Merke** Die Beurteilung der Leberfunktion sollte gleichermaßen Parameter der hepatischen Syntheseleistung, der biliären Exkretion und der metabolischen Funktion beinhalten. Zusätzlich sollte das Ausmaß einer eventuellen Strukturschädigung bestimmt und im Falle der akuten oder fortgeschrittenen Funktionseinschränkung ein quantitativer Funktionstest durchgeführt werden.

## 4.4.6 Anästhetika und Leber

Wichtige pathophysiologische Mechanismen, die infolge einer chronischen Lebererkrankung zu einer veränderten Pharmakokinetik von Anästhetika und anderen perioperativ verabreichten Medikamenten führen, sind:

- ein verminderter hepatischer Blutfluss,
- eine verringerte Enzymaktivität,
- ein reduzierter Enzymgehalt mit verminderter intrinsischer Clearance,
- ein verminderter Plasmaeiweißgehalt,
- nicht vorhersagbare Medikamentenumverteilung aufgrund Aszites, Hypervolämie und intrahepatischer Shuntverbindungen.

**Merke** Bei einer Leberinsuffizienz ist grundsätzlich mit einer verlängerten Anschlagszeit aufgrund des größeren Verteilungsvolumens und mit einer verlängerten Wirkdauer aufgrund verringerter Metabolisierung anästhesierelevanter Medikamente zu rechnen.
Die Empfindlichkeit der Patienten für mögliche Nebenwirkungen der Medikamente ist erhöht.

Wie heterogen sich die Leberclearance verhält, ist exemplarisch in Tab. 4.8 aufgeführt. Neben den Opioiden werden dort auch noch andere perioperativ angewandte Medikamente dargestellt, soweit dafür Daten verfügbar sind.

**Cave** Die Wirkdauer des ansonsten kurzwirksamen Opiats Alfentanil ist bei Patienten mit eingeschränkter Leberfunktion deutlich verlängert.

Für die Beurteilung der Anästhetika vor dem Hintergrund einer eingeschränkten Leberfunktion spielen 2 Faktoren eine entscheidende Rolle:

- die direkte Wirkung des Anästhetikums auf die Leber im Rahmen der Metabolisierung und die Auswirkungen einer verzögerten Metabolisierung auf den Organismus,

Tab. 4.8 Leberclearance der Anästhetika.

| Flusslimitiert | Fluss- und enzymlimitiert | Nicht flusslimitiert, nicht enzymlimitiert | Enzymlimitiert, bindungsabhängig | Enzymlimitiert, bindungsunabhängig |
|---|---|---|---|---|
| Morphin | Alfentanil | Fentanyl | Diazepam | Ketamin |
| Midazolam | Metoprolol | Propofol | Lorazepam | Succinylcholin |
| Etomidate | Pethidin | Isofluran | | Thiopental |
| Lidocain | | Desfluran | | |
| Nitroglyzerin | | Sevofluran | | |
| Piritramid | | Sufentanil | | |

- die allgemeine Auswirkung des Anästhetikums auf das Kreislaufsystem und damit konsekutiv die Leberperfusion.

Aus beiden Faktoren leiten sich unterschiedliche Auswirkungen hinsichtlich Leberclearance, Verteilungsvolumen und Wirkdauer bei chronischer Leberinsuffizienz/Leberzirrhose ab, die in Tab. 4.9 dargestellt sind.

In den folgenden Abschnitten soll für die wichtigsten anästhesiologischen Stoffgruppen, auf der Basis der beiden o.g. Faktoren, trotz der teilweise sehr eingeschränkten Datenlage der Versuch einer Beurteilung zum Einsatz bei eingeschränkter Leberfunktion gemacht werden.

## Hypnotika

Bei chronischer Leberinsuffizienz ist aufgrund des vergrößerten Verteilungsvolumens (im Steady State) die Wirkdauer aller Hypnotika (Etomidate, Midazolam, Propofol, Thiopental) mit Ausnahme von Ketamin verlängert (Bailey 2000). Aufgrund der erhöhten zerebralen Sensibilität gegenüber diesen Substanzen ist zusätzlich eine generelle Dosisanpassung erforderlich. Dies trifft bei häufig erniedrigtem Albuminspiegel und damit konsekutiv erhöhtem freiem Plasmaspiegel zu, insbesondere für Substanzen mit einer hohen Plasmaeiweißbindung wie Thiopental.

Thiopental, Propofol und Etomidate induzieren eine direkte Abnahme der Leberperfusion, während es unter Ketamin zu einer leichten Steigerung der Leberperfusion kommt. Midazolam führt nach initialem Anstieg zu einem geringen Abfall der Leberperfusion.

## Opioide

Die Pharmakokinetik von Fentanyl und Sufentanil ist bei chronischer Leberinsuffizienz weitgehend unverändert, wohingegen die Wirkdauer von Alfentanil (flow- und enzymlimitierte Clearance) deutlich verlängert ist (Chauvin 1989, Maze 2000). Die in Tab. 4.9 beschriebene Wirkdauerverlängerung von Morphin und Piritramid, die über eine Phase-II-Reaktion glukuronidiert werden, ist insbesondere für Piritramid klinisch erst bei fortgeschrittener Leberfunktionsstörung relevant. Aufgrund der leberunabhängigen Bio-

Tab. 4.9 Pharmakologie von Anästhetika bei chronischer Leberinsuffizienz (Puccini 2001).

| | Clearance | Verteilungsvolumen | Wirkdauer |
|---|---|---|---|
| **Hypnotika** | | | |
| Propofol | O | + | + |
| Etomidate | O | + | + |
| Thiopental | (O) | + | + |
| Midazolam | – | O | + |
| Ketamin | (O) | (O) | (O) |
| **Opioide** | | | |
| Fentanyl | O | O | (O) |
| Alfentanil | – | O | + |
| Sufentanil | O | O | (O) |
| Remifentanil | O | O | O |
| Piritramid | – | (O) | + |
| Morphin | – | (O) | + |
| **Muskelrelaxanzien** | | | |
| Pancuronium | – | + | + |
| Vecuronium | – | + | + |
| Atracurium | O | O | O |
| Mivacurium | – | (O) | + |
| Rocuronium | O | + | + |
| Cis-Atracurium | O | O | O |

+ verlängert/erhöht, O unverändert, – verkürzt/erniedrigt
Angaben in Klammern wahrscheinlich, aber noch unzureichend mit Daten belegt

| Punkte | 1 | 2 | 3 |
|---|---|---|---|
| Enzephalopathie | keine | gering | fortgeschritten |
| Aszites | kein | wenig | viel |
| Bilirubin (µmol/l) | <34 | 34–51 | >51 |
| Albumin (g/l) | >35 | 30–35 | <30 |
| Quick (%) | >65 | 50–65 | <50 |
| **Klassifikation** | **Punkte** | **chirurgisches Risiko (Mortalität)** | **1-Jahres-Überleben** |
| | 5–6 | 5% | 100% |
| | 7–9 | 10% | 84% |
| | 10–15 | 50% | 36% |

Tab. 4.**11** Child-Turcotte-Pugh-Score.

### Model-for-End-Stage-Liver-Disease-Score

Dieser Score erlaubt eine Beurteilung von Schweregrad und zukünftigem Krankheitsverlauf bei Patienten mit vorbestehender Leberzirrhose. Der Model-for-End-Stage-Liver-Disease-Score (MELD-Score), der zur Berechnung das Bilirubin, die Plasma-INR und das Serumkreatinin heranzieht, hat sein Haupteinsatzgebiet aus diesem Grund bei Patienten mit Indikation zur orthotopen Lebertransplantation zur Priorisierung der Organallokation. Die zusätzliche Berücksichtigung des Serum-Natriums erhöht die Vorhersagekraft des MELD-Scores nochmals deutlich.

MELD-Score:

MELD = [0,957*ln (Serumkreatinin) +0,378*ln (Serumbilirubin) + 1,120*ln (INR) + 0,643] * 10

Bei Patienten mit vorbestehender Dialysepflichtigkeit wird das Serumkreatinin mit 4,0 mg/dl angenommen.

## Anästhesiologisches Management

### Bei akuter Leberinsuffizienz

Im Falle einer akuten Leberinsuffizienz oder bei viraler Hepatitis ohne Insuffizienzzeichen muss ein elektiver Eingriff aufgrund der deutlich erhöhten Morbidität und Mortalität verschoben werden. Die Ursache muss geklärt und möglichst beseitigt werden. Der Grund hierfür liegt in der Tatsache, dass volatile Anästhetika, Opioide, Hypnotika, Paracetamol, nicht steroidale Antiphlogistika und nephrotoxische Substanzen wie einige Antibiotika in der Lage sind, eine akute, benigne Hepatitis in ein schweres Leberversagen zu überführen (Black 1998, Lee 2003). Sollte eine vitale Bedrohung die Durchführung eines operativen Eingriffs und einer Anästhesie erfordern, gilt das im Folgenden für die chronische Leberinsuffizienz aufgeführte anästhesiologische Management. Einzige Ausnahme ist im Falle einer akuten Hepatitis der absolute Verzicht auf ein volatiles Anästhetikum.

**Cave** Kein Elektiveingriff bei akuter viraler Hepatitis und Hepatitiden anderer Genese. Bei Notfalleingriffen und akuter viraler Hepatitis Verzicht auf volatile Anästhetika.

### Bei chronischer Leberinsuffizienz/ Leberzirrhose

Vor Beginn eines operativen Eingriffs sollte genau überprüft werden, ob systemische Auswirkungen der chronischen Leberinsuffizienz durch eine präoperative Therapie noch optimiert werden können. Eine Übersicht über die therapeutischen Möglichkeiten zur präoperativen Optimierung bei einer eingeschränkten Leberfunktion gibt Tab. 4.**12**.

**Merke** Oberstes Ziel des intraoperativen anästhesiologischen Managements ist die Aufrechterhaltung von Oxygenierung und Perfusion der Leber während des operativen Eingriffs, da beide sowohl durch die Gabe von Anästhetika als auch durch chirurgische Manipulationen gefährdet sind (Iber 2007).

**Narkoseeinleitung.** Zur Narkoseeinleitung wird aufgrund der bereits beschriebenenen Gastropathie und des Aszites eine „Ileuseinleitung“ empfohlen. Als Induktionsanästhetika können Etomidate (0,1–0,2 mg/kgKG), Thiopental (3 mg/kgKG) oder S-Ketamin (0,5–1 mg/kgKG) verwendet werden. Zur Muskelrelaxation stellt Succinylcholin (1–1,5 mg/kgKG) trotz potenziell verlängerter Wirkdauer bei verminderter Serumcholinesteraseaktivität eine Alternative dar. Bei Verwendung nicht depolarisierender Muskelrelaxanzien (Rocuronium 0,9–1,0 mg/kgKG) ist neben der deutlichen Wirkungsverlängerung eine verlängerte Anschlagszeit bei deutlich erhöhtem Verteilungsvolumen zu berücksichtigen.

Tab. 4.**12** Therapeutische Möglichkeiten zur präoperativen Optimierung bei chronischer Leberinsuffizienz.

| Symptom | Therapie |
|---|---|
| Mangelernährung | kombinierte enterale und parenterale Ernährung mit hohem Kohlenhydrat-/Fettanteil und niedrigem Eiweißanteil<br>Zusatz von Vitaminen (insbesondere $B_1$) und Spurenelementen |
| Enzephalopathie | Gabe von Laktulose und Neomycin |
| Gerinnungsstörungen | Gabe von gefrorenem Frischplasma und/oder Kryopräzipitaten<br>Vitamin-K-Substitution<br>bei manifesten Blutungen oder einer Thrombozytenzahl $<70\,000/mm^3$ Gabe von Thrombozytenkonzentraten |
| Portale Hypertension/ Aszites | bei sehr großen Aszitesmengen und nicht abdominalchirurgischem Eingriff ist die vorübergehende Entlastung des intraabdominellen Drucks durch Aszitespunktionen in Erwägung zu ziehen |
| Ösophagusvarizen | Therapie mit Propranolol |
| Nierenfunktion | Diurese > 1 ml/kg/h<br>ggf. Therapie mit Furosemid oder Mannitol |
| Gastropathie | Gabe eines $H_2$-Rezeptorblockers |
| Volumengabe | anhand von klinischen Zeichen, Elektrolytstatus und zielgerichteter hämodynamischer Therapie |

**Aufrechterhaltung der Anästhesie.** Prinzipiell sollten Substanzen gewählt werden, die die Leberfunktion und -perfusion möglichst wenig beeinflussen. Eine balancierte Anästhesie mit den Inhalationsanästhetika Isofluran oder Sevofluran in Kombination mit der titrierten Gabe von Fentanyl (Boli à 1 µg/kgKG) oder Sufentanil (Boli à 0,1–0,15 µg/kgKG) ist aufgrund der hämodynamischen Stabilität und geringer Beeinflussung der Leberfunktion das Verfahren der Wahl. Die kontinuierliche Gabe von Remifentanil (keine Dosiseinschränkung, *cave* HZV-Abfall) scheint sicher durchführbar zu sein, wenngleich hierzu wenig Daten vorliegen. Zur Muskelrelaxation empfielt sich die Auswahl einer komplett von der Leberfunktion unabhängigen Substanz wie Cis-Atracurium (0,15 mg/kgKG).

**Sauerstoffversorgung.** Neben der reinen Anästhesie empfiehlt sich noch eine Reihe adjuvanter Maßnahmen zur Sicherung der perioperativen Sauerstoffversorgung der Leber. Bei Hinweisen auf eine arterielle Hypoxämie durch ein hepatopulmonales Syndrom sollte von Beginn an mit einer erhöhten $FiO_2$ beatmet werden. Die Anwendung von PEEP sollte zur Reduktion basaler Atelektasen zum Einsatz kommen, wobei Werte um 5 $cmH_2O$ oder geringer anzustreben sind. Höhere Werte führen zu einer Reduktion der Leberperfusion. Dabei ist auf einen ausreichenden intravasalen Flüssigkeitsstatus zu achten.

Die Ziele der Ventilation liegen in der Aufrechterhaltung der Normokapnie in engen Grenzen ($paCO_2$ 36–42 mmHg). Eine Hämodilution sollte hinsichtlich der Lebersauerstoffversorgung nicht unter einen Hämatokrit von 25 % führen. Ist bei vorbestehend hyperdynamer Kreislaufsituation zur Aufrechterhaltung des mittleren arteriellen Druckes die Gabe eines Katecholamins notwendig, ist die niedrig dosierte Gabe von Noradrenalin indiziert. Zur Aufrechterhaltung eines adäquaten Sauerstoffangebots zur Leber ist ein invasives hämodynamisches Monitoring erforderlich und gegebenenfalls die Therapie mit einem Betamimetikum (Dobutamin). Auf Adrenalin in höherer Dosierung (> 0,1 µg/kg/min) sollte nach Möglichkeit verzichtet werden, da es zu einer relativen Hypoperfusion der Leber durch Umverteilung des Blutflusses kommt (Gelman 2004).

**Monitoring.** Hinsichtlich der perioperativen Überwachung sind die Anlage einer arteriellen Kanüle und eines zentralvenösen Katheters mit Ausnahme kleiner operativer Eingriffe als Standard zur Überwachung zu empfehlen. Bei sehr großen Eingriffen ist die Messung der invasiven Hämodynamik mittels Thermodilution zur optimalen und zielgerichteten Therapie anhand von Vorlastparametern (globales enddiastolisches Volumen) und die Messung des Herzzeitvolumen erforderlich. Die regelmäßige neuromuskuläre Überwachung mittels Relaxometrie gehört zum Standard und sollte postoperativ bis zur Extubation fortgeführt werden.

**Regionalanästhesie.** Die Durchführung einer Regionalanästhesie beim leberinsuffizienten Patienten sollte wann immer möglich vorgenommen werden, setzt jedoch eine optimierte plasmatische Gerinnung und eine normale Thrombozytenzahl voraus. Bei fortgeschrittener Leberinsuffizienz sollte darüber hinaus mittels Thrombelastogramm eine spontane Fibrinolyse ausgeschlossenen werden.

**Symptomatik.** Das klinische Bild wird bestimmt von der chronisch obstruktiven Lungenerkrankung und der exokrinen Pankreasinsuffizienz. Beim Neugeborenen kann die Erkrankung als intestinale Obstruktion (Mekoniumileus) manifest werden, während im Kindesalter chronisch rezidivierende respiratorische Infekte, Wachstumsstörungen sowie die klinischen Zeichen einer exokrinen Pankreasinsuffizienz dominieren.

**Therapie.** Die zystische Pankreasfibrose wird symptomatisch therapiert. Versuche, das fehlerhafte Gen oder den mangelhaft funktionierenden Chloridkanal zu reparieren, waren bislang nur im Experiment erfolgreich. Diagnostisch beweisend ist ein erhöhter Gehalt an Cl im Schweiß. In Deutschland sind ca. 8000 Patienten an dieser Krankheit erkrankt. Somit gilt, dass eine frühe Diagnosestellung nach der Geburt notwendig ist, um vor dem Entstehen von Zell- und Organschäden Fehlfunktionen therapeutisch auszugleichen.

**Merke** Die Indikation zur operativen Therapie am Pankreas ist sehr selten. Wenn überhaupt werden Drainageverfahren angewandt. Die symptomatische Behandlung steht hier im Vordergrund.

## Akute Pankreatitis

Die akute Pankreatitis ist in ihrem klinischen Erscheinungsbild variabel. Entsprechend der Marseille-Klassifikation wird die *milde ödematöse Pankreatitis* von der *schweren nekrotisierenden Pankreatitis*, dem *Pankreasabszess* und der *postakuten Pseudozyste* unterschieden. Die beiden Letzteren entwickeln sich 4–6 Wochen nach einer schweren akuten Pankreatitis und stellen Spätkomplikationen dar.

**Ätiologie.** Häufigste ätiologische Faktoren sind neben Gallensteinen (biliäre Pankreatitis), Alkoholismus (äthyltoxische Pankreatitis) sowie metabolisch-toxischen (z. B. Arzneimittel) und vaskulären Ursachen (Schock, Embolie) mechanische Faktoren (ERCP, Duodenaldivertikel) sowie infektiöse Erkrankungen (Mumps, Coxsackie-Viren) und idiopathische Pankreatitiden.

**Merke** Die biliäre und die äthyltoxische Genese sind für über 80 % aller akuten Pankreatitiden verantwortlich.

Die Inzidenz der Pankreatitis wird mit 10–25/100 000 Einwohner angegeben.

**Symptomatik.** Klinische Leitsymptome sind:

- heftige, oft gürtelförmig in den Rücken ausstrahlende Oberbauchschmerzen,
- Übelkeit, Erbrechen,
- Fieber,
- Kreislaufstörungen (Tachykardie, Volumenmangelschock, Multiorganversagen).

Die Anamnese und die klinischen Zeichen sind neben den laborchemischen Parametern (Serumamylase) und bildgebenden Verfahren (Sonografie, CT) wegweisend.

**Therapie.** Die Autodigestion des Organs ist zum Zeitpunkt der Diagnosestellung zumeist schon initiiert, ein Eingreifen in die pathogenetischen Vorgänge somit nicht mehr möglich. Ziel der Behandlung ist daher die Therapie der Symptome und ggf. Prophylaxe von Komplikationen. Bei der akuten biliären Pankreatitis mit Cholestase sollte eine ERCP mit Steinextraktion sofort erfolgen. Patienten mit einer milden ödematösen Pankreatitis werden symptomatisch mit Analgesie und Infusionstherapie behandelt. Obligat sind ein zentraler Venenkatheter (massiver Volumenbedarf) zur Flüssigkeitsbilanzierung und eine Stressulkusprophylaxe. Bei einer nekrotisierenden Pankreatitis sind ein engmaschiges Monitoring auf der Intensivstation mit Therapie möglicher Organinsuffizienzen sowie ggf. ein Periduralkatheter zur Analgesie erforderlich.

**Cave** Bei Exazerbation des Krankheitsbilds ist die frühzeitige intensivmedizinische Überwachung notwendig. Es droht ein (Multi-)Organversagen!

Bei Nekrosen und Zeichen der Sepsis mit (beginnendem) Multiorganversagen erfolgt CT-gesteuert die *Punktion der Nekrosen* zum Keimnachweis. Allein die bakteriellen Superinfektionen der Nekrosen stellen eine *Operationsindikation* dar. Lediglich bei therapierefraktären nekrotisierenden Pankreatitiden mit zunehmender Verschlechterung des Allgemeinzustands trotz maximaler Intensivtherapie gibt es weitere Operationsindikationen. Hierbei erfolgt nach Laparotomie die digitale *Nekrosektomie* im Pankreas und Retroperitoneum, die Entnahme multipler Abstriche und die Einlage von Spülkathetern. Bei liegenden Spülkathetern sind die Bilanzierung sowie das Ausgleichen etwaiger Elektrolytverluste notwendig. Im individuellen Fall können Etappenlavagen indiziert sein.

**Merke** Bei nekrotisierender Pankreatitis und Zeichen der Sepsis steht die gezielte Antibiose im Vordergrund.

## Chronische Pankreatitis

**Definition.** Die chronische Pankreatitis ist charakterisiert durch die unregelmäßige Sklerosierung des Organs mit Zerstörung und permanentem Verlust des exokrinen Drüsengewebes, verbunden mit rezidivierenden oder persistierenden abdominellen Schmerzen.

**Ätiologie.** Alkohol ist in 85 % der Fälle der wichtigste ätiologische Faktor der chronischen Pankreatitis (Sarles et al. 1979, Worning 1990). Seltenere Ursachen sind hereditär, chronische Hyperkalziämie, Trauma und Hyperlipoproteinämie. Das auslösende Agens bei dem Pancreas divisum sowie bei Cholezystolithiasis/Choledocholithiasis wird kontrovers diskutiert.

**Symptomatik.** Die Leitsymptome der chronischen Pankreatitis sind:

- stärkste Oberbauchschmerzen sowie
- endokrine und exokrine Insuffizienz.

Die Schmerzen sind typischerweise *gürtelförmig*, oft mit Ausstrahlung in den Rücken. Im weiteren Verlauf kommen Gewichtsverlust, ggf. auch Diarrhö und Steatorrhö hinzu.

**Merke** Bei Patienten mit chronischem Alkoholabusus wird darüber hinaus oft eine nutritive Mangelernährung mit Symptomen der exokrinen (Gewichtsverlust, Steatorrhö) und endokrinen (Diabetes mellitus) Insuffizienz klinisch apparent.

Die Pankreaskopfschwellung und -fibrosierung kann zu einer *extrahepatischen Cholestase* und zur segmentalen portalen Hypertonie sowie Pfortaderthrombose und Duodenalstenose führen.

**Therapie.** Die *konservative Therapie* der chronischen Pankreatitis beschränkt sich auf lebenslange Alkoholkarenz und ggf. Beseitigung einer Obstruktion (ESWL). Der akute Schub wird prinzipiell konservativ therapiert mit suffizienter Schmerztherapie. Endokrine und exokrine Insuffizienz werden mittels Insulingaben sowie Pankreasextrakten und Vitaminsubstitution behandelt. Die *interventionelle Therapie* beinhaltet die Papillotomie, Bougierung und Ballondilatation bei Strikturen des Pankreasgangs.

Die *chirurgische Therapie* hat eine Erhöhung der Lebensqualität und der Schmerzfreiheit zum Ziel. Drainierende Verfahren wie die laterale Pankreasgangspaltung mit Ausschälung des Pankreaskopfes bis zur proximalsten Stenose (duodenumerhaltende Pankreaskopfresektion, DEPKR) bewirken eine Reduktion des intrapankreatischen Druckes und entfernen entzündlich verändertes Gewebe. Dies führt zu einer deutlichen Schmerzreduktion bei Optimierung der exokrinen Pankreasfunktion (Nealon u. Thompson 1993).

**Merke** Die duodenumerhaltende Pankreaskopfresektion ist in Bezug auf Lebensqualität und Organfunktion zurzeit allen anderen operativen Techniken überlegen, da das Pankreaskopfgewebe als Schrittmacher der Erkrankung entfernt wird (Izbicki et al. 1998).

## Pankreaskarzinom

**Definition.** Unter dem Begriff „Pankreaskarzinom" wird zumeist das duktale Adenokarzinom des exokrinen Pankreas verstanden. Anatomisch-pathologisch ist es vom Papillenkarzinom sowie den seltenen Zystadenokarzinomen zu trennen, auch wenn dies für anästhesiologische Konzepte keinen Unterschied macht. Entsprechend der Lokalisation differenziert man Pankreaskopfkarzinome (>70%), von Korpus- und Schwanzkarzinomen.

**Epidemiologie und Ätiologie.** Die Inzidenz ist steigend und das Pankreaskarzinom stellt heute die vierthäufigste Todesursache beim Mann dar. Die Diagnosestellung ist durch die spezielle Topografie des Pankreas erschwert und der Tumor wird daher häufig erst in einem Spätstadium diagnostiziert. Somit werden weniger als 20% der Pankreaskarzinome reseziert; die 5-Jahres-Überlebensrate liegt heute bei 25% (Richter et al. 2003). Männer sind häufiger betroffen als Frauen, wobei das Risiko mit zunehmendem Alter in beiden Geschlechtern steigt. Obwohl das Pankreaskarzinom beim Diabetiker 3-mal häufiger auftritt, ist der Einfluss der chronischen Pankreatitis auf die Genese des Pankreaskarzinoms nicht abschließend geklärt. Für Alkohol und Nikotin wird jedoch eine Assoziation zum Pankreaskarzinom diskutiert, auch wenn es sich wohl um eine multifaktorielle Genese handeln dürfte.

**Symptomatik.** Die häufigsten Symptome des Pankreaskarzinoms sind:

- Gewichtsverlust (90%),
- Abdominalschmerz (80%),
- Rückenschmerzen (bis zu 70%),
- Ikterus (75% beim Kopfkarzinom).

Aufgrund der Vielfältigkeit und Unspezifität der Symptome beträgt das diagnostische Intervall 6–8 Monate.

Liegt ein Verschlussikterus bei Irresektabilität vor, so wird nach der Exploration eine biliodigestive Anastomose angelegt, um die Galle zu drainieren. Bei Passagestörungen empfiehlt sich eine Gastroenterostomie.

**Therapie.** Ziel der Operation ist die komplette Entfernung des tumortragenden Organabschnitts. Je nach Lokalisation des Karzinoms erfolgt dies im Sinne einer *partiellen Duodenopankreatektomie* (Operation nach Whipple-Kausch, klassisch oder pyloruserhaltend bei Kopf- und Korpuskarzinomen) oder einer *Pankreaslinksresektion* (bei Schwanzkarzinomen). Die totale Duodenopankreatektomie bleibt Ausnahmesituationen vorbehalten. Bei Pankreaslinksresektionen ist oft auch die Resektion der Milz erforderlich.

## Intraduktale papilläre muzinöse Neoplasie (IPMN)

**Definition.** Histologisch stehen intraduktale Proliferationen eines neoplastischen, schleimproduzierenden Gangepithels im Vordergrund. Diese Veränderungen treten überwiegend im Pankreaskopf auf (80%), können aber diffus auch im ganzen Organ verteilt sein.

**Epidemiologie und Ätiologie.** Die Genese dieser Neoplasien verbleibt derzeit unklar. Es wird derzeit eine protrahierte Transformation bis zum Pankreaskarzinom favorisiert. Dementsprechend werden Adenome, Borderline-Tumore und Karzinome unterschieden sowie der Ursprung in den Haupt- und Seitengängen voneinander differenziert.

**Symptomatik.** Die Symptome entsprechen dem Pankreaskarzinom, können aber auch vollkommen unspezifisch sein.

**Therapie.** Auch wenn bei fehlenden Beschwerden ein Abwarten und Beobachten von IPMN des Seitengangtyps vorgeschlagen wird, kann die maligne Transformation nur durch eine frühzeitige Resektion vermieden werden. Hinzu kommt, dass präoperativ nicht mit Sicherheit die Dignität der IPMN festgestellt und nach Ausbildung eines Pankreaskarzinoms eine kurative Resektion nicht immer durchgeführt werden kann. Deshalb sollte bei den IPMN, wie bei allen zystischen Pankreastumoren, eine rechtzeitige Resektion erfolgen.

**Cave** Bei Splenektomie besteht die Möglichkeit des Auftretens einer OPSI (Overwhelming Postsplenectomy Infection). Um diese septische Komplikation zu vermeiden, wird der Patient entweder vor der Operation oder im Notfall baldmöglichst nach der Operation gegen Pneumokokken, Meningokokken und Haemophilus influencae geimpft.

## 4.5.4 Präoperative Evaluierung

Die präoperative Evaluierung dient der Risikoabschätzung für Anästhesie und operativen Eingriff sowie der Festlegung des Anästhesieverfahrens. In Abhängigkeit von der Dringlichkeit des operativen Eingriffs müssen eine instabile oder bei leichter Belastung auftretende Angina pectoris, eine dekompensierte Herzinsuffizienz, signifikante Arrhythmien und hochgradige Herzklappenvitien (z.B Aortenklappenstenose mit KÖF $< 1\,cm^2$) einer weiteren präoperativen Diagnostik/Therapie zugeführt werden. Bei guter körperlicher Belastbarkeit (1–2 Etagen = 4 metabolischen Äquivalenten) ist lediglich bei Hochrisikoeingriffen (Aorten- und periphere Gefäßchirurgie, Zweihöhleneingriffe) eine weitere Diagnostik sinnvoll, wenn deren pathologisches Ergebnis einen Einfluss auf das perioperative Management hätte (Fleischer et al. 2007). Ein besonderes Augenmerk ist bei Patienten mit Pankreaserkrankungen auf den Glukosestoffwechsel (endokrine Pankreasinsuffizienz), duodenale Passagestörungen (Aspirationsrisiko) sowie auf begleitende Einschränkungen der Leberfunktion zu richten.

## 4.5.5 Anästhesiologische Konzepte

Grundsätzlich ist die Kombination einer Allgemeinanästhesie mit endotrachealer Intubation mit einer thorakalen Periduralanästhesie zu empfehlen (Punktion vor großen Oberbaucheingriffen auf Höhe von Th6–Th8; Kapral et al. 1999). Hierdurch wird nicht nur der Bedarf an volatilen/intravenösen Anästhetika reduziert, sondern neben einer guten postoperativen Analgesie die Inzidenz pulmonaler und gastrointestinaler Risiken reduziert (Beattle et al. 2001, Rodgers et al. 2000, Wijeysundera et al. 2008).

Der Periduralkatheter wird unmittelbar vor Einleitung der Allgemeinanästhesie eingelegt (*cave:* Antikoagulation/Thromboseprophylaxe; Gogarten et al. 2007) und vor Operationsbeginn mit einer ausreichenden Dosis (Volumen/Konzentration) eines Lokalanästhetikums (z.B. beim erwachsenen Patienten: Ropivacain 0,75% 15–20 ml) versehen. Die Regionalanästhesie wird durch kontinuierliche Zufuhr des Lokalanästhetikums intraoperativ (z.B. Ropivacain 0,375% 8–12 ml/h) und postoperativ (z.B. Ropivacain 0,2% 8–12 ml/h ± Sufentanilzusatz 0,5 µg/ml, ggf. patientenkontrollierte Applikation) für mehrere Tage aufrechterhalten. Hohe systemische Opioiddosen sollten vermieden werden, da hierdurch der Tonus der Papilla duodeni major erhöht werden und dadurch der Abfluss des Pankreassekrets bei Pankreaslinksresektionen erschwert sein könnte.

### Prämedikation

Im Rahmen der *anästhesiologischen Prämedikationsvisite* vor einer geplanten Pankreasresektion sollte der Patient über folgende Maßnahmen inklusive der Risiken und Nebenwirkungen informiert werden:

- thorakaler Epiduralkatheter (Th4–Th7),
- Anlage einer Magensonde (bei Magenentleerungsstörung oder Ileus präoperativ und passagere Entfernung vor Anästhesieeinleitung),
- Einlage eines zentralen Venenkatheters (postoperative Ernährung, ggf. intraoperative Transfusion bzw. Volumensubstitution, die intraoperativ im Vordergrund stehen können),
- Anlage eines arteriellen Zugangs (ggf. vor Anästhesieeinleitung),
- Blasenkatheter mit integrierter Temperaturmessung,
- Überwachung der neuromuskulären Funktion,
- intraoperativ Wärmedecke, da lange Operationszeiten die Auskühlung des Patienten verursachen können und eine Nachbeatmung vermieden werden soll.

Die medikamentöse Prämedikation soll mittels Benzodiazepinen eine Anxiolyse und Amnesie induzieren.

**Cave** Bei ikterischen Patienten sollten ggf. Dosierungsänderungen oder Modifikationen vorgenommen werden. Statt Diazepam und Midazolam sollten aufgrund deren verlängerter Eliminationshalbwertszeiten besser Lorazepam oder Oxazepam verwendet werden.
Ein besonderes Augenmerk gilt bei Patienten mit Pankreaserkrankungen der oft bestehenden toxischen Knochenmarkdepression mit Thrombozytopenie und Leukozytopenie sowie etwaigen Gerinnungsstörungen. Hier sollte bereits präoperativ die Gerinnung optimiert werden (z. B. Gabe von Vitamin K und/oder Gerinnungsfaktoren).

## 4.5.6 Perioperatives Management

Neben dem Standardmonitoring ist in Abhängigkeit vom präoperativen Zustand des Patienten sowie des geplanten Eingriffs zu prüfen, ob die zusätzliche Anlage eines arteriellen Zugangs, mehrerer großlumiger i.v. Zugänge oder eines 3-Lumen-ZVK unter Umständen auch vor Anästhesieeinleitung notwendig ist. Die Einleitung der Allgemeinanästhesie erfolgt standardisiert mit einem Hypnotikum, Opioid und Muskelrelaxans und wird volatil oder i.v. (Propofol) aufrechterhalten. Falls kein Periduralkatheter eingelegt wurde, wird eine ausreichende Analgesie durch i.v. Opioidgabe erreicht. In diesem Fall kann die Aufrechterhaltung einer Muskelrelaxierung erforderlich sein.

**Antibiose.** Die perioperativ zu beginnende Antibiose sollte breit ausgerichtet sein und die wichtigsten Aerobier und Anaerobier sowie grampositive und -negative Keime berücksichtigen, wie z.B. ein Zephalosporin kombiniert mit einem Nitroimidazolpräparat. Eine perioperative Antibiotikaprophylaxe soll vor Periduralkatheteranlage ansonsten mindestens 30 min vor Hautschnitt i. v. verabreicht und nach 3–4 h oder größeren Blutverlusten repetiert werden.

**Muskelrelaxierung.** Eine effektive Muskelrelaxierung ist notwendig beim Verschluss der Bauchdecken, da eine erhöhte Muskelspannung einen sicheren Bauchdeckenverschluss verhindert und zum Ausreißen der Nähte führt. Auf lange Sicht kann dies die Ursache von Narbenbrüchen sein. Bei gut sitzender Periduralanästhesie ist jedoch eine Nachrelaxierung in der Regel nicht erforderlich.

**Vagusreiz.** Bei abdominellen Eingriffen kann es durch Zug an den Viszera zu einer vagal vermittelten Bradykardie und Hypotonie kommen. In Ausnahmefällen kann die Therapie mit Atropin und/oder Katecholaminen erforderlich werden.

**Eventerationssyndrom.** Durch Zug an den Mesenterien können vasoaktive Mediatoren freigesetzt werden, die zu teilweise schweren Blutdruckabfällen und Flush führen können. Als Ursache wird die Ausschüttung vasoaktiver Prostaglandine mit konsekutiver Abnahme des systemischen Gefäßwiderstands postuliert. Die Therapie besteht primär in der Gabe von Volumen und Vasopressoren. Eine erfolgreiche Behandlung mit Inhibitoren der Zyklooxygenase wurde beschrieben, scheint für die allgemeine Anwendung jedoch nicht praktikabel. Auch hier muss eine enge Kommunikation zwischen Chirurg und Anästhesist bei notwendigen intraoperativen Manipulationen stattfinden.

**Merke** Reflexbradykardie und arterielle Hypotension können Folgen von Zug an Viszera und Mesenterium sein.

Zu Beginn der Pankreasmanipulation hilft die Hemmung der gastrointestinalen und exokrinen Pankreasfunktion durch *Octreotid* (z. B. 100 µg s. c. alle 4 h), postoperative Komplikationen (z. B. Anastomoseninsuffizienzen, Leckagen und Pankreasfisteln) zu vermeiden (Bassi et al. 1994). Diese sollte 7 d postoperativ (3 × 100 µg s. c.) fortgeführt werden.

**Flüssigkeitssubstitution.** Perioperativ treten erhöhte Verluste durch eine Verdampfung über die offenen Bauchdecken, durch die Sequestrierung in den „3. Raum", durch Verluste über Drainagen und Bauchtücher und durch operativ bedingte Blutverluste auf. Die Flüssigkeitssubstitution zielt dabei auf den Erhalt eines ausreichenden intravasalen Volumens und die Gewebeoxygenierung ab. Gleichzeitig scheint die Behandlung einer anästhetika-/regionalanästhesiebedingten relativen Hypovolämie mit Vasopressoren von Vorteil, da eine großzügige Volumenzufuhr mit gesteigerter Inzidenz pulmonaler Komplikationen und Anastomoseninsuffizienzen assoziert sein könnte. Eine Volumenüberladung ist auch aufgrund des Risikos eines subklinischen Lungenödems strikt zu vermeiden. Eine adäquate Diurese (> 0,5 ml/kgKG/h), ein aufrechterhaltener zentralvenöser Ausgangsdruck sowie (be)atmungsabhängige Schwankungen des arteriellen Blutdrucks dienen als klinische Orientierungsvariablen.

**Blutverlust.** Häufig sind Operationen am Pankreas nicht mit größeren Blutverlusten verbunden, jedoch kann es insbesondere bei Patienten mit hepatischen Vorerkrankungen (Leberzirrhose, kavernöse Transformation) zu Blutungen kommen. Bei diesen Patienten ist auch mit Gerinnungsstörungen aufgrund einer eingeschränkten Synthese an Gerinnungsfaktoren und/oder einer Thrombozytenfunktionsstörung zu denken. Diese werden durch Substitution mit Gerinnungsfaktoren sowie Transfusion von Frischplasmen und ggf. Thrombozytenkonzentraten behandelt.

**Cave** Intraoperativ kann es ferner durch Kompression der V. cava oder – selten – durch hohen Blutverlust zu Blutdruckabfällen kommen.

Eine engmaschige intraoperative Kontrolle der Körperkerntemperatur ist zwingend, da durch eine *Hypothermie* einerseits die Infektionsrate steigen kann (Kurz et al. 1996) und andererseits Gerinnungsstörungen begünstigt und die Extubation verzögert werden (Conlon et al. 1995). Die Hypothermie wird prinzipiell durch lange Operationszeiten bei offenem Abdomen begünstigt. Daher sollte eine Wärmematte/-decke bei diesen Operationen verwendet werden. Grundsätzlich sollten eine zügige Extubation und Spontanatmung angestrebt werden. Engmaschige *Blutzuckerkontrollen* mit ggf. perioperativen Insulingaben sind insbesondere bei endokrinen Funktionsstörungen indiziert.

## 4.5.7 Postoperatives Management

Die postoperative Phase kann durch Schmerzen, respiratorische Insuffizienz und im Verlauf durch Komplikationen aufgrund von Vorerkrankungen gekennzeichnet sein. Hier kann der oftmals bestehende Nikotinabusus als prädisponierende Erkrankung im Vordergrund stehen. Intensive *atemgymnastische Betreuung* ist daher erforderlich.

**Schmerztherapie.** Eine suffiziente postoperative Schmerztherapie erfolgt idealerweise durch peridurale pumpenassistierte Gaben von Lokalanästhetika (z. B. Ropivacain), evtl. in Kombination mit einem Opiod (z. B. Sufentanil). Zusätzlich können intravenöse/subkutane/orale NSAIDs, Metamizol oder Paracetamol appliziert werden. Neben der suffizienten Analgesie wird insbesondere auch durch die thorakale Periduralanästhesie die intestinale Motilität verbessert (Muldoon et al. 1998).

**Cave** Bei Patienten mit chronischem Alkoholabusus besteht die Gefahr einer Entzugssymptomatik, hier muss ggf. mit einem $\alpha_2$-Agonisten (z. B. Clonidin) gegengesteuert werden.

**Komplikationen.** Durch die Resektion von Pankreasgewebe kann der Patient postoperativ einen Mangel an Insulin aufweisen, der einen passageren oder permanenten *Diabetes mellitus* bedeutet. Die engmaschige Kontrolle des Blutzuckerwerts ist daher in den ersten postoperativen Tagen obligat und es sollte großzügig mit Insulin perfusorgesteuert unterstützt werden (Zielgröße des Blutzuckers 80–150 mg/dl).

**Merke** Bis zu 22 % der Patienten entwickeln postoperativ einen Diabetes mellitus (Sato et al. 1998).

Bei Auftreten einer *Pankreasfistel* postoperativ ist auf das suffiziente Ableiten des Pankreassekrets zu achten, um eine intraabdominelle Ansammlung desselben mit der Gefahr von Arrosionsblutungen (vornehmlich aus der A. gastroduodenalis) zu verhindern. Diese treten typischerweise am 5.–8. postoperativen Tag auf.

**Kernaussagen**

- Patienten mit Pankreaserkrankungen weisen oft erhebliche Begleiterkrankungen auf.
- Große elektive Oberbaucheingriffe sollten in der Regel unter Kombinationsverfahren mit Intubationsnarkose und rückenmarksnaher Regionalanästhesie durchgeführt werden. Die Anlage eines thorakalen Epiduralkatheters ermöglicht eine gute intra- und postoperative Analgesie, und reduziert die Inzidenz gastrointestinaler und pulmonaler Komplikationen.
- Der Auskühlung des Patienten durch lange Operationszeiten muss durch geeignete Maßnahmen (z. B. Wärmedecken) entgegengewirkt werden.
- Operationen am Pankreas können u. U. mit hohen Blutverlusten einhergehen.
- Patienten nach Pankreasresektion können insbesondere bei gut sitzendem Periduralkatheter in der Regel am Ende des operativen Eingriffs ausgeleitet und extubiert werden. Die Vermeidung einer Nachbeatmung senkt u. a. die Inzidenz pulmonaler Komplikationen.

## Literatur


Bassi C, Falconi M, Lomabardi D et al. Prophylaxis of complications after pancreatic surgery: results of a multicenter trial in Italy. Italian Study Group. Digestion 1994; 55(1): 41–47

Beattie WS, Badner NH, Choi P. Epidural anesthesia reduces postoperative myocardial infarction: a meta-analysis. Anesth Analg 2001; 93: 853–858

Conlon KC, Casper ES, Brennan MF. Primary gastrointestinal sarcomas: Analysis of prognostic variables. Ann Surg Oncol 1995; 2: 26–31

Fleisher LA et al. ACC/AHA 2007 Guidelines on perioperative cardiovascular evaluation and care for noncardiac surgery. Circulation 2007; 116: 418–499

Gogarten W, van Aken H, Büttner J, Riess H et al. Rückenmarksnahe Regionalanästhesien und Thromboembolieprophylaxe/antithrombotische Medikation. 2. überarbeitete Empfehlung der deutschen Gesellschaft für Anästhesiologie und Intensivmedizin. Anästh Intensivmed 2007; 48: 109–124

Izbicki JR, Bloechle C, Broering DC et al. Extended drainage versus resection in surgery for chronic pancreatitis: a prospective randomized trial comparing the longitudinal pancreaticojejunostomy combined with local pancreatic head excision with the pylorus-preserving pancreatoduodenectomy. Ann Surg 1998; 228: 771–779

Kapral S, Gollmann G, Bachmann D et al. The effects of thoracic epidural anesthesia on intraoperative visceral perfusion and metabolism. Anesth Analg 1999; 88: 402–406

Kurz A, Sessler DI, Lenhardt R. Perioperative normothermia to reduce the incidence of surgical-wound infection and shorten hospitalization. Study of wound infection and temperature group. N Engl J Med 1996; 334: 1209–1215

Muldoon T, Milligan K, Quinn P et al. Comparison between extradural infusion of ropivacaine or bupivacaine for the prevention of postoperative pain after total knee arthroplasty. Br J Anesth 1998; 80: 680–681

Nealon WH, Thompson JC. Progressive loss of pancreatic function in chronic pancreatitis is delayed by main pancreatic duct decompression. A longitudinal prospective analysis of the modified puestow procedure. Ann Surg 1993; 217: 458–468

Richter A, Niedergethmann M, Sturm JW et al. Long-term results of partial pancreaticoduodenectomy for ductal adenocarcinoma of the pancreatic head: 25-year experience. World J Surg 2003; 27: 324–329

Rodgers A, Walker N, Schug S et al. Reduction of postoperative mortality and morbidity with epidural or spinal anaesthesia: results from overview of randomised trials. BMJ 2000; 321: 1493–1505

Sarles H, Cros RC, Bidart JM. The International Group for the Study of Pancreatic Disease: A multicenter inquiry into the etiology of pancreatic disease. Digestion 1979; 19: 110–125

Sato N, Yamahuchi K, Yokohata K et al. Changes in pancreatic function after pancreatoduodenenctomy. Am J Surg 1998; 176: 59–61

Wijeysundera DN, Beattie SW, Austin PC et al. Epidural anaesthesia and survival after intermediate-to-high risk non-cardiac surgery: a population-based cohort study. Lancet 2008; 372: 562–569

Worning H. Incidence and prevalence of chronic pancreatitis. In: Beger HG, Büchler M, Ditschuneit H, Malfertheimer P, eds. Chronic Pancreatitis Berlin: Springer; 1990: 8–14

# 5 Endokrinologische Erkrankungen

## 5.1 Hypophysäre Erkrankungen

*I. Rundshagen*

### 5.1.1 Einleitung

Erkrankungen der Hypophyse manifestieren sich in Abhängigkeit von der Ätiologie in unterschiedlicher Weise:

- Insuffizienz eines oder mehrerer hypophysärer Hormone,
- Hypersekretion eines hypophysären Hormons (insbesondere Prolaktin, Wachstumshormon oder adrenokortikotropes Hormon [ACTH]),
- Verdrängung benachbarter Strukturen (Symptome: Kopfschmerzen, Visusverlust, Gesichtsfeldausfälle bis zur bitemporalen Hemianopsie, sog. Chiasmasyndrom),
- Inzidentalome (Zufallsbefunde bei der kraniellen CT oder MRT).

Im Kindesalter tritt der *Panhypopituitarismus,* d.h. die Hypophysenunterfunktion, zu 50% idiopathisch und zu 50% als Folge von Geburtstraumen oder Tumoren auf. Im Erwachsenenalter manifestieren sich 95% der hypophysären Erkrankungen als Folge organischer Erkrankungen, am häufigsten als Folge eines Hypophysenadenoms, seltener entzündlich oder traumatisch bedingt.

Eine sorgfältige präoperative Evaluation sowie ein spezielles intra- und postoperatives Management sind für die perioperative anästhesiologische Versorgung von Patienten, die sich einer Operation an der Hypophyse unterziehen, unerlässlich. Spezielle Kenntnisse der hypophysären Anatomie und Physiologie sind erforderlich, um pathophysiologische Wechselwirkungen während der Narkoseführung zu erkennen und mögliche intra- bzw. postoperative Komplikationen zu beherrschen.

Patienten, die sich einem beliebigen operativen Eingriff unterziehen und die begleitend eine Insuffizienz der Hypophyse aufweisen, müssen intra- bzw. perioperativ eine situationsadaptierte hormonelle Substitution erhalten.

### 5.1.2 Epidemiologie

Die klinische Inzidenz von *Hypophysenadenomen* wird mit 200 pro 1 Mio. der Bevölkerung geschätzt. Kranielle MRT ergeben eine Inzidenz von 10% (Strasburger et al. 1997). In nicht selektierten Autopsieserien wird eine Inzidenz von 10–27% an Hypophysenadenomen gefunden, d.h. ein großer Teil dieser Tumoren ist klinisch inapparent (Burrow et al. 1981). Sie entstehen vorwiegend im *Hypophysenvorderlappen* (Hurley u. Ho 2004).

Unter den hormonell aktiven Adenomen (ca. 75%) sind die *Prolaktinome,* die etwa die Hälfte aller Tumoren ausmachen, am häufigsten. 90% der Prolaktinome finden sich bei Frauen, vorwiegend als Mikroadenome. Für die Akromegalie als Folge eines wachstumshormonproduzierenden Hypophysenadenoms wird eine Inzidenz von 6–8 pro 1 Mio. der Bevölkerung geschätzt; für ACTH-produzierende Adenome von 2–4 pro 1 Mio. der Bevölkerung. Noch seltener treten Adenome auf, die TSH oder Gonadotropine sezernieren. Ein Drittel der Tumoren sind endokrin inaktiv mit zunehmender Inzidenz im höheren Lebensalter.

### 5.1.3 Anatomie und Physiologie

#### Anatomie

Die Hypophyse besteht histologisch aus 2 verschiedenen Anteilen: dem Hypophysenvorderlappen *(Adenohypophyse)* und dem Hypophysenhinterlappen *(Neurohypophyse).* Sie ist in die Sella turcica eingebettet, basal und anterior vom Os sphenoidale begrenzt, posterior vom Clivus und beidseits lateral vom Sinus cavernosus. Es besteht eine enge Nachbarschaft zu den Karotiden, dem Chiasma opticum und den III., IV. und VI. Hirnnerven beidseits.

**Hypophysenvorderlappen.** Mit immunzytochemischen Techniken lassen sich mindestens 5 verschiedene endokrin aktive Zelltypen im Hypophysenvorderlappen unterscheiden:

- somatotrope Zellen (50%): Wachstumshormon (Somatotropin: STH),
- laktotrope Zellen (10–25%): Prolaktin,
- kortikotrope Zellen (15%): adrenokortikotropes Hormon (ACTH),
- thyreotrope Zellen (5–10%): Thyreotropin (TSH),
- gonadotrope Zellen (10%): Gonadotropine (follikelstimulierendes Hormon: FSH, luteinisierendes Hormon: LH).

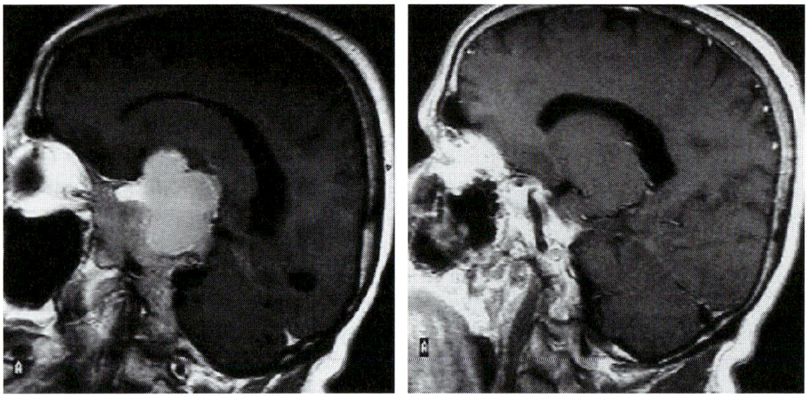

Abb. 5.3 MR-Verlaufskontrolle eines Makroprolaktinoms vor und nach medikamentöser Therapie; hier die selten zu erreichende vollständige Tumorregredienz unter medikamentöser Therapie (Quelle: PD Dr. M. Ventz, Medizinische Klinik, Schwerpunkt Endokrinologie, Charité Universitätsmedizin, Campus Mitte, Berlin, mit freundlicher Genehmigung).

Oligomenorrhö, schließlich zur Amenorrhö. Bei Männern tritt ein Hypogonadismus auf, weiterhin eine Abschwächung der Libido und der erektilen Funktion.

Eine *Behandlungsindikation* ergibt sich zum einen aufgrund der hypophysären Raumforderung mit Visusstörungen und neurologischen Defiziten, zum anderen aufgrund der aus der Hyperprolaktinämie resultierenden Beschwerden.

Neben Bromocriptin stehen heute die Dopaminantagonisten der zweiten Generation (Cabergolin und Quinagolid) als wirksame medikamentöse Therapie zur Verfügung, die die Prolaktinsekretion inhibieren und zu einer Regression der Tumorgröße führen können (Abb. 5.3). Für Mikroprolaktinome werden über die transsphenoidale Resektion hohe Remissionsraten (über 90%) erreicht (Hurley u. Ho 2004).

**Akromegalie.** Die Akromegalie ist in 99% der Fälle die Folge eines wachstumshormonproduzierenden Hypophysenadenoms und betrifft beiderlei Geschlecht in gleicher Häufigkeit. Auswirkungen der gesteigerten Produktion des Wachstumshormons lassen sich in Skelettveränderungen und Viszeromegalie unterteilen. Die Patienten zeigen ein typisches klinisches Erscheinungsbild und weisen vielfältige Beschwerden auf (Tab. 5.2).

Als *Primärtherapie* gilt bei der Akromegalie die *transsphenoidale Resektion.* In spezialisierten Zentren wird eine Normalisierung der STH-Produktion bei ca. 70% der Patienten mit Mikroadenomen erreicht, bei Makroadenomen liegt die Erfolgsrate aber unter 50%. Bei Persistieren erhöhter Wachstumshormonspiegel postoperativ stehen *Somatostatinanaloga* (Octreotide, Octreotid-LAR, Lanreotid) zur Behandlung zur Verfügung, welche die Sekretion des Wachstumshormons hemmen. Häufige *Nebenwirkungen* dieser Therapie sind gastrointestinale Beschwerden mit Malabsorption.

Sehr erfolgversprechend ist die kürzlich in die Klinik eingeführte Therapie mit Pegvisomant, das auf zellulärer Ebene durch Rezeptor-Dimerisierung die Signalübertragung blockiert und die IGF-1-Produktion reduziert.

**Morbus Cushing.** Das Cushing-Syndrom ist in der Mehrzahl der Fälle (70–80%) Folge eines ACTH-sezernierenden Mikroadenoms der Hypophyse. Die klinischen Zeichen sind vielfältig und vorwiegend durch den Überschuss an Kortisol im Plasma bedingt (Tab. 5.3).

Die *primäre Therapie* des ACTH-sezernierenden Mikroadenoms ist die *transsphenoidale Resektion.* Die Heilungsrate beträgt 80–90%, bei Makroadenomen 50%. Begleitend wird *medikamentös* die Steroidbiosynthese supprimiert (z. B. mit Ketoconazol oder Mitotane).

**Weitere Hypophysenadenomtypen.** Für das sehr selten vorkommende *TSH-produzierende Hypophysenadenom* (<1%) stellt die *operative Entfernung* des Tumorgewebes die Primärtherapie dar. Bei diesen Patienten können Zeichen der Hyperthyreose bestehen. Eine Vorbehandlung mit thyreo-

Tab. 5.2 Klinische Symptome der Akromegalie.

| Symptom |
|---|
| • Vergrößerung der Akren |
| • Karpaltunnelsyndrom |
| • Gesichtsvergrößerung |
| • Viszeromegalie (u. a. Kardiomegalie) |
| • Weichteilschwellung (Larynx/Pharynx!) |
| • erektile Dysfunktion |
| • Mensesanomalien/Amenorrhö |
| • Sehstörungen |
| • Hyperhidrosis |
| • Hypertrichosis |
| • Dyspnoe/Schlafapnoesyndrom |
| • Hypertonie |
| • Hypotonie |
| • Diabetes mellitus |
| • Kopfschmerzen |
| • Muskelschwäche |
| • Struma |
| • Abgeschlagenheit |
| • Hyperphosphatämie |
| • Osteoarthritis/Osteoporose |

Tab. 5.3 Klinische Symptome des Morbus Cushing.

| Symptom |
| --- |
| • Mondgesicht |
| • Stammfettsucht, sog. Büffelhöcker des Nackens |
| • Hirsutismus |
| • Hypertonie (90 %) |
| • Störungen des Elektrolyt- und Säure-Basen-Haushalts (Hypernatriämie, Hypokaliämie, Alkalose) |
| • Reflux |
| • linksventrikuläre Hypertrophie |
| • Osteoporose |
| • proximal betonte Myopathie |
| • Muskelschwäche |
| • verminderte Glukosetoleranz/Diabetes mellitus |
| • Schlafapnoesyndrom |

statischen Medikamenten wird perioperativ fortgeführt. Bei *endokrin inaktiven Hypophysenadenomen* bleibt der *neurochirurgische Eingriff*, ggf. gefolgt von einer Bestrahlung, Therapie der Wahl.

### Panhypopituitarismus

**Klinik.** Für das klinische Bild ist entscheidend, ob es sich um einen akuten oder chronischen Ausfall des Hypophysenvorderlappens handelt.

Bei *akutem Ausfall* steht als Folge der sekundären Nebennierenrindeninsuffizienz der Mangel an Glukokortikoiden im Vordergrund. Störungen des Kohlehydratstoffwechsels führen zu Hypoglykämie, Apathie, Somnolenz, Bewusstlosigkeit und Tod im Kreislaufkollaps.

Bei *chronischem Verlauf* entwickelt sich das Krankheitsbild schleichend. Häufig besteht bei Frauen zunächst eine Oligo-, später dann eine sekundäre Amenorrhö, bei Männern ein Verlust der Libido und der Potenz. Verlust der Pubes, Minderung des Bartwuchses, Minderung der Achsel- und Körperbehaarung und eine wächserne, blasse, faltige Haut kennzeichnen die Patienten äußerlich (Abb. 5.4). Die sekundäre Hypothyreose führt zu Kälteempfindlichkeit, Müdigkeit, Antriebslosigkeit, Obstipation und allgemeiner Schwäche. Es können Sprach- und Bewusstseinsstörungen auftreten. Die sekundäre Nebennierenrindeninsuffizienz äußert sich zunächst in Kollapsneigung und Stressintoleranz. Die schwerste Form ist das hypophysäre Koma, das durch Hypothermie, Bradykardie, Hypoventilation, Hyperkapnie, Hypotonie und Hypoglykämie gekennzeichnet ist.

**Therapie.** Die Therapie der Hypophyseninsuffizienz erfolgt symptomatisch durch Substitution der peripheren Hormone.

## 5.1.6 Präoperative Evaluierung und Maßnahmen

### Hypophysenchirurgie

In Ergänzung zur üblichen präoperativen Einschätzung neurochirurgischer Patienten sind zu berücksichtigen:

- Gesichtsfeld- oder Visuseinschränkungen,
- Zeichen erhöhten intrakraniellen Druckes (Kopfschmerzen, Übelkeit, Erbrechen),
- endokriner Status,
- klinische Zeichen einer endokrinologischen Insuffizienz.

**Merke** Insbesondere bei Patienten mit Akromegalie und Morbus Cushing sind anästhesiologisch relevante Begleiterkrankungen häufig.

Die Vorbereitung zur elektiven Hypophysenchirurgie erfolgt interdisziplinär in enger Kooperation mit der operativen und endokrinologischen Disziplin. Präoperativ ist eine *exakte medikamentöse Einstellung* bei arterieller Hypertonie und Diabetes mellitus notwendig. Die hormonelle Substitution muss perioperativ angepasst werden (s. u.). In einzelnen

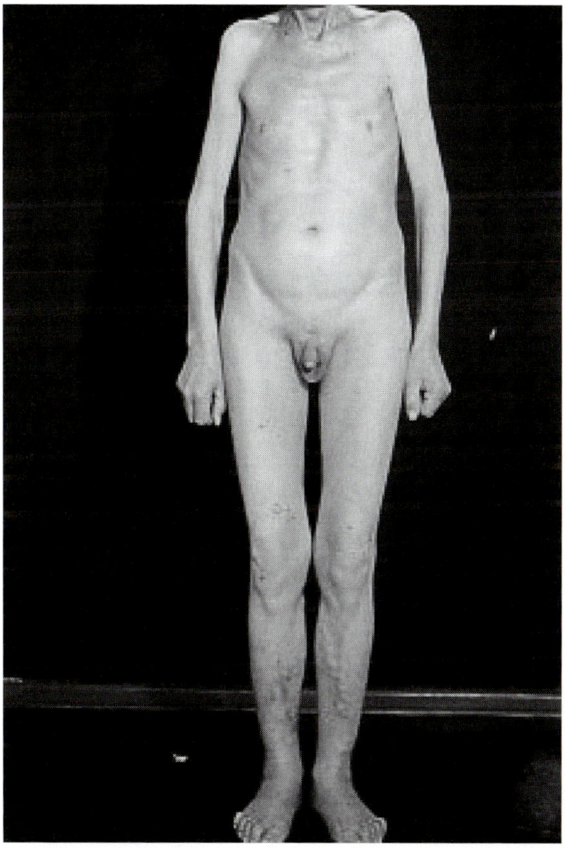

Abb. 5.4 Typisches Erscheinungsbild bei Hypophysenvorderlappeninsuffizienz. 59-jähriger Patient, Zustand nach Entfernung eines parasellären Tumors (Quelle: PD Dr. M. Ventz, Medizinische Klinik, Schwerpunkt Endokrinologie, Charité Universitätsmedizin, Campus Mitte, Berlin, mit freundlicher Genehmigung).

Zentren gibt es hauseigene Standards für die hormonelle Substitution (Lüdecke 2003, Inder u. Hunt 2002).

**Cave** In der elektiven Hypophysenchirurgie sollte die adäquate hormonelle Substitution, falls erforderlich, ca. 6 Wochen vor dem Eingriff begonnen und optimiert werden.

**Akromegalie.** Bei vielen Patienten mit Akromegalie ist das *Atemwegsmanagement* erschwert (Difficult Airway; Hakala et al. 1998). Anatomische Veränderungen wie Kieferanomalien und eine Makroglossie, die Verdickung pharyngealer und laryngealer Weichteilgewebe, der Stimmbänder und der periglottitischen Falten führen dazu, dass bei direkter Laryngoskopie die Glottis meist nicht einsehbar ist. Außerdem besteht häufig zusätzlich eine Vergrößerung der Schilddrüse, die zur trachealen Kompression führt (Abb. 5.5). Das Schlafapnoesyndrom ist eine seltene Begleiterkrankung, teilweise obstruktiv bedingt, aber auch mit zusätzlich zentraler Komponente der Atemdepression. Bei Akromegalie ist das Risiko, am respiratorischen Versagen zu versterben, 3-fach erhöht.

**Cave** Bei Patienten mit Akromegalie besteht sehr häufig ein Difficult Airway.

*Kardiovaskuläre Begleiterkrankungen* sind bei Akromegalie häufig. Eine gründliche klinische Untersuchung des kardiovaskulären Status und ggf. eine weiterführende spezifische Diagnostik sind erforderlich. Eine Einschränkung der linksventrikulären Ejektionsfraktion kann bei lang andauernder Erkrankung trotz erfolgreicher Resektion bestehen bleiben.

**Merke** Aufgrund der verminderten Glukosetoleranz besteht bei ca. 25% der Patienten begleitend ein Diabetes mellitus.

**Morbus Cushing.** Die erhöhte Renin-Angiotensin-Aktivität führt zur *arteriellen Hypertonie.* Häufig besteht eine Linksherzhypertrophie, oft mit asymmetrischer Septumhypertrophie. Der *Diabetes mellitus* findet sich bei 60% der Patienten. Hohe Glukokortikoidspiegel sind immunsuppressiv und begünstigen Infektionen. Adipositas und Refluxerkrankung begünstigen die Aspiration, sodass die perioperative Einstellung mit $H_2$-Blockern sinnvoll sein kann. Der Venenstatus der Patienten bei dünner und sehr verletzlicher Haut erschwert das Legen eines venösen Zugangs (Abb. 5.6). Aufgrund der Osteoporose sind Spontanfrakturen möglich. Die Patienten müssen schonend gelagert werden. Gelegentlich besteht ein Schlafapnoesyndrom.

**TSH-sezernierende Tumoren.** Begleitend können *tachykarde Herzrhythmusstörungen* auftreten. Die Gabe von Dexamethason hat sich perioperativ als nützlich erwiesen, weil es die vermehrte Freisetzung von TSH supprimiert. Die Patienten erhalten neben thyreostatischen Medikamenten (z.B. Carbimazol) Betablocker, die nicht nur zur kardiovaskulären Stabilität beitragen, sondern auch zur peripheren Umwandlung von Thyroxin in die aktive Form des Trijodthyronin (Razis 1998).

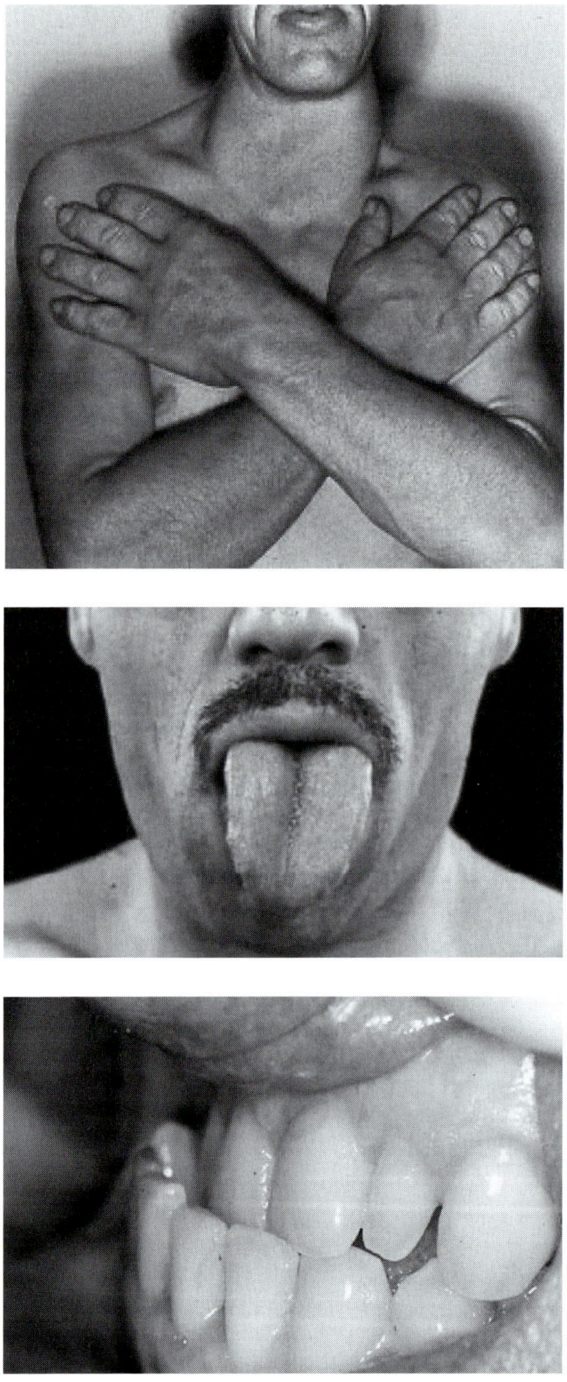

Abb. 5.5 Typische klinische Erscheinungsbilder bei Akromegalie: Struma nodosa, Makroglossie und Unterbiss können die Intubation zusätzlich erschweren (Quelle: PD Dr. M. Ventz, Medizinische Klinik, Schwerpunkt Endokrinologie, Charité Universitätsmedizin, Campus Mitte, Berlin, mit freundlicher Genehmigung).

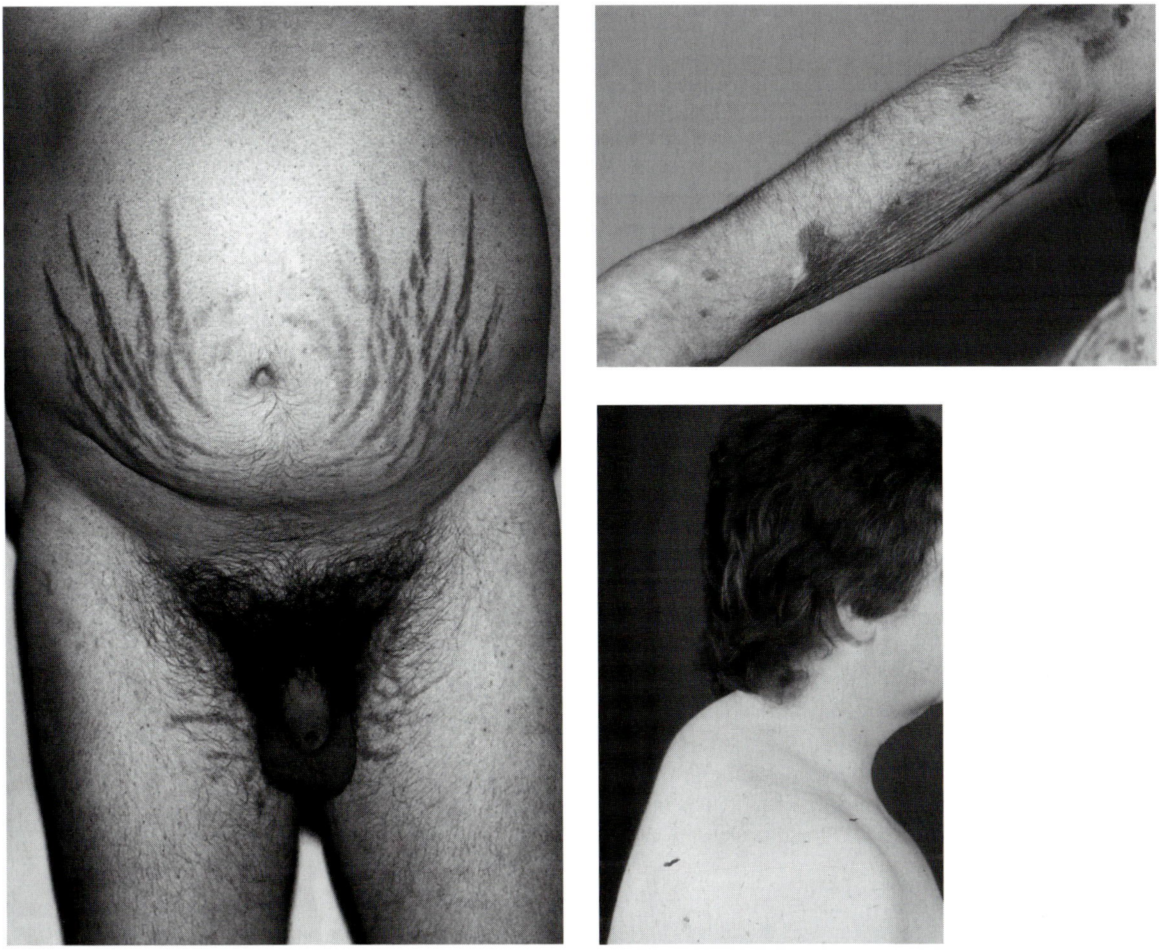

Abb. 5.6 Morbus Cushing: Stammfettsucht mit Striae, dünne Haut mit spontanen Hämatomen und fragilem Venenstatus, Büffelnacken, Vollmondgesicht (Quelle: PD Dr. M. Ventz, Medizinische Klinik, Schwerpunkt Endokrinologie, Charité Universitätsmedizin, Campus Mitte, Berlin, mit freundlicher Genehmigung).

## Operative Techniken

**Merke** Die Hypophyse kann über den transsphenoidalen, transethmoidalen und transkraniellen Zugang erreicht werden.

Bei intrasellär gelegenen Raumforderungen wird in ca. 95% der *transsphenoidale Zugang* bevorzugt. Die Mortalität wird mit <1% in der Literatur angegeben (Flohr u. Seufert 2007). Bei supraselläre Tumoranteilen kann eine Lumbaldrainage perioperativ erforderlich sein, um intraoperativ den intrakraniellen Druck passager zu erhöhen und damit einen Prolaps der Tumoranteile in die Fossa hypophysialis zu erreichen. Bei sehr großen Adenomen wird der subfrontale oder pterigonale *transkranielle Zugang* gewählt. Es besteht das Risiko, dass der Hypophysenstiel verletzt wird. Eine lebenslängliche Hormonsubstitution wird dann erforderlich. Postoperativ kann selten eine Epilepsie als Folge eines Traumas des Frontalhirns auftreten.

**Cave** Intraoperativ besteht ein erhöhtes Blutungsrisiko, sofern der Tumor den Sinus cavernosus oder die Karotiden infiltriert.

## Hypophysäre Dysfunktion als Begleiterkrankung

**Merke** Die perioperative Hormonsubstitution ist bei Patienten mit hypophysärer Dysfunktion wesentlich.

**Hypoadrenalismus.** Die physiologische tägliche Sekretionsrate von Hydrokortison beträgt beim Gesunden ohne Stress 10–15 mg/m$^2$ Körperoberfläche. Zur Glukokortikoidsubstitution bei ACTH-Mangel stehen folgende Regime zur Verfügung:

- Hydrokortison (10–20 mg morgens, 10 mg abends),
- Kortisonazetat (12,5–25 mg morgens, 12,5 mg abends) oder
- Prednisolon (2,5–5 mg morgens, evtl. 2,5 mg abends).

Im Krankheitsfall sollte die Dosis zumindest verdoppelt werden. Für die *elektive Hypophysenchirurgie* wird empfohlen:

- 50 mg Hydrokortison 8-stündlich am Operationstag,
- 25 mg 8-stündlich am 1. postoperativen Tag und
- 25 mg morgens am 2. Tag (Hurley u. Ho 2004).

Alternativ wird die kontinuierliche Infusion von 100–200 mg Hydrokortison am Tag der Operation und eine rasche Dosisreduktion anschließend empfohlen (Lüdecke 2003).

Wenn bei Patienten mit nachgewiesenem ACTH-Mangel postoperativ Komplikationen auftreten, z. B. Fieber oder Wundinfektionen, ist eine erneute Erhöhung der Glukokortikoiddosis notwendig. Unklar ist, ob Patienten ohne präoperativ nachgewiesenen ACTH-Mangel zwingend eine Glukokortikoidsubstitution benötigen. Das diagnostische Vorgehen zur Beurteilung der Hypophysenfunktion in der postoperativen Phase ist erschwert durch die Unzuverlässigkeit und Vielfalt der verschiedenen Testmethoden (Flohr u. Seufert 2007). Dabei bereitet insbesondere die kortikotrope und somatotrope Achse Schwierigkeiten. So empfehlen manche Autoren eine generelle Substitution von Hydrokortison bei Operationen an der Hypophyse, andere hingegen keine bei grenzwertiger ACTH-Produktion (Hurley u. Ho 2004, Inder u. Hunt 2002, Vance 2003).

**Hypothyreoidismus.** Die mittlere Substitutionsdosis bei thyreotroper Insuffizienz liegt bei 100–150 mg Levothyroxin. In der klinischen Routine wird die Substitutionstherapie üblicherweise am Operationstag unterbrochen und am 1. postoperativen Tag fortgeführt. Die Behandlung der Hypothyreose sollte möglichst 6 Wochen präoperativ beginnen. Patienten mit koronarer Herzerkrankung sind gefährdet, koronare Ischämien unter der Substitution zu erleiden. Die Therapieeinstellung muss daher langsam erfolgen. Liegt ebenfalls eine adrenale Insuffizienz vor, sollte zuvor die Substitution mit Glukokortikoiden erfolgen (Stathatos u. Wartofsky 2003).

**Hypogonadismus.** Spezifische Untersuchungen zur Modifikation der Therapie mit Sexualhormonen perioperativ liegen nicht vor. Da Östrogen- und Testosterontherapien häufig transdermal durchgeführt werden, ist die perioperative Fortführung unproblematisch.

**Wachstumshormonmangel.** Die Therapie der somatotropen Insuffizienz im Erwachsenenalter basiert auf den von der Deutschen Gesellschaft für Endokrinologie sowie der Growth Hormon Research Society formulierten Richtlinien (Strasburger et al. 1997). Die *Substitutionstherapie* wird mit 0,5–2 Einheiten/d von rekombinantem Wachstumshormon nach strengen Therapiekriterien durchgeführt. Spezifische Therapieempfehlungen für die perioperative Substitution liegen derzeit nicht vor (Hurley u. Ho 2004).

**Diabetes insipidus.** Für die Behandlung des Diabetes insipidus steht intranasal (10–20 mg/d) oder oral (0,1–0,2 mg/8 h) zu applizierendes Desmopressin (DDAVP = 1-Desamino-8-D-Arginin-Vasopressin) zur Verfügung. Die Dosis wird perioperativ fortgeführt. Alternativ steht die Applikation von Desmopressin s.c. oder i.v. zur Verfügung (1–4 mg/12 h).

Eine engmaschige Bilanzierung des Elektrolyt- und Wasserhaushalts und der Osmolalität des Serums und des Urins tragen zur Therapieoptimierung bei.

## 5.1.7 Anästhesiologische Konzepte

### Hypophysenchirurgie

#### Allgemeines Management

Grundsätzlich sind die Ziele einer adäquaten Anästhesie die hämodynamische Stabilität, die Aufrechterhaltung der zerebralen Oxygenierung, die Schaffung optimaler Bedingungen für die Operation, das Verhindern bzw. Beherrschen intraoperativer Komplikationen und eine kurze Aufwachphase, die eine rasche neurologische Beurteilung ermöglicht (Razis 1997, Nemergut et al. 2005).

**Prämedikation.** Beim Prämedikationsgespräch ist zu erwähnen, dass die Patienten nach der Operation wegen Einlage einer Nasentamponade die nasale Atmung erschwert ist. Die Prämedikation erfolgt nach hausinternen Standards. Die Gabe von *Glucopyronium* kann vorteilhaft sein, um die Sekretion im Nasopharynx zu reduzieren.

**Anästhesieverfahren.** Jegliches Anästhesieregime, das sich für intrakranielle Prozeduren eignet, kann für die Hypophysenchirurgie verwendet werden. Es ist weniger die Wahl des Anästhetikums als die aufmerksam durchgeführte Narkosetechnik entscheidend.

Wenn Zeichen eines erhöhten intrakraniellen Druckes vorhanden sind, ist grundsätzlich zu beachten, dass die Narkose ohne Lachgas erfolgt. Ebenso wird in halbsitzender Position auf Lachgas verzichtet, um Luftembolien zu vermeiden.

**Merke** Als besonders schmerzhafte Phase der Operation sind die Präparation der nasalen Mukosa und die Penetration der Sella turcica anzusehen.

Viele Operateure bevorzugen eine *Infiltration der nasalen Mukosa* mit einem Vasokonstriktivum zur Reduktion des Blutverlusts. Traditionell wurde Kokain mit Adrenalin verwendet, häufig kommt heute eine Mischung aus Lidocain (1 %) und Adrenalin (1 : 200 000) zur Anwendung. Eine Alternative besteht in der Einlage von Naphazolinnitrat (z. B. Privin) getränkten Tupfern. Ein passagerer Anstieg des Blutdrucks als Folge der systemischen Resorption von Adrenalin kann auftreten und die klinische Einschätzung der Narkosetiefe erschweren.

Um den starken Schmerzstimulus während dieser Operationsphase zu unterdrücken, hat sich die Titration von kurz wirksamen Opioiden bewährt (Schaffranietz et al. 2003).

Der *bilaterale maxilläre Block* (z. B. durch Injektion von 5 ml der Mischung von Lidocain 2 % und Bupivacain 0,5 %) ist als effektive Methode beschrieben worden, um hypertensive Phasen während der Präparationsphase zu unterdrücken (Chada et al. 1997).

**Lagerung.** Für die transsphenoidale Resektion wird die Rückenlage mit leicht erhöhtem Oberkörper bzw. eine halb sitzende Position bevorzugt. Die Arme werden beidseits angelagert, um zum einen die Position des C-Bogens für die radiologischen Kontrollen zu ermöglichen, andererseits um optimale Bedingungen für das operative Team zu schaffen. Der Kopf wird in einer Kopfschale fixiert und, sofern der Operateur sich seitlich zum Patienten positioniert, leicht ihm zugewandt. Auf einen Schutz der Augen ist zu achten. Transkranielle Resektionen werden in Rückenlage durchgeführt. Der Kopf bleibt in Mittellage beim subfrontalen Zugang. Beim pterionalen Zugang wird der Kopf seitlich gedreht. Eine Behinderung des venösen Rückstroms durch Kompression der Halsvenen ist zu vermeiden.

**Monitoring.** Das intraoperative Monitoring umfasst EKG, Pulsoxymetrie, Kapnografie und ein engmaschiges RR-Monitoring. Für die transsphenoidale Resektion wird nur bei Vorliegen von Begleiterkrankungen ein invasives RR-Monitoring angewendet. Da beide Arme angelagert werden, werden 2 periphervenöse Zugänge gelegt. Davon sollte zumindest einer für Blutentnahmen rückläufig sein, um intraoperative Hormonbestimmungen zu ermöglichen. Ob ein Blasenkatheter perioperativ notwendig ist, kann nach zu erwartender Operationsdauer entschieden werden. Für transkranielle Eingriffe sind die invasive RR-Messung und ein zentralvenöser Zugang obligatorisch. Als *Neuromonitoring* bietet sich die Ableitung visuell evozierter Potenziale (VEP) an (Chacko et al. 1996). Sie wird wegen des technischen Aufwands nur in wenigen Zentren routinemäßig angewendet. Außerdem werden VEP durch Narkotika beeinflusst, was die Interpretation intraoperativ beeinträchtigt.

**Merke** Sollte aufgrund starker Vaskularisation eines Tumors eine erhöhte Gefahr für eine Luftembolie bestehen, kann ein präkordialer Doppler oder die transösophageale Echokardiografie zur zeitnahen Detektion genutzt werden.

### Spezielles Management

**Atemwegsmanagement bei Akromegalie.** Aufgrund der anatomischen Veränderung ist bei Patienten mit Akromegalie von einem schwierigen Atemweg auszugehen. Es werden 4 Stadien unterschieden:

- Grad 1: keine anatomischen Veränderungen,
- Grad 2: Hypertrophie der nasalen und pharyngealen Mukosa,
- Grad 3: Glottisenge bzw. Parese der Stimmbänder,
- Grad 4: Kombination aus Grad 2 und 3.

Die *Maskenventilation* wird unter Zuhilfenahme eines Guedel-Tubus zumeist als unproblematisch beschrieben. Für das Stadium 3 und 4 wird die fiberoptische Wachintubation empfohlen (Lim et al. 2006). Sehr selten kann sich selbst diese problematisch gestalten (Hakala et al. 1998). Der routinemäßige Einsatz der Intubationslarynxmaske ist bei Akromegalie nicht ein Mittel der 1. Wahl. Die Rate falsch blinder Intubation auch nach Mehrfachversuchen ist zu hoch (18 %; Law-Koune et al. 2004).

**Merke** Die fiberoptische Intubation im Wachzustand gilt bei klinisch manifester Akromegalie als Verfahren der Wahl zur Sicherung der Atemwege.

**Cave** Die fiberoptische Intubation kann in seltenen Fällen unmöglich sein! Alle Verfahren zum Management des Difficult Airway inklusive Tracheotomieset müssen daher in greifbarer Nähe sein.

**Lumbaldrainage.** Manche Operateure bevorzugen die Anlage einer Lumbaldrainage bei Tumoren mit suprasellären Anteilen. Zur Anhebung des intrakraniellen Druckes können 10–30 ml NaCl 0,9 % appliziert werden. Postoperativ kann die Drainage genutzt werden, sofern eine Liquorfistel vorhanden ist. Auf eine korrekte Platzierung des Auffangbeutels ist strengstens zu achten, um einen Liquorüber- oder Liquorunterdruck zu vermeiden.

**Komplikationen.** Die Komplikationsrate bei *transsphenoidalen Eingriffen* liegt unter 1 %. Sehr selten tritt bei unübersichtlichen anatomischen Verhältnissen eine Verletzung der A. carotis interna oder als sehr schwerwiegende Komplikation eine Ponsverletzung auf. Bei *transkraniellen Eingriffen* kann es zu Verletzungen des Stirnhirns infolge der eingebrachten Retraktoren kommen. Es besteht die Gefahr der Verletzung der Karotiden, des Chiasma opticum und der Nn. olfactorii.

**Hormonsubstitution.** Siehe Abschnitt „Präoperative Evaluierung und Maßnahmen" (S. 213).

#### Hypopituitarismus als Begleiterkrankung

Das Management dieser Patienten bei elektiven Eingriffen beinhaltet die hormonelle Substitution (s. o.).

## 5.1.8 Postoperatives Management

Die sorgfältige Überwachung der respiratorischen Funktion, eine adäquate Schmerztherapie, die Kreislaufstabilität, ein adäquates Volumenmanagement und die frühzeitige Entdeckung möglicher Komplikationen prägen die unmittelbar postoperative Phase.

**Cave** Neu auftretende Visusminderung bzw. Einschränkungen des Gesichtfelds oder eine Bewusstseinsminderung können auf eine Nachblutung hinweisen.

Bei der *transsphenoidalen Resektion* wird eine Überwachung für ca. 2 h im Aufwachraum als ausreichend erachtet. Die Nasentamponaden werden häufig als unangenehm und schmerzhaft empfunden. Bei der Schmerztherapie (z. B. Metamizol in Kombination mit Opioiden) ist darauf zu achten, dass die neurologische Beurteilung nicht erschwert wird. Wesentlich ist, dass bei Verlegung keine Einschränkung der Atemwege besteht, die durch Blut im Nasopha-

sie Wachstum und Reifung des kindlichen Gehirns in utero, spielen eine wichtige Rolle bei der Bildung der individuellen Psyche, des Intellekts und der Persönlichkeit, sind maßgeblich an der Thermogenese und dem Energiestoffwechsel beteiligt. Sie sensibilisieren weiterhin durch Zunahme der Betarezeptoren die Erfolgsorgane für Katecholamine und führen zu einer Steigerung der kardialen Kontraktilität, der Herzfrequenz und des Herzminutenvolumens. Der periphere Widerstand nimmt dagegen ab. Darüber hinaus haben sie eine fördernde Wirkung auf den Kalzium- und Phosphatumsatz sowie eine hemmende Wirkung auf die Glykogen- und Proteinsynthese.

Neben den bisher genannten Hormonen wird in der Schilddrüse (C-Zellen) das Hormon Kalzitonin gebildet, das neben Parathormon ein Stellglied in einem Regelkreis zur Konstanthaltung des Blutkalziumspiegels darstellt (Kap. 5.3).

**Merke** Schilddrüsenhormone haben eine ubiquitäre Wirkung und spielen in der Funktion fast aller Organsysteme eine wichtige Rolle.

## 5.2.4 Pathophysiologie und Symptome

### Euthyreote Struma

**Definition.** Eine euthyreote Struma ist eine nicht entzündlich oder maligne bedingte Vergrößerung der Schilddrüse bei normaler Hormonproduktion.

**Ursachen.** In den meisten Fällen ist die euthyreote Struma endemisch und betrifft bis zu 30 % der Bevölkerung in Deutschland. Darüber hinaus kann es im Rahmen der Schwangerschaft, der Pubertät oder des Klimakteriums durch einen erhöhten Schilddrüsenhormonbedarf zu einer Struma kommen. Entscheidend dabei ist der Mangel an intrathyreoidalem Jod, der zu einer Aktivierung von lokalen Wachstumsfaktoren und letztlich zu einer Hyperplasie der Thyreozyten führt.

**Symptomatik.** Nach einer WHO-Einteilung wird die Struma in folgende Grade eingeteilt:

- 0: Schilddrüse zwar vergrößert, aber weder sicht- noch tastbar.
- 1: Vergrößerung tastbar, aber nicht sichtbar.
- 2: Vergrößerung tast- und sichtbar.
- 3: Vergrößerung auch von hinten sichtbar.

Die Diagnose kann aufgrund des klinischen Befunds bzw. mittels Sonografie gestellt werden, die Laborwerte (TSH, $T_3$, $T_4$) sind in der Regel normwertig. Problematisch wird die euthyreote Struma, wenn es zu trachealen Komplikationen wie einer Verdrängung der Trachea ohne oder mit Einengung (Stridor, Einflussstauung) oder zu einer Tracheomalazie kommt. Weiterhin kann es in Abhängigkeit von Strumaalter und -größe zu einer TSH-unabhängigen Autonomie kommen. Diese kann zu einer latenten Hyperthyreose führen, die bei der Zufuhr von Jod oder jodhaltigem Röntgenkontrastmittel eine klinisch manifeste Hyperthyreose auslösen kann. Eine weitere Komplikation liegt in der Entwicklung von kalten Knoten mit Karzinomrisiko (Paschke et al. 2010).

### Hypothyreose

**Definition.** Hypothyreose ist eine Unterversorgung des Organismus mit Schilddrüsenhormonen.

**Ursachen.** Die Ursache der *primären* Hypothyreose liegt im Unvermögen der Schilddrüse, den Hormonbedarf des Organismus zu decken. Verantwortlich hierfür sind neben angeborenen Ursachen und dem alimentären Jodmangel insbesondere die Hashimoto-Thyreoiditis, die operative Entfernung und Malignome der Schilddrüse. Eine *sekundäre* Hypothyreose resultiert aus einem Mangel an TSH bei Hypophysenvorderlappeninsuffizienz oder aus fehlender/herabgesetzter Stimulation des Regelkreises durch TRH bei Schädigung des Hypothalamus (seltene tertiäre Hypothyreose).

**Symptomatik.** 2 % der Bevölkerung in Deutschland sind als hypothyreot einzustufen (Lauven 1999). Aufgrund der zumeist langsamen Entstehung der *unspezifischen Symptome* wie Müdigkeit, Gedächtnisstörungen oder Heiserkeit werden subklinische Formen der Hypothyreose häufig übersehen (Murkin 1982). Erst im Rahmen manifester Formen der Unterfunktion, die durch Kälteintoleranz, trockene Haut und Myxödeme klinisch auffällig werden, fallen bei der kardiovaskulären Evaluation häufig Bradykardien und Hypotonien auf. Im *EKG* können eine abgeflachte T-Welle und eine Niedervoltage auftreten. Weiterhin kann es zu einer Verminderung des Herzzeitvolumens (HZV) um bis zu 40 % kommen. Eine Störung der renalen Ausscheidung, verbunden mit einer Einschränkung der intestinalen Resorption, kann zu einem intravasalen Volumenmangel und einer Elektrolytverschiebung führen (Roper et al. 1999). Beim heute seltenen, allerdings mit hoher Letalität belasteten Myxödemkoma kommt es zu folgenden Symptomen: Hypothermie, Hypoventilation mit Hypoxie/Hyperkapnie sowie Hypotonie und Bradykardie.

Tab. 5.4 fasst die wichtigsten Symptome der Hypothyreose zusammen.

**Merke** Eine Hypothyreose kann zu einer Bradykardie, einer Beeinträchtigung der myokardialen Kontraktilität und einer Verminderung des Herzzeitvolumens um bis zu 40 % führen.

### Hyperthyreose

**Definition.** Die Deutsche Gesellschaft für Endokrinologie hat den Begriff „Hyperthyreose“ als Symptomkomplex einer gesteigerten Schilddrüsenhormonwirkung an den peripheren Geweben definiert.

**Ursachen.** Die Ursachen der Hyperthyreose sind vielfältig. Neben einer vermehrten Freisetzung von Hormonen aus entzündlich verändertem Schilddrüsengewebe und in Ein-

Tab. 5.4 Klinische Symptome der Hypothyreose.

| Symptom |
|---|
| kardiovaskulär<br>• Sinusbradykardie<br>• Hypotonie<br>• EKG: abgeflachte T-Welle, kleine Amplitude |
| zentralnervös<br>• Müdigkeit, Antriebsarmut<br>• Gedächtnisstörungen |
| Heiserkeit |
| Obstipation |
| Kälteintoleranz, Hypothermie |
| trockene, kühle, teigige, blassgelbe Haut |
| sprödes, trockenes Haar |
| periorbitale, prätibiale Myxödeme |

zelfällen bei Schilddrüsenkarzinomen spielt bei der *primären* Hyperthyreose eine immunologisch bedingte Entzündung (Morbus Basedow) mit oder ohne Struma eine wichtige Rolle bei der Entstehung einer hyperthyreoten Stoffwechsellage (Inzidenz 40/100000/Jahr). Weiterhin kann es durch eine vermehrte exogene Zufuhr von Schilddrüsenhormonen (Hyperthyreosis factitia) oder durch Gabe von jodhaltigen Kontrastmitteln oder Medikamenten zu einer Hyperthyreose kommen. Diese tritt insbesondere bei vorbestehender Schilddrüsenautonomie auf. Unter *sekundärer* bzw. *tertiärer* Hyperthyreose versteht man eine durch vermehrte Produktion durch TSH bzw. TRH bedingte Hyperthyreose.

**Symptomatik.** Die Hyperthyreose spielt im Rahmen der perioperativen Versorgung aufgrund der pathophysiologischen Auswirkungen eine relevantere Rolle als die Hypothyreose (Herrmann 1999). So kommt es zu einer Sinustachykardie mit einer deutlichen Zunahme des HZV. Insbesondere bei Patienten mit vorgeschädigtem Herz kann sich eine ausgeprägte Linksherzinsuffizienz, verbunden mit einer Tachyarrhythmie und komplexen Herzrhythmusstörungen, entwickeln. Schwerste Hyperthyreosen im Sinne einer thyreotoxischen Krise führen zu ausgeprägten Beeinträchtigungen der zerebralen Funktion bis hin zum Koma und zu einem starken Katabolismus, verbunden mit einer respiratorischen Insuffizienz mit resultierender Indikation zur maschinellen Beatmung (Roper et al. 1999).

Folgende Stadien werden bei einer thyreotoxischen Krise unterschieden:

- Stadium 1: Tachykardie, Fieber bis 41 °C, psychomotorische Unruhe, Adynamie, Muskelschwäche, Erbrechen, Durchfälle,

Tab. 5.5 Klinische Symptome der Hyperthyreose.

| Symptom |
|---|
| Struma |
| kardiovaskulär<br>• Sinustachykardie<br>• Vorhofflimmern<br>• absolute Arrhythmie<br>• Herzinsuffizienz<br>• Extrasystolie<br>• Hypertonie |
| zentralnervös<br>• psychomotorische Unruhe<br>• Ermüdbarkeit<br>• Tremor<br>• ggf. Koma |
| Gewichtsverlust |
| Katabolismus von Eiweiß und Muskulatur |
| Muskelschwäche |
| gesteigerte Stuhlfrequenz, Diarrhö |
| Ophthalmopathie (Morbus Basedow) |
| warme, feuchte Haut |
| Wärmeintoleranz, Schweißausbrüche |

- Stadium 2: zusätzlich Bewusstseinsstörungen, Desorientiertheit,
- Stadium 3: zusätzlich Koma, ggf. Nebenniereninsuffizienz und Kreislaufversagen.

Eine Zusammenstellung der wichtigsten klinischen Symptome findet sich in Tab. 5.5.

**Merke** Eine Hyperthyreose kann zu einer ausgeprägten Linksherzinsuffizienz, verbunden mit Tachyarrhythmien und komplexen Herzrhythmusstörungen führen.

### 5.2.5 Präoperative Evaluierung und Maßnahmen

Im Rahmen der anästhesiologischen Vorbereitungen muss einerseits zwischen euthyreoter Struma sowie zwischen Hypo- und Hyperthyreose unterschieden werden, andererseits muss auch ein Unterschied zwischen operativen Eingriffen an der Schilddrüse und extrathyreoidalen Operationen gemacht werden.

**Intubationsschwierigkeiten.** Während bei Patienten mit extrathyreoidalen Eingriffen immer auch eine Regionalanästhesie in Erwägung gezogen werden sollte, ist bei der Durchführung einer Allgemeinanästhesie, so auch beim Vorliegen einer euthyreoten Struma, in ca. 3–8% mit Intubationsschwierigkeiten zu rechnen. Dies gilt insbesondere bei ausgedehnter Vergrößerung des Organs sowie bei retrosternalen Strumen. Als *Risikofaktoren* für eine schwierige endotracheale Intubation gelten neben einer durch die Struma bedingten Atemnot insbesondere die Trachealkompression und -deviation sowie eine karzinomatöse Struma. Die Größe der Struma spielt keine Rolle (Bouaggad et al. 2004). Aus den genannten Gründen sollte bei bestehendem Verdacht auf eine Trachealbeeinträchtigung eine *Tracheazielaufnahme* in Erwägung gezogen werden.

**Schilddrüsenwerte.** Bei Patienten mit klinischen Zeichen einer Hypo-/Hyperthyreose sollte präoperativ immer eine Bestimmung der Schilddrüsenwerte (TSH, $fT_3$, $fT_4$) vorgenommen werden, während insbesondere bei extrathyreoidalen Eingriffen und fehlender klinischer Symptomatik darauf verzichtet werden kann. Es wird empfohlen, die regelhafte Einnahme von Schilddrüsenhormonen perioperativ fortzusetzen. Aufgrund der langen Halbwertszeit der Hormone erscheint aber ein präoperatives Aussetzen der Einnahme vertretbar zu sein. Lediglich Patienten, die klinische Symptome einer Hypo- oder einer Hyperthyreose bieten, sollten – falls dies die gebotene Dringlichkeit der Operation erlaubt – einer entsprechenden präoperativen Einstellung der Schilddrüsenparameter unterzogen und die Operation verschoben werden.

**Operation bei Hyperthyreose.** Es wird zumeist gefordert, dass hyperthyreote Patienten präoperativ einer thyreostatischen Therapie unterzogen werden sollten (Pappert et al. 1995). Dieses Vorgehen dauert jedoch aufgrund der langen Halbwertszeit der Hormone bis zu Wochen. Um die kardiovaskulären Auswirkungen der Hyperthyreose zu minimieren, bietet sich außerdem die Gabe von Betablockern in der perioperativen Phase an. Der Forderung nach einer präoperativen thyreostatischen Therapie widerspricht eine Untersuchung, in der festgestellt wurde, dass es intraoperativ selbst bei einer deutlich über dem Normwert liegenden Schilddrüsenhormonkonzentration bei schonender Operation an der Schilddrüse zu keiner Freisetzung von Hormonen kommt (Hermann et al. 1994). Das Erreichen eines euthyreoten Zustands bei diesen Patienten scheint nicht zwangsläufig notwendig zu sein.

**Präoperative Untersuchungen.** Weiterhin ist es empfehlenswert, vor der Operation eine *Untersuchung der Stimmbänder* durchführen zu lassen, um eventuelle präoperative Stimmbandläsionen oder -dysfunktionen zu detektieren. Diese Untersuchung kann wertvolle Hinweise auf eine evtl. zu erwartende schwierige Intubation liefern.

Abgesehen von einem EKG, einem Röntgen des Thorax und einer *Laboruntersuchung,* die neben den Schilddrüsenwerten die Untersuchung von Blutbild, Elektrolyten inklusive Kalziumwerten und der Blutgerinnung beinhalten sollte, sind im Regelfall keine weiteren präoperativen Untersuchungen notwendig. Die Abnahme der Kalziumwerte präoperativ sollte erfolgen, um eine akzidentelle Entfernung der Nebenschilddrüsen während der Operation und dem nachfolgenden Hypoparathyreoidismus detektieren zu können.

> **Merke** Patienten, die klinische Zeichen einer Hypo- oder Hyperthyreose zeigen, sollten präoperativ möglichst einer Normierung der Schilddrüsenwerte unterzogen werden.

## 5.2.6 Anästhesiologische Konzepte

### Allgemeine Überlegungen

Operationen an der Schilddrüse werden in Intubationsnarkose durchgeführt. Prinzipiell ist die Beatmung auch mithilfe eine Larynxmaske denkbar, beinhaltet jedoch das Risiko der intraoperativen Dislokation. Nach der Intubation ist auf eine sorgfältige und sichere Fixierung und Ableitung des Tubus nach kranial zu achten. Weiterhin muss auf einen adäquaten Schutz der Augen, insbesondere beim Vorliegen eines Exophthalmus, geachtet werden.

Abgesehen von Patienten, bei denen eine gesicherte thyreotoxische Stoffwechsellage mit entsprechender Klinik besteht, reicht bei allen anderen Patienten ein großlumiger venöser Zugang aus.

**Rekurrensparese.** In der Schilddrüsenchirurgie besteht nach wie vor das Risiko einer Rekurrensparese. Im Rahmen einer Multicenterstudie konnte das Risiko für die Entstehung einer permanenten Rekurrensparese im Bereich von 0,8–1,7% quantifiziert werden. Besondere Risiken bestehen dabei in der Operation eines Karzinoms bzw. einer Rezidivoperation (Dralle et al. 2004).

Seit einigen Jahren steht das intraoperative Rekurrensmonitoring als Verfahren zur Verfügung, um die Identifikation des N. recurrens zu erleichtern und die Inzidenz von Paresen zu senken. Das Prinzip beruht auf der Prüfung des Reflexbogens zwischen N. vagus bzw. N. recurrens und seinem Erfolgsorgan, dem M. vocalis. Dabei werden die Nerven mit einer Sonde stimuliert und die ausgelösten Muskelaktionspotenziale werden als EMG am M. vocalis abgeleitet und in ein akustisches Signal transformiert. Eingesetzt werden einerseits Stich- oder Nadelelektroden, die durch das Lig. cricothyroideum direkt in den M. vocalis eingebracht werden, andererseits Oberflächenelektroden, die auf den Tubus aufgebracht werden. Hierbei muss auf eine exakte Tubusplatzierung geachtet werden, damit die Tubuselektroden Kontakt zum Stimmband haben und eine adäquate Ableitung des EMG möglich ist. Sofern intraoperativ ein Rekurrensmonitoring geplant ist, darf nach der Relaxierung für die Intubation keine weitere intraoperative Relaxierung des Patienten erfolgen, da sonst eine Ableitung des EMG verhindert wird. Die derzeitige Studienlage spricht dafür, dass mithilfe des Rekurrensmonitorings die Rate der Rekurrensparese reduziert werden kann. Aus diesem Grunde wurde die Empfehlung zur Rekurrensdarstellung in die Leitlinien der Deutschen Gesellschaft für Chirurgie aufgenommen.

**Merke** Zur Reduktion von Rekurrensparesen steht ein intraoperatives Rekurrensmonitoring zur Verfügung.

## Euthyreote Struma

Die euthyreote Struma stellt an sich keine Operationsindikation dar. Deshalb ist die primäre Therapie in der Regel auch konservativ und besteht – sofern keine Schilddrüsenautonomie vorliegt – aus einer Jodid-Substitution, ggf. in Kombination mit $LT_4$.

Eine Operationsindikation ergibt sich bei großen Knotenstrumen und insbesondere bei drohender Beeinträchtigung der Halsorgane, wie der Trachea und der Gefäße, und bei Strumen mit autonomen Arealen. Darüber hinaus wird bei kalten Knoten mit dem Verdacht auf eine Malignität eine Hemithyroidektomie durchgeführt. Bei einer Rezidivstruma, erhöhtem Operationsrisiko und bei multifokaler Autonomie kann auch eine Radiojodtherapie in Erwägung gezogen werden, mit der ein Verkleinerungseffekt auf bis zu 50% des Ausgangsvolumens erreicht werden kann.

### Anästhesiologisches Management

Aufgrund der euthyreoten Stoffwechsellage sind keine endokrinologisch bedingten Komplikationen zu erwarten. In Abhängigkeit der Größe der Struma muss mit einer Trachealkompression/-deviation gerechnet werden. Aus diesen Gründen ist eine sorgfältige präoperative Untersuchung der Atemwege, ggf. auch durch eine Tracheazielaufnahme, notwendig. Die Durchführung eines intraoperativen Rekurrensmonitorings ist in Absprache mit den operativen Kollegen indiziert, insbesondere bei großen Strumen, Rezidivoperationen oder bei Verdacht auf eine maligne Entartung kalter Knoten.

## Hypothyreose

**Milde Formen.** Aufgrund der schleichenden Entwicklung werden milde Formen der Hypothyreose leicht übersehen, führen aber im Rahmen der anästhesiologischen Versorgung im Allgemeinen zu keinen relevanten Problemen. Die Inzidenz von perioperativen Komplikationen durch die Hypothyreose ist gering und äußert sich allenfalls in einem gehäuften Auftreten von *intraoperativer Hypotension* sowie leicht beherrschbaren Formen von postoperativen gastrointestinalen und neuropsychiatrischen Komplikationen (Ladenson et al. 1984). Weiterhin scheinen auch milde Formen der Hypothyreose in einigen Fällen zu einer Verlängerung der Aufwachphase zu führen sowie zu Elektrolytstörungen und Blutungskomplikationen, ohne dass es dadurch zu einer Verlängerung des Krankenhausaufenthalts oder der Mortalität kommt (Weinberg et al. 1983).

**Manifeste Formen.** Bei ausgeprägten Formen einer Hypothyreose kann es allerdings zu erheblichen kardiovaskulären Veränderungen kommen. Hier stehen *Bradykardie und Hypotension* im Vordergrund.

Soweit es die Dringlichkeit der Operation erlaubt, sollten Patienten mit manifester Hypothyreose durch die orale Substitution von Schilddrüsenhormonen in eine euthyreote Stoffwechsellage gebracht werden. In Ausnahmefällen kann eine i.v. Applikation von Schilddrüsenhormonen erforderlich sein (Murkin 1988).

### Anästhesiologisches Management

Eine Veränderung der Pharmakokinetik oder -dynamik der Anästhetika oder Sedativa durch die Hypothyreose per se konnte bisher nicht festgestellt werden. Vielmehr scheinen Reaktionen wie eine verzögerte Aufwachphase und eine gesteigerte Sensibilität gegenüber Sedativa und Analgetika durch die vorbestehenden metabolischen Veränderungen begründet zu sein. Die Dosis der medikamentösen *Prämedikation* sollte reduziert werden. Aus den genannten Gründen stehen sowohl für die Einleitung der Narkose als auch für die Aufrechterhaltung alle Substanzen zur Verfügung, die angepasst an die klinische Situation des Patienten eingesetzt werden sollten. Hierbei sind insbesondere eventuelle kardiovaskuläre Symptome des Patienten zu beachten.

**Auswahl der Anästhetika.** Bei der Auswahl der Anästhetika sollten insbesondere Substanzen berücksichtigt werden, die eine kurze Halbwertszeit aufweisen (z.B. Propofol) oder im Falle der Anwendung von volatilen Anästhetika durch einen niedrigen Blut-Gas-Koeffizienten (Sevofluran, Desfluran) eine schnelle Abflutung gewährleisten. Beim Einsatz von Muskelrelaxanzien sollte ein neuromuskuläres Monitoring durchgeführt werden. Bei extrathyreoidalen Eingriffen und bestehender Hypothyreose sollte die Durchführung einer Regionalanästhesie erwogen werden.

**Besonderheiten.** Im Rahmen der endotrachealen Intubation ist aufgrund einer evtl. bestehenden Struma sowie einer möglichen myxödematösen Schwellung der Zunge und der Stimmbänder bei ausgeprägten Formen der Hypothyreose mit *Intubationsproblemen* zu rechnen. Bei vorbestehender chronischer Obstipation sollte die Indikation für eine Rapid Sequence Induction großzügig gestellt werden, um das Risiko einer *Aspiration* zu vermindern. Weiterhin sollte intra- und auch postoperativ eine *Messung der Körpertemperatur* durchgeführt werden, da aufgrund des reduzierten Grundumsatzes die Gefahr einer Hypothermie deutlich erhöht ist.

## Hyperthyreose

Bei Patienten mit einer Hyperthyreose muss im Rahmen der perioperativen Versorgung mit einer erhöhten Inzidenz von Komplikationen gerechnet werden.

**Thyreotoxische Krise.** Da es bei unbehandelten hyperthyreoten Patienten zu einer thyreotoxischen Krise mit Erhöhung der Körpertemperatur kommen kann, ist dieses Krankheitsbild differenzialdiagnostisch von einer malignen Hyperthermie abzugrenzen (Peters et al. 1981). Zur Stadieneinteilung einer thyreotoxischen Krise s. S. 221. Die thyreotoxische Krise hat unbehandelt eine Letalität von bis zu 50%.

**Merke** Thyreotoxische Krisen mit Beeinträchtigung der zerebralen Funktion gelten inzwischen als absolute Operationsindikation (Herrmann 1999).

### Anästhesiologisches Management

Bei Patienten mit Hyperthyreose sollte die Therapie mit Thyreostatika und ggf. Betablockern unbedingt fortgeführt werden. Weiterhin sollten diese Patienten eine ausreichende medikamentöse *Prämedikation* mit Benzodiazepinen erhalten. Eine perioperative Applikation von Glukokortikoiden zur Therapie der relativen Nebennierenrindeninsuffizienz einerseits und zur Verhinderung der Konversion von $T_4$ zu $T_3$ sollte in Erwägung gezogen werden.

**Auswahl der Anästhetika.** Im Rahmen der Narkoseführung sollte auf den Einsatz von Medikamenten mit vagolytischer Wirkung (z. B. Atropin) oder sympathomimetischer Wirkung (z.B. Ketamin) verzichtet werden. Auf eine ausreichende perioperative Volumen- und Elektrolytsubstitution ist vor dem Hintergrund der vasodilatierenden Effekte von Anästhetika, wie z.B. Isofluran, zu achten, da hyperthyreote Patienten häufig eine Hypovolämie aufweisen. Grundsätzlich ist jedoch anzumerken, dass bisher für kein anästhesiologisches Verfahren eine Überlegenheit bei Hyperthyreose nachgewiesen werden konnte. Aus diesem Grunde ist die Durchführung sowohl einer balancierten als auch einer i.v. Anästhesie prinzipiell möglich. Es sollten zur endotrachealen Intubation gut steuerbare, kurz wirksame Muskelrelaxanzien eingesetzt werden.

**Besonderheiten.** Ähnlich wie bei hypothyreoten Patienten sollte auch bei einer Hyperthyreose eine durchgehende Überwachung der *Körpertemperatur* stattfinden, da eine sich entwickelnde Hyperthermie das erste Zeichen einer thyreotoxischen Krise darstellen kann (Peters et al. 1981).

Die Applikation von *Amiodaron*, das eine mehrfach erhöhte Dosis des am Tag benötigten Jods freisetzt, kann sowohl zu einer Hyper- als auch zu einer Hypothyreose führen, da Amiodaron die Synthese von $T_4$ hemmen oder fördern kann und die Konversion von $T_4$ zu $T_3$ inhibiert. Bei 10% der Patienten, die Amiodaron erhalten, kommt es zu einer Schilddrüsendysfunktion (Gozal et al. 1994).

**Cave** Eine thyreotoxische Krise kann aufgrund der Zunahme der Körpertemperatur mit einer malignen Hyperthermie verwechselt werden.

## 5.2.7 Postoperatives Management

Bei der Extubation des Patienten sollte kräftiges Husten vermieden werden. Abgesehen von Patienten, die aufgrund einer perioperativen thyreotoxischen Krise eine intensivmedizinische Behandlung benötigen, können alle Patienten postoperativ über den Aufwachraum auf die periphere Station verlegt werden. Im Aufwachraum ist auf eine Aufrechterhaltung der *Normothermie* zu achten. Einem zusätzlichen Wärmeverlust kann durch die Anwendung von konvektiver Wärme begegnet werden.

**Chirurgische Komplikationen.** An chirurgischen Komplikationen ist neben einer *Rekurrensparese* insbesondere auf eine eventuelle *Nachblutung* zu achten. Insbesondere aufgrund der Lokalisation des Operationsgebiets im Halsbereich kann eine akute Nachblutung schnell zur Dyspnoe führen und eine notwendige Intubation für eine Revisionsoperation durch eine Trachealkompression deutlich erschweren. Aus diesem Grunde sollten Patienten mindestens 2 h im Aufwachraum überwacht werden.

**Merke** Kommt es im Rahmen einer Nachblutung zur genannten Trachealkompression, stellt die Eröffnung der Strumektomiewunde mit Entlastung der Blutung nach außen eine erste Sicherung des Atemwegs vor der direkt folgenden Reintubation dar.

Weiterhin muss bei Operationen an der Schilddrüse immer mit einer Verletzung oder auch akzidentellen Entfernung der *Nebenschilddrüsen* gerechnet werden. Die Symptome und möglichen therapeutischen Möglichkeiten des resultierenden Hypoparathyreoidismus werden im Kap. 5.3 geschildert.

**Schmerztherapie.** Zur postoperativen Schmerztherapie kann bereits am Ende der Operation durch den Chirurgen eine Wundinfiltration mit Lokalanästhetika (z. B. 10 ml Bupivacain 0,5%) durchgeführt werden. Die Schmerztherapie im Aufwachraum sollte immer aus einer *Kombination* von Nichtopioidanalgetika und Opioiden bestehen. Die Therapie mit Nichtopioidanalgetika (z.B. Novaminsulfon) sollte bereits intraoperativ begonnen werden.

**Merke** Postoperativ ist auf Anzeichen einer akuten Nachblutung sowie auf eine suffiziente Schmerztherapie zu achten.

**Kernaussagen**

- Schilddrüsenhormone haben eine ubiquitäre Wirkung und spielen in der Funktion fast aller Organsysteme eine wichtige Rolle.
- Eine Hypothyreose kann zu einer Bradykardie, einer Beeinträchtigung der myokardialen Kontraktilität und einer Verminderung des Herzzeitvolumens um bis zu 40% führen.
- Eine Hyperthyreose kann zu einer ausgeprägten Linksherzinsuffizienz, verbunden mit Tachyarrhythmien und komplexen Herzrhythmusstörungen, führen.
- Patienten, die klinische Zeichen einer Hypo- oder Hyperthyreose zeigen, sollten präoperativ möglichst einer Normierung der Schilddrüsenwerte unterzogen werden.
- Präoperativ sollten mögliche Intubationsschwierigkeiten bei Trachealkompression bedacht und eine Untersuchung der Stimmbänder veranlasst werden.
- Zur Vermeidung von intraoperativen Schädigungen

des N. recurrens sollte regelhaft ein Neuromonitoring eingesetzt werden.
- Sowohl bei hypothyreoten als auch bei hyperthyreoten Patienten muss perioperativ sorgfältig auf die Körpertemperatur geachtet werden.
- Postoperativ ist auf Anzeichen einer akuten Nachblutung sowie auf eine suffiziente Schmerztherapie zu achten.

### Literatur

Bouaggad A, Nejmi SE, Bouderka MA et al. Prediction of difficult tracheal intubation in thyroid surgery. Anesth Analg 2004; 99: 603–606

Dralle H, Sekulla C, Haerting J et al. Risk factors of paralysis and functional outcome after recurrent laryngeal nerve monitoring in thyroid surgery. Surgery 2004; 136: 1310–1322

Gozal Y, Shapira SC, Gozal D et al. Bupivacaine wound infiltration in thyroid surgery reduces postoperative pain and opioid demand. Acta Anaesthesiol Scand 1994; 38: 813–815

Hermann M, Richter B, Roka R et al. Thyroid surgery in untreated severe hyperthyroidism: perioperative kinetics of free thyroid hormones in the glandular venous effluent and peripheral blood. Surgery 1994; 115: 240–245

Herrmann J. Operative and anesthesiologic problems in hyperthyroidism from the viewpoint of the internist. Anästhesiol Intensivmed Notfallmed Schmerzther 1999; 34: 39–43

Ladenson PW, Levin AA, Ridgway EC et al. Complications of surgery in hypothyroid patients. Am J Med 1984; 77: 261–266

Lauven PM. Hyperfunction and hypofunction of the thyroid gland. Anästhesiol Intensivmed Notfallmed Schmerzther 1999; 34: 33

Loh KC. Amiodarone-induced thyroid disorders: A clinical review. Postgrad Med J 2000: 133–140

Murkin JM. Anesthesia and hypothyroidism: a review of thyroxine physiology, pharmacology, and anesthetic implications. Anesth Analg 1982; 61: 371–383

Pappert D, Roissant R, Streich R. Anästhesie und Schilddrüse. Anästh Intensivmed 1995; 36: 327–335

Paschke R, Schmid KW, Gärtner R et al. Epidemiologie, Pathophysiologie, leitliniengerechte Diagnostik und Therapie des Schilddrüsenknotens. Med Klin 2010; 105: 80–7

Peters KR, Nance P, Wingard DW. Malignant hyperthyrodism or malignant hyperthermia? Anesth Analg 1981; 60: 613–615

Roper A, Lauven PM, Lehmann L. Hyperfunction and hypofunction of the thyroid gland from the anesthesiologist's viewpoint. Anästhesiol Intensivmed Notfallmed Schmerzther 1999; 34: 34–37

Weinberg AD, Brennan MD, Gorman CA et al. Outcome of anesthesia and surgery in hypothyroid patients. Arch Intern Med 1983; 143: 893–897

# 5.3 Nebenschilddrüse und Kalziumstoffwechsel

*A. Gottschalk*

## 5.3.1 Einleitung

Die erste Dokumentation der Existenz der Nebenschilddrüsen datiert aus dem Jahre 1850, als Sir Richard Owen bei der Autopsie eines Rhinozerus die Nebenschilddrüsen beschrieb. Erst 30 Jahre später erfolgte eine illustrierte anatomische und histologische Beschreibung der Nebenschilddrüse durch einen schwedischen Medizinstudenten. Die erste erfolgreiche Resektion eines Adenoms der Nebenschilddrüse wurde im Jahre 1925 durch Felix Mandl in Wien durchgeführt (Mihai u. Farndon 2000).

## 5.3.2 Epidemiologie

Die Inzidenz des primären Hyperparathyreoidismus wird auf ca. 25 von 100000 geschätzt, wobei die Mehrzahl der Patienten asymptomatisch ist. Die Häufigkeit ist bei Frauen ca. doppelt so hoch wie bei Männern. Die meisten Patienten sind älter als 40 Jahre.

## 5.3.3 Physiologie

### Kalziumhomöostase

99% (ca. 1000g) des im Körper enthaltenen Kalziums wird beim Menschen im Knochen gespeichert. 0,9% des im Körper befindlichen Kalziums ist intrazellulär gespeichert und hat neben der Aufrecherhaltung der zellulären strukturellen Integrität verschiedene Funktionen, so u.a. als intrazellulärer Second Messenger, im Rahmen der Zellteilung und bei der Entstehung der Aktionspotenziale. Lediglich 0,1% des gesamten im Körper enthaltenen Kalziums befindet sich in der Extrazellulärflüssigkeit und spielt dort eine wichtige Rolle bei der Blutgerinnung, der muskulären Kontraktion sowie der interzellulären Adhäsion. Das extrazelluläre Kalzium liegt in 3 verschiedenen Formen vor:
- zu ca. 50% als nichtionisiertes, proteingebundenes Kalzium (80% an Albumin, 20% an Globulin),
- komplexgebunden an Anionen wie Bikarbonat, Citrat und Phosphat (ca. 5%) und
- als ionisiertes zweiwertiges Kation (ca. 45%).

Das extrazelluläre ionisierte Kalzium ($Ca^{2+}$) liegt in einer Konzentration von 1,0–1,3mmol/l (Gesamtkalzium 2,2–2,65mmol/l) vor und beeinflusst sämtliche physiologische Effekte der Kalziumhomöostase. Die Konzentration des ionisierten Kalziums wird jedoch stark von pH-Wert-Änderungen beeinflusst. So bewirkt eine pH-Wert-Verschiebung von ca. 0,1 eine Änderung des Kalziumwerts von 0,05 mmol/l. Eine Alkalose führt zu einer Erniedrigung des Kalziums (Hyperventilationstetanie), während eine Azidose den Anstieg des Kalziumspiegels bewirkt. Ein übergeordnetes Hormon, das die Sekretion von *Parathormon* steuert, ist nicht bekannt. Vielmehr ist davon auszugehen, dass kleine Veränderungen in der Konzentration des ionisierten Kalziums eine entsprechende Änderung der Sekretion von Parathormon auslösen. So führt bereits eine milde Hypokalzämie zu einer vermehrten Sekretion von Parathormon in der Nebenschilddrüse bei einer gleichzeitig reduzierten Sekretion von *Kalzitonin* in den C-Zellen der Schilddrüse.

Der Tagesbedarf an Kalzium liegt beim Erwachsenen bei ca. 1000 mg, bei Jugendlichen, Schwangeren, in der Stillzeit, postmenopausal und bei Männern älter 65 Jahre jedoch bei 1500 mg.

**Merke** Lediglich 0,1 % des gesamten im Körper enthaltenen Kalziums befindet sich in der Extrazellulärflüssigkeit und spielt dort eine wichtige Rolle bei der Blutgerinnung, der muskulären Kontraktion sowie der interzellulären Adhäsion.

### Parathormon und Kalzitonin

**Parathormon.** In den zumeist 4 (bis maximal 8) Nebenschilddrüsen (auch Epithelkörperchen genannt) mit einem Durchmesser von 8 mm und einem Gewicht von 20–50 mg wird Parathormon, ein kettenförmiges Protein, gebildet. Die Halbwertszeit des Parathormons beträgt nur 3 min. Diese kurze Halbwertszeit kann man sich insbesondere bei der Entfernung der Nebenschilddrüsen zunutze machen, indem der Abfall des Hormons überprüft werden kann. Stimuliert wird die Parathormonsekretion durch einen Abfall des ionisierten Kalziums auf Werte unter 1,25 mmol/l. Parathormon ist neben dem in den C-Zellen der Schilddrüse gebildeten Kalzitonin für die Regulationsvorgänge im Kalzium- und Phosphathaushalt verantwortlich. Parathormon führt zu einem Anstieg des Plasmakalziumspiegels. Diese Wirkung entsteht im Wesentlichen durch 2 Mechanismen:

- Inhibierung der Osteoblastenaktivität und Stimulierung der Osteoklastentätigkeit und somit Herauslösen von Kalzium- und Phosphationen aus der Knochensubstanz,
- Steigerung der Reabsorption von Kalzium in der Niere.

Trotz des Herauslösens von Phosphat aus der Knochensubstanz führt Parathormon in physiologischen Konzentrationen nicht zu einem Anstieg des Phosphatspiegels im Plasma, da zugleich die Ausscheidung von Phosphationen im Tubulussystem der Niere gesteigert wird. Weiterhin reguliert Parathormon die Synthese von 1,25-Dihydroxycalciferol (Vitamin $D_3$) in der Niere, das wiederum zu einer Steigerung der gastrointestinalen Absorption von Kalzium führt. Darüber hinaus steigert Vitamin $D_3$ gleichermaßen die tubuläre Reabsorption von Kalzium und Phosphat in der Niere.

**Merke** Parathormon führt zu einer Steigerung des Plasmakalziumspiegels.

**Kalzitonin.** Kalzitonin, das in den C-Zellen der Schilddrüse gebildet wird und aus 32 Aminosäuren besteht, senkt den Kalziumspiegel, indem es die Freisetzung von Kalzium aus dem Knochen hemmt und die Ausscheidung von Kalzium über die Niere steigert. Hohe Kalziumspiegel fördern und niedrige Kalziumspiegel hemmen die Sekretion von Kalzitonin. Allerdings ist die exakte physiologische Rolle von Kalzitonin noch ungeklärt, da Kalzitonin nach einer totalen Schilddrüsenresektion nicht substituiert werden muss und auch ein extremer Anstieg von Kalzitonin im Rahmen eines medullären Schilddrüsenkarzinoms keinen ausgeprägten Einfluss auf den Kalziumhaushalt hat.

**Merke** Eine totale Schilddrüsenresektion und ein medulläres Schilddrüsenkarzinom haben keinen ausgeprägten Einfluss auf den Kalziumhaushalt.

## 5.3.4 Pathophysiologie und Symptomatik

### Primärer Hyperparathyreoidismus

Das Krankheitsbild des primären Hyperparathyreoidismus resultiert aus einer Überfunktion der Nebenschilddrüse, d. h. einer vermehrten Bildung von Parathormon. Zugrunde liegt zumeist ein solitäres Adenom (80%); multiple Adenome werden bei 5% der Patienten vorgefunden. In ca. 15% der Fälle liegt eine Hyperplasie der Epithelkörperchen vor. Bei lediglich 1% der Patienten ist ein Karzinom der Nebenschilddrüse die Ursache. Für die Operation ist relevant, dass ca. 80% der Nebenschilddrüsenadenome hinter der Schilddrüse liegen, während 10% im vorderen Mediastinum lokalisiert sind.

**Cave** 5 % der Patienten mit primärem Hyperparathyreoidismus weisen multiple Adenome der Nebenschilddrüse auf.

Die gesteigerte Sekretion von Parathormon bewirkt infolge der verstärkten intestinalen Absorption von Kalzium aus dem Darm, des gesteigerten Knochenabbaus sowie durch eine reduzierte Ausscheidung von Kalzium mit dem Urin einen Anstieg des Kalziumspiegels im Plasma.

#### Klinische Symptome

Das klassische Bild eines Hyperparathyreoidismus im Sinne von *„Stein-, Bein-, Magenpein"* kommt heute nur noch selten vor. Vielmehr treten zahlreiche unspezifische Symptome auf, deren richtige diagnostische Einordnung insbesondere bei älteren Patienten erhebliche Schwierigkeiten bereiten kann.

**Renale Manifestationen.** Ein Großteil der Patienten mit primärem Hyperparathyreoidismus ist klinisch asymptomatisch oder zeigt nur milde klinische Symptome. Während in der Vergangenheit ca. 70% der Patienten renale Probleme aufwiesen, konnte diese Inzidenz durch die frühe Diagnose auf 30–40% gesenkt werden. Auf renaler Ebene kann es im Rahmen des Hyperparathyreoidismus zu Nephrolithiasis, Nephrokalzinose sowie zur Tubulusazidose, Glykosurie und einer Polyurie kommen. Der Zusammenhang zwischen Hyperkalzurie und der Entstehung einer Nephrolithiasis bleibt weiterhin ungeklärt, da es keine direkte Korrelation zwischen der Hyperkalzurie und der Bildung von Nierensteinen gibt. In fortgeschrittenen Fällen kann es zur Niereninsuffizienz kommen.

**Knochenmanifestationen.** Sie können in bis zu 50% der Fälle auftreten. Hierbei kommt es durch eine vermehrte Osteoklastentätigkeit zu Osteopenie und Osteoporose sowie zu Periarthritis, Chondrokalzinose, Synovitiden und perikapsulären Kalzifikationen. Die Patienten klagen häufig über Wirbelsäulen- und Gliederschmerzen. Laborchemisch kommt es bei Knochenbeteiligung zum Anstieg der alkalischen Phosphatase und der Ausscheidung von Hydroxyprolin.

**Gastrointestinale Manifestationen.** Im Gastrointestinaltrakt können in eher seltenen Fällen peptische Ulzerationen infolge eines primären Hyperparathyreoidismus, der zu einer Stimulation der Gastrinbildung führt, entstehen. Häufiger sind unspezifische Symptome wie Anorexie, Übelkeit, Erbrechen, Obstipation und abdominelle Schmerzen. Wenngleich der kausale Zusammenhang noch fragwürdig zu sein scheint, weisen 25% der Patienten mit primärem Hyperparathyreoidismus eine Pankreatitis auf.

**Kardiovaskuläre Manifestationen.** Es konnte auch festgestellt werden, dass Patienten mit einem primären Hyperparathyreoidismus eine erhöhte Inzidenz von *arteriellem Hypertonus* (ca. 30% der Patienten) und aufgrund der Störungen der neuromuskulären Übertragung *Herzrhythmusstörungen* aufweisen. Im EKG kann es zu einer Verkürzung des PR- und QT-Intervalls kommen.

> **Merke** Der primäre Hyperparathyreoidismus kann zu arteriellem Hypertonus, Herzrhythmusstörungen sowie zu einer Verkürzung des PR- und QT-Intervalls im EKG führen.

**Neurologische Manifestationen.** Im Bereich von *neurologischen Symptomen* kommt es auch zu sehr unspezifischen Veränderungen, wie z. B. Depressionen, Müdigkeit, Apathie, Konfusion und Psychosen. Im Rahmen einer *hyperkalzämischen Krise* (häufig getriggert durch längere Bettlägrigkeit sowie die Behandlung mit Kalzium, Vitamin D oder Thiaziden) können folgende schwere Symptome auftreten:

- Polyurie, Niereninsuffizienz,
- Exsikkose, Adynamie,
- schwere psychotische Erscheinungen, Somnolenz, Koma,
- Herzrhythmusstörungen.

Unbehandelt kann die hyperkalzämische Krise zu Nierenversagen und Herzrhythmusstörungen bis hin zum letalen Ausgang (bis zu 50%) führen.

**Endokrinologische Manifestationen.** Außerdem ist bei Patienten mit einem primären Hyperparathyreoidismus immer auch an das Bestehen einer *multiplen endokrinen Neoplasie (MEN)* zu denken. Im Rahmen von MEN I kommt es zu einer Kombination aus Adenomen der Hypophyse, der Pankreasinselzellen und der Nebenschilddrüse, während beim MEN IIa eine Kombination aus C-Zell-Karzinom, Phäochromozytom und Hyperparathyreoidismus auftritt.

Eine Übersicht über die Symptome des primären Hyperparathyreoidismus findet sich in Tab. 5.6.

**Diagnostik.** Die Diagnose des primären Hyperparathyreoidismus erfolgt durch eine Bestimmung von Kalzium und Phosphat im Serum oder auch durch eine Messung des Parathormons mithilfe eines Radioimmunassays. Es muss bei der Diagnose einer Hyperkalzämie jedoch beachtet werden, dass lediglich in 40–50% ein primärer Hyperparathyreoidismus zugrunde liegt. *Differenzialdiagnostisch* sind auch maligne Tumorleiden, wie Karzinome oder Sarkome, sowie Morbus Boeck, Morbus Addison, Vitamin-D-Intoxikationen oder auch eine Immobilisation für einen Anstieg des Kalziumspiegels verantwortlich zu machen.

Tab. 5.6 Allgemeine klinische Symptome bei Patienten mit primärem Hyperparathyreoidismus.

| Symptom |
|---|
| **kardiovaskuläre Symptome** |
| • Hypertonie |
| **zentralnervöse Symptome** |
| • Müdigkeit, Abgeschlagenheit |
| • Konfusion |
| • Lethargie |
| • depressive Verstimmung |
| **gastrointestinale Symptome** |
| • Übelkeit, Erbrechen |
| • abdominelle Schmerzen |
| • Anorexie |
| **muskuloskelettale Symptome** |
| • Knochenschmerzen |
| • Arthritis |
| • pathologische Frakturen |
| **renale Symptome** |
| • Polyurie |
| • Rückenschmerzen |
| • Hämaturie |
| • Nierensteine, Nierenkolik |
| • Niereninsuffizienz |

### Sekundärer Hyperparathyreoidismus

Der sekundäre Hyperparathyreoidismus entsteht durch eine reaktiv erhöhte Sekretion von Parathormon bei chronisch niedrigem Plasmakalziumspiegel. Die meisten Patienten mit chronischem dialysepflichtigem *Nierenversagen* entwickeln einen sekundären Hyperparathyreoidismus. Aufgrund einer entsprechend frühen Behandlung dieser Patienten mit der Gabe von Vitamin D und Kalzium kommt es nur selten zu einer Notwendigkeit, diese Patienten durch eine Resektion der Nebenschilddrüsen operativ zu therapieren. *Weitere Ursachen* der Entstehung eines sekundären Hyperparathyreoidismus bei normaler Nierenfunktion sind der Vitamin-D-Mangel (mangelnde Sonnenlichtexposition, Leberzirrhose, Cholestase), das Malassimilationssyndrom mit verminderter Kalziumresorption und der Pseudohypoparathyreoidismus infolge einer Resistenz der Endorgane des Parathormons.

#### Klinische Symptome

Die klinischen Symptome der Patienten mit sekundärem Hyperparathyreoidismus sind – insbesondere auch vor dem Hintergrund, dass dialysepflichtige Patienten häufig Symptome unterschiedlichster Intensität und Frequenz aufweisen – sehr unspezifisch und oft variabel. Oft sind sie nicht von den Symptomen der Grundkrankheit zu unterscheiden. Knochenschmerzen treten gehäuft auf.

#### Diagnostik

Die Diagnostik erfolgt durch Messung von Parathormon sowie der Phosphat- und Kalziumspiegel im Blut. Ein normaler Phosphatwert im Serum bei gleichzeitig bestehender Hypokalzämie ist richtungweisend für die Diagnose des sekundären Hyperparathyreoidismus. Weiterhin ist die Konzentration von Parathormon gesteigert.

### Tertiärer Hyperparathyreoidismus

Beim tertiären Hyperparathyreoidismus handelt es sich um eine im Verlauf eines sekundären Hyperparathyreoidismus auftretende Hyperkalzämie durch ein Missverhältnis zwischen PTH-Sekretion und Bedarf. Ein häufiges Beispiel hierfür ist ein Fortbestehen der durch die Niereninsuffizienz im Rahmen des sekundären Hyperparathyreoidismus entstandenen Hyperplasie der Nebenschilddrüsen, auch nach der Nierentransplantation. Die wenigsten dieser Patienten benötigen eine operative Entfernung der Nebenschilddrüsen, da sich die Hyperplasie im Regelfall innerhalb der ersten 12 Monate nach Nierentransplantation zurückbildet.

### Hypoparathyreoidismus

Einem klinisch manifesten Hypoparathyreoidismus (Unterfunktion der Nebenschilddrüsen mit Mangel an Parathormon) liegt zumeist ein postoperativer oder ein seltener idiopathischer Parathormonmangel zugrunde. Die häufigste Ursache liegt in der akzidentellen Verletzung oder Entfernung der Epithelkörperchen im Rahmen von Schilddrüsen- oder Kehlkopfoperationen.

#### Klinische Symptome

Das wichtigste Symptom des Hypoparathyreoidismus ist die *Tetanie* als Manifestation der Hypokalzämie. Als Ausdruck der neuromuskulären Übererregbarkeit können beim Beklopfen des N. facialis Zuckungen im Bereich des Mundwinkels, Nasenflügels und des M. orbicularis oculi (Chvostek-Zeichen) oder ein Karpalspasmus bei Umschnüren des Oberarms mit der Blutdruckmanschette (Trousseau-Zeichen) ausgelöst werden. Eine generalisierte Tetanie kann oft nur schwer von einem epileptischen Anfall unterschieden werden.

**Merke** Das wichtigste Symptom des Hypoparathyreoidismus ist die Tetanie.

Weiterhin kann es bei Vorliegen eines Hypoparathyreoidismus im EKG zu einer Verlängerung des QT-Intervalls kommen (Rumancik et al. 1978). Der Abfall des Kalziumspiegels führt auch zu einer Abnahme der myokardialen Kontraktilität (Lang et al. 1988).

**Merke** Hypokalzämie führt zu einer Verlängerung des QT-Intervalls im EKG sowie zu einer Abnahme der myokardialen Kontraktilität.

*Differenzialdiagnostisch* muss bei einer Tetanie auch immer an eine Hyperventilationstetanie gedacht werden. Patienten mit einer Hyperventilationstetanie sind jedoch normokalzämisch, während beim Hypoparathyreoidismus eine Hypokalzämie zugrunde liegt. Weiterhin muss beachtet werden, dass die häufigste Ursache für eine Hypokalzämie die Hypoalbuminämie darstellt und auch eine chronische Niereninsuffizienz zu einem Absinken des Kalziumspiegels führen kann.

Die Laborbefunde bei Störungen der Nebenschilddrüse finden sich in Tab. 5.7 wieder.

## 5.3.5 Präoperative Evaluierung und Maßnahmen

### Primärer Hyperparathyreoidismus

Aufgrund der fehlenden konservativen medikamentösen Therapieoptionen bleibt bei Patienten mit symptomatischem primärem Hyperparathyreoidismus als einzige Möglichkeit der Therapie die Entfernung der Nebenschilddrüsen.

Obwohl zur *Lokalisationsdiagnostik* der Nebenschilddrüsen verschiedene apparative Möglichkeiten, wie z. B. das CT, die Sonografie und die Thallium-Technetium-Sequenz-Szintigrafie, zur Verfügung stehen, erfolgt die letztlich zuverlässigste Lokalisationsdiagnostik intraoperativ. Zur Erfolgskontrolle der vollständigen Resektion der Epithelkörperchen kann der Parathormonspiegel intraoperativ bestimmt werden (Kao et al. 1994). Insbesondere die Möglichkeit der retrosternalen Lage von einzelnen Epithelkörperchen kann im Einzelfall zu ausgedehnten Operationen inklusive der Thorakotomie führen.

| | Parathormon | Kalzium | Phosphat | D-Vitamine |
|---|---|---|---|---|
| primärer Hyperparathyreoidismus | ↑ | ↑ | → ↓ | → ↑ |
| sekundärer Hyperparathyreoidismus | | | | |
| • mit normaler Nierenfunktion | ↑ | ↓ → | ↓ → | ↓ |
| • bei chronischer Niereninsuffizienz | ↑ | ↓ → | ↑ → | ↓ |
| Hypoparathyreoidismus | ↑ | ↓ | ↑ → | ↓ → |

Tab. 5.7 Laborbefunde bei Störungen der Nebenschilddrüse.

Bei Patienten mit primärem Hyperparathyreoidismus werden grundsätzlich alle Epithelkörperchen freigelegt. Bei einem solitären Adenom wird das Adenom exstirpiert, bei Vorliegen einer Hyperplasie aller Epithelkörperchen werden diese komplett entfernt und ggf. ein halbes Epithelkörperchen in den Unterarm verpflanzt, um einerseits einen Hypoparathyreoidismus zu vermeiden und andererseits einen besseren Zugang bei einem möglichen Rezidiv zu haben.

Bei Patienten mit moderater Hyperkalzämie, die im Allgemeinen eine normale renale und kardiovaskuläre Funktion aufweisen, sind keine besonderen perioperativen Probleme zu erwarten. Das *EKG* sollte bei Störungen der Kalziumhomöostase immer auf Veränderungen des QT-Intervalls interpretiert werden.

### Hypoparathyreoidismus

Da der Hypoparathyreoidismus keine Operationsindikation darstellt, sondern vielmehr in den meisten Fällen das Resultat einer akzidentellen Resektion der Nebenschilddrüsen im Rahmen einer Schilddrüsenoperation ist, muss der Hypoparathyreoidismus als Begleiterkrankung bei anderen Operationen angesehen werden. Patienten mit ausgeprägter Symptomatik einer Hypokalzämie, d.h. dem Vorliegen von Krampfanfällen und ausgeprägter Verlängerung des QT-Intervalls im EKG, sollten – soweit die Dringlichkeit der Operation dies erlaubt – präoperativ durch die Gabe von *Vitamin D, Phosphatbindern* und die Applikation von *Kalzium* eingestellt werden. Ansonsten besteht insbesondere bei Patienten mit vorbestehender Herzinsuffizienz ein erhöhtes Risiko für intraoperative kardiovaskuläre Probleme. Weiterhin kann es durch die Verlängerung des QT-Intervalls zu einer 2 : 1-Überleitung kommen (Rumancik et al. 1978).

**Merke** Bei Patienten mit ausgeprägtem Hypoparathyreoidismus sollten präoperativ Vitamin D, Phosphatbinder und Kalzium substituiert werden. Hierbei muss jedoch auf eine synergistische Wirkung von Digitalis und Kalzium geachtet werden: Einem digitalisierten Patienten sollte niemals Kalzium i. v. appliziert werden.

## 5.3.6 Anästhesiologische Konzepte

### Allgemeine Überlegungen

Die anästhesiologischen Konzepte bei Operationen an der Nebenschilddrüse unterscheiden sich letztendlich nicht von denen bei Operationen an der Schilddrüse. In aller Regel wird die Parathyreoidektomie ggf. mit Transplantation eines Teils eines Epithelkörperchens in den Unterarm in Allgemeinanästhesie durchgeführt. Insbesondere bei retrosternaler Lage einzelner oder mehrerer Epithelkörperchen kann es zu einer deutlichen Ausweitung des operativen Eingriffs kommen. Soweit die retrosternale Lage der Epithelkörperchen präoperativ bekannt ist, sollte in Abhängigkeit der Vorerkrankungen des Patienten ein *erweitertes kardiovaskuläres Monitoring* erwogen werden.

Auch bei der operativen Entfernung der Epithelkörperchen muss mit einer *Verletzung des N. recurrens* gerechnet werden. Somit sollte insbesondere bei anatomisch schwer zugänglicher Lage der Epithelkörperchen ein intraoperatives Rekurrensmonitoring in Erwägung gezogen werden (Kap. 5.2; Dralle et al. 2004).

### Anästhesiologisches Management

**Resektion der Epithelkörperchen.** Im Rahmen der Resektion der Epithelkörperchen wird nahezu ausnahmslos eine *Allgemeinanästhesie* durchgeführt. Dabei ist zu beachten, dass eine schwere Hyperkalzämie zu einer Hypovolämie führen kann. Dieses Flüssigkeitsdefizit sollte ebenso wie der Elektrolythaushalt möglichst ausgeglichen sein, bevor die Narkose eingeleitet wird. Die Hyperkalzämie wiederum kann bei Bedarf durch eine forcierte Diurese gesenkt werden. Hierbei muss jedoch beachtet werden, dass es zu einer Hypomagnesiämie und Hypokaliämie kommen kann.

Auch wenn es bezüglich der Verwendung von Anästhetika keine besonderen Richtlinien gibt, ist zu beachten, dass eine Änderung des Kalziumspiegels die Dauer der Muskelrelaxierung maßgeblich beeinflussen kann (Munir et al. 2003). Aus diesem Grund und auch um ein intraoperatives Rekurrensmonitoring durchführen zu können, sollte auf kurz wirksame Muskelrelaxanzien Wert gelegt und eine intraoperative Relaxometrie durchgeführt werden.

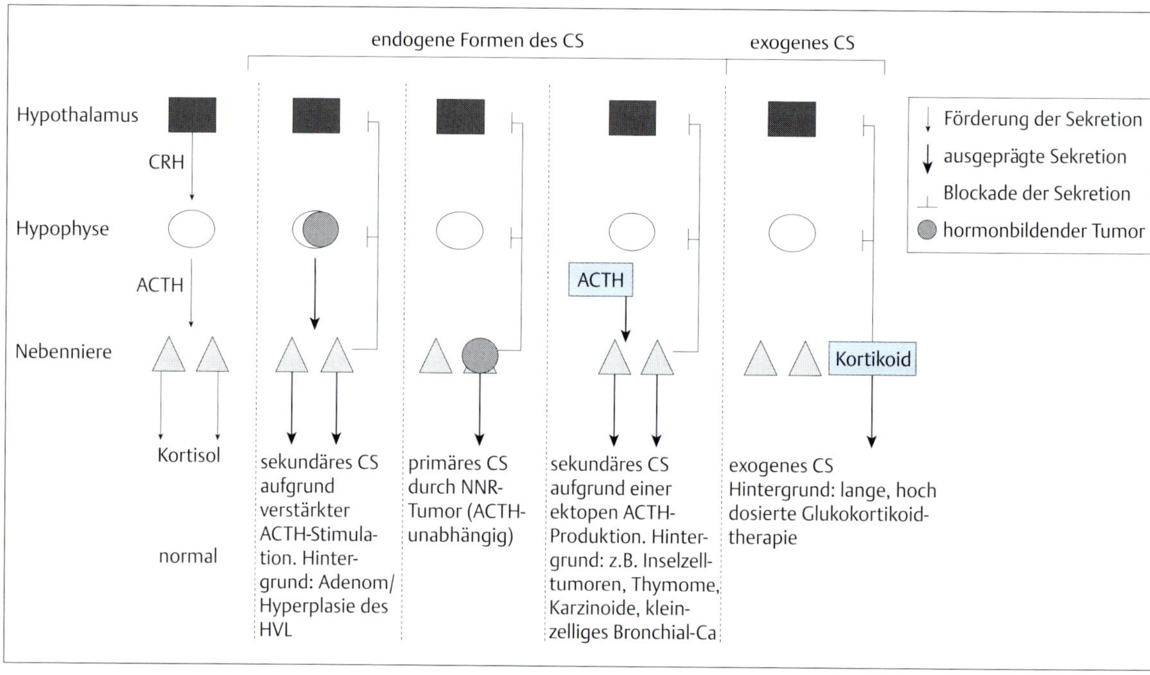


Abb. 5.**10** Schematische Darstellung des endokrinen Regelkreises bei den verschiedenen Formen des Cushing-Syndroms (Quelle: Knüttgen u. Wappler 2007).

- die Steigerung der Glukoneogenese in der Leber,
- die Umwandlung von Noradrenalin zu Adrenalin,
- die Sensibilisierung adrenerger Rezeptoren.

Erst in unphysiologisch hohen Konzentrationen wirkt Kortisol antiphlogistisch und hemmend auf die Wundheilung. Die *mineralokortikoide Wirkung* von Kortisol ist gering und beträgt nur ca. 1/1000 der Wirkung von Aldosteron.

### Androgene

Deren Biosynthese erfolgt aus 17-OH-Pregnenolon (Abb. 5.**9**). Der wichtigste Vertreter ist Dehydroepiandrosteron (DHEA), das in Androstendion umgewandelt wird. Die Transformation in das biologisch aktive Testosteron erfolgt extraadrenal. Die physiologische Bedeutung der in der NNR gebildeten Androgene ist gering.

## 5.4.2 Anästhesiologisch relevante Krankheitsbilder und Störungen

### Primärer Hyperaldosteronismus (Conn-Syndrom)

#### Pathophysiologie

Als Hyperaldosteronismus (HA) bezeichnet man alle Zustände, die mit einem erhöhten Aldosteronspiegel im Blut einhergehen.

Bei der *primären Form* des HA (Syn.: *Conn-Syndrom*) ist der auslösende Prozess in der NNR lokalisiert. Die Regulation der Aldosteronsynthese über die Renin-Angiotensin-Kaskade ist hierbei aufgehoben. In den meisten Fällen liegt dem primären HA ein aldosteronproduzierendes Adenom (Aldosteronom) zugrunde, seltener eine uni- oder bilaterale Hyperplasie der NNR („idiopathischer" HA) oder ein NNR-Karzinom (Nadar u. Lip 2003).

Die *sekundären* Formen des HA sind extraadrenalen Ursprungs. Ein sekundärer HA kann z. B. durch Natriummangel, Hypovolämie, renale Ischämie (Nierenarterienstenose) oder Diuretika ausgelöst werden. Hierdurch kommt es zur Aktivierung der Renin-Angiotensin-Kaskade. Ein HA entsteht auch durch die eingeschränkte Metabolisierung von Aldosteron, z. B. bei Herzinsuffizienz oder Leberzirrhose.

Die chronische Erhöhung des Aldosteronspiegels beim Conn-Syndrom führt zu:

- *Natriumretention:* Da hierbei auch Wasser retiniert wird, kommt es zur Vergrößerung des Blutvolumens und zur Entwicklung eines Bluthochdrucks. Die Natriumkonzentration im Serum ist bei der Hälfte der Patienten erhöht, bei simultaner Retention von Natrium und Wasser kann sie auch normal sein.
- *Kaliumverlust:* Die Defizite entstehen vorwiegend auf renaler Ebene. Kaliummangel führt zu Funktionsstörungen der quergestreiften und glatten Muskulatur sowie des Myokards. Typische Folgeerscheinungen sind Muskelschwäche, Gastroparese, Obstipation, Ileus und Herzinsuffizienz. Kaliummangel kann außerdem die Entwicklung von Herzrhythmusstörungen begünstigen.
- *Metabolische Alkalose:* Sie entsteht durch die vermehrte Eliminierung von $H^+$-Ionen. Die metabolische Alkalose führt zur Aggravierung einer vorbestehenden Hypokali-

ämie infolge des transzellulären Kaliumshifts. Sie führt ferner zur Abnahme von freiem Kalzium im Blut und zur Linksverschiebung der $O_2$-Dissoziationskurve.

**Merke** Die typischen Symptome des Conn-Syndroms sind: Bluthochdruck (obligat!), Hypokaliämie und metabolische Alkalose.

Chronisch erhöhte Aldosteronspiegel können auch *direkte Organschäden* hervorrufen (Vierhapper 2002). Am Herzen kommt es zur Fibrosierung des Myokards, reaktiv zur Myokardhypertophie (aldosteroninduzierte Kardiomyopathie).

## Operationsverfahren

Die Therapie der Wahl bei einem Aldosteron-produzierenden Adenom (bzw. einer NNR-Hyperplasie) ist die laparaskopische *Adrenalektomie*. Diese wird entweder transperitoneal oder retroperitoneal durchgeführt (Lal u. Duh 2003). Bei einem Karzinom der NNR bzw. bei Karzinomverdacht erfolgt der Eingriff stets „offen". Bei beidseitigen Prozessen ist eine bilaterale Adrenalektomie erforderlich.

## Präoperative Evaluation

Im Vordergrund stehen die *Einstellung des Bluthochdrucks* und der *Ausgleich des Kaliumdefizits*. Mittel der Wahl ist der Aldosteronantagonist *Spironolacton* (Nadar u. Lip 2003). Zu Beginn der Operation sollte die Kaliumkonzentration im Serum mindestens 3 mmol/l betragen, ggf. muss Kalium zusätzlich substituiert werden. Bei metabolischer Alkalose ist die Zufuhr chloridhaltiger Lösungen indiziert. Gibt es Hinweise auf eine kardiale Mitbeteiligung, muss eine entsprechende Diagnostik und ggf. Therapie erfolgen.

**Merke** Die wichtigsten präoperativen Maßnahmen beim Conn-Syndrom sind die optimale Einstellung des Blutdrucks und der Ausgleich des Kaliumdefizits. Mittel der Wahl ist Spironolacton.

## Anästhesiologische Konzepte

Operationen an den Nebennieren werden stets in Allgemeinanästhesie durchgeführt, individuell kann diese mit einem Regionalverfahren kombiniert werden.

**Merke** Da die Magen-Darm-Passage bei Hypokaliämie gestört sein kann, haben Patienten mit Conn-Syndrom ein potenziell erhöhtes Aspirationsrisiko. Kaliummangel fördert zudem die Entwicklung von Herzrhythmusstörungen und potenziert die Wirkung der Muskelrelaxanzien.

Bei der Entfernung eines aldosteronproduzierenden Tumors kann es in Einzelfällen zu massiven Blutungen kommen (Winship et al. 1999). Deshalb ist die Anlage großlumiger, venöser Zugänge stets indiziert. Da es intraoperativ auch zu erheblichen Blutdruckschwankungen kommen kann, sollte die Indikation zur *invasiven Blutdruckmessung* weit gefasst werden (Gockel et al. 2005).

Von zentraler Bedeutung ist der *Ausgleich der metabolischen Störungen*. Bei ausgeprägter Hypokaliämie muss Kalium auch intraoperativ substituiert und engmaschig kontrolliert werden. Da die Wirkung der nicht depolarisierenden Muskelrelaxanzien bei Hypokaliämie verlängert sein kann, ist ein neuromuskuläres Monitoring obligat (Ali 1989). Die Ventilation muss beim Vorliegen einer metabolischen Alkalose dem aktuellen pH angepasst werden. Eine Hyperventilation ist zu vermeiden, da hierdurch der Kaliumshift in die Zellen verstärkt wird.

**Merke** Intraoperativ stehen beim Conn-Syndrom die Blutdruckregulierung und der Ausgleich der metabolischen Störungen (insbesondere des Kaliumdefizits) im Vordergrund. Ein adäquates Monitoring (invasive Blutdruckmessung, engmaschige Laborkontrollen etc.) ist bei größeren Eingriffen unerlässlich.

Die Indikation zur perioperativen Kortikoidsubstitution ist beim primären HA nur in Ausnahmefällen gegeben. Obligat ist sie bei bilateraler Adrenalektomie (s. Anhang, S. 239).

## Postoperatives Management

Nach der Entfernung eines aldosteronproduzierenden Tumors kommt es zumeist zur Remission des Bluthochdrucks, sodass die antihypertensive Therapie im Verlauf reduziert oder eingestellt werden kann. Einige Patienten entwickeln nach der Resektion eines Aldosteronoms ein sog. „Salzverlustsyndrom" (Nadar u. Lip 2003). Dieses beruht auf der Suppression der Renin-Angiotensin-Aldosteron-Achse, sodass der temporäre Einsatz eines Mineralokortikoids (Fludrokortison) erforderlich sein kann. Nach einer bilateralen Adrenalektomie muss eine lebenslange Substitution mit Kortikoiden erfolgen.

**Merke** Bei einer bilateralen Adrenalektomie muss Hydrokortison bereits intraoperativ substituiert werden.

**Bartter-Syndrom.** Diese Sonderform eines sekundären HA manifestiert sich zumeist bei Kindern und Jugendlichen. Für die Entstehung werden unterschiedliche Pathomechanismen verantwortlich gemacht. Ein potenzieller Mechanismus ist die Störung der Natriumreabsorption im proximalen Tubulus der Niere. Dies führt zur Natriumüberladung im distalen Tubulus und zur Aktivierung des Renin-Angiotensin-Mechanismus. Typische Befunde sind *Hypovolämie, Hypokaliämie, Hypochlorämie* und *metabolische Alkalose*. Der Blutdruck ist normal bis niedrig (Breivik 1996).

**Cave** Patienten mit Bartter-Syndrom sind zumeist hypovoläm. Vor der Anästhesieeinleitung muss deshalb auf einen ausreichenden Volumenersatz geachtet werden.

**Sekundäre Form.** Der sekundären Form der NNR-Insuffizienz liegt eine Dysfunktion der übergeordneten Zentren (Hypothalamus, HVL) zugrunde, z.B. im Rahmen eines Panhypopituitarismus oder als Folge einer Langzeittherapie mit Glukokortikoiden. Die chronische exogene Zufuhr von Kortisol oder dessen Äquivalenten führt zur Blockade der CRH-Sekretion im Hypothalamus und konsekutiv zur Abnahme der ACTH-Ausschüttung aus dem HVL. Nach Beendigung der Kortikoidtherapie sind diese Störungen in Einzelfällen bis zu einem Jahr nachweisbar (Axelrod 2003).

**Merke** Bei der sekundären Form der NNR-Insufffizienz steht der Kortisolmangel im Vordergrund, die Aldosteronausschüttung ist zumeist normal.

**Weitere Form.** Eine besondere Form der NNR-Insuffizienz findet sich bei schweren Allgemeinerkrankungen (z.B. bei septischem Schock, nekrotisierender Pankreatitis oder nach Polytrauma). Gekennzeichnet ist diese als *Critical Illness-related Corticosteroid Insufficiency (CIRCI)* bezeichnete Entität durch die inadäquate Steigerung der Kortisolsekretion unter maximaler Belastung sowie durch Defekte im Bereich der Glukokortikoidrezeptoren (Marik et al. 2008). Infolge der unzureichenden Kortisolwirkung kommt es zum Überwiegen proinflammatorischer Reaktionen mit der Folge einer generalisierten Vasodilatation. Das Kardinalsymptom der CIRCI ist die *arterielle Hypotension*.

**Cave** Kortisolmangel führt zur Abnahme der Katecholaminwirkung an Herz und Gefäßen und somit zur Kreislaufinstabilität.

## Präoperative Evaluation

Sind Patienten mit bekannter NNR-Insuffizienz zum Zeitpunkt der Operation nicht oder nur unzureichend medikamentös eingestellt (zumeist mit einem synthetischen Glukokortikoid), muss dies nachgeholt und der Eingriff ggf. verschoben werden.

**Merke** Subjektives Wohlbefinden, ein normaler Blutdruck, Normoglykämie und ein ausgeglichener Elektrolytstatus sprechen für eine adäquate Substitution mit NNR-Hormonen.

Ist der operative Eingriff dringlich und bestehen Hinweise auf eine manifeste NNR-Insuffizienz muss eine rasche Rekompensation der Stoffwechsellage herbeigeführt werden. Zum Ausgleich des Hormondefizits werden 100 mg Hydrokortison als Kurzinfusion verabreicht, gefolgt von einer Dauerinfusion von etwa 10 mg/h. Zur Behandlung der Hypoglykämie und des Volumendefizits werden Glukose- und physiologische Kochsalzlösung parallel infundiert. Bei Hyperkaliämie ist eine Glukose-Insulin-Infusion indiziert (Knüttgen u. Wappler 2007).

## Anästhesiologische Konzepte

**Hormonsubstitution.** Von zentraler Bedeutung bei der Anästhesieführung von Patienten mit NNR-Insuffizienz ist die adäquate *Substitution mit NNR-Hormonen* (Axelrod 2003, Breivik 1996, Cornia u. Anawalt 2003, Coursin u. Wood 2002, Nicholson et al. 1998). Hierbei scheint es unerheblich zu sein, ob die Patienten wegen einer klinisch manifesten NNR-Insuffizienz bereits mit NNR-Hormonen eingestellt sind oder ob eine latente NNR-Insuffizienz vorliegt, z.B. nach einer Dauertherapie mit Kortikosteroiden. Kontrollierte Studien, die den Vorteil einer konsequenten perioperativen Kortikoidsubstitution in Bezug auf das Outcome der Patienten nach einem operativen Eingriff belegen, liegen allerdings nicht vor (Yong et al. 2009).

**Cave** Patienten, die innerhalb der letzten 12 Monate über einen Zeitraum von mehr als 2 Wochen täglich mindestens 5 mg Prednison (oder die entsprechende Menge eines anderen Kortikoids) erhalten haben, können eine relevante Suppression der NNR aufweisen.

**Hydrokortison.** Als Mittel der Wahl bei der perioperativen Kortikoidsubstitution gilt Hydrokortison, da die Substanz in höherer Dosis (> 50 mg/d) neben der Glukokortikoiden auch eine ausreichende mineralokortikoide Wirkung aufweist. Entscheidend für Dosierung und Anwendungsdauer von Hydrokortison ist die *Schwere bzw. der Umfang des operativen Eingriffs* (Tab. 5.8). Während kleinerer Operationen steigen die Kortisolspiegel im Serum als ein Korrelat der perioperativen Stressreaktion (und somit auch des Kortisolbedarfs) nur geringfügig an. Die höchsten Kortisolkonzentrationen finden sich nach sehr ausgedehnten Eingriffen, darüber hinaus normalisieren sich die Kortisolspiegel bei diesen Patienten erst nach mehreren Tagen (Chernow et al 1987).

**Merke** Von zentraler Bedeutung bei der Anästhesieführung von Patienten mit NNR-Insuffizienz ist die adäquate Substitution mit NNR-Hormonen. Mittel der Wahl ist Hydrokortison. Entscheidend für dessen Dosierung und Anwendungsdauer ist die Schwere des operativen Eingriffs.

Tab. 5.**8** Einteilung der operativen Eingriffe nach dem Schweregrad (Beispiele).

| Einteilung | Beispiele |
|---|---|
| kleine Eingriffe | • Augenoperation<br>• Hernienchirurgie<br>• Arthroskopien |
| mittelgroße Eingriffe | • neurochirurgische Eingriffe<br>• Abdominalchirurgie<br>• Thoraxchirurgie |
| große Eingriffe | • Herzchirurgie<br>• Zweihöhleneingriffe<br>• Whipple-Operation |

**Vorgehen.** Folgendes Vorgehen hat sich bewährt:

- Alle Patienten, die *aktuell mit Kortikoiden eingestellt* sind (≥5 mg Prednisonäquivalent seit mindestens 2 Wochen), erhalten am Morgen vor der geplanten Operation ihre übliche Hormondosis oral.
- Das weitere Vorgehen richtet sich nach dem Schweregrad der durchgeführten Operation (s. Anhang, S. 239).
- Eine perioperative Hormonsubstitution empfiehlt sich auch bei Patienten, die aufgrund einer *zurückliegenden Kortikoidtherapie* eine Suppression der NNR aufweisen können.

Besondere Empfehlungen gelten für Patienten, bei denen eine *immunsuppressive Therapie* mit Kortikosteroiden durchgeführt wird, für *Eingriffe zur Sanierung des Cushing-Syndroms* und bei *septischem Schock*. Gelingt bei Patienten mit septischem Schock trotz ausreichender Volumengabe und hoch dosierter Vasopressorentherapie keine adäquate Blutdruckstabilisierung, kann ein zeitlich limitierter Therapieversuch mit Hydrokortison in sog. Stressdosis (200 bis maximal 300 mg/d i. v.) durchgeführt werden. Hierdurch kann die Schockphase signifikant verkürzt werden (Dellinger et al. 2008).

**Anästhesieverfahren.** Die Wahl des Anästhesieverfahrens bzw. der Anästhetika ist beim Vorliegen einer NNR-Insuffizienz von untergeordneter Bedeutung (Nicholson et al. 1998). Etomidat führt zwar zur Blockade der Kortisolsynthese, jedoch ist dieser Effekt bei adäquater Kortikoidsubstitution klinisch irrelevant. Dasselbe gilt für Midazolam und Opioide, die ebenfalls einen hemmenden Effekt auf die ACTH-Sekretion aufweisen.

**Merke** Die Wirkung der Muskelrelaxanzien wird durch chronische Kortikoideinnahme unterschiedlich beeinflusst: es kann sowohl zur Abschwächung als auch zur Potenzierung der Relaxanzienwirkung kommen (Ali 1989). Ein neuromuskuläres Monitoring ist deshalb obligat.

Der Stellenwert der rückenmarknahen Anästhesie bei Patienten mit NNR-Insuffizienz ist unklar. Zur kompletten Unterdrückung der Kortisolausschüttung kommt es nur bei einer sehr ausgedehnten Blockade (Th 4–S 5).

## Postoperatives Management

Bei konsequenter Einhaltung der empfohlenen Strategien ist die Manifestation einer akuten NNR-Insuffizienz unwahrscheinlich. Dennoch muss vor dem unkritischen Einsatz von Kortikoiden aufgrund der Viehlzahl ernst zu nehmender Nebenwirkungen gewarnt werden.

**Cave** Die wichtigsten Nebenwirkungen einer Kortikoidtherapie sind: Hyperglykämie, Hypernatriämie, Hypokaliämie, Hypertonie, Muskelschwäche, Osteoporose, Immunsuppression, Wundheilungsstörungen, Thromboembolien, Magen-Darm-Ulzera und Psychosen.

# Adrenogenitales Syndrom

## Pathophysiologie

Man unterscheidet zwischen einer angeborenen und einer erworbenen Form des adrenogenitalen Syndroms (AGS). Bei der *angeborenen Form* liegt zumeist ein Defekt der 21β-Hydroxylase der NNR vor (Häufigkeit etwa 1 Fall pro 10 000 Geburten). Durch den Ausfall dieses Enzyms kommt es

- zur Aufhebung des Umbaus von Progesteron in 11-Desoxycorticosteron, einer Vorstufe von Aldosteron, und
- zur Aufhebung des Umbaus von 17-Hydroxyprogesteron in 11-Desoxycortisol, einer Vorstufe von Kortisol (Abb. 5.**9**).

Die Abnahme der Kortisolausschüttung führt über eine negative Rückkoppelung zur gesteigerten Freisetzung von ACTH. Hierdurch wird die Androgensynthese in der NNR stimuliert mit der Folge der *Virilisierung* der Patienten. Die erhöhten Androgenspiegel hemmen außerdem die Gonadotropinausschüttung des HVL, was sich klinisch als *Hypogonadismus* äußert. Etwa die Hälfte aller Patienten mit AGS entwickelt als Folge der verminderten Produktion von Aldosteron ein sog. *Salzverlustsyndrom* mit den typischen Zeichen Hyponatriämie, Hyperkaliämie und Exsikkose (Abel u. von Petrykowski 1984).

**Therapie.** Die Therapie des angeborenen AGS besteht in der lebenslangen Substitution mit Glukokortikoiden. Hierdurch wird die ACTH-Freisetzung supprimiert, was zu einem Sistieren der Androgenproduktion in der NNR führt. Patienten mit Salzverlustsyndrom benötigen zusätzlich ein Mineralokortikoid (Fludrokortison).

Der *erworbenen Form* des AGS liegt zumeist ein androgenproduzierender NNR-Tumor zugrunde. Die kausale Therapie besteht in der operativen Entfernung der betroffenen Nebenniere.

## Präoperative Evaluation

**Cave** Werden Patienten mit AGS operiert, müssen insbesondere ein Salzverlustsyndrom erkannt und die hiermit verbundenen Störungen des Säure-Basen- und Elektrolythaushalts ausgeglichen werden.

Stets sollte auch auf Nebenwirkungen der Kortikoidtherapie geachtet und diese ggf. behandelt werden (S. 234).

## Anästhesiologische Konzepte

Bei einer Dauermedikation mit Glukokortikoiden muss *Hydrokortison* perioperativ substituiert werden, da sich sonst sehr rasch eine NNR-Insuffizienz entwickelt. Der Umfang der Substitution richtet sich nach der Schwere des operativen Eingriffs (s. Anhang, S. 239). Bei Kindern wird die Dosierung der Körpergröße angepasst (Abel u. von Petrykowski 1984).

**Merke** Bei einem manifesten Salzverlustsyndrom werden die Flüssigkeitsverluste durch die Verabreichung einer NaCl-Lösung ausgeglichen; bei Hyperkaliämie müssen kaliumsenkende Maßnahmen ergriffen werden (z.B. eine Glukose-Insulin-Infusion). Engmaschige Kontrollen des Elektrolytstatus und des Blutzuckers sind obligat.

Androgenproduzierende NNR-Tumoren sind zumeist maligne. Die Entfernung dieser Tumoren kann mit erheblichen *Blutungen* einhergehen, sodass das anästhesiologische Konzept entsprechend modifiziert werden muss (s.u.).

### Postoperatives Management

Nach einem kleinen Eingriff (z.B. Herniotomie) erfolgt die Wiederaufnahme des gewohnten oralen Kortikoidschemas bereits am Operationstag. Nach größeren Eingriffen wird die parenterale Zufuhr von Hydrokortison über mindestens 1–2 Tage fortgeführt und entsprechend dem klinischen Verlauf reduziert.

**Merke** Bei den dauerhaft mit Glukokortikoiden eingestellten Patienten mit AGS muss Hydrokortison perioperativ substituiert werden.

## Karzinom der Nebennierenrinde

### Pathophysiologie

Hierbei handelt es sich um eine extrem seltene Erkrankung mit einer Inzidenz von 1–2 Fällen pro Mio. Einwohner und Jahr (Ng u. Libertino 2003). Leitsymptome sind Schmerz, Fieber und Leistungsminderung, darüber hinaus können auch Zeichen der lokalen Verdrängung auftreten. Über die Hälfte aller Tumoren ist hormonell aktiv. Häufig kommt es dann zu einer sog. „*Mischsekretion*", d.h. zur vermehrten Bildung von Glukokortikoiden, Mineralokortikoiden und Androgenen mit einer entsprechend variablen Symptomatik (Vierhapper 2002).

**Cave** NNR-Karzinome können hormonell aktiv sein.

### Präoperative Evaluation

Stets muss eine genaue Analyse des *Hormonstatus* durchgeführt werden. Hierfür gibt es 2 Gründe:

- Bei einem kortisolbildenden Tumor kann das übrige NNR-Gewebe supprimiert sein, sodass eine perioperative Substitution mit Hydrokortison erforderlich ist.
- Bei der Überproduktion von Mineralokortikoiden sollte eine Vorbehandlung mit Spironolacton erfolgen.

### Anästhesiologische Konzepte

**Merke** Da die Entfernung eines NNR-Karzinoms mit einem großen *Blutverlust* einhergehen kann, ist ein entsprechendes anästhesiologisches Prozedere (großlumige Zugänge, ZVK, invasive Blutdruckmessung etc.) obligat. Zur Verbesserung der postoperativen Schmerztherapie empfiehlt sich die Anlage eines Periduralkatheters.

Wird ein kortisolproduzierender Tumor entfernt, muss – beginnend mit der Anästhesieeinleitung – eine Substitution mit Hydrokortison (200mg kontinuierlich i.v. am Operationstag) durchgeführt werden, da die kontralaterale Nebenniere aufgrund der Hormonüberproduktion supprimiert sein kann (s. Anhang, S.239).

### Postoperatives Management

Nach der Entfernung eines kortisolproduzierenden NNR-Tumors muss die intraoperativ begonnene Substitution mit Hydrokortison bis zur Erholung der kontralateralen Nebenniere konsequent fortgesetzt werden.

## Inzidentalome

Unter dieser Bezeichnung werden alle „zufällig" entdeckten Neubildungen der Nebenniere (NNR oder NNM) zusammengefasst.

### Pathophysiologie

Die klinische Symptomatik ist zumeist diskret, gelegentlich kann es zu lokalen Verdrängungserscheinungen kommen. Die meisten Inzidentalome sind benigne und hormonell inaktiv. In seltenen Fällen liegt ein hormonproduzierender Tumor vor (Bertherat et al. 2002).

### Präoperative Evaluation

**Cave** Bei allen zufällig entdeckten Nebennierentumoren muss präoperativ eine sorgfältige Untersuchung des Hormonstatus zum Ausschluss eines subklinischen Cushing-Syndroms oder eines Phäochromzytoms durchgeführt werden.

Es gibt asymptomatische, kortisolproduzierende NNR-Adenome, die mit einer partiellen Suppression der kontralateralen Seite einhergehen können (sog. *subklinisches Cushing-Syndrom*). Die Entfernung dieser Tumoren kann ohne entsprechende Hormonsubstitution zur akuten NNR-Insuffizienz führen (Thompson u. Young 2003). Stets muss vor einem operativen Eingriff auch ein *Phäochromozytom* ausgeschlossen werden. Bei einem medikamentös nicht vorbehandelten Phäochromozytom kann es intraoperativ zur massiven Freisetzung von Katecholaminen und infolgedessen zu lebensbedrohlichen Komplikationen (hypertensive Krise, massive Herzrhythmusstörungen) kommen.

### Anästhesiologische Konzepte

Die Resektion eines Nebennierentumors erfolgt üblicherweise in Allgemeinanästhesie, ggf. in Kombination mit einer Periduralanästhesie.

**Merke** Bei großen Tumoren sind wegen des erhöhten Blutungsrisikos großlumige venöse Zugänge obligat. Außerdem muss das intraoperative Monitoring erweitert werden (ZVK, invasive Blutdruckmessung etc.).

Bei der Entfernung eines hormonell inaktiven Tumors ist eine perioperative Hormonsubstitution normalerweise nicht erforderlich. Besteht allerdings der Verdacht auf ein subklinisches Cushing-Syndrom, sollten am Operationstag (beginnend mit der Anästhesieeinleitung) 200 mg Hydrokortison i. v. substituiert werden (AWMF 2000). Für das okkult auftretende gilt dasselbe Prozedere wie für das klinisch manifeste Phäochromozytom (Kap. 5.5).

### Postoperatives Management

Bei einem subklinischen Cushing-Syndrom wird die intraoperativ begonnene Substitution mit Hydrokortison fortgesetzt. Die Dosis wird schrittweise reduziert, eine Dauermedikation ist im Allgemeinen nicht erforderlich (AWMF 2000).

## 5.4.3 Anhang: Empfehlungen zur perioperativen Kortikoidsubstitution

### Zustand nach Kortikoidtherapie

≥ 5 mg Prednisonäquivalent über mindestens 2 Wochen innerhalb der letzten 12 Monate:

- Kleine Eingriffe:
  - 25 mg Hydrokortison i. v. (als Kurzinfusion über 10 min) zur Anästhesieeinleitung,
  - keine weitere Substitution.
- Mittelschwere Eingriffe:
  - 25 mg Hydrokortison i. v. (als Kurzinfusion über 10 min) zur Anästhesieeinleitung,
  - Wiederholung dieser Dosis alle 8 h,
  - Dauer der Substitution: 1–2 d.
- Große Eingriffe:
  - 50 mg Hydrokortison i. v. (als Kurzinfusion über 20 min) zur Anästhesieeinleitung,
  - Wiederholung dieser Dosis alle 8 h,
  - Dauer der Substitution: 2–3 d.

### Aktuelle Kortikoidtherapie

≥ 5 mg Prednisonäquivalent über mindestens 2 Wochen:

- Alle Eingriffe:
  - am Morgen des Operationstags orale Einnahme der gewohnten Hormondosis.
- Kleine Eingriffe:
  - keine zusätzliche Substitution notwendig,
  - nach oraler Nahrungsaufnahme Fortsetzung des präoperativen Schemas.
- Mittelschwere Eingriffe:
  - 25 mg Hydrokortison i. v. (als Kurzinfusion über 10 min) zur Anästhesieeinleitung,
  - Wiederholung dieser Dosis alle 8 h,
  - Dauer der Substitution: 1–2 d,
  - nach oraler Nahrungsaufnahme Fortsetzung des präoperativen Schemas.
- Große Eingriffe:
  - 50 mg Hydrokortison i. v. (als Kurzinfusion über 20 min) zur Anästhesieeinleitung,
  - Wiederholung dieser Dosis alle 8 h,
  - Dauer der Substitution: 2–3 d,
  - nach oraler Nahrungsaufnahme Fortsetzung des präoperativen Schemas.

### Spezielle Indikationen

**Operative Therapie des Cushing-Syndroms:**

- Einseitige Adrenalektomie bei subklinischem Cushing-Syndrom:
  - am Operationstag: 200 mg Hydrokortison kontinuierlich i. v. (davon 100 mg intraoperativ),
  - am folgenden Tag 100 mg kontinuierlich i. v.,
  - danach schrittweise Dosisreduktion und Beendigung der Substitution nach 7 d,
  - eine Dauermedikation ist im Allgemeinen nicht erforderlich.
- Einseitige Adrenalektomie bei manifestem Cushing-Syndrom:
  - am Operationstag: 200 mg Hydrokortison i. v. (davon 100 mg intraoperativ),
  - an den folgenden 2 d jeweils 100 mg/d kontinuierlich i. v.,
  - danach schrittweise Dosisreduktion und Einstellen der oralen Dauermedikation,
  - die Substitution muss ggf. über mehrere Jahre fortgeführt werden.
- Beidseitige Adrenalektomie:
  - am Operationstag: 200 mg Hydrokortison i. v. (davon 100 mg intraoperativ),
  - an den folgenden 2 d jeweils 100 mg/d kontinuierlich i. v.,
  - danach schrittweise Dosisreduktion und Einstellen der oralen Dauermedikation,
  - die Substitution (immer in Kombination mit Fludrokortison) muss lebenslang fortgeführt werden.
- Entfernung von ACTH- oder CRH-produzierendem Gewebe:
  - am Operationstag: 200 mg Hydrokortison i. v. (davon 100 mg intraoperativ),
  - an den folgenden 2 d jeweils 100 mg/d kontinuierlich i. v.,
  - danach schrittweise Dosisreduktion und Einstellen der oralen Dauermedikation.

**Hoch dosierte, immunsuppressive Kortikoidtherapie:**

- Fortsetzung der bisherigen Dosierung über die gesamte perioperative Phase.

**Schwerer septischer Schock:**

- initial 100 mg Hydrokortison i.v. (als Kurzinfusion über 30 min),
- anschließend 200 mg/d kontinuierlich i.v. bis zur Blutdruckstabilisierung,
- nach spätestens 3 d Reduktion auf 100 mg/d kontinuierlich i.v.,
- danach tägliche Reduktion der Dosis um jeweils 25 mg,
- Dauer der Therapie: maximal 7 d.

***Kernaussagen***

- Operative Eingriffe an den Nebennieren setzen stets die genaue Kenntnis des Hormonstatus voraus.
- Die wesentlichen perioperativen Probleme beim Conn-Syndrom sind: Bluthochdruck, Hypokaliämie und metabolische Alkalose.
- Beim Cushing-Patienten müssen folgende Begleiterscheinungen besonders beachtet werden: Bluthochdruck, diabetische Stoffwechsellage, Infektanfälligkeit, erhöhtes Thrombose- und Ulkusrisiko, Osteoporose, vulnerable Haut.
- Eine perioperative Substitution mit Kortikosteroiden muss immer dann durchgeführt werden, wenn eine Insuffizienz der NNR nachgewiesen oder anzunehmen ist. Mittel der Wahl ist Hydrokortison. Die Dosierung ist abhängig von der Schwere des operativen Eingriffs.
- Indikationen für eine perioperative Kortikoidsubstitution sind: aktuelle oder unmittelbar zurückliegende Therapie mit Glukokortikoiden, operative Therapie des Cushing-Syndroms, schwerer septischer Schock.
- Auch in extremen Stresssituationen sollten täglich nicht mehr als 300 mg Hydrokortison verabreicht werden.
- Bei Patienten mit adrenogenitalem Syndrom muss ein Salzverlustsyndrom rechtzeitig erkannt und therapiert werden.
- Die Resektion eines NNR-Karzinoms kann mit einem erheblichen Blutverlust einhergehen. Das anästhesiologische Regime muss dementsprechend modifiziert werden.

## Literatur


Abel M, von Petrykowski W. Perioperative Substitutionstherapie bei kindlichem adrenogenitalem Syndrom mit Salzverlust. Anaesthesist 1984; 33: 374–376

Ali HH. Monitoring of neuromuscular function. Middle East J Anesthesiol 1989; 10: 261–278

Arbeitsgemeinschaft der Wissenschaftlichen Medizinischen Fachgesellschaften (AWMF). Chirurgische Therapie von Nebennierenerkrankungen. Grundlagen der Chirurgie G 92, Beilage zu: Mitteilungen der Dt. Ges. f. Chirurgie, 29. Jg., Nr. 4, Stuttgart, September 2000

Axelrod L. Perioperative management of patients treated with glucocorticoids. Endocrinol Metab Clin North Am 2003; 32: 367–383

Bertherat J, Mosnier-Pudar H, Bertegna X. Adrenal incidentalomas. Curr Opin Oncol 2002; 14: 58–63

Breivik H. Perianaesthetic management of patients with endocrine disease. Acta Anaesthesiol Scand 1996; 40: 1004–1015

Briegel J, Vogeser M, Keh D et al. Kortikosteroidinsuffizienz bei kritisch Kranken. Anaesthesist 2009; 58: 122–133

Chernow B, Alexander HR, Smallridge RC et al. Hormonal responses to graded surgical stress. Arch Int Med 1987; 147: 1273–1278

Cornia PB, Anawalt BD. Rational use of perioperative corticosteroid supplementation in patients at risk for acute adrenal insufficiency. Hospital Physician October 2003: 39–48

Coursin DB, Wood KE. Corticosteroid supplementation for adrenal insufficiency. JAMA 2002; 287: 236–240

Dellinger RP, Levy MM, Charlet JM et al. Surviving sepsis campaign: International guidelines for management of severe sepsis and septic shock: 2008. Intensive Care Med 2008; 34: 17–60

Gockel I, Heinz A, Kentner R et al. Changing pattern of the intraoperative blood pressure during endoscopic adrenalectomy in patients with Conn's syndrome. Surg Endosc 2005; 19: 1491–1497

Knüttgen D, Wappler F. Anästhesie bei Erkrankungen der Nebennierenrinde. Anästhesiol Intensivmed Notfallmed Schmerzther 2007; 42: 170–178

Lal G, Duh QY. Laparascopic adrenalectomy – indications and techniques. Surg Oncol 2003; 12: 105–123

Marik PE, Pastores SM, Annane D et al. Recommendations for the diagnosis and management of corticosteroid insufficiency in critically ill adult patients: consensus statements from an international task force by the American College of Critical Care Medicine. Crit Car Med 2008; 36: 1937–1949

Miyachi Y. Pathophysiology and diagnosis of Cushing's syndrome. Biomed Pharmacother 2000; 54 (Suppl 1): S113–S117

Nadar S, Lip GY, Beevers DG. Primary hyperaldosteronism. Ann Clin Biochem 2003; 40: 439–452

Ng L, Libertino L. Adrenocortical carcinoma: diagnosis, evaluation and treatment. J Urol 2003; 169: 5–11

Nicholson G, Burrin M, Hall GM. Peri-operative steroid supplementation. Anaesthesia 1998; 53: 1091–1104

Thompson GB, Young WF. Adrenal incidentaloma. Curr Opin Oncol 2003; 15: 84–90

Vierhapper H. Adrenocortical tumors: clinical symptoms and biochemical diagnosis. Eur J Radiol 2002; 41: 88–94

Winship SM, Winstanley HR, Hunter JM. Anaesthesia for Conn's syndrome. Anaesthesia 1999; 54: 569–574

Yong SL, Marik P, Esposito M et al. Supplemental perioperative steroids for surgical patients with adrenal insufficiency. Cochrane Database Syst Rev 2009; 7: CD005367

# 5.5 Phäochromozytom

D. Knüttgen, F. Wappler

## 5.5.1 Einleitung

Das Phäochromozytom ist ein katecholaminproduzierender Tumor, der sich von Zellen des Nebennierenmarks oder des sympathischen Grenzstrangs ableitet. Etwa 90% der Tumoren sind intraadrenalen Ursprungs, 10% entstehen extraadrenal (Paragangliom). Die Malignitätsrate liegt bei 10–40%. Die Inzidenz beträgt ca. 1 Fall pro 100000 Einwohner und Jahr. Das Manifestationsalter liegt bei 40–60 Jahren; Männer und Frauen sind ungefähr gleich häufig betroffen. Zumeist treten die Tumoren sporadisch auf, in ca. 10% der Fälle beobachtet man jedoch eine familiäre Häufung. Hierbei besteht eine Koinzidenz mit den sog. Phakomatosen (Morbus Recklinghausen, Von-Hippel-Lindau-Syndrom etc.) sowie mit Tumoren der Schilddrüse und Nebenschilddrüse im Rahmen der multiplen endokrinen Neoplasie (MEN) Typ 2 (Mundschenk et al. 2001).

## 5.5.2 Pathophysiologie

**Freisetzung von Katecholaminen.** Das Krankheitsbild beruht auf der inadäquaten und teilweise massiven Freisetzung von Katecholaminen. Diese kann spontan erfolgen, aber auch durch physischen und psychischen Stress, bestimmte Medikamente (Ephedrin, Glukokortikoide, Metoclopramid etc.) sowie durch intraabdominale Druckerhöhung bzw. direkten Druck auf den Tumor induziert werden (Eisenhofer et al. 2007, Sood et al. 2006).

Die Biosynthese der Katecholamine erfolgt in den Tumorzellen aus Tyrosin. Durch Hydroxylierung entsteht Dopa, aus dem nach Decarboxylierung die Katecholamine (Dopamin, Noradrenalin, Adrenalin) gebildet werden. Diese werden in den Tumorzellen gespeichert und an die Zirkulation abgegeben. Welche Substanz im Einzelfall sezerniert wird, hängt von der Lokalisation und Dignität des Tumors ab. Bei den intraadrenal gelegenen Tumoren kommt es zur Überproduktion von Adrenalin und Noradrenalin, in Paragangliomen wird hauptsächlich Noradrenalin gebildet. Malignome können auch Dopamin sezernieren (Connery u. Coursin 2004). Die Plasmahalbwertszeit der Katecholamine ist extrem kurz (<2 min).

**Hämodynamische und metabolische Störungen.** Die chronische Hyperkatecholaminämie verursacht multiple hämodynamische und metabolische Störungen. Durch Noradrenalin werden vorwiegend α-Rezeptoren aktiviert. Infolge der anhaltenden Vasokonstriktion kann sich ein arterieller Hypertonus entwickeln, kompensatorisch kommt es zur Abnahme des zirkulierenden Blutvolumens. Durch Adrenalin werden sowohl α- als auch β-Rezeptoren aktiviert. Dies führt nicht nur zum Blutdruckanstieg, sondern auch zur Zunahme der Herzfrequenz und zur Steigerung des Herzminutenvolumens.

Eine spezielle Folge erhöhter Katecholaminspiegel ist die sog. katecholamininduzierte Kardiomyopathie (Leissner et al. 2008). Sie beruht auf dem verstärkten Einstrom von Kalziumionen ins Myokard mit der Folge disseminierter Zellnekrosen. Reaktiv entwickelt sich eine Myokardhypertrophie. Der Überschuss an Katecholaminen beeinflusst auch den Energiestoffwechsel: Es kommt zur Steigerung des Fett- und Proteinabbaus (Katabolie), in der Leber zur Zunahme der Glukoneogenese. Hyperglykämie und Glukosurie können die Dehydratation verstärken.

## 5.5.3 Klinik

Das häufigste Symptom beim Phäochromozytom ist der *schwer einstellbare, arterielle Hypertonus* (Mundschenk et al. 2001, Vaughan 2004). Bei ca. 50% der Patienten ist der Blutdruck konstant erhöht. Bei den übrigen Patienten treten krisenhafte Blutdrucksteigerungen auf, zumeist begleitet von Kopfschmerzen, Schweißausbrüchen und Tachykardie (Tab. 5.9).

Als Folge der katecholamininduzierten Kardiomyopathie kann sich eine *Herzinsuffizienz* entwickeln (Dimski et al. 2008). Aufgrund der antiinsulinären Wirkung der Katecholamine entwickelt sich nicht selten ein sekundärer *Diabetes mellitus*.

**Merke** Leitsymptom des Phäochromozytoms ist der schwer einstellbare Hypertonus bzw. periodisch auftretende Blutdruckkrisen.

Tab. 5.9 Die häufigsten Symptome beim Phäochromozytom (modifiziert nach Mundschenk et al. 2001).

| Symptom | Häufigkeit (in %) |
|---|---|
| Hypertonie | >90 |
| Kopfschmerzen | 70–90 |
| Schweißausbrüche | 60–70 |
| Tachykardie | 50–70 |
| Gewichtsverlust | 30–60 |
| Hautblässe | 30–60 |
| Tremor | 40–50 |
| Angina pectoris | 20–50 |
| Angstzustände | 35–40 |

angewandt. Wichtig ist, dass Stressreaktionen durch eine ausreichende Narkosetiefe konsequent unterdrückt werden. Unter den volatilen Anästhetika haben sich insbesondere *Isofluran* und *Sevofluran* bewährt (Kinney et al. 2002, Prys-Roberts 2000). Desflurane wird wegen potenzieller sympathomimetischer Nebeneffekte kontrovers beurteilt (Bakan et al. 2006, Mannelli 2006).

**Cave** Alle Substanzen, die adrenerge Reaktionen auslösen können oder mit einer deutlichen Histaminausschüttung einhergehen, sind beim Phäochromozytom kontraindiziert. Folgende Anästhetika sollten vermieden werden: Ketamin, Droperidol, Atracurium, Pancuronium, Succinylcholin.

Der Stellenwert der Periduralanästhesie bei Patienten mit Phäochromozytom ist unklar (Grant 2005). Unbestritten sind die Vorteile hinsichtlich der postoperativen Schmerztherapie. Dem stehen auch Nachteile gegenüber: das Legen eines Periduralkatheters kann mit Stress verbunden sein, wodurch Blutdruckkrisen ausgelöst werden können. Bei Hypovolämie, einem typischen Befund beim Phäochromozytom, kann das Einsetzen der Blockade zur massiven Hypotension führen.

## 5.5.9 Behandlung intraoperativer Komplikationen

### Hypertensionen

Vor der Ligatur der Nebennierenvenen kann es jederzeit zur massiven Einschwemmung von Katecholaminen in die Blutbahn kommen, insbesondere bei der Präparation des Tumors. Die hämodynamischen Reaktionen sind abhängig von der ausgeschütteten Substanz: Noradrenalin führt vorwiegend zum Blutdruckanstieg, Adrenalin und Dopamin können auch Tachykardien und Herzrhythmusstörungen auslösen.

Bei einem laparoskopischen Operationsverfahren sollte der intraabdominelle Druck möglichst niedrig gehalten werden. Empfohlen werden Druckwerte ≤10 mmHg (Sood et al. 2006). Kommt es dennoch zu einem Blutdruckanstieg, wird zunächst die Narkose vertieft. Führt dies nicht zum erwünschten Erfolg, müssen Antihypertensiva eingesetzt werden. Mittel der Wahl ist aufgrund seiner extrem guten Steuerbarkeit *Nitroprussidnatrium* (NPN; Connery u. Coursin 2004, Kinney et al. 2002), das lichtgeschützt mittels Perfusor über einen separaten Schenkel des Mehrlumenkatheters verabreicht wird. Die Dosierung erfolgt einschleichend bis maximal etwa 10 µg/kg/min, kurzfristig können jedoch auch höhere Dosen erforderlich sein. Insgesamt sollten nicht mehr als 1,5 mg/kg verabreicht werden. Die wichtigsten Nebenwirkungen von NPN sind: Tachykardie, Zunahme des intrapulmonalen Rechts-Links-Shunts und Zyanidintoxikation. Um diese zu verhindern, sollte NPN bei längerer Anwendung nur unter simultaner Infusion von Natriumthiosulfat verabreicht werden (Knüttgen u. Wappler 2008). Hierdurch wird Zyanid in das atoxische Natriumthiocyanat umgewandelt.

**Merke** Mittel der Wahl zur intraoperativen Blutdrucksenkung beim Phäochromozytom ist Nitroprussidnatrium. Um eine Zyanidintoxikation zu verhindern, wird simultan Natriumthiosulfat infundiert.

Alternativen zu NPN sind Nitroglyzerin (Glyceroltrinitrat) und Urapidil, deren blutdrucksenkender Effekt im Vergleich zu NPN jedoch weniger sicher erscheint. Zu den empfohlenen Substanzen zählen auch Kalziumantagonisten (Nifedipin, Nicardipin) sowie Magnesiumsulfat ($MgSO_4$) (Eisenhofer et al. 2007, Mannelli 2006). Magnesium verfügt über starke vasodilatierende Eigenschaften, es hemmt die Katecholaminfreisetzung und wirkt zudem antiarrhythmisch. Einige Experten bevorzugen den α-Blocker Phentolamin (Prys-Roberts 2000). Diese Substanz muss in Deutschland allerdings über den internationalen Handel erworben werden. Clonidin erscheint ungeeignet, da es initial zur Blutdrucksteigerung führt.

### Tachykardien und Herzrhythmusstörungen

Diese werden am besten mit *$\beta_1$-selektiven Blockern* (z. B. Metoprolol 2,5–5 mg i. v.) behandelt. Sehr geeignet ist auch Esmolol, da die Substanz extrem kurz wirksam und infolgedessen gut steuerbar ist (Eisenhofer et al. 2007). Die Initialdosis beträgt 0,5 mg/kg, die Erhaltungsdosis etwa 0,1 mg/kg/min. Stets sollte bedacht werden, dass β-Rezeptorenblocker beim Phäochromozytom nur nach suffizienter Vorbehandlung mit α-Blockern angewandt werden dürfen (s. o.). Bei herzinsuffizienten Patienten werden Tachyarrhythmien am besten mit Amiodaron behandelt (z. B. 150–300 mg als Kurzinfusion).

### Weitere Komplikationen

Nach der Entfernung eines Phäochromozytoms sinken die Katecholaminspiegel im Blut abrupt ab, was zu schweren *Hypotensionen* führen kann. Die grundlegende Maßnahme in einer solchen Situation ist die zügige Volumengabe. Bleibt der Effekt aus, müssen vasopressorisch wirksame Substanzen, z. B. Noradrenalin oder – als Ultima Ratio – Vasopressin (Augoustides et al. 2004), eingesetzt werden. Bei Herzinsuffizienz erfolgt die Verabreichung von Dobutamin.

Vor der Unterbindung der Nebennierenvenen neigen die Patienten aufgrund der antiinsulinären Wirkung der Katecholamine zur *Hyperglykämie*. Zur Korrektur wird Insulin entweder als Bolus oder kontinuierlich i. v. verabreicht. Nach der Entfernung des Tumors kann es zu lang anhaltenden *Hypoglykämien* kommen (Grant 2005). In diesem Fall wird eine Glukoselösung infundiert. Engmaschige Blutzuckerbestimmungen sind obligat.

Bei einer unilateralen Adrenalektomie ist die Substitution mit Kortikosteroiden überflüssig, wenn die kontralaterale Nebenniere funktionell intakt ist. Nach einer bilateralen Adrenalektomie muss Hydrokortison jedoch spätestens ab Operationsende substituiert werden, um die Entwicklung einer *Nebennierenrindeninsuffizienz* zu verhindern. Am Operationstag werden insgesamt 200 mg i. v., an den folgenden

Tagen jeweils 100 mg/d i.v. verabreicht (Knüttgen u. Wappler 2007).

**Merke** Vor der Ligatur der Nebennierenvenen neigen die Patienten zur Hyperglykämie. Nach deren Unterbindung kann es zu lang anhaltenden Hypoglykämien und Hypotensionen kommen. Nach einer bilateralen Adrenalektomie muss Hydrokortison dauerhaft substituiert werden.

## 5.5.10 Postoperatives Management

Nach der Entfernung eines Phäochromozytoms müssen die Patienten intensivmedizinisch überwacht und therapiert werden. Primäres Ziel ist die *Stabilisierung der Herz-Kreislauf-Funktion und des Blutzuckers.* Bei persistierender Hypotonie, insbesondere in Kombination mit Hypoglykämie, Hyperkaliämie und metabolischer Azidose, sollte an die Möglichkeit einer Nebennierenrindeninsuffizienz gedacht und diese ggf. behandelt werden.

Bei einem Teil der Patienten persistiert der Bluthochdruck auch nach der Entfernung des Phäochromozytoms (Kinney et al. 2002). Dies kann Ausdruck eines bereits „fixierten" Hypertonus oder Folge einer intravasalen Hypervolämie sein. Auch die versehentliche Ligatur einer Nierenarterie oder die inkomplette Resektion des Tumors führen zum Persistieren der Hypertension. In solchen Fällen muss die Revision des Operationsgebiets erwogen werden.

Ein häufiges Phänomen nach der Entfernung eines Phäochromozytoms ist eine oft mehrere Tage anhaltende *Somnolenz.* Sie beruht möglicherweise auf dem Wegfall des zentral stimulierenden Effekts der Katecholamine.

**Kernaussagen**

- Patienten mit Phäochromozytom sollten vor einem Elektiveingriff über mindestens 1–2 Wochen mit einem α-Rezeptorenblocker behandelt werden. Mittel der Wahl ist Phenoxybenzamin.
- β-Rezeptorenblocker dürfen beim Phäochromozytom nur unter einer effektiven α-Blockade eingesetzt werden, da sonst hypertensive Krisen ausgelöst werden können.
- Die Anästhesie sollte stets unter invasiver Blutdruckmessung und in Bereitschaft potenter Antihypertensiva und eines β-Blockers eingeleitet werden.
- Substanzen, die adrenerge Reaktionen auslösen können oder mit einer deutlichen Histaminausschüttung einhergehen, sind beim Phäochromozytom kontraindiziert.
- Mittel der Wahl zur intraoperativen Blutdrucksenkung ist Nitroprussidnatrium. Zur Vermeidung einer Zyanidintoxikation muss simultan Natriumthiosulfat infundiert werden.
- Die häufigsten Probleme nach der Resektion des Tumors sind Hypotonie und Hypoglykämie. Selten entwickelt sich eine Nebennierenrindeninsuffizienz.

### Literatur


Arbeitsgemeinschaft der Wissenschaftlichen Medizinischen Fachgesellschaften (AWMF). Chirurgische Therapie von Nebennierenerkrankungen. Grundlagen der Chirurgie G 92. Mitteilungen der Dt Ges Chirurgie 2000; 29 (4)

Augoustides JG, Abrams M, Berkowitz D et al. Vasopressin for hemodynamic rescue in catecholamine-resistant vasoplegic shock after resection of massive pheochromocytoma. Anesthesiology 2004; 101: 1022–1024

Bakan M, Kaya G, Cakmakkaya S et al. Anesthesia management with short acting agents for bilateral pheochromocytoma removal in a 12-year-old boy Pediatric Anesthesia 2006; 16: 1184–1188

Connery LA, Coursin DB. Assessment and therapy of selected endocrine disorders. Anesthesiology Clin N Am 2004; 22: 93–123

Dimski T, Heinen-Lauten J, Krep H. Erstmanifestation eines Phäochromzytoms nach einer Allgemeinanästhesie. Anaesthesist 2008; 57: 143–146

Eisenhofer G, Rivers G, Rosas AL et al. Adverse drug reactions in patients with phaeochromocytoma: incidence, prevention and management. Drug Saf 2007; 30: 1031–1062

Grant F. Anesthetic considerations in the multiple endocrine neoplasia syndromes. Curr Opin Anaesthesiol 2005; 18: 345–352

Hamilton A, Sirrs S, Schmidt N et al. Anaesthesia for phaeochromocytoma in pregnancy. Can J Anaesth 1997; 44: 654–657

Kinney MAO, Bradly JN, Warner MA. Perioperative management of pheochromocytoma. J Cardiothor Vasc Anesth 2002; 16: 359–369

Knüttgen D, Wappler F. Anästhesie bei Erkrankungen der Nebennierenrinde. Anästhesiol Intensivmed Notfallmed Schmerzther 2007; 42: 170–178

Knüttgen D, Wappler F. Anästhesie bei Phäochromozytom. Anästhesiol Intensivmed Notfallmed Schmerzther 2008; 43: 20–27

Leissner KB, Mahmood F, Aragam JR et al. Catecholamine-induced cardiomyopathy and pheochromocytoma. Anesth Analg 2008; 107: 410–412

Lentschener C, Gaujoux S, Thillois JM et al. Increased arterial pressure is not predictive of haemodynamic instability in patients undergoing adrenalectomy for phaeochromocytoma. Acta Anaesthesiol Scand 2009; 53: 522–527

Mannelli M. Management and treatment of pheochromocytomas and paragangliomas. Ann NY Acad Sci 2006; 1073: 405–416

Mundschenk J, Dieterich KD, Kopf D et al. Phäochromzytom. Klinik, Diagnostik und Therapie. Dt. Ärztebl 2001; 98: A2502–A2510

Prys-Roberts C. Phaeochromocytoma – recent progress in its management. Br J Anaesth 2000; 85: 44–57

Rosas AL, Kasperlik-Zaluska AA, Papierska L et al. Phaeochromocytoma crisis induced by glucocorticoids: a report of four cases and review of the literature. Eur J Endocrinol 2008; 153: 423–429

Sood J, Jayaraman L, Kumra VP et al. Laparoscopic approach to pheochromocytoma: is a lower intraabdominal pressure helpful? Anesth Analg 2006; 102: 637–641

Tauzin-Fin P, Sesay M, Gosse P et al. Effects of perioperative $\alpha_1$ block on haemodynamic control during laparoscopic surgery for phaeochromocytoma. Br J Anaesth 2004; 92: 512–517

Van Braeckel P, Carlier S, Steelant PJ et al. Perioperative management of phaeochromocytoma. Acta Anaesthesiol Belg 2009; 60: 55–66

Vaughan ED Jr. Diseases of the adrenal gland. Med Clin North AM 2004; 88: 443–466

Widimsky J. Recent advances in the diagnosis and treatment of pheochromocytoma. Kidney Blood Press Res 2006; 29: 321–326

# 5.6 Testes und Ovarien

*D. H. Bremerich*

## 5.6.1 Einleitung

Die normale menschliche Geschlechtsdifferenzierung besteht in einer Übereinstimmung des chromosomalen Geschlechts mit dem gonadalen Geschlecht, dem phänotypischen Geschlecht und der psychischen Geschlechtsdifferenzierung. Es gibt eine Vielzahl möglicher Störungen der Geschlechtsdifferenzierung, zu denen neben einer Maskulinisierung genetisch weiblicher Individuen (weiblicher Pseudohermaphroditismus), einer gestörten Virilisierung genetisch männlicher Individuen (männlicher Pseudohermaphroditismus), Hemmungsmissbildungen der Derivate der Wolff-Gänge ohne chromosomale oder hormonale Störung und der psychischen Intersexualität v.a. gonadale und/oder chromosomale Störungen zusammengefasst werden. Bei chromosomal bedingten Störungen der Geschlechtsdifferenzierung stehen die Gonadendysgenesie und der Hypogonadismus im Vordergrund.

Dieses Kapitel beschäftigt sich mit einigen ausgewählten, anästhesierelevanten Syndromen, die testikulär und ovariell bedingten Begleiterkrankungen zuzuordnen sind.

**Merke** Das gemeinsame Merkmal chromosomal bedingter Störungen der Geschlechtsdifferenzierung ist das Fehlen von Keimzellen in rudimentär angelegten Gonaden ohne die Fähigkeit, Geschlechtshormone wie Östrogen und Testosteron zu bilden. Die äußeren und inneren Geschlechtsorgane bleiben durch den Mangel an Geschlechtshormonen auf einem präpubertären Stand.

## 5.6.2 Ausgewählte anästhesierelevante Krankheitsbilder

### Ullrich-Turner-Syndrom und Noonan-Syndrom (Pseudo-Turner-Syndrom)

#### Pathophysiologie und Klinik

**Ullrich-Turner-Syndrom.** Das Ullrich-Turner-Syndrom ist die *häufigste Störung der sexuellen Entwicklung* (1:2000–2700) neugeborener Mädchen. Dem Syndrom liegt eine gonosomale Monosomie X (45/X0 oder Mosaike) zugrunde. Der Verlust eines X-Chromosoms führt zu einer Störung der normalen Ovarentwicklung, einer Hypoplasie der weiblichen Geschlechtsorgane mit fehlender Mammaentwicklung, gering ausgebildeter Geschlechtsbehaarung und einer primären Amenorrhö (Tab. 5.11).

**Noonan-Syndrom.** Das Noonan-Syndrom (1:1000–1500 der Lebendgeburten, autosomal-dominant, betrifft beide Geschlechter) bezeichnet einen Komplex von genetisch bedingten Entwicklungsstörungen, die dem Ullrich-Turner-Syndrom sehr ähnlich sind, ohne dass jedoch eine numerische Chromosomenanomalie nachweisbar ist. Bei 40–50% der Patienten kann ein Defekt des PTPN11-Gens auf dem langen Arm von Chromosom 12 festgestellt werden. Neben Kleinwuchs, tiefem Haaransatz und dem Pterygium colli fallen bei diesen Patienten Fehlbildungen des Herzens (insbesondere Pulmonalklappenstenose, Vorhofseptumdefekt, hypertrophe Kardiomyopathie) und der Nieren (Nierenaplasie) auf (Tab. 5.11). Im Gegensatz zum Ullrich-Turner-Syndrom ist die geistige Entwicklung dieser Patienten häufig verzögert.

**Merke** Patienten mit Noonan-Syndrom haben häufig begleitende kardiale Vitien.

#### Präoperative Evaluierung

Die Einschätzung der *Atemwegssituation* von Patienten mit Ullrich-Turner- oder Noonan-Syndrom ist bei der präoperativen Evaluierung wesentlich (Liu et al. 1997, Divekar et al. 1983), ggf. sollte auch bei Kindern ein *Röntgenthorax* zur erweiterten Diagnostik angefertigt werden. Patienten mit Noonan-Syndrom müssen sich häufig kardiochirurgischen Operationen unterziehen. Bei diesen Patienten sollte die präoperative Evaluierung durch ein (kinder-)kardiologisches Konsil, eine Echokardiografie, eine Herzkatheteruntersuchung und/oder Angiografie komplettiert werden.

Tab. 5.**11** Anästhesierelevante kongenitale Fehlbildungen und Symptome, die mit dem Ullrich-Turner- bzw. Noonan-Syndrom vergesellschaftet sind.

| Symptom |
|---|
| • Kleinwüchsigkeit, Schildthorax |
| • kurzer Hals und kurze Trachea (Liu et al. 1997, Divekar et al. 1983) |
| • Pterygium colli bzw. schlaffe Nackenhautfalte |
| • hoher Gaumen, Mikrognathie |
| • Spina bifida |
| • kardiovaskuläre Anomalien (z. B. arterielle Hypertension, Aortenisthmusstenose) |
| • Nierenfehlbildungen, Nierenaplasie |
| • primäre lymphatische Hypoplasie (Lymphödem an Hand- und Fußrücken, Störungen des Lymphabflusses) |
| • Adipositas |
| • Osteoporose |
| • Kohlenhydratintoleranz, Typ-II-Diabetes, Dyslipidämie |
| • inflammatorische gastrointestinale Erkrankungen (Morbus Crohn, Colitis ulcerosa) |

### Anästhesiologisches Konzept

Gesichts- und Skelettanomalien dieser Patienten können im Rahmen einer Intubationsnarkose eine anästhesiologische Herausforderung darstellen, sodass die *primär wache, fiberoptische Intubation* empfohlen wird (McLure u. Yentis 1996). Über den Einsatz von Videolaryngoskopien liegen bei diesen Krankheitsbildern noch keine Fallberichte vor. Prinzipiell scheinen jedoch gerade bei pädiatrischen schwierigen Atemwegen diese ebenfalls besonders geeignet.

**Cave** Mit möglichen Intubationsproblemen bei Patienten mit Ullrich-Turner- und Noonan-Syndrom ist zu rechnen! Aufgrund der kurzen Trachea besteht die Gefahr der einseitigen Intubation (Liu et al. 1997, Divekar et al. 1983)!

Bei *rückenmarknahen Regionalanästhesien* ist bei begleitender Pulmonalklappenstenose der Periduralanästhesie der Vorzug zu geben, allerdings kann die Anlage des Periduralkatheters durch eine Kyphoskoliose, lumbale Lordose und einen engen Spinalkanal kompliziert sein (Dadabhoy u. Winnie 1988).

**Cave** Rückenmarknahe Regionalanästhesien sind möglich, allerdings kann die Punktion durch Skelettanomalien kompliziert sein.

### Postoperatives Management

Das postoperative Management richtet sich nach der Art des Eingriffs und den führenden kongenitalen Fehlbildungen, die mit dem Ullrich-Turner- bzw. Noonan-Syndrom vergesellschaftet sind. Aufgrund der Kohlenhydratintoleranz sind engmaschige *Blutzuckerkontrollen* auch in der postoperativen Phase empfohlen.

## Prader-Willi-Syndrom (auch: Prader-Labhart-Willi-Fanconi-Syndrom)

### Pathophysiologie und Klinik

Das Prader-Willi-Syndrom (1 : 10 000–15 000, autosomal-rezessiv, Männer > Frauen) gehört zum Formenkreis des hypogonadotropen Hypogonadismus. Bei ca. 50 % der Betroffenen ist eine Deletion bzw. Translokation auf dem langen Arm des Chromosoms 15 (15q11-q13) nachweisbar. Bei den übrigen Erkrankten ist die Ätiologie ungeklärt. Durch die fehlende GnRH-Freisetzung im Hypothalamus entwickeln sich ein Kryptorchismus und Hypogenitalismus (Tab. 5.**12**). Die Patienten sind häufig in ihrer geistigen Entwicklung verzögert und haben eine eingeschränkte Intelligenz.

### Präoperative Evaluierung

Neugeborene mit Prader-Willi-Syndrom fallen durch ein geringeres Geburtsgewicht, eine fortbestehende Entwicklungsverzögerung und eine muskuläre Hypotonie auf. Die Trinkschwäche erfordert häufig die enterale Ernährung über eine Magensonde. Ältere Kinder und Erwachsene mit Prader-Willi-Syndrom sind in der perioperativen Phase insbesondere durch eine Adipositas per magna, restriktive Ventilationsstörungen (Dearlove et al. 1998) und Skelettanomalien (kraniofazial, vertebragen) gefährdet. Aufgrund der Disposition zu Diabetes mellitus und einem metabolischen Syndrom sind engmaschige perioperative Laborkontrollen notwendig. Der präoperativ durchgeführte *Röntgenthorax* kann Hinweise auf eine chronische Aspiration bei Patienten mit Prader-Willi-Syndrom geben und sollte daher zur Risikoevaluation dieser Patienten durchgeführt werden. Ein präoperatives *neurologisches Konsil* ist nur bei unklarer Symptomatik und in Einzelfällen notwendig.

### Anästhesiologische Konzepte

Die Anlage eines i. v. Zugangs bei Patienten mit Prader-Willi-Syndrom gestaltet sich häufig schwierig (Dearlove et al. 1998), allerdings verbietet sich aufgrund der erhöhten Regurgitations- und Aspirationsneigung und der häufigen kraniofazialen Fehlbildungen dieser Patienten eine Einleitung per inhalationem. Das Risiko einer *schwierigen Intubation* aufgrund kraniofazialer Fehlbildungen und der daraus resultierenden Notwendigkeit einer *fiberoptischen Intubation* ist dem Risiko der erhöhten Aspirationsgefahr mit der Notwendigkeit einer *Rapid Sequence Induction* gegenüberzustellen und im Einzelfall abzuwägen (Tab. 5.**13**). Es gilt das oben Gesagte zum Einsatz der Videolaryngoskopie.

Kontinuierliche rückenmarknahe und periphere *Regionalanalgesietechniken* sollten, soweit möglich, zur Anwendung kommen. Die Anlage der Regionalanästhesie kann jedoch einerseits durch die ausgeprägte Adipositas und eine Skoliose, andererseits durch die eingeschränkte Kooperation der meist geistig retardierten Patienten kompliziert werden.

Tab. 5.**12** Kongenitale anästhesierelevante Fehlbildungen und Symptome, die mit dem Prader-Willi-Syndrom assoziiert sind.

| Symptom |
|---|
| • Adipositas per magna |
| • muskuläre Hypotonie |
| • Kleinwüchsigkeit |
| • Kyphoskoliose |
| • kraniofaziale Fehlbildungen (geringe Mundöffnung, „Fischmaul", Mikrognathie, kurzer Hals, eingeschränkte Reklination) |
| • Akromikrie (besonders kleine Hände und Füße) |
| • verzögerte Magen-Darm-Motilität mit erhöhter Regurgitations- und Aspirationsgefahr |
| • restriktive Ventilationsstörungen |
| • Schwäche der Atemmuskulatur, Prädisposition zur Schlafapnoe |
| • Thermodysregulation (Hypothermie, Hyperthermie) |
| • Diabetes mellitus, metabolisches Syndrom |
| • geistige Retardierung |

Tab. 5.**13** Faktoren, die zu perioperativen respiratorischen Komplikationen bei Patienten mit Prader-Willi-Syndrom beitragen.

| **Risikofaktoren** |
|---|
| • Adipositas per magna |
| • Prädisposition zu Bronchospasmen |
| • Schlafapnoe (*häufig schon im Kindesalter!*) |
| • Schwäche der Atemhilfsmuskulatur |
| • Abnahme des pharyngealen Muskeltonus (*erschwerte Maskenbeatmung*) |
| • kraniofaziale Fehlbildungen (*erschwerte Maskenbeatmung*) |
| • vermehrte Speichelproduktion mit erhöhter Viskosität (*cave: Atropin!*) |
| • verminderte Ansprechbarkeit der peripheren Chemorezeptoren |
| • erhöhte Regurgitations- und Aspirationsgefahr, gelegentliches „*Wiederkäuen*" von Mageninhalt (Sloan u. Kaye 1991) |
| • Kyphoskoliose |

Die *Thermoregulationsstörung* dieser Patienten kann sowohl zur Hyperthermie und Fieberkrämpfen als auch zur Hypothermie mit längerer Nachbeatmungsdauer disponieren; eine kontinuierliche Temperaturmessung wird daher empfohlen. Eine Assoziation des Prader-Willi-Syndroms mit einer Veranlagung zur malignen Hyperthermie ist allerdings nicht beschrieben (Dearlove et al. 1998). Trotz der muskulären Hypotonie dieser Patienten wird weder eine Dosisreduktion noch der Verzicht auf Muskelrelaxanzien empfohlen (Dearlove et al. 1998).

**Cave** Patienten mit Prader-Willi-Syndrom zeigen gelegentlich ein „Wiederkäuen" von Mageninhalt und sind perioperativ durch eine erhöhte Regurgitations- und Aspirationsneigung gefährdet (Sloan u. Kaye 1991).

### Postoperatives Management

Die kontinuierlichen rückenmarknahen und peripheren *Regionalanalgesietechniken* sollten, soweit möglich, zur Reduktion des postoperativen Opioidbedarfs und zur Gewährleistung einer adäquaten Analgesie fortgeführt werden. *Nichtopioidanalgetika* sind bei leichten und mittleren postoperativen Schmerzen wegen der Neigung zur Schlafapnoe zu bevorzugen (Dearlove et al. 1998).

**Merke** In der postoperativen Phase wird zur Sicherstellung einer adäquaten Oxygenierung des Patienten der Einsatz von Continuous-Positive-Airway-Pressure-Masken (CPAP-Masken) empfohlen (Tseng et al. 2003).

## Klinefelter-Syndrom

### Pathophysiologie und Klinik

Als Klinefelter-Syndrom wird eine chromosomal bedingte Störung der Geschlechtsdifferenzierung mit einem oder mehreren überzähligen X-Chromosomen (Karyotyp 47,XXY; 48,XXXY etc., X-chromosomal-dominant) bezeichnet. Die Inzidenz des Klinefelter-Syndroms wird mit 0,2% der neugeborenen Jungen angegeben. Bis zur Pubertät zeigen Patienten mit Klinefelter-Syndrom einen unauffälligen männlichen Phänotyp. Erst in der Pubertät setzt eine zunehmende Hyalinisierung des Hodengewebes mit Hodenatrophie und Rückgang der Testosteronproduktion ein (Tab. 5.**14**).

Besonderheiten im perioperativen anästhesiologischen Management von Patienten mit Klinefelter-Syndrom sind nicht beschrieben.

## CHARGE-Assoziation

### Pathophysiologie

CHARGE ist ein Akronym für **C**oloboma, **H**eart Defects, **A**tresia Choanae, **R**etarded Growth and Development und/oder CNS Anomalies, **G**enital Hypoplasia und **E**ar Anomalies/Deafness (Tab. 5.**15**).

Die Prävalenz wird mit 1 : 10000 angegeben, beide Geschlechter können betroffen sein. Die CHARGE-Assoziation wird heute als die Hauptursache *angeborener Hörschäden* angesehen. Die chromosomale Ursache der CHARGE-Assoziation wird auf einen Gendefekt der Region 14q22 bzw. 22q11 zurückgeführt, es gibt allerdings auch Überschneidungen mit der Trisomie 13 und 22, der VATER-Assoziation (auch VACTERL-Assoziation, Akronym für *V*ertebral, *a*nal, *t*racheo*e*sophageal, and *r*enal/radial Malformations) und dem Katzenaugen-Syndrom.

### Präoperative Evaluierung

Neugeborene mit CHARGE-Assoziation müssen sich häufig aufgrund der gastrointestinalen Fehlbildungen (Ösophagusatresie, Zwerchfellhernie, ösophagotracheale Fistel) Notfalleingriffen unterziehen; ältere Kinder begegnen uns in der

Tab. 5.**14** Kongenitale Fehlbildungen und Symptome, die mit dem Klinefelter-Syndrom assoziiert sind.

| **Symptom** |
|---|
| • Hypogonadismus |
| • Kryptorchismus/Hodenektopie |
| • Mikropenis |
| • eunuchoide Körperkonstitution |
| • Gynäkomastie |
| • Intelligenzminderung unterschiedlichen Ausmaßes |
| • Verhaltensstörungen |
| • *fakultativ:* Adipositas |

Tab. 5.15 Kongenitale anästhesierelevante Fehlbildungen und Symptome, die bei Patienten mit CHARGE-Assoziation charakteristisch sind (die Hauptmerkmale zur Diagnose der CHARGE-Assoziation sind fett gedruckt).

| CHARGE | Symptom |
|---|---|
| **urogenitale Fehlbildungen** | • Hypogonadismus<br>• Hodenektopie/Kryptorchismus<br>• Mikropenis<br>• Anomalie der Eierstöcke<br>• Anomalie der Niere und ableitenden Harnwege<br>• Nephroblastom |
| **ZNS-Fehlbildungen** | • Agenesie des Corpus callosum/Septum pellucidum<br>• Atrophie der Großhirnrinde<br>• Enzephalozele/Exenzephalie<br>• mentale/psychomotorische Retardierung<br>• zerebrale Krampfanfälle, Epilepsie, EEG-Anomalien<br>• **Kolobom des Auges**<br>• Netzhautablösung<br>• Optikusatrophie<br>• Ptosis<br>• Hörstörung/Taubheit<br>• Gleichgewichtsstörungen<br>• **Hirnnervenfehlfunktion** (I = Verlust des Geschmackssinns, VII = Gesichtslähmung, VIII = Gleichgewichtsstörungen, IX und X = Schluckstörungen) |
| **Kraniofaziale Fehlbildungen** | • **Anotie/Mikrotie**<br>• **charakteristisches CHARGE-Ohr**<br>• **Choanalatresie**<br>• Lippen-, Kiefer- und/oder Gaumenspalte<br>• Retrognathie/Mikrognathie<br>• flaches Mittelgesicht<br>• Molarhypoplasie<br>• Mikrostomie<br>• kurzer Hals<br>• Mikrozephalie |
| **gastrointestinale Fehlbildungen** | • Anomalie des Pharynx<br>• Schluckstörungen<br>• Ösophagusatresie/ösophagotracheale Fistel, Anomalie/Hernie/Agenesie des Zwerchfells<br>• imperforierter Anus/rektovaginale Fistel |
| **kardiale Fehlbildungen** | • Septumanomalien<br>• persistierender Ductus arteriosus Botalli<br>• angeborene Vitien |

Klinik im Rahmen von HNO-ärztlichen und kieferchirurgischen Eingriffen (kosmetische Korrektur, Spaltenchirurgie, Kochleaimplantation) und in der Kardiochirurgie.

Die sorgfältige präoperative *Evaluation des Luftwegs* ist auch bei diesen Patienten wesentlich. Neben der Choanalatresie und der Spaltbildung haben bis zu 56 % der Patienten mit CHARGE-Assoziation Fehlbildungen im Bereich der oberen Atemwege; die Prävalenz steigt mit zunehmendem Alter (Stack u. Wyse 1991). Die Indikation zu präoperativen Zusatzuntersuchungen, wie z. B. ein *HNO-Konsil* oder ein *Röntgenthorax*, ist auch im Kindesalter großzügig zu stellen.

Tab. 5.**18** Octreotid und gastrointestinale neuroendokrine Tumoren.

| Tumor | Effekt |
|---|---|
| Karzinoid | Hemmung von Flush, Diarrhö, Hypotension, Optimierung der perioperativen Therapie, Wachstumshemmung? |
| VIPoma | Kontrolle der Diarrhö |
| Insulinom | akute Kontrolle der Hypoglykämie, Optimierung der perioperativen Therapie |
| Gastrinom | Optimierung der perioperativen Therapie, Kontrolle der Diarrhö |
| Glukagonom | Kontrolle des Erythema necrolytica migrans |

## 5.7.4 Spezielle Krankheitsbilder

### Gastrinom

Zollinger-Ellison beschrieben dieses Syndrom 1955 erstmalig mit nicht behandelbaren, schmerzhaften peptischen Ulzera, die nur durch eine totale Gastrektomie beherrschbar waren. Das klinische Syndrom wird hervorgerufen durch gastrinsezernierende Tumoren des Magens, Duodenums, Pankreas und selten durch ovarielle Zystadenome. Gastrinome des Magens und des Duodenums können assoziiert mit einer MEN 1 auftreten, bei den Gastrinomen des Pankreas ist dies eher selten.

**Merke** Im Vordergrund der perioperativen Therapie, aber auch der Therapie von chirurgisch nicht resezierbaren Tumoren, steht die Blockade des Zielorgans durch hochdosierte Applikation von Protonenpumpeninhibitoren oder $H_2$-Rezeptor-Antagonisten.

### Insulinom

Unter den funktionell aktiven Tumoren des Pankreas sind Insulinome am häufigsten (Klöppel et al. 2003). Sie sind meist 1–2 cm groß und verhalten sich überwiegend gutartig (Klöppel et al. 2003). Die *klinische Symptomatik* wird geprägt durch episodisch auftretende Hypoglykämien, die durch die Zufuhr von Glukose und häufige Mahlzeiten beherrscht werden können.

*Medikamentöse Therapien* zur Hemmung der Insulinfreisetzung sind mitunter nicht effektiv oder aber mit erheblichen Nebenwirkungen behaftet. Diazoxid, ein nichtdiuretisch wirkendes Benzothiazid, inhibiert die Insulinfreisetzung (Holdcroft 2000). Gleichzeitig kann jedoch auch die Glukagonfreisetzung gehemmt werden, was zu einer Exazerbation der Symptome führen kann. Als weitere Nebenwirkungen können Ödeme, Natriumretention, Hypotension und Störungen der kardialen Funktion auftreten, sodass dieses Medikament nicht zu einer Langzeittherapie geeignet ist (Holdcroft 2000). Verapamil, ein Kalziumkanalblocker, wurde erfolgreich als Langzeittherapie bei einer alten Patientin eingesetzt, die eine operative Behandlung verweigerte (Ulbrecht et al. 1986).

**Cave** Eine perioperative Therapie mit Somatostatin oder Analoga (Octreotid) wird generell nicht empfohlen.

**Merke** Das perioperative Management bei Patienten mit einem Insulinom konzentriert sich im Wesentlichen auf eine engmaschige Überwachung der Glukose- und Elektrolytkonzentration im Serum.

Glukose, Kalium und Natrium werden nach Bedarf substituiert. Die Wahl der Anästhetika und speziellen anästhesiologischen Technik richtet sich nach den individuellen Gegebenheiten und dem operativen Eingriff.

### Glukagonom

Die *klinische Symptomatik* des Glukagonoms präsentiert sich als Diabetes mellitus und Erythema necrolytica migrans. Weitere Symptome können Gewichtsverlust, Glossitis, Stomatitis und Anämie sein. Zum Zeitpunkt der Diagnosestellung weisen die meisten Patienten bereits eine Lebermetastasierung auf. Eine palliative Tumorresektion und die Therapie mit Somatostatin-Analoga können zur Milderung der Symptome beitragen.

**Merke** Patienten mit einer solchen Erkrankung weisen eine erhöhte Inzidenz von Thrombosen auf, sodass eine effektive Thromboseprophylaxe wichtig ist (Holdcroft 2000).

### Somatostatinom

Die *klinische Symptomatik* der Somatostatinome ist häufig mild. Sie umfasst einen Diabetes mellitus, Fettstühle durch Behinderung der exokrinen Pankreassekretion oder Gallensteine. Häufig führen große Somatostatinome des Pankreas zu einer Obstruktion der Gallenwege mit ausgeprägter Cholestase. Somatostatinome des Duodenums sind symptomärmer, als Somatostatinome des Pankreas. Sie können assoziiert mit einer Neurofibromatose Typ 1 oder auch einem doppelseitigen Phäochromozytom auftreten.

### VIPoma

Das *Verner-Morrison-Syndrom* ist charakterisiert durch profuse wässrige Stühle, Ileussymptomatik, Hypokaliämie, Achlorhydrie, Hypomagnesiämie und metabolische Alkalose. Diese umfassenden Veränderungen des Wasser- und Elektrolythaushalts können Störungen des Bewusstseins nach sich ziehen. Eine Hypotonie wird als Folge der Flüssigkeitsverluste oder auch der Vasodilatation im Splanchnikusbereich und dem peripheren Gefäßbett beobachtet.

Das Syndrom wird durch die vermehrte Ausschüttung des vasoaktiven intestinalen Peptids (VIP) hervorgerufen. VIP hemmt die Gastrinsekretion. Die Tumoren sind sehr selten. VIPoma sind häufig gutartig. Sie können auch mit einer MEN 1 vergesellschaftet auftreten.

**Merke** Die primäre Therapie besteht in Rehydrierung der Patienten und Korrektur des Elektrolythaushalts.

Somatostatinanaloga werden eingesetzt, um die Symptome zu kontrollieren. Wenn diese Therapie nicht erfolgreich ist, kann der Einsatz von Steroiden, Indomethacin und Metoclopramid erwogen werden. Nach der Stabilisation der Patienten ist der Einsatz von Protonenpumpeninhibitoren oder $H_2$-Rezeptor-Antagonisten sinnvoll, um eine überschießende Magensäuresekretion zu verhindern.

## Karzinoid

### Definition

Karzinoidtumoren wurden 1888 erstmalig bei einer Autopsie identifiziert und der Begriff Karzinoid wurde 1907 von Oberndorf geprägt. 1954 wurde das Karzinoidsyndrom beschrieben. Dieses zeichnet sich durch eine schillernde klinische Symptomatik aus, die durch eine Vielzahl von Hormonen und Mediatoren bedingt ist (Tab. 5.**19**). Das sekretorische Verhalten der Tumoren und damit auch die klinische Symptomatik können sich im Laufe der Zeit verändern. Der Begriff Karzinoid wird auch heute noch als Synonym für den hoch differenzierten neuroendokrinen Tumor des Gastrointestinaltrakts verwendet, der des malignen Karzinoids für das hoch differenzierte neuroendokrine Karzinom (Klöppel et al. 2003).

### Pathophysiologie und Epidemiologie

Ein großer Teil der Tumoren verhält sich klinisch unauffällig oder stumm. Ein *Karzinoidsyndrom* entwickeln nur etwa 2–5 % aller Patienten mit einem histologisch gesicherten Karzinoid (Graham et al. 2000). Es wird häufig erst sekundär als Folge einer Lebermetastasierung beobachtet. Man nimmt an, dass die durch lokalisierte Tumoren im Gastrointestinaltrakt sezernierten Mediatoren in der Leber abgebaut und somit nicht systemisch wirksam werden (Graham et al. 2000, Holdcroft 2000). Die Manifestation der Tumoren erstreckt sich nicht nur auf das Abdomen, sondern es kann auch das Bronchialsystem bzw. die Lunge betroffen sein. Die Inzidenz der Karzinoide wird mit 1–2 Fälle/100 000 für den nordamerikanischen Raum angegeben (Graham et al. 2000, Kulke u. Mayer 1999). Als häufigste Lokalisation wird der Wurmfortsatz angeführt. Mit dem vermehrten Einsatz der Endoskopie werden jedoch zunehmend mehr kleine Karzinoide bzw. neuroendokrine Tumoren des Magens diagnostiziert, so dass diese Angabe zur Inzidenz und Lokalisation nicht zutreffend sein kann (Klöppel et al. 2003, Kulke u. Mayer 1999).

### Klinische Symptome

Die wichtigsten klinischen Symptome und Mediatoren, die Karzinoide hervorrufen, und mögliche therapeutische Ansätze werden in Tab. 5.**19** wiedergegeben. Hautrötung, Hypo- aber auch Hypertension sowie Tachykardie zählen zu den wichtigsten Symptomen. Dyspnoe kann Symptom einer mediatorinduzierten Bronchokonstriktion oder aber einer karzinoidbedingten Herzerkrankung sein.

**Cave** ⅔ der Patienten mit einem Karzinoidsyndrom weisen Veränderungen am Herzen auf, die zu lebensbedrohlichen Komplikationen führen können (Kulke u. Mayer 1999).

Es wird eine fibröse endokardiale Verdickung beobachtet, die insbesondere das rechte Herz, die Trikuspidal- und Pulmonalklappe betreffen und zum Rechtsherzversagen führen kann. Eine Trikuspidalinsuffizienz oder auch ein kombiniertes Trikuspidalvitium sowie eine Pulmonalstenose sind häufige Befunde (Kulke u. Mayer 1999). Das linke Herz ist selten von den Veränderungen betroffen (ca. 10 %; Kulke u. Mayer 1999). Die Ätiologie der Herzerkrankung ist bisher nicht bekannt, sie wird jedoch mit den erhöhten Serotoninspiegeln in Verbindung gebracht. Myokardiale Metastasen und

Tab. 5.**19** Karzinoidsyndrom: klinische Symptome, Mediatorfreisetzung und mögliche therapeutische Ansätze.

| Klinisches Symptom | Mediator | Therapie |
|---|---|---|
| Hautrötung („Flush") | Tachykinine | Somatostatin, Steroide |
| | Histamin | $H_1$- und $H_2$-Rezeptor-Antagonisten |
| | VIP | Somatostatin |
| Hypotension | | Volumentherapie, Optimierung der myokardialen Pumpleistung, Somatostatin, Vasopressoren |
| Diarrhö | Serotonin | Somatostatin, Serotonin-Rezeptor-Antagonisten |
| | Prostaglandine | |
| Dyspnoe durch Bronchokonstriktion | Serotonin, Substanz P, Bradykinine | Somatostatin, Bronchodilatatoren |
| karzinoidassoziierte Herzerkrankung | | Klappenersatz, Therapie des Rechtsherzversagens |
| Palpitationen | Serotonin | Somatostatin, Serotoninantagonisten |

Perikardergüsse wurden als weitere Komplikationen beim Karzinoidsyndrom beschrieben.

## Anästhesiologisches Management

Bei Patienten mit einem Karzinoidsyndrom sollte mittels Echokardiografie die Funktion des Herzens untersucht werden, um eine karzinoidassoziierte Herzerkrankung auszuschließen. Bei Patienten mit Diarrhö ist entsprechend den klinischen Erfordernissen eine präoperative Korrektur des Flüssigkeits- und Elektrolythaushalts durchzuführen.

Octreotid, mit einer verlängerten Wirkdauer und einer hemmenden Wirkung auf die Freisetzung einiger bedeutsamer Mediatoren (Tab. 5.**19**), erlaubt eine gute perioperative Vorbereitung und Stabilisation der klinischen Symptomatik. Bei 88 % der Patienten mit Karzinoidsyndrom konnte eine Besserung der klinischen Symptomatik erzielt werden (Klöppel et al. 2003). In einer retrospektiven Untersuchung wurde gezeigt, dass durch den Einsatz von Octreotid die Inzidenz von intraoperativen Komplikationen bei Karzinoiden wirkungsvoll gesenkt werden konnte (Kinney et al. 2001). Zimmer et al. beobachteten trotz einer effektiven präoperativen Octreotidtherapie, dass während einer Chemoembolisation von Karzinoid-Lebermetastasen unter einer prophylaktischen kontinuierlichen Somatostatingabe von 0,1 µg/kgKG/min eine Serotoninfreisetzung nicht verhindert werden konnte (Zimmer et al. 2003).

**Merke** Die Behandlung der Symptome neuroendokriner Tumoren wird mit einer Dosis von 50 µg Octreotid s. c. 2-mal täglich begonnen und langsam nach klinischer Wirksamkeit auf 3 × 100–200 µg Octreotid s. c. gesteigert (Holdcroft 2000, Kulke u. Mayer 1999). Intraoperativ wird die kontinuierliche Gabe von Somatostatin 0,1 µg/kgKG/min oder die Infusion von 100 µg/h Octreotid empfohlen (Holdcroft 2000).

Die Wahl des *Anästhesieverfahrens* richtet sich nach der Art des chirurgischen Eingriffs, den Komorbiditäten des Patienten und der klinischen Symptomatik. Insofern muss die Indikation zur invasiven Blutdruckmessung und zur Anlage eines zentralvenösen Katheters großzügig gestellt werden, um einen Patienten mit einem neuroendokrinen Tumor optimal zu überwachen und zu behandeln. Die prophylaktische Gabe von *Somatostatin und Kortison* dient dazu, die Mediatorfreisetzung zu verhindern bzw. zu hemmen. Die prophylaktische Gabe von *$H_1$- und $H_2$-Rezeptor-Antagonisten* kann die Effekte einer unkontrollierten Histaminausschüttung mildern. In der perioperativen Phase ist das oberste Ziel, die *kardiovaskuläre Stabilität* des Patienten zu gewährleisten und einen Bronchospasmus zu verhindern. Medikamente, die mit einer Freisetzung von Histamin und Serotonin oder auch einer Katecholaminausschüttung verbunden sein können, sollten vermieden werden.

**Cave** Ketamin und Medikamente, die mit einer vermehrten Freisetzung endogener Katecholamine verbunden sind oder eine sekundäre Sympathikusaktivierung hervorrufen können (z. B. Antihypertensiva), sollten nicht eingesetzt werden.

Die systemische Gabe von Katecholaminen und Bronchodilatatoren kann theoretisch eine Mediatorausschüttung verschlimmern. Im Rahmen von Herzklappenoperationen unter Octreotidapplikation wurde über eine unproblematische Applikation von Katecholaminen berichtet (Castillo et al. 2008, Weingarten et al. 2007). Eine suffiziente *Prämedikation* dient der Dämpfung des Sympathikotonus.

## Karzinoidkrise

Eine Karzinoidkrise kann jeder Zeit intraoperativ auftreten, gehäuft im Zusammenhang mit Manipulationen im Tumorgebiet. Insofern ist eine enge Zusammenarbeit von Anästhesist und Operateur erforderlich, um die akute Symptomatik zu beherrschen. Mit einer i. v. Bolusgabe von Octreotid (25–50 µg) oder kontinuierlicher Infusion von 100 µg/h Octreotid und Serotoninantagonisten, z. B. Ondansetron (8 mg), kann die Symptomatik einer überschießenden Serotoninausschüttung gemildert werden. Tranexamsäure kann zur Verhinderung von Blutungskomplikationen eingesetzt werden.

**Kernaussagen**

- Die neuroendokrinen Tumoren des Gastrointestinaltrakts sind häufig symptomarm oder klinisch funktionell nicht aktiv.
- Die klinische Symptomatik der neuroendokrinen Tumoren des Gastrointestinaltrakts wird durch die unkontrollierte, exzessive Sekretion von Mediatoren hervorgerufen.
- Die perioperative Therapie der Symptome zielt auf eine Hemmung der Mediatorausschüttung (Octreotidtherapie beim VIPoma, Karzinoiden) oder eine Blockade der Rezeptoren des Zielorgans ($H_1$- und $H_2$-Rezeptor-Antagonisten, Serotonin-Rezeptor-Antagonisten) ab. Bei Insulinomen und Glukagonomen steht die Einstellung der Glukosehomöostase im Vordergrund.
- Symptomatische Karzinoide (zumeist Tumoren der Lunge oder Tumoren mit einer Lebermetastasierung) haben durch die Heterogenität der freigesetzten Mediatoren ein sehr schillerndes klinisches Erscheinungsbild. Eine kardiovaskuläre Instabilität und Bronchospastik sind führende Symptome, die u. a. durch die Sekretion von Serotonin und Histamin hervorgerufen werden. Perioperative Maßnahmen, die zu einer Verstärkung der Serotonin- oder Histaminausschüttung führen können, müssen vermieden werden.
- Patienten mit einem Karzinoidsyndrom weisen häufig eine Endokardfibrose mit Beteiligung der Trikuspidal- und Pulmonalklappe auf, die zu einer ausgeprägten Rechtsherzinsuffizienz führen kann.

**Literatur**

Castillo JG, Filsoufi F, Adams DH et al. Management of patients undergoing multivalvular surgery for carcinoid heart disease: the role of the anaesthetist. Br J Anaesth 2008; 101: 618

Graham GW, Unger BP, Coursin DB. Perioperative management of selected endocrine disorders. Int Anesthesiol Clin 2000;38 : 31

Holdcroft A. Hormones and the gut. Br J Anaesth 2000; 85: 58

Kinney MA, Warner ME, Nagorney DMet al. Perianaesthetic risks and outcomes of abdominal surgery for metastatic carcinoid tumours. Br J Anaesth 2001; 87: 447

Klöppel G, Perren A, Heitz P. Vom Karzinoid zum neuroendokrinen Tumor. Dtsch Ärztebl 2003; 100: A1932

Kulke MH, Mayer RJ. Carcinoid tumors. N Engl J Med 1999; 340: 858

Ulbrecht JS, Schmeltz R, Aarons JH et al. Insulinoma in a 94-year-old woman: long-term therapy with verapamil. Diabetes Care 1986; 9: 186

Weingarten TN, Abel MD, Connolly HM et al. Intraoperative management of patients with carcinoid heart disease having valvular surgery: a review of one hundred consecutive cases. Anesth Analg 2007; 105: 1192

Zimmer C, Kienbaum P, Wiesemes R et al. Somatostatin does not prevent serotonin release and flushing during chemoembolization of carcinoid liver metastases. Anesthesiology 2003; 98: 1007

# 5.8 Diabetes mellitus

*C. Goeters*

## 5.8.1 Definition

Unter Diabetes mellitus versteht man ein Syndrom unterschiedlicher Genese, gekennzeichnet durch eine *Hyperglykämie,* das durch einen absoluten oder relativen Insulinmangel hervorgerufen wird. Die chronische Hyperglykämie ist mit Langzeitschäden verbunden, die in ein Organversagen münden können. Speziell *betroffene Organe* sind die Augen, die Nieren, das Nervensystem sowie das Herz-Kreislauf-System, die Haut, die Knochen und die Gelenke. Diabetiker sind prädisponiert für infektiologische Komplikationen, wahrscheinlich auf dem Boden eines multifaktoriellen Geschehens (Joshi et al. 1999). Aufgrund der sekundären, oft klinisch „stummen“ Organschäden werden hohe Anforderungen an die perioperative Betreuung des Diabetikers gestellt, die bei Weitem über die Überwachung und Einstellung der Glukosekonzentration im Serum hinausgehen (Scherpereel u. Tavernier 2001).

Die *Diagnose* des Diabetes mellitus wird anhand folgender Kriterien gestellt (American Diabetes Association 2010):

- HbA1c ≥ 6,5 %,
- Glukosekonzentration im Vollblut von ≥ 200 mg/dl (11,1 mmol/l) und klassische Symptome wie Polyurie, Polydipsie und unerwarteter Gewichtsverlust,
- Glukosekonzentration im Vollblut ≥ 126 mg/dl nach einer 8-stündigen Nahrungskarenz,
- Glukosekonzentration im Vollblut über 200 mg/dl (11,1 mmol/l) 2 h nach oraler Glukosebelastung (75 g Glukose in 300 ml).

**Cave** Der orale Glukosebelastungstest wird für die Routinediagnostik nicht mehr empfohlen.

## 5.8.2 Klassifikation und Epidemiologie

Entsprechend der zugrundeliegenden pathophysiologischen Veränderungen wird der Diabetes mellitus heute in 4 Kategorien eingeteilt (Tab. 5.**20**). Bei 90–95 % aller Diabetiker liegt ein Diabetes mellitus Typ 2 vor, davon sind etwa 80 % übergewichtig. Zunehmend wird diese Form auch bei jungen Menschen, die älter als 10 Jahre alt sind, beobachtet. Die Prävalenz des Typ-1-Diabetes nimmt derzeitig zu und betrifft meist jugendliche weibliche und männliche Personen gleichermaßen. In 5–10 % aller diagnostizierten Diabeteserkrankungen liegt ein Typ 1 vor. Für die USA wird 2007 eine Prävalenz aller Diabetesformen von 7,8 % angenommen. Die Häufigkeit der Erkrankung variiert stark abhängig von der ethnischen Zugehörigkeit. Für den deutschen Sprachraum liegen keine exakten Zahlen vor. Es wird erwartet, dass die Prävalenz des Diabetes in den nächsten Jahren weiter ansteigt und Werte von 10 % erreichen wird. 4 % aller Schwangeren entwickeln im 3. Trimenon einen Schwangerschaftsdiabetes. 30–50 % dieser Patientinnen weisen innerhalb von 10 Jahren einen Typ-2-Diabetes auf.

**Merke** Die Häufigkeit des Diabetes mellitus wird in den nächsten Jahren weiter zunehmen und Werte von 10 % erreichen.

## 5.8.3 Pathophysiologie

Die metabolischen Veränderungen beim Diabetes mellitus werden durch die Schwächung der hemmenden Wirkungen auf den Stoffwechsel infolge des relativen bzw. absoluten Mangels des Insulins hervorgerufen (Sonksen u. Sonksen 2000). Eine ungebremste Glukoneogenese und Glykogenolyse führen zu erhöhten Glukosekonzentrationen im Blut. Erhöhte Glukosekonzentrationen bewirken als parakriner

Tab. 5.**20** Klassifikation des Diabetes mellitus (Caulfield u. O'Brien 2002).

| Stufe | Erläuterung |
|---|---|
| I | Diabetes mellitus Typ 1 (β-Zell-Destruktion mit konsekutivem absolutem Insulinmangel)<br>• A: immunologisch vermittelt<br>• B: idiopathisch |
| II | Diabetes mellitus Typ 2 (Insulinresistenz mit relativem Insulinmangel und/ohne sekretorischem Defekt) |
| III | andere Diabetesformen<br>• A: genetische Defekte der B-Zell-Funktion<br>• B: genetische Defekte der Insulinwirkung<br>• C: Krankheiten des exokrinen Pankreas<br>• D: Endokrinopathien<br>• E: medikamenteninduzierter Diabetes mellitus<br>• F: Infektionen<br>• G: seltene Formen des immunologisch vermittelten Diabetes mellitus<br>• H: genetische Syndrome |
| IV | Schwangerschaftsdiabetes |

Faktor eine reduzierte Insulinempfindlichkeit. In der Muskulatur und dem Fettgewebe erfolgt die Glukoseaufnahme u. a. insulinabhängig vermittelt über den Glut-4-Rezeptor. Die übrigen Glukosetransportsysteme nutzen einen Konzentrationsgradienten. Dies führt zu einer erhöhten peripheren Glukoseaufnahme bei erhöhten Plasmaspiegeln der Glukose. Ein schwerer Insulinmangel beim Typ-1-Diabetes führt zur Entwicklung einer *Ketoazidose.* Neben der gesteigerten Glukoneogenese ist auch die Produktion von Ketonkörper durch den Abbau von Fettsäuren gesteigert. Ein relativer Insulinmangel (Typ-2-Diabetes) zeichnet sich dadurch aus, dass die Lipolyse durch das vorhandene Insulin noch ausreichend gehemmt wird, während die Glukoneogenese weiter persistiert. Es entwickelt sich ein *hyperosmolares nichtketotisches Koma.*

**Therapie.** Ziel der Diabetestherapie ist eine gute metabolische Kontrolle, um das Auftreten sekundärer Organschäden hinauszuzögern (American Diabetes Association 2010). Unter Therapie wird ein HbA1c ≤7% angestrebt (American Diabetes Association 2010). Ein HbA1c von 7% entspricht einem mittleren Blutzuckerwert von 154 mg/dl, von 6% respektive 126 mg/dl. Eine Hyperglykämie aggraviert als parakriner Faktor die Insulinresistenz, sodass mit einer Normalisierung der Glukosewerte im Serum eine Verbesserung der Insulinwirkung erzielt werden kann. Beim Typ-1-Diabetes ist der Einsatz von Insulin obligat, während beim Typ-2-Diabetes in Abhängigkeit vom Krankheitsbild die Glukosekonzentration im Serum durch diätetische Maßnahmen, Gewichtsreduktion und Bewegung, orale Antidiabetika und Insulin kontrolliert werden kann.

## Organschädigungen

Die Diagnose des Typ-2-Diabetes wird häufig spät gestellt. Somit präsentiert sich diese häufigste Form des Syndroms im Rahmen einer stationären Behandlung bei einer „scheinbar leeren Anamnese" als Zufallsbefund mit bereits fortgeschrittenen Organschäden (Rathmann et al. 2003).

Die pathophysiologischen Mechanismen der Organschädigung beim Diabetes mellitus sind als multifaktorielles Geschehen anzusehen und letztlich bisher nicht vollständig geklärt. Hohe chronische Glukosekonzentrationen führen zur Anhäufung von Glukose und Metaboliten des Glukosestoffwechsels in den verschiedenen Geweben. Die Anhäufung von Sorbit und Störungen im Polyolstoffwechsel sowie die nichtenzymatische Bindung von Zucker an Proteine und die Bildung vernetzter Glykoproteine werden als wichtige pathogenetische Mechanismen angesehen. Darüber hinaus werden Störungen im Lipidstoffwechsel, eine verstärkte Plättchenaggregation und Aktivierung der plasmatischen Gerinnung als mögliche Einflüsse diskutiert.

### Herz-Kreislauf-System

**Merke** Das perioperative kardiale Risiko des Diabetikers ist deutlich erhöht.

Sowohl die Dauer der Erkrankung als auch die metabolische Kontrolle sind Faktoren, die Einfluss auf die Inzidenz von kardiovaskulären Ereignissen haben. Verschiedene Faktoren sind an Störungen der Herz-Kreislauf-Funktion des Diabetikers beteiligt:
- diabetische koronare Herzerkrankung,
- arterielle Hypertonie,
- diabetische Kardiomyopathie,
- kardiale autonome Neuropathie.

Bei 15–60% der erwachsenen Diabetiker weist – ohne klinische Symptomatik – ein pathologisches Belastungs-EKG oder Perfusionsszintigramm auf eine *koronare Herzerkrankung* hin. Ein myokardialer Infarkt ist doppelt so häufig beim Diabetiker. Aufgrund der sympathischen Denervation verläuft eine kardiale Ischämie oder ein Infarkt häufig klinisch stumm. Die Stressanpassung ist gestört. Ein Standard-EKG hat einen geringen prädiktiven Wert. Entsprechend der klinischen Evaluation und der Invasivität des geplanten operativen Eingriffes sollte die präoperative Diagnostik durchgeführt werden (Fleisher et al. 2009). *Hypertension* wird bei 30–50% der Diabetiker vorgefunden.

Unabhängig von einer ischämischen oder hypertensiven Kardiopathie führt der Diabetes mellitus zu einer komplexen Schädigung der kardialen Myozyten und einer *diastolischen ventrikulären Funktionsstörung.*

**Kardiale autonome Neuropathie.** Hierbei handelt es sich um eine schwerwiegende Komplikation des Diabetes, die 20–40% der Patienten mit Hypertension betrifft. Sie ist Ursache von klinisch stummen Infarkten und erklärt die gestörte Stressanpassung. Die Neuropathie ist unabhängig vom Alter des Patienten, der Dauer der Erkrankung und der mikrovaskulären Veränderungen.

**Merke** Die umfassenden Veränderungen des kardiovaskulären Systems bewirken, dass eine Narkoseeinleitung beim Diabetiker häufig von einer Reduktion der kardialen Pumpleistung, einer Hypotension und einer hämodynamischen Instabilität begleitet wird.

### Nervensystem

Die *diabetische Neuropathie* betrifft periphere sensorische und motorische Nerven und autonome Funktionen. Aufgrund der bestehenden Veränderungen haben Diabetiker ein erhöhtes *Risiko von Nervenschäden*, bedingt durch Kompression bei der Lagerung. Neben der kardialen autonomen Neuropathie ist die Störung viszeraler Organe für den Anästhesisten entscheidend. Gastroparese, Störungen der Ösophagusmotilität und ein herabgesetzter unterer Sphinktertonus sind die Ursachen eines *erhöhten Aspirationsrisikos* bei der Narkoseeinleitung. *Blasenentleerungsstörungen* liegen häufig vor und begünstigen Harnwegsinfektionen. Aus infektiologischer Sicht sollte eine unnötige Blasenkatheterisierung vermieden werden.

### Niere

*Diffuse oder noduläre Glomerulosklerose,* aber auch arterio- und arteriolosklerotische Veränderungen können beim Diabetiker Einschränkungen der Nierenfunktion verursachen. Hämodynamische Instabilität, verminderte Nierenperfusion, aber auch Infektionen müssen vermieden werden, um das Risiko eines perioperativen Nierenversagens zu mindern.

### Gelenke, Haut

Die abnorme Vernetzung des Kollagens durch nichtenzymatische Bindung von Zuckern wird als Ursache von Veränderungen der Haut, der kleinen Gefäße und Gelenke angesehen. Das sog. *Stiff Joint Syndrome (SJS)* kennzeichnet einen Symptomenkomplex mit einer Fixation im atlantookzipitalen Gelenk und damit Einschränkung der Extension im Kopf-Hals-Bereich, einer schnell progressiven Mikroangiopathie, einer festen wachsartigen Haut und Bewegungseinschränkungen in anderen Gelenken. Beim SJS sind zu Beginn insbesondere die kleinen Gelenke der Finger und der Hand betroffen, sodass hieraus Hinweise gewonnen werden können (Unfähigkeit, die Palmarflächen anzunähern – Prayer Sign). Man schätzt, dass Probleme bei der Intubation 10-fach häufiger bei Diabetikern im Vergleich zu Nichtdiabetikern vorkommen.

**Merke** Diabetiker haben eine erhöhtes Risiko für Intubationsschwierigkeiten.

## 5.8.4 Spezielle Krankheitsbilder

### Diabetische Ketoazidose

**Merke** Die diabetische Ketoazidose ist eine typische Entgleisung des Typ-1-Diabetikers und Folge eines Insulinmangels bei einer absoluten oder relativ erhöhten Glukagonkonzentration.

#### Pathogenese und Symptomatik

Ursächlich ist häufig eine Unterbrechung der Insulinzufuhr oder aber ein erhöhter Bedarf, z. B. bei Trauma, Infektion, Stress oder Myokardinfarkt. Das gestörte Gleichgewicht führt zu einer massiven Steigerung der Glukoneogenese. Die hieraus resultierende Hyperglykämie induziert eine osmotische Diurese. Volumenmangel, Dehydratation und Elektrolytstörungen entstehen in der Folge. Der Insulinmangel fördert die Lipolyse und Ketonkörperproduktion. Die periphere Utilisation der Ketonkörper ist jedoch durch hohe Konzentrationen von Acetoacetat und β-Hydroxybutyrat gestört.

Das *klinische Bild* wird geprägt durch Appetitlosigkeit, Übelkeit und Erbrechen sowie eine überschießende Diurese. Weitere Symptome sind Bauchschmerzen, Bewusstseinsstörungen bis zum Koma. Eine Leukozytose begleitet häufig die Ketoazidose und ist kein Zeichen einer Infektion.

#### Therapie

Bei der Therapie der diabetischen Ketoazidose ist die Zufuhr von Insulin obligat und muss so lange fortgeführt werden, bis die erhöhten Ketonkörperkonzentrationen im Plasma behoben sind. Da die Glukosekonzentrationen im Serum durch die Insulintherapie schneller abfallen, ist im Laufe der Therapie eine gleichzeitige Gabe von *Glukose* und *Insulin* erforderlich.

**Erfassung von Ketonkörpern.** Ein Problem ist die Erfassung von Ketonkörpern. Routinemäßig stehen nur semiquantitative Verfahren zur Bestimmung im Urin zur Verfügung, die auf dem Nachweis von Acetoacetat beruhen.

**Volumensubstitution.** Die intravasalen Flüssigkeitsdefizite müssen durch die Zufuhr von *Elektrolytlösungen* ausgeglichen werden. Normale Elektrolytkonzentrationen im Plasma unter Dehydratation und bei Azidose sollten nicht über erhebliche Gesamtkörperelektrolytverluste hinwegtäuschen. Eine *Kaliumsubstitution* ist regelhaft unter der Therapie erforderlich. Die Pufferung mit Bikarbonat kann bei Patienten mit schwerer Azidose und Hypotension indiziert sein. Sie sollte jedoch nicht generell durchgeführt werden, da durch die Anhebung des pH-Wertes die Sauerstoffabgabe des Blutes an periphere Gewebe erschwert wird.

**Verlauf.** Die meisten Patienten erholen sich von der Ketoazidose unter einer adäquaten Therapie. Todesfälle resultieren aus *Spätkomplikationen* wie Myokardinfarkt oder Infektionen, insbesondere Pneumonien. Bei Kindern ist ein Hirnödem eine häufige sekundäre Komplikation. Die genauen

Pathomechanismen sind nicht bekannt, jedoch wird ein osmotisches Dysäquilibrium als eine führende Ursache angenommen.

### Hyperosmolares Koma

**Merke** Das hyperosmolare Koma ist die typische Komplikation des Typ-2-Diabetikers. Es entwickelt sich langsam über Tage.

Aufgrund einer Insulinrestaktivität unterbleibt eine überschießende Ketonkörperproduktion. Unkontrollierte Hyperglykämie verursacht eine *osmotische Diurese.* Die Patienten – häufig ältere Menschen – sind unfähig, durch Trinken die Flüssigkeitsverluste auszugleichen. *Schlaganfall* oder *Infektionen* sind typische Begleiterkrankungen, die zur Entwicklung der schweren Entgleisung beitragen.

#### Therapie

Die Therapie zielt in erster Linie auf die *Substitution der Flüssigkeits- und Elektrolytverluste* ab. Initial werden unter intensiver Überwachung Vollelektrolytlösungen verabreicht, zu einem späteren Zeitpunkt ist der Einsatz von Halbelektrolytlösungen möglich. Bei einigen Patienten kann durch die alleinige Gabe von Flüssigkeit ein hyperosmolares Koma behoben und eine Normalisierung der Glukosekonzentrationen erzielt werden. Der Einsatz von Insulin wird beim hyperosmolaren Koma kontrovers diskutiert. Die erhöhte Osmolarität und Glukosekonzentration im Serum muss langsam über 12–24 h gesenkt werden, um der Ausbildung eines Hirnödems vorzubeugen.

## 5.8.5 Anästhesiologisches Management

### Metabolische Kontrolle

Bei perioperativen Patienten wurde eine Hyperglykämie als Risikofaktor für eine erhöhte Morbidität und Mortalität identifiziert. Eine strikte Einstellung einer Normoglykämie (80–110 mg/dl) durch eine intensivierte Insulintherapie war bei chirurgischen Intensivpatienten mit einer signifikanten Senkung der Morbidität und Mortalität sowie Vermeidung von Sekundärkomplikationen verbunden (Van den Berghe et al. 2001 und 2003). Die Ergebnisse dieser monozentrischen Studie konnten in Folgeuntersuchungen u.a. unter Einschluss von internistischen Patienten nicht in dem Maße bestätigt werden (Van den Berghe 2006). Metaanalysen geben Hinweise darauf, dass verschiedene Patientenkollektive in unterschiedlicher Weise von einer Blutzuckerregulation profitieren (Griesdale et al. 2009).

Diabetische Patienten scheinen nach der aktuellen Lage von einer strikten Blutzuckerkontrolle mit niedrigen Blutzuckerwerten nicht zu profitieren (Graham et al. 2010, Van den Berghe 2006).

Neben dem mittleren Blutzuckerwert hat die Variabilität der Glukosewerte einen entscheidenden Einfluss auf die Mortalität bei Intensivpatienten (Krinsley 2008). Unter einer intensivierten Insulintherapie wurde eine hohe Rate an schweren Hypoglykämien beobachtet, die die Sicherheit einer solchen Therapie in Frage stellt. Hypoglykämien sind beim bewusstlosen Patienten oder einem Patienten in der Aufwachphase schwer zu erkennen und eine gefürchtete iatrogene Komplikation. Daten zu einer engen Blutzuckerüberwachung in der perioperativen Phase beziehen sich im Wesentlichen auf kardiochirurgische Patienten (Lipshutz u. Gropper 2009). Bei Glukosewerten oberhalb von 150 mg/dl wurde eine erhöhte Morbidität und Mortalität beobachtet, oberhalb von 180 mg/dl traten 3-mal häufiger tiefe sternale Wundinfektionen auf. Systematische Untersuchungen an anderen Kollektiven fehlen. Der optimale perioperative Zielbereich für die Glukosekonzentration im Serum bei Diabetikern ist nicht bekannt (Lipshutz u. Gropper 2009). Trotzdem muss man davon ausgehen, dass eine stabile Blutzuckerregulation und damit gute metabolische Kontrolle eine wichtige Komponente ist, die dazu beiträgt, das perioperative Outcome von Patienten zu verbessern. Derzeitig wird eine perioperative Blutzuckereinstellung ≤ 150 mg/dl als sinnvoll erachtet (Lipshutz u. Gropper 2009). Konzepte zur perioperativen Steuerung der Glukosekonzentration im Serum müssen den Typ des Diabetes, die Art und Qualität (HbA1c) der medikamentösen Dauertherapie sowie die voraussichtliche Dauer der Nahrungskarenz berücksichtigen. Darüber hinaus kann die Dämpfung der endogenen Stressreaktion mittels eines Regionalanästhesieverfahrens und/oder einer optimierten perioperativen Schmerztherapie zur besseren Kontrolle des Metabolismus beitragen (Kehlet et al. 1979).

**Merke** Für die Wahl des Anästhesieverfahrens sind die Art der Operation, die vorbestehenden Organschäden und die Begleiterkrankungen weitaus bedeutender als metabolische Aspekte.

### Konzepte zur perioperativen metabolischen Kontrolle des Diabetikers

**Operationskategorien.** Eine Einstufung der Operationen in Operationskategorien wird als erster Schritt durchgeführt (Tab. 5.**21**).

**Diabeteseinstellung.** Die Halbwertszeiten der Antidiabetika, aber auch der Wirkmechanismus, insbesondere der oralen Antidiabetika, müssen in der perioperativen Therapie berücksichtigt werden, um unerwünschte metabolische Entgleisungen zu vermeiden (Tab. 5.**22**). Die Glukosekonzentrationen im Serum können beim Typ-2-Diabetes häufig ohne Insulintherapie unter Nahrungs- und damit Glukosekarenz gut kontrolliert werden, während Patienten mit einem insulinpflichtigen Diabetes mellitus auch perioperativ einer Insulintherapie bedürfen.

Tab. 5.**21** Operationsklassifikationen.

| Kategorie | Erläuterung |
|---|---|
| I | minimales Operationsrisiko, minimalinvasive Eingriffe ohne Blutverlust |
| II | minimal bis moderat invasive Eingriffe, Blutverlust <10% |
| III | deutlich invasive Eingriffe, Blutverlust 10–30%, moderates Operationsrisiko |
| IV | stark invasive Eingriffe, Blutverlust >30%, deutliches Operationsrisiko |
| V | hoch invasive Eingriffe, Blutverlust >30%, kritisches Operationsrisiko |

**Merke** Nach der derzeitigen Datenlage kann für die perioperative Phase eine Normoglykämie (80–110 mg/dl) als Zielbereich zur Glukoseregulation nicht empfohlen werden. Dahingegen scheint eine Glukosekonzentration unterhalb 150 mg/dl mit möglichst geringen Schwankungen sicher und effektiv zu sein, um Komplikationen zu vermeiden (American Diabetes Association 2010, Lipshutz u. Gropper 2009).

Für Kinder sollte ein Bereich von 100–200 mg/dl angestrebt werden (Betts et al. 2009, Rhodes et al. 2005). Aus systematischen Erwägungen wird im Folgenden nun zwischen Patienten mit und ohne Insulintherapie in der präoperativen Phase unterschieden.

## Nicht insulinpflichtiger Diabetes mellitus (NIDDM)

**Merke** Beim diätetisch eingestellten Diabetiker werden die Glukosewerte perioperativ im 4-h-Intervall kontrolliert. Hypo- sowie Hyperglykämien werden wie bei einem Nichtdiabetiker behandelt.

**Orale Antidiabetika.** Diese sollten – sofern der Patient ungestört oral Nahrung zu sich nimmt – bis zum Vorabend der Operation verabreicht werden. Bei einer längeren Nahrungskarenz oder Darmspülung müssen die oralen Antidiabetika früher abgesetzt werden und die Glukosekonzentration im Serum engmaschig überwacht werden, um metabolische Entgleisungen (Hypo- und Hyperglykämien) zu vermeiden.

**Cave** Biguanide können schwere Laktazidosen hervorrufen.

Diese Nebenwirkungen wurden insbesondere bei Phenformin und Buformin beobachtet, die seit langer Zeit aus dem Handel genommen wurden. Die Biguanide lagern sich in die Membran der Mitochondrien ein und behindern den Transport der Brenztraubensäure in das Mitochondrium und damit den Abbau im Citratzyklus. Als einziges Medikament dieser Substanzklasse steht heute noch das *Metformin* zur Verfügung. Dieses wird zunehmend als orales Antidiabetikum verabreicht. Ein Vorteil besteht darin, dass es bei den Patienten keine Hypoglykämien und auch keine Gewichtszunahme hervorruft. Es ist hydrophiler als die o.g. Substanzen und wird schnell unverändert über die Niere ausgeschieden. Bei Patienten mit einer gestörten Nierenfunktion muss mit einer verlängerten Halbwertszeit des Metformins gerechnet werden.

In der Vergangenheit wurde in Analogie zu Phenformin und Buformin allgemein gefordert, Metformin 48 h vor einem operativen Eingriff abzusetzen, um die Gefahr einer Laktazidose zu vermeiden. Diese Forderung ist nicht mehr gerechtfertigt (Holstein u. Egberts 2006). Die Aufarbeitung der 330 Laktazidosen unter Metformintherapie ergab, dass schwere allgemeine Veränderungen unabhängig von Metformin als hinreichende Gründe für eine Laktazidose vorlagen (Salpeter et al. 2006).

**Merke** Eine Metforminkarenz über 48 h ist generell nicht gerechtfertigt. Sie führt nicht nur zu Störungen in der Operationsplanung, sondern auch zu Imbalancen der perioperativen Glukosehomöostase, die es zu vermeiden gilt.

*Sulfonylharnstoffe*, insbesondere solche mit einer längeren Halbwertszeit, bergen das Risiko einer Hypoglykämie in der perioperativen Phase. Die Sulfonylharnstoffe wie die Meglitinide bewirken durch eine Blockade der ATP-abhängigen $K^+$-Kanäle eine Insulinausschüttung des Pankreas. ATP-abhängige $K^+$-Kanäle sind sowohl in den Kardiomyozy-

Tab. 5.**22** Wirkung oraler Antidiabetika.

| | Insulinsekretion | Hepatische Glukoseproduktion | Periphere Glukoseaufnahme |
|---|---|---|---|
| Sulfonylharnstoffe Meglitinide | +++ | – | + |
| Metformin | Ø | – – – | + |
| Pioglitazon Rosiglitazon | Ø | – | +++ |
| α-Glukosidasehemmer | Ø | Ø | Ø |
| Ikretinmimetika/-verstärker | Ø | Ø | Ø |

ten als auch in den arteriellen glatten Muskelzellen vorhanden. Die ischämische Präkonditionierung wird durch sie vermittelt. Eine Blockade der ATP-abhängigen $K^+$-Kanäle kann diesen protektiven Mechanismus behindern. Klinische Studien ließen den Verdacht aufkommen, dass insbesondere die älteren Sulfonylharnstoffe das klinische Outcome von Patienten mit myokardialer Ischämie beeinflussen (Caulfield u. O'Brien 2002). Für die neueren Sulfonylharnstoffe und die Meglitinide scheint dies nicht zu gelten (Caulfield u. O'Brien 2002). Bisher ist unklar, welchen Stellenwert dieser Effekt im klinischen Alltag hat. Gesichert ist, dass eine gute metabolische Kontrolle eine Schlüsselstellung zur Verbesserung der Morbidität und Mortalität von Diabetikern hat (American Diabetes Association 2010). Sulfonylharnstoffe und auch Meglitinide können beim Typ-2-Diabetiker dazu beitragen, dieses Ziel zu verwirklichen. *Inkretinmimetika bzw. -verstärker* sind neue Substanzen, die in Kombination mit oralen Antidiabetika zur Optimierung der Blutzuckerkontrolle eingesetzt werden. In Kombination mit Sulfonylharnstoffen können Hypoglykämien auftreten. Bisher gibt es keine Empfehlungen, die genannten oralen Antidiabetika über einen längeren Zeitraum vor einer Operation abzusetzen.

**Merke** Bei Patienten, die mit oralen Antidiabetika eingestellt sind, wird in der perioperativen Phase die Glukosekonzentration im Serum engmaschig (2-h-Intervall) kontrolliert. Hypoglykämien werden durch Glukoseinfusionen und Hyperglykämien durch Insulin i. v. behandelt. Bei operativen Eingriffen, die mit einer Nahrungskarenz >6 h verbunden sind (meist Operationskategorie ≥3), wird während der Operation gleichzeitig Glukose und Insulin i. v. (s. u.) infundiert.

## Insulinpflichtiger Diabetes mellitus (IDDM)

Die Patienten erhalten am Vorabend des operativen Eingriffs ihre übliche Insulindosis. Morgens wird auf der Station die Glukosekonzentration im Serum bestimmt. Der operative Eingriff sollte möglichst früh durchgeführt werden, um eine unnötig lange Nahrungskarenz und metabolische Entgleisungen zu vermeiden.

**Typ-1-Diabetiker.** Insulin ist wichtig, um eine Ketoazidose zu vermeiden. Die übliche Therapie mit Basalinsulin (z. B. Glargin, Detemir) sollte aus diesem Grunde möglichst fortgeführt werden. Bei Hypoglykämieneigung wird die Dosis reduziert. Alternativ kann eine Glukose-Insulin-Therapie auf der Station begonnen werden. Dies ist jedoch häufig nicht zuverlässig realisierbar.

**Typ-2-Diabetiker.** Die morgendliche Gabe der Hälfte des Verzögerungsinsulins kann sinnvoll sein, um eine bessere metabolische Kontrolle und eine ausgeprägte Insulinresistenz zu vermeiden. Intraoperativ erhält der Patient 5 g Glukose/h i. v. Insulin wird separat mit einer Infusionspumpe zugeführt. Die Glukosekonzentrationen werden perioperativ mindestens in 2-stündigen Abständen kontrolliert und Hypo- bzw. Hyperglykämien behandelt. Die erforderliche Insulindosis zur Blutzuckerregulation (Korrekturfaktor) kann aus der mittleren Tagesinsulindosis (TDD) abgeschätzt werden (Davidson et al. 2008): 1700 : TDD = Absenkung des Blutzuckers durch 1 IE Insulin.

**Merke** Für Erwachsene gilt orientierend: 10 g Glukose i. v. heben die Glukosekonzentration um 36 mg/dl an.

**Glukose-Insulin-Therapie.** Der Patient erhält 5 g Glukose/h i. v. (entsprechend 100 ml 5 %ige Glukoselösung), möglichst mit einer Infusionspumpe. Insulin wird in der Glukoselösung separat mit einer Infusionspumpe entsprechend den Glukosekonzentrationen verabreicht.

Die in Tab. 5.**23** aufgeführten Dosierungen sind Orientierungshilfen, letztlich muss der Insulinbedarf individuell unter Kontrolle der Glukosekonzentrationen eingestellt werden. Deshalb sollte die separate Zufuhr mit Infusionspumpen bevorzugt werden. Mit einer Glukose-Insulin-Mischlösung (Dosierung Tab. 5.**23**) sind nur bedingt stabile Blutzuckerwerte möglich. Ein häufiger Infusionswechsel ist erforderlich. Eine Glukose-Insulin-Mischlösung kann ein Kompromiss für die Regelpflegestation sein. *Kalium* sollte unter der Therapie überwacht und bei Bedarf substituiert werden.

Von diesem Vorgehen kann bei kurzen Eingriffen (Operationskategorie 1 und 2), die mit einer schnellen oralen Nahrungsaufnahme verbunden sind, abgewichen werden. Der Typ-1-Diabetiker spritzt abends bzw. morgens die übliche Dosis des Basalinsulins, der Typ-2-Diabetiker morgens die Hälfte der üblichen Dosis Mischinsulin bzw. Verzögerungsinsulin. Die Glukosekonzentration im Serum wird engmaschig perioperativ überwacht. Mit der postoperativen Nahrungsaufnahme wird die übliche Insulinmedikation wieder aufgenommen. Alternativ kann bei einer vorhersehbaren präoperativen Nahrungskarenz >6 h (Operation in der Mittagszeit) morgens ein leichtes Frühstück mit der üblichen Insulindosis gestattet werden. Bei der Operationskategorien 1 und 2 kann unter entsprechender Überwachung auch eine Therapie mittels patienteneigener Insulinpumpe perioperativ fortgesetzt werden, sofern die Pumpe nicht mit dem Operationsgebiet interferiert.

Tab. 5.**23** Glukose-Insulin-Therapie.

| Glukosekonzentration im Blut (mg/dl) | i. v. Insulinzufuhr |
|---|---|
| <80 | 0 IE Insulin/h |
| 80–150 | 1 IE Insulin/h |
| 150–200 | 2 IE Insulin/h |
| 200–300 | 3 IE Insulin/h |
| 300–400 | 4 IE Insulin/h |

### Kernaussagen

- Das Syndrom des Diabetes mellitus geht mit einem erhöhten kardiovaskulären Risiko einher.
- Es muss beim Diabetiker mit einer erhöhten Inzidenz von erschwerten Intubationen gerechnet werden.
- Eine gute metabolische Kontrolle ist entscheidend, nicht nur um akute metabolische Entgleisungen zu vermeiden, sondern um die perioperative Morbidität und Mortalität günstig zu beeinflussen.
- Bei Eingriffen der Operationsklassifikation 1 und 2 mit kurzer Nahrungskarenz kann die Dauertherapie mit geringen Modifikationen weitergeführt werden.
- Bei diätetisch eingestellten oder mit oralen Antidiabetika behandelten Patienten ist die Glukosekonzentration in der perioperativen Phase häufig ohne eine spezifische Therapie gut zu kontrollieren.
- Der insulinpflichtige Diabetiker benötigt auch in der perioperativen Phase Insulin.

## Literatur

American Diabetes Association. Executive summary: standards of medical care in diabetes-2010. Diabetes Care 2010; 33 (Suppl 1): S4

Betts P, Brink S, Silink M et al. Management of children and adolescents with diabetes requiring surgery. Pediatr Diabetes 2009; 10 (Suppl 12): S169

Caulfield MT, O'Brien KD. Cardiovascular safety of oral antidiabetic agents: the insulin secretagogues. Clin Diabetes 2002; 20: 81

Davidson PC, Hebblewhite HR, Steed RD et al. Analysis of guidelines for basal-bolus insulin dosing: basal insulin, correction factor, and carbohydrate-to-insulin ratio. Endocr Pract 2008; 14: 1095

Fleisher LA, Beckman JA, Brown KA et al. 2009 ACCF/AHA focused update on perioperative beta blockade incorporated into the ACC/AHA 2007 guidelines on perioperative cardiovascular evaluation and care for noncardiac surgery. J Am Coll Cardiol 2009; 54: e13

Graham BB, Keniston A, Gajic O et al. Diabetes mellitus does not adversely affect outcomes from a critical illness. Crit Care Med 2010; 38: 16

Griesdale DE, de Souza RJ, van Dam RM et al. Intensive insulin therapy and mortality among critically ill patients: a meta-analysis including NICE-SUGAR study data. CMAJ 2009; 180: 821

Holstein A, Egberts EH. Traditional contraindications to the use of metformin – more harmful than beneficial? Dtsch Med Wochenschr 2006; 131: 105

Joshi N, Caputo GM, Weitekamp MR et al. Infections in patients with diabetes mellitus. N Engl J Med 1999; 341: 1906

Kehlet H, Brandt MR, Hansen AP et al. Effect of epidural analgesia on metabolic profiles during and after surgery. Br J Surg 1979; 66: 543

Krinsley JS. Glycemic variability: a strong independent predictor of mortality in critically ill patients. Crit Care Med 2008; 36: 3008

Lipshutz AK, Gropper MA. Perioperative glycemic control: an evidence-based review. Anesthesiology 2009; 110: 408

Rathmann W, Haastert B, Icks A et al. High prevalence of undiagnosed diabetes mellitus in Southern Germany: Target populations for efficient screening. The KORA survey 2000. Diabetologia 2003; 46: 182

Rhodes ET, Ferrari LR, Wolfsdorf JI. Perioperative management of pediatric surgical patients with diabetes mellitus. Anesth Analg 2005; 101: 986

Salpeter S, Greyber E, Pasternak G et al. Risk of fatal and nonfatal lactic acidosis with metformin use in type 2 diabetes mellitus. Cochrane Database Syst Rev 2006; CD002967

Scherpereel PA, Tavernier B. Perioperative care of diabetic patients. Eur J Anaesthesiol 2001; 18: 277

Sonksen P, Sonksen J. Insulin: understanding its action in health and disease. Br J Anaesth 2000; 85: 69

Van den Berghe G, Wouters P, Weekers F et al. Intensive insulin therapy in the surgical intensive care unit. N Engl J Med 2001; 345: 1359

Van den Berghe G, Wouters PJ, Bouillon R et al. Outcome benefit of intensive insulin therapy in the critically ill: Insulin dose versus glycemic control. Crit Care Med 2003; 31: 359

Van den Berghe G, Wilmer A, Milants I et al. Intensive insulin therapy in mixed medical/surgical intensive care units: benefit versus harm. Diabetes 2006; 55: 3151

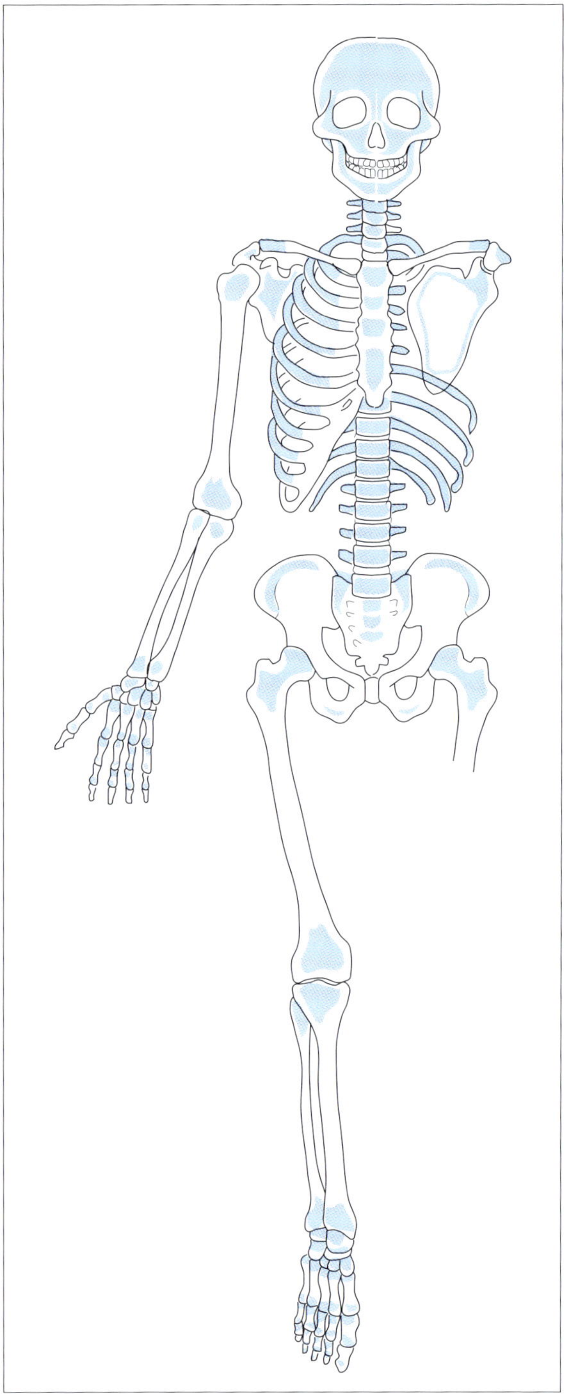

Abb. 6.**2** Verteilung des sog. roten Knochenmarks beim Erwachsenen.

Essenziell ist bei mikrozytär hypochromen Anämien, ob die Eisenspeicher gefüllt oder geleert sind.

Entscheidende differenzialdiagnostische Parameter sind das Serumeisen (Männer 80–180, Frauen 60–160 µg/dl) und das Ferritin (Männer 30–200, Frauen 22–200 µg/l). Ferritin kann Eisen in biologischer Form speichern und Zellen vor der toxischen Wirkung ionisierten Eisens schützen. Bei der normozytär normochromen Anämie lässt die Anzahl der Retikulozyten (Normbereich: 25–75 × $10^9$/l) Rückschlüsse auf die Leistung des Knochenmarks zu. Die mit einer Retikulozytose einhergehenden hyperregeneratorischen Anämien, bei denen der Verbrauch der im Blut zirkulierenden Zellen abnorm erhöht ist, lässt sich so von hypo- bzw. aregeneratorischen Anämien abgrenzen, bei denen es infolge von Knochenmarkerkrankungen zu einer Retikulozytopenie kommt. Für die Differenzierung der makrozytären Anämien kommt der Knochenmarkzytologie eine wegweisende Bedeutung zu.

**Eisenmangel.** Dieser führt infolge der Bedeutung von Eisen bei der Hämoglobinsynthese zu der am häufigsten auftretenden, mikrozytär hypochromen Eisenmangelanämie (Prävalenz 10–50 %). Die verminderte Zufuhr bzw. die mangelnde Resorption von Eisen spielt im Vergleich zu Eisenverlusten, die z. B. durch *chronische Blutungen* hervorgerufen werden, epidemiologisch eine nur untergeordnete Rolle. Bei der Schwangerschaft handelt es sich primär um eine Dilutionsanämie, da das Plasmavolumen stärker als die Erythrozytenzahl zunimmt. Allerdings kann es im 2.–3. Trimenon zusätzlich zu einer Eisenmangelanämie kommen.

**Merke** Unter allen Anämieformen tritt die Eisenmangelanämie am häufigsten auf.

Die häufigsten Ursachen für eine Anämie sind akute oder chronische Blutungen, z. B. infolge von gastrointestinalen Ulzera, Tumoren oder Traumata. Während sich bei chronischen Anämien aufgrund des schleichenden Blutverlusts eine Adaptation des Organismus (z. B. durch 2,3-DPG-Erhöhung und Rechtverschiebung der Sauerstoffbindungskurve mit abnehmender Sauerstoffaffinität) einstellt, wird ein *akuter Blutverlust* zunächst durch hämodynamische Anpassung, wie Erhöhung der myokardialen Inotropie und der Herzfrequenz zur Aufrechterhaltung des Sauerstoffangebots, kompensiert. Bei weiter bestehendem Blutverlust und unzureichender Therapie mit Volumenersatzmitteln und Blutkomponenten oder bei kardialer Insuffizienz steigt die Sauerstoffextraktion und es entwickelt sich ein hämorrhagischer Schock mit der Gefahr einer anämischen Hypoxie (DIVI 2005). Chronische Blutungsanämien sind durch die typische Blässe von Konjunktiven, Lippen und Schleimhäuten zu erkennen. Die akute hämorrhagische Anämie wird durch klinisch feststellbare Blutungen sowie durch hämodynamisches Monitoring diagnostiziert.

**Cave** Während sich ein chronischer Blutverlust immer in einer hypo- oder normochromen Anämie manifestiert, findet man in der Initialphase des akuten Blutverlusts keinen Abfall der Hb-Konzentration.

**Makrozytär megaloblastäre Anämien.** Ihnen liegt am häufigsten ein *Mangel an Vitamin $B_{12}$* zugrunde (Prävalenz: 0,1–0,2 %). Zusammen mit Folsäure ist Vitamin $B_{12}$ essenzielles Koenzym für die Synthese von Purinnukleotiden und damit einer funktionsfähigen DNS. Ätiopathogenetisch steht bei Vitamin $B_{12}$- und/oder Folsäuremangelerscheinungen eine beeinträchtigte intestinale Resorption (Mangel oder Blockierung des von den Parietalzellen der Magenmukosa produ-

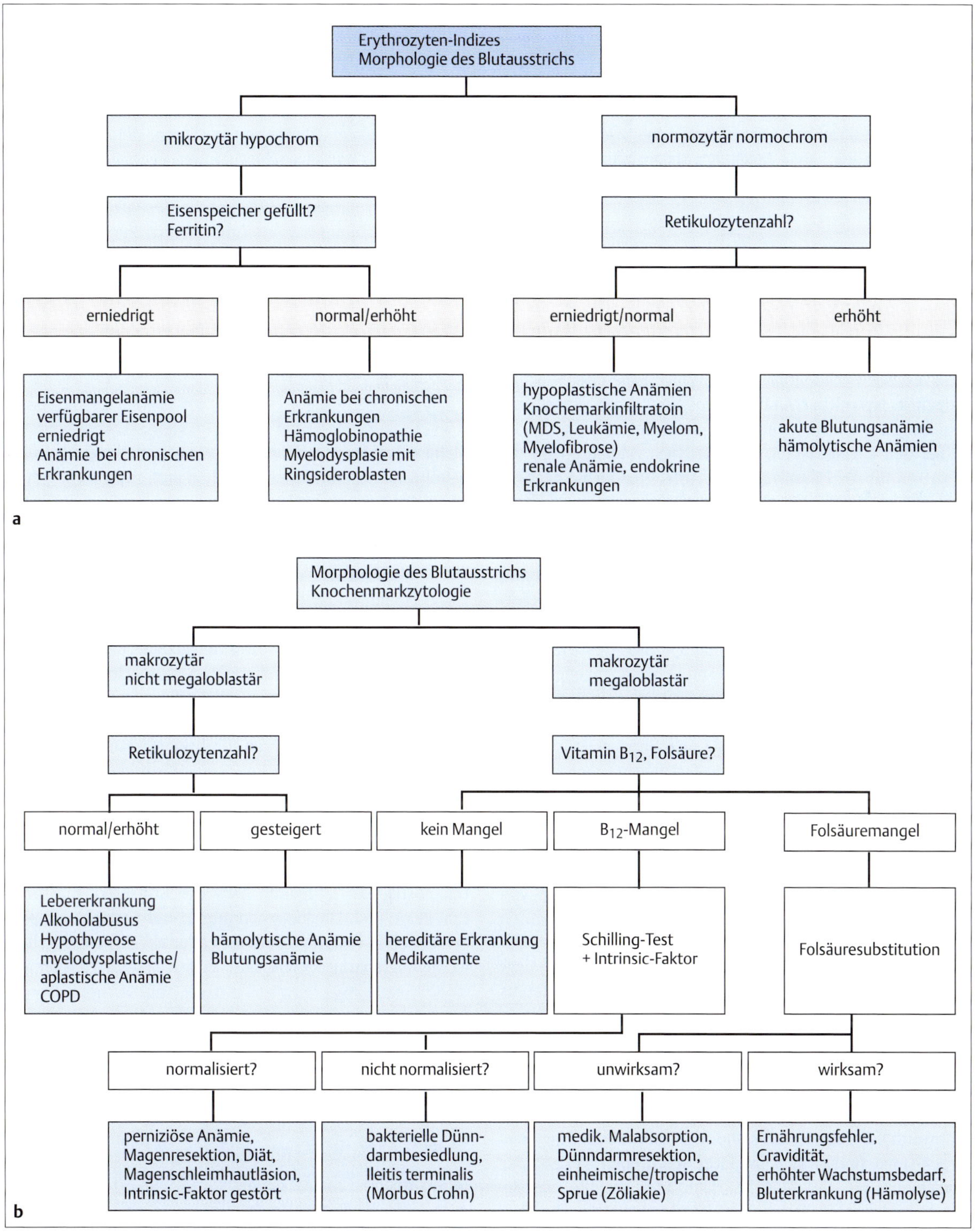


Abb. 6.**3a, b** Differenzialdiagnose der Anämien.
**a** Differenzialdiagnose der mikrozytär hypochromen und normozytär normochromen Anämien.
**b** Differenzialdiagnose der makrozytären Anämien.

zierten Intrinsic Factors) im Vordergrund. Ein erhöhter Bedarf bzw. eine beschleunigte Inaktivierung tritt demgegenüber deutlich in den Hintergrund.

**Makrozytäre nichtmegaloblastäre Anämien.** Sie finden sich insbesondere bei *Alkoholabusus*, Leber- und Schilddrüsenerkrankungen sowie Myelodysplasien oder im Rahmen hyperregeneratorischer Anämien infolge von Blutungen oder Hämolysen.

**Hämolytische Anämien.** Bei hämolytischen Anämien, wie z. B. der hereditären Sphärozytose oder Elliptozytose, ist die normale *Erythrozytenüberlebenszeit* durch eine verkürzte intravasale Verweildauer oder einen gesteigerten Abbau der Erythrozyten in der Milz bei ungestörter Regenerationsfähigkeit des Knochenmarks auf wenige Tage oder Wochen reduziert. Neben der Anämie imponiert in der Regel eine Erhöhung der Bilirubinkonzentration im Serum.

Bei den *korpuskulären hämolytischen Anämien* sind die Ursachen für die Hämolyse im Erythrozyten selbst begründet. Neben einer Vielzahl kongenitaler Membran- bzw. Enzymdefekte (z. B. Glukose-6-Phosphat-Dehydrogenase-Mangel) beruht der beschleunigte Erythrozytenabbau hierbei in erster Linie auf hereditären Störungen der Hämoglobinsynthese (Hämoglobinopathien). Unter der deutschstämmigen Bevölkerung sind diese Erkrankungen zwar selten, insgesamt haben die Hämoglobinopathien jedoch durch Migration in den letzten Jahrzehnten stark zugenommen, sodass heute in Deutschland etwa 4,8 % der Bevölkerung als Genträger einer Hämoglobinopathie gelten (Kohne u. Kleihauer 2010). Die wichtigsten Hämoglobinopathien sind die *Sichelzellkrankheit* mit qualitativ verändertem S-Hämoglobin sowie die genetisch heterotropen Varianten der *Thalassämie*. Bei der Sichelzellanämie verformen sich die Erythrozyten nach Sauerstoffabgabe sichelförmig und aggregieren, wodurch es zu Viskositätserhöhung des Blutes, Stase und Thrombosierung mit der Gefahr einer Infarzierung von Leber, Milz, Niere und Lunge kommt. Durch den erhöhten Scherstress an den Erythrozytenmembranen kommt es zusätzlich zur Hämolyse mit Hämaturie. Der Thalassämie liegt eine α- oder β-Kettensynthesestörung des Hämoglobins zugrunde, die eine mikrozytäre Anämie bei verkürzter Überlebenszeit der Erythrozyten durch Hämolyse verursacht. Entsprechend findet sich bei Patienten mit Thalassämie eine Hyperbilirubinämie, Splenomegalie und Hämaturie. Die Erythropoese ist massiv gesteigert und kann zu Knochendeformitäten führen. Aufgrund der Eisenüberladung des Organismus finden sich im fortgeschrittenen Verlauf der Erkrankung eine ausgeprägte Hämosiderose mit Leberzirrhose, Pankreasinsuffizienz und Kardiomyopathie. Die Therapie der schweren homozygoten hereditären Hämoglobinopathien erfolgt durch allogene Stammzelltransplantation (Reimann et al. 2009).

Epidemiologisch weitaus bedeutender sind mit einer Inzidenz von 1/50 000 jedoch die zum überwiegenden Anteil erworbenen autoimmunhämolytischen Anämien.

**Merke** Hämolytische Anämien sind selten angeboren, sondern meist erworben.

Bei diesen *extrakorpuskulären Anämieformen* können Antikörper gegen Erythrozytenoberflächenstrukturen nachgewiesen werden, die konsekutiv entweder zu einem vorzeitigen Abbau der Erythrozyten im mononukleären Phagozytensystem führen oder nach Komplementfixierung in einer intravasalen Hämolyse resultieren. Während bei älteren Patienten hämolytische Anämien gehäuft sekundär bei lymphoproliferativen Erkrankungen auftreten, kommen sie bei jüngeren Patienten gelegentlich postinfektiös oder als Begleiterscheinung von Autoimmunerkrankungen vor.

## Erkrankungen der weißen Blutzellen

Tab. 6.2 zeigt die Normalwerte für die weiße Zellreihe im peripheren Blut.

### Maligne Lymphome

Maligne Lymphome, Neoplasien des lymphatischen Systems, werden per definitionem in 2 Hauptgruppen unterteilt (Tab. 6.3):

- Hodgkin-Lymphom (HL) und
- Non-Hodgkin-Lymphome (NHL)
  - B-Zell-Neoplasien
  - T- und NK- (Natural Killer)Zell-Neoplasien.

**Hodgkin-Lymphom (HL).** Die Tumorzellen sind beim HL in der Mehrzahl der Fälle maligne transformierte B-Lymphozyten. Die Inzidenz beträgt 2–4/100 000 mit einem Häufigkeitsgipfel zwischen 15 und 40 Jahren. Männer sind etwas häufiger betroffen als Frauen (Krebsneuerkrankungen 2004: Männer 16., Frauen 17. Position) (Deutsche Krebsgesellschaft). Im Frühstadium liegt eine lokalisierte Lymphknotenerkrankung vor, im fortgeschrittenen Stadium handelt es sich um eine Systemerkrankung, die sich auch an extralymphatischen Organen manifestiert. Bei der histologischen Diagnostik und Einteilung nach der Ann-Arbor-Klassifikation in ein nodulär sklerosierendes (Grad 1 und 2), lymphozytenreiches, lymphozytenarmes oder ein HL vom Mischtyp ist die Abgrenzung zu NHL oder reaktiv veränderten Lymph-

Tab. 6.2 Normalwerte des weißen Blutbilds und der Thrombozyten für Erwachsene.

| Blutzellen | Normalwerte |
|---|---|
| Leukozyten (× $10^{12}$/l) | 4000–9000 |
| • neutrophile Granulozyten (%) | 51–74 |
| – stabkernige Granulozyten (%) | 0–4 |
| – segmentkernige Granulozyten (%) | 50–70 |
| • eosinophile Granulozyten (%) | 1–4 |
| • basophile Granulozyten (%) | 0–1 |
| • Lymphozyten (%) | 25–45 |
| • Monozyten (%) | 2–8 |
| Thrombozyten (× $10^{12}$/l) | 150 000–300 000 |

| B-Zell-Neoplasien | T- und NK-Zell-Neoplasien |
|---|---|
| B-CLL/kleinzelliges lymphozytisches Lymphom (SLL) | T-PLL |
| B-Promyelozyten-Leukämie (PLL) | Large granular lymphocytic Leukemia |
| splenisches Marginalzonenlymphom (SLVL) | aggressive NK-Zell-Leukämie |
| Haarzellleukämie | adultes T-Zell-Lymphom (HTLV1+) |
| multiples Myelom/Plasmozytom | extranodales NK-/T-Zell-Lymphom (nasaler Typ) |
| extranodales Marginalzonenlymphom | T-Zell-Lymphom mit Enteropathie |
| nodales Marginalzonenlymphom | hepatosplenomegales T-Zell-Lymphom |
| follikuläres Lymphom | subkutanes pannikulitisches T-Zell-Lymphom |
| Mantelzelllymphom | Mycosis fungoides, Sézary-Syndrom |
| diffuses großzelliges B-Zell-Lymphom | großzellig anaplastisches Lymphom vom T-/Null-Zelltyp |
| Lymphom der serösen Häute mit Ergussbildung | peripheres anderweitig nicht charakterisiertes T-Zell-Lymphom |
| Burkitt-Lymphom | angioimmunoblastisches T-Zell-Lymphom |

Tab. 6.**3** Non-Hodgkin-Lymphome nach der WHO-Klassifikation 2001.

knoten oft schwierig, da die charakteristischen sog. „Hodgkin- und Reed-Sternberg-Zellen" in den befallenen lymphatischen Geweben nur sehr selten identifiziert werden können. Durch Radio- und Chemotherapie können heute ca. 70% der Patienten geheilt werden.

**Non-Hodgkin-Lymphome (NHL).** Die NHL sind weltweit wohl aufgrund der zunehmenden Lebenserwartung mit steigender Inzidenz an der Gesamtzahl onkologischer Erkrankungen beteiligt. Bei NHL handelt es sich um maligne, klonale Neoplasien, die ihren Ausgang von B- oder T-Lymphozyten des lymphatischen Gewebes nehmen. 30% aller NHL manifestieren sich extranodal. Männer sind wiederum etwas häufiger betroffen als Frauen (Krebsneuerkankungen 2004: Männer 10., Frauen 12. Position; Deutsche Krebsgesellschaft), der Häufigkeitsgipfel liegt im höheren Lebensalter. Im Gegensatz zu den Hodgkin-Lymphomen bleiben NHL meist kürzer lokoregional begrenzt und neigen zu einer primär diskontinuierlichen Ausbreitung innerhalb des lymphatischen Systems mit einer starken Tendenz zur Generalisation in extralymphatische Organe, wie beispielsweise Leber, Gastrointestinaltrakt, Knochenmark, Rückenmark und Blut (Abb. 6.**4** u. Abb. 6.**5**).

**Merke** Im Unterschied zu Hodgkin-Lymphomen neigen Non-Hodgkin-Lymphome früh zur Generalisation in extralymphatische Organe.

Aktuell findet die Einteilung der NHL nach der WHO-Klassifikation von 2001 statt (Tab. 6.**3**). Infolge der großen Neigung zur Generalisierung wird bei den meisten NHL eine unterschiedlich intensive, meist kombinierte Chemotherapie durchgeführt.

**Chronisch lymphatische Leukämie (CLL).** Die CLL ist eine eher blande verlaufende lymphoproliferative Systemerkrankung. Sie wird den niedrigmalignen NHL zugerechnet. Bei der CLL akkumulieren morphologisch reif wirkende, jedoch *immuninkompetente Lymphozyten* der B-Zell-Reihe in Knochenmark, peripherem Blut, Lymphknoten, Leber, Milz und Haut. CLL-Formen vom T-Zell-Typ sind äußerst rar. Mit einer bei ca. 30% liegenden Inzidenz ist die CLL in Europa und Nordamerika die am häufigsten diagnostizierte maligne hämatologische Erkrankung. Bei Diagnosestellung haben über 90% aller Patienten bereits das 5. Dezennium überschritten (65–70 Jahre). Männer sind häufiger betroffen als Frauen. In Abhängigkeit vom Erkrankungsstadium und von individuellen Komorbiditäten sind die medianen Überlebenszeiten extrem variabel. Bei gutem Allgemeinzustand wird eine Chemotherapie mit Fludarabin und Cyclophosphamid durchgeführt.

**Merke** Die CLL betrifft Patienten im höheren Lebensalter, die Therapie wird entsprechend dem Allgemeinzustand des Patienten als kombinierte Chemotherapie oder symptomorientiert durchgeführt.

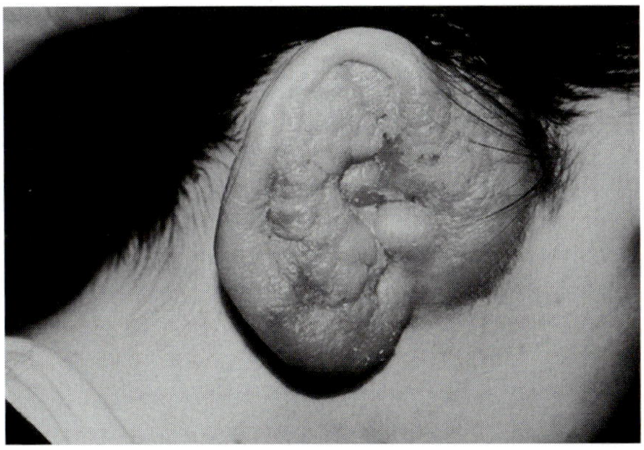

Abb. 6.**4** Infiltration von Ohrmuschel und Haut bei B-Zell-Neoplasie (Quelle: Greve et al. 2008).

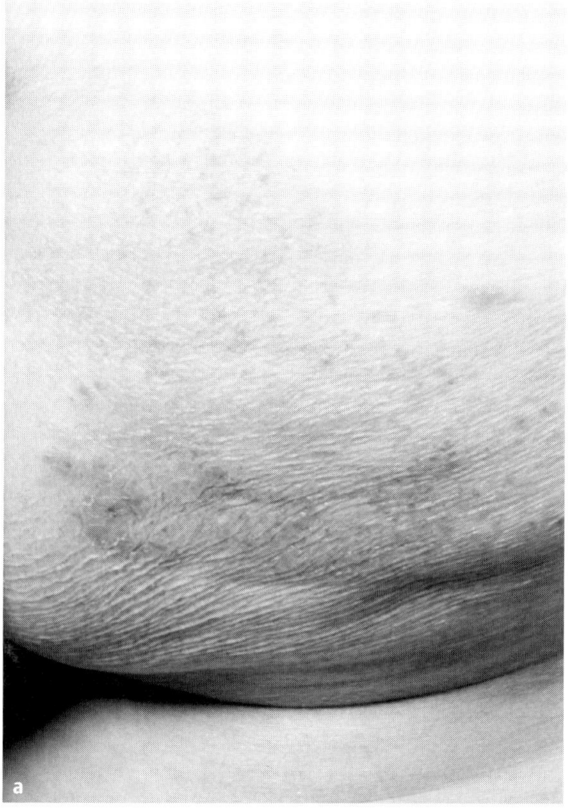

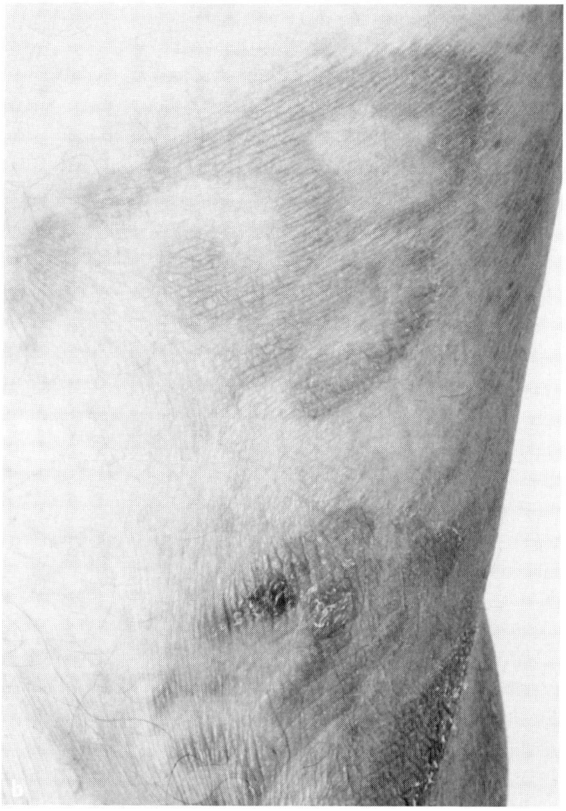

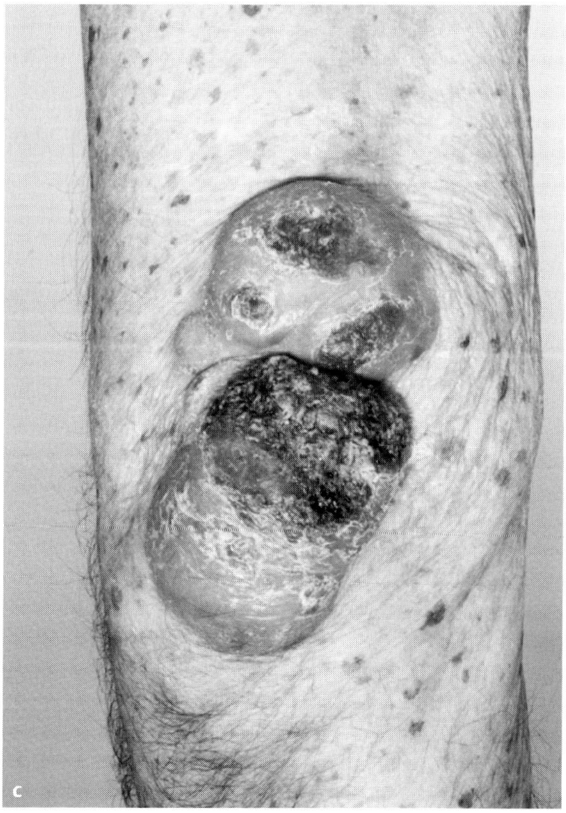

Abb. 6.**5a–c** T-Zell-Lymphom: Mycosis fungoides in 3 Stadien (Quelle: Röcken et al. 2010).
**a** Prämykosides Stadium.
**b** Plaquestadium.
**c** Tumorstadium.

**Multiples Myelom (Plasmozytom).** Bei dieser Erkrankung produzieren maligne entartete Plasmazellklone monoklonale Immunglobuline bzw. Immunglobulinleichtketten (Bence-Jones-Proteine), die im Blut und Urin als Paraproteine nachweisbar sind. Das multiple Myelom (MM) wächst im Knochenmark multilokulär und infiltriert in den umgebenden Knochen. In progredienten Stadien (Einteilung nach dem ISS [International Staging System] 2005) findet man auch extramedulläre Tumoren. Das MM tritt in der Regel nach dem 40. Lebensjahr auf, der Häufigkeitsgipfel liegt im 6. Dezennium. Mit einer stark ansteigenden Inzidenz von derzeit 4–6/100 000 stellt das Plasmozytom den am häufigsten auftretenden Tumor des Knochenmarks dar. Charakteristisch sind beim Plasmozytom neben der Knochenmarkdysfunktion mit konsekutiver *Immundefizienz* die durch Osteoklastenaktivierung induzierte *Osteopathie* und eine im Rahmen der Paraproteinämie entstehende *Nephropathie*. Die Therapie besteht stadien- und altersabhängig in Bisphosphonatgabe, Chemotherapie, Bestrahlung oder Stammzelltransplantation.

**Cave** Die Gabe von Kontrastmittel bei Plasmozytompatienten ist relativ kontraindiziert, da insbesondere bei Hypohydratation ein akutes Nierenversagen induziert werden kann.

## Leukämien und myeloproliferative Syndrome (MPS)

Leukämie bedeutet eine diffuse autonome Proliferation einer Leukozytenspezies mit Ausschwemmung unreifer leukämischer Blasten in das periphere Blut, teilweise mit Infiltration extramedullärer Organe. In Bezug auf die Mortalität stehen Leukämien an 5. Stelle *aller* onkologischen Erkrankungen, obwohl sie in der Häufigkeit der malignen Erkrankungen in Deutschland in 2004 bei Frauen an 13. und bei Männern an 11. Stelle standen. Es existieren folgende Krankheitsbilder:

- akute myeloische (AML), akute lymphatische Leukämie (ALL) und akute undifferenzierte Leukämie (AUL),
- chronische myeloische Leukämie (CML, wird zu den MPS gerechnet),
- chronische lymphatische Leukämie (CLL, wird zu den NHL gerechnet).

**Akute Leukämien.** Diese treten in Bezug auf ihre Häufigkeit 2-gipflig auf. Während im Kindesalter die ALL überwiegt – bei Kindern unter 4 Jahren ist die ALL das häufigste Malignom – macht im Erwachsenenalter die AML ca. 80% aller akut auftretenden Leukämien aus. Charakteristisch für die ALL ist eine unkontrollierte Vermehrung lymphatischer Zellen der B- oder T-Zell-Reihe, deren Reifungsgrad auf einer bestimmten Ebene arretiert ist. Im Unterschied dazu betrifft die Reifungsblockierung bei der AML diverse Zellreihen, fast immer die granulozytäre und/oder monozytäre Reihe, zum Teil die erythrozytäre Reihe, gelegentlich auch ausschließlich die megakaryozytäre Reihe (Abb. 6.1). Der klinische Begriff „akut" ist kennzeichnend für den lebensbedrohlichen Krankheitsverlauf beider Leukämieformen. Bei einer kurzen Vorgeschichte von oft nur wenigen Wochen kommt es infolge der expansiven Verdrängung der normalen Hämatopoese mit konsekutiver Anämie, Granulozytopenie und Thrombozytopenie zu einer rasch progredienten klinischen Verschlechterung. Unbehandelt führen akute Leukämien innerhalb kurzer Zeit zum Tod.

Die *therapeutische Strategie* basiert daher im Wesentlichen auf einer intensivierten Polychemotherapie, die protokollabhängig in mehreren Schritten (Induktions-, Konsolidations- und Erhaltungstherapie) abläuft (Farag et al. 2005). Beim Vorliegen entsprechender Risikokonstellationen ist zudem die Kombination mit einer Strahlentherapie indiziert. Bei bestimmten Patienten stellen die allogene oder gelegentlich autologe Knochenmark- sowie die allogene Stammzellentransplantation eine weitere Therapieoption dar. Infolge der massiven Knochenmarkdepression ist darüber hinaus immer eine supportive Behandlung (Infektprophylaxe, differenzierte Gabe von Blutprodukten und/oder hämatopoetischer Wachstumsfaktoren) notwendig. Initiales Behandlungsziel bleibt eine komplette Remission. Aufgrund der komplexen, häufig langwierigen Krankheitsverläufe und einer äußerst heterogenen genetischen Determination ist die Prognose, insbesondere bei der AML, extrem variabel (etwa 20% Langzeitüberlebende). Für die ALL liegt die mittlere Heilungschance derzeit bei Erwachsenen etwa bei 30–40%, bei Kindern wesentlich höher.

**Chronisch myeloische Leukämie.** Die CML gehört zu den *myeloproliferativen Syndromen (MPS)*. Allen myeloproliferativen Erkrankungen liegt eine maligne Transformation auf der Ebene pluripotenter Stammzellen des Knochenmarks zugrunde, die zu einer Akkumulation atypischer und unreifer Zellen im Knochenmark und Blut führt. In Abhängigkeit von der bevorzugt betroffenen Zellreihe erfolgt die Zuordnung beim myeloproliferativen Syndrom in 4 Gruppen (Fuchs u. Staib 2008):

- CML,
- Polycythaemia vera,
- essenzielle Thrombozythämie,
- idiopathische Myelofibrose.

Bei MPS, die allesamt Erkrankungen des fortgeschrittenen Alters (60–70 Jahre) darstellen, geht mit progredientem Krankheitsverlauf die Fähigkeit zur terminalen Differenzierung verloren. Infolge der klonalen Selektion und der damit einhergehenden genetischen Instabilität der pathologisch veränderten Zellpopulationen kann es zu einer akut auftretenden Vermehrung unreifer Vorläuferzellen, der sog. *„Blastenkrise"* kommen, die in ihrem Verlauf einer akuten Leukämie ähnelt und therapeutisch oft nur schwer beeinflusst werden kann. Bei den einzelnen MPS besteht darüber hinaus eine unterschiedlich stark entwickelte Neigung zur Myelofibrose mit konsekutiv erhöhter extramedullärer Blutbildung, insbesondere in Leber und Milz. Die Prognose ist bei allen MPS eher infaust.

Die Inzidenz der CML beträgt in Deutschland etwa 1,5/100 000; Männer sind geringfügig häufiger betroffen; das mediane Alter bei Diagnosestellung beträgt ca. 50 Jahre. Pathognomonisch für die CML ist der Nachweis des *Philadelphia(Ph)-Chromosoms* bzw. der dieser Chromosomenabnormalität zugrundeliegenden molekularbiologischen Verände-

Sauerstofftransport haben können. Von Bedeutung ist, ob die vorliegende Anämie akut oder chronisch ist, da viele Patienten mit chronischen Anämieformen an die reduzierte zirkulierende Erythrozytenmasse adaptiert sind, z.B. durch Erhöhung der intraerythrozytären Konzentration von 2,3-DPG (Senkung der Sauerstoffaffinität führt zu einer erleichterten Sauerstoffabgabe). Eine präoperativ diagnostizierte und bis dahin unerkannte Anämie muss differenzialdiagnostisch abgeklärt und möglichst kausal behoben werden. Daher müssen elektive Eingriffe bei diesen Patienten zunächst zurückgestellt werden. Für chronische Anämien und dringliche Eingriffe gelten andere Kriterien. Eine präoperative Transfusionsindikation hängt hierbei vom Allgemeinzustand des Patienten und von vorhandenen Komorbiditäten ab. Die Risiken der homologen Transfusion wie Immunmodulation, Infektion und Unverträglichkeitsreaktionen müssen hierbei immer mit dem Benefit der Transfusion abgewogen werden (Miller 2010).

Bei der *Sichelzellanämie* ist die präoperative Austauschtransfusion zur Absenkung des Sichelzellanteils (HbS) im Gesamthämoglobin auf 30–40% nur bei schwerer Lungenfunktionseinschränkung und ausgedehnten operativen Eingriffen indiziert, der HbA-Anteil sollte 50% nicht unterschreiten. Bei älteren Patienten bestehen häufiger eine pulmonale Hypertension und Herzinsuffizienz.

Bei *Thalassämien* imponiert klinisch eine durch die chronische Hämolyse und häufige Transfusionen bedingte sekundäre Hämochromatose, die zur Funktionseinschränkung von Herz, Leber, Pankreas und endokrinen Organen führen kann. Eine sorgfältige präoperative Risikobeurteilung ist daher neben der Beachtung der chronischen Anämie erforderlich.

## Therapiefolgen bei hämatologischen Erkrankungen

Neben Anämien und Gerinnungsstörungen mit Hyper- und Hypokoagulabilität müssen die Auswirkungen einer Chemo- und/oder Strahlentherapie auf die unterschiedlichen Organsysteme, gerade auch auf das Blut selbst (z.B. Neutropenie), beachtet werden (Smith et al. 2006). *Lungenfibrosen* bzw. eine interstitielle Pneumonitis treten insbesondere nach Therapie mit Bleomycin, Mitomycin und alkylierenden Zytostatika wie Busulfan, Cyclophosphamid, Chlorambucil und Melphalan auf. Klinisch imponieren Dyspnoe, ein trockener Husten, Hypoxie sowie teilweise auch Fieber. Unabhängig von der häufig begleitenden Chemotherapie kann eine Radiatio im thorakalen Bereich zu einer pulmonalen Schädigung mit restriktiver Ventilationsstörung führen.

Die präoperative Bestrahlung von malignen hämatologischen Erkrankungen im Kopf- und Halsbereich kann *Ödeme der oberen Luftwege* bis hin zur Entwicklung einer *Larynxfibrose* verursachen, die die Intubation erschweren.

**Cave** Bei Patienten, die im Kopf-, Hals- und Thoraxbereich bestrahlt wurden, sind eine erweiterte präoperative Diagnostik mittels bildgebender Verfahren und ggf. eine Lungenfunktionsuntersuchung mit arterieller BGA sowie ein HNO-ärztliches Konsil indiziert.

Toxische Effekte von Chemotherapeutika auf das *kardiovaskuläre System* sind ebenfalls beschrieben. Vor allem bei Gabe von Doxorubicin sollte präoperativ eine mögliche Myokardschädigung (Kardiomyopathie) ausgeschlossen werden. Pulmonalvaskuläre Endothelschäden können zu Flüssigkeitsverschiebungen in den Extravasalraum führen. Je nach Art des operativen Eingriffs sind eine erweiterte präoperative kardiologische Diagnostik sowie ein semiinvasives (TEE) oder invasives hämodynamisches Monitoring (arterieller Zugang, PAK, PiCCO) für eine optimal adaptierte Volumentherapie erforderlich.

*Peripher und zentral neurotoxische Effekte* von Zytostatika bzw. primär neurologische Komplikationen seitens der Grunderkrankung müssen ebenfalls präoperativ sorgfältig abgeklärt werden. Polyneuropathien sind relativ häufige Nebenwirkungen der Chemotherapie. Zum Teil ist auch das autonome Nervensystem betroffen. Dies kann sich beispielsweise als gestörte gastrointestinale Motilität bis hin zum paralytischen Ileus, Blasenatonie und orthostatische Hypotension äußern.

Eine Chemotherapie kann weiterhin infolge des exzessiven Zellzerfalls eine Hyperkaliämie, Hyperphosphatämie und Hyperurikämie auslösen, die wiederum eine akute Nierenfunktionsstörung induzieren können. Bei der für das *Plasmozytom* pathognomonischen *Hyperkalzämie* tritt bei sehr hohen Kalziumspiegeln fast regelhaft eine Hypovolämie auf, die präoperativ durch entsprechende Volumensubstitution korrigiert werden muss.

**Merke** Eine Hyperkalzämie ist beim Plasmozytom häufig mit einer erheblichen Hypovolämie assoziiert.

## ZNS-Beteiligung

Außerdem muss in einem Prozentsatz von bis zu 10%, insbesondere bei fortgeschrittenen Stadien von Non-Hodgkin-Lymphomen und bei sehr jungen oder alten Patienten, mit einer Infiltration oder primären Tumorbildung im Bereich des zentralen Nervensystems gerechnet werden (Salvati et al. 1996). Diese Tumoren können sehr gefäßreich sein und im Falle einer rückenmarknahen Punktion ein Epiduralhämatom verursachen (Gottschalk et al. 2004).

**Fallbeispiel**

*Eine Patientin erhält zur Metallentfernung nach vorderer Kreuzbandplastik eine Single-Dose-Spinalanästhesie bei L3/L4. Die Anatomie des Rückens und die Gerinnungswerte sind ohne pathologischen Befund. Die Punktion mit einer 26-G-Spinalkanüle ist unauffällig, ebenso der Verlauf der Spinalanästhesie und Operation. 3 Wochen nach der Operation klagt die Patientin über einstrahlende Schmerzen in beide Beine in den Segmenten L2–L5, die im weiteren Verlauf an Intensität zunehmen. Die bildgebende Diagnostik (MRT) zeigt ein Epiduralhämatom bei L2/L3. Die Patientin wird laminektomiert und verlässt das Klinikum beschwerdefrei und ohne neurologische Symptomatik. Die histologische Untersuchung des entfernten Gewebes ergibt ein diffus infiltrierendes und sehr gefäßreiches Non-Hodgkin-Lymphom. Es bleibt die Frage, ob es im Rahmen der Spinalanästhesie zu einer akzidentellen Punktion des gefäßreichen Tumors oder zu einer Spontanblutung aus dem Lymphom gekommen war.*

### 6.1.4 Anästhesiologische Konzepte

**Merke** Nahezu alle hämatologischen Erkrankungen sind anamnestisch oder mit einfachen klinischen und laborchemischen Untersuchungen sehr gut diagnostizierbar. Der Allgemeinzustand, bestehende Komorbiditäten an Organen sowie Dauer und Invasivität der geplanten Operation bestimmen den Umfang präoperativer Zusatzuntersuchungen und des intraoperativen Monitorings.

**Vorgehen bei Anämien.** Bei der Anämie kann die Indikation zur intraoperativen Transfusion von Erythrozytenkonzentraten (EK) sowie die Anzahl der zu transfundierenden EK nicht allgemein verbindlich festgelegt werden. Entscheidend ist, bis zu welchem Ausmaß körpereigene Kompensationsmechanismen (Steigerung des HZV, Erhöhung der Sauerstoffextraktion) das anämisch bedingte reduzierte Sauerstoffangebot nach der Formel:

$$DO_2 = HZV \times (Hb \times 1{,}39 \times SaO_2 + 0{,}0031 \times paO_2)$$

kompensieren können. Durch Erhöhung der inspiratorischen Sauerstoffkonzentration ($FIO_2$) von 0,21 auf 1,0 kann der Betrag des plasmatisch gelösten Sauerstoffanteils relevant von 0,3 auf 2,3 ml/dl gesteigert werden. Dies entspricht einem Anstieg der Hb-Konzentration von etwa 1,5 g/dl vergleichbar einer Transfusion von 1,5 EK (Empfehlungen der IAG Schock 2005). Bei unzureichender hämodynamischer und respiratorischer Kompensation resultiert eine anämische Hypoxie. Bei kardial und zerebrovaskulär gesunden Patienten stellt eine Hb-Konzentration von 7 g/dl bei ansonsten stabilen klinischen Parametern keine Transfusionsindikation dar. Patienten mit pulmonalen und kardiovaskulären Begleiterkrankungen benötigen ein invasives Kreislaufmonitoring und eine engmaschige Überwachung der Hb-Konzentration. Die Transfusionsindikation wird hier entscheidend anhand der gewonnenen Parameter (ST-Strecken-Analyse, TEE-Befund, zentral- oder besser gemischtvenöse Sauerstoffsättigung) und insgesamt großzügiger gestellt.

**Merke** Eine adäquate Volumentherapie mit Kristalloiden und/oder künstlichen Kolloiden hat bei akuter Blutung immer den Vorrang vor einer unkritisch gestellten Transfusionsindikation. Grundsätzlich stellt eine Hb-Konzentration ≥ 10 g/dl fast nie und eine Hb-Konzentration ≤ 6 g/dl fast immer eine Transfusionsindikation dar.

Bei *megaloblastären Anämien* ist anästhesiologisch von Bedeutung, dass Lachgas aufgrund seiner oxidierenden Wirkung von Vitamin $B_{12}$ mit der Methioninsynthetase interferiert und bei mehr als 6-stündiger Exposition zu einer nachweisbaren Beeinträchtigung der Desoxythymidinsynthese führen kann. Obgleich die Wertigkeit dieser Befunde umstritten ist, sollte bei Patienten mit präoperativ bekanntem Vitamin-$B_{12}$- und/oder Folsäuremangel bzw. bei Patienten mit schweren hämatologischen Systemerkrankungen (aplastische Anämie) auf Lachgas verzichtet werden.

Patienten mit einer *Sichelzellanämie* weisen perioperativ infolge akuter Exazerbationsgefahr („Sichelzellkrisen") eine deutlich erhöhte Morbidität und Mortalität auf, da Schmerzen, Dehydratation und Temperaturveränderungen, in erster Linie aber eine Hypoxie oder Azidose, vasookklusive Krisen provozieren können. Diese können zu Hirn-, Milz-, Leber-, Nieren und Lungeninfarkten führen. Der Hämatokrit sollte aufgrund der verbesserten Blutrheologie perioperativ bei 30–35 % eingestellt werden. Da etwa ⅓ der Patienten mit einer Sichelzellerkrankung wegen vorangehender Transfusionen eine Alloimmunisierung entwickelt hat, ist jede Transfusion kritisch zu sehen. Patienten mit einer Sichelzellanämie zeigen perioperativ, insbesondere bei Hypoxie, eine deutlich erhöhte Letalität.

Bei *Thalassämien* können Knochendeformitäten im Kopf- und Gesichtsbereich Intubationsschwierigkeiten bereiten. Das anästhesiologische Vorgehen entspricht dem bei Sichelzellanämie.

#### Infektions- und Thromboseprophylaxe

Maligne hämatologische Systemerkrankungen führen generell zu einer erhöhten Anfälligkeit gegenüber Infektionen. Durch die anästhesiologische Versorgung besteht bei Beachtung klinischer Standards in Bezug auf Hygiene und Desinfektionsmaßnahmen kein spezielles oder erhöhtes Infektionsrisiko. Untersuchungen über eine immunsuppressive Wirkung verschiedener Anästhetika haben keine klinische Relevanz. Regionalanästhesieverfahren bieten im Vergleich zur Allgemeinanästhesie ein geringeres Risikopotenzial immunmodulatorischer Nebenwirkungen, sodass diese Techniken bevorzugt zur Anwendung kommen sollten.

**Cave** Vorsicht bei der Anwendung rückenmarknaher Verfahren ist bei Thrombozytopenie oder -pathie angeraten. Hier bieten sich alternativ periphere Nervenblockaden an.

Patienten mit Polyzythämie, einer massiven Leukozytose (Leukostasesyndrom) oder einer Thrombozytose haben eine erhöhte Blutviskosität bzw. ein erhöhtes perioperatives Thromboembolierisiko und profitieren von einer Verbesserung der Blutrheologie z. B. durch eine isoonkotische balancierte HES-Infusion. Weiter ist aus diesem Grund eine adaptierte perioperative Heparinprophylaxe erforderlich.

#### Intubation und Lagerung

Bei Patienten mit malignen hämatologischen Erkrankungen und *Radiatio im Kopf- und Halsbereich* empfiehlt sich wegen möglicher Larynxödeme oder –fibrose der Verzicht auf die Intubation z. B. durch Regionalanästhesie oder Larynxmaske. Andernfalls sollte eine videolaryngoskopisch unterstützte Intubation oder fiberoptische Wachintubation erfolgen.

Bei rascher Tumorprogression, insbesondere bei akuten Leukämien und hoch malignen Non-Hodgkin-Lymphomen, kann eine nicht beachtete mediastinale Raumforderung zu erheblichen Schwierigkeiten bei der Atemwegssicherung führen (*„Mediastinal-Mass-Syndrom"*).

**Cave** Patienten mit Verdacht auf ein Mediastinal-Mass-Syndrom werden ohne Muskelrelaxanzien in tiefer Narkose oder wach fiberoptisch intubiert.

Patienten mit *multiplem Myelom* müssen aufgrund der Neigung zu pathologischen Frakturen ebenso wie Patienten mit neurologischen Störungen wie Polyneuropathien oder Paresen intraoperativ besonders sorgfältig gelagert werden.

### Häufige operative Eingriffe bei Patienten mit hämatologischen Erkrankungen

**Maligne Erkrankungen des Knochenmarks.** Patienten mit malignen Erkrankungen des Knochenmarks werden häufig im Rahmen einer chirurgischen Implantation von zentralen Venenkathetern (Broviac-Katheter bei Kindern, Quinton-Katheter bei Erwachsenen) oder Ports für die Chemotherapie, zur diagnostischen (Staging) oder therapeutischen Laparoskopie sowie zur Knochenmarkentnahme vor Transplantation anästhesiologisch betreut. Für diese Eingriffe kann kein Anästhesieverfahren speziell empfohlen werden. Bei ausgedehnten Operationen und in Notfallsituation ist die rechtzeitige und ausreichende Bereitstellung von Blutkomponenten entscheidend. In der Regel stammt das zu transplantierende Knochenmark von einem passenden gesunden Fremd- oder Familienspender (allogene Knochenmarktransplantation). In seltenen Fällen, z. B. bei Fehlen eines geeigneten Spenders wird dem Patienten, meist im Stadium der Remission, dessen eigenes Knochenmark entnommen und nach entsprechender Behandlung transplantiert. Die Knochenmarkentnahme (1–1,5 l) dauert etwa 60 min und kann in Allgemein- oder Regionalanästhesie (Spinalanästhesie mit kurz bis mittellang wirkenden Lokalanästhetika) erfolgen. Ein Einfluss unterschiedlicher Anästhesietechniken auf die Ausbeute an Knochenmarkzellen ist nicht nachgewiesen (Burmeister et al. 1998). Diese Methode wird allerdings zusehends zugunsten der allogenen Stammzelltransplantation verlassen (Reimann et al. 2009).

**Splenektomie.** Das anästhesiologische Konzept bei Splenektomie richtet sich wiederum nach der Grunderkrankung und eventuell vorhandenen Begleiterkrankungen (Standl 2009). Häufig sind Milzrupturen in Zusammenhang mit einem Trauma und hämatologische Erkrankungen die Indikation für eine Splenektomie. Der elektive Eingriff wird in Allgemeinanästhesie und in zunehmendem Maße laparoskopisch durchgeführt. Bei massiver Milzvergrößerung ist aufgrund des erhöhten Druckes im Oberbauch eine Rapid Sequence Induction indiziert. Auf eine möglichst optimale monitierte Muskelrelaxierung während des laparoskopischen Eingriffs ist zu achten. Wegen der potenziellen Blutungsgefahr bei Splenektomie, insbesondere unter Notfallbedingungen bei Milzruptur, ist die Bereitstellung einer ausreichenden Anzahl an Erythorzytenkonzentraten obligat. Liegt zusätzlich zur Splenomegalie eine Thrombozytose vor, haben diese Patienten ein deutlich erhöhtes perioperatives Thrombembolierisiko.

## 6.1.5 Postoperatives Management

### Infektions- und Thromboseprophylaxe

**Sichelzellanämie/Thalassämie.** Patienten mit Sichelzellanämie und Thalassämie haben aufgrund von Milzinfarkten oder bei Zustand nach Splenektomie ein erhöhtes Infektionsrisiko (Pneumokokken) und müssen perioperativ mit Ampicillin abgedeckt werden. Postoperative Hypoxie, Hypothermie, Fieber und Schmerzen müssen wegen der Gefahr der Triggerung einer Sichelzellkrise vermieden werden. Besonders gefährdet sind Patienten mit intrathorakalen Operationen und Oberbaucheingriffen, da die reaktive Schonatmung eine Atelektasenbildung und pulmonale Infekte begünstigt. Hier bietet sich die thorakale Epiduralanalgesie (TEA) als regionalanästhesiologisches Verfahren an, das eine schmerzbedingte Schonatmung und die Gefahr einer durch systemische Opioidapplikation verursachten Atemdepression (*cave:* Hypoxie!) vermeiden hilft (Standl u. Gottschalk 2007).

**Merke** Wichtig sind bei Sichelzellanämie das perioperative Aufrechterhalten der Homöostase, insbesondere in Bezug auf Normoxie, Normovolämie und Normothermie sowie eine suffiziente postoperative Analgesie.

**Splenomegalie/Thrombozytose.** Patienten mit Splenomegalie oder Thrombozytose benötigen perioperativ eine adaptierte Heparinprophylaxe bzw. eine postoperative Therapie mit Aspirin bis zur Normalisierung der Thrombozytenzahl. Bei massiver *Thrombozytopenie* ist perioperativ eine Transfusion von Thrombozytenkonzentraten, in der Regel nach Abklemmen der Milzgefäße, indiziert. *Splenektomierte Patienten* haben postoperativ ein erhöhtes Risiko für u. U. foudroyant verlaufende bakterielle Infektionen, v. a. mit Pneumokokken, Meningokokken und Haemophilus influencae. Aus diesem Grunde ist eine breite perioperative Abdeckung mit Penizillinen oder Zephalosporinen obligat. Postoperativ erfolgt bei Kindern über 2 Jahren und immunsupprimierten Patienten eine Impfung gegen Pneumokokken.

**Kernaussagen**

- Nahezu alle Erkrankungen des Blutes sind anamnestisch oder mit einfachen klinischen und laborchemischen Untersuchungen sehr gut diagnostizierbar.
- Anämien stellen die häufigste perioperativ auftretende hämatologische Erkrankung dar. Wichtiger als die Transfusion ist bei akuter Blutungsanämie zunächst eine ausreichende Substitution des intravasalen Volumens durch balancierte Kristalloide und Kolloide. Chronische Anämien werden aufgrund bestehender Kompensationsmechanismen meist besser toleriert. Die Indikation zur Transfusion wird in Abhängigkeit vom Ausmaß des Eingriffs unter Beachtung individueller Risikokonstellationen gestellt.
- Patienten mit einer Sichelzellerkrankung und Thalassämien sind perioperativ durch die Entwicklung einer Sichelzellkrise mit konsekutiven Organinfarzierungen

gefährdet. Eine ausreichende Oxygenierung, Normovolämie, Normothermie, ein ausgeglichener Säure-Basen-Haushalt und eine optimale Analgesie sind essenziell.

- Patienten mit malignen hämatologischen Systemerkrankungen weisen fast immer eine erhöhte Infektanfälligkeit auf und sind infolge einer häufig alterierten Thrombozytenfunktion blutungs- oder thrombemboliegefährdet. Auf die rechtzeitige Bereitstellung spezieller Blutprodukte muss perioperativ geachtet werden. Bei erhöhtem Thrombembolierisiko können eine Hämodilution und spezielle Thromboseprophylaxe indiziert sein. Bei Thrombozytopenie oder -pathie sind rückenmarknahe Techniken kontraindiziert, bei Patienten mit NHL muss eine strenge Nutzen-Risiko-Abwägung erfolgen.
- Eine rasche Tumorprogression im Kopf-Hals-Bereich bzw. eine dort erfolgte Strahlentherapie kann zu erschwerten Intubationsbedingungen sowie bei mediastinaler Tumorausbreitung zu einem Mediastinal-Mass-Syndrom führen.
- Neben der Grunderkrankung selbst muss bei hämatologischen Malignomen v. a. den Auswirkungen von Chemotherapie und Bestrahlung auf einzelne Organsysteme Rechnung getragen werden. Von besonderer Relevanz sind restriktive Lungenfunktionsstörungen durch Zytostatika und Bestrahlung sowie kardiovaskuläre und neurologische Schädigungen durch Chemotherapeutika.
- Ein exzessiver Zellzerfall unter Chemotherapie führt zu Elektrolytverschiebungen und kann Nierenfunktionsstörungen induzieren. Eine Hyperkalzämie tritt v. a. bei osteolytischen Metastasen und beim multiplen Myelom auf.
- Eine Splenomegalie tritt bei hämatologischen Erkrankungen häufig auf und kann eine Splenektomie erfordern. Splenektomierte Patienten haben postoperativ ein erhöhtes Risiko für bakterielle Infektionen.

## Literatur


Beutel G, Heil G, Ganser A. Anämie auf einen Blick. Stuttgart: Thieme; 2003

Bubnoff von N, Duyster J. Chronische myeloische Leukämie. Therapie und Monitoring. Dtsch Arztebl Int 2010; 107: 114–121

Burmeister MA, Standl T, Brauer P et al. Safety and efficacy of spinal versus general anaesthesia in bone marrow harvesting. Bone Marrow Transpl 1998; 21: 1145–1148

Deutsche Krebsgesellschaft (DKG). Krebshäufigkeit – die aktuellen Zahlen. Im Internet: http://www.krebsgesellschaft.de/krebshaeufigkeit.html?markierung=krebsh%E4ufigkeit; Stand: 25.09.2010

Dietel M, Suttorp N, Zeitz M, Hrsg. Harrisons Innere Medizin. 17. Aufl. Berlin: ABW Wissenschaftsverlag; 2008

DIVI. Empfehlungen zur Diagnostik und Therapie der Schockformen der IAG Schock der DIVI. Monografie. Köln: Deutscher Ärzteverlag; 2005

Farag SS, Ruppert AS, Mrózek K et al. Outcome of induction and postremission therapy in younger adults with acute myeloid leukemia with normal karyotype: a cancer and leukemia group B study. J Clin Oncol 2005; 20: 482–493

Fuchs R, Staib P. Manual Hämatologie 2008. Monografie. Eschweiler: St.-Antonius-Hospital; 2008

Gottschalk A, Bischoff P, Lamszus K et al. Epidural hematoma after spinal anesthesia in a patient with undiagnosed epidural lymphoma. Anesth Analg 2004; 98: 1181–1183

Greve J, Bas M, Schipper J, Hoffmann TK. Primäre kutane Manifestation eines Vorläufer-B-lymphoblastischen Lymphoms im Bereich des äußeren Ohres. Laryngo-Rhino-Otol 2008; 87: 728–730

Kantarjian H, Sawyers C, Hochhaus A et al. Hematologic and cytogenetic responses to imatinib mesylate in chronic myelogenous leukemia. N Engl J Med 2002; 346: 645–652

Kantarjian H, Giles F, Wunderle L et al. Nilotinib in imatinib-resistant CML and Philadelphia chromosome-positive ALL. N Engl J Med 2006; 354(24): 2542–2551

Kohne E, Kleihauer E. Hämoglobinopathien – eine Langzeitstudie über vier Jahrzehnte. Dtsch Arztebl Int 2010; 107(5): 65–71

Miller RD. Transfusion therapy. In: Miller RD, ed. Anesthesia. 7th ed. Vol. 2. Philadelphia: Churchill Livingstone; 2010: 1739–1779

Ogawa M. Differentiation and proliferation of hematopoetic stem cells. Blood 1993; 81: 2844–2853

Reimann V, Creutzig U, Kögler G. Stammzellen aus Nabelschnurblut in der Transplantations- und regenerativen Medizin. Dtsch Arztebl Int 2009; 106(50): 831–836

Röcken M, Schaller M, Sattler E, Burgdorf W. Taschenatlas Dermatologie. Stuttgart: Thieme; 2010

Salvati M, Cervoni L, Artico M et al. Primary spinal epidural non-Hodgkin's lymphomas: a clinical study. Surg Neurol 1996; 46: 339–343

Sloand EM, Read EJ, Scheinberg P et al. Mobilization, collection, and immunomagnetic selection of peripheral blood CD34 cells in recovered aplastic anemia patients. Transfusion 2007; 47(7): 1250–1253

Smith TJ, Khatcheressian J, Lyman GH et al. 2006 update of recommendations for the use of white blood cell growth factors: an evidence-based clinical practice guideline. J Clin Oncol 2006; 24(19): 3187–3205

Standl T, Gottschalk A. Epiduralanästhesie – Schritt für Schritt zum Erfolg. Anästhesiol Intensivmed Notfallmed Schmerzther 2007; 42: 90–99

Standl T. Viszeralchirurgie. In: Kochs E, Adams HA, Spiess C, Hrsg. Anästhesiologie. 2. Aufl. Stuttgart: Thieme; 2009: 880–894

# 6.2 Gerinnungsstörungen

*H. Rott*

## Allgemeine Systematik/Physiologie der Hämostase

Die Konzeption, dass die plasmatische Gerinnung über die beiden Aktivierungswege „endogene" und „exogene" Gerinnung abläuft, wurde in den letzten Jahren zunehmend revidiert (Barthels u. von Depka 2003). Der physiologisch relevante und schnelle Aktivierungsweg der Gerinnung ist der sog. „exogene" Weg.

Hierbei wird aus den subendothelialen Zellen des verletzten Gefäßbereichs der sog. Tissue Factor (TF) freigesetzt. Dieser TF aktiviert Faktor VII und damit die weitere Gerinnungskaskade über Aktivierung von Faktor X und V mit initialer Thrombinbildung. An der Oberfläche der Thrombozyten führt das Thrombin zu einer weiteren wesentlichen Verstärkung der Plättchenaktivierung durch Aggregation der Thrombozyten und hierdurch bedingte Freisetzung von Phospholipiden an die Plättchenoberfläche (sog. Shape Change) sowie weitere Amplifizierung der plasmatischen Hämostase durch Bildung des Prothrombinasekomplexes (Xa, Va, Ca und Phospholipide der Plättchen = Plättchenfaktor 3). Die Plättchen stellen somit eine wichtige und unverzichtbare biologische Oberfläche für den Ablauf und die Amplifizierung der plasmatischen Hämostase dar.

Dagegen sind die Aktivatoren des sog. intrinsischen Weges in vivo von weitaus untergeordneter Bedeutung. Es handelt sich dabei um die sog. Kontaktaktivatoren Faktor XI, XII, Präkallikrein und HMW-Kininogen. Diese Faktoren sind offensichtlich in vivo weit weniger wichtig als früher geglaubt. Selbst schwere Mangelzustände dieser Faktoren führen nicht zu Blutungen, nur Faktor XI scheint nicht völlig verzichtbar zu sein (S. 278). Die Faktoren VIII und IX tragen dagegen zur Faktor-X-Aktivierung an der Plättchenoberfläche bei (sog. Tenasekomplex), wobei Faktor VIII durch Thrombin und Faktor IX durch den TF-VIIa-Komplex aktiviert wird (Abb. 6.**6**).

### 6.2.1 Plasmatische Gerinnungsstörungen

## Pathologischer Quick-Wert

**Ursachen.** Der pathologische Quick-Wert kann folgende Ursachen haben:

- Mangelzustände der Faktoren II, V, VII, X, Fibrinogen, einzeln oder in Kombination, erworben oder hereditär,
- Vitamin-K-Mangel/Therapie mit Vitamin-K-Antagonisten,
- pathologische Inhibitoren der Gerinnung in vitro: Lupus-Antikoagulans,
- pathologische Inhibitoren in vivo: Hemmkörper, z. B. gegen Faktor V,
- Medikamente: Hirudinderivate (z. B. Refludan), Rivaroxaban (Xarelto)
- allgemeiner Verbrauch an Gerinnungsfaktoren (disseminierte intravasale Gerinnung, Blutung, Verdünnung),
- allgemeine Minderproduktion von Gerinnungsfaktoren (akute oder chronische Hepatopathie).

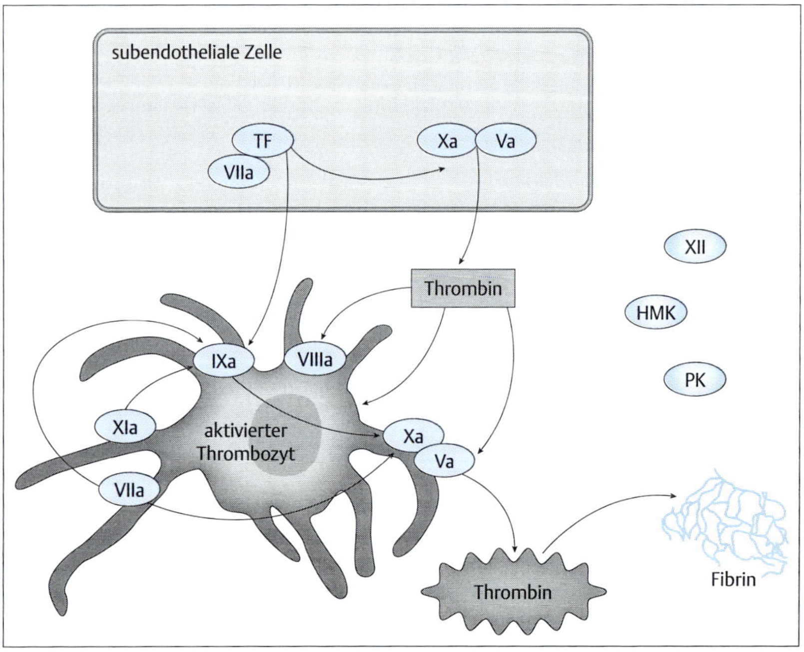


Abb. 6.**6** Das neue Modell der Gerinnung.

### Hereditäre Mangelzustände der exogenen Gerinnungsfaktoren II, V, VII und X

Der häufigste hereditäre Mangel der o.g. Faktoren ist der Faktor-VII-Mangel. Dieser liegt meist in heterozygoter Form vor. Die Patienten weisen also eine Restaktivität des Faktor VII von meist 30–50% im Vergleich zum Normalplasma auf. Der Quick-Wert ist ebenfalls nur mäßig pathologisch (ca. 50–60%).

**Perioperatives Management.** Der heterozygote Mangelzustand ist in der Regel klinisch nicht relevant, solange vor Operationen die Restaktivität des Faktor VII >50% beträgt. Es besteht dann auch vor größeren Operationen keine Substitutionsbedürftigkeit. Patienten mit heterozygotem Faktor-VII-Mangel sollten also nicht von evtl. notwendigen operativen Eingriffen ausgeschlossen werden.

> **Merke** Der heterozygote Faktor-VII-Mangel ist die häufigste Ursache für eine mittelmäßig ausgeprägte Quick-Wert-Verminderung bei klinisch unauffälligen Patienten, insbesondere wenn diese bereits ohne Komplikationen voroperiert wurden.

Hereditäre Mangelzustände der Faktoren II, V und X sind dagegen extrem selten. Behandlungsbedürftig sind diese bei Aktivitäten <50%.

### Vitamin-K-Mangel/orale Antikoagulanzien vom Kumarintyp

Vitamin-K-Mangelzustände treten meist bei Säuglingen und Kleinkindern sowie schwer kranken Erwachsenen auf, z.B. durch eine länger dauernde Antibiotikagabe und/oder Fehlernährung (z.B. Mangelernährung, Malabsorption, chronische Diarrhöen).

Diagnostisch wegweisend ist bei der Einzelbestimmung der exogenen Gerinnungsfaktoren die unauffällige Aktivität von Faktor V (Vitamin-K-unabhängig) gegenüber erniedrigten Aktivitäten der Faktoren II, VII und X (Vitamin-K-abhängig).

> **Cave** Die Bestimmung der Faktor-V-Aktivität differenziert zwischen Vitamin-K-Mangel/Vitamin-K-Antagonist und allgemeinem Verbrauch/Minderproduktion: Bei unauffälligem Faktor V liegt am ehesten ein Vitamin-K-bedingtes Problem vor, bei niedrigem Faktor V allgemeiner Verbrauch bzw. allgemeine Minderproduktion.

### Lupus-Antikoagulans

Lupus-Antikoagulanzien sind Autoantikörper aus der Gruppe der sog. Antiphospholipidantikörper (Levine et al. 2002). Den Namen verdanken diese Antikörper (AK) der Erstbeschreibung bei Patienten mit systemischem Lupus erythematodes (SLE). Tatsächlich liegt aber nur bei den wenigsten Patienten mit positivem Lupus-Antikoagulans ein SLE vor. Die globalen Gerinnungstests Quick und PTT benötigen als Reaktionsmatrix Phospholipide, die im jeweiligen Testansatz vorhanden sind. Die Lupus-Antikoagulanzien interferieren mit diesen Testphospholipiden, sodass es zu einer Hemmung der Gerinnung in vitro kommt (daher der Name „Antikoagulans") mit pathologischen Testergebnissen (Quick niedrig, PTT verlängert).

In vivo führen diese AK jedoch keinesfalls zu einer Blutungsneigung, sondern vielmehr zu einer erheblichen Thromboseneigung (Thrombophilie). Die Mechanismen, die in vivo zur Gerinnungsaktivierung führen, sind nicht ganz klar. Offensichtlich werden aber antikoagulatorische Faktoren (Annexin, Protein S, Phosphatidylserin etc.) gehemmt. Hierdurch wird eine Hyperkoagulabilität ausgelöst.

> **Cave** Bei unklaren pathologischen Globaltesten der Gerinnung (Quick und/oder PTT), insbesondere bei Patienten ohne klinische Hinweise auf eine Blutungsneigung, sollte daher auch immer ein Test zum Nachweis eines Lupus-Antikoagulans durchgeführt werden!

Den Nachweis eines Lupus-Antikoagulans zu führen, ist also wichtig zur Vermeidung unnötiger Substitutionstherapien (z.B. Gabe von Frischplasma oder PPSB) sowie zur Einleitung einer suffizienten Thromboseprophylaxe, die bei diesen Patienten unbedingt notwendig ist!

### Erworbene Hemmkörper

Hemmkörper, d.h. Auto-AK, die spezifisch gegen einen exogenen Gerinnungsfaktor gerichtet sind, sind extrem selten (Barthels u. von Depka 2003). Hin und wieder tritt ein Gerinnungsfaktor gegen den Faktor V auf. Es handelt sich meist um ältere Patienten mit Zustand nach größeren abdominellen Operationen; oft besteht ein Zusammenhang mit der Verwendung von Fibrinkleber bei diesen Eingriffen. Der in Spuren im Fibrinkleber enthaltende bovine Faktor V führt hier offensichtlich zu Immunisierung und Kreuzreaktionen. Der Verlauf dieser Hemmkörperentwicklung ist meist selbstlimitierend, die AK verschwinden in der Regel innerhalb von 3 Monaten. Die Faktor-V-Aktivitätsminderung kann aber so schwerwiegend sein, dass diese zwischenzeitlich zu unstillbaren, schwerwiegenden Blutungen führt.

Eine suffiziente Blutstillung aufrechtzuerhalten sowie unterstützend eine Immunsuppression mit Cyclophosphamid und Glukokortikoiden einzuleiten, ist hier die Therapie der Wahl zur Überbrückung bis zum Verschwinden des Hemmkörpers.

### Globaler Verbrauch bzw. globale Minderfunktion aller Gerinnungsfaktoren

Viele Erkrankungszustände führen zu einer gleichzeitigen Verminderung aller Pro- und Antikoagulatoren, z.B.

- Lebererkrankungen,
- Massivtransfusionen,
- schwerer Blutverlust,
- Verbrauch durch Sepsis, Verbrennung etc.

Kennzeichnend sind hier die gleichzeitig pathologischen Werte für Quick, PTT und PTZ. In der Regel sind auch die Antikoagulatoren Antithrombin, Protein C, Protein S usw. vermindert

.

**Cave** Ein Faktor-XIII-Mangel hat auf keinen Globaltest der Gerinnung Einfluss und ist also mit Quick, PTT oder PTZ nicht zu erfassen! Faktor XIII muss daher bei unklaren Blutungen ggf. gesondert bestimmt werden!

### Hereditäre Mangelzustände von Fibrinogen/ Faktor XIII

Das völlige Fehlen von Fibrinogen (Afibrinogenämie) ist extrem selten. Häufiger dagegen sind hereditäre Hypo- und Dysfibrinogenämien. Dysfibrinogenämien können klinisch unauffällig sein, aber je nach Veränderung der Peptidsequenz auch zu Blutungs- und/oder Thromboseneigungen führen.

Hereditäre Faktor-XIII-Mangelzustände sind sehr selten. Die Patienten werden in der Regel bereits im Säuglingsalter durch Nabelbluten bzw. Hirnblutungen auffällig.

### Erworbene Fibrinogen-/Faktor-XIII-Mangelzustände, Beeinflussung der Thrombinzeit

Diese können verursacht werden durch:

- PTZ-Verlängerung durch Medikamente, z.B. unfraktioniertes Heparin, aber auch niedermolekulare Heparine, Hirudine, Asparaginase, systemische Lyse, Dabigatranetexilat (Pradaxa)
- DIC,
- Leberinsuffizienz,
- schwere Blutung, Verdünnung nach Massivinfusion bzw. -transfusion,
- Hyperfibrinolyse, z.B. bei bestimmten akuten myeloischen Leukämien (M3).

Zudem kann es zu Fibrinpolymerisationsstörungen im Rahmen von multiplen Myelomen bzw. Amyloidosen kommen.

### Therapie der PTZ-Verlängerung/ des Faktor-XIII-Mangels

Eine Therapie der Hypofibrinogenämie ist in der Regel erst ab Werten <50 mg/dl notwendig, vor operativen Eingriffen bei Werten <150 mg/dl. Peripartal sollte ein Fibrinogenwert von 200 mg/dl nicht unterschritten werden (*cave* höhere Normwerte in der Schwangerschaft!). Therapie der Wahl ist die Gabe von Fibrinogen i.v. Die Dosierung beträgt je nach Indikation etwa 3–4 g absolut. Die Halbwertszeit ist mit 3–5 d recht lang, sodass perioperativ meist eine Einzeldosis ausreicht.

Faktor-XIII-Restaktivitäten <60% können eine hämorrhagische Diathese unterhalten. Es sollten dann ggf. 2500 IE Fibrogammin verabreicht werden. Die Halbwertszeit ist ähnlich wie beim Fibrinogen lang (6 d).

## Von-Willebrand-Jürgens-Syndrom

Der Von-Willebrand-Faktor (vWF) ist ein in den Endothelzellen gebildetes komplexes Protein, das für die Vermittlung der thrombozytären Aggregation untereinander, der thrombozytären Adhäsion an das Endothel sowie als Schutzprotein für den Faktor VIII klinisch eine große Bedeutung hat.

### Hereditäres Von-Willebrand-Jürgens-Syndrom

Das Von-Willebrand-Jürgens-Syndrom (vWJS) ist die häufigste hereditäre Blutungsneigung hierzulande (etwa 0,5% der Bevölkerung in Mitteleuropa).

**Einteilung.** Unterschieden werden verschiedene Subgruppen. Häufigste Variante (70% aller vWJS) ist der Subtyp 1. Hier liegt lediglich ein quantitatives Problem des vWF vor, die Struktur des vWF ist unauffällig. Anzumerken ist, dass die Menge des vWF auch blutgruppenabhängig ist. Patienten mit den Blutgruppen 0 und A2 weisen physiologischerweise niedrigere Aktivitäten auf. Auch gehört der vWF zu den sog. Akute-Phase-Proteinen und unterliegt somit erheblichen physiologischen Schwankungen, z.B. auch mit dem weiblichen Monatszyklus (niedrigste Aktivität zur Menstruation). Die Grenzen zwischen einem Normalpatienten und einem Patienten mit einem vWJS Typ 1 sind fließend. Die Diagnose eines vWJS Typ 1 gehört daher zu der schwierigsten in der Hämostaseologie überhaupt und erfordert oftmals Verlaufskontrollen.

Deutlich seltener ist das vWJS Typ 2. Hier liegt eine qualitative Veränderung des vWF vor. Laborchemisch auffallend ist typischerweise eine Veränderung der sog. vWF-Multimere. Die Diagnostik ist diffizil und sollte dem Speziallabor vorbehalten bleiben. Extrem selten wird das komplette Fehlen des vWF beobachtet; dies entspricht dem vWJS Typ 3.

**Klinik.** Typische klinische Zeichen bei Typ 1 und 2 sind je nach Schweregrad die Hämatomneigung, Menorrhagien, postoperative Blutungen, insbesondere nach Eingriffen im Kopf-Hals-Bereich und Neigung zu Epistaxis. Patienten mit vWJS Typ 3 ähneln klinisch denen mit einer schweren Hämophilie A, auch spontane schwere Blutungen und Gelenkblutungen kommen vor.

Wichtig beim vWJS ist die Geschlechtsunabhängigkeit des Syndroms. Auch Frauen können hier also z.T. schwere Faktor-VIII-Mangelzustände aufweisen und somit klinisch symptomatisch sein.

**Merke** Nur schwere vWJS gehen ggf. wegen des Faktor-VIII-Mangels mit einer PTT-Verlängerung einher. Eine normale PTT schließt also ein vWJS keinesfalls aus! Bei Verdacht muss explizit eine gezielte Diagnostik veranlasst werden.

### Erworbenes Von-Willebrand-Jürgens-Syndrom

Im Rahmen von Malignomen und Autoimmunerkrankungen, aber auch spontan oder durch Medikamente kann ein erworbenes vWJS auftreten. In der Regel liegt eine Hemmkörperbildung im Sinne einer Autoimmunerkrankung vor, aber auch abnorme Verbrauchsreaktionen sind beschrieben, z.B. bei Plasmozytomen. Ein erworbenes vWJS findet sich zudem oft bei Aortenstenose und Kunstherzpatienten. Bei gleichzeitig auftretender oberer gastrointestinaler Blutung (= GI-Blutung) spricht man auch vom „Heyde-Syndrom“.

| vWJS | Defekt | Diagnose | Therapie |
|---|---|---|---|
| 1 | quantitativ | Multimere normal | DDAVP (Minirin) |
| 2 | qualitativ | Multimere pathologisch | vWF-reiches Faktor-VIII-Konzentrat |
| 3 | Fehlen des vWF | nicht nachweisbar | vWF-reiches Faktor-VIII-Konzentrat |

Tab. 6.**6** Übersicht Von-Willebrand-Jürgens-Syndrom (vWJS).

### Therapie des Von-Willebrand-Jürgens-Syndroms

**Quantitative Störungen.** Da die meisten Defekte quantitativer Natur sind, können etwa 70% der Patienten mit einem vWJS (Typ 1) mit DDAVP (Minirin) behandelt werden. Die Standardtherapie sind 0,3 µg/kgKG in 50 ml NaCl über mindestens 30 min i. v. Bei Bedarf kann diese Gabe alle 12 h wiederholt werden. Nach einigen Anwendungen ist jedoch mit einem Tachyphylaxieeffekt zu rechnen, da die Speicher erschöpft sind! Durch die DDAVP-Gabe wird die Aktivität von Faktor VIII und vWF um den Faktor 2–3 angehoben. Die Halbwertszeit beider Faktoren beträgt ca. 8–12 h.

**Qualitative Störungen (Subtyp 2 und 3).** Diese sollten mit einem vWF-reichen Faktor-VIII-Konzentrat behandelt werden (z. B. Haemate, Wilate) in der Dosierung 20–40 IE/kgKG i. v., ggf. Wiederholung alle 12 h unter Kontrolle von Faktor VIII und vWF.

Im Falle eines vorliegenden Hemmkörpers s. oben.

Tab. 6.**6** fasst Diagnose und Therapie der vWJS-Typen zusammen.

## Rotem-Analyse

Eine Point-of-Care-taugliche und bereits vielfach verwendete Methode der Gerinnungsmessung stellt die Rotationsthrombelastometrie dar.

Die Rotem-Analyse ist gut geeignet für das Monitoring plasmatischer Gerinnungsstörung, z. B. bei Massivblutungen, Polytrauma sowie auch für Thrombozytopenien, Polymerisierungsstörungen und das Monitoring einer Fibrinogensubstitution. Auch Hyperfibrinolysen lassen sich sehr gut darstellen. Wenig geeignet ist die Methode allerdings für Störungen der Thrombozytenfunktion durch Medikamente und für das vWJS. Ein Faktor-XIII-Mangel kann nur indirekt vom erfahrenen Untersucher durch Vergrößerung des maximalen Lyseindex diagnostiziert werden (Weber et al. 2008, Lang u. von Depka 2006).

# 6.2.2 Thrombozytäre Gerinnungsstörungen

## Thrombozytopenien

Die Ursachen für Verminderungen der Blutplättchenzahl lassen sich grob in 3 Gruppen einteilen (Tab. 6.**7**; Kiefel 1999).

### Diagnostik bei Thrombozytopenie

Jede präoperativ auffallende Thrombozytopenie sollte bei nicht dringlichen Eingriffen einer umfassenden Klärung zugeführt werden.

Bei Plättchenzahlen < 100 000/µl sollte vor operativen Eingriffen eine Analyse der Plättchenfunktion erfolgen, da viele Thrombozytopenien auch mit einer Thrombozytopathie einhergehen. Dies ist insbesondere der Fall bei hämatologischen Erkrankung, vielen hereditären Thrombozytopenien und starken Verbrauchsreaktionen („exhausted platelets").

> **Merke** Die Bestimmung der Thrombozytenzahl sagt nur wenig über die Funktionsfähigkeit der thrombozytären Hämostase aus.

### Therapie der Thrombozytopenie

Die Ursachenabklärung der Thrombozytopenie hat erheblichen Einfluss auf die perioperative Therapieentscheidung. So ist z. B. bei einer Autoimmunthrombozytopenie die Gabe von Thrombozytenkonzentraten wegen der stark verminderten Halbwertszeit oft sinnlos. Milde Thrombozytopenien können dagegen oft ohne Thrombozytenkonzentrate mit DDAVP (Minirin) behandelt werden.

Es kann also erst nach Ursachenabklärung und Thrombozytenfunktionsanalyse eine sinnvolle Therapieempfehlung zum perioperativen Prozedere gegeben werden.

> **Merke** Im absoluten Notfall sollten im Zweifelsfall 2 Thrombozytenhochkonzentrate präoperativ sowie ein weiteres täglich bis zum 5. postoperativen Tag verabreicht werden.

Bei Verdacht auf eine immunologische Ursache haben sich die Stoßtherapie mit Glukokortikoiden und die i. v. Immunglobulingabe bewährt. Gegebenenfalls sollten alle nicht unbedingt notwendigen Medikamente abgesetzt werden. Bei Verdacht auf eine heparininduzierte Thrombozytopenie s. S. 286 f.

## Thrombozytopathien

Bei den Thrombozytenfunktionsstörungen lassen sich im Wesentlichen die erworbenen von den hereditären Formen unterscheiden. Tab. 6.**8** präsentiert beispielhaft mögliche hereditäre Thrombozytopathien.

Erworbene Thrombozytopathien haben in der Regel folgende Ursachen:

Tab. 6.7 Ursachen der Thrombozytopenie.

| Ursache | Erläuterung |
|---|---|
| Bildungsstörung | Knochenmarkerkrankungen wie:<br>• chronische und akute Leukämien<br>• aplastische Anämie<br>• Metastasen eines nicht vom Knochenmark ausgehenden Malignoms<br>• Minderung der Megakaryozytopoese durch Noxen wie Medikamente, Alkohol, Infektionen, Radiatio u. a.<br>• Vitamin-$B_{12}$-Mangel<br>• hereditär, z. B. kombiniert mit Radiusaplasie, Wiskott-Aldrich-Syndrom, Bernard-Soulier-Syndrom, May-Hegglin-Anomalie etc. |
| Verbrauch | • immunologisch durch Auto-AK, z. B. bei Autoimmunthrombozytopenie, Antiphospholipidsyndrom, autoimmunhämolytische Anämien, Autoimmunerkrankungen<br>• immunologisch durch Allo-AK, z. B. NAIT des Neugeborenen (neonatale Alloimmunthrombozytopenie), posttransfusionelle Purpura (PTP)<br>• Medikamente (immunologisch vermittelter Verbrauch)<br>• thrombotisch-thrombozytopenische Purpura (TTP) durch Defekt der vWF-Cleaving-Protease (ADAMTS 13)<br>• DIC<br>• heparininduzierte Thrombozytopenie<br>• HELLP-Syndrom<br>• Riesenhämangiome |
| Verteilungsstörung | Hypersplenismus bei:<br>• Infektionen<br>• Speicherkrankheiten<br>• hämatologisch/onkologischen Erkrankungen<br>• Leberzirrhose u. a. |
| Pseudothrombozytopenie | • Auftreten mit EDTA- als auch bei Zitrat- und Heparinblut<br>• Ursache: wahrscheinlich Kälte-Auto-AK gegen Thrombozyten<br>• Blutausstrich im Randbereich und in der „Fahne“ betrachten! (Abb. 6.7) |

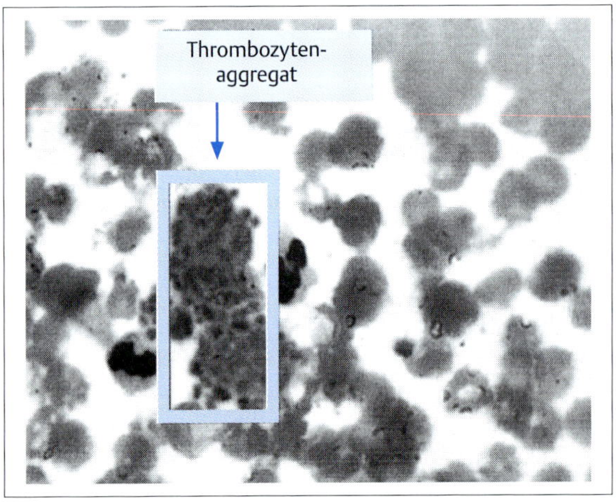


Abb. 6.7 EDTA-induzierte Pseudothrombozytopenie, Blutausstrich.

- Medikamente, insbesondere NSAR, allen voran Azetylsalizylsäure (ASS) und Diclofenac, aber z. B. auch HAES,
- Hepatopathie,
- Urämie (ab Kreatinin von 2,0 mg/dl Verminderung der Plättchenfunktion häufig),
- hämatologische Erkrankungen.

**Merke** Etwa 75 % aller unklaren perioperativen Blutungskomplikationen bei Patienten mit normaler Plättchenzahl und unauffälligen Globaltests der Gerinnung (Quick und PTT) sind auf NSAR zurückzuführen!

**Cave** Diese Blutungskomplikationen sind durch eine dezidierte präoperative Medikamentenanamnese und durch explizites Erfragen der evtl. Einnahme von gängigen, ASS-haltigen, frei verkäuflichen Schmerzmitteln leicht zu verhindern!

Tab. 6.**8** Beispiele für hereditäre Thrombozytopathien.

| | Name | Ursache |
|---|---|---|
| Thrombozytopathie mit Thrombozytopenie | Bernard-Soulier-Syndrom | Defekt des Von-Willebrand-Rezeptors |
| | May-Hegglin-Anomalie, Fechtner-Syndrom, Sebastians-Syndrom | Veränderungen der schweren Kette des nicht muskulären Myosins |
| | Grey-Platelet-Syndrom | Freisetzungsstörung der thrombozytären Granula |
| | Wiskott-Aldrich-Syndrom | Defekt von CD43 |
| Thrombozytopathie bei normaler Plättchenzahl | Thrombasthenie Glanzmann | Defekt des Fibrinogenrezeptors |
| | Storage-Pool-Diseases | Freisetzungsstörung verschiedener Granula |

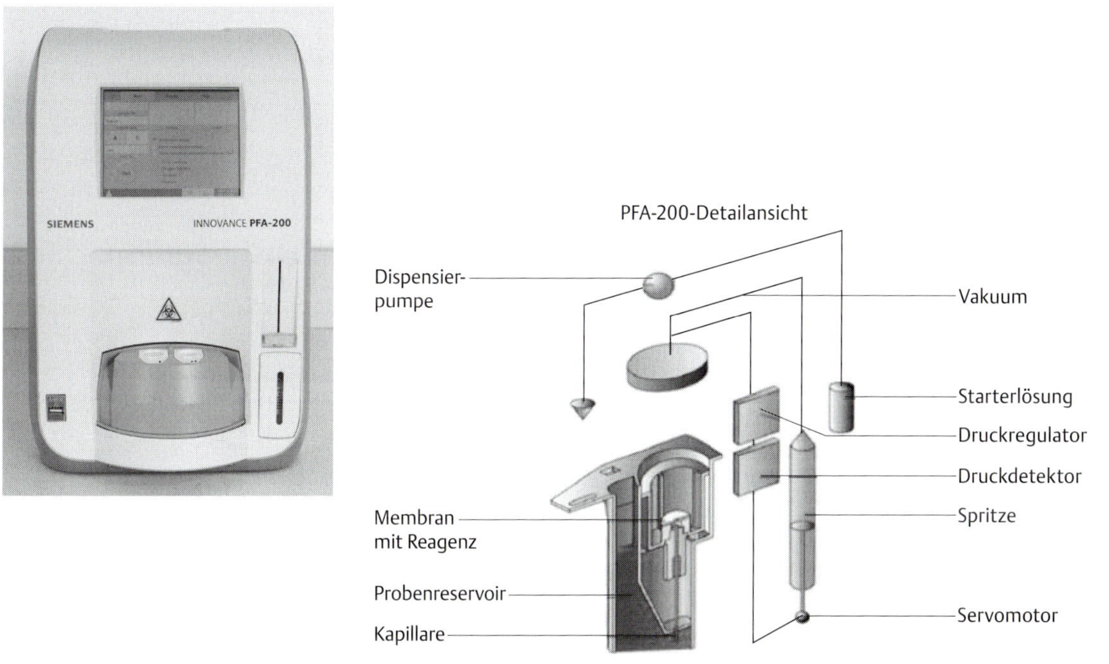


Abb. 6.**8** Bestimmung der Thrombozytenfunktion mit dem INNOVANCE PFA-200 System, Funktionsweise (Quelle: Siemens Healthcare Diagnostics GmbH, Eschborn, mit freundlicher Genehmigung).

## Diagnostik der Thrombozytopathie

**Platelet Function Analyzer.** Mit dem Platelet Function Analyzer (PFA) und der Vollblutaggregometrie mit Multiplate stehen 2 moderne Thrombozytenfunktionsmessmethoden zur Verfügung. Beide haben den Vorteil, mit Vollblut zu arbeiten. Damit kann im Gegensatz zur früher ausschließlich verwendeten Aggregometrie nach Born auf eine aufwendige Vorbearbeitung des Blutes verzichtet werden. Beide Methoden sind geeignet für den Nachweis medikamentöser Thrombozytopathien sowie für die meisten hereditären Thrombozytopathien. Das PFA-Gerät ist darüber hinaus sehr sensitiv für das Von-Willebrand-Jürgens-Syndrom (Abb. 6.**8**).

**Spezialuntersuchungen.** Weitere Untersuchungen sind im Speziallabor möglich. Hier können die Thrombozytenaggregation sowie die Freisetzungsreaktion aus Granula gemessen werden. Auch eine Analyse der thrombozytären Glykoproteine ist möglich, bei Bedarf auch eine weitergehende Diagnostik.

### Therapie der Thrombozytopathie

Therapie der ersten Wahl bei erworbenen Thrombozytopathien, insbesondere bei NSAR-Einnahme, sollte die Gabe von DDAVP (Minirin) sein, und zwar in einer Dosierung von 0,3µg/kgKG in 50ml NaCl über 30min i.v. Nur bei Nichtansprechen dieser Maßnahme sollte ggf. die Gabe von Thrombozytenhochkonzentraten je nach Bedarf erfolgen.

## 6.2.3 Therapeutisches Vorgehen bei perioperativen Blutungskomplikationen

Thrombozytopathien, insbesondere medikamentös erworbene, und das milde Von-Willebrand-Jürgens-Syndrom, sind die häufigsten Ursachen für unerwartete perioperative Blutungskomplikationen. Daher sollte zunächst als Therapie der ersten Wahl bei diesen Patienten mit unauffälligen Globaltests der Gerinnung im Blutungsfalle DDAVP (Minirin) verabreicht werden in einer Dosierung von 0,3µg/kg KG in 50ml NaCl langsam über 30min i.v. Zusätzlich zum DDAVP kann ein Antifibrinolytikum (Tranexamsäure) verabreicht werden, Dosierung: 1g (= 1 Ampulle) langsam i.v. bis zu 3-mal täglich nach Bedarf. Bei Nierenfunktionsstörungen sollte die Dosis reduziert werden.

Wenn diese Maßnahmen nicht zur Blutstillung führen, sollten zunächst die Konzentration von Fibrinogen und Faktor XIII kontrolliert werden. Dies ist z.B. auch möglich über eine Rotem-Messung. Bei Fibrinogen <150mg/dl (peripartal <200mg/dl) und bei Faktor XIII <60% sollten diese substituiert werden, z.B. 2–4g Haemocomplettan und ggf. 1250–2500IE Fibrogammin.

Nur bei massivem Volumenverlusten bzw. Verbrauchsreaktionen ist die zusätzliche Gabe von FFP in hoher Dosierung (mindestens 5–7 FFP schnell infundieren) sinnvoll.

Bei Thrombozytopenien bzw. Verdacht auf eine Thrombozytopathie ohne Ansprechen auf DDAVP können zusätzlich Thrombozytenkonzentrate gegeben werden.

Liegt vorwiegend eine Vitamin-K-assoziierte Problematik vor (Zustand nach Einnahme von Vitamin-K-Antagonisten, Vitamin-K-Mangel), wird PPSB in einer Dosis von 20–40IE/kgKG verabreicht.

Weitere Option zur perioperativen Blutstillung: NovoSeven (rekombinanter aktivierter Faktor VII) = rFVIIa.

**Wirkmechanismus.** rFVIIa wird hierbei in supraphysiologischer Dosierung verabreicht, sodass keine Substitution durchgeführt, sondern die Wirkung im Sinne einer pharmakologischen Therapie vermittelt wird. Da sich die Wirkung nur an verletztem Endothel mit frei werdendem Tissue Faktor entfaltet, ist mit systemischer Gerinnungsaktivierung nicht zu rechnen. Es kommt durch die hohen Dosen rVIIa zu einer direkten Bindung an die Phospholipidoberfläche aktivierter Thrombozyten mit einer folgenden direkten Aktivierung von Faktor X. Daher kann die Gerinnung auch ohne Faktor VIII oder IX initiiert werden.

**Indikationen.** Das Medikament besitzt die Zulassungen zur Behandlung von Hemmkörperhämophilien, Thrombasthenie und hereditärem Faktor-VII-Mangel. Eine Fülle von Fallbeschreibungen zeigt jedoch die Wirkung bei vielen anderen hämorrhagischen Diathesen (Blutungen bei Hepatopathie, Überdosierung von oralen Antikoagulanzien, diverse Thrombozytopathien und Thrombozytopenien, posttraumatischen schweren Blutungen, postoperativen Nachblutungen etc.). Allerdings ist das Medikament für die letztgenannten Indikationen nicht zugelassen (Heuer u Blumenberg 2002).

**Merke** Als Ultima Ratio in verzweifelten Fällen erscheint ein Therapieversuch mit rVIIa wegen der großen Erfolgsaussichten gerechtfertigt!

**Cave** Bei Patienten mit starker Gerinnungsaktivierung und somit generalisierter Tissue-Faktor-Freisetzung (DIC, Polytrauma, Sepsis) bzw. bei Patienten mit hohem arteriellen Gefäßrisiko kann es zu arteriellen Gefäßverschlüssen nach Anwendung von NovoSeven kommen.

Die Standarddosis beträgt 90µg/kgKG i.v., Wiederholung ggf. alle 2h.

## 6.2.4 Verbrauchskoagulopathien

Die disseminierte intravasale Gerinnung (DIC) ist immer Folge einer schweren Grunderkrankung (Tab.6.**9**). Die in der Literatur oft gesehene Einteilung der DIC in 3–4 Phasen ist eher willkürlich, die einzelnen Phasen sind tatsächlich nur schwer definierbar und sollen hier nicht näher erörtert werden).

### Pathophysiologie

Physiologischerweise kommt es aus o.g. Ursachen zu einer massiven Freisetzung von Stoffen, die zu einer ausgeprägten Störung des vaskulären Endothels führen. Hierdurch kommt es zur Vasodilatation und zum Verlust der Verbindungsbrücken des Endothels mit Flüssigkeitsverlust aus den Kapillaren und nachfolgendem Schock. Dabei entsteht ein Kontrollverlust der Steuerungsmechanismen der Gerinnung mit exzessiver Thrombinbildung, Formierung von Mikrothromben, Entwicklung einer Ischämie und Multiorganversagen. Dies führt zu einem Verbrauch von Pro- und Antikoagulatoren sowie zu einem Thrombozytensturz. Als Folge dieses Verbrauchs kann schließlich in der Spätphase einer DIC eine hämorrhagische Diathese auftreten.

### Diagnose der DIC

Das „Scientific and Standardization Committee" der „International Society on Thrombosis and Haemostasis (ISTH)" schlägt zur Diagnose einer DIC folgendes Scoringsystem vor (Levi u. Ten Cate 1999, Taylor et al. 2001):

- Bestimmung von Thrombozytenzahl, Quick-Wert, Fibrinogen, Aktivitätsmarkern der Gerinnung (lösliches Fibrin,

Tab. 6.9 Ursachen der DIC.

| Ursache | Erläuterung |
|---|---|
| Sepsis, schwere Infektion | diverse Mikroorganismen |
| Trauma | Poly-, Neuro-, Fettembolie |
| Organnekrosen | z. B. akute Pankreatitis |
| Malignome | solide Tumoren, myeloproliferatives Syndrom u. a. |
| geburtshilfliche Komplikationen | Fruchtwasserembolie, vorzeitige Plazentalösung |
| Gefäßabnormitäten | Kasabach-Meritt-Syndrom, Aneurysmen |
| schweres Leberversagen | diverse Ursachen |
| schwere toxische oder immunologische Reaktionen | Schlangenbiss, Medikamente, Transfusionsreaktionen, Transplantatabstoßung |

Fibrinogenspaltprodukte, D-Dimere, Prothrombinfragment 1.2, Thrombin-Antithrombin-Komplex etc.) und Verteilung von Punkten (Tab. 6.**10**),

- Berechnung des Punktwerts,
- Werte >5 entsprechen definitionsgemäß einer DIC, Werte ≤5 sprechen gegen eine manifeste DIC, dann ggf. Verlaufskontrollen.

## Therapie der DIC

**Merke** Wichtigste therapeutische Maßnahme ist die Behandlung der Grunderkrankung, die zu der DIC geführt hat.

Therapieempfehlungen im Sinne von Leitlinien oder Evidence-based Medicine bestehen derzeit nicht, nicht zuletzt wegen der Schwierigkeit der Stadieneinteilung und wohl auch wegen der Heterogenität der Ursachen, die zur DIC führen.

Tab. 6.**10** Scoring DIC.

| Kriterien | Punktwert |
|---|---|
| Thrombozytenzahl | >100 000 = 0<br><100 000 = 1<br><50 000 = 2 |
| Fibrinogen | >100 mg/dl = 0<br><100 mg/dl = 1 |
| Quick-Wert* | bis 70 % = 0<br>50–70 % = 1<br><50 % = 2 |
| Aktivitätsmarker der Gerinnung und Fibrinolyse | normal = 0<br>leicht erhöht = 1<br>stark erhöht = 2 |

* Umgerechnet auf Quick, im Original Prothrombinzeit in Sekunden.

**Heparin.** Die Frage der Nützlichkeit der Gerinnungsunterbrechung mit Heparin ist noch nicht abschließend geklärt worden. Allgemeiner Konsensus ist die Empfehlung der niedrig dosierten Heparingabe in den Frühstadien.

Übliche Dosierung: 400–800 IU/h i.v. unfraktioniertes Heparin bzw. 2000–4000 Anti-Xa-Einheiten niedermolekulares Heparin 1-mal täglich s.c. Bei der Gabe des niedermolekularen Heparins muss wegen der renalen Ausscheidung dieser Präparate auf die Nierenfunktion geachtet werden.

**Frischplasma, PPSB und Thrombozytenkonzentrate.** Frischplasma sollte nur bei schwerem Verbrauch der Gerinnungsfaktoren mit klinischem Anhalt für Blutungszeichen gegeben werden, darüber hinaus ist kein positiver Effekt zu erwarten. Gleiches gilt für die Gabe von Thrombozytenhochkonzentraten. Die Verabreichung von PPSB kann zu einer weiteren Gerinnungsaktivierung führen und ist daher eher kontraproduktiv.

**Antithrombin.** Im Rahmen jeder DIC kommt es meist schon sehr früh zu einem deutlichen Abfall der Antithrombinaktivität. Die Frage der Nützlichkeit der Antithrombinsubstitution bleibt ebenfalls weiter umstritten. Insgesamt lässt sich jedoch die Gesamtmortalität, insbesondere bei Patienten, die kein Heparin erhalten haben, günstig beeinflussen (Bucur et al. 1998).

**Rekombinantes aktiviertes Protein C.** In einer großen Studie kam es zu einer positiven Beeinflussung der sepsistypischen Marker (z. B. D-Dimere) sowie auch der Mortalität. Zugelassen ist nur ein Präparat auf dem deutschen Markt (Drotrecogin alfa aktiviert, Xigris), Dosierung: 24 µg/kgKG/h über einen Gesamtzeitraum von 96 h i.v. als Dauerinfusion. Die 28-Tage-Mortalität soll um 6 % gesenkt werden, die relative Gesamtmortalität um ca. 20 %. Zugelassen ist das Präparat bei schwerer Sepsis mit Multiorganversagen zusätzlich zur Standardtherapie (Bernard et al. 2001).

**Cave** Bestimmte PPSB- und Antithrombinpräparate enthalten Heparin und sind bei HIT somit kontraindiziert, Gleiches gilt für die Spülung von Kathetern mit Heparin!

- Fortgeführt werden sollte die alternative Antikoagulation bis zur Normalisierung der Plättchenzahl, die in der Regel relativ rasch eintritt, spätestens jedoch nach 10 d. Bei fortdauernder Thrombozytopenie müssen die obigen Differenzialdiagnosen in Betracht gezogen werden, bei fortbestehender Thrombozytopenie unter Danaparoid wird ein Test auf Kreuzreaktivität empfohlen (s. o.).
- Bei manifester HIT mit Thrombose kann nach Stabilisierung der Situation mit Normalisierung der Thrombozytenzahl überlappend auf Marcumar umgestellt werden. Falls der Patient zum Zeitpunkt der Diagnosestellung bereits marcumarisiert ist, kann diese Therapie beibehalten werden.
- Entgegen früherer Vorstellung erscheint eine Reexposition gegenüber Heparin möglich, wenn keine AK gegen Heparin-Plättchenfaktor-4-Komplex mehr nachweisbar sind (also nach etwa 12 Wochen). So kann der Patient z. B. zum Zwecke einer Operation an der Herz-Lungen-Maschine kurzfristig unter strengen Thrombozytenkontrollen reexponiert werden. Prä- und postoperativ sollte Heparin dann aber vermieden werden (Warkentin u. Kelton 2001).

### Empfehlungen zur Häufigkeit der Thrombozytenzahlkontrolle zur Prophylaxe der HIT

Im Allgemeinen findet man Empfehlungen zur Häufigkeit der Thrombozytenkontrollen, die relativ aufwendig sind. So wird in der Regel empfohlen, vor Beginn der Heparingabe eine einmalige Bestimmung der Plättchenzahl durchzuführen, gefolgt von einer täglichen Bestimmung ab dem 5. Tag, jedoch mindestens 3-mal wöchentlich. Bei Reexposition soll dieses Kontrolleschema ab dem 1. Tag greifen.

Aufgrund des hohen Aufwands erscheint dieses Schema nur empfehlenswert bei Patienten, die unfraktioniertes Heparin erhalten.

In der eigenen praktischen Erfahrung ist bei häufiger ambulanter Anwendung von niedermolekularen Heparinen kein einziger HIT-Fall aufgefallen. Ebenso ergab die HIT-Diagnostik der letzten Jahre im eigenen Labor lediglich bei etwa 5 von ca. 400 positiven HIT-Fällen einen Zusammenhang mit einem niedermolekularen Heparin. Diese 5 Fälle verliefen alle ohne Thromboembolien und wurden nur durch einen milden Thrombozytenabfall auffällig.

Daraus kann der Schluss gezogen werden, bei ambulanter Gabe von LMW-Heparin die Thrombozytenzahl nur noch vor Beginn und danach einmal wöchentlich bis Tag 28 zu bestimmen. Ein Auftreten der HIT nach Ablauf von 28 d ist sehr unwahrscheinlich (Warkentin u. Kelton 2001). Diese Auffassung entspricht aber noch nicht den offiziellen Empfehlungen! Sinnvoll wären unterschiedliche Empfehlungen je nach verwendeter Heparinsorte und je nach Risikogruppe des Patienten (Tab. 6.16; Greinacher 2003).

## 6.2.6 Neue Antikoagulanzien

Zur Thromboseprophylaxe bei elektiven Knie- und Hüftgelenksersatz sind seit kurzem 2 neue Substanzen zugelassen. Zwar ist aktuell die Zulassung beider Substanzen begrenzt, zu erwarten ist jedoch eine Ausweitung der Indikationen für die Schlaganfallprophylaxe bei Vorhofflimmern sowie zur Akuttherapie thromboembolischer Ereignisse sowie zur Sekundärprophylaxe bei Thromboembolien. Daher werden diese Substanzen mit an Sicherheit grenzender Wahrscheinlichkeit auch im perioperativen Bereich zunehmende Bedeutung gewinnen. Beide Substanzen sind aktuell nur für die postoperative Gabe zugelassen.

### Direkter oraler Anti-Xa-Hemmer Rivaroxaban (Xarelto)

**Wirkprinzip.** Rivaroxaban hemmt selektiv den aktivierten Faktor X direkt, d. h., es wird kein Antithrombin zur Wirkungsvermittlung benötigt. Rivaroxaban wirkt nicht hemmend auf Thrombin oder Thrombozyten.

**Bioverfügbarkeit.** Diese ist mit 80–100% über den oralen Weg hoch, die maximale Plasmakonzentration ist nach 2–4 h erreicht. Eine Beeinflussung durch Nahrungsaufnahme erfolgt nicht.

**Dosierung.** Rivaroxaban wird in einer Dosis von 10 mg oral 1-mal täglich eingenommen, beginnend 6–10 h postoperativ. Für Patienten mit Hüft-TEP wird eine 5-wöchige Behandlung angestrebt, für die Knie-TEP 2 Wochen.

**Kontraindikationen.** Bei schwerer Nierenfunktionsstörung (Kreatininclearence <30 ml/min) ist mit einer Kumulation und einem erhöhten Blutungsrisiko zu rechnen. Dies gilt auch für Patienten mit Lebererkrankungen und begleitender Koagulopathie.

**Beeinflussung der Globaltests der Gerinnung.** Ein Monitoring für die Thromboseprophylaxe ist lt. Hersteller zwar nicht notwendig, die Gerinnungstests werden jedoch beeinflusst. Etwa 3 h nach Einnahme zeigt sich eine Verlängerung

Tab. 6.16 Empfehlungen zur Thrombozytenkontrolle unter Heparinapplikation.

| UF-Heparin, High-Risk-Gruppe | UF-Heparin, Low-Risk-Gruppe | LMW-Heparin |
|---|---|---|
| Thrombozytenkontrolle vor Therapiebeginn | | |
| ab Tag 5 (bei Reexposition ab Tag 1) täglich | ab Tag 5 (bei Reexposition ab Tag 1) alle 3 Tage | 1 × wöchentlich zwischen Tag 5 und 28 nach Therapiebeginn |

der aPTT und eine Verminderung des Quick-Wertes. Zum Ausschluss einer zusätzlichen Gerinnungsstörung ist es am sinnvollsten, die Routinegerinnungsparameter im Talspiegel zu bestimmen, also unmittelbar vor der nächsten Tabletteneinnahme.

## Direkter oraler Thrombininhibitor Dabigatranetexilat (Pradaxa)

**Wirkprinzip.** Es handelt sich um ein kleinmolekulares Prodrug ohne pharmakologische Aktivität. Nach Einnahme kommt es im Plasma und in der Leber zu einer Umwandlung zu Dabigatran. Dabigatran ist ein stark wirksamer, kompetitiver, reversibler direkter Thrombinhemmer. Damit hemmt Dabigatran sowohl freies als auch gebundenes Thrombin und auch die thrombininduzierte Thrombozytenaggregation.

**Bioverfügbarkeit.** 6 h nach erster postoperativer oraler Gabe ist der maximale Wirkspiegel erreicht, an den Folgetagen bereits nach 2 h. Die Bioverfügbarkeit wird durch Mahlzeiten nicht beeinflusst, diese verzögern jedoch die Zeit bis zur maximalen Plasmakonzentration um 2 h.

**Dosierung.** Die Behandlung beginnt mit 110 mg (1 Tbl.) 1–4 h postoperativ. An den Folgetagen werden dann 2 Tbl. täglich (220 mg, also 2 Tbl. à 110 mg), die auf einmal eingenommen werden können, gegeben. Für Patienten > 75 Jahre wird eine reduzierte Dosis angeboten, also Tabletten à 75 mg, die direkt postoperativ 1-mal täglich bzw. ab dem Folgetag 2-mal täglich auf einmal (150 mg, also 2 Tbl. à 75 mg) eingenommen werden.

Nach Hüftgelenkersatz sollte die Behandlung 28–35 d durchgeführt werden, nach Kniegelenkersatz 10 d.

**Kontraindikationen.** Patienten mit schwerer Leberfunktionsstörung sowie einer schweren Niereninsuffizienz (Kreatinin-Clearance < 30 ml) sollten nicht mit dieser Substanz behandelt werden.

Beeinflussung der Globaltests der Gerinnung: 3 h nach Einnahme von Dabigatranetexilat kommt es zu einer mäßigen Verlängerung der aPTT und einer massiven Verlängerung der Thrombinzeit (PTZ), während der Quick-Wert nur leicht beeinflusst wird. Die Beeinflussung der Thrombinzeit blieb auch über 24 h hinaus bestehen. Bei Verdacht auf zusätzliche Gerinnungsstörungen sollte auch hier im Talspiegel die Gerinnungskontrolle erfolgen.

**Cave** Mit einer breiten Anwendung der neuen oralen Antikoagulanzien ist in Kürze zu rechnen. Die Beeinflussung der Globaltests der Gerinnung stellt insbesondere für die operativen Fächer und die Anästhesie eine erhebliche diagnostische Herausforderung dar!

**Kernaussagen**

- Der heterozygote Faktor-VII-Mangel ist die häufigste Ursache für eine mittelmäßig ausgeprägte Quick-Wert-Verminderung bei klinisch unauffälligen Patienten, insbesondere wenn diese bereits ohne Komplikationen voroperiert wurden.
- Weitere Ursachen eines pathologischen Quick-Wertes sind: hereditärer Mangel an den Gerinnungsfaktoren II, V und X, Vitamin-K-Mangel/orale Antikoagulation vom Kumarintyp, Lupus-Antikoagulans, erworbene Hemmkörper, globaler Verbrauch.
- Ursachen für eine pathologische aPTT sind: Hämophilien, hereditärer Mangel an den Gerinnungsfaktoren XI, XII, Präkallikrein und HMW-Kininogen, globaler Verbrauch, Lupus-Antikoagulans und erworbene Hemmkörper (v. a. gegen Faktor VIII).
- Indikationen für FFP-Gabe sind Faktor-V-Mangel, Faktor-XI-Mangel, Notfallbehandlung im Blutungsfall bei DIC, Verlust, Verdünnung, Plasmaaustausch z. B. bei TTP. 1 ml FFP/kgKG hebt den Faktoren- und den Inaktivatorengehalt im Plasma um etwa 1–2 %. Eine Einheit PPSB/kgKG hebt die Aktivität der Faktoren VII und IX um 0,5–1 %, der Faktoren II und X um 1–2 % an.
- Das Von-Willebrand-Jürgens-Syndrom (vWJS) ist die häufigste hereditäre Blutungsneigung hierzulande. Eine normale PTT schließt ein vWJS nicht aus (Verlängerung nur bei schweren Fällen). Bei Verdacht ist eine gezielte Diagnostik erforderlich.
- Etwa 75 % aller unklaren perioperativen Blutungskomplikationen bei Patienten mit normaler Plättchenzahl und unauffälligen Globaltests der Gerinnung (Quick und PTT) sind auf NSAR zurückzuführen!
- Als Ultima Ratio in verzweifelten Fällen hämorrhagischer Diathese erscheint ein Therapieversuch mit rVIIa wegen der großen Erfolgsaussichten gerechtfertigt!
- Bei der DIC ist die wichtigste therapeutische Maßnahme die Behandlung der Grunderkrankung, die zur DIC geführt hat. Therapieempfehlungen im Sinne von Leitlinien sind aufgrund der äußerst heterogenen Ursachen nicht möglich.
- Schon bei begründetem klinischem Verdacht auf eine HIT sollte Heparin umgehend abgesetzt und die Therapie auf eine alternative Antikoagulation umgestellt werden (Danaparoid oder Lepirudin).

## Literatur


Barthels M, von Depka M. Grundlagen der Hämostase. In: Barthels M, von Depka M, Hrsg. Das Gerinnungskompendium. Stuttgart: Thieme; 2003: 48–178

Barthels M, von Depka M. Angeborene und erworbene thrombozytäre Hämostasestörungen. In: Barthels M, von Depka M, Hrsg. Das Gerinnungskompendium. Stuttgart: Thieme; 2003: 189–200

Bernard GR, Vincent JL, Laterre PF et al. Efficacy and safety of recombinant human activated protein C for severe sepsis. NEJM 2001; 344(10): 699–709

Bucur SZ, Levy JH, Despotis GJ et al. Uses of antithrombin III concentrates in congenital and acquired deficiency states. Transfusion 1998; 38: 461–498

Bundesärztekammer. Leitlinien zur Therapie mit Blutkomponenten und Plasmaderivaten. 4. Aufl. Köln: Deutscher Ärzte-Verlag; 2003

Greinacher A. Heparininduzierte Thrombozytopenie. Dtsch Ärztebl 2003; 100 (34–35): A2220–A2229

Heuer L, Blumenberg D. Rekombinanter Faktor VIIa (NovoSeven). Anaesthesist 2002; 51: 388–399

Kemkes-Matthes B. Heparininduzierte Thrombozytopenie. Bremen: Uni-Med; 1999

Kiefel V. Differentialdiagnose der akuten Thrombozytopenie. Hämostaseologie 1999; 19: 30–41

Lang T, von Depka M. Diagnostische Möglichkeiten und Grenzen der Thrombelastometrie/-graphie. Hämostaseologie 2006; 26(Suppl.1): S20–S29

Levi M, Ten Cate H. Disseminated intravascular coagulation. NEJM 1999; 341: 586–593

Levine JS, Branch DW, Rauch J. The Antiphospholipid-Syndrome. NEJM 2002; 346: 752–763

Lindhoff-Last E, Nakov R, Misselwitz F et al. Incidence and clinical relevance of heparin-induced antibodies in patients with deep vein thrombosis treated with unfractionated or lowmolecularweight heparin. Br J Haematol 2002; 118(4): 1137–1142

Lo GK, Juhl D, Warkentin TE et al. Evaluation of pretest clinical score (4 T's) for the diagnosis of heparin-induced thrombocytopenia in two clinical settings. Thromb Haemost 2006; 4: 759–765

Lubenow N, Greinacher A. Hirudine zur Behandlung der heparininduzierten Thrombozytopenie und zur Thromboseprophylaxe. Hämostaseologie 2002; 3: 126–134

Taylor FB, Toh CH, Hoots WK et al. Towards definition, clinical and laboratory criteria, and a scoring system for disseminated intravascular coagulation. Thromb Haemost 2001; 86: 1327–1330

Walenga JM, Jeske WP, Fasanella AR et al. Laboratory tests for the diagnosis or heparin-induced thrombocytopenia. Sem Thromb Hemost 1999; 25(1): 43–50

Warkentin TE, Chong BH, Greinacher A. Heparin-Induced Thrombocytopenia: Towards Consensus. Thromb Haemost 1998; 79: 1–7

Warkentin TE. The paradoxes of Heparin-induced thrombocytopenia. Blood Ther Med 2001; (1)3: 74–80

Warkentin TE, Kelton JG. Temporal aspects of heparin-induced thrombocytopenia. NEJM 2001; 344(17)1286–1292

Weber CF, Jambor C, Marquardt M et al. Erfassung eines Faktor-XIII-Mangels mit der Thrombelastometrie. Anaesthesist 2008, 58: 487–490

# 6.3 Porphyrien

*T. Standl*

## 6.3.1 Einleitung

Mit einer Prävalenz von etwa 20–50 Fällen auf 100000 Einwohner weltweit gehören Porphyrien zu den eher seltenen Erkrankungen. Da insbesondere die akuten Porphyrien schwere neurologische und abdominelle Krankheitszustände mit lebensgefährlichem Charakter hervorrufen können, ist die Kenntnis der Ursachen und der Pathophysiologie der Porphyrien sowie ihrer Diagnose und Therapie auch für den Anästhesisten von besonderer differenzialdiagnostischer Bedeutung. Bei Patienten mit akuten Porphyrien können durch Medikamente, die im Bereich der Anästhesiologie und Intensivmedizin vielfach verwendet werden, lebensgefährliche Zustände ausgelöst werden. Der Anästhesist muss daher diejenigen Medikamente kennen, die bei den betroffenen Patienten gefahrlos eingesetzt werden können oder vermieden werden müssen.

## 6.3.2 Pathophysiologie

Bei den Porphyrien handelt es sich um meist angeborene, selten erworbene Störungen der Hämbiosynthese, die zu einer vermehrten Produktion bzw. Akkumulation von nahezu allen Vor- und Zwischenstufen der Hämbiosynthese führen. Die Enzymdefekte beruhen auf genetischen Defekten, die insbesondere bei 3 Formen der akuten Porphyrie autosomal-dominant vererbt werden, womit zumindest die genetische Anlage auf die Hälfte der Nachkommen übertragen wird. Seltene Formen der erworbenen Porphyrien finden sich bei Lebererkrankungen, Bleiintoxikation und der Hämochromatose.

**Hämbiosynthese.** Die Ausgangssubstanzen Glyzin und Succinyl Koenzym A werden durch insgesamt 8 enzymatische Schritte, die sich teilweise im Mitochondrium, teilweise im Zytosol abspielen, über Zwischenstufen in das Endprodukt Häm überführt (Abb. 6.**11**). Die Regulation der Hämbiosynthese erfolgt durch das Endprodukt Häm über eine negative Feed-back-Hemmung der δ-ALA Synthase. Häm ist ein lebenswichtiges Molekül, das beispielsweise als $Fe^{++}$-Chelat-Komplex die zentrale Sauerstoffbindungsstelle im Hämoglobin und Myoglobin bildet, aber auch bei vielen lebenswichtigen Stoffwechselprozessen wie dem Elektronentransport der Atmungskette eine wichtige Rolle spielt. Knapp 70% des in der Leber entstehenden Häms werden zur Synthese von Zytochrom P450 benötigt. Eine akute Induktion von Zytochrom P450 führt daher zu einem Abfall des freien Häm-Pools, was wiederum durch den Feed-back-Mechanismus zu einer Aktivierung der δ-ALA Synthase und einer gesteigerten Hämbiosynthese führt.

**Genetische Aspekte.** Aufgrund der vitalen Bedeutung des Häms sind homozygote Enzymdefekte Letalfaktoren. Die 7 bekannten Erscheinungsformen der Porphyrien haben einen heterozygoten Vererbungsmechanismus. Der Gendefekt der akuten intermittierenden Porphyrie liegt beispielsweise auf dem langen Arm von Chromosom 11 und tritt in Europa mit einer durchschnittlichen Häufigkeit von 1:20000 auf. Die bekannten Genmutationen führen meist zu einem partiellen Funktionsverlust oder einer signifikanten Reduktion der verfügbaren Menge des betroffenen Enzyms, was aber entsprechend dem Feed-back-Mechanismus durch eine deutlich gesteigerte δ-ALA-Synthase mehr oder weniger ausreichend kompensiert werden kann. So entsteht häufig kein signifikanter Mangel an Häm.

Kommt es allerdings zu einem stark ansteigenden Häm-Bedarf, wird die Engstelle des jeweiligen Enzymdefekts evi-

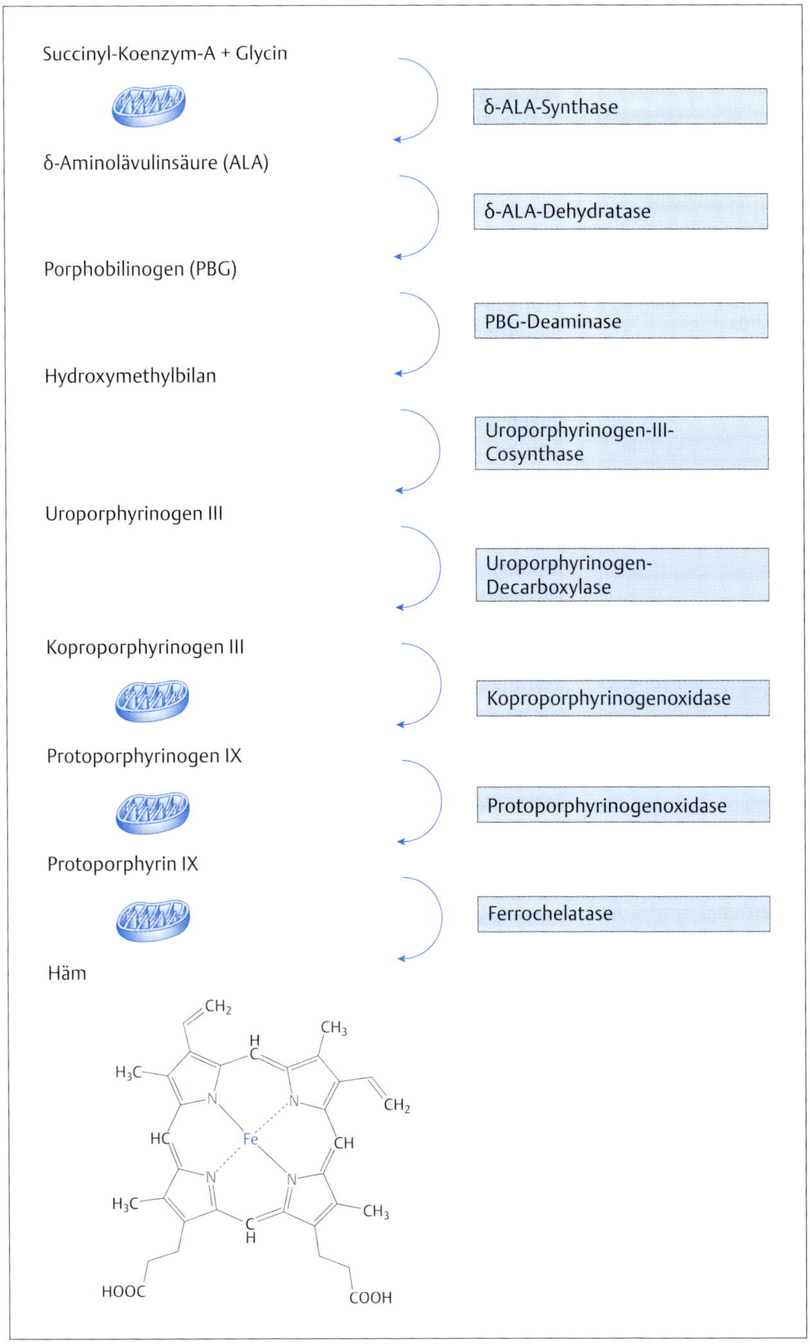


Abb. 6.**11** Biochemische Schritte der Häm-Synthese mit beteiligten Enzymen.

dent und es kumulieren die Zwischenprodukte, die aufgrund der δ-ALA-Synthasesteigerung vermehrt gebildet werden. Die physikochemischen und biochemischen Eigenschaften der Zwischenprodukte bestimmen in erster Linie den Ort ihrer Kumulation: So werden insbesondere lipophile Moleküle im Bereich des zentralen und peripheren Nervensystems gespeichert, was die Vielzahl der neurologischen Symptome und Krankheitszustände bei Porphyrien erklärt. Andere Zwischenprodukte wie das Uroporphyrinogen III lagern sich bevorzugt in Haut und Leber ab und führen dort zur Porphyria cutanea tarda mit kutaner Photosensibilität und einem erhöhten Risiko für hepatozelluläres Karzinom.

**Krankheitsbilder.** 7 der 8 beteiligten Enzyme können von Gendefekten betroffen sein, weshalb 7 unterschiedliche Krankheitsbilder unterschieden werden können (Abb. 6.**12**). Diese können grundsätzlich in akute (hepatische) und chronische Porphyrien unterteilt werden (James u. Hift 2000). Relevanz für den Anästhesisten besitzen in erster Linie:

- die akuten hepatischen Verlaufsformen wie δ-ALA-Dehydratase-Defizienzporphyrie (auch Plumboporphyrie oder Doss-Porphyrie genannt),
- die akute intermittierende Porphyrie,
- die hereditäre Koproporphyrie und
- die Porphyria variegata.

Durchschnittlich erkrankt in Europa etwa 1 Person pro 75 000 Einwohner an einer Porphyrieattacke, deren Letalität früher mit 20–30% sehr hoch lag (Kunitz u. Frank 2001), mittlerweile aber bei bekannter Anamnese aufgrund besserer Kenntnisse und Behandlungsmöglichkeiten geringer ist (Dover et al. 1994).

**Merke** Die größte Gefahr für Patienten mit akuter hepatischer Porphyrie besteht in der nicht erkannten Porphyrieattacke.

Akute Porphyrieattacken treten nur äußerst selten vor der Pubertät auf, sie manifestieren sich vielmehr zwischen dem 20. und 40. Lebensjahr. Bei richtiger Diagnose und Therapie erholen sich die meisten Patienten wieder nahezu vollständig und können bei entsprechender Aufklärung und Vermeidung auslösender Faktoren ein weitgehend normales Leben führen.

### Diagnostik

Im symptomfreien Intervall und bei spezifischem Verdacht sind die Anamnese und die humangenetische Untersuchung des Patienten und seiner Verwandten von besonderer Bedeutung.

**Merke** Zur diagnostischen Absicherung einer Porphyrie werden Urin, Stuhl und Blut untersucht.

**Urin, Stuhl und Blut.** Im *Urin* werden die Porphyrievorstufen PBG und δ-ALA sowie die Gesamtporphyrine quantitativ bestimmt. Ein wichtiges Leitsymptom ist die Rotverfärbung des Urins bei etwa 30% der Betroffenen (insbesondere im Rahmen einer Porphyrieattacke) und die schnelle Nachdunkelung des dem Licht ausgesetzten Urins (Abb. 6.**12**). Im Stuhl können ebenfalls die Gesamtporphyrine und fakultativ eine Differenzierung der Korpro- und Protoporphyrine durchgeführt werden. In den Erythrozyten ist eine Enzymbestimmung bei akut intermittierender Porphyrie und der seltenen δ-ALA-Dehydratase-Defizienzporphyrie möglich. Des Weiteren werden aus EDTA-Blut fluoreszenzemissionsspektroskopische bzw. genetische Analysen durchgeführt.

**Liquor.** Im Liquor von Porphyriepatienten finden sich eine normale Zellzahl und keine besonderen spezifischen Veränderungen. Für die Abgrenzung zum Guillain-Barré-Syndrom ist die Untersuchung der Nervenleitgeschwindigkeit geeignet. Bei Auftreten zentralnervöser Störungen sind CCT und MRT zur differenzialdiagnostischen Abgrenzung von anderen Krankheitsbildern indiziert. Bei zentralnervöser Symptomatik, insbesondere während der Porphyrieattacke, muss eine sorgfältige Bilanzierung des Natrium- und Wasserhaushalts mittels Diuresemessung und Bestimmung der Serum-Natrium-Konzentration erfolgen. Dies ist notwendig, da einzelne Patienten im Verlauf des Porphyrieschubs ein sog. Schwarz-Bartter-Syndrom entwickeln können, bei dem es durch inadäquate Adiuretinausscheidung zu Wasserretention und einer gravierenden sekundären Hyponatriämie kommt.

**Cave** Serum-Natrium-Werte unter 110 mmol/l können ein Hirnödem und epileptische Anfälle verursachen.

## 6.3.4 Perioperatives Management

### Voruntersuchungen

Wichtiger als Voruntersuchungen ist eine anamnestische Abklärung, ob und welche Art der Porphyrie vorliegt. Bei elektiven Eingriffen sollte darauf geachtet werden, dass die Patienten vonseiten ihrer Grunderkrankung relativ beschwerdefrei und an keinen anderweitigen akuten Erkrankungen (z. B. Infekten) leiden, die möglicherweise einen Porphyrieschub triggern könnten.

**Merke** Wichtiger als die o. g. Untersuchungen auf Porphyrien und Häm-Vorstufen in Urin, Stuhl oder Blut ist das Vermeiden aller Begleitumstände und insbesondere sämtlicher Medikamente, die eine akute Porphyrieattacke auslösen können.

Stellen sich Patienten im Intervall vor, so sind eine genetische Abklärung bei hinreichendem klinischem Verdacht und eine entsprechende Familienuntersuchung wünschenswert. Patienten mit gesicherter Diagnose einer Porphyrie sollten einen Notfallausweis erhalten und mit sich führen. Inzwischen sind auch Arm- und Halsbänder über entsprechende Organisationen (www.medicalert.org) oder über Porphyrie-Selbsthilfegruppen erhältlich. Bei bekannter Porphyrie ist es bei Elektiveingriffen wünschenswert, zur Dokumentation des präoperativen Allgemeinzustands ein neurologisches Konsil und die Analyse von δ-ALA und PBG im 24-h-Sammelurin durchführen zu lassen. Um präoperativen Stress zu vermeiden, ist ein ruhiges und vertrauensvolles Prämedikationsgespräch von Bedeutung. Frauen mit prämenstruell auftretenden Attacken einer Porphyrie sollten einem Gynäkologen mit entsprechender Fragestellung (z. B. Hormonsubstitution) vorgestellt werden.

**Merke** Eine Schwangerschaft stellt kein höhergradiges Risiko für die Exazerbation einer Porphyrie dar.

Die beratende Funktion, die Anästhesisten hinsichtlich der Vermeidung von Triggersubstanzen und Noxen wie z. B. Alkohol haben, sollte auch im Prämedikationsgespräch einen Platz finden.

### Anästhesie

Für die erfolgreiche Durchführung einer Anästhesie bei porphyriekranken Patienten gelten folgende 3 Hauptaspekte:

- Schaffen einer stressfreien, vertrauensvollen perioperativen Atmosphäre,
- Vermeidung von Dehydratation und Hypoglykämie sowie
- Kenntnisse der Medikamente, die bei Porphyriepatienten sicher eingesetzt werden können, und strikte Vermeidung von potenziell eine Porphyrie auslösenden Pharmaka.

Da das Krankheitsbild der Porphyrien mittlerweile hinreichend aufgeklärt ist, liegt die anästhesiologische Herausforderung in der fachgerechten Vorbereitung und Durchführung der Narkose bei Patienten mit bekannter Porphyrieanamnese bzw. im differenzialdiagnostischen Erwägen und Erkennen einer bislang unbekannten Porphyrieerkrankung, die sich beispielsweise unter dem Krankheitsbild eines akuten Abdomens präsentieren kann.

Da Angst, Stress und Nahrungskarenz Porphyrieattacken auslösen können, muss perioperativ alles daran gesetzt werden, diese Trigger zu vermeiden.

**Merke** Am Anfang der anästhesiologischen Behandlung steht das vertrauensvolle und ruhige Prämedikationsgespräch, in dem das geplante Anästhesieregime erklärt und festgelegt wird.

**Anästhesieverfahren.** Grundsätzlich können unter Beachtung von sicheren, weniger sicheren und strikt zu vermeidenden Pharmaka sowohl Allgemeinanästhesien als auch Regionalanästhesien durchgeführt werden. Insbesondere bei Regionalanästhesie ist wiederum auf eine beruhigende perioperative Atmosphäre und ggf. Sedierung des Patienten zu achten. Von der Fachgesellschaft DGAI wird aufgrund positiver Erfahrungen in den letzten Jahren die Lokal- bzw. Regionalanästhesie empfohlen (DGAI-Info 2008). Aufgrund der wesentlich geringeren Dosen werden vorzugsweise rückenmarknahe Anästhesien und hier insbesondere Spinalanästhesien empfohlen.

**Prämedikation.** Als sichere Substanz zur Prämedikation gilt Promethazin, wobei aber mit Midazolam ebenfalls über Jahre positive Erfahrungen gemacht werden konnten. Letzteres hat den Vorteil einer zusätzlichen anxiolytischen Wirkung. Sollten präoperativ Schmerzen bestehen, so können Paracetamol und Morphin als sichere Medikamente gelten und eingesetzt werden.

**Vorbereitung.** Zur Vermeidung einer längeren Nüchternheit sollten die Empfehlungen der DGAI zur Nahrungskarenz von maximal 6 h Nüchternheit für feste Speisen und 2 h für klare Flüssigkeiten (Stellungnahme der DGAI und des BDA 2004) beachtet werden und zusätzlich zur Vermeidung von Hypoglykämien eine glukosehaltige Infusion, am besten bereits am Vorabend des Operationstags, angelegt werden. Hierzu werden eine 10 %ige Glukoselösung, die über einen peripheren Venenzugang mittels Dosimeter oder Infusiomat infundiert werden kann, sowie eine im Abstand von mehreren Stunden durchgeführte Blutzuckerkontrolle empfohlen.

**Cave** Grundsätzlich dürfen im Operationssaal und im Aufwachraum in Anwesenheit von Porphyriepatienten keine UV-Lampen eingeschaltet sein (Photosensibilität mit Gefahr einer kutanen Exazerbation!).

Patienten, die sich mit Übelkeit und Erbrechen präsentieren, werden mittels RSI eingeleitet. Die Indikation für ein invasives Monitoring (z. B. arterielle Kanülierung) sollte wegen häufiger Kreislaufbeteiligung großzügig gestellt werden. Besondere Sorgfalt muss auf die weiche Lagerung der Patienten in Narkose und Vermeidung von Hautläsionen (Verbände, Gips) verwendet werden.

**Auswahl der Pharmaka.** Essenziell ist in der Behandlung von Patienten mit Porphyrien die Beachtung der von verschiedenen Fachgesellschaften und (Selbsthilfe-)Organisationen erstellten Medikamentenlisten (www.porphyria-europe.org). Hierbei werden die Pharmaka in sog. sichere, wahrscheinlich sichere und unsichere bzw. zu vermeidende Medikamente eingeteilt (Tab. 6.**17**). So werden beispielsweise für die Durchführung einer Regionalanästhesie die Lokalanästhetika Bupivacain und Procain zumeist als sicher eingestuft, während zu Ropivacain noch keine ausreichende Erfahrung und Literatur vorliegt. Für den Einsatz im Rahmen einer Allgemeinanästhesie gelten Propofol, Fentanyl und Remifentanil sowie Succinylcholin als sichere Medikamente. Zur postoperativen Schmerztherapie können ASS, Paracetamol sowie bei den Opioiden Morphin, Pethidin und Buprenorphin eingesetzt werden. Nach wie vor vermieden werden sollen Barbiturate, Etomidat, Tilidin und Diclofenac (James u. Hift 2000).

**Cave** Problematisch ist, dass manche Medikamente hinsichtlich ihrer Porphyrinogenität unterschiedlich klassifiziert werden (z. B. Diazepam, Clonidin, Lidocain und Prilocain). Dies liegt u. a. daran, dass es kein sicheres Untersuchungsverfahren für die porphyrieauslösende Potenz von Medikamenten gibt.

Vielmehr haben die verschiedenen Eingruppierungen der Pharmaka Empfehlungscharakter und beruhen auf jahrelanger klinischer Erfahrung in der Anwendung einzelner Medikamente bei Patienten mit Porphyrieerkrankung (Dover et al. 1994, Meissner et al. 1991, Snyed et al. 1995, Stevens u. Kneeshaw 1996). Auch die verwendete Dosis eines potenziell porphyrinogenen Medikaments scheint für die mögliche Auslösung einer Prophyrieattacke von Bedeutung zu sein. Geringere Dosierungen führen dabei weniger häufig oder zu weniger gravierenden Verläufen einer Porphyrieattacke.

**Merke** Im Zweifelsfall gilt die Regel, bei Porphyriepatienten altbewährte Pharmaka einzusetzen, die schon vielfach problemlos Anwendung fanden.

Im Einzelfall ist es anzuraten, die DGAI-Liste (DGAI-Info 2008) oder die wesentlich ausführlichere Medikamentenaufstellung auf der Homepage der European Porphyria Initiative (www.porphyria-europe.org) aufzusuchen.

**PONV.** Im Falle von PONV können Promethazin und Droperidol sowie Dexamethason appliziert werden. Ein Muskelrelaxansüberhang kann mit Neostigmin behandelt werden.

**Merke** Für die neueren Medikamente wie Serotoninantagonisten zur PONV-Prophylaxe oder -therapie oder Sugammadex zur Reversierung eines Muskelrelaxansüberhangs nach Verwendung von steroidalen Relaxanzien gibt es derzeit aufgrund der geringen Evidenz noch keine Eingruppierung oder sichere Empfehlung.

# 7 Neurologische Erkrankungen

## 7.1 Traumatische ZNS-Erkrankungen

*H.-G. Bone*

### 7.1.1 Definition

Traumatische ZNS-Erkrankungen entstehen als Folge von Gewalteinwirkung auf den Schädel, das Hirn, die Wirbelsäule oder das Rückenmark. Durch die äußere Gewalteinwirkung wird reversibel oder irreversibel die funktionelle Integrität des Gehirns bzw. des Rückenmarks gestört. Bei den traumatischen ZNS-Erkrankungen unterscheidet man zwischen den *Schädel-Hirn-Traumen* und den *Rückenmarkverletzungen*.

### 7.1.2 Epidemiologie

Schädel-Hirn-Traumen oder Verletzungen des Rückenmarks sind die Hauptursachen für Sterblichkeit und Invalidität nach Unfällen. Besonders von diesen Verletzungen betroffen sind Jugendliche, junge Erwachsene und ältere Menschen. Das männliche Geschlecht ist häufiger betroffen als das weibliche. Die häufigsten Ursachen für traumatische ZNS-Erkrankungen sind Verkehrsunfälle, Stürze und Gewaltfolgen. In Deutschland werden im Jahr über 200 000 Patienten mit der Diagnose einer intrakraniellen Verletzung im Krankenhaus behandelt, mit schweren neurologischen Schäden muss man bei ca. 5 % dieser Patienten rechnen. Die jährliche Inzidenz in Deutschland beträgt ca. 1200 Patienten, die infolge eines Schädel-Hirn-Traumas langzeitbehindert bleiben (Wong et al. 2000).

### 7.1.3 Einteilungen

#### Schweregrade

International am weitesten verbreitet ist eine Einteilung des Schädel-Hirn-Traumas (SHT), die auf der Evaluierung des verletzten, nicht sedierten Patienten beim Auffinden am Unfallort mithilfe der *Glasgow-Koma-Skala (GCS)* beruht (Tab. 7.**1**). Bei Einteilung mittels GCS-Werten am Unfallort können Patienten aufgrund einer kurz dauernden Bewusstlosigkeit zu schlecht beurteilt werden oder sie werden trotz schwerster intrakranieller Schäden am Unfallort bei noch adäquater Reaktion zu gut eingeschätzt. Des Weiteren können Patienten mit Intoxikationen bzw. sedierte Patienten anhand der GCS nicht richtig eingeschätzt werden.

#### Betroffenes Gewebe

Bei den Kopftraumen unterscheidet man zwischen isolierten Schädeltraumen, die nur den knöchernen Schädel (Schädelprellung, Schädelfraktur) betreffen, und Hirntraumen, bei denen es zu einer Funktionsstörung des Gehirns mit oder ohne nachweisbare Substanzschädigung des Gehirns kommt.

#### Duraintegrität

In Abhängigkeit davon, ob bei der Verletzung eine Eröffnung der Dura mater erfolgte, unterscheidet man zwischen einem *offenen SHT*, bei dem eine direkte Verbindung zwischen intra- und extrakraniellem Raum entsteht, und einem *geschlossenen SHT*, bei dem es zu keiner Eröffnung der Dura kommt.

**Merke** Ein offenes Schädel-Hirn-Trauma birgt eine höhere Infektionsgefahr für das ZNS in sich als ein geschlossenes SHT.

#### Zeitpunkt der ZNS-Schädigung

Anhand des Zeitpunkts der Schädigung des ZNS unterscheidet man zwischen primärem und sekundärem Hirnschaden.

**Primäre ZNS-Schädigung.** Die primäre ZNS-Schädigung ist die Substanz- oder Funktionsschädigung des Gehirns, die unmittelbar durch die Gewalteinwirkung während des

Tab. 7.**1** Einteilung der Schweregrade eines Schädel-Hirn-Traumas (SHT).

| Einteilung des Schädel-Hirn-Traumas (Teasdale u. Jennett 1974) anhand der Glasgow-Koma-Skala |
|---|
| leichtes SHT: GCS 13–15 |
| mittelschweres SHT: GCS 9–12 |
| schweres SHT: GCS 3–8 |

Traumas entsteht. Hierbei kommt es zu mechanischen Zerstörungen von Neuronen, Axonen und Gefäßen. Die primären Schädigungen beim SHT sind medizinisch nicht beeinflussbar.

**Sekundäre ZNS-Schädigung.** Im Gegensatz zur primären Hirnschädigung lässt sich der sekundäre Hirnschaden zumindest z.T. medizinisch beeinflussen. Die Mechanismen, die zum sekundären Hirnschaden führen, beginnen oft unmittelbar nach dem Trauma oder erst Stunden oder Tage später. Die Grundmechanismen, die zur sekundären Schädigung des ZNS wesentlich beitragen, sind: Ischämie, energetisches Versagen der Nervenzelle, Freisetzung exzitatorischer Noxen, Einschränkung der zerebralen Mikrozirkulation über ein durch Mediatoren vermitteltes Ungleichgewicht der Vasodilatation/Vasokonstriktion, Hirnschwellung und Entzündungsreaktionen. Inwieweit auch wiederkehrende Streudepolarisationen (Spreading Depression) der Hirnrinde in der Umgebung des geschädigte Hirnareals zu den sekundären Schäden beitragen, ist Gegenstand vieler wissenschaftlicher Untersuchungen (Hartings et al. 2009).

Neben zellulären und molekularen Mechanismen, die im ZNS zu sekundären Hirnschäden führen, existieren auch andere, leichter zu beeinflussende pathophysiologische Parameter, die zu einem sekundären Hirnschaden führen können (Tab. 7.2).

## 7.1.4 Pathophysiologie des Schädel-Hirn-Traumas

**Merke** Zentrale Ursache aller sekundären Hirnschäden ist eine Ischämie des ZNS, die durch verschiedene Mechanismen zu einer Schädigung der vom primären Hirnschaden nicht betroffenen Nervenzellen führt.

### Störungen der zerebralen Blutflussregulation

Die zerebrale Durchblutung ist an den zerebralen Sauerstoffverbrauch gekoppelt, um den metabolischen Bedarf des Hirngewebes zu decken. Gleichzeitig sorgt ein zerebrovaskulärer Autoregulationsmechanismus dafür, dass der zerebrale Blutfluss über einen weiten Schwankungsbereich des arteriellen Blutdrucks und damit auch des zerebralen Perfusionsdrucks konstant bleibt. Im Rahmen eines SHT kommt es zu erheblichen Veränderungen der zerebralen Blutflussregulation, die wesentlich zur Entstehung von sekundären Hirnschäden beitragen. Bei vielen Patienten mit SHT zeigt der zerebrale Blutfluss ein *triphasisches Verhalten* (Martin et al. 1997):

- Phase I: In den ersten 12–24 h nach dem Trauma kommt es zu einer Reduktion des zerebralen Blutflusses und der zerebralen metabolischen Rate von Sauerstoff ($CMRO_2$).
- Phase II: In den Tagen 1–3 nach SHT tritt eine relative Hyperämie mit gesteigertem zerebralem Blutfluss auf.
- Phase III: Sie beginnt ab dem Tag 4 nach SHT und ist gekennzeichnet durch einen zerebralen Vasospasmus mit erneutem Abfall der zerebralen Durchblutung bei gesteigerten zerebralen Flussgeschwindigkeiten.

**Merke** Bis zu ⅓ der Patienten mit schwerem SHT zeigen innerhalb der ersten 6 h nach Trauma zerebrale Blutflüsse unter 18 ml/100 g/min (die untere Grenze für zerebrale Ischämie; Bouma et al. 1992).

**Aufhebung der zerebralen Autoregulation.** Eine Aufhebung der zerebralen Autoregulation des Blutflusses und eine direkte Koppelung von zerebraler Perfusion und arteriellem Blutdruck wird ebenfalls bei bis zu ⅓ der Patienten mit SHT angenommen (Bouma et al. 1992). Durch die Aufhebung der zerebralen Autoregulation kann es bei Blutdruckanstiegen zu einer Steigerung des zerebralen Blutflusses und konsekutiv auch des intrakraniellen Druckes kommen, bei starken Abfällen des systemischen Blutdrucks kommt es aber auch zu einer Reduktion der zerebralen Durchblutung mit ggf. nachfolgender zerebraler Ischämie.

**Cave** Diese Störungen der zerebralen Blutflussregulation führen dazu, dass Patienten mit SHT durch Hypotensionen extrem gefährdet sind.

**Systolischer Blutdruck.** Wenn der systolische Blutdruck des SHT-Patienten nicht möglichst früh möglichst effektiv normalisiert wird, führt dies zu ausgeprägten sekundären Hirnschäden, die im Weiteren zu dauerhafter schwerer Behinderung oder Tod führen können (Abb. 7.1). Die Daten der nordamerikanischen Trauma-Koma-Datenbank-Krankenhäuser zeigen eine dramatische Erhöhung der Mortalität, wenn der systolische Blutdruck 90 mmHg in der Prähospitalphase, aber auch während des gesamten Krankenhausaufenthalts unterschritten hatte (Chesnut et al. 1993). Eine Hypoxie führt ebenfalls zu sekundären Hirnschäden und einer Verschlechterung des Outcomes, jedoch ist der negative Effekt geringer ausgeprägt als bei den hypotensiven Episoden.

**Zerebraler Perfusionsdruck.** Eine Reduktion des zerebralen Perfusionsdrucks führt bei erhaltener Autoregulation zu einer zerebralen Vasodilatation, die über eine Steigerung des zerebralen Blutvolumens zu einer Steigerung des intrakraniellen Druckes und damit wieder zu einer Abnahme des zerebralen Perfusionsdrucks führt. Dieser Teufelskreis kann eine gefährliche zerebrale Ischämie verursachen. Eine Erhö-

Tab. 7.2 Ursachen des sekundären Hirnschadens.

| Extrakranielle Ursachen eines sekundären Hirnschadens | Intrakranielle Ursachen eines sekundären Hirnschadens |
|---|---|
| • Hypoxämie<br>• Hypotension<br>• Hyperthermie<br>• Hyperkapnie<br>• Hypokapnie | • Hirnödem<br>• Vasospasmen<br>• Krampfanfälle<br>• intrazerebrale Hämatome |

tialen GCS-Werte für das spätere Outcome von Patienten mit SHT wurde vielfach nachgewiesen.

**Notfallversorgung.** Wie schon oben erläutert, haben sekundäre Hirnschäden durch Hypotension und Hypoxämie deletäre Auswirkungen auf die Morbidität und Mortalität von Patienten mit SHT und müssen deshalb vermieden werden. Die Prävention dieser sekundären Hirnschäden ist somit wichtiges Behandlungsziel der Stabilisierungsphase. Aus diesem Grund kommen den Grundlagen der initialen Notfallversorgung, nämlich Sicherung der Atemwege, Sicherstellung von ausreichender Atmung und Sicherstellung einer stabilen Zirkulation (ABC-Grundregeln) eine zentrale Rolle in der Erstversorgung von SHT-Patienten zu.

## Sicherung der Atemwege

### Indikation zur Intubation

Ziel der initialen Therapie ist eine Normoxämie ($SaO_2 > 95\,\%$) und eine Normokapnie des Patienten. Die Indikation zur Intubation ist bei Patienten mit SHT frühzeitig und großzügig zu stellen. Es gehört zum medizinischen Standard, dass SHT-Patienten mit einem GCS-Score von <9 intubiert werden (DGAI 2009). Bei Patienten mit einem GCS-Score von >8 und zusätzlichen Verletzungen, die eine rasche Verschlechterung der Spontanatmung befürchten lassen (schwere Gesichts- oder Halsverletzungen, Thoraxtrauma, hoher Querschnitt usw.), ist die Indikation zur Intubation und Beatmung ebenfalls großzügig zu stellen. Kompliziert wird die Intubation solcher Patienten dadurch, dass zum einem davon ausgegangen werden muss, dass der Patient nicht nüchtern ist, und zum anderen in bis zu 8% der Patienten mit SHT eine *begleitende Verletzung der Halswirbelsäule* vorliegt. Die Intubation dieser hoch gefährdeten Patienten sollte vom erfahrensten anwesenden Anästhesisten durchgeführt werden.

**Cave** Bei vorliegenden Verletzungen der Halswirbelsäule können Bewegungen des Kopfes, insbesondere Anteflexion und Seitwärtsdrehung, zu weiteren Schädigungen der Wirbelsäule und des Rückenmarks führen und sollten deswegen unbedingt vermieden werden.

### Intubationsmethode

Primär ist eine *orale Intubation* anzustreben, da ohne entsprechende Diagnostik nicht klar ist, ob Verletzungen des Mittelgesichts und der Schädelbasis vorliegen und durch eine nasale Intubation der Patient deswegen gefährdet werden könnte.

**Fiberoptische Intubation.** Eine primär fiberoptisch kontrollierte orale Intubation ist möglich, sie erfordert aber mehr Zeit und technisches Equipment als eine orale Intubation mit Laryngoskop und wird daher eher selten in der Primärversorgung von Patienten mit SHT durchgeführt.

**Merke** Als Standardintubationsweg für diese Situation gilt die orale Intubation durch direkte Laryngoskopie. Hilfreich ist der geübte Einsatz eines Videolaryngoskops (C-Mac, Glidescope etc.)

Hierbei müssen Kopf und Hals des Patienten durch einen zusätzlichen Helfer durch Zug und leichte Reklination in der Achse fixiert werden. Bei Patienten mit schlankem Hals und guter Mundöffnung kann die orale Intubation auch zuerst mit komplett angelegtem Stiff Neck versucht werden. Atmet der Patient vor Intubation noch spontan, sollte er ausreichend präoxygeniert werden.

**Rapid Sequence Induction.** Da nicht sicher ist, ob der Patient ausreichend nüchtern ist, wird die Intubation von SHT-Patienten nach den Regeln der Rapid Sequence Induction (RSI) durchgeführt, d. h.:
- zügige Intubation möglichst ohne Zwischenbeatmung,
- Oberkörperhochlagerung,
- laufende Sauger griffbereit,
- Induktionsmedikamente und Intubationsmaterial griffbereit.

Zu den Standards einer Rapid Sequence Induction gehört in vielen Kliniken auch die Durchführung eines *Krikoiddrucks* zur Vermeidung von passiver Regurgitation und nachfolgender Aspiration.

**Cave** Bei Verletzungen der Halswirbelsäule kann es durch den Krikoiddruck jedoch zu Verschiebungen der Halswirbelsäule und möglicherweise zu Rückenmarkschäden kommen. Bei der Abwägung zwischen dem Nutzen eines Krikoiddrucks und seinen möglichen Schäden sollte man sich im Zweifel für den Schutz der zervikalen Wirbelsäule und gegen den Krikoiddruck entscheiden.

### Medikamentenauswahl

Bei der Auswahl der Medikamente zur Intubation muss die *Gesamtsituation* des Patienten beachtet werden. Bei Hypovolämie aufgrund von Blutungen bei einem polytraumatisierten Patienten sind Induktionshypnotika zu vermeiden, die zu einem weiteren Abfall des Blutdrucks führen. Bei Patienten, die ausschließlich ein SHT aufweisen, sollten die Medikamente, die zur Narkoseinduktion verwendet werden, einen Blutdruckanstieg bei der Intubation verhindern, damit intrakranielle Blutungen nicht noch vergrößert werden.

**Induktionshypnotika.** Als Induktionshypnotika kommen bei Patienten mit stabiler Hämodynamik Thiopental (Bolus von 3–5 mg/kgKG) oder Propofol (Bolus von 2 mg/kgKG, dann kontinuierlich 5–8 mg/kgKG/h) in Betracht. Beide Medikamente reduzieren die systemische Reaktion auf die Intubation, beide verhindern Veränderungen des intrakraniellen Druckes durch die Intubation und beide reduzieren den zerebralen Sauerstoffbedarf. Da aber beide Induktionsnarkotika bei Hypovolämie zu einem ausgeprägten Blutdruckabfall führen können, der dann wiederum zu sekundären Hirnschäden führen kann, sollten bei gefährde-

thermie bei Patienten mit schwerem SHT unbedingt zu vermeiden ist (Joint Section on Neurotrauma and Critical Care 2007).

**Merke** Eine aktive Wärmung von Patienten mit SHT sollte möglichst unterbleiben. Hypertherme Patienten mit SHT sollten aktiv gekühlt werden.

## Dekompressive Kraniotomie

Dekompressive Kraniotomien mit großzügiger Duraerweiterungsplastik können als Option bei Patienten genutzt werden, bei denen andere konservative oder chirurgische Maßnahmen nicht zu einer deutlichen Senkung des erhöhten Hirndrucks geführt haben. Ob die dekompressive Kraniotomie allerdings zu einer Verbesserung des Outcomes von Patienten mit SHT führt, ist bislang nicht geklärt (Sahuquillo u. Arikan 2006; Abb. 7.**3**).

**Fallbeispiel**

*Ein 29-jähriger Patient wird während seiner Arbeit von einer Baggerschaufel am Kopf getroffen. Beim Eintreffen des Notarztes ist die GCS 8. Der Patient wird intubiert und in eine neurochirurgische Klinik transportiert. Im CCT zeigt sich ein offenes Schädel-Hirn-Trauma mit einer Subarachnoidalblutung, einem geringen subduralen Hämatom und multiplen rechtsseitigen Kontusionsblutungen (Abb. 7.**4**a). Initial wurde noch im Rahmen der Erstversorgung eine Hirndrucksonde angelegt. Unmittelbar nach Aufnahme des Patienten auf die Intensivstation entwickelte dieser einen konservativ nicht zu beherrschenden Hirndruck und eine einseitige, weite, lichtstarre Pupille. Daraufhin wurde umgehend eine rechtsseitige Dekompressionskraniektomie und Duraerweiterungsplastik durchgeführt. Nach Intensivtherapie und Reha-Behandlung ist der Patient wach, normal kontaktfähig mit geringen neuropsychologischen Defiziten und einer weiterbestehenden spastischen Hemiparese links. 3 Monate nach der Erstoperation wurde der entnommene Knochendeckel reimplantiert (Abb. 7.**4**)*

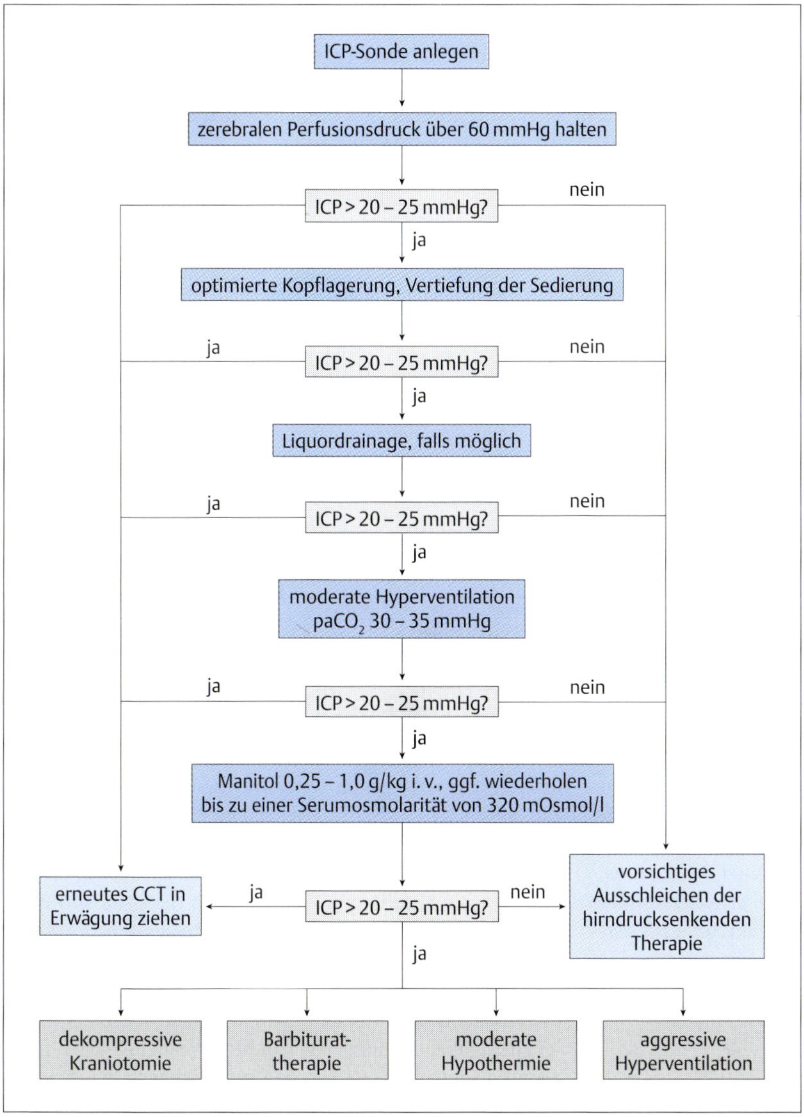


Abb. 7.**3** Therapiealgorithmus bei erhöhtem intrakraniellem Druck (Vorgehen angelehnt an Joint Section on Neurotrauma and Critical Care 2007).

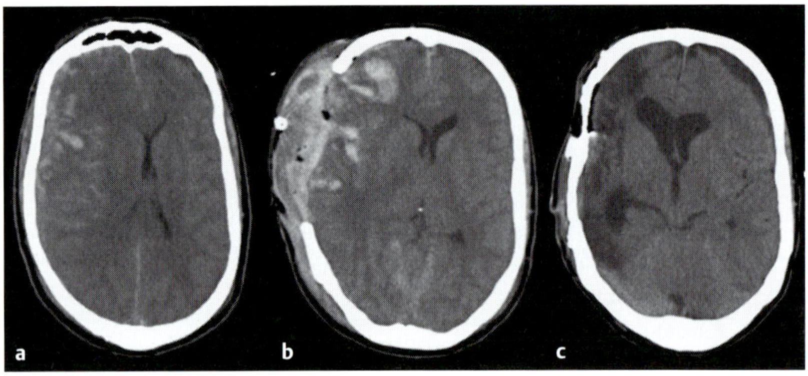


Abb. 7.4 Patient mit schwerem rechtsseitigem Schädel-Hirn-Trauma.
**a** Vor Dekompressionskraniektomie.
**b** Nach Dekompressionskraniektomie.
**c** Nach Knochendeckelreimplantation.

## 7.1.8 Rückenmarkverletzungen

**Epidemiologie.** In Deutschland geht man von ca. 8000 Wirbelsäulenverletzungen mit Rückenmarkschädigungen pro Jahr und ca. 1000 kompletten oder inkompletten Querschnittsläsionen aus.

**Symptomatik.** Eine Querschnittläsion wird als *komplett* bezeichnet, wenn es unterhalb der Läsion zu einem kompletten Ausfall der Motorik und Sensorik kommt. Bei einer *inkompletten* Läsion sind noch Teilfunktionen unterhalb des Schädigungsniveaus vorhanden, es können auch die Körperhälften unterschiedlich stark betroffen sein. In der frühen Phase einer Querschnittsläsion findet sich fast immer ein spinaler Schock mit einer schlaffen Lähmung unterhalb des Schädigungsniveaus, einem Verlust der sensiblen Qualitäten und fehlenden Muskeleigenreflexen. Bei einer Schädigung oberhalb des Zervikalsegments C5 tritt eine Zwerchfelllähmung mit akuter respiratorischer Insuffizienz auf. Bei Schädigungen zwischen C5 und Th6–8 kann es durch den Ausfall der Interkostalmuskelinnervation ebenfalls zu respiratorischen Problemen kommen.

**Diagnostik.** Bei wachen Patienten können durch Befragung und körperliche Untersuchung Hinweise auf das Vorliegen einer Rückenmarkverletzung gewonnen werden. Nicht ansprechbare Patienten mit Hinweisen auf ein Trauma sind bis zum radiologischen Ausschluss von Wirbelsäulenverletzungen mit einer *steifen Halskrawatte* und einer *Vakuummatratze* zu versorgen. Bei solchen Patienten sollten eine Röntgenaufnahme der gesamten Wirbelsäule und ggf. CT-Untersuchungen von nicht sicher beurteilbaren Wirbelsäulenabschnitten oder frakturverdächtigen Bereichen durchgeführt werden. Für bestimmte Fragestellungen ist es sinnvoll, MRT-Aufnahmen der Wirbelsäule durchzuführen. Bei hämodynamisch bzw. respiratorisch instabilen Patienten ist hierbei eine anästhesiologische Betreuung erforderlich mit der Beachtung aller für das Management im MR erforderlichen Besonderheiten.

### Anästhesiologisches Management

#### Initiale Stabilisierung

Ähnlich wie beim Vorliegen eines schweren SHT können auch bei Rückenmarkverletzungen sekundäre Schädigungen durch Hypotension oder Hypoxie auftreten, sodass auch bei diesen Patienten schon initial auf eine ausreichende *hämodynamische Stabilität* und eine ausreichende *Oxygenierung* geachtet werden muss. Jeder respiratorisch insuffiziente Patient mit einer Rückenmarkverletzung sollte intubiert werden. Die Intubation erfolgt bei diesen Patienten in der oben beschrieben Weise unter Stabilisierung der Halswirbelsäule entweder durch einen Helfer oder aber durch den angelegten Stiff Neck, ggf. muss auch eine wachbronchoskopische Intubation erfolgen.

**Succinylcholin.** Ungefähr ab dem 2.–3. Tag nach einer Querschnittsläsion entwickelt sich eine gesteigerte $K^+$-Freisetzung an der motorischen Endplatte durch die Gabe von Succinylcholin. Dies kann zu lebensbedrohlichen Arrhythmien oder Asystolien führen. Deswegen darf Succinylcholin bei Patienten mit mehr als 24 h zurückliegender Schädigung des Rückenmarks nicht mehr gegeben werden.

**Cave** Succinylcholin darf bei Patienten mit mehr als 24 h zurückliegender Schädigung des Rückenmarks wegen der Gefahr einer ausgeprägten Hyperkaliämie nicht mehr gegeben werden!

#### Hämodynamisches Monitoring

Bei Patienten mit hochthorakalen und zervikalen Läsionen des Rückenmarks ist die sympathische Innervation des Herzens geschädigt. Dies führt bei den Patienten zu einem *Überwiegen der parasympathischen Innervation* des Herzens mit niedrigen Herzfrequenzen. Symptomatische Bradykardien durch vagale Stimulation können durch die Gabe von Atropin behandelt werden. Aufgrund der fehlenden sympathischen Reaktion des Herzens und dadurch fehlendem Herzfrequenzanstieg kann auch ein geringer Volumenverlust bei diesen Patienten schon zu deutlichen Blutdruckabfällen führen. Deswegen ist bei der Versorgung dieser Patienten frühzeitig ein invasives hämodynamisches Monitoring zu etablieren.

## Kortikoidtherapie

In mehreren klinischen Studien wurden die Effekte von Glukokortikoiden zur Verbesserung des neurologischen Outcomes von Patienten mit akuten Schädigungen des Rückenmarks untersucht. In einer großen randomisierten Studie (NASCIS II) konnte nach der Gabe von 30 mg/kgKG Methylprednisolon und 5,4 mg/kgKG/h Methylprednisolon über 23 h eine geringfügige Verbesserung des neurologischen und motorischen Outcomes dieser Patienten nachgewiesen werden (Bracken u. Holford 1993). Aufgrund von methodischen Mängeln dieser Studien, erheblichen Nebenwirkungen der Kortikoidtherapie und negativen Ergebnissen in anderen Studien blieb die Hochdosiskortikoidtherapie bei der Behandlung der akuten Rückenmarkschädigung umstritten (Sayer et al. 2006). Wenn der behandelnde Anästhesist sich entschließt, eine solche Therapie einzuleiten, sollte dies aber so früh wie möglich geschehen, möglichst innerhalb der ersten 3 h nach Trauma.

**Merke** Ob eine Therapie mit Methylprednisolon bei der akuten Rückenmarkschädigung sinnvoll ist, ist umstritten. Wenn eine solche Therapie eingeleitet wird, sollte sie möglichst innerhalb der ersten Stunden nach Trauma begonnen werden.

**Kernaussagen**

- Nach einem primären traumatischen Hirnschaden kommt es beim Schädel-Hirn-Trauma oft zur sekundären Schädigung des ZNS durch Ischämie, Hypotension, Hirnödem, Vasospasmen, Entzündungsreaktionen etc.
- Zur Vermeidung von sekundären Hirnschäden müssen bei Patienten mit SHT der systolische Blutdruck über 90 mmHg und die arterielle Sauerstoffsättigung über 95 % gehalten werden.
- Ein ausreichender zerebraler Perfusionsdruck ist von elementarer Wichtigkeit zur Vermeidung von sekundären Hirnschäden. Bei erwachsenen Patienten mit schwerem SHT sollte ein zerebraler Perfusionsdruck von 60 mmHg, bei Kindern mit schwerem SHT von 40 mmHg aufrechterhalten werden.
- Im Rahmen der Therapie des erhöhten Hirndrucks sollte Mannitol in einer Dosierung von 0,25–1,0 g/kgKG/d verteilt auf 3–6 Einzeldosen gegeben werden. Dabei sollte eine Plasmaosmolarität von 320 mOsmol nicht überschritten werden.
- Eine prophylaktische Hyperventilation von Patienten mit schwerem Schädel-Hirn-Trauma sollte unterbleiben. Versagen andere Maßnahmen zur Hirndrucksenkung, kann eine Barbiturattherapie durchgeführt werden.
- Auch bei Rückenmarkverletzungen können sekundäre Schädigungen durch Hypotension oder Hypoxie auftreten, sodass auch bei diesen Patienten schon initial auf eine ausreichende hämodynamische Stabilität und Oxygenierung geachtet werden muss.
- Succinylcholin darf bei Patienten mit mehr als 24 h zurückliegender Schädigung des Rückenmarks wegen der Gefahr einer ausgeprägten Hyperkaliämie nicht mehr gegeben werden!

## Literatur


Adelson PD, Bratton SL, Carney NA et al. Guidelines for the acute medical management of severe traumatic brain injury in infants, children, and adolescents. Chapter 13. The use of barbiturates in the control of intracranial hypertension in severe pediatric traumatic brain injury. Pediatr Crit Care Med 2003; 4: 49–52

Albanese J, Arnaud S, Rey M et al. Ketamine decreases intracranial pressure and electroencephalographic activity in traumatic brain injury patients during propofol sedation. Anesthesiology 1997; 87: 1328–1334

Bayir H, Kochanek PM, Clark RS. Traumatic brain injury in infants and children: mechanisms of secondary damage and treatment in the intensive care unit. Crit Care Clin 2003; 19: 529–549

Bouma GJ, Muizelaar JP, Bandoh K et al. Blood pressure and intracranial pressure-volume dynamics in severe head injury: relationship with cerebral blood flow. J Neurosurg 1992; 77: 15–19

Bracken MB, Holford TR. Effects of timing of methylprednisolone or naloxone administration on recovery of segmental and long-tract neurological function in NASCIS 2. J Neurosurg 1993; 79: 500–507

Chesnut RM, Marshall LF, Klauber MR et al. The role of secondary brain injury in determining outcome from severe head injury. J Trauma 1993; 34: 216–222

Clifton GL, Miller ER, Choi SC et al. Lack of effect of induction of hypothermia after acute brain injury. N Engl J Med 2001; 344: 556–563

Deutsche Gesellschaft für Neurologie (DGN). Leitlinien für Diagnostik und Therapie in der Neurologie. 4. Aufl. Stuttgart: Thieme; 2008: 654

Finfer S, Bellomo R, Boyce N et al. A comparison of albumin and saline for fluid resuscitation in the intensive care unit. N Engl J Med 2004; 350: 2247–2256

Graham DI, Ford I, Adams JH et al. Ischaemic brain damage is still common in fatal non-missile head injury. J Neurol Neurosurg Psychiatry 1989; 52: 346–350

Greenwald BD, Burnett DM, Miller MA. Congenital and acquired brain injury. 1. Brain injury: epidemiology and pathophysiology. Arch Phys Med Rehabil 2003; 84: 3–7

Hartings JA, Strong AJ, Fabricius M et al. Spreading depolarizations and late secondary insults after traumatic brain injury. J Neurotrauma 2009; 26: 1857–1866

Joint Section on Neurotrauma and Critical Care. Guidelines for the management of severe head injury. J Neurotrauma 2007; 24

Martin NA, Patwardhan RV, Alexander MJ et al. Characterization of cerebral hemodynamic phases following severe head trauma: hypoperfusion, hyperemia, and vasospasm. J Neurosurg 1997; 87: 9–19

Muizelaar JP, Marmarou A, Ward JD et al. Adverse effects of prolonged hyperventilation in patients with severe head injury: a randomized clinical trial. J Neurosurg 1991;75 : 731–739

Pérez-Bárcena J, Llompart-Pou JA, Homar J et al. Pentobarbital versus thiopental in the treatment of refractory intracranial hypertension in patients with traumatic brain injury: a randomized controlled trial. Critical Care 2008, 12: R112

Sahuquillo J, Arikan F. Decompressive craniectomy for the treatment of refractory high intracranial pressure in traumatic brain injury. Cochrane Database Syst Rev 2006:CD003983

Sakas DE, Bullock MR, Teasdale GM. One-year outcome following craniotomy for traumatic hematoma in patients with fixed dilated pupils. J Neurosurg 1995; 82: 961–965

Sayer FT, Kronvall E, Nilsson OG. Methylprednisolone treatment in acute spinal cord injury: the myth challenged through a structured analysis of published literature. Spine J 2006; 6: 335–343

Scheid R, Cramon Y. Klinische Befunde im chronischen Stadium nach Schädel-Hirn-Trauma. Dtsch Arztebl Int 2010; 107: 199–205

Teasdale G, Jennett B. Assessment of coma and impaired consciousness. A practical scale. Lancet 1974; 2: 81–84

Wissenschaftlicher Arbeitskreis Neuroanästhesie der Deutschen Gesellschaft für Anästhesiologie und Intensivmedizin (DGAI). Innerklinische Akutversorgung des Patienten mit Schädel-Hirn-Trauma. Anästh Intensivmed 2009; 50: 496–508

Wong GY, Warner DO, Schroeder DR et al. Risk of surgery and anesthesia for ischemic stroke. Anesthesiology 2000; 92: 425–432

# 7.2 Intrakranielle Tumoren

*H.-G. Bone*

## 7.2.1 Epidemiologie

Die Inzidenz von primär intrakraniellen Tumoren liegt bei ca. 11–12 Fällen pro 100 000 Einwohnern pro Jahr bei Erwachsenen und bei 3–4 Fällen pro 100 000 Kindern (Surawicz et al. 1998).

Die verschiedenen Formen der Gliome machen mit ca. 50% den größten Teil der primär intrakraniellen Tumoren aus, gefolgt von den Meningeomen mit 25% und den Hypophysenadenomen mit ca. 10% aller intrakraniellen Tumoren. Eine Vielzahl anderer intrakranieller Tumoren ist sehr selten.

Auch wenn maligne intrakranielle Tumoren eher selten sind, so gehören sie doch zu den häufigsten zum Tode führenden Tumoren bei Kindern und Erwachsenen unter 35 Jahren. Mit Ausnahme der neuroektodermalen Tumoren, die am häufigsten im Kleinkindalter symptomatisch werden, treten die anderen primär zerebralen Tumoren häufiger bei Patienten über 50 Jahren auf. Insbesondere die Inzidenz von Meningeomen steigt mit steigendem Lebensalter.

Gliale Tumoren treten häufiger bei Männern und meningeale Tumoren häufiger bei Frauen auf, ohne dass die Ursachen hierfür ausreichend bekannt sind (Surawicz et al. 1998). Während der letzten Jahrzehnte wurde ein deutlicher Anstieg der Inzidenz und Mortalität von Hirntumoren festgestellt. Dies ist sicherlich z. T. begründet durch die besseren diagnostischen Möglichkeiten, die eher zur Feststellung solcher Tumoren führen.

## 7.2.2 Klassifikation und klinisches Bild

Gemäß der Klassifikation der WHO werden die primären Hirntumoren in verschiedene Arten eingeteilt (Tab. 7.4; Kleihues et al. 2002). Auch die Prognose der primären Hirntumoren wird anhand einer WHO-Skala von Grad I bis Grad IV differenziert:

- Grad I: benigner Tumor,
- Grad II: semibenigner Tumor mit einer mittleren Überlebenszeit von 3–5 Jahren,
- Grad III: höher malignen Tumor mit einer mittleren Überlegenszeit von ca. 2–3 Jahren,
- Grad IV: hoch maligner Tumor mit einer mittleren Überlebenszeit von wenigen Monaten.

Im Weiteren sollen einige der wichtigsten intrakraniellen Tumoren kurz dargestellt werden.

### Gliome

Die verschiedenen Typen der Gliome bzw. astrozystischen Tumoren gehören zu den häufigsten primär intrakraniellen Tumoren. Sie treten an verschiedenen Stellen des Marklagers der Großhirnhemisphären auf, am häufigsten frontal und temporal. In ca. 50% aller Patienten tritt ein epileptischer Anfall als Erstmanifestation des Tumors auf. Allerdings führen auch neurologische Ausfälle entsprechend der Lokalisation zur Diagnostik des Tumors.

**Chirurgische Therapie.** Nach Diagnosesicherung durch CT, MRT und ggf. stereotaktischer Biopsie steht bei den meisten Astrozytomen der WHO-Grade I–III die chirurgische Therapie mit mikrochirurgischer Entfernung des gesamten Tumors im Vordergrund. Ziel der chirurgischen Therapie ist die komplette Resektion und die Entlastung der lokalen Raumforderung unter Vermeidung von postoperativen neurologischen Defiziten (Sanai u. Berger 2008). Eine komplette chirurgische Heilung ist allerdings nur bei Astrozytomen WHO-Grad I möglich. Astrozytome mit einem höheren WHO-Grad können rezidivieren und maligne entarten.

**Formen.** Glioblastome können als primäres bzw. de nove Glioblastom auftreten oder sich als sekundäres Glioblastom aus einem schon bekannten besser differenzierten Astrozytom oder Oligodendrogliom entwickeln. Die sekundären Glioblastome sind seltener und haben eine bessere Prognose. Die Gesamtprognose von Patienten mit Glioblastomen ist schlecht. Sie beträgt im Median nur 10–12 Monate nach Diagnosestellung. Bei den meisten Patienten besteht die initiale Therapie eines anaplastischen Astrozytoms oder Glioblastoms aus einer initialen mikrochirurgischen Therapie mit anschließender Bestrahlungstherapie und evtl. einer Chemotherapie (Abb. 7.5).

### Oligodendrogliome

Oligodendrogliome sind nur bedingt gutartige, zu Verkalkung neigende supratentorielle Tumoren. Sie haben eine langsame Wachstumstendenz, neigen aufgrund ihres Gefäßreichtums aber zu Tumoreinblutungen. Im Vordergrund der Behandlung steht auch bei diesen Tumoren die operative Therapie.

Tab. 7.4 Klassifikation intrakranieller Tumoren.

| Tumorart | Manifestations-alter (Dekade) | Hauptlokalisation | WHO-Grad |
|---|---|---|---|
| **neuroepitheliale Tumoren** | | | |
| astrozytische Tumoren | | | |
| • pilozystisches Astrozytom | 1. | Zerebellum, Hemisphären | I |
| • Astrozytom (fibrilläres, gemistozystisches) | 3.–4. | Hemisphären | II |
| • anaplastisches Astrozytom | 5. | Hemisphären | III |
| • Glioblastom | 5.–6. | Hemisphären | IV |
| Oligodendrogliom | 4. | frontal, parietal, temporal | II |
| Ependymom | 1. | III. und IV. Ventrikel | II |
| Pinealistumoren | | | |
| • Pineozytom | 3. | Pinealisregion | II |
| • Pineoblastom | 1. | Pinealisregion | IV |
| embryonale Tumoren | | | |
| • Medulloblastom | 1. | IV. Ventrikel, Vermis | IV |
| • primitive neuroektodermale Tumoren | 2.–3. | zerebellär, supratentoriell | IV |
| **Neurinome der Hirnnerven (Schwannome)** | 4.–5. | N. vestibularis | I |
| **Tumoren der Meningen** | | | |
| • Meningeom | 5. | Falx, parasagittal, Konvexität | I |
| • atypisches Meningeom | 5. | Falx, parasagittal, Konvexität | II |
| • anaplastisches Meningeom | 5. | Falx, parasagittal, Konvexität | III |
| **Hypophysenadenome** | 3.–6. | Hypophyse | benigne |
| **ZNS-Lymphome** | 6. | multipel | maligne |
| **Metastasen extrakranieller Tumoren** | 5.–6. | multipel | maligne |

## Medulloblastome

Medulloblastome sind hochmaligne Tumoren des Kindes- und Jugendalters. In dieser Altersgruppe machen sie ca. 20–25% der intrakraniellen Tumoren aus. Sie sind vorzugsweise in der Mittellinie des Kleinhirns lokalisiert und wachsen in Richtung auf den IV. Ventrikel, den Aquädukt bis in den Spinalkanal. Eine Metastasierung erfolgt häufig über den Liquorweg.

**Klinik.** Die klinische Symptomatik ist durch eine Hirndrucksymptomatik aufgrund des Hydrocephalus internus bzw. durch eine zerebelläre Ataxie gekennzeichnet.

**Therapie.** Die operative Resektion des Tumor steht an erster Stelle, gefolgt von Strahlentherapie und ggf. Chemotherapie.

## Akustikusneurinom

Bei dem sog. Akustikusneurinom handelt es sich um ein Schwannom des N. vestibularis. Dieser benigne Tumor macht ca. 70–80% aller Kleinhirnbrückenwinkeltumoren aus. Seltenere Keilbeinbrückenwinkeltumoren sind Meningeome, Epidermoid- oder Dermoidzysten.

**Klinik.** Erstes klinisches Zeichen eines Akustikusneurinoms ist meistens der langsame Hörverlust. Gelegentlich kann auch Tinnitus oder Schwindel auftreten. Hyp- oder Hyperästhesien im Trigeminusversorgungsgebiet, kaudale Hirnnervenausfälle, Ataxie oder Fazialisparesen sind präoperativ selten.

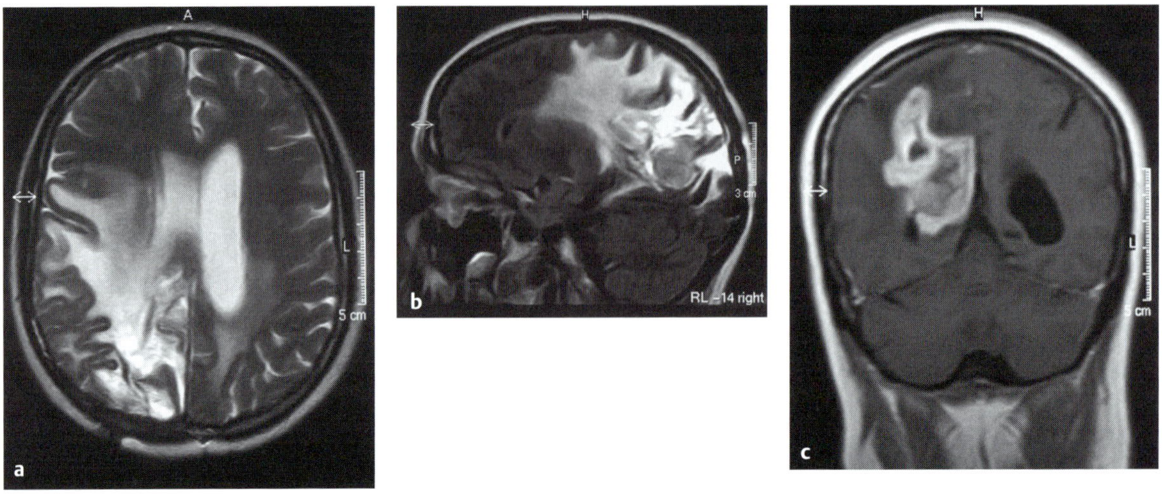


Abb. 7.**5a–c** Rezidiv eines rechts-okzipitalen Glioblastoms 21 Monate nach Erstoperation.

**Therapie.** Bei symptomatischen Tumoren und jüngeren Patienten ist die Operation die Therapie der Wahl. In Abhängigkeit von der Größe des Tumors kann entweder ein transtemporaler oder ein subokzipitaler operativer Zugangsweg gewählt werden. Eine der Gefahren der Operation ist die Läsion des N. facialis, weswegen die Operation häufig mit einem Neuromonitoring des N. facialis durchgeführt wird.

## Meningeome

Meningeome sind die häufigsten benignen intrakraniellen Tumoren mit einem Manifestationsalter, das häufig zwischen dem 50.–70. Lebensjahr liegt. Meningeome gehen aus den Deckzellen der Arachnoidea hervor und wachsen meist langsam verdrängend. Oft findet sich in der Nähe der Meningeome eine Hyperostose und Sklerose der Schädelkalotte. Häufige Lokalisationen für Meningeome sind Falx- und Parasagittalregion, Keilbeinflügel und Olfaktoriusrinne.

**Klinik.** Die klinische Symptomatik der Meningeome hängt von der Lokalisation der Tumoren ab. Kopfschmerzen, neurologische Ausfälle oder epileptischen Anfälle können zur Diagnose eines Meningeoms führen.

**Therapie.** Therapie von symptomatischen Meningeomen ist primär die Operation. Bei asymptomatischen Meningeomen, die nicht in der Nähe von kritischen Strukturen liegen, kann ggf. auch initial auf eine Therapie verzichtet und der Verlauf radiologisch kontrolliert werden. Meningeome, die entweder inkomplett oder gar nicht resektabel sind, können durch Strahlentherapie behandelt werden. Ebenfalls wird bei Meningeomen mit nachgewiesenem höherem Malignitätsgrad die Operation durch eine postoperative Radiotherapie ergänzt (Abb. 7.**6**).

## Hypophysenadenome

Hypophysenadenome treten gehäuft zwischen dem 3. und 6. Lebensjahrzehnt auf. Hormonaktive Tumoren finden sich eher bei jüngeren, hormoninaktive Tumoren eher bei älteren Patienten.

**Formen und Klinik.** Bei den hormonaktiven Adenomen unterscheidet man die wachstumshormonproduzierenden Adenome, die adrenokortikotropes Hormon produzierenden Hormone und die prolaktinproduzierenden Adenome (Prolaktinome):

- Bei den wachstumshormonproduzierenden Adenomen steht als klinisches Bild die Akromegalie im Vordergrund (s. klinischer Fall). Weitere Symptome sind Weichteilschwellung, Müdigkeit, Diabetes mellitus, Organomegalie, arterielle Hypertonie und Neuropathie.
- Bei ACTH-produzierenden Adenomen kann es zum Auftreten eines Cushing-Syndroms mit Stammfettsucht, Hypertonie, Myopathie, Osteoporose und Diabetes mellitus kommen.
- Prolaktinome sind mit ca. 30% aller Hypophysenadenome am häufigsten. Die Höhe des Prolaktinspiegel korreliert gut mit der Größe des Adenoms. Zum klinischen Bild des Prolaktinoms könnnen gehören: Galaktorrhö, Oligo- oder Amenorrhö, Libido- oder Potenzverlust.

**Weitere Symptomatik.** Neben den direkten hormonellen Auswirkungen können sowohl hormonproduzierende als auch nicht hormonproduzierende Tumoren durch die lokale Raumforderung im Sellabereich klinische Ausfälle erzeugen. Hierzu gehören z. B. Gesichtsfeldausfälle durch die Kompression des Chiasma opticum, Hirndrucksymptomatik durch einen Verschlusshydrozephalus, Kopfschmerzen oder eine Augenmuskelparase. Durch intraselläre Kompression kann es sowohl zu verminderter Hormonproduktion des Hypophysenvorderlappens als auch zu verminderter ADH-Sekretion durch den Hypophysenhinterlappen kommen.

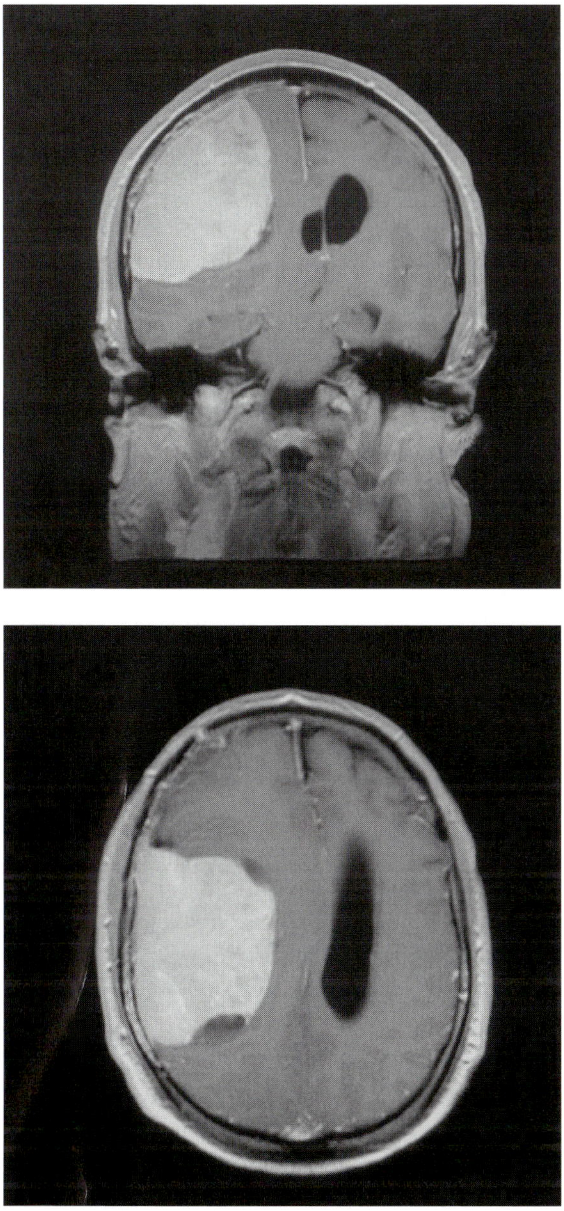

Abb. 7.**6** Rechts-temporales Meningeom.

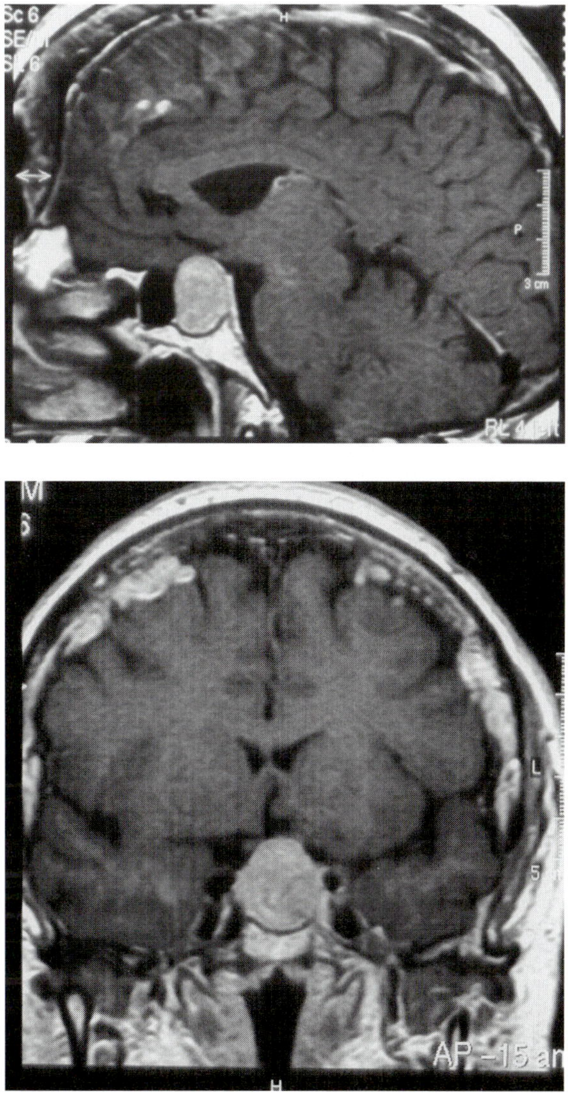


Abb. 7.**7** Hypophysenadenom.

## Hirnmetastasen

Ungefähr 30% aller intrakraniellen Tumoren sind Metastasen. Der häufigste Primärtumor mit zerebralen Metastasen ist das Bronchialkarzinom (ca. 50% aller intrazerebralen Metastasen). Ungefähr 20% der intrazerebralen Metastasen werden durch Mammakarzinome verursacht, 8% durch gastrointestinale Tumoren, 6% jeweils durch Melanome oder urogenitale Karzinome. Bei bis zu 20% der Patienten mit zerebralen Metastasen wird kein Primärtumor gefunden. Der Altersgipfel der Hirnmetastasen liegt zwischen der 6. und 7. Lebensdekade.

**Klinik.** Klinisch können sich diese Metastasen durch die Zeichen eines erhöhten intrakraniellen Druckes, durch fokalneurologische Ausfälle oder durch Krampfanfälle manifestieren.

**Therapie.** Die Therapie der Metastasen hängt vom Primärtumor ab. Bei singulären Metastasen hat die operative Therapie eine erhebliche Bedeutung. Des Weiteren kann auch bei den meisten Tumoren strahlentherapeutisch und/oder chemotherapeutisch behandelt werden. Die Prognose beim Vorliegen von Hirnmetastasen ist nicht gut. Die mediane Überlebenszeit liegt bei den meisten Tumorarten bei wenigen Monaten.

**Fallbeispiel**

*Eine 67-jährige Patientin wird vor einer geplanten transsphenoidalen Resektion eines STH-produzierenden Hypophysenadenoms (Abb. 7.**7**) anästhesiologisch voruntersucht.*

*Mit Ausnahme der durch dieses Hypophysenadenom verursachten Akromegalie und einem medikamentös behandelten arteriellen Hypertonus weist die Patientin keine relevan-*

*ten Vorerkrankungen auf. Mehrere Vornarkosen waren vor Jahren ohne Besonderheiten verlaufen.*
*Nach der Narkoseeinleitung der Patientin ist die Maskenbeatmung unter Verwendung eines Guedel-Tubus möglich. Beim Versuch der Intubation ist die Einstellung des Kehlkopfs durch die erheblich vergrößerte Zunge deutlich erschwert. Auch mit externer Manipulation des Kehlkopfs ist nur die stark vergrößerte Epiglottis sichtbar. Anteile der Glottis oder die Aryknorpel können nicht eingestellt werden. Nachdem die ersten beiden Intubationsversuche scheitern, gelingt eine Intubation ohne Sicht der Glottis mit über die Tubusspitze ragendem Führungsstab. Intraoperativ kommt es zu einer erheblichen Blutung im Operationsgebiet, sodass beschlossen wird, die Patientin für eine Nacht auf einer Intensivstation nachzubeatmen. Der Extubationsversuch am Folgetag wird aufgrund der Intubationsschwierigkeiten mit vorgeschobenem dünnem Tubuschanger durchgeführt. Nach Extubation hat die Patientin einen erheblichen Stridor und muss innerhalb weniger Minuten über den liegenden Tubuschanger reintubiert werden. Bei Verdacht auf eine postoperative Schwellung der Epiglottis durch die multiplen Intubationsversuche am Vortag wird die Patientin einen weiteren Tag beatmet. Am 2. postoperativen Tag gelingt die Extubation über Tubuschanger ohne Probleme.*

## 7.2.3 Anästhesiologisches Management bei Operationen intrakranieller Tumoren

### Allgemeine anästhesiologische Prinzipien bei intrakraniellen Eingriffen

Bei intrakraniellen Eingriffen sollten Anästhetika verwendet werden, die den zerebralen Metabolismus senken, ohne eine zerebrale Vasodilatation zu verursachen, eine intrakranielle Druckerhöhung hervorzurufen oder die Autoregulation des zerebralen Blutflusses aufzuheben. Gleichzeitig sollten durch eine Druckentlastung des Gehirns dem Operateur möglichst ideale Operationsbedingungen geschaffen werden.

#### Narkoseeinleitung

Von den Standardsubstanzen zur intravenösen Narkoseeinleitung erfüllen sowohl Propofol, als auch Barbiturate, Benzodiazepine und Etomidate diese Anforderungen.

**Propofol.** Propofol ermöglicht eine sanfte Narkoseeinleitung ohne exzitatorische Nebeneffekte. Es führt zu einer deutlichen Reduktion des zerebralen Blutflusses, der mit einer zeitgleichen Reduktion des zerebralen Metabolismus gekoppelt ist (Maksimow et al. 2005). Durch die Gabe von Propofol kann der intrakranielle Druck gesenkt werden, insbesondere bei erhöhten Ausgangswerten. Die Reaktivität der Hirngefäße auf $CO_2$ bleibt unter Propofolgabe ebenso erhalten wie die Autoregulationsfähigkeit der Hirngefäße (Dagal u. Lam 2009). In höheren Dosen wirkt Propofol antiepileptisch, reduziert die β-Anteile des EEGs und erhöht die δ-Anteile bis hin zum isoelektrischen EEG. Nachteilig bei der Narkoseeinleitung mit Propofol ist der z.T. ausgeprägte Abfall des arteriellen Druckes und des zerebralen Perfusionsdrucks.

**Barbiturate.** Barbiturate wie z.B. Thiopental führen ebenfalls zu einer Reduktion des zerebralen Blutflusses, zu einer Reduktion des zerebralen Metabolismus bei erhaltener Autoregulation der Hirngefäße. In hohen Dosierungen führen Barbiturate zu einem isoelektrischen EEG. Dann ist auch durch eine höhere Dosierung der Barbiturate keine weitere Reduktion des Hirnstoffwechsels möglich. Ebenso wie beim Propofol führt die Bolusapplikation von Barbituraten zu einem deutlichen Blutdruckabfall und zu einer Abnahme des zerebralen Perfusionsdrucks.

**Etomidate.** Im Gegensatz zu Propofol und Barbituraten ist Etomidate aufgrund seiner geringeren hämodynamischen Nebenwirkungen besser für Patienten mit kardiovaskulären Vorerkrankungen geeignet. Auch Etomidate führt zu einer dosisabhängigen Reduktion des zerebralen Blutflusses und des zerebralen Metabolismus.

**Muskelrelaxanzien.** Für die Intubation kommen, je nach klinischen Begleitumständen, alle gängigen nicht depolarisierenden Muskelrelaxanzien in Betracht. Die Gabe von Succinylcholin kann mit einem Anstieg des intrakraniellen Druckes verbunden sein (Stirt et al. 1987). Dieser Anstieg kann z.T. durch eine Präkurarisierung vermieden werden. Bei intrakraniellen Eingriffen sollte Succinylcholin nur bei speziellen Indikationen benutzt werden (z.B. erhöhtes Aspirationsrisiko, V.a. schwierige Intubation).

**Opiade.** Alle in der Anästhesie routinemäßig eingesetzten Opiate führen dosisabhänging zur moderaten Reduktion des zerebralen Sauerstoffverbrauchs und des intrakraniellen Druckes. Der zerebrale Blutfluss wird durch Opiate nur gering beeinflusst (Cole et al. 2007).

#### Aufrechterhaltung der Narkose

Die volatilen Anästhetika Halothan, Enfluran, Isofluran, Sevofluran und Desfluran führen zu einer dosisabhängigen Reduktion des zerebralen Gefäßwiderstands und zu einer Zunahme der Hirndurchblutung. Aufgrund der Zunahme der Hirndurchblutung kann es bei Patienten mit eingeschränkter intrakranieller Compliance durch die Gabe von volatilen Anästhestika zu einem Anstieg des intrakraniellen Druckes kommen. Die zerebrale Autoregulation wird durch equipotente Dosen von Sevofluran weniger beeinträchtigt als durch entsprechende Dosen von Desfluran oder Isofluran (Rozet et al. 2006, Dinsmore 2007). Lachgas kann zu einer Steigerung des zerebralen Blutflusses und zu einer zerebralen Vasodilatation führen. Deswegen sollte der Einsatz von Lachgas bei der Anästhesie von Patienten mit einer intrakraniellen Druckerhöhung vermieden werden (Dinsmore 2007). Während bei Patienten mit erhöhtem intrakraniellen Druck eine rein intravenöse Anästhesie mit Propofol von den meisten Autoren befürwortet wird (Dagal u. Lam 2009,

Cole et al. 2007), ist bei elektiven Operationen von intrakraniellen Tumoren auch eine Aufrechterhaltung der Narkose mit volatilen Anästhetika möglich (Dinsmore 2007).

**Merke** Volatile Anästhetika bzw. Propofol sollten mit Opiaten wie z.B. Fentanyl, Sufentanil, Alfentanil oder Remifentanil kombiniert werden.

Vorteil einer auf Remifentanil basierenden Analgesie ist die kürzere Aufwachzeit im Vergleich zu den anderen Opiaten (Bilotta et al. 2007). Jedoch kann die Gabe von Remifentanil mit einem häufigeren Auftreten postoperativer Hypertension assoziiert sein (Guy et al. 1997).

## Ausleitung der Narkose

Nach Absprache mit den Operateuren werden Patienten nach der Entfernung von intrakraniellen Tumoren entweder zügig extubiert oder ggf. noch auf einer Intensivstation nachbeatmet. Eine Nachbeatmung kann insbesondere bei Patienten mit infratentoriellen Eingriffen sinnvoll sein. In der Regel werden Patienten mit supratentoriellen Eingriffen nach der Operation zügig extubiert, um ihre neurologische Funktion beurteilen zu können. Husten und Pressen des Patienten sollte in der Phase der Extubation vermieden werden, um Steigerungen des intrakraniellen Druckes und Nachblutungen zu vermeiden.

**Cave** Postoperativ muss eine $CO_2$-Retention unbedingt vermieden werden, um dadurch bedingte Anstiege des Hirndrucks zu vermeiden.

## Hämodynamisches Management

Bei der Anästhesie für eine Operation eines intrakraniellen Tumors ist eine gute Kontrolle des Kreislaufs wichtig. Hierfür ist i.d.R. eine invasive arterielle Blutdruckmessung notwendig. Schmerz und $CO_2$-Retention, die über Reflexmechanismen zu einer Aktivierung des Sympathikus führen können, müssen verhindert werden. Besonders kritische Phasen sind die Intubation, die primäre Inzision, das Einsetzen der Mayfield-Skull-Clamp sowie das Aufwachen.

Bei Patienten mit gestörter zerebraler Autoregulation führt ein Blutdruckanstieg zu einer Zunahme des zerebralen Blutflusses, des zerebralen Blutvolumens und daraus resultierend zu einem Anstieg des intrakraniellen Druckes.

Bei Patienten mit erhöhtem intrakraniellem Druck muss das Auftreten von hypotensiven Phasen vermieden werden, da es in einer solchen Situation zu einer Reduktion des zerebralen Perfusionsdrucks mit möglicher Minderperfusion zerebraler Areale kommen kann. Bei diesen Patienten kann eine sekundäre Reflexhypertension, der sog. „Cushing-Effekt" beobachtet werden. In dieser Situation ist es gefährlich, den Blutdruck zu senken, solange der intrakranielle Druck erhöht ist. Dies führt dann zum Absinken des zerebralen Perfusionsdrucks. Die Anwendung direkter Vasodilatatoren ist in einer solchen Situation kontraindiziert. Falls die Gabe von Antihypertensiva notwendig ist, sollen indirekte Vasodilatatoren (z.B. $\alpha$- und $\beta$-Blocker) verwandt werden.

## Anästhesie bei Operationen in sitzender Position

Operationen von infratentoriellen Tumoren wie z.B. Kleinhirntumoren oder Kleinhirnbrückenwinkeltumoren können sowohl in Bauchlage als auch in sitzender oder halbsitzender Position durchgeführt werden.

**Vorteile der sitzenden Position.** Vorteile einer sitzenden oder halbsitzenden Position sind: Prozesse der hinteren Schädelgrube sind durch diese Position operativ gut zugänglich. Durch die aufrechte Position sind die zerebralen venösen Gefäße gut dekomprimiert, Liquor fließt nach kaudal ab und durch die Drainage des venösen Blutes und des Liquors ist der intrazerebrale Druck reduziert (Porter et al. 1999, DGAI 2008).

**Risiken durch die sitzende Position.** Zu den typischen Risiken durch die sitzende Position gehört die hämodynamische Instabilität, die venöse Luftembolie bei Eintritt von Luft in eröffnete Venengefäße, bei nicht verschlossenem Foramen ovale evtl. auch eine gekreuzte Luftembolie und das Auftreten eines Pneumenzephalons. Lagerungsschäden können u.a. auftreten durch Druckeinwirkung auf periphere Nerven oder eine Überdehnung des N. ischiadicus bei einer Beugung im Hüftgelenk über 80°. Wenn der venöse Abfluss des Gesichts durch eine zu starke Inklination des Kopfes behindert wird, kann es u.a. zu einer postoperativen Makroglossie kommen. In Einzelfällen wurden postoperative Tetraplegien nach Operationen in sitzender Position beschrieben. Als Ursache für diese Tetraplegien kommen Stenosen der zervikalen Halswirbelsäule, Überstreckungen des Rückenmarks oder Perfusionsstörungen des Rückenmarks in Betracht.

**Maßnahmen zur Vermeidung von Komplikationen.** Zur Vermeidung von hämodynamischen Komplikationen ist eine ausreichende Volumensubstitution vor Aufrichtung des Oberkörpers wichtig. Eine Hypovolämie würde in sitzender Position zu Blutdruckabfällen und einer Reduktion des zerebralen Perfusionsdrucks führen. Zur Vermeidung von Komplikationen durch gekreuzte Luftembolien bei offenem Foramen ovale wird z.T. eine routinemäßige präoperative echokardiografische Untersuchung von Patienten vor Operationen in sitzender Position empfohlen (DGAI 2008).

## Monitoring

Zum Standardmonitoring eines Patienten bei neurochirurgischen Operationen in sitzender Position gehört eine invasive arterielle Blutdruckmessung, ein zentralvenöser Katheter mit einer Lage unmittelbar vor oder im rechten Vorhof, eine pulsoxymetrische Überwachung, eine Kapnografie oder Kapnometrie und entweder eine kontinuierliche präkordiale dopplersonografische Überwachung oder eine kontinuierliche transösophageale echokardiografische Überwachung. Obwohl die transösophageale Echokardiografie das sensibelste Verfahren zur Detektion einer Luftembolie ist, können durch die Sonde Druckschäden wie z.B. Rekurrensparesen oder aber auch Ösophagusperforationen verursacht werden. Zum Teil wird zusätzlich die kontinuierliche Ableitung von somatosensorischen Potenzialen (SSEP) empfohlen, um Schädigungen des Halsmarks rechtzeitig zu beobachten (DGAI 2008).

**Merke** Standard für das intraoperative Monitoring bei Operationen in sitzender Position sind: invasive arterielle Druckmessung, ZVK, Pulsoxymetrie, Kapnografie, präkordialer Doppler oder transösophageale Echokardiografie.

### Klinik

Die klinischen Symptome einer Luftembolie hängen von der eingetretenen Luftmenge, der Geschwindigkeit des Eintritts der Luft und von den kardialen und pulmonalen Vorraussetzungen des einzelnen Patienten ab. Typische Zeichen der Luftembolie sind ein Abfall des arteriellen Druckes, ein Abfall des endexpiratorischen $CO_2$, eine typische Veränderung des Doppler-Geräuschs und ggf. neu aufgetretene Arrhythmien. Bei Verdacht auf venöse Luftembolie sollte der Operateur sofort davon informiert werden.

### Therapie

Erster Schritt bei der Therapie der Luftembolie ist die Identifizierung und der Verschluss der Eintrittsstelle durch den Operateur mit Spülflüssigkeit oder durch Kompression. Auch die vorübergehende Kompression der Halsvenen kann durch Erhöhung des Venendrucks den Lufteintritt reduzieren.

Weitere Schritte in der Therapie sind die Beatmung mit 100% Sauerstoff, das Absaugen des Blut-Luft-Gemischs über den im rechten Vorhof liegenden zentral-venösen Katheter, sowie die Behandlung der kardiovaskulären Veränderungen. Die Anwendung von 10–15 mbar PEEP wird kontrovers diskutiert und sollte nicht verwandt werden (Porter et al. 1999, DGAI 2008). Lässt sich keine Eintrittstelle für Luft finden und bestehen weiterhin die Zeichen einer kontinuierlichen Luftembolie, so kann als ultima ratio die sitzende Position aufgehoben werden.

**Merke** Erste Maßnahme bei Verdacht auf eine Luftembolie ist die Information des Operateurs und der Versuch, die Lufteintrittsstelle zu verschließen.

## Transsphenoidale Hypophysenoperationen

Die meisten symptomatischen Hypophysentumoren werden durch eine transsphenoidale Operation entfernt. Hierbei wird die Hypophyse, die auf dem Dach des Sinus sphenoidalis liegt, i.d.R. durch einen transnasalen, transsphenoidalen Operationszugang aufgesucht. Anatomisch ist hierbei zu bedenken, dass lateral der Sella beidseits der jeweilige Sinus cavernosus mit der A. carotis interna und den entsprechenden Hirnnerven liegt und somit leicht Verletzungen dieser Gefäße mit erheblichen Blutungen auftreten können. Des Weiteren kann nach einer Hypophysenoperation eine verminderte Produktion oder Freisetzung von ADH (antidiuretisches Hormon) zu einem passageren oder bleibenden Diabetes insipidus führen.

Neben der intraoperativen Gefahr der erheblichen Blutung und des Diabetes insipidus müssen die anästhesiologischen Auswirkungen von hormonaktiven Hypophysentumoren bzw. ihrer Entfernung bedacht werden. Bei Patienten mit Akromeglie aufgrund einer Überproduktion von STH finden sich häufig anatomische Besonderheiten des Gesichts, eine große Zunge, Veränderungen der Stimmbänder, der Epiglottis und der Glottis (s. klinischer Fall). Deswegen sollten präoperativ Vorbereitungen für eine evtl. auftretende schwierige Intubation oder für Probleme bei der Extubation vorgenommen werden. Bei Verdacht auf eine schwierige Intubation ist ggf. eine wache bronchoskopische Intubation zu erwägen. Bei Patienten mit Akromegalie kommen gehäuft auch ein Diabetes mellitus, eine arterielle Hypertonie und gelegentlich auch eine idiopathische Kardiomyopathie vor. Dies sollte bei den präoperativen Untersuchungen und bei der Narkoseeinleitung und -aufrechterhaltung mit bedacht werden.

**Cave** Bei Patienten mit Akromeglie kann es zu erheblichen Intubations- bzw. Extubationsproblemen kommen!

Patienten mit einem ACTH-produzierenden Hypophysentumor präsentieren sich mit dem Bild eines Cushing-Syndroms mit Stammfettsucht, Osteoporose, Kyphose, Hypertension und einer reduzierten Glukosetoleranz. Dies ist bei der prä-, intra- und postoperativen anästhesiologischen Betreuung mit zu berücksichtigen. Patienten mit einem ACTH-produzierenden Hypophysentumor sollten perioperativ mit Cortison substituiert werden, um einem Addison-Syndrom vorzubeugen.

**Kernaussagen**

- Die Inzidenz von primär intrakraniellen Tumoren liegt bei ca. 11–12 Fällen pro 100 000 Einwohnern pro Jahr bei Erwachsenen und bei 3–4 Fällen pro 100 000 Kindern.
- Die verschiedenen Typen der Gliome bzw. astrozystischen Tumoren gehören zu den häufigsten primär intrakraniellen Tumoren.
- Meningeome sind die häufigsten benignen intrakraniellen Tumoren mit einem Manifestationsalter, das häufig zwischen dem 50.–70. Lebensjahr liegt.
- Hypophysenadenome treten gehäuft zwischen dem 3. und 6. Lebensjahrzehnt auf. Hormonaktive Tumoren finden sich eher bei jüngeren, hormoninaktive Tumoren eher bei älteren Patienten.
- Ungefähr 30% aller intrakraniellen Tumoren sind Metastasen. Der häufigste Primärtumor mit zerebralen Metastasen ist das Bronchialkarzinom (ca. 50% aller intrazerebralen Metastasen).
- Bei intrakraniellen Eingriffen sollten Anästhetika verwendet werden, die den zerebralen Metabolismus senken, ohne eine zerebrale Vasodilatation zu verursachen, ohne eine intrakranielle Druckerhöhung hervorzurufen und ohne die Autoregulation des zerebralen Blutflusses aufzuheben. Gleichzeitig sollten durch eine Druckentlastung des Gehirns dem Operateur möglichst ideale Operationsbedingen geschaffen werden.

## Literatur

Bilotta F, Caramia R, Paoloni FP et al. Early postoperative cognitive recovery after remifentanil-propofol or sufentanil-propofol anaesthesia for supratentorial craniotomy: a randomized trial. Eur J Anaesthesiol 2007; 24: 122–127

Cole CD, Gottfried ON, Gupta DK et al. Total intravenous anesthesia: advantages for intracranial surgery. Neurosurgery 2007; 61: 369–377

Dagal A, Lam AM. Cerebral autoregulation and anesthesia. Curr Opin Anaesthesiol 2009; 22: 547–552

Dinsmore J. Anaesthesia for elective neurosurgery. Br J Anaesth 2007; 99: 68–74

Guy J, Hindman BJ, Baker KZ et al. Comparison of remifentanil and fentanyl in patients undergoing craniotomy for supratentorial space-occupying lesions. Anesthesiology 1997; 86: 514–524

Kleihues P, Louis DN, Scheithauer BW et al. The WHO classification of tumors of the nervous system. J Neuropathol Exp Neurol 2002; 61: 215–225

Maksimow A, Kaisti K, Aalto S et al. Correlation of EEG spectral entropy with regional cerebral blood flow during sevoflurane and propofol anaesthesia. Anaesthesia 2005; 60: 862–869

Porter JM, Pidgeon C, Cunningham AJ. The sitting position in neurosurgery: a critical appraisal. Br J Anaesth 1999; 82: 117–128

Rozet I, Vavilala MS, Lindley AM et al. Cerebral autoregulation and CO2 reactivity in anterior and posterior cerebral circulation during sevoflurane anesthesia. Anesth Analg 2006; 102: 560–564

Sanai N, Berger MS. Glioma extent of resection and its impact on patient outcome. Neurosurgery 2008; 62: 753–764

Stirt JA, Grosslight KR, Bedford RF et al. „Defasciculation“ with metocurine prevents succinylcholine-induced increases in intracranial pressure. Anesthesiology 1987; 67: 50–53

Surawicz TS, Davis F, Freels S et al. Brain tumor survival: results from the National Cancer Data Base. J Neurooncol 1998; 40: 151–160

Wissenschaftlicher Arbeitskreis Neuroanästhesie der Deutschen Gesellschaft für Anästhesiologie und Intensivmedizin. Perioperatives Management bei neurochirurgischen Operationen in sitzender oder halbsitzender Position. Anästh Intensivmed 2008; 49: 47–51


# 7.3 Schlaganfall

*H.-G. Bone*

## 7.3.1 Definition und Epidemiologie

Unter einem Schlaganfall bzw. einem Apoplex versteht man eine mit neurologischen Defiziten einhergehende zerebrovaskuläre Erkrankung, die perakut bis subakut als Folge einer Hirndurchblutungsstörung auftritt.

In Deutschland ist der Schlaganfall nach der chronisch ischämischen Herzkrankheit, dem akuten Myokardinfarkt, der Herzinsuffizienz und dem Bronchialkarzinom die fünfthäufigste Todesursache (Statistisches Bundesamt 2008) und die häufigste Ursache für erworbene körperliche Behinderungen und intellektuelle Defizite bei Erwachsenen. Die Inzidenz des Schlaganfalls wird in Deutschland auf ca. 150–200 pro 100000 Einwohner und Jahr geschätzt (Poeck u. Hacke 2006).

Die Inzidenz nimmt mit steigendem Alter exponentiell zu. Das kumulative Erkrankungsrisiko bis zum 85. Lebensjahr beträgt bei Männern 24%, bei Frauen 18%. In Verlauf der letzten 30 Jahre hat die Sterblichkeit nach Schlaganfall deutlich abgenommen. Sie liegt jetzt bei 10–15% (Poeck u. Hacke 2006).

2 *Haupttypen* von Schlaganfällen werden unterschieden: der *ischämische* und der *hämorrhagische* Schlaganfall. Bei ca. 85% der betroffenen Patienten liegt ein ischämischer Schlaganfall vor und nur in ca. 15% findet sich ein hämorrhagischer Schlaganfall. Von den hämorrhagischen Schlaganfällen sind ca. ⅔ durch intrazerebrale Blutungen und ⅓ durch Subarachnoidalblutungen verursacht.

## 7.3.2 Ätiologie und klinisches Bild

### Ischämischer Schlaganfall

**Merke** Der ischämische Schlaganfall wird durch eine kurzzeitige oder permanente Reduktion oder komplette Unterbrechung des Blutflusses im Gehirn verursacht. Wenn nicht innerhalb kurzer Zeit ein normaler Blutfluss wiederhergestellt wird, kommt es zur irreversiblen Schädigung des Hirngewebes mit Zelluntergang und zu bleibenden neurologischen Ausfällen.

#### Ätiologie

*Arteriosklerotische Veränderungen* der Aa. carotides internae und der Aa. vertebrales sind häufig ursächlich für das Auftreten von ischämischen Schlaganfällen. Auf diesen arteriosklerotischen Veränderungen können sich Thromben bilden. Bei Ablösung kann dieses Embolisationsmaterial, bestehend aus Plättchenaggregaten, Erythrozyten-Fibrin-Thromben, Cholesterinkristallen oder Anteilen arteriosklerotischer Plaques zu *arterioarteriellen Embolien* führen, die dann distal eine Okklusion einer intrakraniellen Arterie und so einen Territorialinfarkt verursachen.

Auch ohne eine Verschleppung von embolischem Material können *hochgradige Stenosen oder Verschlüsse* extrakranieller oder großer intrakranieller Arterien zu zerebralen Ischämien mit bleibenden Schäden führen, wenn es bei unzureichender Kollateralisation zu einem signifikanten Blutdruckabfall oder zu einer erheblichen Steigerung der Blutviskosität kommt. Infarkte aufgrund mangelnder Kollateralisation finden sich häufig im Grenzgebiet zwischen A. cerebri posterior und A. cerebri media sowie zwischen A. cerebri media und A. cerebri anterior (sog. *Grenzzonen-infarkte*).

Bei ca. 25% aller Schlaganfälle sind *kardial bedingte Embolien* ursächlich. Allerdings kann häufig die direkte kardiale Emboliequelle nicht mehr nachgewiesen werden und nur anhand von Indizien (Vorhofflimmern, Klappenerkrankungen) auf die Ursache des Schlaganfalls geschlossen werden. Kardiale Embolien sind am häufigsten zurückzuführen auf Vorhofflimmern, Erkrankungen der Herzklappen, Aneurysmabildung des linken Ventrikels oder des Vorhofseptums, gekreuzte Embolien bei offenem Foramen ovale oder bei dilatativer Kardiomyopathie.

Ein kleiner Teil der ischämischen Schlaganfälle wird durch eine *zerebrale Mikroangiopathie* verursacht. Häufig kommt es hierbei zu einer Okklusion oder Stenose einer zerebralen Arteriole mit nachfolgendem kleinem lakunärem Infarkt.

*Risikofaktoren* für das Auftreten von ischämisch bedingten Schlaganfällen sind höheres Lebensalter, arterielle Hypertonie, Diabetes mellitus und Lipidstoffwechselstörungen.

### Klinische Symptome

Das klinische Bild eines ischämischen Schlaganfalls ist abhängig vom betroffenen Gebiet der zerebralen Minderperfusion und kann sehr unterschiedlich sein. Häufig finden sich aber eine kontralaterale Hemiparese und ein kontralateraler Sensibilitätsverlust. Bei Befall der dominanten Hemisphäre kann eine Aphasie auftreten und häufig finden sich Bewusstseinsstörungen.

## Hämorrhagischer Schlaganfall

### Ätiologie

Ungefähr 15% aller Schlaganfälle sind durch *intrazerebrale Blutungen* verursacht. Am häufigsten kommt es hierbei zu *hypertensiv bedingten Rhexisblutungen* von kleinen Arteriolen. Besonders betroffen hiervon ist die Region der Stammganglien. Neben hypertensiv bedingten Blutungen kommen auch intrazerebrale Blutungen aufgrund von Angiopathien, AV-Malformationen, bei Gerinnungsstörungen bzw. nach therapeutischer Antikoagulation und sekundär nach ischämischem Hirninfarkt vor.

**Merke** Durch die Blutung kommt es z.T. zur direkten Gewebedestruktion, aber auch zur Ischämie des umgebenden Gewebes durch Kompression.

Neben den intrazerebralen Blutungen können auch *Subarachnoidalblutungen* (SAB) Ursache des klinischen Bildes eines Schlaganfalls sein. Die nicht traumatische SAB hat eine Inzidenz von ca. 9/100000 pro Jahr (de Rooij et al. 2007). In einzelnen Ländern wie z.B. Finnland oder Japan liegt die Inzidenz jedoch deutlich höher. Die Blutungsquelle für diese SAB bilden überwiegend sackförmige Aneurysmen im Stromgebiet der A. carotis und des vorderen Teils des Circulus Willisii. Seltener können arteriovenöse Missbildungen oder Tumoren zur SAB führen.

### Klinische Symptome

Anhand des klinischen Bildes kann man eine intrazerebrale Blutung nicht sicher von einem ischämischen Hirninfarkt unterscheiden. Genau wie beim ischämischen Hirninfarkt findet sich häufig eine Halbseitensymptomatik und evtl. eine Aphasie. Manchmal lässt sich eine Blickdeviation zur Seite der Blutung feststellen. Häufiger als beim ischämischen Schlaganfall liegt auch eine ausgeprägte Störung des Bewusstseins vor.

Bei der *SAB* treten die Symptome häufig aus völliger Gesundheit heraus auf. Charakteristisch sind schlagartig einsetzende stärkste Kopfschmerzen in der Nacken- oder Stirnregion, positive Meningismuszeichen, Übelkeit und Erbrechen. Viele Patienten mit SAB haben ausgeprägte Bewusstseinstörungen und z.T. ausgeprägte vegetative Begleiterscheinungen wie z.B. Arrhythmien, Blutdruckanstiege und Troponinanstiege. Klinische Stadieneinteilungen der SAB finden sich in Tab. 7.**5** und Tab. 7.**6**.

Zu den typischen *Komplikationen nach SAB* gehören Nachblutungen aus dem unversorgten Aneurysma, Liquorabflussstörungen und Vasospasmen. Ein Hydrozephalus kann sich bei Verschluss des Aquädukts, der Austrittsstellen des IV. Ventrikels oder als Hydrocephalus aresorptivus bei Verklebung der Pacchioni-Granulationen ausbilden. *Vasospasmen der basalen Hirnarterien* treten bei 30–70% der Patienten mit SAB auf. Die Vasospasmen können zu schweren zerebralen Ischämien mit nachfolgendem Tod oder schwerer Behinderung der Patienten führen (s. Fallbericht am Ende dieses Kapitels).

Tab. 7.**5** Einteilung der Schweregrade einer SAB nach Hunt und Hess (Hunt u. Hess 1968).

| Grad nach Hunt und Hess | Symptome |
|---|---|
| **0** | unrupturiertes, asymptomatisches Aneurysma, unauffälliger Patient |
| **1** | keine oder leichte Kopfschmerzen, leichter Meningismus, keine fokalen Ausfälle |
| **2** | mäßige bis schwere Kopfschmerzen, Meningismus, keine Ausfälle außer Hirnnervenausfällen |
| **3** | Somnolenz und/oder Verwirrtheit und/oder fokale Ausfälle |
| **4** | Sopor, mäßige bis schwere fokale Ausfälle, vegetative Störungen |
| **5** | Koma, Strecksynergismen, schwerste vegetative Störungen |

Tab. 7.6 Einteilung der Schweregrade einer SAB nach der World Federation of Neurological Surgeons (WFNS; Teasdale et al. 1988).

| WFNS-Grad | Glasgow-Coma-Scale Punkte | Motorisches Defizit |
|---|---|---|
| I | 15 | nein |
| II | 13–14 | nein |
| III | 13–14 | ja |
| IV | 7–12 | ja/nein |
| V | 3–6 | ja/nein |

### Prognose

Gegenüber dem ischämischen Schlaganfall ist die Prognose der intrazerebralen Blutung und der SAB deutlich schlechter. Die 30-Tage-Mortalität bei intrazerebraler Blutung liegt zwischen 40 und 50% (Nyquist 2010, van Asch et al. 2010). Die Mortalität der SAB, die in unterschiedlichen Studien berichtet wird, variiert erheblich. Es werden Mortalitäten zwischen 8% bis zu 66% berichtet (Nieuwkamp et al. 2009).

Die Mortalität liegt beim initial bewusstlosen Patienten mit einer SAB bei über 75%.

Bei der intrazerebralen Blutung sind wesentliche negative Outcomeprädiktoren:

- Größe der Blutung (schlechtere Prognose bei supratentoriellen Hämatomen >50 ml Volumen, bei infratentoriellen Hämatomen >20 ml Volumen),
- ventrikuläre Blutungsbeteiligung,
- initiale Schwere der Erkrankung (initiales Koma bedeutet Mortalität >60%),
- hohes Alter des Patienten.

Wesentliche negative Outcome-Prädiktoren bei der SAB sind:

- initiale Bewusstseinsstörung,
- große Menge subarachnoidalen Blutes,
- Einblutung in den Ventrikel,
- höheres Alter des Patienten,
- Lage des Aneurysmas im hinteren Hirnversorgungsgebiet.

## 7.3.3 Anästhesie und Schlaganfall

Es gibt vielfältige Berührungspunkte zwischen der Anästhesie und der Therapie von Patienten mit einem Schlaganfall:

- Anästhesie und Operationen können Auslöser von Schlaganfällen sein.
- Immer häufiger werden Anästhesisten in der Akutbehandlungsphase eines Schlaganfalls benötigt.
- Durch den steigenden Altersdurchschnitt der Bevölkerung haben immer häufiger zu anästhesierende Patienten einen Schlaganfall in der Anamnese.

### Schlaganfälle in der perioperativen Phase

Schlaganfälle in der perioperativen Phase sind insgesamt selten, berichtete Inzidenzen von Schlaganfällen nach Allgemeinanästhesie und Operationen schwanken zwischen 0,3 und 1,0% aller Patienten (Bateman et al. 2009). Bei bestimmten Operationen wie z. B. kardiochirurgischen, neurochirurgischen und gefäßchirurgischen Eingriffen ist jedoch die Inzidenz postoperativer Schlaganfälle deutlich höher und liegt zwischen 2 und 5% (Wong et al. 2000). Operationen und Anästhesie sind ein unabhängiger Risikofaktor für das Auftreten von Schlaganfällen innerhalb von 30 Tagen nach der Operation (Odds-Ratio 3,9; 95%-Konfidenzintervall 2,1–7,4; Wong et al. 2000). Mögliche Ursachen für dieses erhöhte Schlaganfallrisiko sind u. a. perioperative Veränderungen der Homöostase mit einem erhöhten Thromboembolierisiko, hämodynamische Schwankungen mit Blutdruckabfällen, Volumenverluste mit Viskositätsveränderungen des Blutes oder neu aufgetretene Arrhythmien mit kardioembolischen Ereignissen.

### Anästhesiologische Betreuung von Patienten mit akutem Schlaganfall

Ein Schlaganfall ist genau wie ein akuter Myokardinfarkt ein medizinischer Notfall und bedarf sofort adäquater Behandlung. In der Regel wird die Primärbehandlung von Patienten mit Schlaganfällen durch Neurologen, Internisten oder bei hämorrhagischen Schlaganfällen auch von Neurochirurgen durchgeführt. Jedoch können auch Anästhesisten in die initiale Stabilisierung dieser Patienten eingebunden sein bzw. betreuen Patienten mit Schlaganfällen bei Interventionen (Thrombolyse, Angioplastie mit oder ohne Stenteinlage, Aneurysma-Coiling) oder Operationen (Hämatomausräumung bei intrazerebraler Blutung, Ventrikeldrainagenanlage bei SAB, Aneurysma-Clipping bei SAB).

#### Initiale Stabilisierung

Bei den meisten Schlaganfallpatienten stehen die akuten neurologischen Symptome im Vordergrund, Behandlung und Prognose werden aber von den Begleiterkrankungen des Patienten bestimmt. Deswegen müssen optimale physiologische Parameter geschaffen werden, um mit den spezifischen Behandlungen beginnen zu können. Die medizinische Versorgung umfasst die Optimierung der Atmung und Oxygenierung, der Kreislaufsituation, des Blutzuckerspiegels sowie den Ausgleich des Flüssigkeits- und Elektrolythaushalts.

**Respiratorische Therapie.** Anzustreben ist eine *adäquate Oxygenierung* des arteriellen Blutes, die für den Metabolismus des kritisch perfundierten Hirngewebes in der Randzone des Infarkts, der sog. Penumbra, von entscheidender Bedeutung sein kann. Ist mit einer Sauerstoffvorlage über Nasensonde oder Gesichtsmaske keine ausreichende Oxygenierung zu erzielen bzw. hat der Patient aufgrund seines Schlaganfalls eingeschränkte Schutzreflexe oder ein pathologisches Atemmuster, sollte der Patient intubiert und kontrolliert beatmet werden.

**Merke** Ziel der respiratorischen Therapie sollte eine pulsoxymetrisch gemessene Sättigung über 92% sein (Adams et al. 2007).

**Kardiale Behandlung.** Kardiale *Arrhythmien* und *Endstreckenveränderungen* im EKG mit den Kriterien eines akuten Myokardinfarkts sind nach Schlaganfällen selbst bei Patienten ohne koronare Herzerkrankung keine Seltenheit. Auch können nach einem Schlaganfall die Herzenzyme erhöht sein. Gelegentlich kann es nach Schlaganfällen zu akuten Myokardinfarkten kommen, die klinisch kaum in Erscheinung treten und daher schwierig zu diagnostizieren sind. Ein EKG ist aus diesen Gründen unverzichtbarer Bestandteil der Routinediagnostik bei Schlaganfallpatienten.

**Blutdruckeinstellung.** Bestandteil der Schlaganfallgrundversorgung ist weiterhin die Optimierung der kardialen Auswurfleistung bei hoch normalen systemischen Blutdruckwerten. Hierzu sollte der Patient ausreichend volumensubstituiert werden, ggf. ist die zusätzliche Gabe von Katecholaminen erforderlich. Aufgrund der häufig aufgehobenen Autoregulation des zerebralen Blutflusses in Arealen mit sich entwickelnden Infarkten sind Blutdruckabfälle möglichst zu vermeiden. Da Patienten mit ischämischem Schlaganfall häufig einen erhöhten Blutdruck haben, sind bei Patienten mit vorbestehender arterieller Hypertonie Blutdruckwerte von systolisch bis zu 180 mmHg und diastolisch von bis zu 100–105 mmHg zu tolerieren bzw. anzustreben. In allen anderen Fällen ist eine *leicht hypertensive Kreislauflage* wünschenswert (160–180/90–100 mmHg). Blutdruckentgleisungen mit Werten über 220 mmHg systolisch und über 120 mmHg diastolisch bei Patienten mit ischämischem Schlaganfall sollten jedoch medikamentös behandelt werden (Adams et al. 2007). Bei Patienten mit hämorrhagisch bedingtem Schlaganfall sollten schon systolische Blutdruckwerte über 180 mmHg therapiert werden. Bei Patienten nach SAB mit noch nicht versorgtem Aneurysma sind Blutdruckspitzen unbedingt zu vermeiden. Drastische Blutdruckabfälle müssen jedoch auch bei diesen Patienten vermieden werden.

**Cave** Starke Blutdruckabfälle müssen bei Patienten mit Schlaganfall unbedingt vermieden werden!

**Glukosestoffwechsel.** Bei Patienten mit akutem Schlaganfall ist das Vorliegen einer Hyperglykämie ein unabhängiger Risikofaktor für ein schlechtes Outcome (Adams et al. 2007). Die häufig zu findenden erhöhten Glukosewerte bei Patienten mit akutem Schlaganfall sollten nicht alleine als Stressantwort des Körpers betrachtet werden, sondern aktiv behandelt werden. Auch wenn große randomisierte Studien zur Insulintherapie bei Patienten mit Schlaganfall bislang fehlen, deutet doch die bisherige klinische Datenlage darauf hin, dass bei diesen Patienten der Blutzucker in engen Grenzen normal gehalten werden sollte und Blutzuckerwerte über 140 mg/dl behandelt werden sollten (Adams et al. 2007).

**Körpertemperatur.** Erhöhte Körpertemperatur und Fieber verschlechtern das Outcome nach Schlaganfall. Eine Erhöhung der Körpertemperatur um nur 1 °C erhöht das Risiko eines schlechteren Outcomes nach Schlaganfall auf das Doppelte (Andrews 2004). Deswegen sollte durch die Gabe von Antipyretika bzw. aktivem Kühlen versucht werden, Patienten mit Schlaganfall *normotherm* zu halten (Adams et al. 2007). Ein Überlebensvorteil durch die Durchführung einer Hypothermie konnte bislang in größeren randomisierten Studien für Schlaganfallpatienten nicht sicher gezeigt werden.

**Kontrolle des Flüssigkeits- und Elektrolythaushalts.** Obwohl massive Elektrolytentgleisungen nach ischämischen Infarkten selten sind, sollte für einen ausgeglichenen Elektrolyt- und Flüssigkeitshaushalt gesorgt werden, der für eine normale Rheologie des Blutes und für eine stabile Hämodynamik erforderlich ist. Eine hypertensive hypervolämische Hämodilution *(Triple-H-Therapie mit Hypertension, Hypervolämie und Hämodilution)* kann zur Behandlung von Vasospasmen nach SAB durchgeführt werden, auch wenn die Wertigkeit dieser Therapie bislang in keiner größeren randomisierten Studie gezeigt wurde (Diringer 2009). Zur Durchführung der Tripple-H-Therapie werden Blutdruck und Blutvolumen durch die Gabe von kristalloidalen oder kolloidalen Infusionslösungen und Katecholaminen angehoben (Bederson et al. 2009).

**Prophylaxe des Vasospasmus nach SAB.** Der *Kalziumantagonist Nimodipin* (Nimotop) senkt signifikant das Risiko für durch Vasospasmen ausgelöste sekundäre neurologische Schäden nach SAB. Aus diesem Grund sollte Nimodipin (60 mg p.o. alle 4 h, Tagesdosis 360 mg) bei allen Patienten ab dem Tag der Aufnahme gegeben werden (Raabe 2005). Bei bewusstlosen Patienten bzw. Patienten mit unsicherer enteraler Resorption kann Nimodipin i.v. in einer Dosierung von 1 mg/h (5 ml/h) in den ersten 6 h begonnen und nach Blutdruckkontrollen zunächst auf 1,5 mg/h, nach weiteren 6 h auf die Erhaltungsdosis von 2 mg/h (10 ml/h) erhöht werden. Ein ausreichender (130–150 mmHg systolisch) und stabiler Blutdruck hat Vorrang vor der Gabe von Nimodipin.

**Merke** Bei Patienten mit Subarachnoidalblutung sollte zur Prophylaxe von zerebralen Vasospasmen der Kalziumantagonist Nimodipin gegeben werden.

**Fallbeispiel**

*Ein 52-jähriger Patient mit Marcumar-Therapie nach tiefer Beinvenenthrombose erleidet eine akut auftretende Hemiparese auf der linken Körperseite und eine Dysarthrie. Der alarmierte Notarzt transportiert den Patienten sofort in ein spezialisiertes Krankenhaus mit Stroke-Unit und interventioneller Neuroradiologie. Im sofort durchgeführten CCT finden sich Frühzeichen eines rechtsseitigen Mediainfarkts aufgrund eines T-Gabel-Verschlusses der A. carotis interna und eine ACI-Stenose auf Bulbushöhe. Der Versuch einer Rekanalisierung mittels Stenteinlage in die ACI-Abgangsstenose und interventioneller Thrombenentfernung verläuft frustran. Ein CT am Folgetag zeigt ein Hirnödem mit*

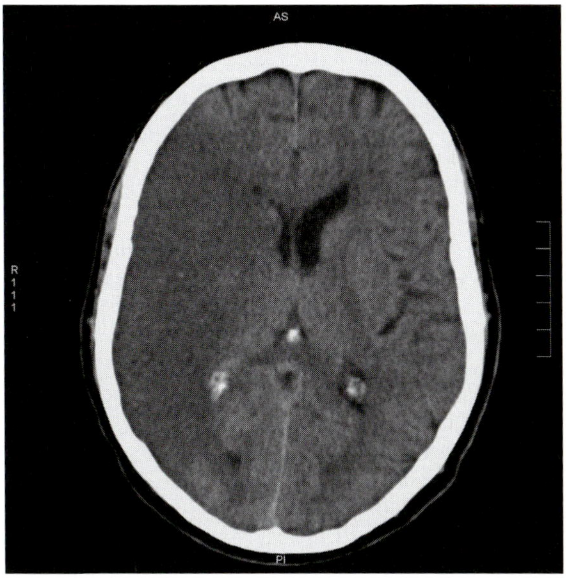


Abb. 7.**8** CCT bei rechtsseitigem malignem Mediainfarkt.

*Kompression der Seitenventrikel (Abb. 7.***8***). Daraufhin wird umgehend eine Dekompressionskraniektomie durchgeführt. Bei Verlegung des Patienten von der Intensivstation bewegt er das linke Bein und den linken Arm auf Aufforderung, die Hemiparese rechts und die Dysarthrie bestehen weiterhin.*

**Kernaussagen**

- Nach der Ätiologie werden der ischämische und der hämorrhagische Schlaganfall unterschieden. Beim ischämischen Schlaganfall hat die Reduktion oder Unterbrechung des Blutflusses im Gehirn die Schädigung des Hirngewebes zur Folge, während es beim hämorrhagischen Schlaganfall z. T. zur direkten Gewebedestruktion durch die Blutung, aber auch zur Ischämie des umgebenden Gewebes durch Kompression kommt.
- Ziel der respiratorischen Therapie beim Schlaganfall sollte eine pulsoxymetrisch gemessene Sättigung über 92 % sein.
- Starke Blutdruckabfälle müssen bei Patienten mit Schlaganfall unbedingt vermieden werden! Eine leicht hypertensive Kreislauflage ist wünschenswert.
- Bei Patienten mit Subarachnoidalblutung sollte zur Prophylaxe von zerebralen Vasospasmen der Kalziumantagonist Nimodipin verabreicht werden.

## Literatur

Adams HP jr., del Zoppo G, Alberts MJ et al. Guidelines for the early management of adults with ischemic stroke: a guideline from the American Heart Association/American Stroke Association Stroke Council, Clinical Cardiology Council, Cardiovascular Radiology and Intervention Council, and the Atherosclerotic Peripheral Vascular Disease and Quality of Care Outcomes in Research Interdisciplinary Working Groups: the American Academy of Neurology affirms the value of this guideline as an educational tool for neurologists. Stroke 2007; 38: 1655–1711

Andrews PJ. Critical care management of acute ischemic stroke. Curr Opin Crit Care 2004; 10: 110—15

van Asch CJ, Luitse MJ, Rinkel GJ et al. Incidence, case fatality, and functional outcome of intracerebral haemorrhage over time, according to age, sex, and ethnic origin: a systematic review and meta-analysis. Lancet Neurol 2010; 9: 167–176

Bateman BT, Schumacher HC, Wang S et al. Perioperative Acute Ischemic Stroke in Noncardiac and Nonvascular Surgery Incidence, Risk Factors, and Outcomes. Anesthesiology 2009; 110: 231–38

Bederson JB, Connolly ES jr., Batjer HH et al. Guidelines for the management of aneurysmal subarachnoid hemorrhage: a statement for healthcare professionals from a special writing group of the Stroke Council, American Heart Association. Stroke 2009; 40: 994–1025

Diringer MN. Management of aneurysmal subarachnoid hemorrhage. Crit Care Med 2009; 37: 432—40

Hunt WE, Hess RM. Surgical risk as related to time of intervention in the repair of intracranial aneurysms. J Neurosurg 1968; 28: 14–20

Nieuwkamp DJ, Setz LE, Algra A et al. Changes in case fatality of aneurysmal subarachnoid haemorrhage over time, according to age, sex, and region: a meta-analysis. Lancet Neurol 2009; 8: 635–642

Nyquist P. Management of acute intracranial and intraventricular hemorrhage. Crit Care Med 2010; 38: 946–953

Poeck K, Hacke W. Zerebrale Durchblutungsstörungen: Ischämische Infarkte. In: Poeck K, Hacke W, Hrsg. Neurologie. Berlin: Springer; 2006

Raabe A, Beck J, Berkefeld J et al. Empfehlungen zum Management der aneurysmatischen Subarachnoidalblutung. Zentralbl Neurochir 2005; 66: 79–91

de Rooij NK, Linn FH, van der Plas JA et al. Incidence of subarachnoid haemorrhage: a systematic review with emphasis on region, age, gender and time trends. J Neurol Neurosurg Psychiatry 2007; 78: 1365–1372

Statistisches Bundesamt. Sterbefälle für die häufigsten Todesursachen im Jahr 2008. Im Internet: http://www.gesundheitsstatistiken@destatis.de; Stand: 07.11.2010

Teasdale GM, Drake CG, Hunt W et al. A universal subarachnoid hemorrhage scale: report of a committee of the World Federation of Neurosurgical Societies. J Neurol Neurosurg Psychiatry 1988; 51: 1457

Wong GY, Warner DO, Schroeder DR et al. Risk of surgery and anesthesia for ischemic stroke. Anesthesiology 2000; 92: 425–432

# 7.4 Degenerative ZNS-Erkrankungen

*J. Hinkelbein, A. Kalenka, K. F. Waschke*

## 7.4.1 Polyneuropathien

### Einleitung

#### Definition

Polyneuropathien (PNP) sind erworbene oder vererbte Erkrankungen des peripheren Nervensystems. Die Symptome der Patienten bestehen aus *sensiblen* Reiz- und Ausfallserscheinungen, *motorischen* Reiz- und Ausfallserscheinungen sowie *autonomen* Ausfallserscheinungen.

#### Diagnostik

Neurophysiologische Untersuchungen (Elektromyografie und -neurografie) erlauben die Unterscheidung in primär demyelinisierende PNP und primär axonale PNP (Tab. 7.7):

Tab. 7.7 Systematik der Polyneuropathien.

| **Differenzierung** |
|---|
| **Primär demyelinisierende PNP** |
| Guillain-Barré-Syndrom (GBS) |
| chronisch-inflammatorisch demyelinisierende Polyradikuloneuropathie |
| demyelinisierende Neuropathien in Assoziation mit Paraproteinämien |
| multifokale motorische Neuropathie |
| hereditäre demyelinisierende Neuropathie |
| **Primär axonale PNP** |
| inflammatorisch/immunologisch vermittelte Neuropathien<br>• axonales Guillain-Barré-Syndrom<br>• Miller-Fischer-Syndrom<br>• Neuropathie bei systemischer Vaskulitis<br>• nicht systemische vaskulitische Neuropathie<br>• paraneoplastische Neuropathie |
| toxische Neuropathien<br>• metabolisch-toxische Neuropathie (Diabetes, Alkohol, Urämie, Porphyrie)<br>• medikamentös-toxische Neuropathie (Phenytoin, Hydralazin, Cisplatin u. a.)<br>• Neuropathie durch Metalle (Blei, Arsen, Thallium)<br>• Neuropathie durch Chemikalien (Acrylamid, Carbondisulfid u. a.) |
| Critical-Illness-Neuropathie/-Myopathie |

- *Primär demyelinisierende PNP* sind selten. Mit Ausnahme der erblichen Neuropathien, zu denen v. a. die Gruppe der Charcot-Marie-Tooth-Neuropathien (hereditäre motorisch sensorische Neuropathie, HMSN) gehört, sind sie immunologisch vermittelt und prinzipiell therapierbar.
- Unter den *primär axonalen PNP* sind die diabetische und alkoholtoxische PNP die am häufigsten vorkommenden.

Weiterführende Diagnostik erlaubt eine spezifischere Differenzialdiagnose. Lässt sich die Ätiologie trotz Labor- und Liquordiagnostik sowie histologischer Untersuchung nicht klären, sollte eine Tumorsuche durchgeführt werden (Schlotter-Weigel et al. 2002).

#### Therapie

Die immunologisch vermittelten primär demyelinisierenden PNP werden initial meist mit einer *hoch dosierten Immunglobulingabe* behandelt. Diese nicht invasive Therapieform ist ebenso wirksam wie eine Plasmapherese. Hoch dosierte Immunglobuline werden ebenso beim axonalen Guillain-Barré-Syndrom und beim Miller-Fischer-Syndrom eingesetzt.

Die medikamentöse Behandlung der vaskulitischen und der nicht systemischen vaskulitischen Neuropathien umfasst abhängig von Schweregrad und Progredienz die Therapie mit *Glukokortikoiden* und *Zytostatika* wie Cyclophosphamid und Methotrexat. Additiv können Plasmapherese und hoch dosierte Immmunglobuline eingesetzt werden.

**Merke** Eine strikte Blutzuckereinstellung ist die Basistherapie der diabetischen Neuropathie. Die alkoholisch-toxische PNP sollte durch Alkoholkarenz und Ausgleich evtl. bestehender Vitaminmangelzustände therapiert werden.

#### Anästhesiologische Konzepte

Anästhesiologisch relevant sind bei Patienten mit PNP meist die zugrundeliegende Erkrankung sowie ggf. bestehende Begleiterkrankungen.

Transiente neurologische Symptome nach *Regionalanästhesieverfahren* treten mit einer gewissen Häufigkeit auch bei Patienten ohne PNP auf (Pollock 2002). Generell sind diese Verfahren bei Patienten mit PNP nicht abzulehnen, empfehlenswert sind jedoch ein dokumentierter präoperativer neurologischer Status und eine individuelle Abwägung in Bezug auf operative Aspekte und relevante Begleiterkrankungen. Die Abwägung zur Durchführung einer Allgemein- oder Regionalanästhesie ist eine Einzelfallentscheidung (Papenfuß et al. 2009).

Tab. 7.8 Störungen autonomer Nerven.

| Differenzierung |
|---|
| **Folgen efferenter autonomer Denervierung** |
| somatische Nerven<br>• Störungen der Pupillenmotorik<br>• trophische Störungen<br>• vasomotorische Störungen, orthostatische Hypotension<br>• Hypo-/Anhidrosis |
| viszerale Nerven<br>• Ruhetachykardie, Frequenzstarre<br>• Gastroparese, Ösophagusdystonie<br>• gestörte Glukoseverwertung der Leber<br>• Störungen der exokrinen Pankreasfunktion |
| **Folgen afferenter autonomer Denervierung** |
| • fehlende Schmerzen bei Koronarischämie<br>• abgeschwächte Reaktionen auf Hypoglykämie<br>• abgeschwächte Reaktion auf Blasenfüllung<br>• abgeschwächte Sensorik |

## Diabetische Polyneuropathie

Diabetes mellitus ist die häufigste Ursache einer PNP in der westlichen Welt. Mit zunehmender Dauer der Erkrankung steigt die Prävalenz der Neuropathie. Die auftretende autonome Neuropathie und deren mögliche Folgen können von erheblicher anästhesiologischer Bedeutung sein (Tab. 7.8).

Tab. 7.10 Folgen des chronischen Alkoholabusus.

| Symptomatik |
|---|
| • Wernicke-Enzephalopathie<br>• Korsakoff-Syndrom<br>• periphere Polyneuropathie (PNP)<br>• zerebelläre Degeneration<br>• Demenz<br>• alkoholinduzierte Krampfanfälle<br>• Halluzinose |

### Anästhesiologische Konzepte

Ausführlich sind die perioperativen Besonderheiten bei Patienten mit Diabetes mellitus im Kapitel 5.8 dargestellt. Für den Bereich der diabetischen PNP sind insbesondere die in Tab. 7.9 dargestellten Aspekte von Bedeutung.

## Alkoholtoxische Polyneuropathie

Die Besonderheiten der chronischen Alkoholabhängigkeit sind in Kap. 9.1 ausgeführt. Nach der diabetischen PNP ist die alkoholtoxische PNP die zweithäufigste und tritt bei etwa 10–30% aller Alkoholabhängigen auf (Neundorfer 2001).

Abhängig von der jeweiligen Ausprägung sind die Einwilligungsfähigkeit, Kooperation und kognitive Funktionen eingeschränkt (Tab. 7.10). Häufige Begleiterscheinung eines chronischen Alkoholabusus ist eine Mangelernährung, die insbesondere zu Mangelzuständen des Vitamin-B-Komplexes führen kann. Laborchemisch macht sich dies unter Umständen durch eine megaloblastäre Anämie mit typisch vergrößerten erythrozytären Zellvolumina >95 fl mit einem Durchmesser >8,5 µm bemerkbar.

Tab. 7.9 Anästhesierelevante Folgen der diabetischen Polyneuropathie.

| System | Folgen |
|---|---|
| Gastroparese/Ösophagusdystonie | Ileuseinleitung bei erhöhtem Aspirationsrisiko<br>evtl. Metoclopramid zur Motilitätssteigerung |
| vasomotorische Störungen | inadäquate Reaktion auf Hypotension<br>häufiger intraoperative Hypothermien (Kitamura et al. 2000) |
| Frequenzstarre | abgeschwächter Herzfrequenzanstieg unter Belastung |
| hyperadrenerge autonome Neuropathie | Noradrenalinspiegel ↑, dadurch Gefahr des plötzlichen Herztodes ↑ |
| stumme Myokardischämie | 12-Kanal-EKG/Troponinkontrollen erwägen |
| abgeschwächte Sensorik | adäquate Lagerung, regelmäßige Kontrolle |
| Miktionsschwierigkeiten | ggf. Blasenkatheter |

### Anästhesiologische Konzepte

Lachgas interferiert mit Vitamin $B_{12}$, indem es das in Vitamin $B_{12}$ enthaltene Kobalt zu $Co^{2+}$ und $Co^{3+}$ oxidiert. Dadurch wird das für die Methioninsynthese notwendige Methylcobalamin inaktiviert. Funktionsfähiges Vitamin $B_{12}$ ersetzt das inaktivierte Methylcobalamin (Waschke 2001). Bei Patienten mit vorhandenem Vitamin-$B_{12}$-Mangel kann es deshalb durch die Anwendung von Lachgas zu einer megaloblastischen Anämie kommen.

**Cave** Bei Patienten mit einem vermuteten Vitamin-$B_{12}$-Mangel sollte auf den Einsatz von Lachgas verzichtet werden.

## 7.4.2 Multiple Sklerose

### Definition und Ätiologie

Die Multiple Sklerose (MS, ED, Enzephalomyelitis disseminata) ist die häufigste neurologische Erkrankung des jungen Erwachsenenalters. Die Ätiologie ist trotz intensiver Forschung nicht sicher geklärt (Keegan et al. 2002). Die MS gehört zu den sog. *Entmarkungskrankheiten* (Tab. 7.**11**) und ist die häufigste neurologische Erkrankung überhaupt, die zu bleibender Behinderung führt. Bei der MS handelt es sich um eine chronisch-entzündliche Erkrankung des Zentralnervensystems mit unterschiedlichem Ausmaß an Demyelinisierung und axonalem Schaden.

### Klinischer Verlauf und Prognose

Bei ca. 85% der Patienten verläuft die Erkrankung *in Schüben*, die durch diskrete klinische Attacken mit Remissionen gekennzeichnet sind (Relapsing-remitting MS, RRMS). Ein kleiner Anteil der Patienten (ca. 15%) haben eine sog. *primär progressive MS* (PPMS) ohne klinische Zeichen von Remissionen.

Tab. 7.**11** Systematik der Entmarkungskrankheiten.

| Symptomatik |
|---|
| • Multiple Sklerose (MS, ED) |
| • Neuromyelitis optica (Device-Syndrom) |
| • diffuse Sklerose |
| • konzentrische Sklerose |
| • Leukodystrophien |
| • neuroaxonale Dystrophie |
| • Meningomyeloradikulitis (Lyme Disease) |
| • subakute sklerosierende Panenzephalitis |
| • Creutzfeldt-Jakob-Krankheit (CJK) |

Die Prognose der MS ist sehr variabel. Die Faktoren, die den Verlauf beeinflussen, sind nicht ausreichend belegt, um für den individuellen Patienten zum Zeitpunkt der Diagnosestellung eine Prognoseabschätzung zu erlauben.

### Diagnose

Die Diagnose der MS erfolgt anhand klinischer Symptome, ergänzt durch laborchemische und radiologische Befunde (Abb. 7.**9**). Die aktuellen internationalen Diagnosekriterien erlauben, die Diagnose einer Multiplen Sklerose bereits nach dem ersten Krankheitsschub zu stellen (McDonald et al. 2001).

### Therapie

Das Hauptaugenmerk liegt auf der Behandlung akuter Schübe, einer Reduktion der entzündlichen Krankheitsaktivität, einer Verhinderung der Progression der Behinderung und einer stadiengerechten Behandlung krankheitsassoziierter Symptome. Kurative Behandlungsansätze existieren bisher nicht.

Häufige Symptome wie Spastik, Ataxie, Schmerzen, Dyästhesien und Blasenstörungen machen oft eine medikamentöse Behandlung erforderlich. Hierzu werden unter anderem für den Anästhesisten relevante Medikamente mit muskelrelaxierenden Eigenschaften eingesetzt, beispielsweise Baclofen (z. B. Lioresal), Tizanidin (z. B. Sirdalud) und verschiedene Benzodiazepine wie Tetrazepam (z. B. Musaril) oder Diazepam (z. B. Valium).

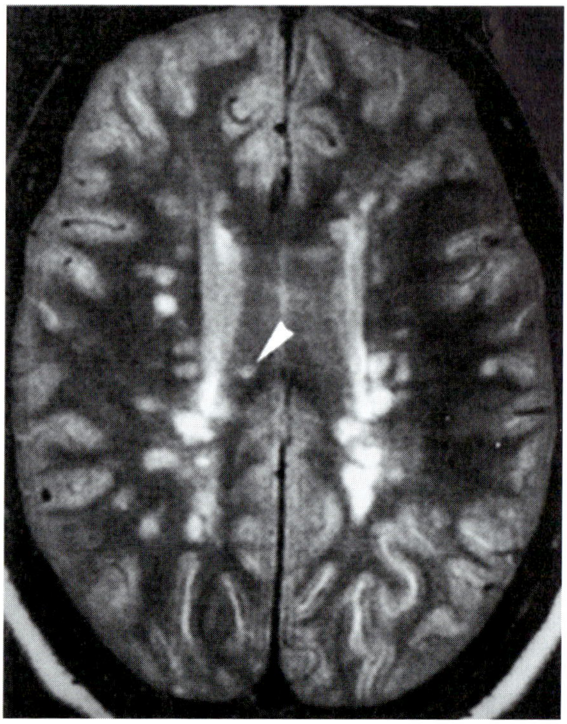

Abb. 7.**9** MRT-Bild bei multipler Sklerose (Quelle: Mumenthaler u. Mattle 2008).

### Präoperative Evaluierung

Neben einer ausführlichen *Anamnese* und Erhebung der *Medikation* (insbesondere auch der letzten Einnahme von Kortikosteroiden) sind ggf. durch Fremdanamnese typische begleitende Symptome einer MS zu erfragen. Eine kurze *neurologische Befunderhebung* erscheint sinnvoll. Besonders sollte hier Wert auf persistente motorische Einschränkungen gelegt werden und hierbei speziell der Atemmuskulatur.

Im Rahmen der Prämedikationsvisite sollten insbesondere die möglicherweise durch Spastik beeinträchtigte *respiratorische Funktion* oder durch Schluckstörungen bedingte gehäufte *Aspirationen* evaluiert werden. Eine autonome Dysfunktion macht sich durch eine orthostatische Dysregulation bemerkbar.

Eine perioperative Kortikosteroidmedikation muss ebenso wie eine Therapie eines inadäquaten Volumenstatus in Erwägung gezogen werden. Eine emotionale Labilität sollte durch niedrig dosierte perorale Gaben von Benzodiazepinen zur medikamentösen Prämedikation therapiert werden.

**Merke** Häufig ist eine perioperative Kortikoidsubstitution nötig.

### Anästhesiologische Konzepte

Akzeptierte Richtlinien oder ein Konsens zur anästhesiologischen Vorgehensweise bei Patienten mit MS existieren nicht.

Uneinigkeit besteht insbesondere darin, ob ein *Regionalanästhesieverfahren* prinzipiell eher zurückhaltend einzusetzen sei (Papenfuß et al. 2009). Ein Fallbericht beschreibt die Diagnose einer bis dahin unentdeckten MS im Verlauf einer Spinalanästhesie (Levesque et al. 1988). Lidocain kann bei Patienten mit gesicherter MS, möglicherweise aufgrund seiner natriumkanalblockierenden Eigenschaften nach i.v. Gabe, subklinische Symptome demaskieren (Sakurai et al. 1992). Eine diagnostische Lumbalpunktion bei MS-Patienten unter der Therapie mit Kortikosteroiden scheint eine erhöhte Gefahr einer zerebralen Venenthrombose in sich zu bergen (Vandenberghe et al. 2003). Andererseits existieren zahlreiche Arbeiten, die über einen unauffälligen Verlauf bei verschiedensten rückenmarknahen Anästhesieverfahren berichten (Bouchard et al. 1984, Vadalouca et al. 2002).

Aufgrund einzelner Fallberichte scheinen sich nach der Anwendung von Medikamenten wie Propofol und Sevofluran keine Hinweise auf eine Veränderung der Krankheitsprogression zu ergeben (Kohno et al. 1994, Matsuura et al. 1998, Yamashita et al. 2003).

Auf eine ausreichende *perioperative Stressabschirmung* sollte geachtet werden, da ungewöhnliche emotionale Erregung oder Schmerzen einen akuten Schub auslösen können.

**Monitoring.** Das intraoperative Monitoring beinhaltet neben EKG, Pulsoxymetrie, Kapnometrie und Magensonde insbesondere ein neuromuskuläres Monitoring (NMT).

**Cave** Neben dem üblichen Routinemonitoring sollte auf eine Temperaturmessung nicht verzichtet werden, da eine Hyperthermie einen akuten Schub auslösen kann.

Periphere Nervenblockaden scheinen bei MS-Patienten durchführbar, bei interskalenären Blockaden wurde jedoch vor dem sog. Double- oder Triple-Crash-Phänomen gewarnt. Nach individueller Abwägung sind rückenmarknahe Leitungsanästhesien oder Allgemeinanästhesien in Betracht zu ziehen. Eine ausreichende Datenlage zur Empfehlung einzelner intravenöser oder inhalativer Anästhetika existiert ebenso wenig wie zur Applikation von Lokalanästhetika. Atemwegsschwierigkeiten sind keine typischen Begleiterscheinungen der MS.

**Merke** Auf die Gabe von depolarisierenden Muskelrelaxanzien sollte aufgrund der Gefahr einer Hyperkaliämie verzichtet werden. Nicht depolarisierende Muskelrelaxanzien sollten insbesondere bei Patienten mit relevanter Komedikation titriert verabreicht und ihre Wirkung relaxometerisch kontrolliert werden (qualitatives Monitoring, z. B. TOF-Ratio).

Insbesondere nach einer Allgemeinanästhesie ist bei Patienten mit Beteiligung des Hirnstamms auf eine ausreichende Rückkehr der Schutzreflexe zu achten. Wenngleich die respiratorische Einschränkung keine typische Begleiterscheinung einer MS ist, sollte die muskuläre Funktion gerade bei Patienten mit MS aber akribisch überwacht werden. Da auch nicht neurologisch vorerkrankte Patienten nach einer Einmalinjektion eines nicht depolarisierenden, mittellang wirksamen Muskelrelaxans nach 2 h nachweislich noch in 30–40% einen klinisch-relevanten Überhang aufweisen (Debaene et al. 2003), muss auf Patienten mit MS nach einer Allgemeinanästhesie ein besonderes Augenmerk gelegt werden.

## 7.4.3 Parkinson-Syndrome

### Parkinson-Erkrankung

#### Definition und Epidemiologie

Morbus Parkinson (MP) ist eine neurodegenerative Erkrankung, die verschiedene Bereiche des Gehirns betrifft. Die Prävalenz der Erkrankung steigt exponentiell zwischen dem 65. und 90. Lebensjahr. Neurologische Mischbilder zwischen Morbus Parkinson und Morbus Alzheimer sind häufig.

#### Pathophysiologie und klinische Symptome

Degenerationen im Bereich der Substantia nigra sind für die bekannten motorischen Defizite, v.a. den Ruhetremor, verantwortlich. Patienten mit einer Parkinson-Erkrankung weisen in über 60% der Fälle bereits eine Degeneration der nigrostriaten Neurone auf, bevor deutliche klinische Symptome auftreten.

Die klassische Symptom-Trias ist:

- Ruhetremor,
- Muskelrigidität,
- Bradykinesie.

Hinzu kommen häufig Bradyphrenie, eine Verlangsamung der geistigen Abläufe, oft mit einem depressiven Syndrom assoziiert, und vegetative Störungen mit Salbengesicht, nächtlichem Schwitzen, Blasenfunktionsstörungen und autonomer Dysregulation.

## Therapie

**Symptomatische Therapie.** Ziel der symptomatischen Therapie ist es, dem Patienten möglichst lange eine adäquate Lebensqualität zu ermöglichen. Nach wie vor ist *Levodopa,* das im Gehirn zu Dopamin umgewandelt wird und so den Mangel an Dopamin auszugleichen vermag, die wirksamste Medikation zur Behandlung (Tab. 7.**12**). Letztlich limitieren nur die Nebenwirkungen und der Verlust der Wirksamkeit mit der Zeit den langfristigen Einsatz. Zur Milderung der peripheren dopaminergen Wirkungen erfolgt die Medikation stets in Kombination mit einem am peripheren Nervensystem wirksamen Dopamin-Decarboxylase-Hemmer.

**Restaurative und regenerative Therapieverfahren.** Hierzu zählen (Tab. 7.**13**):

- Läsionsverfahren (Gpi-Pallidotomie und VL-Thalamotomie),
- Stimulationsverfahren (Vim-, Gpi- und Stn-Stimulation).

Durch die Einführung der Levodopa-Therapie ging die Anzahl der operativen Läsionseingriffe deutlich zurück. Die „late stage problems" haben zusammen mit Fortschritten in der Grundlagenforschung, einer verbesserten Zielgenauigkeit der stereotaktischen Operationsverfahren und moderner bildgebender Verfahren aber zu einer Renaissance der neurochirurgischen Therapieoptionen geführt (Tab. 7.**13**; Betchen et al. 2003).

## Präoperative Evaluierung

**Respiratorisches System.** Beeinträchtigungen des respiratorischen Systems bei Patienten mit MP sind häufig. Mangelhafte willkürliche Kontrolle und Funktion der Pharyngealmuskulatur und der oberen Atemwege führen zu Sekretverhalt, Atelektasen, Aspiration und Infektionen.

Tab. 7.**12** Medikamentöse Therapie des Morbus Parkinson (Kalenka et al. 2005).

| Klasse | Medikament | Nebenwirkungen |
|---|---|---|
| Dopaminvorstufe | Levodopa plus periphere Decarboxylasehemmer:<br>• Benserazid (Madopar)<br>• Carbidopa (Nacom) | Übelkeit, Erbrechen, orthostatische Dysregulation, Dyskinesie |
| Dopaminagonisten | Bromociptin (Pravidel) | Übelkeit, Erbrechen, Hypotonien |
| Monoaminooxidase-Typ-B-Inhibitoren | Selegilin (Movergan) | Übelkeit, Erbrechen, orthostatische Dysregulation, Dyskinesie<br>*cave:* Opioide |
| Anticholinergika | Biperiden (Akineton) | Mundtrockenheit, Obstipation, Tachykardie |
| Amantidine | Amantidin (PK Merz) | Schwindel, Gefahr eines malignen neuroleptischen Syndroms in Kombination mit Neuroleptika |

Tab. 7.**13** Neurochirurgische Therapieverfahren bei Morbus Parkinson.

| Technik | Indikation | Nebenwirkungen |
|---|---|---|
| **Läsionsverfahren** | | |
| VL-Thalamotomie | einseitiger Ruhetremor | motorische Halbseitensymptomatik |
| Gpi-Pallidotomie | Dyskinesien, Rigor, Fluktuationen | Hemianopsie, Sprech- und Sprachstörungen |
| **Stimulationsverfahren** | | |
| Vim-Stimulation | Ruhetremor | Dysarthrie |
| Stn-Stimulation | Bradykinesie, Rigor | Hemiballismus |
| Gpi-Stimulation | Dyskinesien, Rigor | |

Gpi: Globus pallidus internus; Gpe: Globus pallidus externus; Stn: Nucleus subthalamicus; VL: Nucleus thalamicus ventrolateralis; Vim: Nucleus thalamicus ventralis intermedius.

Tab. 7.**14** Anästhesiologische Besonderheiten bei Patienten mit Morbus Parkinson (Kalenka et al. 2009).

| Organsystem | Anamnestische Hinweise | Mögliche Komplikationen | Ergänzende Tests |
|---|---|---|---|
| Atemwege | Schluckstörungen, Rigidität, Bradykinesie, Funktionsstörung der Atemwegsmuskulatur | Aspirationspneumonie, Mundöffnung eingeschränkt, Hustenstoß abgeschwächt | Thoraxröntgen ggf. Lungenfunktion |
| Herz-Kreislauf-System | orthostatische Dysregulation, Hypovolämie | Kollaps | |
| Gastrointestinaltrakt | Mangelernährung | Pharmakokinetik verändert | |
| Harnwege | Miktionsschwierigkeiten | Urinableitung nötig | |
| endokrines System | Selegilin-Therapie | abnormer Glukosemetabolismus | Blutzuckerkontrolle |
| ZNS | Depression, Halluzinationen, Demenz | postoperative Verwirrtheit | |

**Cave** Die Aspirationspneumonie stellt die häufigste Todesursache bei MP-Patienten dar!

Pulmonale Beeinträchtigungen können auch aufgrund von Rigidität, Bradykinesie und fehlerhafter muskulärer Koordination der Atemwegsmuskulatur entstehen (Tab. 7.**14**). Bei etwa ⅓ der Erkrankten liegt eine obstruktive Atemwegsstörung vor.

**Kardiovaskuläres System.** Bedingt durch die Nebenwirkungen der Parkinson-Medikation ist die orthostatische Dysregulation eine der häufigsten Beeinträchtigungen dieser Patienten (Tab. 7.**14**). Beim Abfall des arteriellen Mitteldrucks kommt es nicht zu einem adäquaten Anstieg der Herzfrequenz, die Herzfrequenz kann sogar weiter abfallen. Letztlich ist nicht vollständig geklärt, ob eine autonome Dysfunktion darüber hinaus eine entscheidende Rolle spielt. Das Salbengesicht jedoch gilt als klassische Manifestation einer autonomen Dysfunktion der Erkrankung.

**Medikamentenapplikation.** Perioperativ ist auf die gewohnte Medikamentenapplikation zu achten (Deiner et al. 2009). Eine perioperative Symptomzunahme ist meist durch fehlende Medikamenteneinnahmen begründet. Als Applikationsform für Levodopa existiert nur die orale Form, die Absorption erfolgt im Dünndarm, die Halbwertszeit liegt bei 1–3 h. Eine präoperative Einnahme sollte daher zeitlich möglichst nah zum Anästhesiebeginn erfolgen. Falls nötig, muss die Applikation über eine Magensonde erfolgen, Suppositorien sind nicht möglich.

Alternativ kann Apomorphin, ein kurz wirksamer Dopaminagonist, eingesetzt werden. Die hohe emetische Potenz macht jedoch leider häufig die Kombination mit einem Antiemetikum notwendig.

Aufgrund dieser relevanten Komorbiditäten und resultierenden Problemen kommt der genauen präoperativen Untersuchung des Patienten möglichst durch den behandelnden Anästhesisten eine besondere Bedeutung zu (Deiner et al. 2009).

**Merke** Im Zusammenhang mit Anästhesien für nicht neurochirurgische Therapieverfahren sollte die Parkinson-Medikation immer möglichst zeitnah beibehalten werden (Deiner et al. 2009).

## Anästhesiologische Konzepte

Für einen Eingriff, der nicht in den Bereich der neurochirurgischen Therapieverfahren zur Behandlung des MP fällt, sollte perioperativ auf die gewohnte Medikamentenapplikation geachtet werden (Deiner et al. 2009).

**Regionalanästhesien.** Diese scheinen aufgrund vieler Vorteile Verfahren der Wahl zu sein. Durch Vermeidung einer Allgemeinanästhesie (insbesondere von Muskelrelaxanzien) sind Verschleierungen des Tremors unwahrscheinlich und ermöglichen somit ein frühzeitiges Erkennen von typischen behandlungsbedürftigen Situationen. Übelkeit und Erbrechen sind nach Regionalanästhesieverfahren seltener und gewährleisten eher eine zeitgerechte perioperative orale Medikamenteneinnahme (Kalenka et al. 2005).

**Atemwegssicherheit.** Aufgrund der vielfältigen möglichen Beeinträchtigungen des respiratorischen Systems bei Patienten mit MP kommt der Atemwegssicherheit besondere Bedeutung zu. Das erhöhte Aspirationsrisiko sowie die mögliche Muskelrigidität mit entsprechend eingeschränkter Mundöffnung verlangen besondere Aufmerksamkeit während einer Intubation. Unzureichende Kontrolle der Pharyngealmuskulatur und Muskelrigidität können die respiratorische Funktion einschränken. Eine ausreichende Spontanatmung und eine Rückkehr der neuromuskulären Funktion nach der Gabe von Muskelrelaxanzien müssen gewährleistet sein. Succinylcholin sollte aufgrund der möglichen Folgen einer Hyperkaliämie vermieden werden (Nicholson et al. 2002).

**Intravenöse Anästhetika ( Tab. 7.15).** In einigen Fallberichten wird das perioperative Auftreten parkinsonoider Episoden bei Patienten, die zur Allgemeinanästhesie *Thiopental* erhalten hatten, diskutiert (Freed et al. 2001). Bisher ist eine

Tab. 7.15 Beurteilung anästhesierelevanter Medikamente bei Patienten mit Morbus Parkinson (Kalenka et al. 2005, Kalenka et al. 2009).

| Medikament | Beurteilung |
|---|---|
| **Intravenöse Anästhetika** | |
| Thiopental | Einsatz vermutlich sicher |
| Propofol | während neurochirurgischer Therapieverfahren vermeiden |
| Etomidat | Einsatz vermutlich sicher |
| **Inhalationsanästhetika** | |
| Halothan | vermeiden (Arrhythmogenität) |
| Isofluran | Einsatz vermutlich sicher |
| Sevofluran | Einsatz vermutlich sicher |
| Desfluran | keine ausreichende Datenlage |
| **Analgetika** | |
| Morphin | mögliche Muskelrigidität |
| Alfentanil | dystone Reaktionen |
| Fentanyl | mögliche Muskelrigidität |
| Sufentanil | keine ausreichende Datenlage |
| Remifentanil | Einsatz vermutlich sicher |
| Pethidin | vermeiden bei Patienten mit Selegilin-Medikation |
| nicht steroidale Antiphlogistika | Einsatz vermutlich sicher |
| **Muskelrelaxanzien** | |
| Succinylcholin | vermeiden (Hyperkaliämie) |
| nicht depolarisierende Muskelrelaxanzien | Einsatz vermutlich sicher |
| **Sonstige** | |
| Metoclopramid | vermeiden |
| Domperidon | vermeiden |
| Serotoninantagonisten | Einsatz vermutlich sicher |
| β-Blocker | während neurochirurgischer Therapieverfahren vermeiden (Tremorunterdrückung) |

direkte Auslösung parkinsonoider Symptome beim Menschen durch Thiopental nicht erwiesen.

Die Gabe von *Ketamin* ist zumindest theoretisch durch die sympathomimetische Wirkung relativ kontraindiziert (Kalenka et al. 2005). Eine ausreichende Datenlage ist zur abschließenden Beurteilung der Anwendung dieser Substanz bei Patienten mit MP jedoch nicht vorhanden.

*Propofol* als gut steuerbares und kurz wirksames und somit vermeidlich günstig erscheinendes Medikament (v. a. während neurochirurgischer Therapieverfahren) hat bei Patienten mit MP nicht vorhersehbare Auswirkungen. Sowohl das Verschwinden des Tremors (Anderson et al. 1994) als auch ein Auslösen von Dyskinesien sind beschrieben (Krauss et al. 1996).

**Inhalationsanästhetika (Tab. 7.15).** Diese führen – in klinisch relevanten Dosierungen durch Hemmung des Dopamin-Reuptakes – zur Erhöhung der extrazellulären Dopaminkonzentration. Bei Patienten unter einer Medikation mit L-Dopa ist (insbesondere bei Einsatz von Halothan durch Sensibilisierung des Myokards für Katecholamine) der Einsatz individuell abzuwägen. Sevofluran und Isofluran sind zwar weniger arrhythmogen, der negative Einfluss auf die Hämodynamik bei vorbestehender Hypovolämie und Noradrenalin-Depletion durch L-Dopa ist aber zu beachten. Für Desfluran liegen noch keine ausreichenden Erfahrungen vor.

**Analgetika (Tab. 7.15).** Eine bekannte Nebenwirkung von Opioiden ist die Muskelrigidität, die sowohl bei gesunden Personen als auch bei an MP erkrankten Patienten auftreten kann. Morphin vermag in sehr niedriger Dosierung auftretende Dyskinesien abzuschwächen und in höheren Dosierungen eine Zunahme der Akinesie zu provozieren (Nicholson et al. 2002). Der Einsatz von niedrig dosiertem Remifentanil scheint eine mögliche Alternative zu sein (Gray et al. 2003). Unter der Kombination von Pethidin und dem MAO-Inhibitor Selegilin (z. B. Movergan) treten Muskelrigidität, Hyperthermie und Agitation auf, weshalb diese Interaktion unbedingt vermieden werden sollte (Zornberg et al. 1991). Es ist davon auszugehen, dass aufgrund des zunehmenden Einsatzes von Selegilin diese Interaktion im zunehmenden Maße zu beachten sein wird. Nicht steroidale Antiphlogistika scheinen eine sinnvolle und sichere Alternative sowohl in Kombination als auch im Rahmen einer analgetischen Monotherapie zu sein.

**Monitoring.** Das intraoperative Monitoring beinhaltet neben EKG, Pulsoxymetrie, Kapnometrie, Magensonde insbesondere ein neuromuskuläres Monitoring (NMT).

## Postoperatives Management

Im Rahmen der Narkoseausleitung kann die Unterscheidung von postoperativem Muskelzittern (Shivering) und Symptomen des MP Schwierigkeiten bereiten. Patienten mit MP neigen häufiger zu postoperativer Verwirrtheit und zu Halluzinationen.

Vermieden werden sollten Medikamente, die eine akute Verschlechterung der Parkinson-Symptomatik auslösen können. Dies sind insbesondere Metoclopramid, Droperidol und

Phenothiazine. Dies macht die perioperative Behandlung von Übelkeit und Erbrechen schwierig, Serotonin-(5-$HT_3$)-Antagonisten können eine mögliche Alternative sein.

### Anästhesiologische Konzepte während neurochirurgischer Therapieverfahren

Die neurochirurgischen Behandlungsverfahren stellen besondere Anforderungen an den behandelnden Anästhesisten. In den meisten Fällen wird die Medikation 12–24h präoperativ ausgesetzt, um den Patienten mit entsprechender Symptomatik während einer differenzierten Analgosedierung in Kombination mit der Anwendung von Lokalanästhetika zu beurteilen.

**Cave** Der vorhandene Tremor kann am EKG-Monitor Herzrhythmusstörungen, z.B. Kammerflimmern, vortäuschen.

**Neuere Verfahren.** Neuerdings hat die Anwendung der Deep Brain Stimulation (DBS) für einige selektierte Patienten mit Parkinson eine Renaissance erfahren (Kalenka et al. 2009). Operative Eingriffe können in diesem Zusammenhang mit einer modifizierten Allgemeinanästhesie durchgeführt werden (Kalenka et al. 2009).

## Shy-Drager-Syndrom

### Definition und Epidemiologie

Beim Shy-Drager-Syndrom (SDS) handelt es sich um eine degenerative Erkrankung des zentralen Nervensystems (ZNS) älterer Patienten (Hutchison et al. 1984), die zu einer autonomen Dysfunktion mit orthostatischer Hypotension führt. Sie wurde erstmals von George M. Shy und Glenn A. Drager im Jahre 1960 beschrieben (Shy et al. 1960). Publizierte Daten zu Patienten mit SDS sind rar und teils sehr alt.

Das SDS zählt zu den langsam progressiven Multisystemdegenerationen mit autonomer Dysregulation. Die Genese ist bislang unklar (Hutchison et al. 1984), eine intellektuelle Beeinträchtigung besteht nicht (Bevan 1979). Der Tod tritt oftmals aufgrund einer synkopalen zerebralen Ischämie ein (Hutchison et al. 1984).

**Merke** Häufig wird das SDS zu den parkinsonoiden Syndromen mit „Plus“-Symptomatik gezählt.

Das Erkrankungsalter liegt bei 35–75 Jahren, Männer sind häufiger als Frauen betroffen. Die Überlebensdauer beträgt durchschnittlich 7–8 Jahre nach Diagnosestellung.

### Pathophysiologie und klinische Symptome

Das klinische Erscheinungsbild von Patienten mit SDS beruht auf Symptomen der *autonomen Dysfunktion* sowie *extrapyramidalen Symptomen* (Hutchison et al. 1984) und ist gekennzeichnet durch:

- orthostatische Hypotension,
- Parkinsonismus,
- Blasen-Darm-Dysfunktion,
- Potenz- und Libidoverlust sowie
- vermindertes Schwitzen.

Im Endstadium können auch pyramidale, zerebelläre Symptome und Zeichen einer Vorderhornschädigung hinzukommen (Multisystemkrankheit).

Bereits beim Aufrichten in eine 45°-Position kann der Blutdruck bedrohlich absinken, während weder Herzfrequenz noch Schlagvolumen kompensatorisch zunehmen. Außerdem treten häufig kardiale Arrhythmien auf. In mehreren Fallberichten wurde eine gesteigerte Sensitivität für i.v. applizierte Katecholamine beschrieben, die teils auf die progrediente Denervation, aber auch auf eine gestörte Barorezeptorfunktion zurückgeführt werden.

Patienten mit fortgeschrittenem SDS leiden häufig an obstruktiver Schlafapnoe und Stimmbandparalyse.

### Therapie

Zur symptomatischen Therapie des SDS werden $\alpha$-adrenerge Substanzen wie Ephedrin, Isoproterenol und Methoxamin, in Ergänzung auch L-Dopa mit Benserazid und Hydrokortison empfohlen, diätetisch auch kochsalzreiche Ernährung. Eine kausale Therapie des Shy-Drager-Syndroms ist nicht möglich.

### Präoperative Evaluierung

Sowohl eine suffiziente präoperative Vorbereitung als auch eine Planung des anästhesiologischen Verfahrens ist immens wichtig. Eine *präoperative medikamentöse Behandlung* ist notwendig, um postoperative hypotensive Phasen und eine unnötig hohe Volumenüberladung zu vermeiden (Hutchison et al. 1984).

### Anästhesiologische Konzepte

**Mögliche Schwierigkeiten.** Die autonome Dysfunktion bei Patienten mit SDS verursacht eine Vielzahl anästhesiologisch-relevanter Probleme.

**Merke** Ein adäquates kardiovaskuläres Monitoring (zentralvenöser Katheter und arterielle Blutdruckmessung) und die Aufrechterhaltung der hämodynamischen Stabilität sind für alle anästhesiologischen Verfahren bei Patienten mit SDS von außerordentlicher Bedeutung.

Als Folge der Dysfunktion des autonomen Nervensystems ist die klinische Beurteilung eines Patienten mit SDS deutlich erschwert. Weder Schwitzen, Tachykardie noch Blutdruckschwankungen können zuverlässig zur Abschätzung der Narkosetiefe genutzt werden. Entsprechend ist die Verwendung von Narkosetiefemonitoring (z.B. BIS oder CSI) zur Narkosesteuerung anzuraten. Aufgrund der möglichen autonomen Dysregulation sollte auch eine kontinuierliche *Temperaturmessung* durchgeführt werden.

Die Wirkung von *sympathomimetischen Medikamenten* und Katecholaminen ist nicht vorhersehbar, sodass auf deren Anwendung nach Möglichkeit verzichtet werden sollte (Hutchison et al. 1984). Diese Pharmaka können aufgrund einer bestehenden Denervationshypersensibilität extreme Schwankungen des Blutdrucks und anderer kardiovaskulärer Funktionen hervorrufen (Bevan 1979).

Das *Aspirationsrisiko* aufgrund einer Magen-Darm-Funktionsstörung (z. B. Gastroparese) ist bei vielen Patienten mit Shy-Drager-Syndrom deutlich erhöht. Zusätzlich liegt oft eine Stimmbandlähmung vor, sodass eine fiberoptische Wachintubation oder Ileuseinleitung (RSI) stets erwogen werden sollte.

Für die *Aufrechterhaltung der Narkose* gilt es zu beachten, dass die maschinelle Beatmung den venösen Rückstrom zum Herzen (Preload) reduziert und somit eine mögliche Hypotension noch weiter aggravieren kann.

**Anästhesieverfahren.** Die Entscheidung für ein *Allgemein- oder Regionalanästhesieverfahren* wird kontrovers beurteilt und ist eine Einzelfallentscheidung (Papenfuß et al. 2009). Viel wichtiger als das eigentliche Anästhesieverfahren scheint aber die suffiziente perioperative Überwachung des Patienten mit der Aufrechterhaltung einer adäquaten kardiovaskulären Stabilität zu sein (Bevan 1979).

**Monitoring.** Das intraoperative Monitoring beinhaltet neben EKG, Pulsoxymetrie, Kapnometrie, Magensonde insbesondere ein neuromuskuläres Monitoring (NMT).

> **Cave** Die Reaktion auf sympathomimetische Medikamente ist nicht vorherzusehen!

### Postoperatives Management

In der postoperativen Überwachungsperiode können klinische Zeichen der Hypotension und autonomen Dysfunktion extrem ausgeprägt erscheinen. Eine Hochlagerung der unteren Extremitäten, die konsequente Fortführung der Infusionstherapie, sympathomimetische Medikamente und 9α-Fluorohydrokortison können weiterhin erforderlich sein. Die hämodynamische Überwachung sollte engmaschig und ausreichend lange durchgeführt werden.

> **Cave** Bereits beim Aufrichten in eine 45°-Position kann bei Patienten mit SDS der Blutdruck bedrohlich abfallen!

## 7.4.4 Alzheimer-Demenz

### Definition und Epidemiologie

Der Zusammenhang zwischen spezifischen neuropathologischen Veränderungen und einem speziellen Demenzsyndrom wurde 1906 von Alzheimer erstmals beschrieben. Der schleichende Beginn der Erkrankung macht anfangs durch eine *Gedächtnisstörung* auf sich aufmerksam. Im weiteren Verlauf der Erkrankung kommt es zu multiplen kognitiven Defiziten. Der *kognitive Abbau* führt zu bedeutsamen sozialen und beruflichen Auswirkungen.

*Mischbilder* zwischen der Alzheimer-Demenz (AD) und anderen neuropathologischen Erkrankungen wie der vaskulären Enzephalopathie, Morbus Parkinson und der Demenz mit Lewy-Körperchen sind häufig.

Nach aktuellen Schätzungen leiden mehr als eine Million Deutsche an einer Demenz, etwa 60 % an einer Demenz vom Alzheimer-Typ. Die Inzidenz steigt altersabhängig mit etwa 1 % jährlicher Zunahme bei den 65–70-Jährigen auf etwa 6–8 % bei den über 85-Jährigen.

### Diagnose

Die klinische Diagnose stützt sich neben einer detaillierten Anamnese auf eine Kombination verschiedener *neurologischer und psychologischer Tests*. Es existiert kein beweisender diagnostischer Test oder biologischer Marker. Differenzialdiagnosen müssen durch entsprechende Tests und Untersuchungen ausgeschlossen werden (Tab. 7.**16**). Letztlich lässt sich die definitive Diagnose häufig nur postmortal durch eine pathologische Untersuchung stellen (Knopman et al. 2001).

### Therapie

Die medikamentösen Therapiemöglichkeiten sind limitiert. Bei Patienten mit leichter bis mittelschwerer AD sind mit individueller Ausprägung *Cholinesterasehemmer* wirksam. Zahlreiche positive Berichte liegen über Tacrin, Donepezil, Rivastigmin und Galatamin vor. Tacrin kann aufgrund des ausgeprägten Nebenwirkungsprofils heute jedoch nicht mehr empfohlen werden.

Tab. 7.**16** Differenzialdiagnose der Alzheimer-Demenz.

| ZNS-Erkrankungen | Systemische Erkrankungen | Substanzinduzierte Erkrankungen |
|---|---|---|
| • Morbus Pick | • Hypothyreose | • Alkoholabusus |
| • zerebrovaskuläre Erkrankungen | • Vitamin-$B_{12}$-Mangel | • chronische Bleiintoxikation |
| • Parkinson-Erkrankung | • Folsäuremangel | • Medikamente |
| • Chorea Huntington | • Niacinmangel | • Morbus Wilson |
| • subdurale Hämatome | • Hyperkalzämie | |
| • Normaldruckhydrozephalus | • Neurolues | |
| • Hirntumor | • HIV-Infektion | |

Relevante Begleiterkrankungen, v.a. bei den betagten Patienten, wie arterieller Hypertonus, Nierenerkrankungen und Diabetes mellitus bedingen häufig eine Therapie.

### Anästhesiologische Konzepte

Es existieren keine Berichte über spezifische Komplikationen durch eine Anästhesie. Die Datenlage ist nicht ausreichend zur Empfehlung bestimmter Verfahren oder Medikamente (Fernandez et al. 2003). Lang wirksame Sedativa und Narkotika sollten vermieden werden.

Pathophysiologisch scheint der Erkrankung eine reduzierte cholinerge Neurotransmission zugrunde zu liegen. Zentral wirksame Anticholinergika wie Atropin oder Scopolamin sollten daher nicht eingesetzt werden. Ein Zusammenhang zwischen Effekten von Anästhetika bei der zentralen cholinergen Neurotransmission und der Alzheimer-Demenz wurden postuliert. Eine monozentrische fallkontrollierte Studie konnte jedoch keinen Zusammenhang finden (Gasparini et al. 2002).

*Postoperative kognitive Veränderungen* sind in der Altersgruppe der betagten Patienten häufig und steigen mit zunehmendem Alter. Die Veränderungen können über Jahre persistieren (Moller et al. 1998). Prävalenz, Ursachen, Risikofaktoren und mögliche Therapien sind nicht bekannt. Im Tiermodell konnte ein Zusammenhang zwischen für Morbus Alzheimer typischen Proteinveränderungen und der Applikation von Inhalationsanästhetika (Kalenka et al. 2007) und einer Hyperoxie (Hinkelbein et al. 2010) nachgewiesen werden.

*Niedrig dosierte Neuroleptika* können zur Behandlung von Agitiertheit, Aggressivität oder psychotischen Symptomen bei Patienten mit AD eingesetzt werden (Doody et al. 2001).

Im Wesentlichen wird das anästhesiologische Management durch die relevanten Begleiterkrankungen bestimmt.

**Merke** Patienten mit Alzheimer-Demenz weisen häufig anästhesiologisch relevante Komorbiditäten auf.

## 7.4.5 Krankheiten der Basalganglien, choreatische Syndrome

### Chorea Huntington

#### Definition und Epidemiologie

Bei der 1872 von Huntington erstmals beschriebenen Chorea (HD, „Veitstanz", Lund-Huntington-Chorea, Erbchorea, Huntington's Disease) handelt es sich um ein extrapyramidales Syndrom mit unwillkürlich einschießenden Hyerkinesien und allgemeiner Hypotonie der Muskulatur (Schon et al. 2003). Betroffen aus morphologischer Sicht sind v.a. die Basalganglien.

Das Leiden ist chronisch progredient und autosomal-dominant erblich. Die Erbanlage hat dabei volle Penetranz. Das Gen selbst (IT 15) ist auf dem kurzen Arm von Chromosom 4 lokalisiert. Es ist durch die abnorme Vermehrung der Aminosäurenfolge „CAG" am n-terminalen Ende gekennzeichnet. Diese Abfolge wird oftmals auch als Triplet-Repeat bezeichnet. Das betroffene Gen kodiert für ein 350 kDa Protein, das *Huntingtin* genannt wird und insbesondere im Striatum und Kortex akkumuliert (Quintanilla et al. 2009, Schon et al. 2003).

Kinder von Genträgern haben ein Krankheitsrisiko von 50%, dabei werden Männer und Frauen gleich häufig betroffen. Die Chorea Huntington tritt mit einer Prävalenz von 2–10 Fällen pro 100 000 Einwohner auf. Das Erkrankungsalter liegt in der Regel zwischen 30 und 50 Jahren mit einem Gipfel um das 45. Lebensjahr. Die durchschnittliche Krankheitsdauer beträgt 12–15 Jahre.

#### Klinische Symptome

Bei den choreatischen Hyperkinesen handelt es sich um plötzlich einschießende unwillkürliche und häufig asymmetrische Bewegungen, die anfangs als allgemeine Unruhe fehlgedeutet werden können. Das Leiden setzt gewöhnlich mit *psychischen Veränderungen* ein, die Kranken erscheinen reizbar und unverträglich, später haltlos, v.a. in sexueller Hinsicht. In fortgeschrittenen Stadien werden Patienten affektiv enthemmt und entwickeln im weiteren Verlauf eine progressive Demenz.

Die *Bewegungsstörungen* sind grob und im Ablauf dyston. Besonders auffällig ist das Grimassieren der mimischen Muskulatur. Sind auch die kaudalen Hirnnerven betroffen, wird das Sprechen verwaschen und oftmals kaum noch artikuliert. Die Koordination von muskulären Bewegungen lässt nach. Sehr charakteristisch ist die Hyperkinesie beim Gehen. Bei 50% der Patienten liegen bereits im Frühstadium okulomotorische Störungen vor (vertikale Blickparesen). Im Endstadium kann es zu athetotischen Bewegungen kommen. Meist treten Rigidität und Akinese mit einer Versteifung der Gelenke ein (Abb. 7.**10**).

#### Therapie

Lediglich eine symptomatische Therapie ist möglich, da eine kausale Therapie bisher nicht bekannt ist. Die psychische Alteration ist durch *Neuroleptika* nur vorübergehend zu beeinflussen. Die Hyperkinese spricht v.a. auf *Dopamin-Rezeptoren-Blocker* der Rezeptorklasse $D_2$ („$D_2$-Rezeptorblocker", z.B. Butyrophenone) an. Interaktionen mit anästhesiologischen Medikamenten ergeben sich somit insbesondere aus der jeweiligen Dauermedikation der Patienten.

#### Anästhesiologische Konzepte

Bei unkooperativen und motorisch hyperaktiven Patienten kann eine sedative *Prämedikation* mit Benzodiazepinen sinnvoll sein, sie kann aber unter ungünstigen Umständen durch Reflexminderung die Aspirationsgefahr erhöhen und bedarf somit der individuellen Nutzen-Risiko-Abwägung.

**Mögliche Schwierigkeiten.** Die Beeinträchtigung der oropharyngealen Muskulatur macht diese Patienten für rezidi-

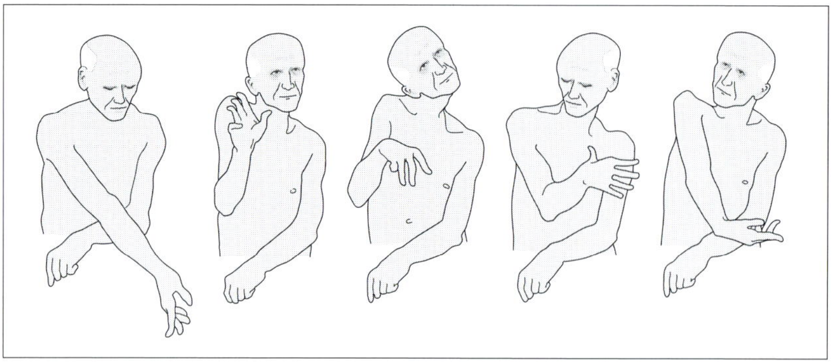

Abb. 7.**10** Die klinische Symptomatik bei Chorea Huntington (Quelle: Mattle u. Mumenthaler 2011).

vierende *Aspirationen*, insbesondere bei Narkoseinduktion und nach Extubation, anfällig. Dysphagie, das auffälligste Symptom, behindert die Nahrungsaufnahme und erhöht das Aspirationsrisiko deutlich. Die Gabe von $H_2$-Rezeptorblockern im Rahmen der Prämedikation erscheint sinnvoll, auf eine Gabe von Metoclopramid (z. B. Paspertin) sollte verzichtet werden.

**Cave** Das Risiko für Aspiration und Reflux ist bei Patienten mit Chorea Huntington deutlich erhöht!

Athetotische choreiforme Bewegungen führen zu einem höheren Potenzial für Verletzungen, sodass die *Extremitätenfixierung* bereits frühzeitig und ausreichend lange durchgeführt werden sollte.

**Medikamentenauswahl.** Die in Tab. 7.**17** aufgeführten Medikamente scheinen nach derzeitiger Datenlage ohne Probleme bei Chorea Huntington anwendbar zu sein. Für die Durchführung von Anästhesien liegen allerdings nur sehr wenige Daten vor (Nandita et al. 2008).

Tab. 7.**17** In mehreren Fallberichten wurde bereits über die unproblematische Anwendung der aufgeführten Medikamente für die Anästhesie von Patienten mit Chorea Huntington berichtet.

| Medikamente |
|---|
| • Fentanyl |
| • Alfentanil |
| • Morphin |
| • Midazolam |
| • Propofol |
| • Pancuronium |
| • Rocuronium |
| • Atracurium |
| • Mivacurium |
| • Lachgas |
| • Isofluran |
| • Sevofluran |

Über die Anwendung von depolarisierenden Muskelrelaxanzien bei Patienten mit Chorea Huntington liegen nur begrenzte Erfahrungen vor. Rigidität der Muskulatur und Bettlägerigkeit steigern das Risiko einer resultierenden Hyperkaliämie nach Succinylcholin-Gaben deutlich. Die Verwendung von Succinylcholin für eine Rapid Sequence Induction (RSI) muss daher bei diesen Patienten mittlerweile als obsolet betrachtet werden. Alternativ sollte Rocuronium (z. B. Esmeron) und ggf. Sugammadex (z. B. Bridion) zur RSI verwendet werden, da hierdurch einerseits die Durchführung der RSI problemlos möglich ist, andererseits aber im Rahmen einer gewöhnlichen Narkoseeinleitung und -durchführung die muskuläre Relaxation effektiv und punktgenau beendet werden kann. Auch die potenzielle Aspirationsneigung von Patienten mit Chorea Huntington erfordert eine sichere und zeitgenaue Beendigung der muskulären Relaxation.

Weiterhin liegen Fallberichte vor, die nach der Anwendung von Thiopental über eine deutlich verlängerte Wirkdauer berichten. Derartige Probleme können allerdings einfach umgangen werden, wenn für die Narkoseinduktion Midazolam oder Propofol genutzt wird.

Aufgrund der motorischen Unruhe mit plötzlich einschießenden unwillkürlichen Bewegungen sollte von Regionalanästhesieverfahren möglichst Abstand genommen werden.

**Merke** Falls möglich Allgemeinanästhesie durchführen!

**Monitoring.** Das intraoperative Monitoring beinhaltet neben EKG, Pulsoxymetrie, Kapnometrie, Magensonde insbesondere ein neuromuskuläres Monitoring (NMT).

**Cave** Die Ileuseinleitung bei Patienten mit Chorea Huntington nicht mit depolarisierenden Muskelrelaxanzien durchführen (Gefahr einer Hyperkaliämie!).

**Merke** Bei Patienten mit Chorea Huntington sollte zur Rapid Sequence Induction (RSI) die Kombination aus Rocuronium und ggf. Sugammadex verwendet werden.

## Zervikale Dystonien: Torticollis spasticus

### Definition und Epidemiologie

Der Torticollis spasticus (spasmodischer oder spastischer Schiefhals, zervikale Dystonie) ist eine phasisch ablaufende, chronisch fortschreitende *dystone Bewegungsstörung*, deren Ätiologie nicht vollkommen bekannt ist. Es handelt sich dabei um ein extrapyramidales Syndrom mit Krämpfen und Hyperkinesien, die einseitig die Hals- und Kopfmuskulatur betreffen.

Der Torticollis spasticus setzt im mittleren Lebensalter zwischen dem 30. und 50. Lebensjahr mit einer Inzidenz von ca. 1 : 100 000 ein. Die Angaben zur Häufigkeit bei den Geschlechtern differieren zwischen 1 : 1 und 1,6 : 1 (Frauen : Männer). Hierbei kommt es zu tonischen Hyperkinesien im Bereich der Hals- und Nackenmuskeln, wobei häufig der Kopf zur Seite gedreht und das Kinn entweder gesenkt oder gehoben wird.

*Ursächlich* finden sich neben erblichen Fällen auch symptomatische Formen. So kann der Torticollis spasticus neben der idiopathischen Form auch nach zervikalem Trauma auftreten oder durch Medikamente induziert werden.

### Klinische Symptome

Der Torticollis spasticus äußert sich durch eine tonische oder intermittierende, ruckartige Drehbewegung oder Neigung des Kopfes. Die heftigen Drehbewegungen verstärken sich bei emotionaler Erregung. Im Verlauf der Wendebewegungen des Kopfes tritt bald eine Hypertrophie der beteiligten Muskeln ein.

### Therapie

Therapeutisch werden drei Wege beschritten. Medikamentös wird der Torticollis spasticus mit *lokalen Injektionen von Botulinumtoxin* (Botox) behandelt. Das Prinzip dieser Behandlung besteht in der funktionellen Denervierung und damit Verminderung der Überaktivität in den dyston aktiven Muskeln. Weil ausschließlich die lokale intermittierend diskontinuierliche, infiltrative Therapie mit Botulinumtoxin Anwendung findet, scheint eine Interaktion mit spezifischen, während einer Anästhesie verwendeten Medikamenten (allerdings bei fehlenden Literaturangaben) eher unwahrscheinlich. Unerwünschte Wirkungen bei der Behandlung der zervikalen Dystonie sind Schwäche der Nackenmuskeln und Dysphagie.

**Merke** Viele Dystonien werden erfolgreich mit lokalen Injektionen von Botulinumtoxin behandelt, das von dem anaeroben grampositiven Sporenbildner Clostridium botulinum gebildet wird.

Auch Anticholinergika, Benzodiazepine und Neuroleptika finden Anwendung. *Verhaltenstherapeutische Verfahren* (Biofeedback-Methoden) und *operative Verfahren* (Rhizotomie) finden als Alternativen zur medikamentösen Therapie Anwendung.

### Anästhesiologische Konzepte

**Merke** Die Mortalität von Patienten mit Torticollis steht in engem Bezug zum *schwierigen Atemweg* bei diesen Patienten.

Zur *Prämedikation* von Patienten mit Torticollis spasticus werden bei vielen Autoren keine besonderen Angaben gemacht. Die Ausprägung des Torticollis kann durch psychische Faktoren aggraviert werden, sodass eine ausreichende präoperative Abschirmung empfohlen werden kann. Auch unmittelbar präoperative Injektionen von Botulinumtoxin können durchgeführt werden und sollen das Risiko vermindern, dass der Patient bei Narkoseinduktion einen akuten Torticollis spasticus entwickelt.

**Cave** Der Torticollis spasticus äußert sich durch eine tonische oder ruckartige Drehbewegung oder Neigung des Kopfes. Die heftigen Drehbewegungen verstärken sich potenziell bei emotionaler Erregung.

**Mögliche Schwierigkeiten.** Das Einlegen von peripher-venösen Kanülen kann wegen des bei einigen Patienten intermittierend auftretenden Hemiballismus deutlich erschwert sein.

Die resultierende Muskelhypertrophie und Kopfbewegungen können in ungünstigen Fällen auch zu *Intubationsschwierigkeiten* führen. Insbesondere sind der M. sternocleidomastoideus und M. splenius capitis betroffen.

**Merke** Aufgrund der Beeinträchtigung der Halsmuskulatur leiden viele Patienten an Dysphagie, die eine erhöhte Aspirationsgefahr induziert, zusätzlich kann die Intubation erschwert sein.

Auch ein *Trismus* tritt gelegentlich in Erscheinung, wobei er oft unvermittelt und unwillkürlich einsetzt und damit die Durchführung einer Intubationsnarkose sogar unmöglich machen kann. Entsprechend ist bei jedem Patienten mit geplanter Intubationsnarkose bereits frühzeitig zu prüfen, ob die Möglichkeit besteht, den Patienten suffizient zu ventilieren und zu intubieren.

Theoretisch kann die regelmäßige Injektion von Botulinumtoxin zu denervierten Muskelgruppen führen, die nach Injektion eines depolarisierenden Muskelrelaxans vermehrt Kalium freisetzen, sodass eine Hyperkaliämie auftreten kann. Der Verwendung von Rocuronium (z. B. Esmeron) zur RSI sollte der Vorzug gegeben werden.

**Anästhesieverfahren.** Sowohl Regionalanästhesie- als auch Allgemeinanästhesieverfahren können prinzipiell durchgeführt werden. Beide haben Vor- und Nachteile bei Patienten mit Torticollis spasticus. Klinische Studien mit einer klaren Präferenz spezifischer Anästhesieverfahren sind bisher nicht verfügbar.

**Monitoring.** Das intraoperative Monitoring beinhaltet neben EKG, Pulsoxymetrie, Kapnometrie, Magensonde insbesondere ein NMT.

## 7.4.6 Entwicklungsstörungen und Fehlbildungen des Nervensystems: Syringomyelie

### Definition und Epidemiologie

Die Syringomyelie wurde 1887 erstmals von A. Joffroy und C. Achard beschrieben (Joffroy et al. 1887) und ist durch spezifische klinische Charakteristika gekennzeichnet. Sie zählt zu den *chronisch progredienten Dysraphiesyndromen* mit Höhlenbildung innerhalb der grauen Substanz des Rückenmarks. Als symptomatische Syringomyelie bezeichnet man eine Höhlenbildung im Rückenmark nach Meningitis, spinaler Subarachnoidalblutung, spinalem Trauma oder anderen spinalen Affektionen (Parker et al. 2002).

Männer weisen etwa doppelt so häufig wie Frauen erblich bedingte Formen der Syringomyelie auf. Die Symptome setzen meist zwischen dem 20. und 40. Lebensjahr ein.

### Klinische Symptome und Diagnostik

Das klinische Bild resultiert primär aus der chronischen Entwicklung einer *zentralen Rückenmarkschädigung* (Abb. 7.**11**). Häufig findet sich zuerst eine dissoziierte Sensibilitätsstörung infolge einer Schädigung des Tractus spinothalamicus. Die Nozizeption und das Temperaturempfinden fallen zunächst halbseitig oder asymmetrisch auf der segmentalen Ebene aus, später sind auch häufig Schulter, Hals und Thorax (Schulter-Arm-Schmerz) betroffen. Die Symptome entwickeln sich langsam fortschreitend über Jahre und Jahrzehnte. Von einer Remission ist nicht auszugehen. Im Endstadium weisen die Erkrankten eine inkomplette Querschnittslähmung mit Lähmungen, atrophischen Muskelgruppen der Arme und spastischer Beinparese auf.

Syringomyelie und Syringobulbie weisen teils unterschiedliche Symptome auf (Tab. 7.**18**).

Tab. 7.**18** Klinische Symptome bei Syringomyelie und bei Syringobulbie.

| **Symptome bei Syringomyelie** | **Symptome bei Syringobulbie** |
|---|---|
| • trophische Störungen der Haut<br>• Schwellung der Hand, Tatzenhand<br>• Entkalkung der Knochen<br>• Arthropathie<br>• Frakturen<br>• Thoraxdeformitäten<br>• Kyphoskoliose<br>• Horner-Symptomkomplex<br>• Anhidrose<br>• Lähmungen<br>• Atrophie der Muskulatur<br>• Kopfschmerzen | • Nystagmus<br>• dissoziierte Sensibilitätsstörungen<br>• Lähmung der Hirnnerven |

### Therapie

Eine medikamentöse Therapie existiert nicht. Lediglich *chirurgische Verfahren* zur Drainage von Hohlräumen und zur Verbesserung der Liquorzirkulation versprechen Erfolg.

### Präoperative Evaluierung

Eine genaue *neurologische Untersuchung* sollte jeder Narkose bei Patienten mit Arnold-Chiari-Syndrom und Syringomyelie vorausgehen, um auf besondere prä- und perioperative Komplikationen vorbereitet zu sein (Groth et al. 2001). Auf eine medikamentöse *Prämedikation* sollte evtl. ganz verzichtet werden.

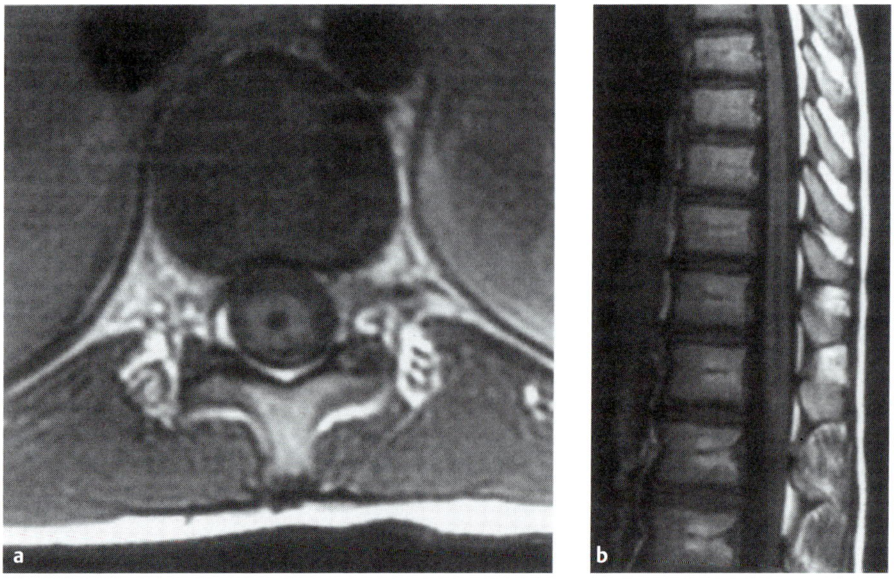


Abb. 7.**11a, b** Bildgebende Diagnostik durch MRT: Erkennbar ist die Kavernenbildung im Rückenmark.

### Anästhesiologische Konzepte

Weil die Erkrankung selten vorkommt, ist ein optimales anästhesiologisches Management bisher nicht eindeutig definiert (Parker et al. 2002). Allgemeinanästhesien wurden bisher für die Mehrzahl der Patienten mit einer Syringomyelie bevorzugt, lediglich in einem Fallbericht wird eine erfolgreiche und problemlose Epiduralanästhesie beschrieben (Murayama et al. 2001).

Einer der wichtigsten Punkte für das anästhesiologische Management bei Patienten mit Syringomyelie ist die Vermeidung eines intrakraniellen Druckanstiegs (Murayama et al. 2001). Die Wirkungsweise von *Muskelrelaxanzien* ist aufgrund der potenziellen Muskelatrophie nicht vorherzusehen.

Häufig wird bei schwangeren Patientinnen mit Syringomyelie eine Sectio caesarea durchgeführt, um peripartale Hirndrucksteigerungen zu vermeiden (Murayama et al. 2001).

### Postoperatives Management

Patienten mit Syringomyelie bedürfen einer engmaschigen postoperativen Überwachung. Plötzliche Apnoephasen und plötzlicher Herztod sind beschrieben (Murayama et al. 2001).

Für das postoperative Management von Patienten mit Syringomyelie ist ebenfalls zu beachten, dass *Husten, Erbrechen und Pressen* vermieden werden muss, da diese zu einem signifikanten Anstieg des intrakraniellen und intrakavitären Druckes führen können (Murayama et al. 2001).

> **Cave** Einer der wichtigsten Aspekte im anästhesiologischen Management von Patienten mit einer Syringomyelie ist die Vermeidung eines intrakraniellen Druckanstiegs (Murayama et al. 2001). Die unbemerkte Steigerung des intrakraniellen Druckes kann zur dauerhaften Schädigung des Myelons durch Herniation ins Foramen magnum führen!

## 7.4.7 Motoneurale Krankheiten, Krankheiten des motorischen Systems: amyotrophische Lateralsklerose

### Definition und Epidemiologie

Die amyotrophische Lateralsklerose (ALS; myatrophische Lateralsklerose, Charcot-Krankheit, Young-Syndrom) ist eine progredient degenerative Krankheit des zentralen und peripheren motorischen Neurons (Schon et al. 2003). Die ALS ist die *häufigste motorische Systemkrankheit.*

Insgesamt überwiegt die sporadische Form (S-ALS). Eine seltene familiäre Form (F-ALS, ca. 10%) wird autosomal-dominant vererbt (Schon et al. 2003). Eine dritte Form ist ebenfalls selten und tritt geografisch gebunden (West-Pazifik-Form) auf. Eine juvenile, rascher verlaufende Variante der ALS kann auch autosomal-rezessiv vererbt werden.

Die Inzidenz wird mit 0,4–2,4/100 000 Einwohner angegeben, die Prävalenz mit etwa 4–6/100 000 Einwohner. Die ALS tritt bevorzugt im mittleren und höheren Lebensalter auf. Zumeist sind Patienten zwischen 40 und 90 Jahren betroffen (Schon et al. 2003). Das mediane Erkrankungsalter liegt bei 63 Jahren und die mittlere Krankheitsdauer bei 24 Monaten. Nur ⅓ der Erkrankten überlebt länger als 5 Jahre. Männer sind häufiger als Frauen betroffen (Verhältnis etwa 1,5 : 1).

### Klinische Symptome

Die klinische Symptomatik bezieht sich ganz überwiegend auf das *motorische Nervensystem* mit weitgehender Aussparung der äußeren Augenmuskeln und der Sphinktermuskeln. Es finden sich Muskelschwächen, asymmetrische Paresen der proximalen oder distalen Muskulatur. Das voll ausgebildete Krankheitsbild ist durch die Kombination von *atrophischen und spastischen Lähmungen* charakterisiert. Sensibilitätsstörungen finden sich bei der ALS nicht.

Für die Erkrankten besonders quälende Ausprägungen der ALS stellen *Bulbär- und Pseudobulbärparalysen* dar. Bei der chronischen Bulbärparalyse betrifft eine zunehmende Parese und Atrophie die von den kaudalen Hirnnerven versorgten Muskeln (Zunge, Pharynx- und Larynxmuskeln). Die progredienten Schluckstörungen führen zu rezidivierenden Aspirationen und zu Aspirationspneumonien, die Beteiligung der Atemmuskulatur zur respiratorischen Insuffizienz. Hierin sind die häufigsten Todesursachen bei Patienten mit fortgeschrittener ALS zu sehen.

### Therapie

Eine kausale Therapie der ALS ist nicht bekannt. Im Anfangsstadium behandelt man *physiotherapeutisch* und mit Antibiotika bei bakteriellen Infektionen. *Myotonolytische Medikamente* wie Benzodiazepine können die Spastik lockern, Patienten spüren aber bei wirksamen Dosen eine deutlich ausgeprägtere Schwäche in noch ausreichend innervierten Muskelgruppen. Bei bulbären Symptomen können *Vagolytika* (z. B. Atropinpräparate) zur Reduktion der Speichelsekretion verabreicht werden. Die Anlage enteraler Ernährungssonden bei ALS-Patienten ist häufig und erfordert dann oftmals eine Allgemeinanästhesie.

Mit dem Medikament *Riluzol* (z. B. Rilutek) kann bei ALS mit bulbärem Beginn die Überlebensdauer gesteigert werden.

### Präoperative Evaluierung

Besonderes Augenmerk sollte bei der präoperativen Evaluation auf die *respiratorische Funktion* gelegt werden. Diese kann aufgrund rezidivierender Aspirationspneumonien deutlich eingeschränkt sein. Eine Blutgasanalyse und ein aktuelles Röntgenbild des Thorax können wertvolle Hinweise liefern.

Zur *medikamentösen Narkosevorbereitung* sollten Opioide und Benzodiazepine vorsichtig eingesetzt werden, da sie die respiratorische Funktion zusätzlich schwächen können.

## 7.4.9 Creutzfeldt-Jakob-Krankheit

### Definition

Die Creutzfeldt-Jakob-Krankheit (CJK; engl.: Creutzfeldt Jakob Disease, CJD) zählt zu den *übertragbaren spongiformen Enzephalopathien* (subakute spongiforme Enzephalopathien, SSE; engl.: Transmissible spongiform Encephalopathies, TSE; Tab. 7.**21**) und wird gelegentlich auch „Prionen-Erkrankung" genannt (Farling et al. 2003). Sie wurde erstmals 1920 von Hans-Gerhard Creutzfeldt und zeitgleich von Alfons Maria Jakob beschrieben. Sie kann als stets letal verlaufende neurodegenerative Erkrankung sowohl bei Menschen als auch bei Tieren auftreten.

Alle Formen der TSE werden durch kleine Sub-Protein-Partikel (Prionen, „proteinaceous infectious organisms") hervorgerufen, die hauptsächlich in Gehirn, Rückenmark oder Retina vorhanden sind (Farling et al. 2003, Rabenau et al. 1998, Telfer 2009). Die CJK ist eine progredient verlaufende Erkrankung des Erwachsenenalters mit rasch fortschreitender Demenz, zerebellären, extrapyramidalen und kortikospinalen Symptomen, die über einen Dezerebrationszustand nach durchschnittlich 4–8 Monaten Krankheitsdauer zum Tode führt. Alle Formen der TSE und auch der CJK sind durch extrem lange Inkubationszeiten (oft mehrere Jahre) gekennzeichnet.

### Epidemiologie

Die menschlichen Formen der übertragbaren spongiformen Enzephalopathien sind äußerst selten (Farling et al. 2003, Kittner et al. 2009, Menges et al. 2001).

- *Sporadische Formen* (sCJD, Spontanmutationen) machen etwa 70–90 % der Fälle aus und besitzen die höchste Inzidenz mit 0,5–1 : 1 Mio. (Kittner et al. 2009, Menges et al. 2001). Vorwiegend ältere Patienten sind betroffen, Männer und Frauen werden gleich häufig befallen (Farling et al. 2003). Die Wahrscheinlichkeit, vor dem 30. Lebensjahr zu erkranken, beträgt in etwa 1 : 3 Mio.
- *Familiäre Formen* aufgrund einer einzelnen Genmutation (Mutation des Prionproteingens an Position 102, 117, 178, 198 und 200) treten in 5–10 % der Fälle auf (Farling et al. 2003, Menges et al. 2001).
- *Iatrogene Formen*, hervorgerufen durch kontaminiertes Material oder Hirnhauttransplantate, besitzen eine Häufigkeit von weniger als 5 % aller Fälle (Farling et al. 2003).

Eine Variante der CJD, die vCJD (variant Creutzfeldt-Jakob Disease), wird durch die Transmission von Prionen erkrankter Rinder *(BSE, bovine spongiforme Enzephalopathie)* auf Menschen hervorgerufen (Collinge 1999). Sie befällt in der Regel nur junge Patienten (im Mittel unter 30 Jahren) und führt meist innerhalb von 14 Monaten nach Infektion zum Tod (Collinge 1999, Farling et al. 2003). Bisher wurden weltweit etwa 5000 CJD-Fälle beschrieben, davon 130 Fälle der vCJD (Farling et al. 2003, Rabenau et al. 1998).

Tab. 7.**21** Transmissible spongiforme Enzephalopathien. Sie kommen sowohl beim Menschen als auch beim Tier vor. Während bei einigen Unterformen die Genese geklärt wurde, ist sie bei anderen Formen bisher noch völlig unbekannt.

| Krankheit | Spezies | Ursache | Erregernachweis |
|---|---|---|---|
| Kuru („lachender Tod") | Mensch | Kannibalismus | 1966 |
| Creutzfeldt-Jakob-Krankheit (CJK) | Mensch | 1. sporadisch (sCJD)<br>2. familiär (fCJD)<br>3. iatrogen (iCJD) | 1968 |
| Variant-CJD (vCJD) | Mensch | Infektion, BSE-Rinder? | 1996 |
| Gerstmann-Sträussler-Scheinker-Syndrom (GSS) | Mensch | Mutation PrP-p-Gen im Kodon 102 | 1981 |
| fatale familiäre Insomnie, tödliche familiäre Schlaflosigkeit (FFI) | Mensch | Mutation PrP-p-Gen in Position 178 | 1992 |
| fatale sporadische Insomnie (FSI) | Mensch | sporadisch | |
| Scrapie, Traberkrankheit | Schaf/Ziege | Infektion | 1936 |
| bovine spongiforme Enzephalopathie, „Rinderwahnsinn" (BSE) | Rind | Infektion | 1986 |
| Transmissible Mink Encephalopathy (TME) | Nerz | | 1969 |
| Chronic wasting Disease (CWD) | Elch, Hirsch | | 1983 |
| feline spongiforme Enzephalopathie (FSE) | Katze | Infektion | 1990 |
| Exotic ungulate Encephalopathy (EUE) | Kudu | | 1990 |

## Pathophysiologie

Zusammen mit den Erkrankungen Kuru, fatale familiäre Insomnie (FFI), Gerstmann-Sträussler-Scheinker-Syndrom (GSS, autosomal-dominant vererbt) und Scrapie gehört die CJK zu den *neurodegenerativen subakuten spongiösen Enzephalopathien* (Prusiner 1991). Neuropathologisch finden sich diffuse unspezifische spongiöse Veränderungen mit Neuronenverlust und Gliose vorwiegend in der Groß- und Kleinhirnrinde, aber auch in den Basalganglien und den spinalen Vorderhörnern (Menges et al. 2001). Pathogenetisch stellen die TSE eine besondere Form der *Hirnamyloidose* dar (Rabenau et al. 1998).

## Klinische Symptomatik

Die klinischen Symptome der CJD (Tab. 7.**22**) umfassen neben progredienten *neuropsychiatrischen Symptomen* auch Depressionen, Ängstlichkeit, Apathie und Wahnvorstellungen (Farling et al. 2003). In frühen Stadien können Verhaltensauffälligkeiten, Dysphagie, verminderte Kommunikationsfähigkeit und Aggression auftreten. *Neurologische Symptome* sind ebenfalls möglich: Ataxie, Myokloni, Chorea oder Dystonie. Im fortgeschrittenen Krankheitsstadium werden Patienten immobil und stumm (Farling et al. 2003). Psychotische und delirante Phasen führen über zunehmende Gedächtnisstörungen zu einer rasch fortschreitenden Demenz und schließlich zum Dekortikationszustand. Eine wirksame Therapie der CJK ist zurzeit nicht bekannt (Telfer 2009).

## Präoperatives Management

**Iatrogene Übertragung.** Eine Infektion durch die intakte Haut scheint nach bisherigen Ergebnissen nur sehr schwer möglich zu sein. Es gibt bisher keine Hinweise, dass Personen aus medizinischen Berufen häufiger erkranken (Menges et al. 2001). Verschiedene Übertragungswege, die zu einer iatrogen verursachten Creutzfeldt-Jakob-Krankheit führten, sind (Menges et al. 2001, Rabenau et al. 1998):

- Applikation von aus Leichen gewonnenen Wachstumshormonen,
- Dura-mater-Transplantate,
- unzureichend sterilisierte Instrumente bei neurochirurgischen Eingriffen,
- EEG-Elektroden,
- Korneatransplantate.

Im Allgemeinen sind infektiöse Prionproteine gegen die üblichen Verfahren zur Virusinaktivierung resistent (Kittner et al. 2009). In einer Untersuchung wurden nach Routinereinigung (Autoklavierung) noch an allen genutzten und untersuchten Larynxmasken kontaminierte proteinhaltige Rückstände gefunden. Das potenzielle Infektionsrisiko bei der Behandlung von Patienten, die Träger oder vermutete Träger des CJK-Erregers sind, macht es deshalb notwendig, spezielle Vorsichts- und Verhaltensmaßnahmen strikt einzuhalten (Kittner et al. 2009, Menges et al. 2001).

*Instrumente*, die bei Patienten mit Verdacht auf oder mit manifester CJK-Erkrankung benutzt werden, sollten generell nicht mehr wiederverwendet werden. Lässt sich die Wiederverwendung nicht vermeiden, müssen die Instrumente einer speziellen Behandlung unterzogen werden (Bundesministerium 1996, Farling et al. 2003, Menges et al. 2001, Telfer 2009). Berichte über Erkrankungen aufgrund von kontaminierten anästhesiologischen Materialien liegen bisher nicht sicher vor (Kittner et al. 2009).

**Diagnostik.** Bisher existieren keine spezifischen Schnelltests zur Diagnose. Durch Biopsie von Gaumenmandeln und Milz sowie dem Gehirn sind präoperativ invasive Testungen möglich (Menges et al. 2001).

Tab. 7.**22** Symptome des progredienten Verlaufs der Creutzfeld-Jakob-Krankheit.

| Symptomatik |
|---|
| • zerebelläre oder optische Symptome: Gesichtsfelddefekte, Dysmorphopsien, Rindenblindheit |
| • extrapyramidale Symptome: Athetose, Rigidität |
| • Pyramidenbahnstörungen |
| • Ausfälle höherer kortikaler Funktionen: Apraxie, Aphasie, Akalkulie, Körperschemastörungen |
| • Myoklonien und Faszikulationen |
| • psychotische und delirante Phasen |
| • zunehmende Gedächtnisstörungen und Demenz |
| • Dekortikationszustand |

## Anästhesiologische Konzepte

**Infektionsschutz.** Das Beatmungsgerät sollte den Richtlinien des Robert-Koch-Instituts entsprechend gereinigt und noch längere Zeit ungenutzt vorgehalten werden, falls der Patient erneut respiratorpflichtig werden sollte (Bundesministerium 1996, Farling et al. 2003, Simon et al. 1998). Der Eingriff sollte möglichst an das Ende des Operationsplans gesetzt werden und alle Beteiligten sollten adäquat geschult sein (Bundesministerium 1996, Menges et al. 2001, Simon et al. 1998). Genutzte (Einmal-)Materialien müssen gesondert gesammelt und entsorgt werden (Bundesministerium 1996, Simon et al. 1998).

Der Nachweis der Infektiosität des retikuloendothelialen Gewebes bei erkrankten Patienten belegte das erhöhte Risiko der Übertragung durch chirurgische und anästhesiologische Instrumente. Mehrere Autoren empfehlen die Verwendung von Einmalprodukten zur Verhinderung einer iatrogenen Erregerausbreitung, insbesondere bei Tonsillengewebe. Zudem sind die Prionen in der Regel resistent gegen herkömmliche Sterilisationsverfahren (Farling et al. 2003, Kittner et al. 2009). Es ist unbedingt erforderlich, dass das gesamte beteiligte Personal über die Erkrankung informiert wird, ausreichende Schutzkleidung (Kittel, 2 Paar Handschuhe, Gesichtsmasken, Brillen, Hauben etc.) trägt und sorgfältig mit infektiösem Gewebe umgeht (Bundesministerium 1996, Simon et al. 1998).

**Merke** Die CJK wird durch Prionen verursacht und hat 3 mögliche Ursachen (familiär-genetisch, sporadisch-zufällig und iatrogen-infektiös).

## 7.4.10 Schlafkrankheit, Schlafapnoesyndrom

### Definition

Schlafbezogene Atmungsstörungen (SBAS) sind über polysomnografisch aufgezeichnete Atmungsparameter definiert. Die übliche Quantifizierung erfolgt über den sog. *Apnoeindex* (Apnoen pro Stunde). Dabei tritt Schnarchen als das häufigste Symptom bei dieser Erkrankung auf (Dworschak et al. 2001).

Man unterscheidet *obstruktive* und *zentrale* Atmungsstörungen. Bei obstruktiven Atemstörungen ist eine unzureichende Aktivierung der oberen Atemwegsmuskeln ursächlich, die zentrale Form persistiert auch dann, wenn die Atemwege nicht verlegt sind.

Daneben können mit zusätzlichen Messparametern weitere Formen der schlafbezogenen Atmungsstörungen identifiziert werden (Tab. 7.**23**). Neurologische Erkrankungen können zusätzlich in jeder genannten Form zu Affektionen der Atmung führen, die während des Schlafes häufig aggravieren.

### Epidemiologie

In der Allgemeinbevölkerung wird die Prävalenz für die häufigste Form der SBAS, das obstruktive Schlafapnoesyndrom (OSAS), auf mindestens 1–2% bis hin zu 4% geschätzt (Dworschak et al. 2001). Männer sind zwischen 3- und 10-mal häufiger als Frauen betroffen (Deiner u. Hagen 2009).

Beim Schlaganfall wird die Inzidenz von schlafbezogenen Atmungsstörungen in der Akutphase auf 45–70% geschätzt. Insbesondere Alter, Übergewicht und männliches Geschlecht erhöhen generell das Erkrankungsrisiko deutlich.

### Pathophysiologie

Die Genese der SBAS ist multifaktoriell und hängt vom jeweils assoziierten Krankheitsbild ab. Rein *obstruktive* Apnoesyndrome sind eng mit übergewichtigen Patienten und den daraus entstehenden Problemen assoziiert. Hierbei führt – oftmals isoliert – ein beim Schlafen obstruierter Atemweg (Gaumensegel, Zunge, Zungengrund) zur typischen Symptomatik des Schlafapnoesyndroms. Rein *zentral bedingte* Atemstörungen resultieren aus progressiv-degenerativen Erkrankungen, so beispielsweise in der Akutphase des Schlaganfalls. Am häufigsten sind allerdings *Mischformen*. Auch sind schwere Formen eines Schlafapnoesyndroms als Erstmanifestation eines Arnold-Chiari-Syndroms beschrieben worden (Groth et al. 2001). Bei den in Tab. 7.**24** dargestellten Erkrankungen ist mit einem gehäuften Auftreten von schlafbezogenen Atmungsstörungen zu rechnen.

Tab. 7.**23** Häufig untersuchte Parameter bei schlafbezogenen Atmungsstörungen.

| Parameter |
|---|
| • nasaler/oraler Luftfluss |
| • thorakoabdominelle Exkursionen |
| • Apnoe-Index |
| • Sauerstoffsättigung |
| • Kohlendioxidpartialdruck |
| • Variabilität der Herzfrequenz |
| • EEG |

### Klinische Symptome

Das Hauptsymptom der Schlafapnoe ist das *Schnarchen*. Daneben sind weitere Kernsymptome Hypersomnie, Insomnie und Erschöpfbarkeit (Dworschak et al. 2001). Seltener können weitere zusätzliche Faktoren in Erscheinung treten (Kopfschmerzen, Gedächtnis- und Konzentrationsstörungen). Hyperkapnie und Hypoxie können mittels arterieller Blutgasanalyse evaluiert werden.

Patienten mit einem schweren Schlafapnoesyndrom besitzen ein höheres perioperatives Risiko und eine höhere Letalität. Entsprechend sollten sie intensiver und auch länger überwacht werden als andere Patienten. Dabei korrelieren die perioperativen Komplikationen überaus gut mit der Ausprägung des Schlafapnoesyndroms (Dworschak et al. 2001).

### Therapie

Beim OSAS, der häufigsten Formen der SBAS, ist die Therapie der Wahl die *nasale CPAP-Atmung*. Bei SBAS im Zusammenhang mit neurologischen Erkrankungen finden häufig auch andere Beatmungsformen Anwendung. In Einzelfällen ist die alleinige Sauerstoffgabe per Nasensonde oder die Gabe von Atemanaleptika beschrieben.

Tab. 7.**24** Erkrankungen mit einem gehäuften Auftreten von schlafbezogenen Atmungsstörungen.

| Erkrankungen |
|---|
| • Multisystematrophie |
| • Parkinson-Syndrom |
| • amyotrophische Lateralsklerose (ALS) |
| • Autonome Neuropathien |
| • Charcot-Marie-Tooth-Erkrankung (HMSN) |
| • Poliomyelitis |
| • neuromuskuläre Erkrankungen |
| • kongenitale Erkrankungen |
| • bilaterale posterolaterale Läsionen der Medulla oblongata |
| • Enzephalitis |
| • Schlaganfall |
| • Epilepsie |
| • Restless-Legs-Syndrom (RLS) |

In Ausnahmefällen kann auch ein Pacing des Zwerchfells mit einem implantierten Schrittmacher erfolgen. Operative Maßnahmen zur Behandlung des OSAS werden meist erst nach Ausschöpfung aller konservativen Therapiemaßnahmen erwogen.

## Präoperative Evaluierung und anästhesiologische Konzepte

Eine *Prämedikation* mit Sedativa oder Benzodiazepinen am Vorabend der Operation sollte unterbleiben, da hierdurch die Ausprägung des Schlafapnoesyndroms ungünstigerweise gesteigert werden kann.

Die *Atemwege* sollten sorgfältig inspiziert werden, da insbesondere bei der obstruktiven Form *Intubationsprobleme* wahrscheinlicher sind. Entsprechende Lagerungsmaßnahmen sind nützlich. Bestehen klare und ausgeprägte Hinweise für eine erschwerte endotracheale Intubation, sollte eine fiberoptische Wachintubation durchgeführt werden. Eine ausreichende Präoxygenierung ist in jedem Falle zu empfehlen.

Falls möglich sollten *Regionalanästhesieverfahren* gewählt werden, da hierbei das postoperative Risiko bezüglich auftretender Apnoen reduziert ist.

## Postoperatives Management

*Sedativa*, die in der postoperativen Phase verabreicht werden, besitzen das Potenzial, die Ausprägung der SBAS deutlich zu verstärken. Gleiches gilt für eine zu großzügige intraoperative *Schmerztherapie*. So kann neben der zentralen Komponente auch die rein mechanisch-obstruktive Komponente gesteigert sein. Die Extubation erfolgt entsprechend nur beim ausreichend wachen Patienten, möglichst in Re-Interventionsbereitschaft!

Ein suffizientes postoperatives *Monitoring* (EKG, $SpO_2$ und ggf. BGA) sollte ausreichend lange, in der Regel auch länger als beim „Standardpatienten" durchgeführt werden.

Insbesondere *supportive Regionalanästhesieverfahren* (rückenmarknahe und periphere Single-Shot- und Katheterverfahren) können den Bedarf an postoperativen Opioiden und anderen Analgetika deutlich reduzieren und somit auch die Ausprägung der respiratorischen Insuffizienz.

**Cave** Postoperative respiratorische Insuffizienz bedenken!

**Kernaussagen**

- Patienten mit degenerativen Erkrankungen des zentralen Nervensystems stellen eine heterogene Gruppe dar.
- Das Wissen um die individuelle Krankheitsausprägung und erkrankungsspezifische Besonderheiten stellen die Basis des perioperativen Managements dar.
- Häufig existieren keine etablierten oder evidenzbasierten anästhesiologischen Konzepte.
- Regionalanästhesiologische Verfahren sind nach individueller Risiko-Nutzen-Abwägung nicht generell abzulehnen.
- Aufgrund des überproportional hohen Risikos einer postoperativen respiratorischen Insuffizienz sollten alle Patienten mit degenerativen Erkrankungen des zentralen Nervensystems suffizient mit einem qualitativen NMT überwacht werden. Die postoperative Reversierung einer Muskelrelaxation sollte geprüft werden.

## Literatur


Anderson BJ, Marks PV, Futter ME. Propofol-contrasting effects in movement disorders. Br J Neurosurg 1994; 8: 387–388

Bell CF, Kelly JM, Jones RS. Anaesthesia for Friedreich's ataxia. Anaesthesia 1986; 41: 296–301

Betchen SA, Kaplitt M. Future and current surgical therapies in Parkinson's disease. Curr Opin Neurol 2003; 16: 487–493

Betke K, Künzer W, Schaub J, Hrsg. Lehrbuch der Kinderheilkunde. 6. Aufl. Stuttgart: Thieme; 1991

Bevan DR. Shy-Drager syndrome. A review and a description of the anaesthetic management. Anaesthesia 1979; 34: 866–873

Bouchard P, Caillet JB, Monnet F et al. Spinal anesthesia and multiple sclerosis. Ann Fr Anest Reanim 1984; 3: 194–198

Bundesministerium der Gesundheit. Desinfektion und Sterilisation von chirurgischen Instrumenten bei Verdacht auf Creutzfeldt-Jakob-Erkrankungen. Bundesgesundheitsbl 1996; 39: 282–283

Collinge J. Variant Creutzfeldt-Jakob disease. Lancet 1999; 354: 317–323

Debaene B, Plaud B, Dilly MP et al. Residual paralysis in the PACU after a single intubating dose of nondepolarizing muscle relaxant with an intermediate duration of action. Anesthesiology 2003; 98: 1042–1048

Deiner S, Hagen J. Parkinson's disease and deep brain stimulator placement. Anesthesiol Clin 2009; 27: 391–415

Doody RS, Stevens JC, Beck RN et al. Practice parameter: Management of dementia (an evidence-based review). Neurology 2001; 56: 1154–1166

Dworschak M, Maurer JT, Haschemian T et al. The use of spectral measures of heart rate variability to differentiate between male snorers and patients with sleep apnea syndrome. Anesthesia 2001; 56: 424–428

Farling P, Smith G. Anaesthesia for patients with Creutzfeldt-Jakob disease. A practical guide. Anaesthesia 2003; 58: 627–629

Fernandez CR, Fields A, Richards T et al. Anesthetic considerations in patients with Alzheimer's disease. J Clin Anesth 2003; 15: 52–58

Flechter SN, Kennedy DD, Ghosh IR et al. Persistent neuromuscular and neurophysiologic abnormalities in long-term survivors of prolonged criticall illness. Crit Care Med 2003; 31: 1012–1016

Freed CR, Greene PE, Breeze RE et al. Transplantation of embryonic dopamine neurons for severe Parkinson's disease. N Engl J Med 2001; 336: 710–719

Friedreich N. Über degenerative Atrophie der spinalen Hinterstränge. Virchow's Arch Pathol Anat 1863; 26: 391–419

Gasparini M, Vanacore N, Schiaffini C et al. A case-control study on Alzheimer's disease and exposure to anesthesia. Neurol Sci 2002; 23: 11–14

Gray H, Wilson S, Sidebottom P. Parkinson's disease and anaesthesia. Br J Anaesth 2003; 90: 524

Groth G, Tüttenberg J, Waschke KF. Anästhesie bei Patienten mit Arnold-Chiari-Malformation. Anaesthesiol Intensivmed 2001; 42: 7–15

Hanusch P, Heyn J, Well H et al. Periduralanästhesie mit Ropivacain bei Friedreich-Ataxie. Anaesthesist 2009; 58: 691–694

Hinkelbein J, Kalenka A, Alb M. Anesthesia for patients with pantothenate kinase associated neurodegeneration (Hallervorden-Spatz Disease) – A literature review. Acta Neuropsychiatrica 2006; 18: 168–172

Hinkelbein J, Feldmann RE, Kalenka A. Time-dependent alterations of cerebral proteins following short-term normobaric hyperoxia. Mol Cell Biochem 2010; 339: 9–21

Hutchison RC, Sugden JC. Anaesthesia for Shy-Drager syndrome. Anaesthesia 1984; 39: 1229–1231

Joffroy A, Achard C. De la Myelite Cavitaire (observations; reflexions, pathogenie des cavities). Arch Physiol Norm Pathol 1887; 10: 435–472

Kalenka A, Hinkelbein J. Anästhesieverfahren bei Patienten mit Parkinson-Erkrankung. Anästhesist 2005; 54: 401–411

Kalenka A, Hinkelbein J, Feldmann RE Jr. et al. The Effects of Sevoflurane Anesthesia on Rat Brain Proteins: A Proteomic Time-Course Analysis. Anesth Analg 2007; 104: 1129–1135

Kalenka A, Schwarz A. Anaesthesia and Parkinson's disease: how to manage with new therapies? Curr Opin Anaesthesiol 2009; 22: 419–424

Keegan BM, Noseworthy JH. Multiple Sclerosis. Ann Rev Med 2002; 53: 285–302

Kitamura A, Hoshino T, Kon T et al. Patients with diabetic neuropathy are at risk of a greater intraoperative reduction in core temperature. Anesthesiology 2000; 92: 1311–1318

Kittner C, Heinemann U, Zerr I. Risikofaktoren der sporadischen Creutzfeldt-Jakob-Krankheit. Dtsch Med Wochenschr 2009; 134: 1429–1435

Knopman DS, DeKosky ST, Cummings JL et al. Practice parameter: Diagnosis of dementia (an evidence-based review). Neurology 2001; 56: 1143–1153

Kohno K, Uchida H, Yamamoto N et al. Sevoflurane anesthesia in patient with multiple sclerosis. Masui 1994; 43: 1229–1232

Krauss JK, Akeyson EW, Giam P et al. Propofol-induced dyskinesias in Parkinson's Disease. Anest Analg 1996; 83: 420–422

Levesque P, Marsepoil T, Ho P et al. Multiple sclerosis disclosed by spinal anesthesia. Ann Fr Anest Reanim 1988; 7: 68–70

Maloudi H, Katsanoulas C, Frantzeskos G. Requirements for muscle relaxation in Friedreich's ataxia. Anaesthesia 1998; 53: 169–191

Matsuura T, Okawa I, Matsukawa T et al. Anesthetic management of a patient with multiple sclerosis using propofol. Masui 1998; 47: 1237–1239

McDonald WI, Compston A, Edan G et al. Recommended diagnostic criteria for multiple sclerosis: guidelines from the International Panel on the Diagnosis of Multiple Sclerosis. Ann Neurol 2001; 50: 121–127

Menges T, Langefeld TW, Krumholz W et al. Übertragbare spongiforme Enzephalopathien – Anästhesiologisches und intensivmedizinisches Management. Anaesthesiol Intensivmed Notfallmed Schmerzther 2001; 36: 79–89

Mishima Y, Katsuki S, Sawada M et al. Anesthetic management of a patient with amyotrophic lateral sclerosis (ALS). Masui 2002; 51: 762–764

Moller J, Cluitmans P, Houx P et al. Long-term postoperative cognitive dysfunction in the elderly: ISOPOCD1 study. Lancet 1998; 351: 857–861

Mumenthaler M, Mattle H. Neurologie. 12. Aufl. Stuttgart: Thieme; 2008

Mumenthaler M, Mattle H. Kurzlehrbuch Neurologie. 3. Aufl. Stuttgart: Thieme; 2010

Murayama K, Mamiya K, Nozaki K et al. Cesarean section in a patient with syringomyelia. Can J Anesth 2001; 48: 474–477

Nandita K, Jatin L, Sarla H. Anesthetic management of a patient with Huntington's chorea. Neurol India 2008; 56: 486–487

Neundorfer B. Alcohol polyneuropathy. Fortschr Neurol Psychiatr 2001; 69: 341–345

Nicholson G, Pereira AC, Hall GM. Parkinson's disease and anaesthesia. Br J Anaesth 2002; 89: 904–916

Papenfuß T, Roch C, Schwemmer U. Regionalanästhesie als sinnvolle Alternative zur Allgemeinanästhesie? Überblick über die aktuelle Datenlage. Anästhesiol Intensivmed Notfallmed Schmerzther 2009; 44: 766–776

Parker JD, Broberg JC, Napolitano PG. Maternal ArnoldChiary type I malformation and syringomyelia: a labour management dilemma. Am J Perinatol 2002; 19: 365–450

Pollock JE. Transient Neurologic Symptoms: Etiology, Risk Factors, and Management. Reg Anest Pain Med 2002; 27: 581–586

Prusiner SB. Molecular Biology of Prion Diseases. Science 1991; 252: 1515–1521

Quintanilla RA, Johnson GV. Role of mitochondrial dysfunction in the pathogenesis of Huntington's disease. Brain Res Bull 2009; 80: 242–247

Rabenau HF, Preiser W, Doerr HW. Übertragbare spongiforme Encephalopathien: die Creutzfeldt-Jakob-Krankheit. Chirurg 1998; 69: 511–521

Sakurai M, Mannen T, Kanazawa I et al. Lidocaine unmasks silent demyelinative lesions in multiple sclerosis. Neurology 1992; 42: 2088–2093

Schlotter-Weigel B, Pongratz DE. Polyneuropathie-Diagnostik. Dtsch Med Wochenschr 2002; 127: 2072–2075

Schon EA, Manfredi G. Neuronal degeneration and mitochondrial dysfunction. J Clin Invest 2003; 111: 303–312

Shy GM, Drager GA. A neurological syndrome associated with orthostatic hypotension: A clinical-pathologic study. Arch Neurol 1960; 2: 511–527

Simon D, Pauli G. Krankenversorgung und Instrumentensterilisation bei CJK-Patienten und CJK-Verdachtsfällen. Bundesgesundheitsbl 1998; 41: 279–285

Telfer JM. Creutzfeldt-Jakob disease–implications for anaesthetists in New Zealand. Anaesth Intensive Care 2009; 37: 386–391

Vadalouca A, Moka E, Sykiotis C. Combined spinal-epidural technique for total hysterectomy in a patient with advanced, progressive multiple sclerosis. Reg Anest Pain Med 2002; 27: 540–541

Vandenberghe N, Debouverie M, Anxionnat R et al. Cerebral venous thrombosis in four patients with multiple sclerosis. Eur J Neurol 2003; 10: 63–66

Waschke KF. Erkrankungen der Erythrozyten. In: Kochs E, Krier C, Buzello W, Adams HA, Hrsg. Anästhesiologie. Stuttgart: Thieme; 2001: 919–935

Yamashita K, Yokoyama T, Tokai H et al. Anesthetic management for a patient with multiple sclerosis exacerbation stage under general anesthesia. Masui 2003; 52: 521–523

Zornberg GL, Bodkin JA, Cohen BM. Severe adverse interaction between pethidine and selegiline. Lancet 1991; 337: 246

# 7.5 Epilepsie

*C. Kellinghaus, S. Knecht, H. Bürkle*

## 7.5.1 Definition und Symptomatik

Epilepsie wird definiert durch einen unprovozierten epileptischen Anfall und ein hohes Risiko weiterer Anfälle (Fisher et al. 2005). Ein hohes Wiederholungsrisiko wird entweder durch bereits stattgehabte, weitere Anfälle oder durch das Vorliegen entsprechend charakteristischer EEG-Veränderungen (epilepsietypische Potenziale) oder kortikaler Hirnläsionen belegt.

Der einzelne Anfall wird nach der derzeit am häufigsten verwendeten Klassifikation (Commission on Classification 1981) anhand der semiologischen Beschreibung und des EEG-Befunds als fokal, generalisiert oder unklassifizierbar definiert. Ein Anfall kann unprovoziert oder im Rahmen einer akuten Erkrankung (hochfieberhafter Infekt, Hirntrauma, Schlaganfall) auftreten. Die Epilepsie als Syndrom wird entsprechend anhand der beobachteten Anfallstypen ebenfalls als fokal, generalisiert oder unklassifizierbar, und anhand der zugrundeliegenden Ätiologie als idiopathisch, symptomatisch oder kryptogen (d.h. vermutlich symptomatisch, aber ohne direkten Nachweis einer Ursache in Bildgebung oder Anamnese) bezeichnet (Commission on Classification 1989).

Das *Spektrum möglicher Symptome* eines epileptischen Anfalls ist sehr breit. Es umfasst neben den eindrücklichen, den ganzen Körper betreffenden Tonuserhöhungen und Kloni des sog. Grand Mal auch Kloni oder Lähmungen nur einer Extremität bei erhaltenem Bewusstsein, quasiautomatische Mund- und Handbewegungen (z.B. Lippenlecken) oder lediglich verminderte Reaktion auf Ansprache. Viele Anfälle werden durch eine plötzlich einsetzende Empfindung (Aura) eingeleitet. Diese Aura kann ein undefiniertes Vorgefühl oder auch eine scharf umrissene Empfindung wie Angst, ein bestimmter Geruch oder eine Halluzination sein.

## 7.5.2 Epidemiologie und Risikofaktoren

Epilepsie ist eine verhältnismäßig häufige neurologische Erkrankung mit Prävalenzen von 0,5–0,9%. Die Prävalenzrate ist in der frühen Kindheit am niedrigsten und steigt mit zunehmendem Alter relativ gleichmäßig an (Hauser et al. 1991). Die Inzidenzrate, d.h. das Neuauftreten von Epilepsie innerhalb einer Bezugsgruppe und deren Risikozeitraum, wird zumeist mit 30–50 Fällen pro 100000 Personenjahre angegeben. Im Gegensatz zur Prävalenz ist die Inzidenz in den ersten Lebensjahren hoch, fällt dann stark ab und steigt im höheren Lebensalter wieder steil an.

Epidemiologische Studien haben folgende *Risikofaktoren* für Epilepsie identifiziert (Hauser 1999):

- Infektion des Gehirns,
- Schlaganfall,
- Hirntrauma,
- Alkoholismus,
- Hirntumoren,
- degenerative Erkrankungen des ZNS,
- kortikale und zerebrovaskuläre Malformationen,
- genetische Prädisposition (positive Familienanamnese).

### Pathophysiologie

Bislang gibt es keine klar bewiesene pathophysiologische Erklärung zur Entstehung von Epilepsie. Als wahrscheinlich gilt jedoch das Zusammenwirken von 3 Schlüsselelementen (Prince und Connors 1986):

- gesteigerte intrinsische Entladungen von Schrittmacherneuronen,
- Störung der Inhibitionsfähigkeit in den umgebenden Neuronengebieten,
- Steigerung synaptischer Exzitation durch rekurrente exzitatorische Kreisschaltungen von Neuronen.

2 komplementäre Faktoren sind hauptsächlich für den Grad neuronaler Exzitabilität verantwortlich: intrinsische Membraneigenschaften und das Verhältnis exzitatorischer zu inhibitorischen Synapsen. Beides wird wesentlich durch die Funktion von *exzitatorischen* (Glutamat) und *inhibitorischen* (γ-Aminobutyrat) *Neurotransmittern* sowie deren Rezeptordichte auf den prä- und postsynaptischen Membranen bestimmt. Darüber hinaus spielen die Konzentrationsverhältnisse der membrangängigen Ionen eine Rolle (Dudek et al. 1999).

## 7.5.3 Therapie

Ein erstmalig auftretender, unprovozierter epileptischer Anfall bedarf keiner weiteren Therapie, wenn ein hohes Rezidivrisiko (s. Definition) ausgeschlossen wurde. Die Behandlung von *wiederholten Anfällen* oder eines ersten Anfalls mit gleichzeitigem Vorliegen eines hohen Rezidivrisikos besteht in der Gabe von *Antikonvulsiva.*

Tab.7.**25** zeigt die derzeit zur Therapie von epileptischen Anfällen zugelassenen Medikamente, deren mutmaßlichen Wirkmechanismen sowie die wichtigsten Interaktionen mit anderen Wirkstoffgruppen. Dadurch wird in 50–70% der Fälle mit dem ersten oder zweiten Medikament dauerhafte Anfallsfreiheit erreicht (Kwan u. Brodie 2001). Ist die Epilepsie dann noch nicht kontrolliert, fällt die Wahrscheinlichkeit, dass ein weiteres Medikament zur Anfallsfreiheit führt, auf 5–7% pro Medikament ab. Bei Patienten mit einem klar definierten fokalen Auslöser kann ein *epilepsiechirurgischer Eingriff* infrage kommen. Die Erfolgsrate dabei beträgt derzeit 60–80% (Wiebe et al. 2001). Neuerdings werden auch – allerdings mit moderatem Erfolg – Verfahren der *Neuromodulation* wie die Vagusnervstimulation eingesetzt.

**Cave** Bei Patienten mit renalen und hepatischen Erkrankungen muss die Dosis ggf. angepasst und die Infusionsgeschwindigkeit bei intravenöser Gabe herabgesetzt werden.

**Interaktionen und Nebenwirkungen.** Schlafmangel senkt die Anfallsschwelle erheblich (Mendez u. Radtke 2001). Die Gabe von *Sedativa oder Analgetika* für die Nacht vor dem Eingriff kann dem entgegenwirken. Zu eventuellen Interaktionen mit Antikonvulsiva und zum Einfluss auf die Anfallsschwelle s. u.

Einige Antikonvulsiva haben für chirurgische Eingriffe relevante Nebenwirkungen, die im Vorfeld bedacht werden sollten. *Valproat* kann eine Thrombozytopenie und Plättchendysfunktionen hervorrufen. Ob Valproat allerdings das Risiko für perioperative Blutungskomplikationen erhöht, ist umstritten. Im Zweifelsfall empfiehlt sich neben der normalen Kontrolle der Plättchenzahl die Durchführung von Plättchenfunktionstests. *Topiramat* vermindert die Aktivität der Carboanhydrase und kann dadurch zu einer klinisch relevanten metabolischen Azidose führen, insbesondere bei Kombination mit einem anderen Hemmer dieses Enzyms.

**Entzugsanfälle.** Rasches Absetzen von Antikonvulsiva kann zu generalisierten epileptischen Anfällen oder gar zu einem Status epilepticus führen. Besonders groß ist diese Gefahr bei Antikonvulsiva mit kurzer Eliminationshalbwertszeit (wie z. B. Gabapentin, unretardiertes Carbamazepin und Valproat) sowie bei Benzodiazepinen und Barbituraten. Daher sollten diese Substanzen immer schrittweise ausgeschlichen werden. Gegebenenfalls muss ein vorübergehender, zusätzlicher Schutz durch die kurzfristige Einnahme eines geeigneten Benzodiazepins (z. B. Clobazam) gegeben werden.

## 7.5.5 Anästhesiologische Konzepte

### Auswahl der perioperativen Medikation

#### Inhalationsanästhetika

Inhalationsanästhetika können sowohl pro- als auch antikonvulsive Eigenschaften haben, deren Mechanismus bisher nur unzureichend verstanden wird.

*Isofluran* hat vorrangig antikonvulsive Wirkungen. Es unterdrückt Anfälle in Tiermodellen und kann lang dauernde epileptische Anfälle (Status epilepticus) bei Epilepsiepatienten beenden (Jaaskelainen et al. 2003). *Halothan* wirkt ebenfalls antikonvulsiv und wurde zur Beendigung des Status epilepticus eingesetzt. Halothanassoziierte Anfälle wurden bisher nur bei gleichzeitiger Gabe von $N_2O$ berichtet. *Sevofluran*, aber auch *Enfluran*, verursachten mehr epilepsietypische Muster im EEG als Isofluran und Propofol (Jaasekelainen et al. 2003). Dieser Effekt scheint dosisabhängig zu sein und nicht nur während der Narkoseeinleitung, sondern auch schon bei üblichen intraoperativen MAC-Konzentrationen (1,5–2) aufzutreten. Darüber hinaus wurden in den letzten Jahren v. a. bei Kindern intra- und postoperative Sevofluran-assoziierte klinische Anfälle berichtet, die ebenfalls nicht von der Konzentration des Anästhetikums abhingen (Voss et al. 2009). Über *Desfluran* liegen bisher keine Berichte hinsichtlich pro- oder antikonvulsiver Wirkung bei Menschen vor. *Lachgas ($N_2O$)* scheint die Anfallsschwelle anzuheben und konnte im Tiermodell die exzitatorische Wirkung von Enfluran teilweise aufheben (Stevens et al. 1983).

**Merke** Sevofluran kann prokonvulsiv wirken und sollte bei Patienten mit Epilepsie, insbesondere bei Kindern, möglichst vermieden werden.

#### Barbiturate

Die meisten Abkömmlinge der Barbitursäure sind Antikonvulsiva.

*Phenobarbital* ist eines der ältesten gebräuchlichen Antikonvulsiva und wird noch heute v. a. aufgrund der langen Halbwertszeit, der Möglichkeit der i. v. oder i. m. Gabe und nicht zuletzt wegen des geringen Preises vielfach eingesetzt. In der Notfallmedizin kommt Phenobarbital bei der Akuttherapie lang andauernder Anfälle bzw. eines Status epilepticus zur Anwendung (s. u.). *Thiopental* und andere ultrakurz wirksame Thiobarbiturate haben ebenfalls kaum prokonvulsive Wirkungen und werden ebenfalls zur Therapie des refraktären Status epilepticus verwendet.

#### Andere Medikamente zur Narkoseeinleitung

Die von *Etomidat* ausgelöste unwillkürliche, z. T. dramatische Muskelaktivität ist bei Nichtepileptikern nicht mit epilepsietypischen Mustern im EEG assoziiert (Krieger et al. 1985). Bei Patienten mit Epilepsie wird dagegen der Epilepsieherd aktiviert. Wird Etomidat zur Anästhesie bei elektrokonvulsiver Therapie (EKT) eingesetzt, sind die Anfälle deutlich länger.

*Ketamin* hat ebenfalls prokonvulsive Wirkung bei Patienten mit Epilepsie. Hier ist die Datenlage jedoch unklarer. Etomidat und Ketamin sollten bei Patienten mit Epilepsie vorsichtig und ggf. nach zusätzlicher Abschirmung mit Benzodiazepinen eingesetzt werden.

*Propofol* hat in Einzelfällen zur Aktivierung kortikaler Epilepsieherde im EEG geführt. Hier scheinen jedoch die antikonvulsiven Wirkungen zu überwiegen. Propofol wird daher auch als Reservemedikament bei refraktärem Status epilepticus eingesetzt (Pitt-Miller et al. 1994).

**Merke** Thiobarbiturate und Propofol sollten bei Patienten mit Epilepsie bevorzugt eingesetzt und Etomidat sollte vermieden werden.

#### Benzodiazepine

Benzodiazepine sind potente antikonvulsive Medikamente. *Diazepam*, *Clonazepam*, *Clobazam* und *Lorazepam* werden sowohl zur Dauertherapie der Epilepsie als auch zur akuten Therapie von lang dauernden Anfällen oder Anfallsclustern verwendet. In parenteraler Form sind sie äußerst effektiv in der Ersttherapie des Status epilepticus. Dabei scheint Lorazepam gegenüber Diazepam überlegen zu sein (Alldredge et al. 2001). Zwar wurden einzelne Fälle von paradoxer prokonvulsiver Wirkung berichtet, doch bleibt der kausale Zusammenhang zwischen der Gabe des Medikaments und dem zeitlich korrelierten Auftreten eines Anfalls zweifelhaft.

### Opioide

Während bei Nichtepileptikern kein Risiko für das Auftreten von opioidinduzierten Anfällen besteht, kann die hoch dosierte intravenöse Gabe von Opioiden bei Patienten mit Epilepsie zu einer Aktivierung des epileptogenen Fokus führen (Cascino et al. 1993). *Fentanyl, Alfentanil* oder *Remifentanil* werden daher zur besseren Lokalisation der epileptogenen Zone während epilepsiechirurgischer Eingriffe verwendet. Ultrahoch dosierte intrathekale oder epidurale Verabreichung von *Morphin* hat zwar in Einzelfällen zu epileptischen Anfällen geführt, doch ist der Effekt auf die Anfallsschwelle bei üblicher klinischer Anwendung gering bis nicht vorhanden.

### Lokalanästhetika

*Lidocain* und seine Abkömmlinge haben in niedrigen Dosen antikonvulsive Wirkung. In den bei lokalem Einsatz verwendeten Dosen wird die Anfallsschwelle nicht oder kaum verändert. Versehentliche i.v. Injektion dieser Dosen kann jedoch zu epileptischen Anfällen führen (Usubiaga et al. 1967). Darüber hinaus können schnelle systemische Absorption hoher regionaler Dosen, zu frühe Reinjektion und zu schnelle Lösung des Tourniquets nach i.v. regionaler Anästhesie ebenfalls epileptische Anfälle auslösen. Daher sollten bei Epilepsiepatienten möglichst niedrige Dosen verwendet, und die Einhaltung entsprechender Sicherheitsstandards besonders überwacht werden.

### Muskelrelaxanzien

Keines der derzeit gebräuchlichen Muskelrelaxanzien hat nennenswerten Einfluss auf die Anfallsschwelle. Epilepsiepatienten unter chronischer Therapie mit Phenytoin zeigen erhöhte Resistenz gegen oder verkürzte Wirkdauer von *Curarederivaten* (Ornstein et al. 1987). Dieser Effekt scheint bei *Atracurium* und *Mivacurium* am geringsten ausgeprägt (Spacek et al. 1996, 1997) und wurde auch bei der Einnahme anderer, älterer Antikonvulsiva beobachtet. Die Wirkung hat wahrscheinlich sowohl pharmakokinetische (Enzyminduktion) als auch pharmakodynamische (Heraufregulation von Azetylcholinrezeptoren) Ursachen. Ob die Antikonvulsiva der neueren Generation (z.B. Lamotrigin, Topiramat, Levetiracetam) einen ähnlichen Effekt haben, ist nicht bekannt.

**Merke** Die Wirksamkeit von Curarederivaten bei Patienten unter Antikonvulsivatherapie kann herabgesetzt sein.

## Perioperativer Stress und Komplikationen

Wie oben bereits erwähnt, sind *unregelmäßige Medikamenteneinnahme* und *Schlafmangel* wichtige Provokationsfaktoren für epileptische Anfälle. Deshalb sollte auch postoperativ Sorge dafür getragen werden, dass der Patient seine antikonvulsive Medikation weiterhin erhält, ggf. in anderer Darreichungsform. Alternativ sollten vorübergehend Benzodiazepine verabreicht werden, um einen kontinuierlichen Schutz vor Anfällen zu erreichen. Darüber hinaus können peri- oder postoperativ auftretende Anfälle unabhängig von der vorbestehenden Epilepsie durch akute *Operationskomplikationen* ausgelöst werden. Dies muss bei postoperativen Anfällen immer mitbedacht werden.

**Cave** Bei postoperativen Anfällen immer an Operationskomplikationen denken!

### Infektionen

Fieber senkt die Anfallsschwelle. Im frühen Kindesalter (0,5–5 Jahre) ist die Bereitschaft, auf erhöhte Körpertemperatur mit einem epileptischen Anfall zu reagieren, besonders hoch. In diesem Alter auftretende Fieberanfälle sind in der Regel unkompliziert, gelten jedoch als Marker für eine genetische Prädisposition für Epilepsie (Rich et al. 1987). Außerdem wird eine Meningitis oder Enzephalitis in bis zu 40% der Fälle von epileptischen Anfällen begleitet (Roos 2000). Bei Anfällen in Verbindung mit hohem Fieber, starkem Kopfschmerz, Nackensteifigkeit oder kognitiven Veränderungen sollte daher die Möglichkeit einer Meningitis oder Enzephalitis mitbedacht und ausgeschlossen werden.

### Hirninfarkt/Blutung

Ein ischämischer Hirninfarkt geht in 3–8% mit akut auftretenden Anfällen einher (Hauser 1999). Subarachnoidalblutungen oder intrakraniale Blutungen lösen noch häufiger akute Anfälle aus. In der Regel treten die Anfälle zusammen mit anderen neurologischen Symptomen (Lähmung, Aphasie, Bewusstseinsstörung, Verwirrung) auf, können jedoch im Ausnahmefall das erste Symptom sein. Sinusthrombosen können sich durch Anfälle in Verbindung mit Verwirrtheit, Kopfschmerz und neurologischen Ausfällen bemerkbar machen. Andererseits können länger anhaltende neurologische Defizite oder Verwirrung auf habituelle epileptische Anfälle folgen. Im Zweifelsfall sollte jedoch zum Schutz des Patienten eine akute symptomatische Ursache der Anfälle durch ein CT des Kopfes mit Darstellung der Sinus und ggf. durch eine Liquorpunktion ausgeschlossen werden.

## 7.5.6 Postoperatives Management

**Schwankungen der Antikonvulsivakonzentration.** Neben der Vermeidung von Provokationsfaktoren für Anfälle und sonstiger Komplikationen steht die Aufrechterhaltung von effektiven Serumkonzentrationen der Antikonvulsiva im

Mittelpunkt der Anfallsprävention. Durch die Operation bedingte Veränderungen der Physiologie können die Pharmakokinetik der Medikamente entscheidend beeinflussen. Zu den wirksamen Faktoren gehört die Verteilung der Antikonvulsiva innerhalb der verschiedenen Kompartimente, Veränderung von Metabolismus und Exkretion, Verdrängung auf der Ebene der Neurorezeptoren und nicht zuletzt Blut- und Proteinverlust sowie Volumenveränderungen. So können sich die Serumwerte für Carbamazepin bei gleichbleibender Dosierung nach einer Operation verdoppeln und dann im Verlaufe von einer Woche wieder auf den Ausgangswert zurückfallen. Andere Medikamente mit hoher Proteinbindung (Valproat, Phenytoin), Abbau durch das hepatische Zytochrom-450-Enzymsystem (Phenytoin, Carbamazepin, Phenobarbital) oder Abbau durch Glukuronidierung (Lamotrigin) können ebenfalls postoperativ stark schwanken. Daher sollte der Serumwert regelmäßig bestimmt werden, bis Steady-State-Bedingungen erreicht sind.

**Antikonvulsivatoxizität.** Während die unzureichende Gabe von Antikonvulsiva Anfälle auslösen kann, sollte eine Überdosierung ebenfalls vermieden werden. Typische Symptome von *Antikonvulsivatoxizität* sind kognitive Störungen bis hin zu Stupor, feinschlägigem Tremor, Schwindel, Nystagmus, Übelkeit und Erbrechen. Diese Symptome können schon bei „normalen" Serumwerten auftreten.

## 7.5.7 Status epilepticus

Ein Status epilepticus wurde bis vor kurzem definiert als kontinuierlich auftretende epileptische Aktivität von 5–60 min, die umgehender und intensiver medikamentöser Therapie zur Durchbrechung bedarf. In jüngster Zeit wird jedoch empfohlen, schon bei einer Anfallsdauer von 5–10 min einen Status epilepticus anzunehmen und entsprechende Therapie einzuleiten (Meierkord et al. 2009), da ein durchschnittlicher generalisierter tonisch-klonischer Anfall nur 1–2 min dauert (Theodore et al. 1994).

**Cave** Ein konvulsiver Status epilepticus hat auch heutzutage eine Mortalität von etwa 20 % (Boesebeck et al. 2006).

### Therapie des konvulsiven Status epilepticus

Ein standardisiertes Behandlungsprotokoll existiert nicht. Eine Variation des folgenden Algorithmus findet sich jedoch in den meisten Empfehlungen.

- **Vorbereitung:**
  Kontrolle und Sicherung von Atmung und Kreislauffunktion, venöser Zugang, Abnahme von Blut- und Serumproben (Elektrolyte, Toxinscreening, *Antikonvulsivaspiegel*), EEG-Überwachung initiieren.
- **Benzodiazepin i. v.**
  (*Diazepam* 0,25 mg/kgKG – *Lorazepam* 0,1 mg/kgKG – *Clonazepam* 0,015 mg/kgKG).

*Falls kein Erfolg nach 10–15 min:*

- **Phenytoin i. v.**
  (15–25 mg/kgKG über separaten Zugang unter Blutdruck- und EKG-Überwachung, max. 50 mg/min).

*Falls kein Erfolg nach 30–45 min:*

- **Valproinsäure i. v.**
  (25–30 mg/kgKG über 30 min, danach 6 mg/kg/h über mind. 24 h).

*oder*

- **Phenobarbital i. v.**
  (20 mg/kgKG, max. 100 mg/min unter respiratorischer Überwachung mit Intubationsbereitschaft).

*Alternativ kann jetzt schon erfolgen:*

- **Einleitung einer Barbituratsnarkose mit Phenobarbital, Pentobarbital, Thiopental o. Ä.**
  Die Narkose wird bis zum Auftreten von Burst-Suppression-Mustern im EEG vertieft und über mindestens 24 h aufrechterhalten.

**Levetiracetam.** Levetiracetam liegt seit einigen Jahren als i. v. verabreichbare Lösung vor. Mittlerweile wurden einige unkontrollierte Fallserien mit insgesamt ca. 300 Patienten veröffentlicht. Levetiracetam scheint demnach eine mit den übrigen i. v. verabreichbaren Antikonvulsiva vergleichbare Wirksamkeit zu haben. Relevante Störwirkungen wurden nicht berichtet. Levetiracetam wird zunächst i. v. als Bolus von 1500–3000 mg gegeben, danach als Erhaltungstherapie von 2000–4000 mg/d (Berning et al. 2009).

### Therapie des nichtkonvulsiven Status epilepticus

Diese erfolgt nach den gleichen Prinzipien. Allerdings ist hier die Mortalität deutlich niedriger und wesentlich abhängig von eventuellen Begleiterkrankungen des Patienten, sodass die Risiken der Therapie (insbesondere Narkoseeinleitung) gegenüber dem Nutzen genau abgewogen werden müssen. Der seltene *Absence-Status* oder *Status myoclonicus* bei idiopathischer generalisierter Epilepsie kann durch die Gabe von Phenytoin oder sogar Phenobarbital verschlechtert werden und wird daher primär mit Benzodiazepinen und Valproat behandelt.

**Kernaussagen**

- Risikofaktoren für Epilepsie sind Infektionen des Gehirns, Schlaganfall, Hirntrauma, Alkoholismus, Hirntumoren, degenerative Erkrankungen des ZNS, kortikale und zerebrovaskuläre Malformationen sowie genetische Prädisposition (positive Familienanamnese).
- Ein erstmalig auftretender, unprovozierter epileptischer Anfall bedarf zunächst keiner weiteren Therapie, wenn eine zugrundeliegende Erkrankung des Gehirns ausgeschlossen wurde. Die Behandlung von wiederholten Anfällen besteht in der Gabe von Antikonvulsiva.
- Ob ein Patient mit Epilepsie im Zusammenhang mit einem operativen Eingriff einen epileptischen Anfall

erleidet, hängt primär vom Grad der präoperativen Anfallskontrolle, von der Auswahl der perioperativen Medikation und von perioperativem Stress/Komplikationen ab.

- Der präoperative Medikamentenserumspiegel sollte bestimmt werden, um einen Ausgangswert für den postoperativen Verlauf zu haben.
- Thiobarbiturate und Propofol sollten bei Patienten mit Epilepsie bevorzugt eingesetzt werden. Sevofluran sollte möglichst vermieden werden (kann prokonvulsiv wirken).
- Die Wirksamkeit von Curarederivaten bei Patienten unter Antikonvulsivatherapie kann herabgesetzt sein.

## Literatur


Alldredge BK, Gelb AM, Isaacs SM et al. A comparison of lorazepam, diazepam, and placebo for the treatment of out-of-hospital status epilepticus. N Engl J Med 2001; 345: 631–637

Benish SM, Cascino GD, Warner ME et al. Effect of general anesthesia in patients with epilepsy: A population-based study. Epilepsy Behav 2010; 17: 87–89

Berning S, Boesebeck F, van Baalen A et al. Intravenous Levetiracetam as treatment for status epilepticus. J Neurol 2009; 256: 1634–1642

Boesebeck F, Möddel G, Anneken K et al. Therapierefraktärer Status epilepticus. Nervenarzt 2006; 77: 1159–1175

Cascino GD, So EL, Sharbrough FW et al. Alfentanil-induced epileptiform activity in patients with partial epilepsy. J Clin Neurophysiol 1993; 10: 520–525

Commission on Classification and Terminology of the International League Against Epilepsy. Proposal for revised clinical and electroencephalographic classification of epileptic seizures. Epilepsia 1981; 22: 489–501

Commission on Classification and Terminology of the International League Against Epilepsy. Proposal for revised classification of epilepsies and epileptic syndromes. Epilepsia 1989; 30: 389–399

Dudek FE, Patrylo PR, Wuarin JP. Mechanisms of neuronal synchronization during epileptiform activity. Adv Neurol 1999; 79: 699–708

Fisher R, van Emde Boas W, Blume W et al. Epileptic seizures and epilepsy: definitions proposed by the International League Against Epilepsy (ILAE) and the International Bureau for Epilepsy (IBE). Epilepsia 2005; 46: 470–472

Hauser WA. Risk factors for epilepsy. In: Kotagal P, Lüders HO, Hrsg. The epilepsies. Etiologies and prevention. San Diego: Academic Press; 1999: 1–12

Hauser WA, Annegers JF, Kurland LT. Prevalence of epilepsy in Rochester, Minnesota: 1940–1980. Epilepsia 1991; 32: 429–445

Jaaskelainen SK, Kaisti K, Suni L et al. Sevoflurane is epileptogenic in healthy subjects at surgical levels of anesthesia. Neurology 2003; 61: 1073–1078

Krieger W, Copperman J, Laxer KD. Seizures with etomidate anesthesia. Anesth Analg 1985; 64: 1226–1227

Kwan P, Brodie MJ. Early identification of refractory epilepsy. N Engl J Med 2000; 342: 314–319

Loiseau P. Sodium valproate, platelet dysfunction, and bleeding. Epilepsia 1981; 22: 141–146

Marson A, Jacoby A, Johnson A et al. Medical Research Council MESS Study Group. Immediate versus deferred antiepileptic drug treatment for early epilepsy and single seizures: a randomised controlled trial. Lancet 2005; 365: 2007–2013

Meierkord H, Boon P, Engelsen B et al. EFNS guideline on the management of status epilepticus in adults Eur J Neurol 2010; 17: 348–355

Mendez M, Radtke RA. Interactions between sleep and epilepsy. J Clin Neurophysiol 2001; 18: 106–127

Ornstein E, Matteo RS, Schwartz AE et al. The effect of phenytoin on the magnitude and duration of neuromuscular block following atracurium or vecuronium. Anesthesiology 1987; 67: 191–196

Pitt-Miller PL, Elcock BJ, Maharaj M. The management of status epilepticus with a continuous propofol infusion. Anesth Analg 1994; 78: 1193–1194

Prince DA, Connors BW. Mechanisms of interictal epileptogenesis. Adv Neurol 1986; 44: 275–299

Rich SS, Annegers JF, Hauser WA et al. Complex segregation analysis of febrile convulsions. Am J Hum Genet 1987; 41: 249-257

Roos KL. Acute bacterial meningitis. Semin Neurol 2000; 20: 293–306

Spacek A, Neiger FX, Spiss CK et al. Chronic carbamazepine therapy does not influence mivacurium-induced neuromuscular block. Br J Anaesth 1996; 77: 500–502

Spacek A, Neiger FX, Spiss CK et al. Atracurium-induced neuromuscular block is not affected by chronic anticonvulsant therapy with carbamazepine. Acta Anaesthesiol Scand 1997; 41: 1308–1311

Specht U. Die Compliance bei der Einnahme antiepileptischer Medikamente. Nervenarzt 2008; 79: 662–668

Stevens JE, Oshima E, Mori K. Effects of nitrous oxide on the epileptogenic property of enflurane in cats. Br J Anaesth 1983; 55: 145–154

Theodore WH, Porter RJ, Albert P et al. The secondarily generalized tonicclonic seizure: a videotape analysis. Neurology 1994; 44: 1403–1407

Usubiaga JE, Moya F, Wikinski JA et al. Relationship between the passage of local anaesthetics across the blood-brain barrier and their effects on the central nervous system. Br J Anaesth 1967; 39: 943–947

Voss LJ, Sleigh JW, Barnard JP et al. The howling cortex: seizures and general anesthetic drugs. Anesth Analg 2009; 108: 1993–1994

Wiebe S, Blume WT, Girvin JP et al. A randomized, controlled trial of surgery for temporal-lobe epilepsy. N Engl J Med 2001; 345: 311–318

# 8 Psychiatrische Erkrankungen

*J. Kaufmann, J. Sobesky, P. Herkenrath*

## 8.1 Krankheitsbilder

Mentale Erkrankungen, Persönlichkeitsstörungen und kognitive Störungen finden sich in allen Alters- und Gesellschaftsgruppen. Die Lebenszeitprävalenz psychischer Störungen inklusive der Einnahme psychotroper Substanzen wird mit 30–40% angegeben (Meyer et al. 2000). Es ist daher notwendig, dass nicht nur in der Psychiatrie, sondern auch in jedem anderen Fachgebiet tätige Ärzte Grundkenntnisse über psychiatrische Krankheitsbilder haben. Besonders für den Anästhesisten und Notfallmediziner kann eine adäquate Einschätzung einer psychiatrischen Grunderkrankung von großer Bedeutung sein:

- Zum einen kommt es vor, dass durch körperliche Erkrankungen psychische Störungen verursacht werden oder psychische Störungen die Diagnostik körperlicher Erkrankungen erschweren bzw. verändern.
- Zum anderen sind die Wechselwirkungen psychotroper Medikation mit weiteren medizinischen Maßnahmen zu berücksichtigen.

Psychische Erkrankungen können die Fähigkeit zu einem sachbezogenen Austausch einschränken, sodass einerseits die Anamnese wie auch das Aufklärungsgespräch und die damit notwendige Feststellung der Einwilligungsfähigkeit erheblich erschwert, eingeschränkt oder nicht gegeben sein können. Es sollte daher besonders Wert darauf gelegt werden, durch gründliches Studium der Patientenakte und eine Fremdanamnese die vom Patienten gemachten Aussagen zu überprüfen oder zu ergänzen.

**Merke** Bei Zweifel an der Einwilligungsfähigkeit des Patienten muss diese bei elektiven Eingriffen durch das Hinzuziehen von Sachverständigen (behandelnder Psychiater, ggf. amtsrichterlicher Beschluss zur Feststellung der Geschäftsfähigkeit nach § 104 BGB) geklärt werden.

Einschränkungen oder Veränderungen in der Kommunikationsfähigkeit, der emotionalen Wahrnehmung und der intersozialen Interaktion stellen hohe Anforderungen an das medizinische Personal. Es ist notwendig, sich einfühlsam und individuell den Bedürfnissen des Patienten anzupassen und neben entsprechend intensiver Betreuung auch ungewöhnliche Situationen zu ermöglichen, die meist mit einem Mehraufwand verbunden sind. Eine Handlungsempfehlung im Sinne eines „Kochrezepts" dazu kann es aufgrund der Individualität der Probleme und Notwendigkeiten jedoch nicht geben.

### 8.1.1 Affektive Störungen: Depressionen, Manien und bipolare Störungen

Die häufigste affektive Störung ist die Depression. Hier können unterschiedliche Formen je nach Verlauf und Auslöser differenziert werden. Traurigkeit, Gefühls- und Antriebslosigkeit sind zentrale Kennzeichen der Erkrankung. Weit mehr als die Hälfte aller Patienten, die unter Depressionen leiden, sind zusätzlich durch eine Angststörung oder einen Medikamentenmissbrauch belastet.

Manien sind vor allem durch eine der Situation unangepasste freudige Erregung und einen ungerichteten Aktionismus gekennzeichnet. Oft finden sich hemmungslose Selbstüberschätzung, verringertes Schlafbedürfnis sowie Weitschweifigkeit und Ideenflucht. Wechseln sich manische und depressive Episoden ab, so liegt eine bipolare Störung vor.

Häufig eingesetzte Medikamente sind Antidepressiva, Lithium und Antikonvulsiva.

### 8.1.2 Angststörungen

**Merke** Angststörungen stellen nach dem Missbrauch von Substanzen die häufigsten psychischen Störungen dar.

Angststörungen werden meist begleitet von zusätzlichen Symptomen wie Unruhe, Erschöpfung, Konzentrationsschwierigkeiten, Irritierbarkeit und Schlafstörungen. Angststörungen äußern sich in Form von Panikattacken, Zwangsstörungen im Sinne zwanghafter Gedanken oder Handlungen sowie spezifischen Phobien. Die Erkrankung neigt zur Chronifizierung, die durch eine adäquate Therapie teilweise verhindert werden kann.

Angststörungen werden mit einer Vielzahl von Medikamenten, beispielsweise mit Benzodiazepinen, Sedativa, β-Blockern und Antidepressiva behandelt. Diese Medikation sollte perioperativ nicht verändert und kann durch Benzodiazepine oder Barbiturate als Prämedikation ergänzt werden. Anderes gilt für Phytotherapeutika, die potenziell lebensgefährliche Komplikationen im Zusammenhang mit Narkosen auslösen können (S. 357).

## 8.1.3 Mentale Retardierung

**Merke** Mit mentaler Retardierung werden ein andauernder Zustand deutlich unterdurchschnittlicher kognitiver Fähigkeiten sowie eine damit verbundene Einschränkung des affektiven Verhaltens bezeichnet.

Die Besonderheiten der individuellen Wahrnehmung und Informationsverarbeitung des Patienten mit mentaler Retardierung erfordern eine individuelle perioperative Versorgung. Trotz der häufig erschwerten Anamneseerhebung darf nicht versäumt werden, somatischen Störungen, den Atemweg betreffende Dysmorphien und die bestehende Medikation zu berücksichtigen. Für die perioperative Versorgung kann kein standardisiertes Vorgehen empfohlen werden. Wesentlich ist, die gesamten Umstände individuell so anzupassen, dass größter Komfort und Sicherheit gewährleistet sind. Wesentlicher Bestandteil eines individuellen Behandlungsplans ist das Einbeziehen vertrauter Personen.

## 8.1.4 Demenz

**Merke** Mit Demenz werden erworbene kognitive Defizite und Störungen des Gedächtnisses bezeichnet, wobei im Gegensatz zur mentalen Retardierung alters- oder krankheitsbedingte Rückschritte oder Verluste von zuvor erworbenen Fähigkeiten gemeint sind.

Begleitend findet man bei an Demenz Erkrankten Störungen der sprachlichen Ausdrucksfähigkeit, der manuellen Geschicklichkeit und der Entscheidungsfähigkeit. Es kann zum Verlust der örtlichen und zeitlichen Orientierung sowie hygienischer und soziokultureller Prinzipien kommen. Demenzen werden nach ihrer vermuteten Ursache klassifiziert. Wesentliche Formen sind die Demenz vom Alzheimer-Typ und die vaskuläre Demenz. Mit höherem Lebensalter steigt ihre Prävalenz. Im Zusammenhang mit der perioperativen Versorgung ist vor allem der eingeschränkten Fähigkeit zur Eigenanamnese sowie der geminderten Urteils- und Entscheidungsfähigkeit im Aufklärungsgespräch Rechnung zu tragen.

**Merke** Menschen mit Demenz sind in höherem Maß von perioperativen Delirien, Erregungszuständen und kognitiven Störungen bedroht.

Häufig wird eine medikamentöse Behandlung mit Cholinesteraseinhibitoren (z.B. Donezepil) durchgeführt. Diese verursacht Nebenwirkungen wie Erhöhung des Parasympathikotonus und Wirkungsverlängerung von durch Cholinesterase metabolisierten Medikamenten.

## 8.1.5 Schizophrenien

Bei Schizophrenien handelt es sich um eine heterogene Gruppe von Erkrankungen, bei denen sich das innere Erleben und die Wahrnehmung der Umwelt in charakteristischer Weise verändern. Hierbei kommt es zu beeinträchtigenden Veränderungen von Wahrnehmung, Denken, Gefühlsleben, Antrieb und Motorik. Die weitere Einteilung ergibt sich aus den Leitsymptomen:

- Wahn und Halluzinationen: paranoid-halluzinatorische Schizophrenie,
- motorische Beeinträchtigung: katatone Schizophrenie,
- Beeinträchtigung des Gefühlslebens: hebephrene Schizophrenie,
- Antriebsmangel, Gefühlsarmut und sozialer Rückzug: residuale Schizophrenie.

Schizophrenien gelten als nicht heilbar. Sie werden typischerweise mit Neuroleptika behandelt, wobei in einzelnen Fällen auch Antidepressiva und Anxiolytika eingesetzt werden.

## 8.1.6 Aufmerksamkeitsdefizit-Hyperaktivitäts-Störung (ADHS)

Die Aufmerksamkeitsdefizit-Hyperaktivitäts-Störung (ADHS) ist eine vor allem bei Kindern und Jugendlichen, aber auch beim Erwachsenen zunehmend gestellte Diagnose. Ein ausgeprägtes Bild einer ADHS setzt sich mit einer geringen Persistenzrate bis in Jugend- und Erwachsenenalter fort, bei einigen Jugendlichen kommt es zu einem Wechsel zu einer anderen psychischen Erkrankung.

**Merke** Die Kernsymptomatik der ADHS sind die Beeinträchtigung der Aufmerksamkeit, der Impulskontrolle sowie der Aktivität, wobei je nach Entwicklungsabschnitt eine unterschiedliche Gewichtung der Symptomatik besteht.

Die auch in Deutschland gültige Klassifikation psychischer Erkrankungen DSM (*Diagnostic and Statistical Manual of Mental Disorders*) gibt Kriterien zur Diagnosestellung vor. Nach Empfehlungen der Deutschen Gesellschaft für Kinder- und Jugendpsychiatrie (DGKJP) stellen Stimulanzien die Mittel der ersten Wahl zur medikamentösen Therapie der ADHS dar, somit ist das Amphetaminderivat Methylphenidat die häufigste verordnete Medikation.

Ebenfalls im Gebrauch und zugelassen ist der selektive Noradrenalin-Wiederaufnahmehemmer Atomoxetin, der v.a. bei Gefahr von Substanzmissbrauch, einer zusätzlichen Angststörungen oder Depressionen verordnet wird. Andere Medikamente sind für diese Erkrankung nicht zugelassen.

# 8.2 Psychotrope Medikamente

## 8.2.1 Antidepressiva

Zur Behandlung von Depressionen werden trizyklische Antidepressiva, selektive Serotonin-Wiederaufnahmehemmer, Monoaminooxidasehemmer und neuere Substanzen, die in keine der genannten Gruppen gehören, eingesetzt.

### Selektive Serotonin-Wiederaufnahmehemmer (SSRI)

Sie sind die aktuell am häufigsten verordneten Medikamente bei Depressionen. Ein relativer Serotoninmangel wird für die Entstehung von Depressionen, aber auch von Manien, Angst- und Zwangsstörungen sowie Bulimie verantwortlich gemacht. Durch die selektive Hemmung der Wiederaufnahme von Serotonin in die präsynaptische Membran wird eine Erhöhung von Serotonin im synaptischen Spalt erzielt. Zu Anfang der Therapie kommt es zu einer Stimulation von Autoregulationsrezeptoren der Präsynapse, wodurch die Serotoninsynthese vorübergehend gedrosselt wird. Dieser Effekt klingt zunehmend ab und erklärt die mit einer zeitlichen Latenz einsetzende Wirkung. SSRI sind ärmer an Nebenwirkungen als die früher häufiger eingesetzten trizyklischen Antidepressiva. Da Serotonin auch bei anderen neural vermittelten Prozessen eine Rolle spielt, wie z.B. der Verdauung und Gerinnung des Blutes, resultieren die Nebenwirkungen, die in Tab. 8.**1** aufgeführt sind.

### Trizyklische Antidepressiva (TCA)

Es handelt sich um nicht selektive Monoamino-Wiederaufnahmehemmer, deren Wirkung in der Hemmung der Wiederaufnahme der Monoamine Noradrenalin, Serotonin und Dopamin besteht. Dabei kommt es zunächst zu einer Wirkungsverstärkung exogener und endogener Katecholamine. Längerfristig findet eine Downregulation zentraler β-Rezeptoren sowie eine Aktivierung postsynaptischer α-Rezeptoren statt, was zu einer funktionellen Antriebssteigerung führt.

**Cave** TCA wirken zunächst antriebssteigernd und erst später stimmungsaufhellend, wodurch es zu einem höheren Suizidrisiko in den ersten Wochen der Einnahme kommen kann.

Tab. 8.**1** Nebenwirkungen von SSRI.

| Selektive Serotonin-Wiederaufnahmehemmer (SSRI) | | |
|---|---|---|
| Substanzen | Fluoxetin, Fluvoxamin, Paroxetin, Sertralin, Citalopram und Escitalopram | |
| Nebenwirkungen | Magen-Darm-Trakt | Appetitlosigkeit, Übelkeit, Erbrechen, Diarrhö, Blutung im oberen Gastrointestinaltrakt (besonders in Kombination mit NSAIDs oder TAH), unerwünschte Gewichtszunahme |
| | sexuelle Dysfunktion | Potenzstörung, Ejakulationsstörung, Orgasmusschwierigkeiten |
| | Antriebssteigerung | Kopfschmerzen, Nervosität, Erregung, Schlafstörungen, Erhöhung von Suizidalität fraglich, keine Senkung der Krampfschwelle |
| | Schwangerschaft | Einnahme nach der 20. SSW erhöhtes Risiko PPHN |
| Überdosierung | Serotoninsyndrom (besonders bei Kombination mit MAOI; Tab. 8.**6**) | |
| | Lebensgefahr | wahrscheinlich ab 50–100-facher Überdosierung |
| Besonderheiten | Paroxetin | evtl. Erhöhung des Risikos für ein Mammakarzinom |
| | Citalopram | erhöhte Suizidalität assoziiert mit 2 bestimmten Genmarkern |
| | Escitalopram | Hyponatriämie |
| | Sertralin | Mundtrockenheit |
| | Fluoxetin | Inhibitor von Zytochrom-P450-Isoenzymen, damit Wirkungsverstärkung von β-Blockern, Benzodiazepinen, anderen Antidepressiva (TCA, MAOI) |
| anästhesierelevant | vorsichtiges Dosieren von Medikamenten, die durch Zytochrom P450 abgebaut werden: Barbiturate, Benzodiazepine, Muskelrelaxanzien | |

MAOI = Monoaminooxidasehemmer, NSAID = nichtsteroidale antiinflammatorische Medikamente, PPHN = persistierende Hypertension des Neugeborenen, SSW = Schwangerschaftswoche, TCA = trizyklische Antidepressiva, TAH = Thrombozytenaggregationshemmer.

TCA erhöhen die serotonerge und noradrenerge Aktivität, gleichzeitig dämpfen sie die histaminerge, cholinerge und $\alpha_1$-adrenerge Aktivität. In den ersten Wochen der Einnahme kommt es zu einer Anreicherung von Noradrenalin in den Nervenendigungen, was bei Verwendung von sympathomimetischen Substanzen (z. B. auch als Zusatz in Lokalanästhetika) zu einer überschießenden hämodynamischen Reaktion führen kann. Dieser Effekt ist v. a. zu Beginn einer Behandlung ausgeprägt und ebbt nach 2–3 Wochen meist deutlich ab.

Des Weiteren ist der anticholinerge Effekt der TCA zu beachten, der bei Verwendung von anderen, gleichsinnig wirkenden Substanzen zu ausgeprägten peripheren und zentralen anticholinergen Symptomen (Tab. 8.**6**) führen kann. Vermutlich aufgrund einer höheren Dichte an Neurotransmittern werden bei inhalativen Anästhetika höhere minimale alveoläre Gaskonzentrationen (MAC-Konzentrationen) notwendig.

Bei der Einnahme von TCA können relevante Nebenwirkungen wie Mundtrockenheit, Muskelzittern, Kardiotoxizität und Blutdruckabfall beobachtet werden (Tab. 8.**2**).

**Intoxikationen mit TCA.** Sie stellen die häufigste Medikamentenintoxikation mit Todesfolge dar (Glauser 2000). Hierbei spielt die weite Verbreitung unter einer gefährdeten Patientengruppe, aber auch ihre Toxizität und ihr problematisches pharmakokinetisches Profil eine Rolle. Die klinische Symptomatik der Intoxikation entspricht typischerweise der Trias aus zentral anticholinergem Syndrom (ZAS), Herzrhythmusstörungen und Kreislaufversagen.

Die Therapie besteht in der Gabe von Natriumbikarbonat und der Gabe von Volumen. Zusätzlich ist eine positive Inotropie (nicht durch Dopamin, das präsynaptische Noradrenalinspeicher benötigt und Arrhythmien begünstigt) sowie eine Erhöhung des peripheren Widerstands (durch Noradrenalin) angezeigt. Weitere Maßnahmen sind Verhinderung einer weiteren enteralen Resorption durch Aktivkohle, Verabreichung von Physostigmin, Durchbrechen von Krampfanfällen mit Benzodiazepinen, Gabe von β-Blockern bei tachykarden Rhythmusstörungen und/oder Schrittmachertherapie bei bradykarden Rhythmusstörungen.

## Monoaminooxidasehemmer (MAOI)

Sie verhindern den Abbau biogener Amine, wie z. B. Noradrenalin. Dabei kann zwischen reversiblen (ca. 24 h wirksam) und irreversiblen Hemmern (bis zu 3 Wochen wirksam) sowie unterschiedlichen Affinitäten zu den Subtypen der Monoaminooxidase A und B differenziert werden. MAOI werden bei schweren und atypischen Depressionen verwendet, kommen aber auch bei Angst- und Zwangsstörungen zum Einsatz. Bei der Verwendung von einigen Opioiden, die in geringem Umfang die Serotoninwiederaufnahme hemmen, kann ein Serotoninsyndrom entstehen (Tab. 8.**3** und Tab. 8.**6**). Vor allem bei der Verabreichung von Pethidin und Dextromethorphan wurden tödliche Zwischenfälle publiziert, Morphin und Fentanyl gelten als diesbezüglich sicher (Hill et al. 1992). Patienten müssen darüber informiert werden, dass bestimmte Lebensmittel aufgrund von Histamin-, Tyramin- oder Koffeingehalt bzw. -freisetzung zwingend gemieden werden müssen. Tyramin selbst führt zur Freisetzung von körpereigenem Noradrenalin, was in der Kombination mit verabreichten MAOI lebensbedrohliche hypertensive Blutdruckkrisen auslösen kann.

**Cave** Die Verabreichung sympathomimetischer Medikamente kann bei Dauermedikation mit MAOI zu exzessiven hytertensiven Krisen führen.

Von einem präoperativen Absetzen der MAOI wird aufgrund einer Suizidgefährdung abgeraten. Es ist empfohlen, nicht selektive MAOI durch kurz wirksame und selektive MAOI zu ersetzten, da diese im Zusammenhang mit Narkosen ein besseres Sicherheitsprofil aufweisen (Hill et al. 1992, Smith et al. 1996). Substanzen mit indirektem sympatomimetischem Effekt müssen zwingend vermieden werden, alternativ sollten direkte α-Mimetika verwendet werden.

Zu der oben genannten *Gruppe der „neueren Substanzen“* zählen verschiedene Substanzen und Untergruppen, deren Wirkmechanismen im Einzelnen noch nicht bekannt sind. Zusammenfassend muss man hier aber von ähnlichen Mechanismen verursachten Nebenwirkungen ausgehen, die

Tab. 8.**2** Nebenwirkungen der TCA.

| **Trizyklische Antidepressiva (TCA)** | | |
|---|---|---|
| Substanzen | Imipramin, Amitriptylin, Desipramin, Doxepin, Trimipramin, Nortriptylin, Clomipramin | |
| Nebenwirkungen | anticholinerg | Arrhythmien, Vigilanzminderung |
| | Antriebssteigerung | Erhöhung von Suizidalität initial |
| | α-sympatholytisch | orthostatische Dysregulation |
| Überdosierung | anticholinerg | Mundtrockenheit, Mydriasis, Hyperthermie, Harnretention |
| | zentral | Erniedrigung der Krampfschwelle, feinschlägiger Tremor, Agitiertheit, Vigilanzminderung |
| | Lebensgefahr | ab 3-facher Überdosierung<br>Trias: zentral anticholinerges Syndrom (ZAS), Herzrhythmusstörungen, Schock |

Tab. 8.3 Nebenwirkungen der MAOI.

| Monoaminooxidasehemmer (MAOI) | | |
|---|---|---|
| Substanzen | nicht selektiv und irreversibel: Phenelzin, Isocarboxid, Tranylcypromin<br>selektiv und reversibel: Moclobemid, Befloxaton | |
| Nebenwirkungen | orthostatische Dysregulation, Sedierung, Sehstörungen, periphere Neuropathie | |
| Überdosierung | strenge Diät notwendig: alle Lebensmittel oder Substanzen, die Histamin, Tyramin oder Koffein enthalten oder freisetzen, können zu folgenden lebensbedrohlichen Krisen führen:<br>• serotonerges Syndrom (Tab. 8.6)<br>• hypertensive Blutdruckkrisen (mit der Gefahr des Mykardinfarkts oder Hirninfarkts) | |
| zu vermeidende Lebensmittel | Tyramin | diverses Obst und Gemüse, Käse, Chianti-Wein, Schokolade u. a. |
| | Histamin | Beeren, geräucherter Fisch, Käse, Rotwein, Sauerkraut, Schinken u. a. |
| | Koffein | Cola, Kaffee |
| zu vermeidende Arzneimittel | Serotoninsyndrom | andere Antidepressiva, Johanniskraut, Pethidin, Tramadol, Dextromethorphan, Methadon |
| | hypertensive Entgleisung | Sympathomimetika, Ephedrin, Methyldopa, Levodopa |
| Besonderheiten | Phenelzin verringert die Pseudo-Cholinesterase-Aktivität (*cave* z. B. Succinylcholin) | |
| anästhesierelevant | nicht absetzen, evtl. Wechsel auf kurz wirksame MAOI | |

jedoch weniger ausgeprägt sind. Dennoch sind hier die gleichen Verhaltensregeln anzuwenden.

## Lithium

Lithium ist ein Alkalimetall, das als Lithiumkarbonat verabreicht zur Behandlung von bipolaren Störungen, Manien, Depressionen und Clusterkopfschmerz eingesetzt wird. Der Wirkmechanismus ist bisher nicht abschließend geklärt, zu den vermuteten Wirkmechanismen gehört eine Hemmung der Glykogen-Synthetase-Kinase-3, die eine Modulation des neuronalen mikrotubulären Systems bewirkt (Williams et al. 2004). Therapeutisch Relevanz hat eine Erhöhung der Serotoninsynthese und eine Verringerung der Noradrenalinausschüttung. Lithium hat eine sehr geringe therapeutische Breite und wird im Körper wie Natrium ausgeschieden. Bei erhöhter Natriumretention (bei Hyponatriämie, die beispielsweise durch Diuretika oder Schwitzen entsteht) kommt es daher zu einer erhöhten Lithiumretention, Akkumulation und typischen Symptomen der Überdosierung bis hin zur Intoxikation (Tab. 8.4). Bei Patienten mit vorbestehender AV-Überleitungsstörung muss mit AV-Blockierung gerechnet werden.

**Merke** Für den Anästhesisten ist die verlängerte Wirkung von nicht depolarisierenden Muskelrelaxanzien, ein erniedrigter MAC-Wert sowie ein verzögertes Aufwachverhalten unter Lithiumtherapie zu beachten.

## Ketamin

Ketamin hat neben seiner antagonistischen Wirkung am N-Methyl-D-Aspartat-Rezeptor (NMDA-Rezeptor) ein den Antidepressiva sehr ähnliches Wirkprofil. Es vermindert die Wiederaufnahme von Katecholaminen und hat eine anticholinerge Wirkung. Eine Verstärkung unerwünschter, z. B. anticholinerger Effekte der Antidepressiva kann daher vorkommen. Andererseits kann die ketaminbedingte antide-

Tab. 8.4 Nebenwirkungen von Lithium.

| Lithium | |
|---|---|
| Nebenwirkungen | Tremor, Rigor, Übelkeit, Erbrechen, Herzrhythmusstörungen, QRS-Verbreiterung, Leukozytose, Hypothyreose (5 % aller Patienten), renaler Diabetes insipidus (ADH-Resistenz) |
| Überdosierung | sehr geringe therapeutische Breite |
| Lebensgefahr | schon ab 2,5-fachem therapeutischem Spiegel |
| | AV-Block, Kreislaufversagen, Krampfanfälle |
| Anästhesierelevant | Wirkungsverlängerung nicht depolarisierende Muskelrelaxanzien, Erniedrigung MAC-Werte, verzögertes Aufwachverhalten |

ADH = antidiuretisches Hormon, MAC = minimale alveoläre Konzentration.

pressive Wirkung therapeutisch genutzt werden, wie z. B. zur vorübergehenden Therapie akuter, therapieresistenter Depressionen (aan het Rot et al. 2010).

## 8.2.2 Phytotherapeutika

### Johanniskraut

Johanniskraut kann in unterschiedlichen, frei verkäuflichen Darreichungsformen eingenommen werden. Es wird aufgrund seiner pflanzlichen Herkunft seitens der Patienten oft unterschätzt und im Prämedikationsgespräch häufig nicht erwähnt.

**Merke** Bei Patienten, die Psychopharmaka einnehmen, besteht eine hohe Wahrscheinlichkeit von zusätzlicher Selbstmedikation mit Phytotherapeutika, daher sollte bei diesen explizit danach gefragt werden.

Der wichtigsten Wirkstoffe von Johanniskraut sind Hypericin and Hyperphorin, wobei Ersteres eine Halbwertzeit von 25 h aufweist. Im Zusammenhang von Narkosen kann es aufgrund einer Modulation am GABA-Rezeptor sowie der Wiederaufnahmehemmung von GABA zu einem verlängerten Aufwachverhalten kommen. Zusätzlich hemmt Johanniskraut die Wiederaufnahme von Serotonin, was Übelkeit begünstigt, sowie von Dopamin und Noradrenalin, weswegen indirekte und direkte Sympathomimetika hier besonders vorsichtig dosiert werden müssen. Ein weiterer Effekt von Johanniskraut besteht in der Induktion verschiedener Zytochrom-P450-Subenzyme. Bei Kombination mit SSRI oder MAOI erhöht sich die Gefahr für ein serotonerges Syndrom. Johanniskraut sollte 5 Tage vor einer Operation abgesetzt werden.

### Weitere Phytotherapeutika

Im Zusammenhang der Einnahme von *Gingko*-Präparaten (Gilbert 1997) wurden chronisch subdurale Hämatome beschrieben. Bei Patienten mit vorbestehendem Leberschaden kann die Einnahme von Präparaten aus *Kava* (Piper methysticum, Rauschpfeffer) zum Leberversagen führen (Teschke et al. 2008).

Es ist eine Vielzahl an zusätzlichen phytotherapeutischen Einzel- und Kombinationspräparaten auf dem Markt. Da bei vielen der Phytotherapeutika die einzelnen Schädigungsmechanismen nicht bekannt sind, empfiehlt die *American Society of Anesthesiologists* (ASA), Phytotherapeutika grundsätzlich bei elektiven Eingriffen 2–3 Wochen zuvor abzusetzen (Kaye et al. 2000).

**Merke** Phytotherapeutika sollten vor elektiven Narkosen abgesetzt werden.

## 8.2.3 Neuroleptika

Neuroleptika (NRL) blockieren hauptsächlich das dopaminerge Transmittersystem. Zusätzlich sind je nach Neuroleptikauntergruppe unterschiedlich ausgeprägte anticholinerge, α-sympatholytische, antihistaminerge und antiserotonerge Effekte zu erwarten.

NRL können unterteilt werden in

- typische (meist ältere) und
- atypische (meist neuere) Substanzen.

Die atypischen NRL zeigen nur geringe extrapyramidale Nebenwirkungen (Tab. 8.**5**), die weiteren Nebenwirkungen sind den typischen NRL vergleichbar. Bei einer großen Aus-

Tab. 8.**5** Nebenwirkungen von NRL.

| Neuroleptika (NRL) | | |
|---|---|---|
| typische NRL | Haloperidol, Flupentixol, Fluspirilen, Chlorprothixen, Prothipendyl, Levomepromazin | |
| atypische NRL | Clozapin, Olanzapin, Quetiapin, Risperidon, Paliperidon, Amisulprid, Ziprasidon, Aripiprazol, Sulpirid | |
| Nebenwirkungen | vegetative Störungen | hormonelle und sexuelle Störungen, Muskel- und Bewegungsstörungen, Schwangerschaftsschäden, Körpertemperaturstörungen, Leber- oder Nierenfunktionsstörungen, Herzrhythmusstörungen, Funktionsstörung der Bauchspeicheldrüse, Diabetes |
| | psychische Störungen | sedierende Wirkungen, Depressionen, Antriebslosigkeit, emotionale Verarmung, Verwirrtheit |
| | extrapyramidale Störungen | Frühdyskinesien: unwillkürliche Bewegungen, krampfartige Anspannungen, Zungenschlundkrämpfe, Parkinsonismus (Rigor, Tremor, Akinese), Schiefhals |
| | | Spätdyskinesien (ca. 20 %): Bewegungsstörungen im Gesichtsbereich (Zuckungen, Schmatz- und Kaubewegungen) oder Hyperkinesen der Extremitäten |
| Lebensgefahr | malignes neuroleptisches Syndrom (Tab. 8.**6**) | |
| anästhesierelevant | Hypotension und Tachykardie, postoperative Verwirrtheitszustände | |

sollte perioperativ nicht unterbrochen werden (Fischer et al. 2006).

### Atomoxifen

Atomoxifen hemmt die Wiederaufnahme von Noradrenalin und ist zur Therapie des ADHS zugelassen. Die Nebenwirkungen sind meist mild (Tab. 8.8), die extrem seltenen Berichte einer Hepatotoxizität oder gesteigerten Suizidalität sind nicht sicher substanzbezogen, dennoch wird in den Beipackzetteln auf diese Komplikationen hingewiesen. Es sollten daher prädisponierende Faktoren anamnestisch erfasst und Warnhinweise durch eine adäquate Überwachung rechtzeitig erkannt werden (Wolraich et al. 2007).

Tab. 8.8 Nebenwirkungen von Atomexitin.

| Atomexitin – selektiver Noradrenalin-Wiederaufnahmehemmer (SNRI) | |
|---|---|
| Anwendung | ADHS |
| Nebenwirkungen | Appetitstörung, Erbrechen und Übelkeit, sehr fraglich Hepatotoxizitität und Suizidalität |

ADHS = Aufmerksamkeitsdefizit-Hyperaktivitäts-Syndrom.

# 8.3 Anästhesiologische Konzepte

## 8.3.1 Vorgespräch, Planung und Risikoaufklärung

Das anästhesiologische Aufklärungsgespräch muss unter besonderer Aufmerksamkeit die Risiken erfassen, wobei besonders die Medikation von Bedeutung für den Anästhesisten ist. Die Anamnese kann erheblich erschwert sein und sollte durch eine gründliche Aktenstudie und eine Fremdanamnese ergänzt werden. Des Weiteren ist die Einwilligungsfähigkeit zu erfassen und bei Einschränkungen entsprechend zu reagieren. Eine Planung der Maßnahmen unter Berücksichtigung der individuellen Bedürfnisse und Notwendigkeiten kann dann besonders gut gelingen, wenn Angehörige oder sonstige vertraute Personen mit einbezogen werden können. Die Anwesenheit einer Vertrauensperson bis zum Einschlafen ist meist wertvoller als jede medikamentöse Prämedikation.

Benzodiazepine, Antikonvulsiva, Neurostimulanzien, Sedativa, β-Blocker und Antidepressiva sollten unabhängig von Ihrer Indikation perioperativ nicht abgesetzt werden. Nicht selektive MAOI sollten durch kurz wirksame und selektive MAOI ersetzt werden. Phytotherapeutika sollten bei elektiven Eingriffen 2–3 Wochen zuvor abgesetzt werden.

Zur Prämedikation eignen sich grundsätzlich alle auch bei anderen Patientengruppen eingesetzten Substanzen, wobei Erfahrungen mit der jeweiligen Substanz berücksichtigt werden sollten. Grundsätzlich ist auf die Potenzierung sedierender Komponenten zu achten.

## 8.3.2 Durchführung der Narkose

Die Narkoseführung bei Patienten mit psychischen Erkrankungen unterscheidet sich nicht wesentlich von Narkosen bei anderen Patienten. Grundsätzlich kommen die modernen, kurz wirksamen Narkotika auch den Bedürfnissen dieser Patientengruppe entgegen. Beispielsweise ist eine titrierende Narkoseinduktion mit einem synthetischen, reinen Opioidagonisten und Propofol grundsätzlich sinnvoll. Besonderheiten leiten sich nur aus individuellen Gegebenheiten oder den in diesem Kapitel ausführlich beschriebenen Medikamenteninteraktionen ab. Schon intraoperativ sollte mit einem ausreichendem Schmerzkonzept begonnen werden, dazu sind ergänzende Regionalanästhesieverfahren im Sinne einer präemptiven Analgesie besonders wertvoll.

## 8.3.3 Postoperative Versorgung

Sobald der Patient wieder das Bewusstsein erlangt, spielt die Anwesenheit einer Vertrauensperson wie in der präoperativen Phase eine durch nichts zu ersetzende Rolle. Es ist häufiger, als bei anderen Patientengruppen mit postoperativen kognitiven Dysfunktionen oder Verwirrtheitszuständen (POCD) zu rechnen. Im Sinne einer präventiven Maßnahme sollte man zentral anticholinerge Substanzen oder langwirksame zentral dämpfende Medikamente vermeiden. Die wichtigsten Komponenten und somit ersten Maßnahmen zur Prävention und Therapie des POCD sind eine ruhige und möglichst komfortable Umgebung, Anwesenheit von vertrauten Personen sowie Schmerzfreiheit. Besonders wenn agitierte Zustände auftreten, die das Personal oder den Patienten gefährden, ist Haloperidol das Medikament der Wahl, welches mit 0,5–1,0 mg alle 10–15 min vorsichtig i. v. titriert werden sollte (Deiner u. Silverstein 2009).

## 8.4 Elektrokrampftherapie

Insbesondere bei schweren und chronisch therapieresistenten Depressionen kommen nicht medikamentöse Behandlungsverfahren zum Einsatz. Das häufigste diesbezügliche Verfahren ist die Elektrokrampftherapie (EKT), die in Allgemeinanästhesie durchgeführt wird. Dabei wird mit einer transkraniellen elektrischen Hirnstimulation ein generalisierter Krampfanfall ausgelöst.

Bei der Prämedikationsvisite sollten Antikonvulsiva nach Rücksprache mit dem behandelnden Neurologen/Psychiater abgesetzt werden, zur Prämedikation sollten auf die Krampfschwelle erhöhende Medikamente verzichtet werden. Auch Antidepressiva sollten besonders bei kardial vorgeschädigten Patienten abgesetzt werden, da sie die Wahrscheinlichkeit perioperativer kardialer Komplikationen erhöhen können (Naguib u. Koorn 2002). Die Narkose wird meist intravenös eingeleitet und sollte mit dem die EKT durchführenden Kollegen detailliert abgesprochen werden, weil die Qualität der Therapie durch die Art und Dosierung der Narkotika beeinflusst wird.

**Methohexital und Etomidate.** Das traditionell am längsten zur Induktion der Narkose bei diesen Patienten verwendete Medikament ist das Barbiturat Methohexital (0,75–1 mg/kg), das dem Thiopental (1,5–2,5 mg/kg) in dieser Situation überlegen ist. Mit Etomidate (0,15–0,3 mg/kg) lassen sich meist längere Konvulsionen mit heftigeren sympathischen Reaktionen auslösen, weswegen der sich daraus ergebende Vorteil bzw. Nachteil als Induktionsmedikament kritisch abgewogen werden muss.

**Propofol und S-Ketamin.** Propofol (0,75–1,5 mg/kg) bietet eine Dämpfung zu heftiger Konvulsionen und führt seltener zu Übelkeit als bei Verwendung anderer Narkotika. Eine Induktion mit S-Ketamin (0,5–1,5 mg/kg) könnte von dem behandelnden Kollegen gewünscht werden, weil dabei ein rascherer therapeutischer Effekt der EKT beobachtet wurde (Okamoto et al. 2009). Dieser Effekt ist möglicherweise der substanzeigenen antidepressiven Wirkung des Ketamins zuzuschreiben. Zusätzlich scheint die im Zusammenhang der EKT beobachteten Rate an kognitiven Dysfunktionen geringer ausgeprägt zu sein (MacPherson u. Loo 2008, McDaniel et al. 2006).

**Alfentanil oder Remifentanil.** Zusätzlich sollte ein kurz wirksames Opioid (Alfentanil mit 10–20 µg/kg oder Remifentanil mit 0,2–0,4 µg/kg/min) gegeben werden, weil dadurch die sympathomimetische Reaktion gedämpft wird und die Induktionmedikation sparsam dosiert werden kann.

**Weitere vorbereitende Maßnahmen.** Der Patient muss nach Induktion nicht grundsätzlich intubiert werden, sondern kann mit einer Maske oder Larynxmaske beatmet werden. Der Anästhesist kann durch eine milde Hyperventilation dazu beitragen, dass die Krampfschwelle gesenkt wird (Grundmann u. Oest 2007, Loo et al. 2009). Danach wird typischerweise mit Succinylcholin (1 mg/kg) relaxiert und ein Beißschutz in den Mund eingelegt. Es muss dringend auf eine gründliche und sichere Lagerung geachtet werden.

**Krampfanfall.** Der Krampfanfall wird durch Auflegen von Elektroden auf den Schädel, über die ein Stromimpuls abgegeben wird, ausgelöst und kann in kurzer Apnoe erfolgen. Der ausgelöste Krampfanfall wird mittels einer EEG-Ableitung überwacht und sollte klinisch mindestens 25 s bzw. elektroenzephalografisch 30 s nachweisbar sein. Eine Gabe von Antikonvulsiva zur Beendigung des Anfalls ist sehr selten notwendig.

Durch die Hirnstimulation kommt es typischerweise initial zu einer Aktivierung des Parasympathikus mit Bradykardie und Hypotonie. Dieser Parasympathotonus kann durch die Gabe eines Anticholinergikums (besonders geeignet: Glykopyrrolat) gedämpft werden. In der Folge des Krampfanfalls kann häufig eine Sympathikusaktivierung beobachtet werden, die zu Tachykardien und Hypertensionen führt. Diese Reaktion kann, wenn indiziert, mit einem kurz wirksamen β-Blocker (besonders geeignet Esmolol) abgefangen werden, dabei muss aber mit einer Dämpfung der gewünschten Konvulsionen gerechnet werden.

**Kontraindikationen.** Kontraindikationen für die EKT sind vorangegangene Herz- oder Hirninfarkte, schwere kardiopulmonale Funktionseinschränkungen, hypertensive Entgleisung, erhöhter Hirndruck, Begleitödem einer intrakraniellen Raumforderung, Glaukom sowie zerebrale Aneurysmen. Das Verfahren gilt dennoch als sehr sicher, die Rate letaler Komplikationen wird mit 1 : 50 000 angegeben und betrifft v. a. kardial vorerkrankte Personen, besonders wenn diese noch zusätzlich mit TCA behandelt werden.

**Kernaussagen**

- Psychiatrische Erkrankungen und die Einnahme von psychotropen Substanzen sind weit verbreitet und betreffen daher Ärzte aus jeder Fachrichtung.
- Für den Anästhesisten sind besonders medikolegale Aspekte, die gründliche Planung der Vorgehensweise und die Kenntnis von pharmakologischen Neben- und Wechselwirkungen entscheidend.
- Das Prämedikationsgespräch kann durch eine psychiatrische Grunderkrankung erheblich eingeschränkt sein.
- Während der gesamten perioperativen Betreuung ist die Anwesenheit einer eng vertrauten Person dringend anzuraten.
- Es kann anspruchsvoll sein, den medizinischen und rechtlichen Notwendigkeiten sowie dem Bedürfnis des Patienten nach Komfort gerecht zu werden.
- Es müssen differenziertere Informationen zu den jeweiligen Krankheiten und Medikationen vor der Versorgung eingeholt und beachtet werden.
- Grundsätzlich sollten psychotrope Pharmaka perioperativ mit wenigen Ausnahmen nicht verändert werden.
- Nicht selektive MAOI sollten auf kurz wirksame, selektive Substanzen gewechselt werden.

- Phytotherapeutika sollten 2–3 Wochen vor dem Eingriff abgesetzt werden.
- Indirekte Sympathomimetika sind bei Dauertherapie mit MAOI und Amphetaminderivaten unbedingt zu vermeiden.
- Eine Narkoseführung mit den modernen, weit verbreiteten Medikamenten ist in den meisten Fällen auch hier anzuraten.
- Patienten mit psychischen Grunderkrankungen sind besonders häufig von postoperativen kognitiven Dysfunktionen oder Verwirrtheitszuständen betroffen.
- Für die postoperative Phase ist es entscheidend, Schmerzfreiheit, Komfort und die Nähe zu vertrauten Personen zu gewährleisten.

## Literatur

aan het Rot M, Collins KA, Murrough JW et al. Safety and efficacy of repeated-dose intravenous ketamine for treatment-resistant depression. Biol Psychiatry 2010; 67: 139–145

Bohringer CH, Jahr JS, Rowell S et al. Severe hypotension in a patient receiving pemoline during general anesthesia. Anesth Analg 2000; 91: 1131–1133

Deiner S, Silverstein JH. Postoperative delirium and cognitive dysfunction. Br J Anaesth 2009; 103(Suppl 1): i41–46

Fischer SP, Schmiesing CA, Guta CG et al. General anesthesia and chronic amphetamine use: should the drug be stopped preoperatively? Anesth Analg 2006; 103: 203–206

Forsyth I, Bergesio R, Chambers NA. Attention-deficit hyperactivity disorder and anesthesia. Paediatr Anaesth 2006; 16: 371–373

Gilbert GJ. Ginkgo biloba. Neurology 1997; 48: 1137

Glauser J. Tricyclic antidepressant poisoning. Cleve Clin J Med 2000; 67: 704–706, 709–713, 717–719

Graham J, Coghill D. Adverse effects of pharmacotherapies for attention-deficit hyperactivity disorder: epidemiology, prevention and management. CNS Drugs 2008; 22: 213–237

Grundmann U, Oest M. Anästhesiologische Aspekte bei Elektrokrampftherapie. Anaesthesist 2007; 56: 202–204, 206–211

Hill S, Yau K, Whitwam J. MAOIs to RIMAs in anaesthesia – a literature review. Psychopharmacology (Berl) 1992; 106 (Suppl): S43–45

Kaye AD, Clarke RC, Sabar R et al. Herbal medicines: current trends in anesthesiology practice – a hospital survey. J Clin Anesth 2000; 12: 468–471

Kudoh A, Katagai H, Takazawa T. Anesthesia with ketamine, propofol, and fentanyl decreases the frequency of postoperative psychosis emergence and confusion in schizophrenic patients. J Clin Anesth 2002; 14: 107–110

Loo CK, Kaill A, Paton P et al. The difficult-to-treat electroconvulsive therapy patient – Strategies for augmenting outcomes. J Affect Disord 2010; 124: 219–227

MacPherson RD, Loo CK. Cognitive impairment following electroconvulsive therapy – does the choice of anesthetic agent make a difference? J Ect 2008; 24: 52–56

McDaniel WW, Sahota AK, Vyas BV et al. Ketamine appears associated with better word recall than etomidate after a course of 6 electroconvulsive therapies. J Ect 2006; 22: 103–106

Meyer C, Rumpf HJ, Hapke U et al. Lebenszeitprävalenz psychischer Störungen in der erwachsenen Allgemeinbevölkerung. Ergebnisse der TACOS-Studie. Nervenarzt 2000; 71: 535–542

Naguib M, Koorn R. Interactions between psychotropics, anaesthetics and electroconvulsive therapy: implications for drug choice and patient management. CNS Drugs 2002; 16: 229–247

Okamoto N, Nakai T, Sakamoto K et al. Rapid Antidepressant Effect of Ketamine Anesthesia During Electroconvulsive Therapy of Treatment-Resistant Depression: Comparing Ketamine and Propofol Anesthesia. J Ect 2010; 26: 223–227

Perruchoud C, Chollet-Rivier M. Cardiac arrest during induction of anaesthesia in a child on long-term amphetamine therapy. Br J Anaesth 2008; 100: 421–422

Schubert I, Lemkuhl G, Spengler A et al. Methylphenidat bei hyperkinetischen Störungen. Dtsch Ärztebl 2001; 98: A541–544

Smith MS, Muir H, Hall R. Perioperative management of drug therapy, clinical considerations. Drugs 1996; 51: 238–259

Swanson JM, Volkow ND. Increasing use of stimulants warns of potential abuse. Nature 2008; 453: 586

Teschke R, Schwarzenboeck A, Akinci A. Kava hepatotoxicity: a European view. N Z Med J 2008; 121: 90–98

Williams R, Ryves WJ, Dalton EC et al. A molecular cell biology of lithium. Biochem Soc Trans 2004; 32: 799–802

Wolraich ML, McGuinn L, Doffing M. Treatment of attention deficit hyperactivity disorder in children and adolescents: safety considerations. Drug Saf 2007; 30: 17–26

# 9 Chronische Abhängigkeiten

## 9.1 Alkoholkrankheit

*J.-P. Breuer, M. Schenk, C. Spies, T. Neumann*

### 9.1.1 Einleitung

Patienten mit chronischem Alkoholkonsum haben in der operativen Medizin eine hohe klinische Relevanz. In chirurgischen Kliniken ist mindestens einer von 10 Patienten alkoholabhängig (Kip et al. 2008, Kleinwächter et al. 2010). In einzelnen Subgruppen werden sogar weit höhere Raten an Patienten mit Alkoholabhängigkeit gefunden: bei über 25% nach Unfällen mitzubehandelnden Traumafolgen (Neumann et al. 2006) und bei mindestens der Hälfte der Patienten mit Tumorerkrankungen des oberen Aerodigestivtrakts (Warnakulasuriya 2009). Im medizinischen Alltag des stationären Bereichs, der Notaufnahmen und Operationssäle verleiten zeitliche Limitierung, Stigmatisierung und versicherungsrechtliche Konsequenzen häufig dazu, die schädigende Wirkung des Alkohols nur mangelhaft zu thematisieren. Doch sollte den anästhesiologisch tätigen Ärzten sowie den Pflegekräften die Alkoholkrankheit als prognostisch entscheidende Begleiterkrankung bewusst sein, zumal konkrete Behandlungsmöglichkeiten verfügbar sind, um alkoholassoziierten postoperativen Komplikationen vorzubeugen.

**Merke** Die Alkoholkrankheit ist als behandlungsbedürftige Nebendiagnose (F 10.1 und F 10.2) DRG-relevant und sollte deswegen dokumentiert werden.

### 9.1.2 Prävalenz und Relevanz in der perioperativen Medizin

Die Anzahl der Patienten mit Missbrauch des legalen Genussmittels Alkohol übertrifft bei Weitem den Anteil der Patienten, die illegale Drogen verwenden. In Deutschland konsumieren 9,5 Mio. Menschen Alkohol in gesundheitlich riskanter Form. Etwa 1,3 Mio. Menschen gelten als alkoholabhängig (Drogen und Suchtbericht 2009). Dabei beläuft sich die Anzahl der Menschen mit behandlungsbedürftigen Alkoholproblemen auf 4,3 Mio. (Mann 2002). Nach neuen Berechnungen sterben in Deutschland jährlich mindestens 73000 Menschen an den Folgen ihres Alkoholmissbrauchs. In der Gesellschaft herrscht eine weit verbreitete unkritisch positive Einstellung zum Alkohol vor. Der durchschnittliche jährliche Pro-Kopf-Konsum beläuft sich derzeit auf 10 l reinen Alkohols. Das bedeutet gegenüber den Vorjahren eine leicht rückläufige Tendenz im Alkoholkonsum. Weiterhin liegt Deutschland jedoch im internationalen Vergleich unverändert im oberen Zehntel (Drogen und Suchtbericht 2009).

**Chirurgische Abteilungen.** Insbesondere in chirurgischen Abteilungen kann im Vergleich zu anderen Disziplinen der Anteil an Patienten mit Alkoholabusus bzw. Abhängigkeit höher sein. Durch die tumorfördernde Wirkung des Alkohols erkranken diese Patienten öfter an alkoholassoziierten Tumoren (Mann 2002, Spies et al. 1995, Spies et al. 1996a, Moore et al. 1989). Alkoholkonsum am Vorabend der Operation ist mit einer erhöhten Morbidität, häufigeren Reoperationen, höherem Pflegebedarf und einer längeren Krankenhausverweildauer assoziiert (Spies et al. 1996b, Spies et al. 2001, Spies u. Rommelspacher 1999, Tønnesen 1999, Tønnesen et al. 2009). Alkoholkranke Patienten haben im Vergleich zu anderen kritisch kranken Patienten während einer intensivstationären Behandlung ein deutlich höheres Risiko zu versterben (Spies et al. 1996b, Jensen et al. 1988).

**Trauma.** Weiterhin spielt Alkohol eine entscheidende Rolle bei notwendigen Krankenhausaufnahmen nach Trauma. Zwischen 17% und 70% der Patienten, die nach einem Trauma in ein Krankenhaus eingeliefert werden, haben eine alkoholbezogene Störung, bei Schwerverletzen beträgt der Anteil über 50%. Es gibt kausale Verbindungen mit Alkoholintoxikation oder Alkoholmissbrauch für fast alle Unfallarten und Gewalttaten, einschließlich Suizid. Patienten mit schädlichem Gebrauch haben ein 16-fach erhöhtes Risiko zu stürzen und ein 10-mal höheres Risiko, eine Verbrennung zu erleiden. In den meisten Untersuchungen ist die Traumasterblichkeit nach posttraumatischer Intensivbehandlung bei Alkoholkrankheit ungefähr um den Faktor 2 erhöht (Kork et al. 2010).

**Komplikationen.** Grundsätzlich sind Patienten mit einem zu erwartenden erhöhten perioperativen oder posttraumatischen Stress in Kombination mit Substanzmissbrauch besonders gefährdet, im Verlauf Komplikationen zu erleiden (beispielsweise bei längerer zu erwartender Immobilisierung, Analgosedierung, Infekt etc.). Naturgemäß ist zwar das Risiko von Komplikationen in verschiedenen Settings unterschiedlich, das zusätzliche relative Risiko für verschiedene chirurgische Eingriffe ist jedoch vergleichbar (Tønnesen et al. 2009).

## 9.1.3 Definitionen

### Alkoholabhängigkeit

Zur Definition der Abhängigkeit von einer psychotropen Substanz gehören die körperliche und psychische Abhängigkeit. Für eine körperliche Abhängigkeit spricht das Auftreten von Entzugssymptomen. Das Wesentliche der psychischen Abhängigkeit ist das Verlangen nach Alkohol und die eingeschränkte Fähigkeit, sich dem Trinkimpuls zu widersetzen.

Die Definition der Alkoholabhängigkeit verwendet die Kriterien der Klassifikationssysteme ICD-10 der Weltgesundheitsorganisation (WHO; ICD-10 2001) und des US-amerikanischen „Diagnostischen und Statistischen Manuals Psychischer Störungen" (DSM-IV; DSM 2000; Tab. 9.1).

### Chronischer Alkoholabusus

In den Klassifikationssystemen DSM-IV und ICD-10 spielt für die Definition „Abusus" bzw. „schädlicher Gebrauch" die konsumierte Alkoholmenge keine entscheidende Rolle (Tab. 9.2). Allerdings ist die Entwicklung organbezogener Schäden auch von der Trinkmenge und dem Trinkmuster abhängig. Zur Einschätzung individueller Risiken wurden in den letzten Jahren verschiedene Konsumklassen definiert (Tab. 9.3). Der Begriff „risikoarm" weist darauf hin, dass es einen völlig risikofreien Konsum nicht gibt.

**Merke** Auf der Basis neuerer Untersuchungen wird die risikoarme Schwellendosis im Umgang mit Alkohol bei gesunden Menschen ohne zusätzliches genetisches oder erworbenes Risiko sogar noch niedriger angesetzt: für Männer bei 24 g und Frauen bei 12 g Alkohol/d. Dies entspricht etwa 0,5–0,6 l Bier oder 0,25–0,3 l Wein mit einem durchschnittlichen Alkoholgehalt; für Frauen die Hälfte (Seitz et al. 2008).

Tab. 9.1 Kriterien für Abhängigkeit nach DSM-IV und ICD-10.
* Die genannten Kriterien müssen mindestens 1 Monat lang bestehen oder innerhalb von 12 Monaten wiederholt bestanden haben. Wenn 3 der Kriterien erfüllt sind, kann operationalisiert die Diagnose „Abhängigkeit" gestellt werden.

| DSM-IV | ICD-10 |
|---|---|
| Kriterien für Abhängigkeit (3 von 7)* | Kriterien für Abhängigkeit (3 von 6; F 10.2)* |
| Toleranzentwicklung<br>• Verlangen nach ausgeprägter Dosissteigerung, um einen Intoxikationszustand oder erwünschten Effekt herbeizuführen<br>• deutlich verminderte Wirkung bei fortgesetzter Einnahme derselben Dosis | Nachweis einer Toleranzentwicklung (gesteigerte Drogenaufnahme bei gleicher Wirkung) |
| Entzugssymptome<br>• charakteristisches Entzugssyndrom der jeweiligen Substanz<br>• dieselbe (oder eine sehr ähnliche Substanz) wird eingenommen, um Entzugssymptome zu lindern oder zu vermeiden | ein körperliches Entzugssyndrom bei Beendigung oder Reduktion des Konsums |
| die Substanz wird häufig in größeren Mengen oder länger als beabsichtigt eingenommen | verminderte Kontrollfähigkeit bezüglich des Beginns, der Beendigung und der Menge des Konsums (unzureichende Kontrolle) |
| anhaltender Wunsch oder erfolglose Versuche, den Substanzgebrauch zu verringern oder zu kontrollieren | ein starker Wunsch oder eine Art Zwang, psychotrope Substanzen zu konsumieren (Suchtverlangen) |
| viel Zeitaufwand für Aktivitäten, um die Substanz zu beschaffen, sie zu gebrauchen oder sich von den Effekten der Substanz zu erholen | |
| wichtige soziale, berufliche oder Freizeitaktivitäten werden aufgrund des Substanzgebrauchs aufgegeben oder eingeschränkt | fortschreitende Vernachlässigung anderer Vergnügen oder Interessen zugunsten des Substanzkonsums (Einengung des Verhaltens auf den Substanzkonsum) |
| fortgesetzter Substanzmissbrauch trotz Kenntnis eines anhaltenden oder wiederkehrenden körperlichen oder psychischen Problems, das wahrscheinlich durch den Substanzmissbrauch verursacht oder verstärkt wurde | anhaltender Substanzkonsum trotz eindeutig schädlicher Folgen, im körperlichen, psychischen oder sozialen Bereich |

| DSM-IV | ICD-10 |
|---|---|
| **Kriterien für Abusus (1 von 4)** | **Kriterien für schädlichen Gebrauch (F 10.1)** |
| • Vernachlässigung von Pflichten<br>• Alkohol trotz körperlicher Risiken<br>• Alkohol trotz Problemen mit der Polizei<br>• Alkohol trotz psychosozialer Probleme | Schädigung der psychischen oder physischen Gesundheit |

Tab. 9.**2** Kriterien für Abusus oder schädlichen Gebrauch nach DSM-IV und ICD-10.

| Konsum | Frauen | Männer |
|---|---|---|
| risikoarmer Konsum | bis 20 g | bis 30 g bzw. 40 g |
| riskanter Konsum | > 20 g bis 40 g | > 30 g bzw. 40–60 g |
| gefährlicher Konsum | > 40 g bis 80 g | > 60–120 g |
| Hochkonsum | > 80 g | > 120 g |

Tab. 9.**3** Gängige Definition von Konsumklassen in Gramm Reinalkohol pro Tag (Pabst u. Kraus 2008).

### Akute Alkoholintoxikation

Nach dem ICD-10 ist die akute Intoxikation definiert durch ein vorübergehendes Zustandsbild nach Aufnahme von Alkohol und anderen psychotropen Substanzen mit Störung des Bewusstseins, kognitiver Funktionen, der Wahrnehmung, des Affekts, des Verhaltens oder anderer psychophysiologischer Funktionen.

*Merke* Die Diagnose „akute Alkoholintoxikation" sollte nur dann als Hauptdiagnose gestellt werden, wenn zum Zeitpunkt der Intoxikation keine länger andauernden Probleme mit anderen psychotropen Substanzen bestehen (ICD-10 2001).

## 9.1.4 Präoperative Evaluierung

### Diagnostik der Alkoholkrankheit

**Alkoholtrinkmenge.** Ein entscheidender Teil der alkoholspezifischen Anamnese ist die Erfassung der Trinkmenge. Eine klinisch relevante perioperative Trinkmenge wurde definiert als eine über Wochen und Monate regelmäßig eingenommene Menge von ≥ 60 g Äthanol/d, unter der sich die Komplikations- und Mortalitätsraten mindestens verdoppeln (Kork et al. 2010).

*Merke* Schädlicher, klinisch relevanter erhöhter Alkoholkonsum in operativen Einrichtungen entspricht einer Menge von ≥ 60 g Äthanol/d (Tønnesen 1999).

Beispiele von Getränken und Mengen mit 60 g Äthanol:
- Bier (5 Vol.%) = ca. 1,5 l
- Wein (10 Vol.%) = ca. 0,7 l
- Sherry (20 Vol.%) = ca. 0,4 l
- Schnaps (40 Vol.%) = ca. 0,2 l

**Patienten-Arzt-Verhältnis.** Das Wissen um schädlichen Alkoholkonsum ist nicht weit verbreitet. Aus Angst vor Stigmatisierung wird die Alkoholtrinkmenge falsch niedrig angegeben und Alkoholprobleme werden bagatellisiert. Patienten, die sich elektiv oder nach Trauma einer Operation unterziehen, sind unbedingt über die zusätzlichen Risiken aufzuklären. Der Kontakt mit dem Suchtkranken sollte sachlich, bestimmt und einfühlsam sein, um mit dem Patienten ein Arbeitsbündnis zu schließen. Die einzelnen Komponenten dieser Beziehung lassen sich in dem englischen Akronym *„FRAMES"* zusammenfassen (Schmidt 1997; Tab. 9.**4**). Das aus der spezifischen Suchtmedizin stammende Konzept dieser „FRAMES-Kriterien" bezieht sich auf den Zeitraum vom ersten Anamnesegespräch über die gemeinsame Planung der Behandlungsstrategie bis hin zur abschließenden Therapiekontrolle. Die Kontrolle der Befunde und die bewusste Besprechung dieser Befunde mit dem betroffenen Patienten sind wesentliche Motivationsmittel, um den Trinkstil auch auf längere Sicht zu verändern.

**Fragenkataloge.** Dem Patienten sind im Gespräch peinliche Geständnisse zu ersparen. Standardisierte Fragebögen können dazu hilfreich sein. Am weitesten verbreitet ist der *CAGE*-Questionnaire, ein Screeningtest, der am ehesten auf eine Alkoholabhängigkeit hinweist und kurz und präzise durchzuführen ist (Tab. 9.**5**; Ewing 1984). Darüber hinaus stellt er zusammen mit weiteren Parametern ein wichtiges Entscheidungskriterium für die Frage nach der Durchführung einer Alkoholentzugsprophylaxe dar (s. unter „Entzugsprophylaxe").

Ein weiterer anerkannter Fragebogen ist der Alcohol-Use Disorder Identification Test (AUDIT). Dieser testet neben der Abhängigkeit zusätzlich auf gefährlichen Konsum sowie dessen negative Folgen und steckt den zeitlichen Rahmen ab (Saunders et al. 1993). Er besteht aus 10 Kernfragen, die vom Patienten beantwortet werden, und lässt sich in wenigen Minuten – ggf. in einer Anästhesieambulanz auch computergestützt – durchführen (Tab. 9.**6**). Um zuverlässige

auch für verunfallte Patienten (Breuer et al. 2003). Die häufigsten Komplikationen sind Infektionen, Blutungen, Wundheilungsstörungen, Komplikationen kardiopulmonaler Genese und das Alkoholentzugssyndrom (AES). Diese sind innerhalb der anästhesiologischen Behandlung in unterschiedlichem Maße für die prä-, intra- und postoperative Phase relevant (Sander et al. 2006).

**Merke** Ziel der präoperativen Evaluierung ist, die alkoholassoziierten Erkrankungen und das damit verbundene Risiko möglicher Komplikationen zu erfassen, um die Therapie bestehender Begleiterkrankungen und Mangelzustände einzuleiten.

**Leber- und Pankreaserkrankungen.** Alkoholtoxische Leberschäden (Fettleber, Alkoholhepatitis, Zirrhose) nehmen neben der chronischen Pankreatitis mit steigender Tendenz den größten Teil der Alkoholfolgekrankheiten ein. Bei chronischem Alkoholkonsum erfolgt der Äthanolabbau zunehmend über das sauerstoffverbrauchende mikrosomale äthanoloxidierende System (MEOS). Dies führt zu läppchenzentraler Hypoxie. Weiterhin wirkt das beim Alkoholabbau entstehende Azetaldehyd lebertoxisch. Man schätzt in Deutschland die Anzahl der Patienten mit Leberzirrhose auf mindestens 300000, unter denen etwa 50% an alkoholbedingter Zirrhose leiden. Die chronisch kalzifizierende Pankreatitis, zu 70–80% Folge chronischen Alkoholmissbrauchs, weist in Europa eine Inzidenz von 3–10 pro 100000 Einwohner auf.

**Herzerkrankungen und kardiopulmonales Risiko.** Mit zunehmendem Alkoholkonsum steigt das Risiko für *Herzrhythmusstörungen* und *plötzlichen Herztod*; die *dilatative Kardiomyopathie* „unklarer Genese" ist zu 40–60% auf chronischen Alkoholmissbrauch zurückzuführen (Spies et al. 2001a). Die Inzidenz kardiopulmonaler Komplikationen ist postoperativ bis zu fünffach erhöht (Tønnesen 1999). Kardiale Arrhythmien waren bereits präoperativ bei ¼ und myokardiale Ischämien bei ¾ der alkoholkranken Patienten nachweisbar (Tønnesen u. Kehlet 1999) und könnten möglicherweise durch eine alkoholinduzierte Kardiomyopathie verursacht sein (Tønnesen et al. 1992).

**Cave** Der postoperativ erhöhte Sympathikotonus führt oftmals zu einer Hypokaliämie, die durch ein Alkoholentzugssyndrom noch verstärkt werden kann und das Risiko von Herzrhythmusstörungen erhöht (Spies et al. 2001).

Hypoxien, die bei 18% der chronischen alkoholkranken Patienten in der zweiten postoperativen Nacht berichtet wurden, können zu weiteren kardialen Komplikationen beitragen. Plötzliche episodische Hypoxien sind im Rahmen einer veränderten Schlafphysiologie alkoholkranker Patienten gefunden worden.

**Erkrankungen des Nervensystems.** Neben den Herzerkrankungen stellt Alkoholkonsum zusammen mit Übergewicht und Nikotinmissbrauch einen wichtigen Risikofaktor für das Auftreten eines *Schlaganfalls* dar. In der Literatur wird von einer Risikoerhöhung für hämorrhagischen Insult ab einer Menge von 60g Äthanol/d berichtet. Hingegen haben 10–20g Äthanol/d einen protektiven Einfluss, was mit einer Erhöhung des HDL-Cholesterinspiegels erklärt wird (Jamrozik et al. 1994). Epileptische Anfälle sind eine der häufigsten Folgen des Alkoholkonsums. Etwa 75% der alkoholabhängigen Patienten zeigen kognitive Störungen in unterschiedlichem Ausmaß und bis zu 9% entwickeln ein manifestes organisches Psychosyndrom.

Die *Polyneuropathie* des autonomen Nervensystems ist überwiegend eine Sympathikusdysregulation. Es kann zu Hypotensionen durch Narkotika (S.370) ohne adäquate sympathische Gegenregulation kommen. Umgekehrt kann eine mögliche, bereits präoperativ beginnende Entzugssituation über eine Noradrenalinstimulation zu hypertensiven Entgleisungen und Tachykardien führen (S.372). Durch Befall des Parasympathikus bedingt die verminderte Vagusaktivität eine Paralyse des Gastrointestinaltrakts mit erhöhtem Aspirationsrisiko.

**Alkoholintoxikation als Notfall.** Bei den Patienten, die bereits einen schädlichen Gebrauch betreiben oder ein Abhängigkeitssyndrom aufweisen, können die Konsequenzen einer akuten Alkoholintoxikation durch vorbestehende Schäden weitreichender sein und einen akuten Notfall darstellen. Bei Intoxikation muss mit einer Störung der Temperaturregulation, respiratorischer Insuffizienz, Hypoglykämie, Rhabdomyolyse und Hypotonie gerechnet werden. Das Aspirationsrisiko bei intoxikierten Patienten ist durch alkoholbedingte Hemmung der gastrointestinalen Motilität und fehlende Nüchternheit erhöht. Besteht eine metabolische Azidose und eine erhöhte Anionenlücke, muss neben Thiaminmangel, Methanol- oder Äthylenglykolvergiftung immer auch an eine Laktat- bzw. Ketoazidose gedacht werden.

**Cave** Bei progredienter Bewusstseinsverschlechterung sind andere Ursachen wie ein eventuell gleichzeitig bestehendes epidurales und subdurales Hämatom unbedingt auszuschließen.

**Infektionsrisiko.** Infektiöse Komplikationen wie Pneumonien, Wund-, Harnwegsinfektionen bis hin zur Sepsis sind perioperativ 3–4-mal häufiger zu beobachten. Wichtige Immunfunktionen sind bei chronischem Alkoholabusus bereits präoperativ supprimiert. Vielfältige und komplexe, durch Alkoholkonsum induzierte Veränderungen sind dokumentiert, wie z.B. eine Verminderung von Lymphozytenmigration und -adhäsion, verringerte Th1-/Th2- und Tc1-/Tc2-Ratio, Abschwächung von Typ-IV-Immunreaktionen (Spättyp, Delayed Type Hypersensitivity [DTH]) und eine Imbalance pro- und antiinflammatorischer Zytokine (Lau et al. 2009, Moss u. Burnham 2006, Spies et al. 2004).

Auf Ebene der Hypothalamus-Hypophysen-Nebennierenrinden-Achse (HPA-Achse) ist die endokrine Stressantwort auf das chirurgische Trauma bei diesen Patienten signifikant erhöht. Das schlägt sich nieder in höheren Plasmakonzentrationen von Adrenalin, Noradrenalin und Kortisol. Lebererkrankungen bzw. Splenomegalie können aggravierend hinzukommen. Trauma oder Operationen verstärken die äthanolinduzierte Immunsuppression weiter, z.B. war die Immunreaktion bei alkoholkranken Patienten, die sich einem gastrointestinalen Eingriff unterzogen hatten, bereits präoperativ herabgesetzt und postoperativ zusätzlich abgeschwächt (Sander et al. 2006, Spies et al. 2006)

Das Auftreten von chirurgischen Wundinfektionen ist mit einer Alkoholkrankheit signifikant stärker assoziiert als beispielsweise mit einer Wundkontamination. Dem erhöhten Risiko von Wundinfektionen liegt wahrscheinlich eine Kombination aus Immunsuppression, Gerinnungsstörung und beeinträchtigter Wundheilung zugrunde (Tønnesen et al. 2009).

**Merke** Wegen der immunsupprimierenden Wirkung der Alkoholkrankheit sollte innerhalb der Prämedikationsvisite besonderes Augenmerk auf infektiöse Prädispositionen und bestehende Infekte gelegt werden.

**Mangelernährung.** Zu den genannten äthanolinduzierten Erkrankungen, Risiken und Komplikationen kommt häufig eine Mangelernährung mit Elektrolytentgleisungen erschwerend hinzu und beeinträchtigt den schlechten Allgemeinzustand des alkoholkranken Patienten zusätzlich (Elisaf et al. 2002). Da Alkohol einen recht hohen Brennwert hat, decken „Trinker" mit Alkohol einen beachtlichen Anteil ihrer täglichen Kalorienzufuhr. Sein Brennwert liegt bei 7 kcal/g. Alkohol verdrängt Fette und Kohlenhydrate aus der Energiebedarfsdeckung und führt darüber hinaus zu *Vitaminmangel.*

Daher muss auch im Hinblick auf die Differenzialdiagnostik des AES stets an Alkoholfolgeerkrankungen wie die *Wernicke-Enzephalopathie* gedacht werden, die letztlich durch den Mangel an Thiamin (Vitamin $B_1$) verursacht wird. Bei chronischem Alkoholmissbrauch kann die verminderte Aufnahme von Thiamin durch äthanolinduzierte Defekte bei der intestinalen Absorption, der Metabolisierung und der Speicherung in der Leber verstärkt werden. Thiaminpyrophosphat ist notwendiger Kofaktor für verschiedene enzymatische Stoffwechselprozesse. Störungen des Glukosemetabolismus in der grauen wie weißen Substanz führen zu den typischen hämorrhagischen Läsionen und Nekrosen, die besonders im Thalamus, Hypothalamus, Hirnstamm und im Kleinhirn zu finden sind. Klinisch sind eine Ataxie, Nystagmus und Bewusstseinsstörungen die wichtigsten Hinweise auf diese Erkrankung.

**Merke** Zur Vorbeugung einer Wernicke-Enzephalopathie ist die Thiaminapplikation gerade auf Intensivstationen dringend zu empfehlen: initial 250–1000 mg i. v., dann 100–250 mg/d i. v. (Thomson et al. 2002).

**Cave** Reihenfolge beachten: Thiamin- *vor* Glukosegabe.

## 9.1.5 Prophylaktische Maßnahmen

**Abstinenz.** Vor einer elektiven Operation sollte die Behandlung einer Alkoholabhängigkeit im Optimalfall eine psychiatrische Konsultation einschließen, um die Indikation und Möglichkeit einer ambulanten oder stationären Entgiftung zu klären. Die Abstinenz als perioperative Interventionsmöglichkeit konnte als erfolgreiche Maßnahme zur Reduktion der Komplikationsrate evaluiert werden. Denn die durch Alkoholmissbrauch bedingten pathophysiologischen Veränderungen sind durch Abstinenz zum Teil reversibel (Tønnesen et al. 2009).

Eine 1-monatige, mittels Disulfiram kontrollierte, präoperative Abstinenz bei chronischem Alkoholabusus reduziert die postoperative Morbidität von 74 % auf 31 % (Tønnesen et al. 1999). Präoperative Myokardischämien sind reduziert und kardiale Dysfunktionen bei symptomfreien Patienten meist nach 1 Monat reversibel. Eine alkoholische Kardiomyopathie bessert sich bei etwa der Hälfte der symptomatischen Patienten nach 3–6 Monaten (Spies et al. 2001a). Die verlängerte Blutungszeit ist nach ca. 1 Woche Abstinenz wieder im Normbereich (Tønnesen 1992). Die Immunantwort in Form einer Typ-IV-Reaktion war nach 2–8 Wochen normalisiert (Tønnesen et al. 1999, Tønnesen 1992). Die gestörte Wundheilung zeigt nach 2 Monaten einen besseren Verlauf (Tønnesen et al. 1999).

Der Einsatz von sog. *Anticraving-Substanzen* (Acamprosat, Naltrexon, Disulfiram) führt zu einer Reduktion des Verlangens nach Alkohol, wovon alkoholabhängige Patienten vor einer Operation profitieren könnten (Elbreder et al. 2009). Es zeigt sich, dass Patienten, die mit dem Glutamatmodulator *Acamprosat* (6 × 333 mg/d) behandelt wurden, signifikant länger in der ambulanten Behandlung verblieben, als die mit Plazebo behandelten Patienten (Sass et al. 1996). Weitere klinische Prüfungen erfolgten mit Substanzen, die auf das cholinerge, serotoninerge und das opioiderge System wirken (Mann 2002). So führte auch die Medikation mit dem Opiatantagonisten *Naltrexon* (50 mg/d) nach einer Alkoholentzugstherapie zu einer geringeren Rückfallrate, weniger „Trinktagen", einer längeren Abstinenzperiode und zu einem subjektiv geringerem Verlangen nach Alkohol (Myrick et al. 2001, O'Malley et al. 1992, Volpicelli et al. 1992). Auch das Antiepileptikum *Topiramat* (bis max. 300 mg/d) wurde an alkoholabhängigen Patienten untersucht und scheint neben dem Erhalt der Abstinenz auch abstinenzinitiierende Wirkung aufzuweisen (Johnson et al. 2003). Allerdings ist insbesondere für den kurzfristigen perioperativen Einsatz keine der genannten Substanzen evaluiert. Dazu kommt einschränkend, dass in einer großen multizentrischen Studie zur Wirkung von Anticraving-Substanzen die Plazebogruppe mit zusätzlicher gesprächstherapeutischer Intervention der Verum-Gruppe überlegen war (Anton et al. 2006) – ein Ergebnis, das die Relevanz von konservativen Therapieansätzen in diesem Gebiet hervorhebt.

**Kurzintervention.** Mehr als die Hälfte der Patienten mit stattgehabtem Trauma konsumieren übermäßig Alkohol (Spies et al. 1995, Spies et al. 1996a, Gentilello et al. 1999). Patienten mit „riskantem Alkoholkonsum" sind durch ein Re-Trauma gefährdet (Gentilello et al. 1999) und in den ersten 3 Jahren nach dem Vorfall vierfach häufiger hospitalisiert (Miller et al. 2001). Im Gegensatz dazu steht meist eine inadäquate Berücksichtigung dieser bedeutenden Problematik in den erst- und nachversorgenden Einrichtungen (Gentilello et al. 1995, Spies et al. 2001b). Es besteht eine hinreichende Evidenz, dass sich eine Reduktion des Alkoholkonsums im Hinblick auf Häufigkeit und Menge (*Binge Drinking*) sowie schadensmindernde Effekte (Ausmaß der negativen Konsequenzen eines fortgesetzten exzessiven Gebrauchs, z.B. Anzahl der Tage in stationärer Behandlung oder der Notfallaufnahmen) bis zu 48 Monate nach der Durchführung einer Kurzintervention nachweisen lassen.

Kurzinterventionen sind kurze (5–60 min Länge) Beratungsgespräche mit einem nicht konfrontativen, ambivalenzakzeptierenden, aber direktiven Gesprächsstil. Nicht nur diese sind effektiv. Sogar eine individuelle, computergestützte Beratung und ein Feedback führten zu einer deutlichen Reduktion des Alkoholkonsums nach 6 Monaten (Neumann et al. 2006). Ferner können ein Feedback bzw. Informationen über mögliche Zusammenhänge zwischen Alkoholkonsum und erhobenen Befunden zur Diagnosestellung beitragen. Das Patientengespräch sollte sich an den FRAMES-Kriterien der patientenorientierten Gesprächsführung orientieren (s. o. und Tab. 9.**4**).

**Entzugsprophylaxe.** Einer der gefürchtetsten postoperativen Komplikationen ist das AES. Eine medikamentöse Prophylaxe von Alkoholentzugsstress kann die postoperative Morbidität deutlich senken. Bei postoperativer Entwicklung eines Entzugsdelirs bestand zwischen Patienten, die perioperativ eine medikamentöse Prophylaxe erhielten, und jenen ohne Prophylaxe ein Unterschied in der intensivstationären Behandlungsdauer von 14 Tagen (Spies et al. 1996b; für das praktische Vorgehen s. „Entzugsprophylaxe und -therapie“, S. 373 ff.).

## 9.1.6 Intraoperatives Management

### Intravenöse Anästhetika

Die Dosierung intravenöser Anästhetika sollte nach Wirkung titriert werden, um wegen der synergistischen Wirkung mit Alkohol Überdosierung in der Intoxikation bzw. Unterdosierung im Entzug zu vermeiden. Der Einsatz der gängigen Mittel wie Propofol, Barbiturate (Thiopental, Methohexital), Etomidate, Ketamin und Opioide (Alfentanil, Fentanyl, Remifentanil, Sufentanil) ist auch bei alkoholkranken Patienten grundsätzlich möglich. Zu bedenken ist allerdings eine mögliche Interaktion des erhöhten Anästhetikabedarfs im Rahmen des beginnenden Entzugs und organspezifischer alkoholassoziierter Grunderkrankungen. So kann insbesondere in der Phase der Narkoseeinleitung eine mögliche intravasale Hypovolämie (Suppression des antidiuretischen Hormons [ADH]) und eine veränderte Anästhetikawirkdauer (hepatopathiebedingt) zu stärkerer kardiozirkulatorischer Beeinträchtigung führen.

### Inhalationsanästhetika

Im Hinblick auf die Inhalationsanästhesie sollte wegen der fehlenden Haptenbildung das Anästhetikum *Sevofluran* (Metabolisierung zu Hexafluorisopropanolol) erwogen werden. Aber auch der Einsatz anderer Narkosegase, bei denen Trifluoressigsäure entstehen kann, wie *Isofluran* und *Desfluran*, scheint nach aktuellem Studienstand selbst in Gegenwart hepatozellulärer Dysfunktion angesichts ihrer nur geringen Metabolisierungsrate (nur ca. 0,2% bzw. 0,02%) bedenkenlos (Hendrickx et al. 2003).

### Muskelrelaxanzien

Die Wirkung hepatisch metabolisierter Muskelrelaxanzien *Vecuronium* und *Rocuronium* können bei chronischem Alkoholkonsum mit assoziierter Leberinsuffizienz verlängert sein. Auch die Entscheidung über den Einsatz von *Mivacurium* und *Succinylcholin* muss von der bestehenden Leberfunktion des alkoholkranken Patienten abhängig gemacht werden (verminderte Aktivität der für die Metabolisierung verantwortlichen Plasmapseudocholinesterase). Sinnvolle Alternativen sind die nicht enzymatisch abgebauten Relaxanzien *Atracurium* und *cis-Atracurium* , deren Abbau über die Hofmann-Elimination und im Falle von Atracurium zusätzlich über pseudocholinesteraseunabhängige Esterspaltung erfolgt.

### Regionalverfahren

Regionalverfahren sollten nur bei adäquater Vigilanz und Blutgerinnung eingesetzt werden. Limitation für die Regionalverfahren ist die Agitation des Patienten und die fehlende Sicherung der Atemwege.

**Cave** In der Phase der Alkoholintoxikation sind Regionalverfahren kontraindiziert.

### Analgetika

#### Nichtopioidanalgetika

**Saure Nichtopioidanalgetika.** Zu den sauren Nichtopioidanalgetika zählt man die Salizylate (Azetylsalizylsäure), Oxicame (Piroxicam, Meloxicam, Tenoxicam) und die üblichen oralen, nicht steroidalen Antirheumatika (NSAID). Salizylate sowie Oxicame sind grundsätzlich auch bei Alkoholkrankheit einsetzbar, obgleich hier bei alkoholkranken Patienten die häufig assoziierte Ulkusanamnese und perioperativ erhöhte Blutungsgefahr bedacht werden muss.

Hinsichtlich der NSAID *Diclofenac, Indometacin* oder *Ibuprofen* gibt es nach bestem Wissen keine Daten, die gegen den Einsatz bei alkoholkranken Patienten sprächen. Für *Diclofenac* allerdings besteht u.a. eine relative Kontraindikation bei schwerer hepatischer Insuffizienz (Jaspersen 1998), sodass bei alkoholkranken Patienten der Einsatz zumindest individuell abgewogen werden sollte. An der gastrischen Alkoholdehydrogenase führt insbesondere die Interaktion von NSAIDs und Alkohol über eine Enzymhemmung zu einer Verminderung des First-Pass-Metabolismus und damit zu erhöhten Plasmaspiegeln von Äthanol und dem Pharmakon selbst (Ramskogler et al. 2001). Als Folge wird über die Thrombozytenaggregationshemmung (*TbAH*) die Blutungszeit zusätzlich verlängert. Daher ist auch hier eine erhöhte Blutungsgefahr alkoholkranker Patienten zu evaluieren. Entzündungen und Ulzerationen im Magen-

Darm-Trakt können ebenso verstärkt werden. Diese Effekte treten bereits bei moderatem Alkoholkonsum auf (Hertling et al. 2001).

**Merke** Alkoholkranke Patienten, die aus kardiovaskulärer Indikation regelmäßig Azetylsalizylsäure einnehmen, sollten über die Interaktion mit Äthanol und das erhöhte Risiko von Blutungen und Ulzerationen im Gastrointestinaltrakt aufgeklärt werden.

**Nicht saure Analgetika.** Nicht saure Vertreter in der Gruppe der Nichtopioidanalgetika sind das Anilin *Paracetamol* und das Pyrazolon *Metamizol*. Beim Einsatz von *Paracetamol* muss vor der hepatotoxischen Wirkung bei chronischen Alkoholkranken gewarnt werden. Für eines der Schlüsselenzyme des Äthanolabbaus Zytochrom-P450-2E1 (CYP 2E1) stellt Äthanol nicht nur ein Substrat dar, sondern führt bei chronischem Gebrauch zu einer zusätzlichen Induktion. So kann durch Induktion von CYP 2E1 über Äthanol sowie durch die Substratwirkung von Paracetamol an diesem Enzym in verstärktem Maße der lebertoxische Metabolit N-Acetyl-p-Benzochinon-Imin (NAPQI) entstehen (Thummel et al. 2000).

**Cave** Das periphere Analgetikum Paracetamol kann hepatotoxisch wirken. Die Paracetamolgabe ist daher insbesondere nach Alkoholkonsum kontraindiziert.

*Metamizol* findet seine Indikation in der Behandlung von akuten Schmerzen im Bereich des Abdomens, Skelettsystems oder der Weichteile. Da es die glatte Muskulatur relaxiert, ist es gut zur Behandlung kolikartiger Schmerzen geeignet. Bei Beachten der üblichen Kontraindikationen kann nach aktueller Datenlage die Gabe von *Metamizol* zur postoperativen Schmerztherapie auch bei alkoholkranken Patienten mit eingeschränkter Leberfunktion empfohlen werden.

Die *selektiven COX-2-Inhibitoren* (Coxibe) wirken wie die nichtselektiven NSAID zusätzlich antiphlogistisch, sind jedoch mit einer Ausnahme (Lumiracoxib) ebenfalls nicht saure Substanzen. Die Coxibe werden wegen ihrer geringeren gastrointestinalen Nebenwirkungen bei erhöhter Ulkusneigung empfohlen. Von den spezifischen COX-2-Inhibitoren Celecoxib, Valdecoxib (vom Markt genommen), *Parecoxib* (Prodrug von Valdecoxib), Rofecoxib (vom Markt gezogen), Etoricoxib und Lumiracoxib ist in Deutschland momentan nur *Parecoxib* zur postoperativen Schmerztherapie zugelassen. Besonders wegen seiner intravenösen Applikationsform bietet *Parecoxib* für den perioperativen Einsatz praktische Vorteile. Bei bestehenden hepatischen Einschränkungen ist jedoch auch hier Vorsicht geboten.

**Cave** Parecoxib ist u. a. kontraindiziert bei Herzinsuffizienz (NYHA II–IV), klinisch gesicherter koronarer Herzkrankheit und/oder zerebrovaskulären Erkrankungen sowie *schwerer Leberfunktionsstörung* (Serumalbumin <25 g/l, Child-Pugh ≥10).

Bei einer *mittleren Leberfunktionsstörung* sollte die Höchstdosis von Parecoxib die Dosis von 40 mg/d nicht überschreiten.

### Opioidanalgetika

Im Rahmen der postoperativen Schmerztherapie kommen häufig die reinen Agonisten *Piritramid, Morphin, Pethidin* und *Tramadol* zum Einsatz. Sie können auch bei alkoholkranken Patienten grundsätzlich in angepasster, d. h. eventuell reduzierter Dosis verwendet werden. Bei Patienten mit eingeschränkter Leberfunktion ist die Halbwertszeit (HWZ) dieser Substanzen verlängert mit entsprechend höheren Plasmakonzentrationen. Die Bioverfügbarkeit von Morphin, einer Substanz mit hohem First-Pass-Effekt, kann nach oraler Gabe von normalerweise circa 30 % auf 100 % ansteigen. Pethidin sollte bei ausgeprägter Leberinsuffizienz wegen der vorherrschend hepatischen Elimination und möglicher Kumulation nicht verabreicht werden.

**Merke** Der postoperative Analgetikabedarf kann wegen der mangelnden endogenen Opioidsynthese erhöht sein.

## 9.1.7 Komplikationen

**Blutungen.** Neben den bereits genannten kardiologischen Nebenwirkungen (s. „Einschätzung der Organfunktionseinschränkung“, S. 367) ist für die intraoperative Phase besonders auf alkoholinduzierte Blutungskomplikationen zu achten. Die Blutungszeit ist bei alkoholkranken Patienten signifikant erhöht (Tønnesen et al. 1992). Ein Grund ist neben der Einschränkung der Leberfunktion die Hemmung der plasmatischen Gerinnung. Hinzu kommt – auch bei nicht eingeschränkter Leberfunktion – die äthanolbedingte Inhibition der Thrombozytenfunktion (Rubin 1999).

**Äthanol-Medikamenten-Interaktion.** Bei Alkoholmissbrauch und Abhängigkeit besonders in der Alterklasse der über 65-Jährigen muss wegen der häufig regelmäßigen Medikamenteneinnahme die Gefahr der Auswirkungen von Äthanol-Medikamenten-Interaktionen berücksichtigt werden. Durch die mit dem Alterungsprozess einhergehenden körperlichen Veränderungen (z. B. Verminderung des Körperwassers, reduzierte Leberdurchblutung) und die alkoholismusassoziierten Folgeerkrankungen werden die Pharmakokinetik und -dynamik des Äthanols sowie zahlreicher Medikamente beeinflusst. Wie bereits zuvor unter „Analgetika“ beschrieben, kommt es in erster Linie zu Interaktionen an den Schlüsselenzymen des Äthanolabbaus wie dem *Zytochrom P450*, der *Alkoholdehydrogenase* und der Azetaldehyddehydrogenase (*ALDH*).

Bei akut starkem Äthanolkonsum kommt es zur Konkurrenz um die Enzyme des Zytochrom-P450-Komplexes (Ramskogler et al. 2001). Diese Enzyme sind durch den Äthanolabbau blockiert und können Medikamente wie Psychopharmaka (Benzodiazepine, Barbiturate, tri-/tetrazyklische Antidepressiva, Clomethiazol), Antiepileptika, orale Antidiabetika sowie Antihypertensiva dann nur in beschränktem Ausmaß metabolisieren. Das führt zu einer Erhöhung der Blutspiegel sowie zur verlängerten Halbwertszeit dieser Pharmaka und damit zur Gefahr der Überdosierung und dem verstärkten Auftreten entsprechender Nebenwirkungen.

Die hepatische *ALDH* wird von Substanzen wie Phenylbutazon, Nitroglyzerin und manchen Antibiotika (Metronidazol, Sulfonamide, Griseofulvin, Isoniazid) entsprechend einer disulfiramartigen Reaktion (Antabus) gehemmt. Dadurch kommt es bei Äthanolkonsum zu erhöhten systemischen Spiegeln von Azetaldehyd (Ramskogler et al. 2001). Die Konsequenz ist die Dilatation peripherer Gefäße, Hitzegefühl, Kopfschmerzen, Übelkeit und Atemnot (Flushreaktion). In schweren Fällen kann es zu hypertensiven Krisen und EEG-Veränderungen kommen.

## 9.1.8 Postoperative Nachbehandlung

### Interkurrente Komplikationen

**Infektionen.** Postoperative Komplikationen infektiöser Genese wie *Pneumonien und Harnwegsinfekti*onen sind bei Alkoholkranken 3–4-mal häufiger zu beobachten. Auf der Intensivstation ist die Pneumonie führende Infektion, die postoperativ bei 38% der alkoholkranken Patienten im Vergleich zu 10% bei sozialen Trinkern und 7% bei den nicht trinkenden Kontrollen auftrat (Spies et al. 1996b).

Das Auftreten von *chirurgischen Wundinfektionen* ist mit Alkoholmissbrauch signifikant stärker assoziiert als beispielsweise mit Wundkontamination (Rantala et al. 1997). Das erhöhte Risiko von Wundinfektionen ist wahrscheinlich eine Kombination aus Immunsuppression, Gerinnungsstörung und beeinträchtigter Wundheilung (Tønnesen u. Kehlet 1999).

**Blutungen.** Auch in der Zeit nach der Operation sollte bei alkoholkranken Patienten an die erhöhte Blutungsneigung gedacht werden. Blutungskomplikationen treten bei diesen Patienten in der postoperativen Phase doppelt so häufig auf und sind mit einem *erhöhten Transfusionsbedarf* assoziiert (Tønnesen et al. 1992).

**Merke** Wegen der hohen Inzidenz von Nachblutungen bei alkoholkranken Patienten sollten Drainageverluste gut dokumentiert und frühzeitig an eine Gerinnungsstörung gedacht werden.

**Alkoholentzugssyndrom.** Eine der wichtigsten und gefürchtetsten postoperativen Komplikationen ist das AES. Bezeichnend für das AES ist die vielfältige Symptomatik, die vegetative, kognitive und psychotische Zeichen in unterschiedlichem Ausmaß umfasst. Die schwerste Verlaufsform des AES, das *Alkoholdelir* oder *Delirium tremens*, entspricht einer akuten organischen Psychose (Spies u. Rommelspacher 1999). Die Symptomatik des AES umfasst nach dem DSM-IV (DSM 2000) folgenden Symptome:

- optische und akustische Halluzinationen,
- Orientierungs-, Denk- und Bewusstseinsstörungen,
- Tachykardie,
- Hypertonie,
- Fieber,
- generalisierte Krampfanfälle.

Unbehandelt besteht akute Gefahr für die Patienten, an respiratorischem und kardiovaskulärem Versagen zu versterben (Spies u. Rommelspacher 1999).

Die Inzidenz dieser Komplikation beträgt bei Krankenhausaufnahme, elektiv-chirurgischen Eingriffen sowie nach Trauma 8–31% (Breuer et al. 2003). Zusätzlich zu dem erhöhten Risiko des Patienten wird die Behandlung erheblich komplizierter, länger und teurer (Spies et al. 1996b). Im Vergleich zu psychiatrischen Patienten ist der Schweregrad des AES bei chirurgischen Fällen um das 4-Fache erhöht (Spies u. Rommelspacher 1999). Bei Intensivpatienten tritt ein AES in bis zu 25% der Fälle auf, und seine Mortalität ist in hohem Maße davon abhängig, ob es erkannt und behandelt wird: 15% Mortalität unbehandelt versus 2% behandelt (Spies et al. 1996b).

**Cave** Trauma, Operation sowie Intubation und Beatmung können zu einer Exazerbation der Entzugssymptomatik führen.

Es stehen verschiedene Messinstrumente zur Detektion und zum Monitoring von Entzugssymptomatik zur Verfügung. Der Revised Clinical Institute Withdrawal Assessment for Alcohol Score (CIWA-Ar-Score; Sullivan et al. 1989; Tab. 9.**8**), der auch für die Prophylaxe und Therapie eines AES entscheidend ist (s. „Entzugsprophylaxe und -therapie“, S. 373 ff.), ist für den normalstationären Bereich validiert. Ein weiterer Score, der für die Detektion eines Delirs im intensivstationären Einsatz validiert wurde, ist der Delirium Detection Score (DDS; Otter et al. 2005, Luetz et al. 2010; Tab. 9.**9**).

Chronische Alkoholzufuhr bedingt die Interaktion verschiedenster, komplexer Transmittersysteme, durch die das klinische Bild des AES erklärt werden kann (Spies u. Rommelspacher 1999; Abb. 9.**1**). Allerdings ist das AES eine Ausschlussdiagnose und kann insbesondere in der Intensivmedizin bedingt durch Sedierung, Intubation und Beatmung schwierig zu stellen sein. Zentral wirkende Medikamente verschleiern die Diagnose zusätzlich. Daher müssen alle wichtigen Differenzialdiagnosen, die Zustände mit deliranter Unruhe, produktiv-psychotischen Phänomenen und vegetativen Entgleisungen umfassen, unbedingt ausgeschlossen werden. Dazu gehören Medikamenten- und Drogenentzugsdelir, pharmakogene und toxische Psychosen, ein anticholinerges Syndrom, floride schizophrene Psychosen und Manien, Verwirrtheitszustände bei Hirnarteriensklerose, posttraumatische, hypoglykämische, hypoxische sowie epilepsiebedingte Durchgangssyndrome, metabolische (hepatische) und endokrine (hyperthyreote) Enzephalopathien und nicht zuletzt Entzündungen des zentralen Nervensystems (bakterielle Meningitis und Enzephalitis) (AWMF 2002).

Tab. 9.**8** CIWA-Ar-Skala.
Bewertung: Die Fragen 1–9 mit 0–7 Punkten je nach Schwere der Symptomatik bewertet. Die Frage 10 mit 0–4 Punkten. Ab einer Punktzahl von ≥ 10 sollte eine Pharmakotherapie erfolgen. Ab einer Punktzahl von ≥ 20 muss eine Aufnahme auf die Intensivstation erfolgen. Die maximal erreichbare Punktzahl ist 67.

| **Fragen** | |
|---|---|
| **Übelkeit und Erbrechen**<br>0 keine<br>1 geringe Übelkeit ohne Erbrechen<br>4 intermittierende Übelkeit, trockene Hübe, keine Magenrückflüsse<br>7 ständige Übelkeit, häufiges Erbrechen, Magenrückflüsse | **taktile Sensationen**<br>0 keine<br>Juckreiz, Nadelstiche, Brennen, Taubheit: 1 sehr gering, 2 leicht, 3 moderat<br>Halluzinationen: 4 mittel- bis schwergradige, 5 schwere, 6 extrem schwere, 7 ständige |
| **Tremor**<br>(Arme ausgestreckt und Finger gespreizt)<br>0 kein Tremor<br>1 nicht sichtbar, aber spürbar (Fingerspitzen)<br>4 moderater Tremor (ausgestreckte Arme)<br>7 schwerer Tremor (auch bei nicht ausgestreckten Armen) | **akustische Sensationen**<br>0 keine<br>barsche Stimme, über die der Patient erschrak: 1 sehr gering, 2 leicht, 3 moderat<br>Halluzinationen: 4 mittel- bis schwergradige, 5 schwere, 6 extrem schwere, 7 ständige |
| **paroxysmales Schwitzen**<br>0 keine Hyperhidrosis<br>1 kaum fassbar, meist nur Handinnenflächen<br>4 Schweißtropfen auf der Stirn<br>7 schwere Hyperhidrosis (nassgeschwitzt) | **visuelle Sensationen**<br>0 keine<br>grelles Licht, Farbveränderungen: 1 sehr gering, 2 leicht, 3 moderat<br>Halluzinationen: 4 mittel- bis schwergradige, 5 schwere, 6 extrem schwere, 7 ständige |
| **Angst**<br>0 keine Angst in Ruhe<br>1 geringe Angst<br>4 moderate Angst oder übermäßige Vorsicht, woraus auf Angst geschlossen werden konnte<br>7 akute Panikzustände | **Kopfschmerzen, Beengtheit**<br>(kein Schwindel oder Verwirrtheit)<br>0 keine, 1 sehr gering, 2 leicht, 3 moderat, 4 mittel- bis schwergradige, 5 schwere, 6 extrem schwere, 7 ständige |
| **Agitation**<br>0 normale Aktivität<br>1 etwas gesteigerte Aktivität<br>4 moderate Unruhe oder Ruhelosigkeit<br>7 schwere Unruhe (Patient warf sich hin und her, zog sich Katheter, Bettflucht) | **Orientiertheit**<br>0 orientiert, konnte sich konzentrieren (einfache Aufgaben)<br>1 konnte sich nicht konzentrieren (einfache Aufgaben), unsicher über das Datum<br>2 nicht orientiert zur Zeit um weniger als 2 Tage<br>3 nicht orientiert zur Zeit um mehr als 2 Tage<br>4 nicht orientiert zum Ort und / oder zur Person |

**Merke** *„I WATCH DEATH"* – Merkspruch zur Differenzialdiagnose eines AES:

- **I** nfections (Infektionen)
- **W** ithdrawal (Entzug)
- **A** cute metabolic (akute metabolische Störungen)
- **T** rauma (Trauma)
- **C** NS pathology (Erkrankungen des ZNS)
- **H** ypoxia (Hypoxie)
- **D** eficiences (Mangelerkrankungen)
- **E** ndocrinopathies (Endokrinopathien)
- **A** cute vascular (akute vaskuläre Erkrankungen)
- **T** oxins/Drugs (Toxine, Drogen)
- **H** eavy metals (Schwermetallvergiftung)

## 9.1.9 Entzugsprophylaxe und -therapie

Die nach Kriterien der evidenzbasierten Medizin zur Behandlung (Prophylaxe und Therapie) eines AES geeigneten Medikamente sind Benzodiazepine (Diazepam, Flunitrazepam, Chlordiazepoxid) oder Clomethiazol (Mayo-Smith 1997).

α-Agonisten (Clonidin) und β-Blocker zur Kontrolle von vegetativen Symptomen und Neuroleptika aus der Gruppe der Butyrophenone (Haloperidol) zur Behandlung von Halluzinationen und psychotischer Symptomatik sowie Antikonvulsiva (Carbamazepin) sind ausdrücklich als sympto-

steht das Alkoholentzugssyndrom im Mittelpunkt. Ein standardisiert-koordinierter Behandlungsablauf sollte in jeder operativen Klinik festgeschrieben und die Verfahrensweise bei Entzug sowie die nachgeschaltete Behandlung bei niedergelassenen Kolleginnen und Kollegen gebahnt werden.

## Literatur


Anton RF, O'Malley SS, Ciraulo DA et al. Combined pharmacotherapies and behavioral interventions for alcohol dependence: the COMBINE study: a randomized controlled trial. J Am Med Assoc 2006; 295: 2003–2017

Arbeitsgemeinschaft der Wissenschaftlichen Medizinischen Fachgesellschaften (AWMF). Alkoholdelir. Leitlinien der Deutschen Gesellschaft für Neurologie. Im Internet: http://www uni-duesseldorf de/WWW/AWMF/II/neur-006 htm 2002; Stand: 10.11.2010

Breuer JP, Neumann T, Heinz A et al. Der Alkoholkranke als Patient. Relevanz und Umgang mit der Alkoholkrankheit im medizinischen Alltag. Wien Klin Wochenschr 2003

Diagnostic and Statistical Manual of Mental Disorders DSM-IV-TR (Text Revision). 4th ed. Washington D.C: American Psychiatric Association; 2000

Dilling H, Mombour W, Schmidt MH, Hrsg. ICD-10 Kapitel V Internationale Klassifikation psychischer Störungen. Bern: Huber; 2001

Drogen und Suchtbericht 2009. Berlin: Drogenbeauftragte der Bundesregierung; 2009

Elbreder MF, de Humerez DC, Laranjeira R. The use of disulfiram for alcoholdependent patients and duration of outpatient treatment. Eur Arch Psychiatry Clin Neurosci 2010; 260: 191–195

Elisaf M, Liberopoulos E, Bairaktari E et al. K. Hypokalaemia in alcoholic patients. Drug Alcohol Rev 2002; 21: 73–76

Ewing JA. Detecting alcoholism. The CAGE questionnaire. JAMA 1984; 252: 1905–1907

Gentilello LM, Donovan DM, Dunn CW et al. Alcohol interventions in trauma centers. Current practice and future directions. JAMA 1995; 274: 1043–1048

Gentilello LM, Rivara FP, Donovan DMet al. Alcohol interventions in a trauma center as a means of reducing the risk of injury recurrence. Ann Surg 1999; 230: 473–480

Hendrickx JF, Dishart MK, De Wolf AM. Isolfurane and desflurane uptake during liver resection and transplantation. Anesth Analg 2003; 96: 356–362

Hertling I, Ramskogler K, Riegler A et al. Craving for alcohol and prevention of relapse. Wien Klin Wochenschr 2001; 113: 717–726

Jamrozik K, Broadhurst RJ, Anderson CS et al. The role of lifestyle factors in the etiology of stroke. Stroke 1994; 25: 51–59

Jaspersen D. Extragastrale Nebenwirkungen nicht-steroidaler Antirheumatika. Dtsch Med Wschr 1998; 123: 669–673

Jensen NH, Dragsted L, Christensen JK et al. Severity of illness and outcome of treatment in alcoholic patients in the intensive care unit. Intensive Care Med 1988; 15: 19–22

Johnson BA, Ait-Daoud N, Bowden CL et al. Oral topiramate for treatment of alcohol dependence: a randomised controlled trial. Lancet 2003; 361: 1677–1685

Kip MJ, Neumann T, Jugel C et al. New strategies to detect alcohol use disorders in the preoperative assessment clinic of a German university hospital. Anesthesiology 2008; 109: 171–179

Kleinwächter R, Kork F, Weiss-Gerlach E et al. Improving the detection of illicit substance use in preoperative anesthesiological assessment. Minerva Anestesiol 2010; 76: 29–37

Kork F, Neumann T, Spies C. Perioperative management of patients with alcohol, tobacco, and drug dependency. Curr Opin Anaesthesiol 2010; 23: 384–390

Kosten TR, O'Connor PG. Management of Drug and Alcohol Withdrawal. N Engl J Med 2003; 348: 1786–1795

Lau A, von Dossow V, Sander M et al. Alcohol use disorder and perioperative immune dysfunction. Anesth Analg 2009; 108: 916–920

Luetz A, Heymann A, Radtke FM et al. Different assessment tools for intensive care unit delirium: which score to use? Crit Care Med 2010; 38: 409–418

Mann KF. Neue ärztliche Aufgaben bei Alkoholproblemen. Deutsches Ärzteblatt 2002; 99: A 632–A 644

Martin MJ, Heymann C, Neumann T et al. Preoperative evaluation of chronic alcoholics assessed for surgery of the upper digestive tract. Alcohol Clin Exp Res 2002; 26: 836–840

Mayo-Smith MF. Pharmacological management of alcohol withdrawal. A meta-analysis and evidence-based practice guideline. American Society of Addiction Medicine Working Group on Pharmacological Management of Alcohol Withdrawal. JAMA 1997; 278: 144–151

Miller TR, Lestina DC, Smith GS. Injury risk among medically identified alcohol and drug abusers. Alcohol Clin Exp Res 2001; 25: 54–59

Moore RD, Bone LR, Geller G et al. Prevalence, detection, and treatment of alcoholism in hospitalized patients. JAMA 1989; 20: 403–407

Moss M, Burnham EL. Alcohol abuse in the critically ill patient. Lancet 2006; 368: 2231–2242

Myrick H, Brady KT, Malcolm R. New developements in the pharmacotherapy of alcohol dependence. Am J Addict 2001; 10: 3–15

Neumann T, Spies C. Use of biomarkers for alcohol use disorders in clinical practice. Addiction 2003; 98: 81–91

Neumann T, Neuner B, Weiss-Gerlach E et al. The effect of computerized tailored brief advice on at-risk drinking in subcritically injured trauma patients. J Trauma 2006; 61: 805–814

O'Malley SS, Jaffe AJ, Chang G et al. Naltrexone and coping skills therapy for alcohol dependence. A controlled study. Arch Gen Psychiatry 1992; 49: 881–887

Otter H, Spies C. Analgosedierung und Entzugssyndrom. In: Kox WJ, Spies C, Hrsg. Check-up Anästhesiologie. Berlin: Springer; 2005: 330

Otter H, Martin J, Baesell K et al. Validity and reliability of the DDS for severity of delirium in the ICU. Neurocrit Care 2005; 2: 150–158

Pabst A, Kraus L. Alkoholkonsum, alkoholbezogene Störungen und Trends. Ergebnisse des Epidemiologischen Suchtsurveys 2006. Sucht 2008; 54(1): 36–46

Ramskogler K, Hertling I, Riegler A et al. Possible interaction between ethanol and drugs and their significance for drug therapy in the elderly. Wien Klin Wochenschr 2001; 113: 363–370

Rantala A, Lehtonen OP, Niinikoski J. Alcohol abuse: a risk factor for surgical wound infections? Am J Infect Control 1997; 25: 381–386

Rubin R. Effect of ethanol on platelet function. Alcohol Clin Exp Res 1999; 23: 1114–1118

Sander M, Neumann T, von Dossow V et al. Alkoholabusus Risikofaktoren für die Anästhesie und Intensivmedizin. Internist 2006; 47: 332–341

Sass H, Soyka M, Mann K, Zieglgänsberger W. Relapse prevention by acamprosate. Results from a placebo-controlled study on alcohol dependence. Arch Gen Psychiatry 1996; 53: 673–680

Saunders JB, Aasland OG, Babor TF et al. Development of the Alcohol Use Disorders Identification Test (AUDIT): WHO Collaborative Project on Early Detection of Persons with Harmful Alcohol Consumption–II. Addiction 1993; 88: 791–804

Schmidt LG. Frühdiagnostik und Kurzintervention beim beginnenden Alkoholismus. Dtsch Ärztebl 1997; 94: 2905

Seitz HK, Bühringer G, Mann K. Grenzwerte für den Konsum alkoholischer Getränke – Empfehlungen des wissenschaftlichen Kuratoriums der DHS. In: Deutsche Hauptstelle für Suchtfragen e.V., Hrsg. Jahrbuch Sucht 2008. Geesthacht: Neulandverlag, 2008: 205–210
Spies C, Tonnesen H, Andreasson S et al. Perioperative morbidity and mortality in chronic alcoholic patients. Alcohol Clin Exp Res 2001; 25: 164S–170S
Spies C, Eggers V, Otter H et al. Intervention with ethanol, morphine and ketoconazole decreased postoperative pneumonia in chronic alcoholics. Anesthesiology 2002; 96: A344
Spies C, Eggers V, Szabo G et al. Intervention at the level of the neuroendocrine-immune axis and postoperative pneumonia rate in long-term alcoholics. Am J Respir Crit Care Med 2006; 174: 408–414
Spies CD, Dubisz N, Funk W et al. Prophylaxis of alcohol withdrawal syndrome in alcohol-dependent patients admitted to the intensive care unit after tumour resection. Br J Anaesth 1995; 75: 734–739
Spies CD, Emadi A, Neumann T et al. Relevance of carbohydrate-deficient transferrin as a predictor of alcoholism in intensive care patients following trauma. J Trauma 1995; 39: 742–748
Spies CD, Neuner B, Neumann T et al. Intercurrent complications in chronic alcoholic men admitted to the intensive care unit following trauma. Intensive Care Med 1996a; 22: 286–293
Spies CD, Nordmann A, Brummer G et al. Intensive care unit stay is prolonged in chronic alcoholic men following tumor resection of the upper digestive tract. Acta Anaesthesiol Scand 1996b; 40: 649–656
Spies CD, Dubisz N, Neumann T et al. Therapy of alcohol withdrawal syndrome in intensive care unit patients following trauma: results of a prospective, randomized trial. Crit Care Med 1996c; 24: 414–422
Spies CD, Rommelspacher H. Alcohol withdrawal in the surgical patient: prevention and treatment. Anesth Analg 1999; 88: 946–954
Spies CD, Sander M, Stangl K et al. Effects of alcohol on the heart. Curr Opin Crit Care 2001a; 7: 337–343
Spies CD, Neumann T, Schmidt LG. Drogenkonsum und Entzug. In: Van Aken H, Reinhart K, Zimpfer M, Hrsg. Intensivmedizin. Stuttgart: Thieme; 2001b
Spies CD, Otter HE, Huske B et al. Alcohol withdrawal severity is decreased by symptom-orientated adjusted bolus therapy in the ICU. Intensive Care Med 2003; 29: 2230–2238
Spies CD, von Dossow V, Eggers V et al. Altered cell-mediated immunity and increased postoperative infection rate in long-term alcoholic patients. Anesthesiology 2004; 100: 1088–1100
Sullivan JT, Sykora K, Schneiderman J et al. Assessment of alcohol withdrawal: the revised clinical institute withdrawal assessment for alcohol scale (CIWA-Ar). Br J Addict 1989; 84: 1353–1357
Thomson AD, Cook CC, Touquet R et al. The Royal College of Physicians report on alcohol: guidelines for managing Wernicke's encephalopathy in the accident and Emergency Department. Alcohol Alcohol 2002; 37: 513–521
Thummel KE, Slattery JT, Ro H et al. Ethanol and production of the hepatotoxic metabolite of acetaminophen in healthy adults. Clin Pharmacol Ther 2000; 67: 591–599
Tønnesen H. Influence of alcohol on several physiological functions and its reversibility: a surgical view. Acta Psychiatr Scand Suppl 1992; 369: 67–71
Tønnesen H, Petersen KR, Hojgaard L, et al. Postoperative morbidity among symptom-free alcohol misusers. Lancet 1992; 340: 334–337
Tønnesen H. The alcohol patient and surgery. Alcohol Alcohol 1999; 34: 148–152
Tønnesen H, Kehlet H. Preoperative alcoholism and postoperative morbidity. Br J Surg 1999; 86: 869–874
Tønnesen H, Rosenberg J, Nielsen HJ et al. Effect of preoperative abstinence on poor postoperative outcome in alcohol misusers: randomised controlled trial. BMJ 1999; 318: 1311–1316
Tønnesen H, Nielsen PR, Lauritzen JB et al. Smoking and alcohol intervention before surgery: evidence for best practice. Br J Anaesth 2009; 102: 297–306
Volpicelli JR, Altermann AI, Hayashida M et al. Naltrexone in the treatment of alcohol dependence. Arch Gen Psychiatry 1992; 49: 876–880
Warnakulasuriya S. Global epidemiology of oral and oropharyngeal cancer. Oral Oncol 2009; 45: 309–316

# 9.2 Opioide, Kokain und andere Suchtstoffe

*H. Ohnesorge*

## 9.2.1 Aktuelle Daten zum Konsumverhalten illegaler Drogen

**Lebenszeitprävalenz.** Die Lebenszeitprävalenz des Konsums illegaler Drogen junger Erwachsener ist hoch (> 40% der 12–25-Jährigen im Jahr 2008) zeigte aber in den letzten Jahren eine sinkende Tendenz (Drogenbeauftragte der Bundesregierung 2009). Den wesentlichen Anteil macht der Konsum von Cannabisprodukten (> 30%) aus. Harte Drogen, zu denen neben den Opioiden und Kokain auch Amphetamine und Ecstasy zählen, weisen eine deutlich geringere Lebenszeitprävalenz auf. Zusammengenommen haben ca. 14% der 12–34-Jährigen Erfahrungen mit diesen Substanzen. Ecstasy, psychoaktive Pilze und Pflanzen sowie Amphetamine und Verwandte wurden von jeweils ca. 3% der 12–25-Jährigen zumindest einmalig konsumiert, gefolgt von Kokain, Schnüffelstoffen, LSD (Lysergsäurediethylamid), Crack und Heroin. Die geringe Anzahl der Heroinerfahrungen in dieser Altersgruppe liegt am hohen Durchschnittsalter der Heroinkonsumenten, das mit 35 Jahren deutlich über der im Drogen- und Suchtbericht erfassten Altersgruppe liegt. Heroin ist auch weiterhin für den überwiegenden Anteil der Rauschgifttoten verantwortlich (Tab. 9.**11**). Dies spiegelt sich auch im Durchschnittsalter der Rauschgifttoten von 36 Jahren wider, deren Gesamtzahl mit 1300–1450/Jahr seit ca. 5 Jahren weitgehend konstant ist.

**Aktuelles Einnahmeverhalten.** Für die akutmedizinische Versorgung ist neben den Daten der Lebenszeitprävalenz

Tab. 9.11 Anzahl der Todesfälle durch Rauschgift (RG) 2009 in Deutschland (Pressemitteilung der Drogenbeauftragten der Bundesregierung und des Präsidenten des Bundeskriminalamts vom 25.03.2010).

| Substanz | RG-Tote 2009 |
|---|---|
| Heroin | 571 |
| Heroin in Verbindung mit sonstigen Drogen | 362 |
| Kokain | 14 |
| Kokain in Verbindung mit sonstigen Drogen | 101 |
| Amphetamin | 13 |
| Amphetamin in Verbindung mit sonstigen Drogen | 31 |
| Ecstasy | 3 |
| Ecstasy in Verbindung mit sonstigen Drogen | 5 |
| Substitutionsmittel | 39 |
| Substitutionsmittel in Verbindung mit sonstigen Drogen | 127 |
| Sonstige BtM / Drogenart nicht bekannt | 168 |
| Gesamtzahl der Todesfälle* | 1331 |

* Mehrfachzählungen in verschiedenen Rubriken oder die Erfassung unter abweichenden Kriterien können zur Über- oder Unterschreitung der Gesamtzahl führen.

insbesondere das aktuelle Einnahmeverhalten von Bedeutung. Die aktuellsten Daten zum Konsumverhalten stammen aus der Untersuchung der *Drogenaffinität Jugendlicher in der Bundesrepublik Deutschland 2008* der Bundeszentrale für gesundheitliche Aufklärung (BZGA 2008) und dem *Epidemiologischen Suchtsurvey 2006* (Kraus 2008). Insgesamt ergibt sich das Bild eines in den letzten Jahren leicht rückläufigen Drogenkonsums. Im Jahr 2008 lag die 30-Tage-Prävalenz für illegale Drogen in der Altersgruppe unter 25 Jahren bei 4,1 %, mit ca. 80 % waren Cannabinoide die führende Substanzgruppe. Erst mit einer 10-fach niedrigeren Prävalenz folgen mit annähernd abnehmender Häufigkeit Amphetamine, Ecstasy, LSD, Kokain und Heroin. Dies spiegelt jedoch nicht zwangsläufig die Relevanz des Missbrauchs der verschiedenen Drogen in Hinblick auf die medizinischen und sozialen Folgen wider. Schätzungen gehen davon aus, dass rund 200 000 Menschen in Deutschland illegale Drogen, d. h. Opiate, Kokain und Amphetamine sehr riskant konsumieren, d. h. injizieren (Drogenbeauftragte 2009).

**Polytoxikomanie.** Aus medizinischer Sicht ist problematisch, dass häufig verschiedene Drogen gleichzeitig konsumiert werden. Dies gilt sowohl für die gleichzeitige Einnahme illegaler Drogen mit Alkohol als auch für die kombinierte Verwendung verschiedener illegaler Drogen. Auch wenn hierzu nur wenige Daten vorliegen, scheint die Kombination aus eher dämpfenden Substanzen mit Stimulanzien relativ häufig zu erfolgen. Typisch ist z. B. die gleichzeitige Einnahme von Cannabis und Ecstasy oder Amphetaminen. Die Kombination von Heroin mit Kokain z. B. führt selbst bei einer atemdepressiven Dosierung von Heroin nicht mehr unbedingt zu klassischen Intoxikationserscheinungen wie einer Miosis, sondern kann im Gegenteil auch von einer Mydriasis begleitet sein.

**Cave** Polytoxikomanie erschwert die klinische Diagnose einer Drogenintoxikation zum Teil erheblich.

**Anamnese.** Drogenkonsum wird im Anamnesegespräch nur selten und dann häufig auch nicht in vollem Umfang berichtet. Dies gilt selbst dann, wenn ein Notfall direkte Folge des Drogenkonsums ist. Die Anamnese sollte daher – v. a. in der Adoleszenz – immer ohne Familienangehörige und ohne anklagenden Charakter erhoben werden (May et al. 2001). Dabei ist die Kenntnis von Slangausdrücken für die verschiedenen Drogen hilfreich, eine umfangreiche Sammlung ist auf der Internetseite der Giftzentrale Bonn zu finden (http://www.meb.uni-bonn.de/giftzentrale).

## 9.2.2 Opioide

Es muss zwischen unterschiedlichen Formen einer Opioidabhängigkeit differenziert werden.

**Heroinabhängige.** Auf der einen Seite stehen die klassischen opioidabhängigen Patienten, die meist einen intravenösen Missbrauch von Heroin betreiben. Das typische Bild des Heroinabhängigen hat sich in den letzten Jahren gewandelt, es besteht eine zunehmende Tendenz zur Polytoxikomanie, u. a. wird Heroin häufig zusammen mit Kokain („Cocktail" oder „Speedballs") oder Alkohol konsumiert. Zur Intensivierung und Verlängerung der Opioidwirkung wird zum Teil auch Clonidin verwendet, mit der Gefahr unkontrollierter und lebensbedrohlicher Blutdruckentgleisungen im Entzug (Dennison 2001). Neben der i. v. Applikation sind das Schnupfen oder die Inhalation von Heroin, das auf einer Alufolie mittels einer Flamme erhitzt wird, möglich. Dies wird von einem immer größeren Anteil bei Heroinerstkonsumenten favorisiert. In der Drogenszene sind auch zunehmend synthetische Opioide verfügbar, den größten Anteil nehmen hier Fentanylderivate („china-white") ein. In den USA hat sich in den letzten Jahren auch der intravenöse Missbrauch von Oxycodon (gelöst aus Retardtabletten) etabliert.

**Cave** Durch ein verändertes Konsumverhalten wandelt sich auch das klinische Bild des Opioidkonsumenten.

**Schmerzpatienten.** Auf der anderen Seite stehen Patienten, die aufgrund starker Schmerzen aus therapeutischen Aspekten auf Opioide eingestellt sind. Kompliziert wird diese Situation allerdings durch eine breite Grauzone des Opioidfehlgebrauchs, die durch den zunehmenden Einsatz von Opioiden in der Behandlung von nicht tumorbedingten Schmerzen eher zunimmt. Hinweise auf einen Opioidfehlgebrauch bei Schmerzpatienten sind u.a. eine anhaltende Tendenz zur Dosissteigerung, die Behandlung mit exzessiven Opioiddosierungen, der wiederholte Verlust der verschriebenen Medikation, eine häufige bedarfsadaptierte Einnahme von nicht retardierten Opioiden oder die Verschreibung von Opioiden durch verschiedene Therapeuten. Häufig werden von diesen Patienten auch nicht nachvollziehbare Unverträglichkeitsreaktionen auf retardierte Opioidapplikationsformen angegeben, die eine regelmäßige Behandlung mit nicht retardierten Darreichungsformen – im Extremfall durch parenterale Gabe – notwendig machen würden. Eine anklagende Haltung gegenüber diesem Patientengut ist allerdings nicht angebracht, da das nicht rationale Einnahmeverhalten nicht selten zunächst ärztlich induziert wurde.

**Substitutionsprogramm.** Eine weitere Gruppe bilden die Patienten, die sich in einem Opioid-Substitutionsprogramm befinden. Aktuell wird neben Levomethadon auch zunehmend Buprenorphin (Subutex) eingesetzt, das aufgrund seiner partialagonistischen Effekte am μ-Opioidrezeptor möglicherweise Vorteile insbesondere hinsichtlich der Gefahr von Überdosierungen bietet. Insgesamt muss berücksichtigt werden, dass trotz mehr oder weniger regelmäßiger Kontrollen häufig ein Konsum anderer psychotroper Substanzen erfolgt, der bei Unterbrechung des Beigebrauchs zu einer Entzugssymptomatik führen kann. Abschließend bedürfen auch Patienten der besonderen Aufmerksamkeit, die in der Vorgeschichte einen Opioidmissbrauch betrieben und Angst vor einem Rückfall in die Abhängigkeit haben.

## Pharmakologie

**Heroin.** Das Spektrum der zur Suchtbefriedigung eingesetzten Opioide ist breit. Unter den illegalen Substanzen nimmt Heroin eine vorrangige Stellung ein. Chemisch ist Heroin ein zweifach azetyliertes Morphin, das sich durch eine bessere Fettlöslichkeit und daher schnellere Anflutung im ZNS mit der Folge eines herointypischen „Kicks" auszeichnet. Der Abbau erfolgt über Deazetylierung zu Morphin.

> **Merke** Der Nachweis von Monoazetylmorphin gilt als beweisend für einen Heroinmissbrauch.

Heroin liegt üblicherweise als Pulver vor, versetzt mit unterschiedlichen Stoffen zur Streckung. Die Reinheit von „Straßenheroin" kann zwischen 20 und 90% schwanken, wobei in den letzten Jahren zunehmend reineres Heroin verkauft wird.

**Fentanylderivate.** Die Fentanylderivate, die als sog. Designerdrogen auf dem Schwarzmarkt erhältlich sind, zeichnen sich zum Teil durch eine erheblich höhere Potenz im Vergleich zur Muttersubstanz aus (Tab. 9.12).

**Methadon.** Levomethadon ist das linksdrehende Enantiomer des Methadons, das eine stereospezifische Wirkung am μ-Rezeptor entfaltet. Aufgrund seiner langen und individuell sehr variablen Halbwertszeit, die in Einzelfällen zwischen 4,2 h und 130 h betragen kann (Plummer et al. 1988), ist die Steuerbarkeit stark eingeschränkt. Aufgrund der guten enteralen Resorption und der Vermutung, dass bei langsamer Dosisreduktion nur eine abgeschwächte Entzugssymptomatik auftritt, nimmt diese Substanz in der Substitutionstherapie einen großen Stellenwert ein.

**Buprenorphin.** Neben der Behandlung chronischer Schmerzen gewinnt Buprenorphin eine zunehmende Bedeutung in der Substitutionsbehandlung. Buprenorphin zeichnet sich durch eine partialagonistische Wirkung und eine hohe Affinität zum μ-Opioidrezeptor aus, die vorwiegend durch eine geringe Wechselzahl bedingt ist. Sie führt dazu, dass die klinische Wirksamkeit von Buprenorphin die Plasmahalbwertszeit überschreiten kann. Während in niedrigen Dosierungen (0,2–0,4 mg), die zur Schmerztherapie genutzt werden, der antagonistische Effekt keine klinisch relevante Rolle spielt (Freye 2009), sind die Dosierungen in der Substitutionsbehandlung um eine Zehnerpotenz höher (2–8 mg). In diesem Dosisbereich liegen bisher keine gesicherten Daten über die Wirksamkeit reiner μ-Agonisten vor (Jage u. Heid 2006).

## Effekte des Konsums und des Entzugs

**Opioidkonsum.** Der Konsum von Opioiden löst v.a. bei schneller Anflutung im ZNS, insbesondere von Heroin, ein überschießendes Glückgefühl aus. Das Bedürfnis der Konsumenten nach einer Wiederholung dieses „Kicks" mündet

Tab. 9.**12** Unterschiedliche analgetische Wirkungsstärke verschiedener in der Schmerztherapie verwendeter Opioide in missbräuchlicher Anwendung oder zur Substitutionsbehandlung (Freye 2009).

| Substanz | Analgetische Wirkstärke (Morphin = 1) |
|---|---|
| 3-Methylfentanyl[2] | 10000 |
| Acryl-α-Methylfentanyl[2] | 900 |
| α-Methylfentanyl[2] | 200 |
| Fentanyl | 100–300 |
| Buprenorphin | 50–100 |
| Hydromorphon | 7–10 |
| Levomethadon | 4 (0,25–14)[1] |
| Heroin (Diamorphin) | 1–5 |
| Oxycodon | 1,5–1,8 |
| Dihydrokodein | 0,2–0,35 |
| Kodein | 0,2 |

[1] Aufgrund der individuell schwankenden Kinetik von Levomethadon sehr unterschiedliche äquianalgetische Dosierungen (Ripamonti et al. 1998).
[2] „Designerdrogen".

schließlich in einer *psychischen und physischen Abhängigkeit* mit Toleranzentwicklung.

Opioide selbst weisen nur eine geringe Organtoxizität auf. Für Begleiterkrankungen, die im Zusammenhang mit einem Heroinabusus auftreten, sind im Allgemeinen die unhygienischen Injektionsbedingungen und die Verunreinigungen des Straßenheroins verantwortlich. An erster Stelle der Begleiterkrankungen stehen die *Infektionskrankheiten*, v.a. durch Hepatitisviren und HIV. Darüber hinaus sind *Nierenfunktionsstörungen* und *Endokarditiden*, insbesondere der rechten Herzkammer mit schweren Klappendestruktionen, anästhesiologisch relevant. Durch das eingeschränkte Hungergefühl im Opioidrausch und die soziale Desintegration der Süchtigen ist häufig auch eine *extreme Abmagerung* die Folge des Heroinkonsums.

**Opioidentzug.** Der körperliche Entzug von Opioidanalgetika umfasst eine Reihe von *neurovegetativen Symptomen* wie Tachykardie, Hypertonie, übermäßiges Schwitzen, Körpertemperaturveränderungen, Übelkeit, Erbrechen und Durchfälle (Gutstein u. Akil 2001). An der Entwicklung dieser Symptomatik sind eine Reihe verschiedener Mechanismen beteiligt: Einerseits spielen GABAerge Mechanismen eine wesentliche Rolle in der Entstehung der Opioidentzugssymptomatik. GABA-Agonisten vermitteln ihre Wirkung über GABA-B-Rezeptoren (Capasso 1999) und serotoninerge Neurone (Roychoudhury u. Kulkarni 1996). Neben GABAergen Mechanismen ist das adrenerge System wesentlich an der Ausprägung von Entzugssymptomen beteiligt. Im Opioidentzug entwickelt sich eine überschießende Ausschüttung von Katecholaminen, der sog. „Katecholaminsturm". $\alpha_2$-Adrenozeptor-Agonisten, v.a. *Clonidin*, unterdrücken Entzugssymptome nach chronischer Morphinexposition meist gut, zeigen jedoch einen biphasischen Effekt mit einer verstärkten Ausprägung der Entzugssymptomatik in hohen Dosierungen (Sharif u. El-Kadi 1996). Die chronische Zufuhr von Clonidin kann im Rahmen eines Opioidentzugs die Entzugssymptomatik zum Teil auch verstärken (El-Kadi u. Sharif 1997). Es gibt Hinweise darauf, dass neben dem spezifischen $\alpha_2$-adrenozeptoragonistischen Effekt der eingesetzten Imidazolderivate andere, nicht adrenerge Mechanismen an der Wirkung dieser Substanzen beteiligt sind (Sharif u. El-Kadi 1996).

## Anästhesiologische Konzepte

Die Grundlage für Empfehlungen zum anästhesiologischen Management opioidtoleranter Patienten beruht nur in wenigen Fällen auf wissenschaftlichen Daten, sondern vorwiegend auf Fallberichten und persönlichen Erfahrungen. Systematische Untersuchungen fehlen fast vollständig.

**Diagnostik.** Entscheidend ist zunächst die Identifikation der Patienten mit einer Opioidabhängigkeit oder Toleranzentwicklung. Bei geplanten Eingriffen empfiehlt sich im Verdachtsfall die Durchführung eines Urinscreenings auf Drogen, das auch einen Beikonsum unter Substitutionstherapie oder nicht angegebene Substanzen, die in der postoperativen Phase eine Entzugssymptomatik auslösen können, aufdecken kann.

**Beibehalten der Opioiddosierung.** Grundsätzlich empfiehlt sich eine Fortführung der präoperativ eingenommenen Opioiddosierung als Basismedikation für die gesamte perioperative Phase. Dies gilt sowohl für eine medizinisch indizierte analgetische Dauerbehandlung als auch für eine Substitutionsbehandlung. Es besteht Konsens darüber, dass eine perioperative Situation nicht der richtige Zeitpunkt für eine komplizierte Opioidentzugsbehandlung ist (Freye 2009). Falls ein aufschiebbares operatives Vorgehen bei Heroinabhängigkeit indiziert ist, kann die präoperative Einleitung einer Substitutionsbehandlung die perioperative Patientenführung erleichtern. Als Initialdosis empfehlen sich üblicherweise 10–20 mg Levomethadon, die bei Fortbestehen oder Zunahme der Entzugssymptomatik alle 2–4 h wiederholt werden kann (Reymann et al. 2002). Eine Sonderstellung nimmt die Substitutionsbehandlung mit dem Partialagonisten Buprenorphin ein. Um eine ausreichende Wirksamkeit von intra- und postoperativ applizierten reinen µ-Agonisten zu gewährleisten, sollte erwogen werden, Substitutionspatienten, die mit Buprenorphin behandelt werden, vor geplanten operativen Eingriffen auf Levomethadon umzustellen.

*Chronische Schmerzpatienten* sollten ihre übliche analgetische Medikation in der perioperativen Phase fortführen, dies gilt auch für die Anwendung transkutaner therapeutischer Systeme (TTS, z.B. Durogesic, Transtec). Aufgrund der schlechten Steuerbarkeit der TTS kann jedoch bei zu erwartender deutlicher Veränderung der Intensität der Dauerschmerzen eine Umstellung auf orale retardierte Konzepte erwogen werden. Sollte die Fortführung einer oralen oder transkutanen Medikation in der perioperativen Phase nicht möglich sein, empfiehlt sich die Umstellung auf eine kontinuierliche intravenöse Gabe von Opioiden unter Beachtung der Äquivalenzdosierungen (Tab. 9.**12**), ggf. nach Applikation einer adäquaten Initialdosis.

**Naltrexon.** Problematisch kann sich die Situation bei Patienten darstellen, die z.B. nach einer Heroinentgiftung *Naltrexon* (Nemexin) zur Rückfallprophylaxe einnehmen. Naltrexon zeichnet sich als oral wirksamer reiner Opiat-Rezeptor-Antagonist durch eine hohe Rezeptoraffinität aus, sodass Agonisten keine Wirkung entfalten. Aufgrund der langen terminalen Eliminationshalbwertszeit von 96 h (Hall u. Henry 2006) sollte vor geplanten operativen Eingriffen die medikamentöse Rückfallprophylaxe frühzeitig abgesetzt werden. Bei akuten Schmerzen muss von einer deutlich abgeschwächten Wirkung bis hin zur Unwirksamkeit von Opioidanalgetika ausgegangen werden. Die Atemdepression, die bei der Gabe von Opioidanalgetika unter Naltrexontherapie auftritt, kann dabei allerdings verstärkt sein.

**Intraoperative Analgesie.** Anästhesieverfahren der Wahl bei opioidtoleranten Patienten ist die Regionalanästhesie; mit Hinblick auf die postoperative Schmerztherapie sollte – sofern möglich – kontinuierlichen regionalen Verfahren der Vorzug gegeben werden.

Grundsätzlich muss von einem *gesteigerten Opioidbedarf* in der intraoperativen Phase ausgegangen werden. Exakte Dosisempfehlungen auf wissenschaftlicher Grundlage sind bisher nicht entwickelt worden. Nach den vorliegenden Empfehlungen sollte die Opioiddosis eher liberal gehandhabt und von einem um 30–100% gesteigerten Bedarf ausgegangen werden (Mitra u. Sinatra 2004). Die Dosisfindung muss aufgrund der großen interindividuellen Variabilität rein klinisch erfolgen, Anhaltspunkt kann die Opioiddosis sein, die bei Narkoseeinleitung benötigt wird, um erste Zeichen eines sedierenden Effekts zu erzielen. Von der Verwendung von Opiat-Rezeptor-Antagonisten in der Ausleitungsphase sollte abgesehen werden.

**Merke** Die Anwendung von $\alpha_2$-Adrenozeptor-Agonisten sollte großzügig gehandhabt werden, um eine überschießende adrenerge Reaktion im Rahmen einer Entzugssymptomatik zu vermindern und somit eine größere hämodynamische Stabilität zu erzielen sowie den intra- und postoperativen Opioidbedarf zu senken.

Alternativ kann die intraoperative Analgesie mit Ketamin erfolgen. Dieses Verfahren hat sich v. a. bei kürzeren Eingriffen (z. B. Abszessspaltungen) bewährt. Die intraoperative und frühe postoperative Anwendung von niedrig dosiertem Ketamin bei Patienten mit einer Opioidtoleranz ist aufgrund verschiedener theoretischer Überlegungen attraktiv (Übersicht bei Himmelseher u. Durieux 2005).

Umstritten ist die Anwendung von Opioiden bei Patienten nach erfolgreicher Entwöhnung. Rückfälle in die Sucht oder die Auslösung von heftigen Craving-Phänomenen sind nach perioperativer Anwendung von Opioiden berichtet worden (May et al 2001), eine genaue Inzidenz dieser Problematik ist jedoch nicht bekannt. Häufig wird daher empfohlen, ein Opioid erst nach Verlust des Bewusstseins zu injizieren, um das Erlebnis des „Kicks" zu vermeiden. Andererseits muss bedacht werden, dass auch eine inadäquate postoperative Schmerztherapie einen Rückfall in das Suchtverhalten begünstigen kann.

**Postoperative Schmerztherapie.** Diese gestaltet sich bei opioidtoleranten Patienten häufig schwierig. Möglicherweise spielt hier eine opioidinduzierte Hyperalgesie, die im Rahmen einer Dauerexposition einsetzen kann, eine zentrale Rolle. Dies deckt sich mit der klinischen Beobachtung einer erhöhten Schmerzempfindlichkeit in diesem Patientengut.

Die Fortführung kontinuierlicher regionalanästhesiologischer Verfahren, ggf. supplementiert durch Nichtopioidanalgetika, sollte grundsätzlich angestrebt werden. Dies entbindet jedoch keinesfalls von der Notwendigkeit der Fortführung der präoperativen Opioidtherapie. Die Anwendung patientenkontrollierter Analgesieverfahren mit Opioiden ist umstritten (Freye 2009, Mitra u. Sinatra 2004). Auf der einen Seite steht zu befürchten, dass Patienten mit einem Suchtverhalten die PCA auch zur Erzielung psychomimetischer Effekte nutzen. Auf der anderen Seite ist der postoperative Opioidbedarf nicht abschätzbar, sodass eine suffiziente Schmerztherapie durch eine festgelegte uhrzeitgesteuerte Gabe von Opioiden mit einer langsamen Anflutungskinetik nicht sichergestellt werden kann. Da die psychotrope Wirkung der Opioide wesentlich von der Anflutungsgeschwindigkeit abhängt, sollten bei Verwendung einer Opioid-PCA langsame Infusionsgeschwindigkeiten, kleine Einzeldosierungen und ggf. eine Basalrate gewählt werden. Die Fortführung der präoperativen Opioiddosierung (oral, transkutan und intravenös) ist dabei als eine Basis zu betrachten, entsprechende Überwachungsmaßnahmen sollten sichergestellt sein. Die Phase einer PCA sollte möglichst kurz gehalten werden, bei nachvollziehbar höherem Schmerzniveau muss frühzeitig eine Dosisanpassung der Dauermedikation erwogen werden.

**Merke** Entscheidend für den Erfolg der postoperativen Schmerztherapie ist insgesamt jedoch auch die enge und kompetente Führung der Patienten, die mit einer eingehenden präoperativen Aufklärung über die Möglichkeiten und Risiken verschiedener Analgesieverfahren einsetzt.

## 9.2.3 Kokain

Kokain ist ein Alkaloid, das aus den Blättern der Kokapflanze (Erythroxylum coca) gewonnen wird. Es wird vermutet, dass der Kokaingebrauch durch Menschen mehr als 5000 Jahre zurückreicht, noch heute ist das Kauen von Kokablättern zusammen mit Kalk in den Anbaugebieten weit verbreitet, um die Symptome von Höhenkrankheit und Hungergefühle zu unterdrücken. Aufgrund seiner *lokalanästhetischen Eigenschaften* in Verbindung mit sympathomimetischen Effekten wurde Kokain seit Ende des 19. Jahrhunderts in der Augenheilkunde angewendet. Aufgrund des hohen Missbrauchpotenzials wurde Kokain der BtmVV unterstellt, ist jedoch auch weiterhin für den medizinischen Einsatz als Lokalanästhetikum für Operationen am Auge zugelassen.

Das Bild des Kokainkonsums, dessen Folgen bis Anfang des letzten Jahrhunderts stark unterschätzt wurden, hat sich durch die Einführung von Crack als freier Kokainbase erheblich verändert. Während das Schnupfen („Ziehen") von Kokain bis in die 1980er-Jahre eher in gehobenen Gesellschaftsschichten verbreitet war, haben der Konsum von Crack und die intravenöse Anwendung von Kokain seit den 1990er-Jahren auch in schwächeren sozialen Schichten, v. a. in den USA, deutlich zugenommen. In Deutschland nimmt der Kokaingebrauch zwar weiterhin zu, die Zahl der erstauffälligen Konsumenten von Crack hat 2008 jedoch deutlich abgenommen (–30% im Vergleich zu 2007; Drogenbeauftragte der Bundesregierung 2009).

### Pharmakologie

Kokain ist ein Wiederaufnahmehemmstoff für Dopamin, Noradrenalin und Serotonin. Für das Suchtverhalten ist die Kombination der Wirkung auf den Dopamin- und Serotoninhaushalt entscheidend (Schuster et al. 2002). Kokain wird i. A. als Hydrochloridsalz in Form von Pulver oder Kristallen verkauft und kann nasal oder intravenös appliziert werden. Die Resorption durch die Nasenschleimhaut beträgt ca. 20–60%, die euphorisierende Wirkung setzt nach einigen Minuten ein, der maximale Plasmaspiegel wird nach 30–60 min erreicht. Eine raschere Anflutung kann durch intravenöse Applikation erzielt werden, die jedoch noch durch die inhalative Anwendung von Crack, das einfach durch das Aufkochen von Kokainhydrochlorid mit Backpulver gewon-

existieren eine Reihe anderer Straßennamen für diese Substanzen, die sich häufig aus der Prägung der Tablette herleiten (Adam, Eve, Love, XTC etc.). Die Tablettenmotive zeigen eine erhebliche Vielfalt (> 100 Motive im Archiv der Vergiftungszentrale Bonn), lassen jedoch keinen sicheren Rückschluss auf den Inhaltsstoff zu. Häufig sind neben MDMA und seinen Verwandten auch andere psychotrope Substanzen (Koffein, Atropin, Ketamin, Diphenhydramin usw.) enthalten.

**Cave** Unter dem Szenebegriff „Ecstasy" können sich eine Vielzahl unterschiedlicher Drogen(-kombinationen) verbergen (u. a. GHB s. u.).

MDMA und MDA wurden erstmals kurz nach 1900 synthetisiert, MDMA ursprünglich als Appetitzügler. MDA wurde u. a. auch als Antitussivum patentiert. Beide Substanzen wurden jedoch niemals im Markt eingeführt und finden jetzt ausschließlich missbräuchliche Anwendung.

Aus chemischer Sicht unterscheiden sich MDMA/MDA von (Met-)Amphetamin ausschließlich durch die Einführung einer Methylendioxy(-O-$CH_2$-O-)Gruppe am aromatischen Ring von Amphetamin. Hierdurch entsteht eine gewisse strukturelle Ähnlichkeit zu Meskalin. So kann der pharmakologische Effekt von MDMA als Mischung von Amphetamin- und Meskalinwirkungen interpretiert werden.

## Pharmakologie

Hauptwirkung von MDMA ist eine Steigerung der synaptischen Konzentration von Serotonin, Noradrenalin und Dopamin. Einerseits erfolgt dies über eine Serotonin-Wiederaufnahmehemmung, andererseits führt MDMA wie Amphetamin zu einer gesteigerten Ausschüttung von Noradrenalin und Dopamin (Übersicht bei Kalant 2001).

Nach enteraler Zufuhr setzt die Wirkung nach ca. 30 min ein, der maximale Plasmaspiegel wird nach ca. 2 h erreicht. MDMA wird mit einer Halbwertszeit von 8–10 h vorwiegend CYP-450-abhängig metabolisiert. Einige Metabolite, v. a. MDA, sind pharmakologisch weiterhin aktiv, sodass die Wirkung einer einzelnen Dosis von MDMA bis zu 40 h anhalten kann. Da der Metabolismus von MDMA rasch sättigbar ist, besteht die Gefahr, dass über einer individuellen Schwellendosis bereits geringe Steigerungen der Dosierung eine erhebliche Toxizität auslösen können (de la Torre et al. 2000).

## Effekte des MDMA-Konsums

MDMA und seine Verwandten werden auch als Entaktogene bezeichnet. Die erwünschten Wirkungen einer Einzeldosis umfassen eine Antriebssteigerung, erhöhte emotionale Empfindungen, die mit einem Abbau kommunikativer Hemmungen verbunden sind, eine gehobene Stimmung und eine herabgesetzte Aggressivität. Als überschießender Effekt können jedoch auch Hyperaktivität, Schlaflosigkeit, Halluzinationen, Angstzustände bis zu Panikattacken und psychotische Zustände ausgelöst werden.

Die erhöhte Muskelaktivität unter MDMA kann zu Bruxismus, einer muskulären Kieferklemme und einer unkontrollierbaren Bewegungsunruhe der Extremitäten führen. Generalisierte Muskelschmerzen und -steifheit sind häufig auftretende Beschwerden, die 1–2 d nach MDMA-Konsum beklagt werden. Problematisch ist v. a. die Entwicklung einer Hyperthermie, deren Genese einerseits auf die erhöhte Muskelaktivität zurückgeführt wird, andererseits auch Folge einer zentralen Fehlregulation sein kann. Beimengungen, z. B. von Atropin, können zu einem weiteren Anstieg der Körpertemperatur beitragen.

**Cave** Die Hyperthermie tritt häufig in Verbindung mit einer disseminierten intravasalen Gerinnung und einer Rhabdomyolyse auf und ist eine der wesentlichen Todesursachen nach MDMA (Ben-Abraham et al. 2003; Schrenck 1999).

Darüber hinaus sind Störungen im Wasser- und Elektrolythaushalt beschrieben, meist eine Dehydratation. Allerdings existieren auch Fallberichte über lebensbedrohliche Hyponatriämien (Capasso 1999), möglicherweise als Folge einer inadäquaten ADH-Ausschüttung in Verbindung mit einer erhöhten Flüssigkeitsaufnahme.

Die Herz-Kreislauf-Wirkungen von MDMA umfassen Blutdruckanstiege, Palpitationen und Sinustachykardien bis hin zu tödlichen Herzrhythmusstörungen. Ein WPW-Syndrom ist dabei ein prädisponierender Faktor und begünstigt die Auslösung von lebensbedrohlichen Herzrhythmusstörungen. Der erhöhte myokardiale Sauerstoffverbrauch kann zu einer kardialen Ischämie und Infarzierung führen. Als Folge der hypertonen Entgleisung können auch zerebrale Blutungen ausgelöst werden, möglicherweise auch als Ausdruck eines Serotonineffekts auf die Autoregulation des zerebralen Gefäßbettes. Kreislaufregulationsstörungen können auch Tage nach dem MDMA-Konsum persistieren.

Darüber hinaus ist MDMA-Konsum mit Hepatopathien assoziiert, die mit einer Cholestase, erhöhten Transaminasen und einer unterschiedlich ausgeprägten Einschränkung der Syntheseleistung einhergehen. Fulminante Verläufe mit tödlichem Ausgang oder der Notwendigkeit einer Lebertransplantation sind berichtet worden (Schrenck 1999).

Der Langzeitgebrauch von MDMA wird mit ausgeprägten neurotoxischen Effekten in Verbindung gebracht. Sowohl tierexperimentell als auch bei Langzeit-MDMA-Konsumenten kann eine deutliche Reduktion serotoninerger Neurone im ZNS nachgewiesen werden.

**Merke** Klinisch führt MDMA-Langzeitkonsum zu Gedächtnisstörungen, Einschränkungen der intellektuellen Leistungsfähigkeit, einer erhöhten Impulsivität mit Verlust der Selbstkontrolle, Psychosen und schweren therapieresistenten Depression (Übersicht bei Kalant 2001).

## Anästhesiologische Konzepte

Die Folgen eines MDMA-Konsums auf die Anästhesie ergeben sich vorwiegend aus den oben dargelegten Störungen der Physiologie.

*Panikattacken* und *Krampfanfälle* sollten mit Benzodiazepinen, z. B. Diazepam, behandelt werden (Hall u. Henry 2006).

Die Behandlung der *kardiovaskulären Effekte* erfolgt symptomatisch, vor einer β-Blockade sollte allerdings eine suffiziente Blockade von $\alpha_1$-Rezeptoren erfolgen und der Einsatz von $\alpha_2$-Adrenozeptor-Agonisten erwogen werden (Gill et al. 2002, Steadman u. Birnbach 2003). Gegebenenfalls sollte zur Prophylaxe einer myokardialen Ischämie eine Thrombozytenaggregationshemmung mit ASS eingeleitet werden.

Ein verzögertes Aufwachverhalten nach einer Narkose kann Hinweis auf eine *Sinusvenenthrombose*, eine *intrakranielle Blutung* oder ein Hirnödem sein (Gill et al. 2002) und sollte umgehend durch eine bildgebende Diagnostik abgeklärt werden.

**Hyperthermie.** Die Therapie einer schweren Hyperthermie erfolgt zunächst durch Reduktion der muskulären Aktivität durch Einleitung einer Allgemeinanästhesie unter Verwendung nichtdepolarisierender Muskelrelaxanzien. Zusätzlich sollten alle physikalischen Maßnahmen zur Kühlung ergriffen werden und eine adäquate Volumensubstitution unter Beachtung von Elektrolytstörungen und Sicherstellung der Diurese erfolgen. Der Einsatz von *Dantrolen* wird kontrovers beurteilt, dies mag Folge von unterschiedlichen Genesen der Hyperthermie sein. Da MDMA bei MH-disponierten Schweinen eine maligne Hyperthermie induzieren kann (Fiege et al. 2003), sollte diese Therapieoption jedoch spätestens bei zusätzlichen Hinweisen wie einer gesteigerten $CO_2$-Produktion, einer metabolischen Azidose oder Rhabdomyolyse konsequent eingesetzt werden (Hall u. Henry 2006).

## 9.2.6 Weitere Substanzen

### Amphetamin/Methamphetamin

Amphetamin und Methamphetamin sind *indirekte Sympathomimetika*. Sie werden zur *Leistungssteigerung* konsumiert. Im Allgemeinen erfolgt die Einnahme nasal, beide Substanzen können auch oral aufgenommen werden. Amphetamine führen zu einer gesteigerten Leistungsbereitschaft und Vigilanz; das Schlafbedürfnis wird unterdrückt. Weiterhin werden sie auch gezielt als Appetitzügler eingesetzt. Die Wirkung von *Amphetamin* setzt nach nasaler Applikation innerhalb weniger Minuten ein und hält ca. 5–6 h an. Der Effekt von *Methamphetamin* ist intensiver, die Wirkdauer kann bis zu 30 h betragen. Allerdings unterliegen die Wirkungen der Amphetamine einer raschen Toleranzentwicklung, sodass eher ein episodischer Missbrauch vorherrscht (Steadman u. Birnbach 2003). Therapeutisch werden sie zum Teil zur Behandlung einer schweren *Narkolepsie* eingesetzt. Das zur Behandlung des Aufmerksamkeitsdefizit-/Hyperaktivtätssyndroms (ADHS) verwendete Methylphenidat hat keinen relevanten Stellenwert in der missbräuchlichen Anwendung, da es aufgrund seiner trägen Anflutungskinetik im ZNS nicht in der Lage ist, den amphetamintypischen „Kick" zu erzeugen.

Amphetamine haben vergleichbare Wirkungen auf das kardiovaskuläre System wie Kokain und MDMA, exakte Untersuchungen fehlen allerdings. Grundsätzlich sollten aber die oben dargelegten Therapieüberlegungen auch für Amphetamine angewandt werden können. Systematische Untersuchungen zum Einfluss der Amphetaminwirkung auf Anästhetika liegen nicht vor, eine akute Einnahme scheint aber die Wirkung zumindest von *Thiopental* und *Succinylcholin* zu verkürzen (Stibolt u. Wachowiak-Andersen 2002), während eine chronische Amphetamineinnahme keine wesentlichen Effekte auf die Narkoseführung zu haben scheint (Fischer et al. 2000).

### Ketamin

Die Wirkung von Ketamin ist in der Anästhesie gut bekannt. Ketamin wird zunehmend als sog. *Partydroge* („Special K") konsumiert, dabei wird es i. v. gespritzt, geschnupft oder geschluckt. Die üblichen Dosierungen liegen zwischen 100 mg nasal und 300–400 mg oral. Die Resorptionsrate nach nasaler Applikation ist unbekannt, nach oraler Aufnahme ist sie eher schlecht. Aufgrund der sympathomimetischen Wirkung muss mit tachykarden Herzrhythmusstörungen und hypertonen Blutdruckentgleisungen gerechnet werden.

### γ-Hydroxybuttersäure

γ-Hydroxybuttersäure (GHB, Somsanit) findet als *Sedativum* medizinische Verwendung. Als körpereigene Substanz greift GHB in die Regulation des Tag-Nacht-Rhythmus ein, der genaue Wirkungsmechanismus ist dabei unbekannt. Einerseits werden mindestens 2 GHB-spezifische Rezeptoren vermutet, andererseits wird GHB zumindest in supraphysiologischen Konzentrationen zum Teil zu GABA metabolisiert (Wong et al. 2004). Aufgrund einer Stimulation der Ausschüttung von Wachstumshormonen wurde GHB seit Anfang der 1990er-Jahre von Bodybuildern verwendet und fand einige Jahre später unter dem Namen „Liquid Ecstacy" Eingang in die „Partyszene". Es wird als Pulver oder farblose Flüssigkeit angeboten, vorwiegend oral oder i. v. konsumiert und hat dosisabhängig euphorisierende, angstlösende, sedierende und atemdepressive Wirkungen. Darüber hinaus gilt es als enthemmend und sexuell anregend. Der regelmäßige Konsum von GHB führt zu einer psychischen und physischen Abhängigkeit, dabei gleichen die Entzugssymptome denen eines Alkoholentzugs.

> **Cave** Problematisch ist v. a. der Mischkonsum mit Alkohol, der die atemdepressive Wirkung von GHB potenziert. Es sind jedoch auch GHB-assoziierte Todesfälle ohne Nachweis einer Mischintoxikation aufgetreten (Caldicott et al. 2004).

Die Therapie eine GHB-Intoxikation ist rein symptomatisch und beinhaltet vorwiegend die Sicherung der Atemwege und die mechanische Ventilation. Aufgrund des hohen Natriumgehalts von GHB sind eine Kontrolle und der Ausgleich von Elektrolytstörungen obligat.

Weiterhin sind schwere Entzugssymptome nach regelmäßigem GHB-Gebrauch beschrieben. Klinisch stehen Tremor, Tachykardie, Schlafstörungen und delirante Zustände im Vordergrund, es sind allerdings auch komatöse Verläufe bekannt. Therapeutisch werden zumeist Benzodiazepine verwendet, Fallberichte weisen auf eine Wirksamkeit von Baclofen hin (LeTourneau et al. 2008).

## LSD (Lysergsäurediethylamid)

LSD ist ein Halluzinogen, dessen „bewusstseinserweiternde“ Wirkung v.a. in den 1960er- und 1970er-Jahren genutzt wurde. Aktuell gewinnt es auf dem illegalen Markt aber wieder zunehmend an Bedeutung. LSD wird oral konsumiert, zum Teil auch über die Schleimhäute (Konjunktiven) resorbiert und führt nach 30–60 min zu *Halluzinationen, Wahrnehmungsverschiebungen*, insbesondere einem veränderten Zeitgefühl, und einer häufig euphorisierten Grundstimmung bei hohem Wachheitsgrad. Der LSD-Rausch hält 8–24 h an und zeichnet sich durch eine fehlende Amnesie aus. Nicht selten können unter LSD Verdrängungsmechanismen versagen, psychisch belastende Erlebnisse wieder bewusst werden und zu einem sog. „Horrortrip“ führen oder Psychosen auslösen. Sowohl die Allmachtsfantasien unter LSD als auch ein „Horrortrip“ können zu selbstverletzendem Verhalten führen.

Die Herz-Kreislauf-Wirkungen von LSD sind eher gering und lassen sich v.a. durch die psychische Aktivierung erklären. In Notfallsituationen empfiehlt sich eine *Sedierung* der Patienten, z.B. mit einem Benzodiazepin. In Kombination mit Narkosen sind sog. ***Flash-backs*** beschrieben, Halluzinationen, die zum Teil noch Jahre nach einem LSD-Gebrauch auftreten sollen (Morris u. Magee 1995). Die Wechselwirkungen von LSD mit Anästhetika sind gering ausgeprägt, ggf. verlängern sich unter LSD die Wirkungen von Succinylcholin und Lokalanästhetika (Wood u. Soni 1989).

**Kernaussagen**

- Die 30-Tage-Prävalenz des Konsums illegaler Drogen bei unter 25-Jährigen beträgt ca. 4%. Etwa 80% der jungen Erwachsenen haben dabei Cannabis konsumiert.
- Ungefähr 200000 Menschen betreiben einen gefährlichen Missbrauch illegaler Substanzen, in der Statistik der Rauschgifttoten nimmt unverändert der Heroinmissbrauch den 1. Platz ein.
- Bei opioidtoleranten Patienten muss grundsätzlich von einem erhöhten perioperativen Opioidbedarf ausgegangen werden. Die präoperativ eingenommene Opioiddosis sollte als Basismedikation für die gesamte perioperative Phase beibehalten werden.
- Zur akuten Behandlung des Kokainentzugs empfiehlt sich die Sedierung mit Benzodiazepinen oder $\alpha_2$-Adrenozeptor-Agonisten.
- Cannabinoide haben nur geringe Auswirkungen auf die perioperative Therapie.
- MDMA kann schwere Hyperthermien auslösen, häufig in Verbindung mit einer disseminierten intravasalen Gerinnung und einer Rhabdomyolyse, die zum Tode führen können. Bei schweren, nicht anders beherrschbaren Formen sollte der Einsatz von Dantrolen erwogen werden.
- Mischkonsum mit Alkohol potenziert die atemdepressive Wirkung von GHB. Die Sicherung der Atemwege und der Ventilation steht daher therapeutisch im Vordergrund.

### Literatur

Amato L et al. Antipsychotic medications for cocaine dependence. Cochrane Database Syst Rev 2007; CD006306

Ashton CH. Adverse effects of cannabis and cannabinoids. Br J Anaesth 1999; 83: 637–649

Ben-Abraham R et al. „Ecstasy“ intoxication: life-threatening manifestations and resuscitative measures in the intensive care setting. Eur J Emerg Med 2003; 10: 309–313

Birnbach DJ et al. Identification of polysubstance abuse in the parturient. Br J Anaesth 2001; 87: 488–490

Budney AJ et al. The time course and significance of cannabis withdrawal. J Abnorm Psychol 2003; 112: 393–402

Buggy DJ et al. Lack of analgesic efficacy of oral delta-9-tetrahydrocannabinol in postoperative pain. Pain 2003; 106: 169–172

Bundeszentrale für gesundheitliche Aufklärung. Die Drogenaffinität Jugendlicher in der Bundesrepublik Deutschland 2008. Im Internet: http://www.bzga.de/studien; Stand: 10.11.2010

Caldicott DG et al. Fatalities associated with the use of gamma-hydroxybutyrate and its analogues in Australasia. Med J Aust 2004; 181: 310–313

Capasso A. GABAB receptors are involved in the control of acute opiate withdrawal in isolated tissue. Prog Neuropsychopharmacol Biol Psychiatry 1999; 23: 289–299

de la Torre R et al. Non-linear pharmacokinetics of MDMA (‚ecstasy‘) in humans. Br J Clin Pharmacol 2000; 49: 104–109

Dennison SJ. Clonidine abuse among opiate addicts. Psychiatr Q 2001; 72: 191–195

Drogenbeauftragte der Bundesregierung. Drogen- und Suchtbericht 2009. Im Internet: http://www.drogenbeauftragte.de. Stand: 10.11.2010

El-Kadi AO, Sharif SI. The influence of chronic treatment with clonidine, yohimbine and idazoxan on morphine withdrawal. Psychopharmacology (Berl) 1997; 132: 67–73

Fiege M et al. Induction of malignant hyperthermia in susceptible swine by 3,4-methylenedioxymethamphetamine („ecstasy“). Anesthesiology 2003; 99: 1132–1136

Fischer SP et al. General anesthesia in a patient on long-term amphetamine therapy: is there cause for concern? Anesth Analg 2000; 91: 758–759

Freye E. Opioide in der Medizin. 8 th ed. Berlin: Springer; 2009

Gill JR et al. Ecstasy (MDMA) deaths in New York City: a case series and review of the literature. J Forensic Sci 2002; 47: 121–126

Gutstein HB, Akil H. Opioid Analgesics.In: Hardman JG, Limbird LE, eds. Goodman & Gillman's. The pharmacological Basis of Therapeutics. New York: Mc Graw-Hill; 2001: 569–620

Hall AP, Henry JA. Acute toxic effects of „Ecstasy“ (MDMA) and related compounds: overview of pathophysiology and clinical management. Br J Anaesth 2006; 96: 678–685

Himmelseher S, Durieux ME. Ketamine for perioperative pain management. Anesthesiology 2005; 102: 211–220

Jage J, Heid F. Anästhesie und Analgesie bei Suchtpatienten: Grundlagen zur Erstellung einer „standard operating procedure“. Anaesthesist 2006; 55: 611–628

Kalant H. The pharmacology and toxicology of „ecstasy“ (MDMA) and related drugs. Cmaj 2001; 165: 917–928

Kraus L. Epidemiologischer Suchtsurvey 2006.Sucht 2008; 54 (Suppl.1): S1–S63

Kuczkowski KM. The cocaine abusing parturient: a review of anesthetic considerations. Can J Anaesth 2004; 51: 145–154

Kumar RN, Chambers WA, Pertwee RG. Pharmacological actions and therapeutic uses of cannabis and cannabinoids. Anaesthesia 2001; 56: 1059–1068

Lange RA, Hillis LD. Cardiovascular complications of cocaine use. N Engl J Med 2001; 345: 351–358

LeTourneau JL, Hagg DS, Smith SM. Baclofen and gamma-hydroxybutyrate withdrawal. Neurocrit Care 2008; 8: 430–433

Mallat A, Roberson J, Brock-Utne JG. Preoperative marijuana inhalation-an airway concern. Can J Anaesth 1996; 43: 691–693
May JA et al. The patient recovering from alcohol or drug addiction: special issues for the anesthesiologist. Anesth Analg 2001; 92: 1601–1608
Minozzi S et al. Anticonvulsants for cocaine dependence. Cochrane Database Syst Rev 2008; CD006754
Mitra S, Sinatra RS. Perioperative management of acute pain in the opioid-dependent patient. Anesthesiology 2004; 101: 212–227
Morris GN, Magee PT. Anaesthesia and past use of LSD. Can J Anaesth 1995; 42: 177
Naef M et al. The analgesic effect of oral delta-9-tetrahydrocannabinol (THC), morphine, and a THC-morphine combination in healthy subjects under experimental pain conditions. Pain 2003; 105: 79–88
Patel S et al. The general anesthetic propofol increases brain N-arachidonylethanolamine (anandamide) content and inhibits fatty acid amide hydrolase. Br J Pharmacol 2003; 139: 1005–1013
Plummer JL et al., Estimation of methadone clearance: application in the management of cancer pain. Pain 1988; 33: 313–322
Reymann G et al. AWMF-Leitlinien zur Diagnostik und Therapie von substanzbezogenen Störungen Kapitel 3.2. „Akutbehandlung bei Störungen durch Opioide“. Sucht 2002; 48: 245–264
Ripamonti C et al. Switching from morphine to oral methadone in treating cancer pain: what is the equianalgesic dose ratio? J Clin Oncol 1998; 16: 3216–3221
Ross VH et al. Reduced duration of intrathecal sufentanil analgesia in laboring cocaine users. Anesth Analg 2003; 97: 1504–1508
Roychoudhury M, Kulkarni SK. Prevention of morphine discontinuation phenomenon in mice by ondansetron, a selective 5-HT3 antagonist. Methods Find Exp Clin Pharmacol 1996; 18: 677–683
Schrenck VT. Internistische Komplikationen nach Ecstacy. Dtsch Ärztebl 1999; 96: 280–285
Schuster J et al. The cannabinoids R(-)-7-hydroxy-delta-6-tetrahydrocannabinol-dimethylheptyl (HU-210), 2-O-arachidonoylglycerylether (HU-310) and arachidonyl-2-chloroethylamide (ACEA) increase isoflurane provoked sleep duration by activation of cannabinoids 1 (CB1)-receptors in mice. Neurosci Lett 2002; 326: 196–200
Sharif SI, El-Kadi AO. Modification of naloxone-precipitated withdrawal symptoms in mice by drugs acting on alpha(2)-adrenoceptors. Behav Pharmacol 1996; 7: 334–340
Steadman JL, Birnbach DJ. Patients on party drugs undergoing anesthesia. Curr Opin Anaesthesiol 2003; 16: 147–153
Stibolt O, Wachowiak-Andersen G. Altered response to intravenous thiopental and succinylcholine in acute amphetamine abuse. Acta Anaesthesiol Scand 2002; 46: 609–610
Stoelting RK et al. Effects of delta-9-tetrahydrocannabinol on halothane MAC in dogs. Anesthesiology 1973; 38: 521–524
Tuncel M et al. Mechanism of the blood pressure – raising effect of cocaine in humans. Circulation 2002; 105: 1054–1059
Universitätsklinikum Bonn. Informationszentrale gegen Vergiftungen. Im Internet: http://www.meb.uni-bonn.de/giftzentrale. Stand: 10.11.2010
Warner EA. Cocaine abuse. Ann Intern Med 1993; 119: 226–235
Wickelgren I. Marijuana: harder than thought? Science 1997; 276: 1967–1968
Wong CG, Gibson KM, Snead OC. 3rd, From the street to the brain: neurobiology of the recreational drug gamma-hydroxybutyric acid. Trends Pharmacol Sci 2004; 25: 29–34
Wood PR, Soni N. Anaesthesia and substance abuse. Anaesthesia 1989; 44: 672–680

# 9.3 Medikamente

*P. J. Kulka*

## 9.3.1 Definition

Nach den Empfehlungen der WHO unterscheidet man zwischen psychischer und physischer Abhängigkeit. Unter psychischer Abhängigkeit wird das unabweisbare Verlangen (Craving) nach der dauerhaften oder periodischen Einnahme eines psychotropen Wirkstoffs bezeichnet. Physische Abhängigkeit ist demgegenüber ein natürliches Phänomen, das sich nach längerer Einnahme verschiedener Wirkstoffe einstellt und sich nach Absetzen, Dosisreduktion oder Verwendung eines Antagonisten durch das Auftreten einer Entzugssymptomatik äußert. Die Entzugssymptomatik ist Ausdruck eines regulatorischen Anpassungsprozesses an den Verlust des Agonisten. Physische Abhängigkeit ist häufig mit einer erheblichen Toleranzentwicklung verbunden. Unter Toleranz versteht man eine regulatorische Leistung des Organismus, die Effekte einer Substanz zu kompensieren, sodass höhere Dosen erforderlich sind, um die gleichen Effekte hervorzurufen.

Nach der *American Psychiatric Association* liegt eine Abhängigkeit vor, wenn das Muster des Substanzgebrauchs innerhalb von 12 Monaten mindestens 3 der folgenden Merkmale aufweist:

- Toleranzentwicklung (Verlangen nach Dosissteigerung, verminderte Wirkung bei beibehaltener Dosierung,
- Entzugssymptome,
- häufig längere oder größere Aufnahme als beabsichtigt,
- Wunsch und/oder erfolglose Versuche der Konsumkontrolle oder -beendigung,
- großer Zeitaufwand zur Substanzbeschaffung,
- Aufgabe bzw. Einschränkung wichtiger Aktivitäten zugunsten des Konsums,
- fortgesetzter Konsum trotz negativer Folgen.

## 9.3.2 Epidemiologie

Etwa 6–8% aller verschriebenen Arzneimittel weisen ein Missbrauchs- und Abhängigkeitspotenzial auf. Zirka 19% aller Frauen und 12% aller Männer nehmen 1-mal/Woche psychotrope Arzneimittel zu sich. Nach dem Suchtbericht der Bundesregierung sind in der BRD 2,7% der Männer und

3,5% der Frauen im Alter zwischen 18 und 59 Jahren – also 1,4 Mio. Menschen – abhängig von psychotropen Medikamenten. Im Alter über 65 Jahren liegt die Prävalenz deutlich darüber. Medikamentenmissbrauch ist in sozial schwachen Bevölkerungsschichten weiter verbreitet (58%) als in mittleren Schichten (50,9%) oder sozial höheren Schichten (44%). Der Konsum von Schmerzmitteln ist mit Abstand am weitesten verbreitet, gefolgt von Schlaf- und Beruhigungsmitteln, Antidepressiva, Neuroleptika und Psychostimulanzien, zu denen neben den Amphetaminen auch die Appetitzügler zählen (Bühren et al. 2007).

## 9.3.3 Bedeutung der Medikamentenabhängigkeit für die Anästhesie

Die Bedeutung der Medikamentenabhängigkeit für den Anästhesisten ergibt sich aus pharmakologischen Interaktionen der eingenommenen Pharmaka mit Anästhetika, Nebenwirkungen der eingenommenen Pharmaka, Organschäden, die als Folge einer längerfristigen Medikamenteneinnahme eingetreten sind, und möglichen Entzugssymptomen nach Absetzen der Medikation.

**Merke** Die Durchführung einer Narkose beim Medikamentenabhängigen stellt in aller Regel ein geringeres Problem dar als die postoperative Behandlung einer Entzugssymptomatik.

## 9.3.4 Analgetikaabhängigkeit

Im Jahr 1999 wurden in Deutschland ohne Migränemittel und Opioide 173 Mio. Packungen Analgetika verkauft. Die 5 meistverkauften Präparate waren Thomapyrin, Paracetamol ratiopharm, Aspirin, ASS ratiopharm und Aspirin plus C. Ungefähr 70% der Einnahmen erfolgen als Selbstmedikation, in aller Regel wegen Kopfschmerzen. Es entwickelt sich meist eine psychische Abhängigkeit mit zum Teil erheblicher Dosissteigerung.

**Cave** Mischpräparate mit Zusatz psychotroper Substanzen wie Kodein oder Koffein besitzen ein wesentlich höheres Abhängigkeitspotenzial als Monopräparate (Heyne et al. 1991, Sellers et al. 1999).

Als Zeichen einer chronischen Intoxikation manifestieren sich häufig ebenfalls Kopfschmerzen, die sich nach Absetzen der Medikation in aller Regel bessern. Es gibt weder eine Toleranz gegenüber Nichtopioidanalgetika noch tritt beim Absetzen eine Entzugssymptomatik auf. Anästhesiologische Relevanz besitzen in erster Linie die Nebeneffekte der verwendeten Analgetika sowie die Folgeschäden, die nach langjähriger Einnahme auftreten können (Tab. 9.13).

## 9.3.5 Sedativa und Hypnotika

### Benzodiazepine

Unter den verordneten Tranquillanzien stellen Benzodiazepine mit 383 Mio. verordneten Tagesdosierungen die größte Gruppe dar. Diazepam, Adumbran, Noctamid und Rohypnol sind die am häufigsten verordneten Präparate. Sie entfalten ihre Wirkungen über Benzodiazepinbindungsstellen am

Tab. 9.**13** Anästhesierelevante Wirkungen peripher wirkender Analgetika.

| Analgetikum | Wirkung |
|---|---|
| Azetylsalizylsäure | • Blutungen und Ulzera im Gastrointestinaltrakt<br>• irreversible Hemmung der Thrombozytenaggregation<br>• Asthmaanfälle beim Atopiker<br>• Reye-Syndrom (Enzephalopathie mit fettiger Degeneration von Leber und anderen parenchymatösen Organen) bei Kindern und Jugendlichen unter 17 Jahren mit fieberhaften Virusinfektionen |
| nicht steroidale Antiphlogistika | • reversible Hemmung der Thrombozytenaggregation |
| Paracetamol | • Leberzellnekrosen bei Einnahme hoher Dosen (>140 mg/kg/d) |
| Pyrazolinone (Metamizol) | • Agranulozytose |
| Flupirtin, Nefopam | • Sedierung, Schwitzen Übelkeit, Tachykardie, Hypertension<br>• durch Hemmung der Wiederaufnahme von Noradrenalin an zentralen Synapsen ggf. Wirkungsverstärkung zugeführter Katecholamine |

GABA-A-Rezeptor. Alle Benzodiazepine wirken in unterschiedlicher Ausprägung sedierend, anxiolytisch, muskelrelaxierend und antiepileptisch. Überdosierungen oder Intoxikationen können mit dem spezifischen Antagonisten Flumazenil behandelt werden, der selbst keine intrinsische Aktivität besitzt (Weinbroum et al. 1996). Flumazenil hebt die Benzodiazepinwirkung innerhalb von Sekunden vollständig auf. Aufgrund seiner kurzen Halbwertzeit muss jedoch mit einer Wiederkehr der Agonistenwirkung gerechnet werden. Die chronische Benzodiazepineinnahme führt zu einer erheblichen Toleranz. Es werden 2 Typen der Abhängigkeit unterschieden:

- Bei der sog. *High-Dose*-Abhängigkeit liegt die Einnahmemenge jenseits des therapeutischen Bereichs.
- Bei der *Low-Dose*-Abhängigkeit werden normale Tagesdosierungen zugeführt.

**Merke** Der Entzug bei High-Dose-Abhängigkeit verläuft in aller Regel komplizierter als bei Low-Dose-Abhängigkeit.

### Benzodiazepinanaloga (Zopiclon, Zolpidem, Zaleplon)

Die Substanzen unterscheiden sich zwar strukturell von den Benzodiazepinen, verstärken aber ebenfalls die GABA-erge Neurotransmission. Ihre Wirkungen entsprechen denen der Benzodiazepine und sind ebenfalls durch Flumazenil antagonisierbar. Über Missbrauch- und Abhängigkeitspotenzial liegen bislang keine Daten vor.

### Barbiturate

Barbiturate spielen in der heutigen Pharmakotherapie eine untergeordnete Rolle. Daher sind Abhängigkeiten selten, obwohl das Suchtpotenzial größer ist als das der Benzodiazepine. Barbiturate haben einen schlafinduzierenden Effekt und unterdrücken die REM-Phasen. Bei längerer Einnahme entwickelt sich durch Enzyminduktion in der Leber eine Toleranz, die den sedierenden Effekt stärker betrifft als den atemdepressiven. Im Entzug kommt es zum REM-Rebound mit verlängerten Traumphasen, Alpträumen und Schlafstörungen. Daneben können alle Symptome des Benzodiazepinentzugs bis hin zu epileptischen Anfällen auftreten.

**Merke** Barbiturate verstärken den sedierenden Effekt von Antihistaminika und führen zu einer Wirkungsreduktion von Betablockern, Chinidin, oralen Antikoagulanzien, oralen Antidiabetika und Neuroleptika.

### Andere Hypnotika

Chloralhydrat, Methaqualon und Bromharnstoffderivate werden heute aufgrund ihrer geringen therapeutischen Breite und ihres großen Missbrauchspotenzials kaum noch verschrieben.

Methaqualon wird heute noch unter der falschen Annahme, es handle sich um ein Aphrodisiakum, in der Drogenszene in Kombination mit Alkohol oder Heroin konsumiert und löst eine psychische und physische Abhängigkeit aus. Akutes Absetzen führt zu einem deliranten Syndrom, das dem Alkoholentzugsdelir entspricht. Intoxikationen sind durch Bewusstlosigkeit oder Erregungszustände, Hyperreflexie bis hin zu Krämpfen gekennzeichnet.

Chloralhydrat wirkt hepatotoxisch und kann psychotische Zuständen, Kopfschmerz, Schwindel, Arrhythmien und Hautausschläge hervorrufen. Ähnlich wie Halothan sensibilisiert es das Herz gegenüber Katecholaminen.

Von Bromharnstoffpräparaten wird bei längerem Gebrauch Brom abgespalten und reichert sich im ZNS an. Das als Bromismus bekannte Krankheitsbild ist gekennzeichnet durch Gedächtnisstörungen, Delir, Dermatitis, Schnupfen, Konjunktivitis und Purpura. Bei Intoxikationen treten Lungenveränderungen im Sinne eines ARDS auf.

### Clomethiazol

Das sedierend und antikonvulsiv wirkende Clomethiazol wird heute fast ausschließlich zur Entzugsbehandlung eingesetzt. Abhängigkeit wird in erster Linie im Rahmen der ambulanten Entzugsbehandlung beobachtet. Clomethiazol bewirkt eine starke Verschleimung des Bronchialsystems und kann bei i.v. Gabe Arrhythmien und Herz-Kreislauf-Stillstände auslösen. Nach abruptem Absetzen von Clomethiazol können Krampfanfälle auftreten.

## 9.3.6 Psychostimulanzien (Phenylethylaminderivate)

### Amphetamine

Amphetamine setzen im zentralen Nervensystem Dopamin und Noradrenalin frei. Dopamin wird für die euphorisierende Wirkung und Noradrenalin für die antriebssteigernde Wirkung verantwortlich gemacht. Als Nebeneffekte treten Abnahme des Hungergefühls sowie Zunahme von Wachheit und Leistungsfähigkeit auf. Vegetative Begleitsymptome der Amphetamineinnahme bestehen in Blutdrucksteigerung, Tremor, Mundtrockenheit, reflektorischer Bradykardie und Arrhythmien. Als Komplikationen der Amphetaminbehandlung können Myokardinfarkte und zerebrale Insulte auftreten. Bei Abhängigen entwickelt sich eine erhebliche Toleranz mit Steigerung der Tagesdosis auf das mehr als 100-Fache der Norm (2×tgl. 10–20 mg). Häufig kommt es zu einem Wechsel zwischen Euphorie mit gesteigerter Leistungsfähigkeit und einer 12–24-stündigen Periode tiefen Schlafs mit depressiver Verstimmtheit und starkem Hungergefühl nach dem Erwachen. Da die Toleranzentwicklung auf einer Entleerung der Monoaminspeicher beruht, kann nach längerer Einnahme eine Sympathikusunterfunktion mit Kollapsneigung auftreten. Weitere Symptome, die außerdem den raschen Entzug begleiten, bestehen in Heißhunger, Gereiztheit, depressiver Verstimmung, gesteigertem Schlafbedürfnis und Wahnvorstellungen. Delire, wie sie nach Benzodiazepinentzug auftreten, sind selten.

**Anästhesiemanagement.** Ob eine Amphetamineinnahme für das Anästhesiemanagement relevant ist, wird durchaus kontrovers gesehen. In einigen wenigen Kasuistiken wurden bei Patienten nach Amphetamineinnahme Narkoseverläufe

# 10 Schmerz

## 10.1 Postzosterneuralgie

B. Gustorff

### 10.1.1 Roter Faden

Bei einer Postzosterneuralgie handelt es sich um Schmerzen infolge eines Herpes zoster im Innervationsgebiet der vom Herpes zoster betroffenen Region. Schmerzen im Zusammenhang mit einer Postzosterneuralgie stellen ein typisches Beispiel chronischer *neuropathischer Schmerzen* dar. Sie weisen *spontane* und häufig zusätzlich *auszulösende Schmerzen* im Versorgungsgebiet weniger Nerven auf und sprechen nicht auf herkömmliche nichtsteroidale Schmerzmittel an.

Bei durchschnittlich 20% der Zosterpatienten tritt eine Postzosterneuralgie auf. Risikofaktoren sind höheres Lebensalter (>60 Jahre bis zu 50%) und Immunsuppression. Die konsequente antivirale Therapie des Herpes zoster senkt das Risiko einer Postzosterneuralgie. Es gibt Hinweise, dass auch eine frühzeitige intensive Schmerztherapie einschließlich Nerven- und Grenzstrangblockaden das Risiko der Chronifizierung im Sinne einer Postzosterneuralgie senkt.

**Merke** Trotz abgeheilter Gürtelrose können heftige Schmerzen im vormals betroffenen Hautareal auftreten. Da es zu einem langen schmerzfreien Intervall zwischen der Gürtelrose und den Schmerzen kommen kann, ist eine gezielte Nachfrage bei der Anamnese wichtig, um die Diagnose zu stellen.

### 10.1.2 Klinische Symptomatik und Pathophysiologie

Eine Gürtelrose kann mit akuten Schmerzen einhergehen. Diese Zosterschmerzen können unmittelbar in eine Postzosterneuralgie übergehen. Ein *2-zeitiger Verlauf* mit schmerzfreiem Intervall nach dem Herpes zoster und neuem Auftreten postzosterischer Schmerzen ist ebenso möglich. Entzündliche Hautdefekte sind dann bereits abgeheilt und spielen bei der Schmerzentstehung keine Rolle.

#### Symptomatik

Es besteht eine *heftige Schmerzsymptomatik* mit dauernden, brennenden oder dumpfen, attackenartig einschießenden Schmerzen im betroffenen Areal. Zusätzlich liegt häufig eine starke *Berührungsempfindlichkeit* vor, sodass bereits leichte Berührung extrem schmerzhaft ist. Dieses Phänomen wird auch als *Allodynie* bezeichnet. Wärme und Kälte können Schmerzen auslösen. Schmerzreize werden als besonders schmerzhaft empfunden (*Hyperalgesie*).

#### Pathophysiologie

Im Zusammenhang mit der Aktivierung der Varizella-Zoster-Viren aus den Spinalganglienzellen kommt es zu immer noch nicht genau geklärten Veränderungen im Nervensystem. Teilweise werden Demyelinisierung und auch Deafferenzierung mit entsprechendem Neuronenuntergang beobachtet. Teilweise bleiben jedoch auch die C-Fasern erhalten und weisen periphere und zentrale Sensibilisierung auf. Es kommt zu pathologischen Koppelungen zwischen nozizeptivem System und Aβ-Fasern, die sonst ausschließlich Berührungsempfindungen vermitteln. Außerdem kommt es zu einer pathologischen Verbindung des afferenten nozizeptiven Systems mit dem efferenten sympathischen Nervensystem, sodass eine Aktivierung des Sympathikus zur schmerzhaften Postzosterneuralgie führen kann.

Welcher Pathomechanismus beim einzelnen Patienten relevant ist, kann teilweise durch diagnostische periphere Nervenblockaden oder Sympathikusblockaden untersucht werden. Entsprechend orientiert sich auch die Therapie an peripheren und/oder zentralen Ansätzen.

### 10.1.3 Therapie

Die Behandlung der Postzosterneuralgie basiert auf der *medikamentösen* Therapie und wird kombiniert mit *topischen* Behandlungen und *invasiver* Schmerztherapie.

- *Medikamentöse Behandlung:*
  - Antikonvulsiva wie z. B. Pregabalin, Gabapentin, Carbamazepin, Lamotrigin,
  - Antidepressiva wie z. B. Amitriptylin, Duloxetin,
  - Opioide wie Tramadol, Morphin, Buprenorphin, Fentanyl (transdermal), Oxycodon sowie Tapentadol,
  - NMDA-Rezeptor-Antagonisten wurden in wenigen Untersuchungen bei der Postzosterneuralgie einge-

setzt (Backonja et al. 1994, Eisenberg u. Pud 1998). Der Einsatz von Ketamin kann in Erwägung gezogen werde. Die wissenschaftliche Evidenz ist jedoch niedrig.
- *Topische Behandlung:*
  - Capsaicin-Pflaster (8%) oder Capsaicin-Salbe (0,025–0,075%),
  - Lidocain-Pflaster (niedrig dosiertes Analgetikum, nicht zu verwechseln mit EMLA).
- *Invasive Therapie:*
  - Sympathikusblockaden, z.B. am Ganglion stellatum und am lumbalen Grenzstrang,
  - epidurale Rückenmarkstimulation (SCS).

## 10.1.4 Präoperative Evaluierung

**Differenzialdiagnose.** Radikuläre Schmerzen ausgehend von der Wirbelsäule zählen zur Differenzialdiagnose der Postzosterneuralgie und sollen präoperativ abgeklärt werden, insbesondere wenn durch Lagerung der Halswirbelsäule oder rückenmarknahe Regionalanästhesie im Bereich der Lendenwirbelsäule vorbestehende Schmerzen verstärkt werden könnten.

Im Bereich der Postzosterneuralgie können Schmerzreize besonders starke Schmerzen auslösen (Hyperalgesie). Deshalb sollten dort möglichst keine Kanülen angelegt und die unmittelbare Schnittführung durch den Operateur vermieden werden. Ebenso können Klebeelektroden schmerzhaft sein (Allodynie).

**Medikamente.** Die dauerhafte Einnahme der o.g. Medikamente ist bezüglich ihrer Nebenwirkungen zu überprüfen:
- Anticholinerge Nebenwirkungen?
- Induktion der Leberenzyme?
- Liegt eine Opioidtoleranz vor?

Eine vorbestehende *lumbale Sympathikolyse* hat nur beim kardiovaskulär bereits stark vorerkrankten Patienten möglicherweise einen Einfluss auf die Kreislaufregulation.

**SCS-Elektrode.** Wenn ein Patient Träger einer SCS-Elektrode ist, sollte sowohl die Verwendung eines bipolaren Elektrokauters mit dem Operateur besprochen werden als auch aus forensischen Gründen die exakte Ausbreitung der SCS-Kribbelparästhesien präoperativ dokumentiert werden. Im Rahmen der Lagerung des Patienten kann es zur Dislokation der Elektroden kommen und später eine Revision der SCS erforderlich werden.

## 10.1.5 Anästhesiologische Konzepte

Die Postzosterneuralgie wird nicht durch die Anästhesie negativ beeinflusst. Auch *rückenmarknahe Regionalanästhesien* sind ohne Konsequenz für die Schmerzerkrankung möglich.

### Medikamente

Die vorbestehende medikamentöse Behandlung wird perioperativ möglichst fortgesetzt. Ob Trizyklika präoperativ abgesetzt werden sollen, ist umstritten. Zu beachten:
- Auf jeden Fall muss die Möglichkeit einer *anticholinergen Krise* im Rahmen der Anästhesie erwogen werden.
- *Antikonvulsiva,* die ausschließlich zur Schmerztherapie eingesetzt werden, können präoperativ auch kurzfristig abgesetzt werden und müssen nicht ausgeschlichen werden. Plasmaspiegel tragen nicht zur Steuerung der Dosierung bei und sind daher nicht erforderlich.
- Falls *Opioide* eingenommen werden, ist mit einem höheren Opioidbedarf intraoperativ und mit Entzugssymptomen postoperativ im Falle von Nahrungskarenz zu rechnen. Zum entsprechenden Konzept s. Kap. 10.3.

**Cave** Direkte Schmerzreize des schmerzhaften Areals sollten unterbleiben, z.B. sollten dort keine Klebeelektroden angebracht werden.

**Kernaussagen**
- Die Postzosterneuralgie ist ein typisches Beispiel für chronische neuropathische Schmerzen. Es bestehen anhaltende Schmerzen ohne sichtbare Ursache. Zusätzlich zu den spontanen Schmerzen können Schmerzen häufig auch durch geringe mechanische Reize ausgelöst werden.
- Die postzosterischen Schmerzen sind auf wenige Dermatome begrenzt. Sie sprechen nicht auf herkömmliche Analgetika, wie z.B. NSAR, an. Die typischen Medikamente sind Antikonvulsiva, Antidepressiva und Opioide und haben Einfluss auf das anästhesiologische Konzept.

### Literatur


Attal N, Cruccu G, Baron R et al. European Federation of Neurological Societies. EFNS guidelines on the pharmacological treatment of neuropathic pain: 2010 revision. Eur J Neurol 2010; 17(9): 1113–e88

Baron R, Binder A, Wasner G. Neuropathic pain: diagnosis, pathophysiological mechanisms, and treatment. Lancet Neurol 2010; 9(8): 807–819

Brinkers M, Petz T, Hoffmeyer D. Psychopharmaka in der Schmerztherapie – Spezielle Bedeutung der Antikonvulsiva und Neuroleptika in der Behandlung von Patienten mit chronischen Schmerzen. Psychotropic drugs – The special importance of anticonvulsants and neuroleptics in treatment of patients with chronic pain. Anästhesiol Intensivmed Notfallmed Schmerzther 2011; 46: 20–27

Finnerup NB, Sindrup SH, Jensen TS. The evidence for pharmacological treatment of neuropathic pain. Pain 2010; 150(3): 573–581

Gustorff B, Dorner T, Likar R et al. Prevalence of self-reported neuropathic pain and impact on quality of life: a prospective representative survey. Acta Anaesthesiol Scand 2008; 52 (1):132–136

Koroschetz J, Baron R. Neuropathische Schmerzen – Ursachen und Therapieansätze. Neuropathic pain – pathophysiology and therapeutic options. Akt Rheumatol 2010; 35: 164–171

Sliwka U. Schmerzen bei neurologischen Erkrankungen. In:

Standl T, Schulte am Esch J, Treede RD, Schäfer M, Bardenheuer HJ, Hrsg. Schmerztherapie. 2. Aufl. Stuttgart: Thieme; 2010: 344–349
Wiffen PJ, Derry S, Moore RA, McQuay HJ. Carbamazepine for acute and chronic pain in adults. Cochrane Database Syst Rev 2011; 19(1): CD005451
Wolff RF, Bala MM, Westwood M et al. 5% lidocaine-medicated plaster vs other relevant interventions and placebo for post-herpetic neuralgia (PHN): a systematic review. Acta Neurol Scand 2011; 123(5): 295–309

# 10.2 Phantomschmerzen

*B. Gustorff*

## 10.2.1 Definition und Epidemiologie

Phantomschmerzen treten nach einer Amputation auf und werden im Bereich der nicht mehr vorhandenen Gliedmaße empfunden. Hiervon abzugrenzen sind Stumpfschmerzen, die im Bereich des vorhandenen Stumpfes entstehen und empfunden werden. Auch nach Mastektomien können Phantomschmerzen auftreten.

Phantomschmerzen kommen ausgesprochen häufig vor. Die meisten Kinder, die eine Amputation erleiden, klagen über Phantomschmerzen. Im Alter nimmt diese Rate zwar auf rund 50% ab, ist damit aber immer noch sehr hoch.

## 10.2.2 Klinische Symptomatik und Pathophysiologie

Wenn ein Körperteil entfernt wird, treten im Bereich des nicht mehr vorhandenen Körperteils häufig Empfindungen auf. Diese *Phantomsensationen* sind *nicht schmerzhaft* und weisen oft auch ein *Teleskopphänomen* auf, also die Empfindung einer in Richtung des Körperstamms verkürzten und geschrumpften Extremität.

### Symptomatik

Wenn dort Schmerzen auftreten, handelt es sich um *Phantomschmerzen*, die folgenden Schmerzcharakter haben:

- Dauerschmerzen, brennend, dumpf,
- Attackenschmerzen, elektrisierend.

### Pathophysiologie

Phantomschmerzen sind ein gutes Beispiel dafür, dass aus operativ oder traumatisch verursachten Schmerzen rasch chronische Schmerzen entstehen können. Die genaue Pathogenese ist nicht geklärt. Stärkste Schmerzreize, wie die Durchtrennung eines Nervs, führen möglicherweise auch beim Menschen in Analogie zu tierexperimentellen Befunden zu einer Langzeiterregung von Hinterhornzellen des Rückenmarks. Dieses sog. „Schmerzgedächtnis" beruht auf einer Dauererregung des nozizeptiven Systems und könnte erklären, warum die nicht mehr vorhandene Gliedmaße als schmerzhaft empfunden wird.

Supraspinal wird die sog. *kortikale Plastizität* nach Amputationen beobachtet, also eine vermehrte Aktivität und funktionelle Ausdehnung der kortikalen Region, in der die amputierte Region repräsentiert ist. Vorbestehende Schmerzen verstärken das Auftreten von Phantomschmerzen. Eine „Schmerzbahnung" wird hier angenommen.

## 10.2.3 Therapie

Die Behandlung von chronischen Phantomschmerzen ist schwierig. Die etablierten Konzepte zur medikamentösen Behandlung neuropathischer Schmerzen werden oft in Kombination eingesetzt:

- Antikonvulsiva wie z. B. Pregabalin, Gabapentin, Carbamazepin, Lamotrigin,
- Antidepressiva wie z. B. Amitriptylin, Duloxetin,
- Opioide wie Tramadol, Morphin, Buprenorphin, Fentanyl (transdermal), Oxycodon oder Tapentadol; Opioide werden auch intrathekal (i.t.) via implantierter Medikamentenpumpen appliziert,
- epidurale Rückenmarkstimulation (SCS).

## 10.2.4 Präoperative Evaluierung

Die präoperative Einnahme der o. g. Medikamente ist bezüglich ihrer Nebenwirkungen zu überprüfen:

- Anticholinerge Nebenwirkungen?
- Induktion der Leberenzyme? Leberschaden?
- Liegt eine Opioidtoleranz vor? Liegt eine Opioidgewöhnung vor?

**Katheter.** Wenn ein *implantierter intrathekaler Katheter* vorhanden ist, sollte die Indikation zur rückenmarknahen Regionalanästhesie streng gestellt werden. Wenn diese erfolgt, sollen die exakte Lage und der subkutane Verlauf des Katheters präoperativ, evtl. unter Röntgenkontrolle, zur Vermeidung von Läsionen des Katheters genau bestimmt werden. Die exakte tägliche Medikamentenabgabe und der nächste Befüllungszeitpunkt können dem Pumpenpass, der von den Patienten mitgeführt wird, entnommen werden.

> **Cave** Strenge Indikationsstellung rückenmarknaher Regionalanästhesie bei Patienten mit implantiertem Spinalkatheter!

**SCS-Elektrode.** Wenn ein Patient Träger einer SCS-Elektrode ist, sollte sowohl die Verwendung eines bipolaren Elektrokauters mit dem Operateur besprochen werden sowie auch aus forensischen Gründen die exakte Ausbreitung der SCS-Kribbelparästhesien präoperativ dokumentiert werden.

**Cave** Im Rahmen der Lagerung des Patienten kann es zur Dislokation der Elektroden kommen und später eine Revision der SCS erforderlich werden.

## 10.2.5 Anästhesiologische Konzepte

### Medikamente

Die vorbestehende medikamentöse Behandlung wird perioperativ möglichst fortgesetzt. Ob Trizyklika präoperativ abgesetzt werden sollen, ist umstritten. Zu beachten:

- Im Fall von Trizyklika muss die Möglichkeit einer *anticholinergen Krise* im Rahmen der Anästhesie erwogen werden.
- *Antikonvulsiva*, die ausschließlich zur Schmerztherapie eingesetzt werden, können präoperativ auch kurzfristig abgesetzt werden und müssen nicht ausgeschlichen werden.
- Falls *Opioide* eingenommen werden, ist mit einem höheren Opioidbedarf intraoperativ und mit Entzugssymptomen postoperativ zu rechnen. Zum entsprechenden Konzept s. auch Kap. 10.3. Opioide sollen unbedingt unverändert fortgesetzt werden.

### Präventive perioperative Maßnahmen

Es ist bekannt, dass akute Schmerzen vorbestehende chronische Schmerzen im Sinne einer *Bahnung* verstärken können. Deshalb sollte ein besonderes Augenmerk auf eine effiziente intra- und postoperative Schmerzunterdrückung der akuten Schmerzen bei Patienten mit Phantomschmerzen gelegt werden.

**Merke** Eine effiziente intra- und postoperative Schmerzunterdrückung der akuten Schmerzen bei Patienten mit Phantomschmerzen ist besonders wichtig (Flor 2002).

**Strategie.** Ob und wie während Amputationen *Phantomschmerzen verhindert* werden können, ist Gegenstand intensiver wissenschaftlicher Diskussionen. Pragmatisch lässt sich zurzeit zusammenfassend folgende Strategie formulieren:

- Präoperative Schmerzen sollten vermieden werden bzw. suffizient therapiert werden.
- Intraoperative Schmerzreize sollen unterdrückt werden.
- Postoperative Schmerzen sollen so intensiv wie nur möglich therapiert werden.
- Eine Maßnahme allein reicht nicht aus. Es sollten deshalb Regionalanästhesie und -analgesie mit medikamentösen Konzepten kombiniert und Opioide, nichtsteroidale Antirheumatika und – in zunehmendem Maße empfohlen – NMDA-Rezeptor-Antagonisten wie Ketamin eingesetzt werden.

**Kernaussagen**

- Phantomschmerzen entstehen durch und nach Amputationen und sind zu unterscheiden von Stumpfschmerzen und schmerzlosen Phantomsensationen.
- Die Therapie von Phantomschmerzen ist schwierig und zielt auf die Dämpfung des dauerhaft erregten nozizeptiven Nervensystems ab.
- Für die Prävention von Phantomschmerzen während und nach Amputationen sollten möglichst viele Maßnahmen in Kombination eingesetzt werden.

### Literatur


Backonja MM, Arndt G, Gombar KA et al. Response of chronic neuropathic pain syndromes to ketamine. Pain 1994; 56: 51–57

Diers M, Christmann C, Koeppe C et al. Mirrored, imagined, and executed movements differentially activate sensorimotor cortex in amputees with and without phantom limb pain. Pain 2010; 149(2): 296–304

Eisenberg E, Pud D. Can patients with chronic neuropathic pain be cured by acute administration of the NMDA receptor antagonist amantadine? Pain 1998; 74: 337–339

Finnerup NB, Sindrup SH, Jensen TS. The evidence for pharmacological treatment of neuropathic pain. Pain 2010; 150(3): 573–581

Flor H. Phantom-limb pain: characteristics, causes, and treatment. Lancet Neurol 2002; 1(3): 182–189

Gallace A, Torta DM, Moseley GL, Iannetti GD. The analgesic effect of crossing the arms. Pain 2011; 152(6): 1418–1423

Huse E, Larbig W, Flor H et al. The effect of opioids on phantom limb pain and cortical reorganization. Pain 2001; 90: 47–55

Kasten E. Body Integrity Identity Disorder (BIID): Befragung von Betroffenen und Erklärungsansätze. Body Integrity Identity Disorder (BIID): interrogation of patients and theories for explanation. Fortschr Neurol Psychiatr 2009; 77: 16–24

Rothgangel AS, Braun SM, Beurskens AJ et al. The clinical aspects of mirror therapy in rehabilitation: a systematic review of the literature. Int J Rehabil Res 2011; 34(1): 1–13

Schwarzer A, Zenz M, Maier C. Phantomschmerzen – Pathomechanismen und Therapieansätze. Therapy of phantom limb pain. Anästhesiol Intensivmed Notfallmed Schmerzther 2009; 44: 174–180

Weiss Th, Miltner WHR. Phantomschmerz. In: Standl T, Schulte am Esch J, Treede RD, Schäfer M, Bardenheuer HJ, Hrsg. Schmerztherapie. 2. Aufl. Stuttgart: Thieme; 2010: 370–374

Wiech K, Kiefer RT, Töpfner S et al. A placebo-controlled randomized crossover trial of the N-methyl-D-aspartic acid receptor antagonist, memantine, in patients with chronic phantom limb pain. Anesth Analg 2004; 98(2): 408–413

# 10.3 Krebsschmerzen

*B. Gustorff*

## 10.3.1 Einleitung

Rund 80% der Patienten mit einem Karzinom erleiden im Laufe ihrer Erkrankung Schmerzen. Bei 80% dieser Schmerzpatienten reicht das einfache *Behandlungskonzept der WHO* für eine wirkungsvolle Schmerzlinderung aus. Die restlichen 20% Patienten bedürfen einer intensiven und zum Teil auch invasiven Schmerztherapie. Bei Karzinompatienten ist die *Angst vor Krebsschmerzen* oft stärker ausgeprägt als die Angst vor dem Tod und muss daher gerade auch im Zusammenhang mit postoperativen Schmerzen besonders ernst genommen werden.

## 10.3.2 Pathophysiologie und klinische Symptomatik

Bei Krebsschmerzpatienten können 3 Typen von Schmerzen auftreten:
- nozizeptive Tumorschmerzen,
- neuropathische Tumorschmerzen,
- Schmerzen anderer Genese.

**Nozizeptive Schmerzen.** Tumoren lösen nozizeptive Schmerzen aus. Entzündungsprozesse spielen dabei eine wesentliche Rolle, weshalb die *Stufe I des WHO-Stufenkonzepts* generell empfohlen wird. Schmerzphysiologische Vorgänge wie periphere und zentrale Sensibilisierung führen zu einer Verstärkung der Schmerzreize und zu Dauerschmerzen.

**Neuropathische Schmerzen.** Wenn Tumoren in Nervenstrukturen wachsen (z.B. Pancoast-Tumor, Metastase in der Wirbelsäule), werden zusätzlich neuropathische Schmerzen ausgelöst, die zu schwierig zu behandelnden Schmerzen führen. Hierfür hat die WHO zusätzlich zur genannten Kombinationsbehandlung Antikonvulsiva und Antidepressiva empfohlen. Diese Schmerzen stellen außerdem die wesentliche Indikation für eine invasive Schmerztherapie dar.

**Merke** Neuropathische Tumorschmerzen sind ein häufiger Grund für therapierefraktäre Krebsschmerzen und erfordern eine entsprechende Ausweitung der Therapie.

**Schmerzen anderer Genese.** Von den Tumorschmerzen sind weitere Schmerzen als Folge der Erkrankung oder Behandlung abzugrenzen:
- paraneoplastische Syndrome,
- Folge von Chemotherapie,
- Folge von Strahlentherapie,
- chirurgisch bedingte Nervenschäden.

### Symptomatik

Tumorschmerzen sind tumornah lokalisiert. Neuropathische Tumorschmerzen strahlen im Bereich der geschädigten Nerven aus. Tumorschmerzen sind *chronische Schmerzen*, d.h. sie sind dauernd vorhanden. Zudem weisen sie oft trotz effektiver Behandlung vorübergehend auftretende *Durchbruchschmerzen* auf.

**Merke** Tumorschmerzen sind dauerhaft vorhanden. Trotz effektiver Behandlung können Durchbruchschmerzen auftreten.

## 10.3.3 Medikamentöse Schmerztherapie

Dauerschmerzen erfordern eine *Dauertherapie*. Die Behandlung erfolgt nach *festem Zeitschema* und nicht nach Bedarf.

Durchbruchschmerzen werden zusätzlich zur Dauertherapie mit einer schnell wirksamen *Zwischendosis* nach Bedarf behandelt. Die Größenordnung einer Zwischendosis beträgt ⅙ der Tagesdosis des dauerhaft verabreichten Opioids.

**Merke** Dauerschmerzen werden mit einer Dauertherapie nach festem Zeitschema therapiert. Durchbruchschmerzen werden zusätzlich nach Bedarf mit ⅙ der Tagesdosis des verabreichten Opioids behandelt.

Die Medikamentenauswahl und Kombination erfolgt nach den Standardempfehlungen der WHO, die sehr gut validiert sind (Abb. 10.1). Entsprechend der Schmerzintensität werden zunächst Nichtopioide verabreicht und bei fortbestehenden Schmerzen mit Opioiden *kombiniert*.

**Merke** Das WHO-Stufenschema sieht eine Kombination von Nichtopioiden mit Opioiden vor.

Wenn starke Opioide (Stufe III) erforderlich sind, soll auf schwache Opioide (Stufe II) verzichtet werden. Zusätzlich zur Kombinationstherapie des Stufenschemas kann auf jeder Stufe eine Behandlung mit Antikonvulsiva oder Antidepressiva erfolgen, die zur Behandlung neuropathischer Schmerzen verwendet werden und deshalb besonders bei *neuropathischen Tumorschmerzen* geeignet sind.

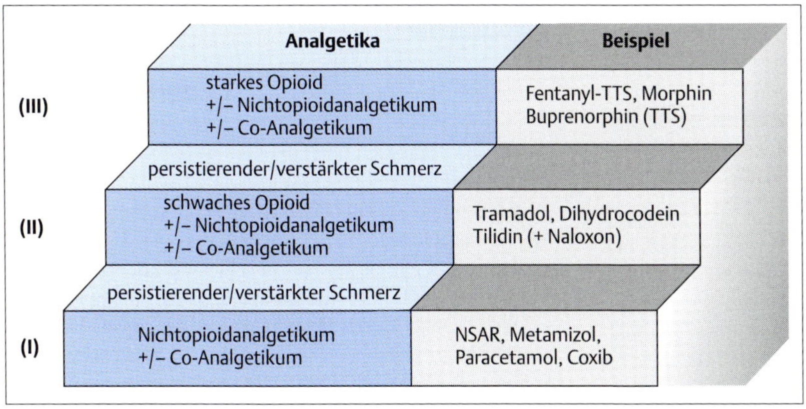


Abb. 10.**1** WHO-Stufenschema der Schmerztherapie zur Kombinationsbehandlung. Beachte: Stufe-III-Opioide ersetzen Opioide der Stufe II.

## 10.3.4 Präoperative Evaluierung

Präoperativ soll die aktuelle Schmerztherapie überprüft und ihre Fortsetzung postoperativ geklärt werden:

- Ist die aktuelle Schmerztherapie ausreichend?
- Muss die aktuelle Schmerztherapie verbessert werden?
- Kann die aktuelle Schmerztherapie perioperativ fortgesetzt werden?

Deshalb sollten Krebsschmerzpatienten möglichst frühzeitig mehrere Tage vor der Operation in der Präanästhesiesprechstunde vorgestellt werden und es sollte – evtl. auch in Zusammenarbeit mit einem Schmerztherapeuten – die perioperative Schmerztherapie festgelegt werden.

Die *präoperative Dokumentation* der Schmerzlokalisation ist wichtig, um postoperative Schmerzen hiervon abzugrenzen.

**Merke** Eine frühzeitige Vorstellung in der Prämedikationssprechstunde ist erforderlich.

## 10.3.5 Anästhesiologische Konzepte

Das anästhesiologische Vorgehen erfordert im Wesentlichen die Berücksichtigung der vorbestehenden medikamentösen Schmerztherapie.

**Nüchternheit.** Opioide sollen zur Prämedikation weitergegeben werden.

**Cave** Unter präoperativer „Nüchternheit" verstehen Patienten und Pflegepersonal auch das Weglassen der Schmerzmedikamente. Gerade diese sollten aber unbedingt auch am Operationstag verabreicht werden.

**Merke** Die schriftliche Verordnung der Schmerzmedikamente ist präoperativ sehr zu empfehlen.

**Thrombozytenaggregationshemmer.** Nichtsteroidale Antirheumatika (NSAR) beeinflussen reversibel die Thrombozytenaggregationshemmung und sind für rückenmarknahe Regionalanästhesien kontraindiziert. Ein frühzeitiger Wechsel auf Paracetamol, Metamizol oder selektive COX-2-Hemmer ist zu empfehlen. Anhaltspunkt für die Zeit zwischen letzter Einnahme und Regionalanästhesie sind 3 Halbwertszeiten des NSAR, also 12–24 h für die gängigen NSAR und > 48 h für ASS, durch welches eine irreversible Thrombozytenaggregationshemmung ausgelöst wird.

**Opioidtoleranz.** Mit einem erhöhten Bedarf an intraoperativen Opioiden ist zu rechnen.

**Cave** Eine Antagonisierung der intraoperativ verabreichten Opioide sollte möglichst vermieden werden, da es sonst zu schweren Entzugssymptomen und Schmerzen kommen kann, die nicht zu beherrschen sind.

**Atemdepression unter Regionalanästhesie.** Bei Patienten mit einer hohen Opioiddosis kann die vollständige Schmerzausschaltung durch eine Regionalanästhesie zu einer opioidinduzierten Atemdepression führen. Eine Überwachung bis zum Abklingen der Regionalanästhesie ist erforderlich.

**Regionalanästhesie.** Unter Regionalanästhesie kann es zu einem Opioidentzug kommen, wenn nicht die vorbestehende regelmäßige Einnahme von Opioiden eingehalten wird.

**Nierenversagen.** Intra- und postoperative Hypovolämie kann im Zusammenhang mit der vorbestehenden NSAR-Therapie zu einer akuten Niereninsuffizienz führen. Falls ein operativer Eingriff mit großen Volumenverlusten einhergeht, sollten NSAR präoperativ abgesetzt werden. Gleiches gilt auch für Coxibe.

**Lagerung.** Bei Krebspatienten mit Knochenmetastasen ist grundsätzlich mit dem Risiko pathologischer Frakturen zu rechnen.

**Cave** Wegen möglicher Knochenmetastasen ist besondere Vorsicht bei der Lagerung der Wirbelsäule geboten.

### Besondere Problematik der vorbestehenden Opioidtherapie

**Merke** Ziel des perioperativen Managements ist die möglichst lückenlose Applikation der Dauertherapie.

Die *perioperative Nahrungskarenz* entscheidet über präoperative Änderungen der Schmerztherapie. Eventuell sollten oral verabreichte Opioide auf *transdermale Systeme* umgestellt werden. Dazu benötigt man mehrere Tage Zeit für die äquivalente Dosisfindung und einen stabilen Behandlungserfolg.

**Transdermale Systeme.** Wenn Fentanyl oder Buprenorphin transdermal verabreicht werden, sollen diese Pflaster möglichst fern vom Operationsgebiet geklebt werden, weil sie sonst vom Operationsteam erfahrungsgemäß entfernt werden.

**Cave** Bei Pflasterpatienten sollte im Aufwachraum überprüft werden, ob das Pflaster überhaupt noch vorhanden ist.
Es sollten keine Wärmesysteme (Gebläse, Heizmatte) über dem Pflaster angebracht werden, da es dadurch zu einer verstärkten Resorption von Opioiden kommen kann.

**Intravenöse Verabreichung.** Wenn Opioide nicht oral oder transdermal verabreicht werden, ist eine äquivalente intravenöse Substitution mittels Perfusor oder Schmerzpumpe möglich (z.B. Morphin – oral : intravenös = 3 : 1; Bezugsgröße ist die Tagesdosis). Diese Patienten bedürfen während der Umstellung einer regelmäßigen Überwachung.

## 10.3.6 Postoperatives Management von Akutschmerzen

Die Zwischendosis zur Behandlung der Durchbruchschmerzen ist grundsätzlich auch zur Behandlung der postoperativen Schmerzen geeignet. Die jeweilige Einzeldosis orientiert sich an der Tagesdosis der Opioidtherapie. Eine orale Einzeldosis beträgt rund ⅙ der Tagesdosis. Ebenso ist eine *patientenkontrollierte*, also ausschließlich bedarfsorientierte, intravenöse Opioidtherapie mit Schmerzpumpe zusätzlich zur Dauertherapie möglich und empfehlenswert. Für die Einstellung des Einzelbolus der Schmerzpumpe ist erfahrungsgemäß die Dosis von 1–2 intravenösen Stundendosierungen sinnvoll.

**Cave** Plötzliche Schmerzausschaltung durch Regionalanalgesie kann zu einer Atemdepression während einer laufenden Opioidbehandlung führen. Eine Überwachung dieser Patienten ist erforderlich.
Dennoch dürfen Opioide unter Regionalanalgesie nicht abgesetzt werden. Entzug droht! Ebenso muss das Opioid ausgeschlichen werden, wenn nach einer Tumorentfernung die Krebsschmerzen beseitigt sind. Abruptes Absetzen führt sicher zum Opioidentzug!

**Kernaussagen**

- Krebsschmerzen sind dauerhaft vorhanden und bedürfen der Dauertherapie nach festem Zeitschema.
- Die Kombinationsbehandlung von Tumorschmerzen mit Nichtopioiden und Opioiden ist Standard.
- Trotz effektiver Behandlung können bei Krebsschmerzen Schmerzspitzen auftreten. Diese Durchbruchschmerzen werden nach Bedarf behandelt.
- Bei Tumorschmerzen ist das Ziel des perioperativen Managements die möglichst lückenlose Applikation der Dauertherapie. Opioide sollen zur Prämedikation möglichst weitergegeben werden. Die Opioiddosis zur Behandlung akuter postoperativer Schmerzen wird der Dauertherapie angepasst.

### Literatur

Brede EM. Der chronische Schmerzpatient als Notfall – Durchbruchschmerz beim Tumorpatienten. Breakthrough pain in cancer patients. Anästhesiol Intensivmed Notfallmed Schmerzther 2011; 46: 104–110

Felleiter P, Gustorff B, Lierz P et al. Einsatz der WHO-Leitlinien für die Tumorschmerztherapie vor Zuweisung in eine Schmerzklinik. Schmerz 2005; 19(4): 265–271

Gralow I. Ambulante Schmerztherapie – Pharmakotherapie bei Tumorschmerzen. Pharmacotherapy in cancer pain management. Anästhesiol Intensivmed Notfallmed Schmerzther 2010; 45: 34–42

Husebo S, Klaschik E. Palliativmedizin. Praktische Einführung in Schmerztherapie, Ethik und Kommunikation. 5. Aufl. Heidelberg: Springer; 2009

Keller M. Der Tumorpatient mit Schmerzen – psychosoziale Aspekte. In: Standl T, Schulte am Esch J, Treede RD, Schäfer M, Bardenheuer HJ, Hrsg. Schmerztherapie. 2. Aufl. Stuttgart: Thieme; 2010: 413–418

Meuser T, Pietruck C, Radbruch L et al. Symptoms during cancer pain treatment following WHO-guidelines: a longitudinal follow-up study of symptom prevalence, severity, and etiology. Pain 2001; 93(3): 247–257

Radbruch L, Nauck F. European Association for Palliative Care (EAPC): Morphine and alternative opioids in cancer pain: the EAPC recommendations. Schmerz 2002; 16: 186–193

Svendsen KB, Andersen S, Arnason S et al. Breakthrough pain in malignant and non-malignant diseases: a review of prevalence, characteristics, and mechanisms. Eur J Pain 2005; 9: 195–206

Zech DF, Grond S, Lynch J et al. Validation of World Health Organization Guidelines for cancer pain relief: a 10-year prospective study. Pain 1995; 63(1): 65–76

# 10.4 Komplexes regionales Schmerzsyndrom

*B. Gustorff*

## 10.4.1 Definition

Das komplexe regionale Schmerzsyndrom (CRPS) entwickelt sich meist als Folge eines Traumas einer Extremität, tritt aber in seltenen Fällen auch spontan auf. Die Stärke der Beschwerden steht oft in keiner Relation zum auslösenden Ereignis. Das CRPS ist eine schmerzhafte Erkrankung, die mit einer Reihe von Veränderungen einhergehen kann:

- Schmerzen,
- sensible Störungen,
- Änderungen der Durchblutung, z. T. Ödeme,
- trophische Störungen,
- motorische Störungen.

**Merke** Das CRPS ist eine schmerzhafte Erkrankung, die mit sensiblen, trophischen und motorischen Störungen einhergeht.

**CRPS I und CRPS II.** Nach der Genese wird das CRPS I vom CRPS II unterschieden. Das CPRS II entsteht nach peripheren Nervenläsionen und weist entsprechend eine Nervenläsion mit neurologischem Defizit auf. Die Klinik entspricht der des CRPS I.

## 10.4.2 Pathophysiologie

Die Genese des CRPS ist noch nicht geklärt. Es handelt sich nicht ausschließlich um eine „regionale", also periphere Erkrankung, sondern auch zentralnervöse Prozesse spielen eine wichtige Rolle: periphere und zentrale neuronale Sensibilisierung mit daraus resultierender Aktivierung der nozizeptiven Afferenzen und der zentralen Neurone, Ausbildung von Hyperalgesie, aber auch Störungen der Afferenzen bis hin zu zentralen Neglektphänomenen. Möglich ist auch eine pathologische Kopplung des nozizeptiven Systems mit dem sympathischen (efferenten) System.

## 10.4.3 Klinische Symptomatik

Die Beschwerden sind distal betont und weisen keine Beschränkung auf Versorgungsgebiete von peripheren Nerven auf. Ruheschmerzen, Allodynie und Hyperalgesie sind ebenso typisch wie Hypästhesie und sensorische Defizite im Sinne eines Halbseitensyndroms. Im Seitenvergleich ist häufig ein Temperaturunterschied als Überwärmung oder Unterkühlung zu beobachten.

**Änderung der Durchblutung, Ödem.** Die Vasomotorik ist deutlich gestört. Besonders im akuten Stadium imponiert ein meist distal betontes Ödem. Die Schmerzen werden durch orthostatische Belastung verstärkt. Hochlagerung und (kurzfristige) Ischämie lindern die Schmerzen.

**Merke** Die Schmerzen werden durch orthostatische Belastung verstärkt.

**Motorische Störungen.** Auch motorische Störungen gehören zum CRPS und führen zu einer frühen Behinderung. Dazu zählen: Kraftverlust, Verlust der Willkürbewegung, Tremor und Koordinationsstörungen.

**Trophische Änderungen.** Folgende Störungen sind typisch: beschleunigtes oder gestörtes Nagel- und Haarwachstum, Haarausfall, dünne, glänzende Haut (Hautatrophie), Hypo- oder Hyperhidrose. Es kommt zur Steigerung des Knochenstoffwechsels mit gelenknaher Osteoporose, Gelenksteifigkeit und Ankylosen.

## 10.4.4 Präoperative Evaluierung

Die sichere Diagnosestellung eines CRPS ist nicht immer einfach und sollte bei Unklarheit präoperativ mit Schmerzspezialisten gemeinsam erfolgen. Dem Anästhesisten sollten Diagnose, betroffene Körperregion, Schmerzintensität sowie Berührungsempfindlichkeit ebenso bekannt sein wie Einschränkung der Beweglichkeit einer betroffenen Extremität.

## 10.4.5 Anästhesiologische Konzepte

### Operationsgebiet

Zu unterscheiden ist, ob innerhalb des CRPS-Gebiets oder an einer anderen Stelle operiert wird. Bei Operationen innerhalb des CRPS-Gebiets liegt der Schwerpunkt auf der postoperativen Schmerztherapie. Bei anderen Operationen ist die Schonung der CRPS-Region empfehlenswert mit dem Ziel, weitere Traumata dort zu vermeiden:

- möglichst keine Venenkanülierung,
- keine häufigen Blutdruckmessungen,
- keine Tieflagerung,
- schonende Fixierung der betroffenen Extremität.

### Sonderfall SCS-Patienten

Gelegentlich wird das CRPS mit einer epiduralen Rückenmarkstimulation (SCS) erfolgreich behandelt. Die Elektrode für die Behandlung eines CRPS der oberen Extremität liegt in Höhe der Halswirbelsäule. Ein *präoperatives Röntgenbild der Halswirbelsäule* dokumentiert die Elektrodenlage. Bei starker Reklination der Halswirbelsäule kann es zur Dislokation der

Elektrode kommen. Das ist für den Patienten nicht gefährlich, kann aber zum vollständigen Ausfall der SCS führen. Eine SCS-Stimulation sollte generell präoperativ abgeschaltet werden. Hierzu kann man bei vollimplantierten Systemen die Patientenfernbedienung nutzen oder bei Halbimplantaten (Batterie extrakutan) den Stimulator mit Antenne entfernen. So werden unkontrollierbare Effekte (motorische Reizantworten oder schmerzhafte Stimulationen) vermieden, wenn es zu einer Elektrodendislokation kommt.

**Cave** Die Reklination der Halswirbelsäule bei der Intubation kann zur Dislokation einer SCS-Elektrode führen. Bei liegender SCS-Elektrode darf kein monopolarer Kauter verwendet werden.

### Regionalanästhesieverfahren

Ob regionalanästhesiologische Verfahren einen Vorzug vor Allgemeinanästhesie haben, ist ungeklärt. Denkbar ist, dass eine postoperativ fortgeführte Regionalanästhesie mit der entsprechenden Sympathikusblockade den Heilungsverlauf günstig beeinflussen kann.

## 10.4.6 Postoperatives Management

**Merke** CRPS-Patienten sind schmerztherapeutische Risikopatienten.

Deshalb sollten postoperative Schmerzen besonders genau erfasst und dokumentiert werden und eine möglichst optimale Schmerztherapie durchgeführt werden.

Falls innerhalb weniger Tage die normale Schmerzreduktion ausbleibt und Schmerzen persistieren, sollte frühzeitig an ein Wiederauftreten eines CRPS gedacht werden und dieses intensiv von Schmerzspezialisten so früh wie möglich behandelt werden.

**Kernaussagen**

- Das CRPS ist eine schmerzhafte Erkrankung, die mit sensiblen, trophischen und motorischen Störungen einhergeht.
- Beim CRPS sollten präoperativ Diagnose, betroffene Körperregion, Schmerzintensität sowie Berührungsempfindlichkeit ebenso bekannt sein wie die Einschränkung der Beweglichkeit einer betroffenen Extremität.
- CRPS-Patienten sind schmerztherapeutische Risikopatienten.

### Literatur


De Mos M, de Bruijn AG, Huygen FJ et al. The incidence of complex regional pain syndrome: a population based study. Pain 2007; 129(1–2): 12–20

Gierthmühlen J, Baron R. Pharmakologische und interventionelle Therapie des komplexen regionalen Schmerzsyndroms (CRPS). Akt Rheumatol 2011; 36: 35–41

Jänig W, Baron R. Komplexe regionale Schmerzsyndrome. In: Fischer L, Peuker ET, Hrsg. Lehrbuch Integrative Schmerztherapie. Stuttgart: Haug; 2011

Krämer HH, Tanislav C, Birklein F. Nicht medikamentöse Therapien beim CRPS. Akt Rheumatol 2011; 36: 42–46

Maihöfner C, Handwerker HO, Neundorfer B, Birklein F. Cortical reorganization during recovery from complex regional pain syndrome. Neurology 2004; 63(4): 693–701

Maihöfner C, Nickel FT, Seifert F. Neuropathische Schmerzsyndrome und Neuroplastizität in der funktionellen Bildgebung. Schmerz 2010; 24(2): 137–145

Oaklander AL, Birklein F. Factor I: Sensory changes – Pathophysiology and Measurement. CRPS: Current diagnosis and therapy. Progress in Pain Research and Management 2005; 32: 59–79

Pleger B, Ragert P, Schwenkreis P et al. Patterns of cortical reorganization parallel impaired tactile discrimination and pain intensity in complex regional pain syndrome. Neuroimage 2006; 32(2): 503–510

Troeger H, Hasenböhler P. Geschichte, Stadieneinteilung und Klinik des komplexen regionalen Schmerzsyndroms (CRPS). Handchir Mikrochir plast Chir 2010; 42: 2–7

Van Hilten JJ, Blumberg H, Schwartzman RJ. Faktor IV: Movement Disorders and Dystrophy – Pathophysiology and Measurement. CRPS: Current diagnosis and therapy. Progress in Pain Research and Management 2005; 32: 119–137

Wasner G, Baron R. Factor II: Vasomotor Changes – Pathophysiology and Measurement. CRPS: Current diagnosis and therapy. Progress in Pain Research and Management 2005; 32: 81–106


# 10.5 Kopfschmerzen

*P. Lierz*

## 10.5.1 Klinische Symptomatik und Pathophysiologie

Die häufigsten Kopfschmerzformen sind Migräne, Spannungskopfschmerz, zervikogener Kopfschmerz und medikamenteninduzierter Kopfschmerz. Sie sind zu unterscheiden von den Gesichtsschmerzen wie Trigeminusneuralgie, Arthromyopathien des Kiefergelenks (*cave:* Mundöffnung eingeschränkt) oder atypischen Gesichtsschmerzen.

### Migräne

Hierbei handelt es sich um Kopfschmerz mit akutem Beginn als Schmerzattacke, häufig begleitet von Übelkeit und Erbrechen. Der Migränekopfschmerz kann mit zahlreichen neurologischen Symptomen in Form einer sog. Aura verbunden sein. Hierzu zählen u. a. auch Doppelbilder, Ataxie, Parästhesien, Paresen und Bewusstseinsstörungen.

**Merke** Eine sorgfältige präoperative Anamnese hilft, neurologische Symptome im Rahmen einer Migräneattacke von evtl. intra- oder postoperativ auftretenden Erscheinungen abzugrenzen.

### Therapie

Metoclopramid oder Dimenhydrinat werden als *antiemetische Therapie* verabreicht. *Azetylsalizylsäure und NSAR* sind Mittel der ersten Wahl. Bei Versagen wird die Migräneattacke so früh als nur möglich mit Triptanen behandelt. Die *Triptane* sind Serotoninagonisten und führen zu einer Kontraktion der während des Migräneanfalls erweiterten Gehirnarterien. Triptane sind bei KHK und bei Patienten über 65 Jahren wegen des Risikos einer Angina pectoris nicht erlaubt. Einige Triptane können auch subkutan oder nasal appliziert werden. Zurzeit gibt es keine Hinweise, dass Serotoninantagonisten bei Migränepatienten einen Anfall auslösen können

### Perioperatives Management

Steht ein Patient vor einem operativen Eingriff oder befindet sich in der unmittelbaren postoperativen Phase, bei der *Blutungsneigungen* vermieden werden müssen, so sollten weder ASS noch andere NSAR verabreicht werden. Hierüber muss der Patient aufgeklärt werden, da zahlreiche Migränepatienten diese Substanzen auch als Selbstmedikation einsetzen. Hier kann auf Paracetamol oder Coxibe, die nicht zur Thrombozytenaggregationshemmung führen, ausgewichen werden (Parecoxib auch intravenös). Bei der präoperativen Anamnese müssen gezielt Ergotaminpräparate erfragt werden, da diese im Zusammenhang mit einer Anästhesie Änderungen im Blutdruck und in der Kreislaufregulation hervorrufen können (Dunér et al. 2008).

**Cave** Zahlreiche Migränepatienten setzen NSAR regelmäßig als Selbstmedikation ein. Sie müssen darüber aufgeklärt werden, perioperativ keine Medikamente ohne Absprache einzunehmen.

**Merke** Wegen der prä- und postoperativen Nüchternheit kann es sinnvoll sein, parenterale Applikationsformen zur Verfügung zu haben.

### Spannungskopfschmerz

Der Kopfschmerz vom Spannungstyp wird häufig mit einer Erkrankung von perikranialen Muskeln und Sehnen assoziiert. 50–65 % der Patienten weisen eine erhöhte Muskelschmerzempfindlichkeit im perikranialen Bereich auf. Andere Ursachen müssen vom Spannungskopfschmerz abgegrenzt werden. So können Merkmale des Spannungskopfschmerzes als Symptom von Unfallfolgen und Entzündungen auftreten. Bei Patienten mit chronischem Spannungskopfschmerz kann es aufgrund veränderter Umstände (intraoperative Lagerung, ungewohnte Matratze, Immobilisierung) zu einer akuten Exazerbation der Schmerzen kommen.

Die Therapie erfolgt akut mit NSAR und chronisch mit Antidepressiva.

### Zervikogener Kopfschmerz

Zervikogener Kopfschmerz kann durch unterschiedliche Ursachen ausgelöst werden. Sie reichen von Entwicklungsstörungen des kraniovertebralen Übergangs und der HWS über Tumoren der HWS, Bandscheibenvorfälle, rheumatoide Arthritis bis zum Morbus Bechterew.

Für die perioperative Phase ist es wichtig, auf eine *korrekte Lagerung des Kopfes* zu achten.

**Merke** Es empfiehlt sich, den Patienten schon präoperativ nach seiner bevorzugten Kopflage (überstreckt, Kissen oder kein Kissen usw.) zu fragen und diese Lagerung möglichst intraoperativ anzuwenden.

### Medikamenteninduzierter Kopfschmerz

Ein medikamenteninduzierter Kopfschmerz kann durch *Schwellendosen* von ASS (> 45 g ASS/Monat), Paracetamol (> 45 g/Monat) oder Benzodiazepine (> 300 mg/Monat) ausgelöst werden. Bei manchen Patienten reichen geringere Mengen aus. Hier ist die Anamnese wichtig, da viele Patienten den hohen Analgetikakonsum oft erst auf gezielte Nachfrage angeben. Auch hier sollten die Patienten auf einen Verzicht besonders von ASS in der perioperativen Phase aufgeklärt werden. Gegebenenfalls müssen Ersatztherapien besprochen werden.

**Cave** Andere Ursachen für einen akuten Kopfschmerz müssen auch bei Patienten mit chronischem Kopfschmerz ausgeschlossen werden. Hierzu gehören besonders hypertensive Episoden, intrakranielle Blutungen und Entzündungen.

## 10.5.2 Präoperative Evaluierung

Individuelle Trigger/Auslöser sind häufig vom Patienten konkret zu benennen (z. B. perimenstruell, Wetter, Lagerung/Bett, Stress). Ein Auslöser für Kopfschmerz kann auch ein prä- und perioperativer Volumenmangel sein. Auf eine ausreichende Volumenzufuhr ist zu achten.

Da eine Migräneattacke bei vielen Patienten häufig mit Übelkeit und Erbrechen einhergeht, sollte bei diesen Patienten eine *antiemetische Prophylaxe* durchgeführt werden. Hierzu ist die Gabe von Metoclopramid oder Dimenhydrinat geeignet.

Präoperativ sollte der Patient die Kopfschmerzen genau beschreiben (Stärke, Lokalisation, Schmerzcharakter), um so eine Abgrenzung zu später auftretenden Schmerzen (z. B. Postpunktionskopfschmerz) finden zu können.

**Merke** Die Differenzialdiagnose der Kopfschmerzen hat entscheidende therapeutische Konsequenzen und sollte bereits präoperativ geklärt werden. Nur so kann ein postoperativ auftretender Kopfschmerz richtig eingeordnet und therapiert werden.

## 10.5.3 Anästhesiologische Konzepte

Die Aufklärung bei einer *Spinalanästhesie* sollte berücksichtigen, dass auch nach aktuellen Arbeiten mit atraumatischen Spinalnadeln Kopfschmerzraten von ca. 3–4% angegeben werden (Lee et al. 2001). Kommt es zu postspinalen Kopfschmerzen, so sollte neben einer möglichst flachen Lagerung des Patienten eine analgetische Therapie zum Einsatz kommen. Neben Metamizol, Paracetamol und Coxiben kommt die intravenöse oder auch orale Gabe von Theophyllin infrage (Schwarz et al. 1999).

**Cave** NSAR sollten vermieden werden, falls ein epiduraler Blut-Patch angelegt wird.

### Perioperatives Management

Nach Möglichkeit sollten *Blutdruckschwankungen* vermieden werden. Dies gilt nicht nur für die intraoperative, sondern auch für die postoperative Phase. Hierzu gehört wiederum ein ausgeglichener Volumenhaushalt. Die analgetische Therapie sollte nicht nur die operativ bedingten Schmerzen berücksichtigen, sondern auch evtl. operationsunabhängige Kopfschmerzen einschließen. Ein besonderes Augenmerk gilt der Lagerung der HWS, so können muskuläre Verspannungen mit entsprechenden Kopfschmerzen verhindert werden.

**Merke** Triptane sollten auf der Station auch parenteral zur Verfügung stehen.

Der Patient sollte jedoch eine Medikamenteneinnahme nur in Absprache mit dem betreuenden Arzt durchführen, auch wenn es sich um Präparate handelt, die der Patient zu Hause bei Bedarf einnimmt.

**Kernaussagen**

- Chronische Kopfschmerzen sind weit verbreitet und sollten präoperativ dokumentiert werden. So können diese von postoperativ neu auftretenden Kopfschmerzen differenziert werden.
- Die Therapie diverser Kopfschmerzen unterscheidet sich deutlich.
- Der Patient sollte nach seinen Kopfschmerztriggern befragt werden. Diese müssen dann vermieden werden. Es ist auf eine entspannte Kopf-/Nackenlagerung zu achten, ebenso sollte ein ausgeglichener Volumenhaushalt angestrebt werden.
- Bei Kopfschmerzen muss die Medikamenteneinnahme mit dem Patienten abgesprochen werden. Nicht alle Medikamente, die der Patient zu Hause einnimmt, sind in der perioperativen Phase einsetzbar.

### Literatur

Dunér H, Granath A, Klingenström P. The effect of ergotamine on blood pressur and cardiac output during spinal anaesthesia in man. Acta Anaesthesiologica Scandinavica 2008; 4 (1): 5–11

Gogarten W. Rückenmarknahe Regionalanästhesien und Thromboembolieprophylaxe/Antikoagulation. Anästhesiol Intensivmed 2003; 44: 218–230

Lee P, Helewa A, Goldsmith CH et al. Low back pain: prevalence and risk factors in an industrial setting. J Rheumatol 2001; 28(2): 346–351

Lierz P. Erkennen eines schwierigen Atemweges. In: Paschen HR, Dörges V, Hrsg. Management des schwierigen Atemweges. Berlin: Springer; 2004: 27–36

Pan PH, Fragneto R, Moore C et al. Incidence of postdural puncture headache and backache, and success rate of dural puncture: comparison of two spinal needle designs. South Med J 2004; 97(4): 359–363

Schwarz U, Schwan C, Strumpf M et al. Postpunktioneller Kopfschmerz: Diagnose, Prävention und Therapie. Schmerz 1999; 13(5): 332–340

# 10.6 Rückenschmerzen

*P. Lierz*

## 10.6.1 Einleitung

Rückenschmerzen stellen eine sehr weit verbreitete Problematik dar. In der Literatur sind Angaben von ca. 60% der arbeitenden Bevölkerung zu finden, die unter chronischen Rückenschmerzen leiden (Lee et al. 2001). Unterschieden werden chronische Rückenschmerzen von den akuten Formen, die sich meist kurzfristig zurückbilden.

Für das anästhesiologische Vorgehen hat die Existenz von Rückenschmerzen vor allem eine lagerungstechnische Bedeutung.

## 10.6.2 Pathophysiologie und klinische Symptomatik

### Ursachen

Rückenschmerzen können vielfältige Ursachen haben. So können Schmerzen nicht nur durch *Wurzelreizungen* der Spinalnerven bei Bandscheibenerkrankungen ausgelöst werden. Auch *knöcherne Ursachen* (Neuroforameneinengungen, Spondylophytenbildung, Facettengelenkarthrose) oder *Spinalkanalstenosen* können akute oder chronische Schmerzen auslösen.

Neben diesen primär von der Wirlbelsäule verursachten Schmerzen kommt es schon nach kurzer Zeit zu Schon- und Fehlhaltungen des Patienten, die wiederum zu Myalgien führen können.

### Wurzelreizsyndrom

Die Diagnose Wurzelreizsyndrom wird primär klinisch gestellt. Neben der neuralgischen Schmerzangabe wird oft eine brennende Schmerzempfindung im korrespondierenden Dermatom beschrieben. Die Ursache der Wurzelaffektionen scheint jedoch nicht alleine die Nervenkompression zu sein, sondern eine Freisetzung von Immunmodulatoren und Entzündungsmediatoren aus dem sequestrierten Bandscheibengewebe.

### Schmerzausbreitung

Bei den Schmerzausbreitungen werden 3 Hauptformen unterschieden:

- lokales Lumbalsyndrom,
- pseudoradikuläre Symptomatik,
- radikuläre Symptomatik.

Neben den lumbalen Schmerzsyndromen werden häufig auch zervikal bedingte Schmerzen beschrieben, die oft nicht nur mit lokalen Schmerzen oder Myalgien der Nackenmuskulatur, sondern auch mit Parästhesien oder ausstrahlenden Schmerzen in die oberen Extremitäten verbunden sind. Im weniger mobilen Bereich der Brustwirbelsäule sind diese Schmerzsyndrome selten.

## 10.6.3 Präoperative Evaluierung

Bei bekannten Problemen mit der HWS muss präoperativ die Beweglichkeit untersucht werden. Eventuellen *Intubationsschwierigkeiten* muss Rechnung getragen werden (Lierz 2004).

> **Merke** HWS-Beweglichkeit und Mundöffnung sollten präoperativ genau untersucht werden. Bei Vorliegen von Voroperationen an der LWS muss der Patient über eine evtl. erschwerte Punktion bei rückenmarknahen Techniken aufgeklärt werden.

Bei Patienten, die unter einer Skoliose oder anderen extremen Fehlbildungen der BWS leiden, sollte präoperativ eine *Lungenfunktionsuntersuchung* durchgeführt werden, um das Ausmaß einer restriktiven Ventilationsstörung zu bestimmen. Klagt der Patient über bestehende *neurologische Defizite,* so sollten sie genau dokumentiert werden, um eine Abgrenzung von intraoperativ entstandenen Symptomen treffen zu können. Gegebenenfalls verzichtet man unter forensischen Aspekten auf eine rückenmarknahe Punktion, wenn die Schmerzen oder Symptome einen wechselnden Charakter zeigen.

## 10.6.4 Anästhesiologische Konzepte

### Intubation

Liegt eine Einschränkung der HWS-Beweglichkeit vor, so sollten entsprechende Maßnahmen ergriffen werden, die bei einer erschwerten Intubation zur Anwendung kommen. Hierzu gehören u.a. das Bereitlegen von speziellen *Intubationshilfen* und die fiberoptische Intubation.

### Rückenmarknahe Verfahren

Bei Patienten, die bereits an der LWS operiert wurden, kann es durch Narbenbildung und Verwachsungen im Bereich des Epiduralraums zu Schwierigkeiten bei der Punktion und Anlage eines Katheters oder einer inkompletten Ausbreitung des Lokalanästhetikums kommen. Bei diesen Patienten muss mit einer erforderlichen Supplementierung der Anästhesie/Analgesie gerechnet werden.

Bei der Anlage einer rückmarknahen Analgesie muss eine evtl. eingeschränkte Lagerungsmöglichkeit des Patienten berücksichtigt werden. Führt die mediane Punktion des Spinal- oder Epiduralraums nicht zum Erfolg, weil der

Zugang aufgrund schmaler Zwischenwirbelräume oder verminderter Kyphosierung erschwert ist, sollte frühzeitig eine *paramediane Punktionstechnik* in Erwägung gezogen werden.

Immer häufiger trifft man auf chronische Schmerzpatienten, bei denen eine SCS oder eine Pumpe zur intrathekalen Medikamentenverabreichung implantiert wurde. Hier sollte die Punktion des Epidural- oder Spinalraums nur unter vorheriger Abklärung der Katheter oder Sondenlage vorgenommen oder gänzlich darauf verzichtet werden (Felleiter u. Lierz 2007).

**Cave** Nach Voroperationen ist wegen narbiger Veränderungen bei epiduralen Punktionen der Widerstandverlust nicht immer typisch ausgeprägt und das Risiko einer Duraperforation höher. Es kann zu Schwierigkeiten bei der Epiduralkatheteranlage kommen.

## Lagerung

Ein besonderes Augenmerk sollte auch der intraoperativen Lagerung von Patienten gelten, die über Rückenschmerzen klagen oder Voroperationen an der Wirbelsäule angeben. So kann die intraoperative Unterstützung der LWS mit einfachen *Lagerungshilfen* oder Kissen oft schon der Entstehung von postoperativen Rückenschmerzen vorbeugen. Auch bei der Lagerung des Kopfes und der HWS sollten extreme Lagerungen vermieden werden. Meist ist es sinnvoll, den Patienten schon präoperativ darüber aufzuklären, dass ein evtl. postoperativ auftretender Rückenschmerz nach einer Spinalanästhesie nicht auf die Punktion, sondern auf die längere Lagerung und Immobilisierung zurückzuführen ist.

## Therapie

Kommt es zu Rückenschmerzen, so empfiehlt sich die Gabe von Nichtopioidanalgetika, wobei Medikamente, die zu Gerinnungsstörungen führen können (NSAR), vermieden werden sollten. Hier bietet sich die Gabe von Metamizol, Paracetamol oder Coxiben an.

Kommt es zu begleitenden Verspannungen der Muskulatur in LWS oder Nacken, so kann ein TENS-Gerät zur transkutanen elektrischen Nervenstimulation eingesetzt werden. Dies kann der Patient ggf. mit Hilfe 3-mal täglich einsetzen und so in kurzer Zeit eine Schmerzreduktion erzielen.

**Kernaussagen**

- Rückenschmerzen treten oft lagerungsbedingt nach einem operativen Eingriff auf. Betroffen sind häufig HWS und LWS.
- Bei vorbestehenden LWS-Veränderungen oder HWS-Bewegungseinschränkungen kann die Anlage einer Regionalanästhesie oder die Intubation erschwert sein. Daher ist eine entsprechende Vorbereitung auf diese Situation mit zusätzlichen Geräten (Bronchoskop) erforderlich.
- Die Auswahl der Analgetika gegen Rückenschmerzen in der peri- und postoperativen Phase ist aufgrund der unterschiedlichen Einflüsse auf die Blutgerinnung eingeschränkt. Eingesetzt werden können neben Metamizol auch Paracetamol und besonders die länger wirksamen Coxibe.

## Literatur

Backonja MM, Arndt G, Gombar KA et al. Response of chronic neuropathic pain syndromes to ketamine. Pain 1994; 56: 51–57

Eisenberg E, Pud D. Can patients with chronic neuropathic pain be cured by acute administration of the NMDA receptor antagonist amantadine? Pain 1998; 74: 337–339

Felleiter P, Lierz P. Continuous intrathecal administration of medication. Special features in anaesthesiology and intensive care. Anaesthesist. 2007; 56(8):822–7

Gogarten W. Rückenmarknahe Regionalanästhesien und Thromboembolieprophylaxe/Antikoagulation. Anästhesiol Intensivmed 2003; 44: 218–230

Lee P, Helewa A, Goldsmith CH et al. Low back pain: prevalence and risk factors in an industrial setting. J Rheumatol 2001; 28(2): 346–351

Lierz P. Erkennen eines schwierigen Atemweges. In: Paschen HR, Dörges V, Hrsg. Management des schwierigen Atemweges. Berlin: Springer; 2004: 27–36

Pan PH, Fragneto R, Moore C et al. Incidence of postdural puncture headache and backache, and success rate of dural puncture: comparison of two spinal needle designs. South Med J 2004; 97(4): 359–363

Schwarz U, Schwan C, Strumpf M et al. Postpunktioneller Kopfschmerz: Diagnose, Prävention und Therapie. Schmerz 1999; 13(5): 332–340

# 11 Neuromuskuläre Erkrankungen

## 11.1 Muskeldystrophien

*A. Urwyler*

### 11.1.1 Einleitung

Unter dem Begriff Muskeldystrophien oder auch *Dystrophinopathien* werden sämtliche Muskelerkrankungen zusammengefasst, denen eine pathologische Funktion des *Dystrophin-Glykoprotein-Komplexes* zugrunde liegt. Der Dystrophin-Glykoprotein-Komplex wird entsprechend dem Namen durch Dystrophin und weitere Proteine gebildet, die direkt mit Dystrophin interagieren (Biggar et al. 2002, Blake et al. 2002, Cohn u. Campbell 2000, Emery 2002, Neuen-Jacob 2009, Ozawa et al. 1998). Der ungestörte Dystrophin-Glykoprotein-Komplex trägt entscheidend zur Stabilität des Zytoskeletons und der Muskelzellmembran und damit zu einer unbeeinträchtigten Muskelfunktion bei.

**Merke** Muskeldystrophien sind Folge einer pathologischen Funktion des Dystrophin-Glykoprotein-Komplexes.

### 11.1.2 Pathophysiologie

#### Allgemeine Aspekte der Dystrophinopathien

Klinisch sind die Dystrophinopathien durch Muskelschwäche und Muskelschwund gekennzeichnet (Cohn u. Campbell 2000, Emery 2002). Wenn die Muskelpathologie durch *genetisch modifiziertes Dystrophin* verursacht wird, handelt es sich um eine X-chromosomal-rezessive Erbkrankheit, weil das Gen für die Kodierung von Dystrophin auf dem Kurzarm des X-Chromosoms liegt (21-p-Region). Frauen sind meist asymptomatische Trägerinnen. Statistisch tritt bei 50% ihrer Söhne die klinische Krankheit auf. Allerdings können auch die weiblichen Konduktorinnen, die genotypisch heterozygot sind, pathologische Befunde aufweisen. Je nach genetischer Mutation können die klinische Präsentation sowie der histologische Befund erheblich variieren (Neuen-Jacob 2009).

Histologisch zeigen sich im Vergleich zur normalen Muskulatur (Abb. 11.**1a**) Kaliberschwankungen der Muskelfasern und deren progredienter Ersatz durch Fettzellen bei Muskeldystrophie (Abb. 11.**1b**).

Genetische Veränderungen der mit Dystrophin *interagierenden Proteine* können ebenfalls zu einer Instabilität des Zytoskeletons und damit zu pathologischen Veränderungen der Skelettmuskulatur führen (Tab. 11.**1**).

Weil Dystrophin-Glykoprotein-Komplexe auch im Myokard, in der glatten Muskulatur und im Gehirn funktionell eine Rolle spielen, können bei Patienten mit Dystrophinopathien auch funktionelle Störungen des *Herz-Kreislauf-Systems* und des *zentralen Nervensystems* festgestellt werden.

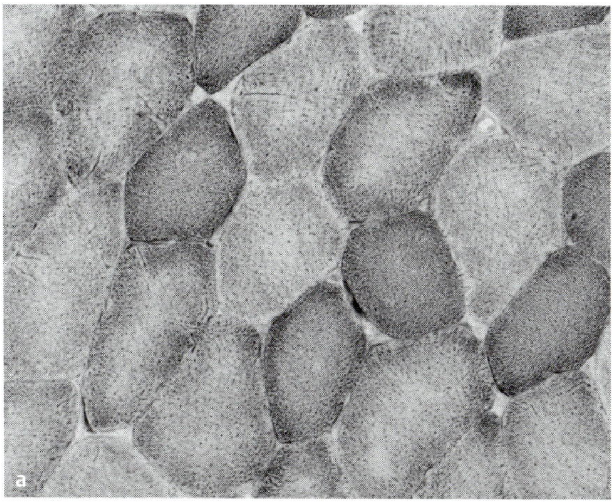

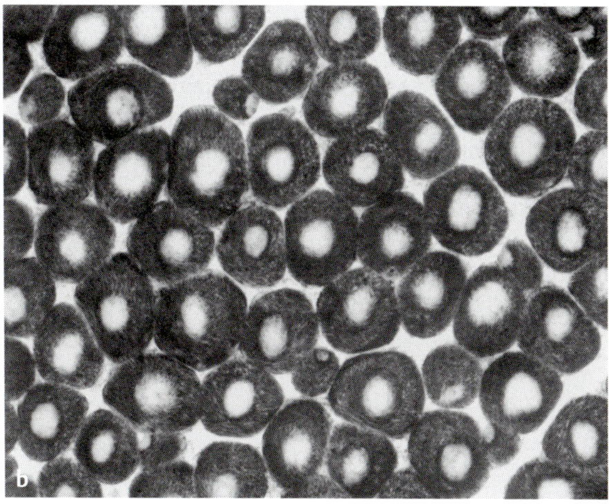

Abb. 11.**1a, b** Vergleichsbilder.
**a** Normale Muskelhistologie.
**b** Pathologische Muskelhistologie.

Tab. 11.**1** Genloci, genetisch veränderte Proteine und OMIM-Nummer der häufigsten Formen der Muskeldystrophie (MD), Vererbungsmodus in Klammern (modifiziert nach Angaben von Emery 2002, Neuen-Jacob 2009 und der OMIM-Datenbank [Online Mendelian Inheritance in Man] 2010).

| Krankheit | Genlokus | Eiweißdefekt | OMIM-Nummer |
|---|---|---|---|
| kongenitale MD (AR) | 6q22-q23 | Laminin $\alpha_2$ (Merosin) | #607855 |
| | 12q13 | Lamininrezeptor ($\alpha_7$ Integrin) | #600536 |
| | 9q31 | Fukutin (Fukuyama-Dystrophie) | #253800 |
| | 1p36-p35 | Selenoprotein N1 (rigid spine syndrome) | #602771 |
| MD Duchenne /Becker (XR) | Xp21.2 | Dystrophin | #310200/#300376 |
| MD Emery-Dreifuss (XR) | Xq28 | Emerin | #310300 |
| MD Emery-Dreifuss (AD/AR) | 1q21.2 | Lamin A/C | #181350 |
| fazioskapulohumerale MD (AD) | 4q35 | FRG1 | #158900 |
| okulopharyngeale MD (AD) | 14q11.2-q13 | PAB 2 | #164300 |
| Glieder-Gürtel-Typ MD (AD) | 5q31 | Myotilin | #609200 |
| | 1q21.2 | Laminin A/C | #159001 |
| | 3p25 | Caveolin 3 | #607801 |
| Glieder-Gürtel-Typ MD (AR) | 15q15-q21 | Calpain 3 | #253600 |
| | 2p13.3-q13.1 | Dysferlin | #253601 |
| | 13q12 | γ-Sarcoglycan | #253700 |
| | 17q12-q21.33 | α-Sarcoglycan | #600119 |
| | 4q12 | β-Sarcoglycan | #600900 |
| | 5q33 | δ-Sarcoglycan | #601287 |
| | 17q12 | Telethonin | #601954 |
| | 19q13.3 | Fukutin | #607155 |

MD: Muskeldystrophie; Vererbungsmodus: AR = autosomal-rezessiv, AD = autosomal-dominant, XR = X-chromosomal-rezessiv

Deshalb muss bei diesen Patienten präoperativ eine kardiale Abklärung erfolgen, um das Ausmaß einer möglichen *dilatativen Kardiomyopathie* zu erkennen (Finsterer u. Stollberger 2003; Tab. 11.**2**).

Der Krankheitsverlauf hängt von der individuellen oder familiären genetischen Mutation ab. Je nachdem beginnen die klinischen Zeichen der Erkrankung bereits im Kleinkindesalter, im Verlauf der Adoleszenz oder auch viel später. Selbst innerhalb einer Familie sind erhebliche Unterschiede zwischen betroffenen Personen möglich.

Tab. 11.**2** Muskeldystrophien, die mit einer Kardiomyopathie vergesellschaftet sein können (modifiziert nach Emery 2002).

| Muskeldystrophie-Typ | Eiweißdefekte |
|---|---|
| Duchenne | Dystrophin |
| Becker | Dystrophin |
| Glieder-Gürtel-Typ | Lamin A/C<br>β-, δ-, γ- Sarcoglycan<br>Emerin |
| Emery-Dreifuss | Emerin<br>Laminin A/C |

## Muskeldystrophie Typ Duchenne

### Definition und Epidemiologie

Die Muskeldystrophie Typ Duchenne wird *X-chromosomal rezessiv* vererbt. Die Inzidenz der Erbanlage beträgt etwa 1 : 10 000, die klinische Inzidenz somit etwa 1 : 3000.

**Merke** Der Typ Duchenne ist mit einer Inzidenz von 1 : 3000 die häufigste Form der Muskeldystrophien.

### Klinik und Verlauf

Die ersten klinischen Symptome zeigen sich bei den betroffenen Knaben nach primär unauffälliger Entwicklung meistens durch Schwierigkeiten beim Erlernen des Gehens und Stehens vor dem 3. Lebensjahr. Einige betroffene Knaben erlernen das Gehen noch, bald kommt es jedoch zu einer zunehmenden Verschlechterung der Mobilität. Die Bewegungen wirken durch das Nachlassen der motorischen Kraft plump, obwohl die Waden aspektmäßig durch eine Hypertrophie gekennzeichnet sind. Insbesondere treten Schwierigkeiten beim Aufstehen, das nur unter Zuhilfenahme der oberen Extremitäten möglich ist (Gower-Zeichen), sowie beim Treppensteigen auf.

Der Krankheitsverlauf ist progredient. Eine Gehunfähigkeit wird meistens zwischen dem 8. und 15. Lebensjahr erreicht. Der Tod tritt in der Regel zwischen dem 18. und 25. Lebensjahr wegen respiratorischer Insuffizienz oder Herzversagen ein. Die Therapie ist symptomatisch. Trotz der neueren genetischen Erkenntnisse ist eine erfolgreiche kausale Therapie bis heute nicht möglich (Emery 2002, OMIM [Online Mendelian Inheritance in Man Datenbank] 2010).

In einer klinischen Studie im Rahmen der präoperativen Evaluation zeigten 83 % der Duchenne-Patienten pathologische EKG-Befunde, 26 % hatten einen pathologischen Echokardiografiebefund, 31 % pathologische Befunde im Thoraxröntgen und 73 % eine pulmonale Restriktion (Wollinsky et al. 1996). Die erhöhte perioperative Morbidität dieser Patienten beruht somit in erster Linie auf einer eingeschränkten Lungenfunktion und einem pathologisch veränderten Herz-Kreislauf-System.

## Muskeldystrophie Typ Becker

### Definition und Epidemiologie

Die Muskeldystrophie Typ Becker wird ebenfalls *X-chromosomal-rezessiv* vererbt. Sie unterscheidet sich von der Muskeldystrophie Typ Duchenne durch den späteren Beginn und einen wesentlich gutartigeren Verlauf (Emery 2002, Neuen-Jacob 2009, OMIM 2010).

### Klinik

Die klinische Symptomatik beginnt zwischen dem 4. und 19. Lebensjahr. Die dystrophischen Veränderungen beginnen im Bereich der Becken- und Oberschenkelmuskulatur und breiten sich dann langsam auf Oberarme und Schultergürtel aus. Die Gehfähigkeit wird über eine Zeitdauer von 20–30 Jahren kontinuierlich reduziert, einzelne Patienten sind bis zu einem Alter von 60 Jahren noch gehfähig. Kardiale und intellektuelle Funktionsstörungen kommen vor, sind aber viel seltener als beim Typ Duchenne.

## Fazioskapulohumerale Muskeldystrophie

### Definition und Epidemiologie

Die fazioskapulohumerale Muskeldystrophie wird *autosomal-dominant* vererbt. Sie wird auch als Muskeldystrophie vom Typ Duchenne-Landouzy-Déjérine bezeichnet. Die Inzidenz wird mit 1 : 20 000 bis 1 : 100 000 angegeben (Emery 2002, Neuen-Jacob 2009, OMIM 2010).

### Klinik

Die initialen Symptome bleiben lange unerkannt, bis die Betroffenen oder ihre Angehörigen eine Muskelschwäche im Gesicht oder im Schultergürtelbereich feststellen. Dies kann sich durch einen unvollständigen Lidschluss oder durch den Verlust der Fähigkeit, durch einen Strohhalm zu trinken, bemerkbar machen. Der Beginn der Erkrankung findet in der Regel zwischen dem 10. und 20. Lebensjahr statt. Aufgrund der Lokalisation der Muskeldystrophie entwickelt sich ein relativ typisches klinisches Bild mit ausgesprochenen Asymmetrien im Gesicht, die mit einer Fazialisparese verwechselt werden können. Außerdem sind die überbeweglichen Schultergelenke typisch, die auch als „lose Schultern" bezeichnet werden. Aufgrund des in der Regel langsamen Verlaufs ist die Lebenserwartung nur wenig reduziert.

## Muskeldystrophie vom Glieder-Gürtel-Typ

### Definition und Epidemiologie

Die Muskeldystrophie vom Glieder-Gürtel-Typ wird *autosomal-rezessiv* vererbt. Die Inzidenz wird mit 1 : 40 000 bis 1 : 60 000 angegeben (Emery 2002, Neuen-Jacob 2009, OMIM 2010).

### Klinik

Die Muskeldystrophie vom Glieder-Gürtel-Typ beginnt im Bereich des Beckengürtels und aszendiert dann über mehrere Jahre hinweg bis zum Schultergürtel. Beide Eltern sind bei diesem Typ heterozygot, sodass etwa 25 % der Geschwister von der Krankheit direkt betroffen sind, während etwa 50 % wiederum heterozygote Anlageträger sind. Bis heute sind mindestens 18 verschiedene Genotypen beschrieben worden, obwohl der Phänotyp klinisch recht einheitlich ist (Mathews u. Moore 2003, Neuen-Jacob 2009). Der Verlauf ist im Vergleich zur Muskeldystrophie vom Typ Duchenne gutartig. Die Gehfähigkeit bleibt meist bis zum 60. Lebensjahr erhalten. Kardiale Begleiterkrankungen können vorkommen.

## 11.1.3 Präoperative Evaluation

**Lunge.** Im Vordergrund steht die Einschätzung der Limitierung der Lungenfunktion und der kardialen Funktion. Mit einem *Lungenfunktionstest* sollte eine Objektivierung der Einschränkung der pulmonalen Situation erfolgen. Das *Thoraxröntgenbild* kann für die Dokumentation einer restriktiven Lungenerkrankung sowie bei Verdacht auf Aspiration hilfreich sein.

**Herz.** Zahlreiche neuromuskuläre Erkrankungen sind mit einer erhöhten Inzidenz kardialer Begleiterkrankungen assoziiert, weil das Myokard zusammen mit der Skelettmuskulatur funktionell beeinträchtigt sein kann. Da sich Patienten mit einer manifesten neuromuskulären Erkrankung außerdem körperlich nicht genügend belasten können, wird die klinische Beurteilung der kardialen Leistungsfähigkeit schwierig oder gar unmöglich. Daher ist es wichtig, solche Patienten präoperativ *kardiologisch abzuklären* (z.B. Echokardiografie) sowie das perioperative Monitoring und die postoperative Therapie präoperativ festzulegen (Hayes et al. 2008, Wappler 2003).

**Cave** Personen mit neuromuskulären Erkrankungen sind von einer eingeschränkten respiratorischen Funktion und von einer erhöhten Inzidenz kardialer Begleiterkrankungen betroffen.

## 11.1.4 Anästhesiologische Konzepte

### Prämedikation

Bei neuromuskulären Erkrankungen sind die Nebenwirkungen einer Prämedikation hinsichtlich des *Risikos einer Atemdepression* zu beachten. Medikamente mit atemdepressiver Wirkung sind deshalb bei einer symptomatischen neuromusklären Erkrankung kontraindiziert (z.B. Opioide). Eine Prämedikation mit Benzodiazepinen ist in vielen Fällen sinnvoll, aber allenfalls in einer reduzierten Dosierung möglich. Die Dosis muss dem klinischen Befund angepasst werden, weil Benzodiazepine über ihren zentral sedierenden und muskelrelaxierenden Effekt ebenfalls zu respiratorischen Problemen führen können. Dank seiner relativ kurzen Halbwertszeit ist Midazolam in Kombination mit einer präoperativen Sauerstoffgabe zu empfehlen (Hayes et al. 2008, Wappler 2003).

**Cave** Bei Personen mit klinisch vorbestehender Einschränkung der respiratorischen Funktion ist auf eine Prämedikation zu verzichten. Falls diese bei unkooperativen Patienten nötig ist, kann sie auf einer Überwachungsstation/Holding Area unter Monitoring mit Pulsoxymetrie und unter Sauerstoffgabe erfolgen.

### Wahl der Anästhesietechnik

#### Regionalanästhesietechniken

Diese sind in der Regel gut geeignete Verfahren. Vorsicht ist bei Patienten mit eingeschränkter Atemfunktion geboten. Bei diesen Patienten kann bei einem Anstieg einer Spinal- oder Periduralanästhesie in die thorakalen Segmente eine respiratorische Insuffizienz auftreten. Die gleiche Problematik kann sich nach der Applikation einer Interskalenusblockade entwickeln.

**Merke** Regionalanästhesien sind gut geeignete Verfahren für Patienten mit Muskeldystrophien; allerdings muss eine mögliche Beeinträchtigung der respiratorischen Funktion entsprechend der klinischen Ausgangslage antizipiert werden.

#### Allgemeinnarkose

**Succinylcholin.** Im Rahmen einer Allgemeinnarkose müssen Risiken und Nutzen eines Einsatzes von Succinylcholin und volatilen Anästhetika kritisch hinterfragt werden. Succinylcholin kann eine lebensbedrohende Rhabdomyolyse mit Hyperkaliämie und schwersten Herzrhythmusstörungen auslösen. Aus Sicht der Anästhesie ist es wichtig zu wissen, dass klinisch noch asymptomatische Knaben unter 3 Jahren mit Muskeldystrophie vom Typ Duchenne bereits atypisch auf die Gabe von Succinylcholin reagieren können. Deshalb soll Succinylcholin in dieser Altersgruppe nie routinemäßig eingesetzt werden. Treten die o.g. Komplikationen auf, ist eine neuropädiatrische Abklärung indiziert, da neben den therapeutischen Konsequenzen für den betroffenen Knaben und seine Familie unbedingt eine genetische Familienberatung erfolgen muss. Bei Patienten mit bekanntem Morbus Duchenne und Becker ist Succinylcholin grundsätzlich kontraindiziert (Hayes et al. 2008).

**Merke** Succinylcholin soll bei Knaben unter 4 Jahren nicht angewendet werden und ist bei Patienten mit Muskeldystrophien absolut kontraindiziert.

**Volatile Anästhetika.** Volatile Anästhetika ohne Succinylcholin wurden gemäß vieler Fallberichte bei Personen mit Muskeldystrophien klinisch erfolgreich eingesetzt. Allerdings gibt es in der Literatur auch gegenteilige Berichte. Volatile Anästhetika können im Rahmen ihrer Effekte auf die Membranstabilität und Kalziumregulation in der Herz- und Skelettmuskulatur krankheitsspezifische kardiale Komplikationen (Herzinsuffizienz, Tachyarrhythmien, Hypotension) und eine latente Rhabdomyolyse auslösen oder verstärken. Durch die kalziuminduzierte Steigerung des Muskelmetabolismus kann selten ein der malignen Hyperthermie gleichendes Krankheitsbild ausgelöst werden. Diese Komplikationen können auch postoperativ auftreten (Gurnaney et al. 2009).

**Merke** Volatile Anästhetika können bei Personen mit Muskeldystrophien krankheitsspezifische kardiale Komplikationen (Herzinsuffizienz, Tachyarrhythmien, Hypotension), eine latente Rhabdomyolyse auslösen oder verstärken und ein der malignen Hyperthermie gleichendes Krankheitsbild auslösen.

**Propofol und Remifentanil.** Eine Allgemeinanästhesie wird vorzugsweise mit kurz wirkenden Anästhetika wie Propofol und Remifentanil eingeleitet und geführt. Weil die Wirkungszeit der depolarisierenden Muskelrelaxanzien erheblich verlängert sein kann, soll – wenn immer möglich – auf diese Substanzgruppe verzichtet werden.

**Rocuronium.** Eine prospektive Untersuchung mit Rocuronium (Dosierung 0,6 mg/kgKG) zeigte in einer Gruppe von 12 Patienten mit Muskeldystrophie Duchenne im Vergleich zu 12 gesunden Kontrollpatienten eine signifikante Zunahme der Anschlagszeit (Median 203 s; Range 90–420 s versus 90 s; 60–195 s). Ebenfalls deutlich verlängert war die Zeit zwischen der Rocuroniumgabe bis zur Erholung der ersten Twitchantwort (Median 132 min; Range 61–209 min versus 39 min; 22–55 min) im Train-of-four auf 90 % (Wick et al. 2005).

**Muskelrelaxanzien.** Falls keine Kontraindikation für die Verwendung einer ***Larynxmaske*** vorliegt und der geplante Eingriff mit der Larynxmaske durchgeführt werden kann, sind keine Muskelrelaxanzien nötig. Weil der Muskeltonus und die Kraft bei Patienten mit neuromuskulären Erkrankungen meistens reduziert sind, kann aus chirurgischer Sicht oft auf den Einsatz von Muskelrelaxanzien verzichtet werden. Eine wache Intubation mit der Fiberoptik ist ebenfalls eine mögliche Alternative. Ist eine ***Intubation*** indiziert, kann diese meist ohne Verwendung von Muskelrelaxanzien erfolgen. Müssen diese gleichwohl eingesetzt werden, ist der Einsatz von nicht depolarisierenden Muskelrelaxanzien mit kürzerer Halbwertszeit (Mivacurium, Atracurium) zu empfehlen. Rocuronium und dessen schnelle Antagonisierung durch Sugammadex sind in der Literatur noch nicht ausführlich beschrieben. Aufgrund des pharmakologischen Profils und der geringen Nebenwirkungen scheint diese Kombination aber überlegenswert (De Boer et al. 2009, Wick et al. 2005).

**Merke** Anschlagszeit und Wirkungsdauer nicht depolarisierender Muskelrelaxanzien sind bei Personen mit neuromuskulären Erkrankungen deutlich verlängert. Deshalb ist ein Verzicht auf diese Medikamente oder ein individuell angepasstes Konzept mit Monitorisierung der Muskelrelaxation und adäquater postoperativer Therapie zwingend.

**Monitoring.** Für kleinere Eingriffe genügt ein Routinemonitoring mit EKG, Pulsoxymetrie und nicht invasiver Blutdruckmessung sowie neuromuskulärem Monitoring, falls Muskelrelaxanzien verwendet werden. Weiterführende Überwachungsmaßnahmen richten sich nach der klinischen Präsentation des Patienten und dem geplanten Eingriff. Bei erhöhtem Risiko ist die Indikation für ein invasives Monitoring oder eine intraoperative Überwachung mittels transösophagealer Echokardiografie großzügig zu stellen (Wappler 2003, Wollinsky et al. 1996).

## 11.1.5 Postoperatives Management

Für die postoperative Therapie ist die Indikation für eine Überwachung auf einer Intensivstation mit Möglichkeit zur Nachbeatmung und verzögerter Extubation großzügig zu stellen. Einer konsequenten postoperativen Atemtherapie ist in dieser Patientengruppe grundsätzlich besondere Beachtung zu schenken (Hayes et al. 2008, Wappler 2003, Wollinsky et al. 1996).

**Kernaussagen**

- Muskeldystrophien – auch Dystrophinopathien genannt – sind durch eine äußerst heterogenetisch determinierte pathologische Funktion des Dystrophin-Glykoprotein-Komplexes gekennzeichnet.
- Der Dystrophin-Glykoprotein-Komplex spielt in der Skelettmuskulatur, im Myokard, in der glatten Muskulatur und im Gehirn eine wichtige Rolle. Deshalb können bei den betroffenen Personen in allen genannten Zielorganen funktionelle Störungen auftreten.
- Die klinische Präsentation und der histologische Befund können erheblich variieren.
- Die präoperative Evaluation der respiratorischen und kardiovaskulären Funktion sowie eine spezifisch angepasste postoperative Therapie sind bei Patienten mit Dystrophinopathien wichtig.
- Succinylcholin und volatile Anästhetika sind bei Patienten mit Dystrophinopathien kontraindiziert.
- Nicht depolarisierende Muskelrelaxanzien haben bei Personen mit Muskeldystrophien eine verstärkte Wirkung, deshalb ist ein Verzicht oder ein individuell angepasstes Konzept mit Monitorisierung der Muskelrelaxation und adäquater postoperativer Therapie zwingend.

### Literatur


Biggar WD, Klamut HJ, Demacio PC et al. Duchenne muscular dystrophy: current knowledge, treatment, and future prospects. Clin Orthop 2002; 401: 88–106

Blake DJ, Weir A, Newey SE et al. Function and genetics of dystrophin and dystrophin-related proteins in muscle. Physiol Rev 2002; 82: 291–329

Cohn RD, Campbell KP. Molecular basis of muscular dystrophies. Muscle Nerve 2000; 23: 1456–1471

De Boer HD, van Esmond J, Booij et al. Reversal of rocuronium-induced neuromuscular block by sugammadex in Duchenne muscular dystrophy. Pediatr Anesth 2009; 19: 1226–1268

Dulhunty AF, Haarmann CS, Green D et al. Interactions between dihydropyridine receptors and ryanodine receptors in striated muscle. Prog Biophys Mol Biol 2002; 79: 45–75

Emery AE. The muscular dystrophies. Lancet 2002; 359: 687–695

Finsterer J, Stollberger C. The heart in human dystrophinopathies. Cardiology 2003; 99: 1–19

## 11.2.3 Nicht dystrophe Myotonien

Unter den nicht dystrophen Myotonien werden verschiedene Erkrankungen der *Chlorid- und Natriumionenkanäle* in der Skelettmuskulatur zusammengefasst, die mit einer Über- oder Untererregbarkeit der muskulären Zellmembranen einhergehen (Davies u. Hanna 2003). Eine Übererregbarkeit führt dabei zu einer Relaxationsstörung (Myotonie), eine Untererregbarkeit hingegen zu einer Kontraktionsstörung (Muskelschwäche). Die nicht dystrophen Myotonien sind in der Regel lebenslang kontrollierbar und die erhöhte Muskelsteifigkeit häufig das führende Symptom. Diese bessert sich zumeist mit zunehmender Bewegungsfrequenz („Warm-up"-Phänomen). Eine Ausnahme bildet hier die Paramyotonia congenita Eulenburg (s.u.), bei der die Muskelsteifigkeit mit der Bewegungsfrequenz zunimmt (paradoxe Myotonie).

### Chloridkanalmyotonien (Myotonia congenita)

**Pathophysiologie.** Den Chloridkanalmyotonien liegen Punktmutationen oder Deletionen im CLCN1-Gen auf Chromosom 7q zugrunde, dem Gen für den spannungsabhängigen Chloridionenkanal der Skelettmuskulatur. Diese führen zu einer verminderten Aktivität und Leitfähigkeit der Chloridionenkanäle. Mehr als 50 verschiedene Mutationen sind für dieses Gen bislang beschrieben (Davies u. Hanna 2003). Die kongenitalen Myotonien manifestieren sich in der Regel bereits in der ersten Lebensdekade.

**Klinische Symptomatik.** Chloridkanalmyotonien sind vorwiegend durch eine Störung der Erschlaffungsfähigkeit des Muskels nach willkürlicher Kontraktion gekennzeichnet, im Fall der Becker-Myotonie auch durch eine passagere Kontraktionsstörung mit resultierender transienter Muskelschwäche (Paramyotonie).

**Merke** Chloridkanalmyotonien betreffen ausschließlich die Skelettmuskulatur, extramuskuläre Symptome fehlen (Wappler 2003).

Charakteristisch ist die Besserung der Muskelsteifigkeit mit zunehmender Bewegungsfrequenz („Warm-up"-Phänomen).

#### Myotonia congenita Thomsen (Thomsen's Disease)

Die Erkrankung tritt mit einer Inzidenz von ca. 1 : 400 000 auf (Russell u. Hirsch 1994) und ist durch eine generalisierte Hypertrophie der Skelettmuskulatur gekennzeichnet, wodurch die Patienten athletisch wirken. Bei leichter Myotonie verfügen die Patienten häufig über eine überdurchschnittliche Kraft, bei starker Ausprägung der Myotonie ist die Kraftentfaltung hingegen zumeist gering.

Die Erkrankung manifestiert sich im Kleinkindesalter und führt nicht notwendigerweise zu einer störenden körperlichen Beeinträchtigung, alle Muskelgruppen sind gleichermaßen betroffen. Klinisch imponiert oftmals eine Steifigkeit der Beinmuskulatur, die erstmalig auffällt, wenn die Kinder das Laufen erlernen. Hinzu kommen Augenmotilitätsstörungen und myotone Reaktionen der Zungen- und Kaumuskulatur.

#### Myotonia congenita Becker

Diese seltene Erkrankung folgt einem *autosomal-rezessiven* Erbgang und ist durch eine schwere, generalisierte Myotonie gekennzeichnet, verbunden mit einer gleichzeitigen Muskelschwäche. Die Symptome manifestieren sich im Kindesalter zwischen dem 5. und 11. Lebensjahr, meist zunächst an den Beinen, im weiteren Verlauf dann auch an den Händen und der Zungen- und Kaumuskulatur. In Biopsien lassen sich teilweise Muskeldystrophien nachweisen (Russell u. Hirsch 1994).

### Natriumkanalerkrankungen

#### Pathophysiologie und klinische Symptomatik

Diese seltenen Erkrankungen folgen einem *autosomal-dominanten* Erbgang und werden durch Mutationen im Gen für die Alpha-Untereinheit des muskulären spannungsabhängigen Natriumionenkanals (SCN4A) auf Chromosom 17q23 verursacht (Mankodi u. Thornton 2003). Charakteristisch ist eine abnorme Erregbarkeit der Muskelzellmembran, die sich klinisch sowohl durch Myotonie als auch durch Muskelschwäche manifestieren kann. Die mutierten Natriumkanäle erzeugen sowohl eine gestörte Inaktivierung des Natriumioneneinwärtsstroms als auch eine pathologische Verkürzung der muskulären Refraktärperiode. Ein geringgradig erhöhter Natriumioneneinwärtsstrom führt klinisch zu einer Myotonie, aus einer starken Erhöhung resultiert eine periodische Lähmung (Dauerdepolarisation), die Übergänge sind jedoch fließend (Cannon 2001). Zu den Natriumkanalmyotonien zählen u.a. die Paramyotonia congenita Eulenburg, die hyperkaliämische periodische Paralyse (Kap. 11.3) und die kaliumsensitiven Myotonien (Davies u. Hanna 2003).

Obwohl das Risiko einer Disposition zur malignen Hyperthermie (MH) bei Natriumkanalmyotonien generell als niedrig eingestuft wird, ist der Zusammenhang unsicher. In Fallberichten wurde ein positives Resultat im *In-vitro-Kontrakturtest* (IVKT) zur Diagnose einer MH-Disposition erhoben.

#### Paramyotonia congenita Eulenburg

Bei normalen Temperaturen zeigen die Patienten oft nur geringe Symptome. *Kälteexposition und körperliche Anstrengung* führen zu Myotonie und einer oft über Stunden anhaltenden Muskelschwäche. Repetitive Bewegungen bewirken eine Zunahme der Beschwerden (paradoxe Myotonie). Häufig sind Gesichtsmuskulatur und die distale Extremitätenmuskulatur besonders betroffen. Die Symptomatik besteht von Geburt an und ist klinisch nicht progredient. Im Erwachsenenalter werden teilweise zusätzlich hyperkaliämische periodische Lähmungen beobachtet (Davies u. Hanna 2003).

## 11.2.4 Präoperative Evaluierung und Maßnahmen

Die meisten Patienten mit myotonen Syndromen sind durch ihre Erkrankung zunächst oder dauerhaft im täglichen Leben subjektiv nur geringgradig beeinträchtigt, können aber perioperativ dekompensieren (Baur et al. 2002b). Im Rahmen der *präoperativen Visite* sollte daher gezielt nach Muskelerkrankungen des Patienten oder in der Familie gefragt werden. Mögliche Gefährdungen resultieren v.a. aus Einschränkungen der pulmonalen Funktionsreserven, bereits präoperativ sollte daher eine intensive *Atemtherapie* begonnen werden.

**Präoperative Diagnostik.** Diese umfasst zumindest:

- EKG,
- Routinelabor einschließlich Kalzium, CK und Myoglobin,
- Lungenfunktionsprüfung und arterielle Blutgasanalyse,
- Röntgenthorax bei respiratorischer Insuffizienz,
- neurologisches Konsil.

Bei den myotonen Muskeldystrophien ist zusätzlich eine Echokardiografie indiziert, um ein begleitendes *kardiales Risiko* zu erfassen sowie die Bestimmung des Schilddrüsenhormonstatus und des Nüchternblutzuckerspiegels.

**Merke** Bei allen Patienten mit einer myotonen Muskeldystrophie ist eine präoperative kardiale Evaluation indiziert.

**Prämedikation.** Hier sollte bei Myotoniepatienten auf alle atemdepressorischen oder muskelrelaxierenden Wirkstoffe verzichtet werden (z.B. Opioide, Benzodiazepine; Wappler 2003), alternativ kann Clonidin (1–2 µg/kg p.o.) verabreicht werden.

## 11.2.5 Anästhesiologische Konzepte

Das *Anästhesierisiko* ist bei Myotoniepatienten deutlich erhöht. Die möglichen Beeinträchtigungen von Atmung, Schluckakt und Motilität des Gastrointestinaltrakts bedingen ein erhöhtes Risiko für respiratorische Insuffizienz und Aspirationen. Eine Vielzahl von Faktoren kann zudem lang anhaltende myotone Symptome auslösen, die den Patienten gefährden können und vermieden werden müssen (Tab. 11.4).

Aufgrund einer erhöhten Sensitivität gegenüber Anästhetika und Adjuvanzien ist grundsätzlich mit einer potenteren Wirkung aller zur Narkoseführung eingesetzten Medikamente zu rechnen. Kurz wirksame, gut steuerbare Anästhetika sollten daher favorisiert werden.

**Cave** Wirkungen von Anästhetika und Adjuvanzien können bei Myotoniepatienten unkalkulierbar verstärkt und verlängert sein.

### Regionale Techniken

Bei der Auswahl eines geeigneten Anästhesieverfahrens sollten regionalanästhesiologische Techniken und periphere Nervenblockaden bevorzugt werden. Insbesondere Kathetertechniken beinhalten gleichzeitig die Möglichkeit einer suffizienten postoperativen Schmerztherapie unter Verzicht auf atemdepressorische Opioide.

### Allgemeinnarkose

Ist eine Allgemeinanästhesie nicht vermeidbar, sind einerseits das erhöhte Aspirationsrisiko und andererseits das Risiko einer potenziellen Disposition zur MH zu beachten.

**MH-Disposition.** Bei Patienten mit Myotonien kann derzeit die mögliche Assoziation mit einer MH-Disposition nicht abschließend bewertet werden (Baur et al. 2002a, Parness et al. 2009). Wenngleich in der Literatur über die erfolgreiche Verwendung von volatilen Anästhetika berichtet wurde und das Risiko einer MH-Disposition generell als sehr niedrig eingestuft wird, sollten Allgemeinanästhesien grundsätzlich „triggerfrei“ erfolgen.

**Narkoseeinleitung.** *Propofol* ist zur Induktion und Aufrechterhaltung einer Allgemeinanästhesie geeignet, kann aber u.U. selbst eine lokale (an der Injektionsstelle) oder generalisierte myotone Reaktion auslösen; *Etomidat* kann zur Narkoseeinleitung eingesetzt werden.

**Cave** Bei allen Patienten mit myotonen Syndromen sind aufgrund einer möglichen Disposition zur malignen Hyperthermie volatile Anästhetika kontraindiziert.

**Muskelrelaxanzien.** Eine Relaxierung des Patienten sollte, wenn überhaupt, nur zurückhaltend erfolgen. *Nicht depolarisierende Muskelrelaxanzien* können verwendet werden, kurz wirksame Substanzen (z.B. Rocuronium, Mivacurium) sind zu bevorzugen. Der Einsatz eines perioperativen neuromuskulären Monitorings ist zwingend notwendig. Eine voll-

Tab. 11.4 Risikofaktoren für das Auftreten einer perioperativen myotonen Reaktion (Baur et al. 2002a, Baur et al. 2002b, Russell u. Hirsch 1994, Wappler 2003).

| Medikamente | Physikalische Faktoren |
|---|---|
| Succinylcholin | Kälte |
| Propofol | postoperatives Kältezittern |
| Barbiturate | chirurgische Manipulation |
| Cholinesterasehemmstoffe | Venenpunktion |
| Propanolol | Injektionsschmerz |
| Clofibrat | Elektrokauter zur Blutstillung |
| Infusion kaliumhaltiger Lösungen | |

ständige Wiederherstellung der neuromuskulären Erregungsübertragung muss vor Beendigung der Narkose entweder abgewartet oder aber medikamentös herbeigeführt werden. Seit 2008 steht mit Sugammadex (Bridion) ein spezifischer Antagonist für die Wirkungen von Rocuronium klinisch zur Verfügung (Naguib 2007).

**Cave** Cholinesterasehemmstoffe können eine schwere Myotonie auslösen und sind daher kontraindiziert.

Der Einsatz depolarisierender Muskelrelaxanzien ist bei Myotoniepatienten dagegen *absolut kontraindiziert*. Neben der Gefahr der Auslösung einer malignen Hyperthermie können diese schwere generalisierte myotone Symptome induzieren, verbunden mit einer therapierefraktären Rigidität von Abdomen-, Thorax-, Rachen- und Kiefermuskulatur. Maskenbeatmung und Intubation können minutenlang deutlich erschwert oder unmöglich sein. Diese generalisierte Myotonie kann nicht durch Gabe von nicht depolarisierenden Muskelrelaxanzien unterbrochen werden.

**Cave** Succinylcholin ist bei allen Myotoniepatienten absolut kontraindiziert.

**Rapid Sequence Induction.** Die Rapid Sequence Induction einer Allgemeinanästhesie muss daher modifiziert unter Verwendung eines nicht depolarisierenden Muskelrelaxans mit kurzer Anschlagzeit (z. B. Rocuronium 0,6–0,9 mg/kgKG) und unter apnoischer Oxygenierung bis zum Erreichen eines adäquaten Relaxierungsniveaus erfolgen. Alternativ ist, speziell bei schwierigen Atemwegen, die *fiberoptische Wachintubation* unter Lokalanästhesie zur Narkoseeinleitung geeignet.

**Merke** Die Induktion einer Allgemeinanästhesie muss bei Myotoniepatienten als modifizierte Rapid Sequence Induction erfolgen.

### Monitoring

Das Monitoring von Myotoniepatienten umfasst zumindest:
- EKG,
- nicht invasive Blutdruckmessung,
- Kapnometrie,
- Pulsoxymetrie,
- kontinuierliche Temperaturmessung,
- Relaxometrie.

Bei Patienten mit myotoner Dystrophie und kardialer Beteiligung können zusätzlich eine invasive Blutdruckmessung und ein erweitertes Monitoring mittels TEE, Pulskonturanalyse (PICCO) oder Pulmonaliskatheter sinnvoll sein. Die Anlage eines temporären Schrittmachers sollte erwogen werden.

### Temperaturregulation

Zur Vermeidung einer intraoperativen Auskühlung sollten die Raumtemperatur im Operationssaal angehoben und aktive Wärmemaßnahmen (z. B. Wärmedecke, warme Infusionslösungen) ergriffen werden. Bei Patienten mit einer Paramyotonia congenita Eulenburg können neben myotonen Symptomen auch lang anhaltende kälteinduzierte Paresen erzeugt werden.

**Merke** Myotonien sind *primäre* Erkrankungen der Muskulatur. Eine durch chirurgische Manipulation oder Elektrokauter verursachte myotone Symptomatik spricht somit nicht auf die Gabe von Muskelrelaxanzien an und lässt sich nicht durch Regionalanästhesie oder periphere Nervenblockaden unterbinden. Membranstabilisatoren (z. B. Phenytoin) können u. U. hilfreich sein.

## 11.2.6 Postoperatives Management

Die Aufwachraumzeit kann bei Myotoniepatienten deutlich verlängert sein. Postoperative Komplikationen resultieren im Wesentlichen aus *myotonen Symptomen* und *funktionellen Einschränkungen der Atmung*, verbunden mit dem Risiko von Aspirationen und respiratorischer Insuffizienz. Ein *postoperatives Kältezittern* muss durch aktives Wärmen und ggf. zusätzlich medikamentös (z. B. Pethidin, Clonidin) konsequent unterbunden werden.

Opioidgaben müssen titriert erfolgen, auch NSAR können zur postoperativen Schmerztherapie eingesetzt werden. Neben der Anwendung von Epidural- und Plexusanästhesien kann die lokale Wundinfiltration mit Lokalanästhetika sinnvoll sein. Die Indikation zu einer postoperativen intensivmedizinischen Überwachung ist bei allen Myotoniepatienten großzügig zu stellen und muss bei myotoner Dystrophie und begleitendem obstruktivem Schlafapnoesyndrom zwingend erfolgen. Notwendige Operationen sollten stationär durchgeführt werden, um postoperative Komplikationen zeitnah erkennen und behandeln zu können.

**Kernaussagen**

- Patienten mit myotonen Syndromen haben ein erhöhtes Risiko für das Auftreten von Aspirationen und respiratorischer Insuffizienz.
- Regionalanästhesieverfahren sollten bevorzugt werden. Ist eine Allgemeinanästhesie unvermeidlich, muss diese aufgrund einer möglichen MH-Disposition „triggerfrei" durchgeführt werden.
- Ist eine Muskelrelaxierung notwendig, sollten kurz wirksame *nicht depolarisierende* Muskelrelaxanzien – unter neuromuskulärem Monitoring – eingesetzt werden.
- Das anästhesiologische Management umfasst das Vermeiden von Faktoren, die eine Myotonie provozieren können.
- Patienten mit myotonen Muskeldystrophien sind zusätzlich durch extramuskuläre Organmanifestationen, hier insbesondere die kardiale Beteiligung, gefährdet.

### Literatur


Baur CP, Schlecht R, Jurkat-Rott K et al. Anästhesie bei neuromuskulären Erkrankungen. Teil 1: Einführung. Anästhesiol Intensivmed Notfallmed Schmerzther 2002a; 37: 77–83

Baur CP, Schara U, Schlecht R et al. Anästhesie bei neuromuskulären Erkrankungen. Teil 2: Spezielle Krankheitsbilder. Anästhesiol Intensivmed Notfallmed Schmerzther 2002b; 37: 125–137

Cannon SC. Voltage-gated ionchannelopathies of the nervous system. Clin Neurosci Res 2001; 1: 104–117

Davies NP, Hanna MG. The skeletal muscle channelopathies: distinct entities and overlapping syndromes. Curr Opin Neurol 2003; 16: 559–568

Liquori CL, Ricker K, Moseley ML et al. Myotonic dystrophy type 2 caused by a CCTG Expansion in Intron 1 of ZNF9. Science 2001; 293: 864–867

Mahadevan M, Tsilfidis C, Sabourin L et al. Myotonic dystrophy mutation: an unstable CTG repeat in the 3' untranslated region of the gene. Science 1992; 255: 1253–1255

Mankodi A, Thornton CA. Myotonic syndromes. Curr Opin Neurol 2003; 15: 545–552

Naguib M. Sugammadex: Another milestone in clinical neuromuscular pharmacology. Anesth Analg 2007; 104: 575–581

Parness J, Bandschapp O, Girard T. The myotonias and susceptibility to malignant hyperthermia. Anesth Analg 2009; 109: 1054–1064

Premawardhana LD, Thirunavakarasu G. Myotonia dystrophica – first presentation as severe left ventricular failure complicating dilated cardiomyopathy. Postgraduate Medical Journal 1992; 68: 67

Russell SH, Hirsch NP. Anaesthesia and myotonia. Brit J Anaesth 1994; 72: 210–216

Wappler F. Aktuelle Aspekte der Anästhesie bei neuromuskulären Erkrankungen. Anästhesiol Intensivmed Notfallmed Schmerzther 2003; 38: 495–499

White RJ, Bass SP. Myotonic dystrophy and paediatric anaesthesia. Paed Anaesth 2003; 13: 94–102

Zeesman S, Carson N, Whelan DT. Paternal transmission of the congenital form of myotonic dystrophy type I: A new case and review of the literature. Am J Med Genet 2001; 107: 222–226


# 11.3 Hypo- und hyperkaliämische periodische Paralyse

*M. Anetseder, T. Metterlein, C. Baur*

## 11.3.1 Definition

Die primären periodischen Paralysen gehören zu den vererbbaren *Ionenkanalerkrankungen der Skelettmuskulatur*. Punktmutationen im Gen des Natrium-, Kalzium- oder seltener des Kaliumkanals der Zellmembran verändern deren Ionenleitfähigkeit und damit die Erregbarkeit der Muskelzelle. Die hypokaliämische (HypoPP), hyperkaliämische (HyperPP) sowie normokaliämische periodische Paralyse (NormoPP), die Paramyotonia congenita, das Andersen-Tawil-Syndrom und die thyreotoxische hypokaliämische periodische Paralyse lassen sich genotypisch und phänotypisch unterscheiden.

Sekundäre periodische Paralysen können ausgelöst werden, u. a. durch Medikamente wie Thiaziddiuretika, Laxanzienabusus, Nebennierenerkrankungen etc. (Finsterer 2008).

## 11.3.2 Epidemiologie

Die beiden häufigsten Formen (HypoPP und HyperPP) werden *autosomal-dominant* vererbt und haben eine Häufigkeit von etwa 1 : 100 000 (Finsterer 2008). Sie treten unabhängig von der ethnischen Zugehörigkeit und vom Geschlecht auf. Auslöser sind typischerweise Hypo- bzw. Hyperkaliämien.

## 11.3.3 Pathophysiologie

Mutationen in Ionenkanälen der Skelettmuskelmembran führen zu Verschiebungen des Ruhemembranpotenzials und einer gestörten Membranerregbarkeit. Der hypokaliämischen periodischen Paralyse (HypoPP) Typ 1, der mit 60 % häufigeren Form, liegt eine Mutation in der α1-Untereinheit des sarkolemmalen L-Typ-Kalziumkanals zugrunde. Die HypoPP Typ 2 (10 % der Fälle) und die noch seltenere hyperkaliämische periodische Paralyse (HyperPP) werden durch Mutationen in der α-Untereinheit des Natriumkanals verursacht (Platt u. Griggs 2009). Verschiedene Mutationen haben dabei unterschiedliche funktionelle Auswirkungen. Bei mehr als der Hälfte der Erkrankten können bekannte Mutationen nachgewiesen werden.

Der gemeinsame Mechanismus für die episodisch auftretende Muskelschwäche ist die Unerregbarkeit der Muskelmembran infolge der Inaktivierung von Natriumkanälen. Diese kann direkt über eine Loss-of-Function-Mutation oder indirekt über eine zu lang anhaltende Depolarisation aufgrund einer Gain-of-Function-Mutation erfolgen (Jurkatt-Rott et al.2002).

Bei der HyperPP führt ein pathologisch erhöhter Natriumeinstrom gelegentlich zuerst zu einer myotonen Reaktion mit zunehmender Muskelsteife, die in die für die periodische Paralyse typische Muskelschwäche übergeht.

Für die HypoPP Typ 1 wurden in einzelnen Fallberichten hypermetabole Reaktionen unter volatilen Inhalationsanästhetika beschrieben. Auf dem spannungsabhängigen Kalziumkanal wurden Mutationen sowohl für die HypoPP Typ 1 als auch die MH beschrieben. Bei den Natrium- und Chloridkanalerkrankungen (z. B. HyperPP, Paramyotonia congenita,

HypoPP Typ 2) ist dagegen das Risiko für eine MH nicht erhöht (Parness et al. 2009).

## 11.3.4 Klinische Präsentation

Kennzeichnend sind *Episoden von Muskelschwäche* mit unterschiedlicher Schwere, Frequenz und Dauer, ausgelöst durch eine Änderung des Serumkaliums in Folge von Kälteexposition, Infektion, Menstruation, Schwangerschaft und nach starker körperlicher Belastung. Typischerweise beginnt die Muskelschwäche in der proximalen Beinmuskulatur und breitet sich nach distal und auf die Arme aus, gelegentlich mit Schluckstörung, jedoch ohne Beteiligung der Atemmuskulatur (Finsterer 2008).

Im Gegensatz zur HyperPP treten die Beschwerden bei der HypoPP meist erst im 2. Lebensjahrzehnt auf, verlaufen schwerer mit einer Dauer von Stunden bis Tagen, treten jedoch seltener auf. Schwere und Frequenz verstärken sich während der Pubertät. Eine Besserung tritt meist ab der 4. Dekade ein, kann jedoch insbesondere bei der HypoPP mit einer progressiven proximalen Muskelschwäche einhergehen (Platt u. Griggs 2009).

Bei der HypoPP treten die Beschwerden zudem vermehrt nach kohlenhydratreichen Mahlzeiten sowie früh morgens auf. Behandelt werden diese durch Zufuhr von Kalium in Form von regelmäßigen, kleinen, kohlenhydratarmen Mahlzeiten und Kalium p. o. und i. v. Eine Episode der HyperPP tritt bevorzugt in Ruhephasen nach körperlichen Belastungen oder nach kaliumreichen Mahlzeiten und Alkoholgenuss auf. Die Therapie erfolgt durch Senkung des Kaliumspiegels im Serum, durch Einnahme von Süßigkeiten, durch leichte körperliche Belastung und durch Salbutamol-Inhalation (www.hkpp.org).

**Merke** Sowohl bei HyperPP als auch bei HypoPP können die gemessenen Serumwerte während der Episoden im Normbereich liegen.

Die Patienten kennen die Auslöser ihrer Episoden in der Regel sehr gut und vermeiden diese. Attacken können durch fortgesetzte leichte körperliche Belastung abgeschwächt oder verhindert werden. Eine vollständige Erholung tritt in der Regel innerhalb weniger Stunden (HyperPP) bzw. mehrerer Stunden bis Tage (HypoPP) ein (Platt u. Griggs 2009).

Sowohl bei der HyperPP wie bei der HyopPP Typ 1 wird der Karboanhydrasehemmer Azetazolamid, alternativ Dichlorphenamid, zur Stabilisierung des intrazellulären Kaliumwerts prophylaktisch eingesetzt.

## 11.3.5 Präoperative Evaluierung und Maßnahmen

Neben den Routineparametern ist der aktuelle klinische Status der Myopathie zu erheben. Ein neurologisches Konsil ist bei elektiven Operationen und komplizierten Verläufen ratsam. Bei Verdacht auf eine Einschränkung der kardiopulmonalen Reserve sollten zusätzlich eine *Lungenfunktionsprüfung* (ggf. mit BGA) und eine *Echokardiografie* (ggf. Stressecho) durchgeführt werden.

Auf bestimmte Erkrankungen (Diabetes mellitus, Diabetes insipidus, Durchfall/Erbrechen, Ileus), Medikamente (Diuretika, Insulin) und Maßnahmen (Magensonde, Darmspülung), die zu Schwankungen des Serumkaliums führen, muss geachtet werden.

**Merke** Eine engmaschige *Überwachung der Elektrolytwerte* ist erforderlich.

## 11.3.6 Intraoperative anästhesiologische Konzepte

Ziel der anästhesiologischen Versorgung ist es, das Auslösen einer Attacke zu vermeiden und diese ggf. sofort zu behandeln.

**Merke** Auslöser und Kofaktoren paralytischer Attacken sind emotionaler Stress, körperliche Belastung, Hypo- bzw. Hyperkaliämie, Glukosezufuhr bzw. -mangel (infolge Kaliumverschiebung), Kälte und Schwangerschaft sowie depolarisierende Muskelrelaxanzien und Cholinesterasehemmer.

Eine ausreichende Stressreduktion sollte durch eine adäquate medikamentöse Prämedikation, vorzugsweise mit *Clonidin* (2 µg/kgKG p. o.) oder durch Benzodiazepine (*cave:* Gefahr der Atemdepression) erreicht werden.

*Normothermie, Normoglykämie* und Aufrechterhaltung eines *normalen Serumkaliumspiegels* sind wesentliche Voraussetzungen, um paralytische Attacken zu vermeiden. Verschiebungen im Säure-Basen-Haushalt durch Infusionstherapie und mechanische Ventilation müssen beachtet werden.

**Merke** Auf ausreichende Stressreduktion achten, Kalium und Glukose im Serum engmaschig überwachen, Auskühlung vermeiden!

### Anästhesieverfahren

**Regionalanästhesie.** Hier bieten Regionalanästhesieverfahren Vorteile. Eine direkte Beeinflussung der Muskulatur oder der motorischen Endplatte unterbleiben. Die Atemmuskulatur wird nicht oder nur kaum beeinflusst.

**Allgmeinanästhesie.** Bei einer Allgemeinanästhesie ist Succinylcholin als depolarisierendes Muskelrelaxanz wegen der direkten Beeinflussung des Muskelmembranpotenzials kontraindiziert. Volatile Inhalationsanästhetika können bei Natrium- oder Chloridkanalerkrankungen eingesetzt werden. Bei Kalziumkanalerkrankungen (HypoPP Typ 1) sollte auf volatile Inhalationsanästhetika verzichtet werden, da sowohl Inhalationsanästhesien mit unauffälligem Verlauf als auch mit hypermetaboler Reaktion ähnlich einer malignen Hyperthermie beschrieben worden sind (Parness et al.

2009). Eine i.v. Anästhesie mit Propofol, einem Inhibitor des spannungsabhängigen Natriumkanals, und einem Opioid ist sicher. Nicht depolarisierende Muskelrelaxanzien können beginnend mit 10–20% der üblichen Dosis nach Wirkung und unter neuromuskulärem Monitoring titriert werden.

**Cave** Depolarisierende Muskelrelaxanzien und Cholinesterasehemmer können Lähmungsattacken auslösen.

### 11.3.7 Postoperatives Management

In der postoperativen Phase besteht ein erhöhtes Risiko für eine paralytische Attacke. Schmerz, emotionaler Stress, perioperative Nahrungskarenz, Hypothermie oder postoperatives Shivering kommen als Auslöser infrage.

Die *postoperative Überwachung* sollte daher ausreichend lange erfolgen und die Kontrolle von Körpertemperatur sowie Glukose und Kalium im Serum umfassen. Hypo- wie auch Hyperglykämie sollten vermieden werden. Shivering muss sofort mit Clonidin (1–2 µg/kgKG i.v.) oder Opioiden (z.B. Pethidin 0,5–1 mg/kgKG i.v.) behandelt werden. Eine *suffiziente Schmerztherapie* ist essenziell, allerdings muss eine potenzielle Atemdepression durch Opioide beachtet werden.

### 11.3.8 Behandlung perioperativer paralytischer Attacken

Paralytische Attacken können mit ausgeprägter muskulärer Schwäche einhergehen. Bei Schluckstörungen muss eine Aspiration durch stabile Seitenlage oder Schutzintubation verhindert werden. Mit einer respiratorischen Insuffizienz ist nur bei der thyreotoxischen HypoPP zu rechnen.

Eine bestehende Muskelschwäche kann sich jederzeit ohne Vorzeichen verschlechtern. Perioperative Attacken erfordern deshalb eine intensivmedizinische Überwachung mit regelmäßigen Kalium- und Glukosemessungen. Ziel ist eine Normalisierung der Werte im Serum.

Bei der HypoPP erfolgt die Therapie durch kontrolliertes Anheben des Serumkaliumwerts in den oberen Normbereich über i.v. oder orale Zufuhr von Kaliumchlorid.

Bei der HyperPP sind die Anfälle häufig kurz und selbstlimitierend. Bei schweren Attacken wird eine Behandlung durch kontrollierte Senkung des Serumkaliumspiegels durchgeführt. Dazu stehen Kalziumglukonat i.v., Bikarbonat i.v., Salbutamol inhal. oder Glukose/Insulin i.v. zur Verfügung. Präzise Angaben zur Höhe eines therapeutisch adäquaten Kaliumspiegels werden in der Literatur nicht angegeben und orientieren sich an der klinischen Symptomatik.

**Kernaussagen**

- Die primären periodischen Paralysen gehören zu den Ionenkanalerkrankungen der Skelettmuskulatur.
- Die häufigsten Formen HypoPP und HyperPP werden autosomal-dominant vererbt.
- Der Mechanismus für die episodisch auftretende Unerregbarkeit der Muskelmembran liegt in einer temporären Inaktivierung der Natriumkanäle.
- Erkrankungen, Medikamente und Maßnahmen, die zu Schwankungen des Serumkaliumspiegels führen, müssen beachtet werden.
- Perioperative klinische Behandlungsziele sind eine engmaschige Überwachung von Kalium und Glukose im Serum, eine ausreichende Stressreduktion und die Vermeidung einer Hypothermie.
- Postoperativ sollte eine verlängerte Überwachung, intensives Kreislauf- und Wärmemanagement sowie eine ausreichende Analgesie erfolgen.

#### Literatur

Finsterer J. Primary periodic paralyses. Acta Neurol Scand 2008; 117: 145–58

Jurkat-Rott K, Lerche H, Lehmann-Horn F. Skeletal muscle channelopathies. J Neurol 2002; 249: 1493–1502

Parness J, Bandschapp O, Girard T. The myotonias and susceptibility to malignant hyperthermia. Anesth Analg 2009; 109: 1054–64

Platt D, Griggs R. Skeletal muscle channelopathies: new insights into the periodic paralyses and nondystrophic myotonias. Curr Opin Neurol 2009; 22: 524–31

## 11.4 Myopathien und Motoneuronerkrankungen

*C. Schmitt, G. Geldner*

### 11.4.1 Definition und Einteilung

Als neuromuskuläre Erkrankungen (NME) werden Störungen der Muskulatur und des peripheren Nervensystems bezeichnet, denen klinisch eine Schwäche der Skelettmuskulatur gemeinsam ist. Sie lassen sich in 4 Hauptgruppen einteilen (Tab. 11.5):

- Myopathien,
- Motoneuronerkrankungen,
- periphere Neuropathien,
- Transmissionsstörungen.

**Merke** Während Motoneuronerkrankungen und Transmissionsstörungen vorwiegend durch respiratorische Einschränkungen gekennzeichnet sind, stehen bei den peripheren Neuropathien kardiale Probleme und bei den Myopathien kardiale und pulmonale Einschränkungen im Vordergrund.

| Einteilung der NME | Relevante Ausprägungen |
|---|---|
| Myopathien | Muskeldystrophien<br>• progressive Muskeldystrophie (Typ Duchenne; DMD)<br>• Muskeldystrophie Becker<br>• myotone Dystrophie (MD) |
| | kongenitale Myopathien<br>• Central Core Disease<br>• Multicore Disease |
| | metabolische Myopathien<br>• mitochondriale Myopathien |
| Transmissionsstörungen | Myasthenia gravis, Lambert-Eaton-Syndrom (s. Kapitel 8.7) |
| Motoneuronerkrankungen | spinale Muskelatrophie, progressive Bulbärparalyse (Fazio-Londe-Krankheit, amyotrophe Lateralsklerose (ALS)) |
| periphere Neuropathien | Guillain-Barré-Syndrom<br>idiopathische Polyradikuloneuritis<br>Charcot-Marie-Tooth-Syndrom, Friedreich-Ataxie (Kap. 7.4.8) |

Tab. 11.5 Einteilung neuromuskulärer Erkrankungen (NME).

Neuromuskuläre Erkrankungen sind teilweise mit hohen Risiken bei der Allgemeinanästhesie behaftet. Die Patienten zeigen zum Teil verlängerte oder paradoxe Wirkungen auf bestimmte Pharmaka. Durch Succinylcholin und volatile Anästhetika („Triggersubstanzen“), aber auch durch nicht perioperativen Stress kann es zu Symptomen kommen, die einer MH ähneln, oder bei einigen wenigen NME auch zur MH (Kap. 17). Ein sorgfältiges und differenziertes perioperatives Management ist daher unbedingt erforderlich, da diese Patienten sonst vitale Schäden erleiden können.

## 11.4.2 Myopathien

### Pathophysiologie

Zu der Gruppe der Myopathien gehören neben den progressiven Muskeldystrophien auch kongenitale und metabolische Myopathien, Myositiden und Muskelmembranstörungen. Unterteilt man die NME nach dem Ort ihrer Störung, kann diese Gruppe zu den postjunktionalen Erkrankungen gerechnet werden (Albers u. Wald 1997). Das Hauptsymptom der Myopathien ist eine fortschreitende Muskelschwäche, die mit Myalgien und Muskelschwund kombiniert sein kann. Neben der Muskelschwäche treten bei einigen Erkrankungen (Myotonien) auch myotone Reaktionen auf, die mit einem erhöhten Muskeltonus und einer verminderten Erschlaffungsfähigkeit der Muskulatur nach aktiver Kontraktion einhergehen (Wappler 2007).

Der Mangel eines Proteins des Dystrophin-Glykoprotein-Komplexes, der als wesentlicher Teil der Dystrophinachse den Extrazellulärraum mit dem Zytoskelett der Muskelfaser verbindet, kann zu Schäden des Sarkolemms führen. Durch mechanische Beanspruchung kommt es zu Läsionen, durch die extrazelluläre Komponenten wie insbesondere Kalziumionen einströmen können. Dieser Vorgang führt zu Nekrosen und zum Untergang von Skelett- und Herzmuskulatur.

Einige relevante Vertreter der Myopathien werden im Folgenden aufgeführt.

### Progressive Muskeldystrophie (Typ Duchenne)

Die DMD ist ein bekannter Vertreter der Myopathien. Sie tritt mit einer Häufigkeit von 1–3 : 10 000 auf und ist eine X-chromosomal-rezessiv vererbte Dystrophinopathie, die sich bei Jungen schon im frühen Kindesalter (1.–6. Lebensjahr) mit Muskelschwäche manifestiert. Sie betrifft zunächst die Becken- und Beinmuskulatur. Progressive Beugekontrakturen und Fußdeformitäten führen Ende des 1. Lebensjahrzehnts zu Gehunfähigkeit. Der bei Muskeldystrophien unterschiedlich stark verminderte Dystrophin-Glykoprotein-Komplex spielt auch im Myokard, im Gehirn und in den glatten Muskelzellen eine wichtige Rolle. So können auch Störungen im Herz-Kreislauf-System und im zentralen Nervensystem auftreten. Es zeigen sich häufig Pseudohypertrophien und *Herzveränderungen*. Die Erkrankung ist immer progredient, die Patienten versterben in der 2. oder 3. Lebensdekade.

### Myotone Dystrophie (MD)

Bei der myotonen Dystrophie unterscheidet man die Typ-1- (Curschmann-Steinert-Erkrankung) und die Typ-2-Form (proximale myotone Myopathie). Die Typ-1-Form folgt einem autosomal-dominanten Erbgang. Es kommt zu einer Störung der Myotonin-Protein-Kinase, sodass Phosphorilierungsvorgänge einiger Proteine beeinflusst werden. Klinisch zeigen sich neben Myotonie und Muskelschwäche bei einigen Patienten auch Innenohrschwerhörigkeit, mentale Retardierung, pneumonische Erkrankungen, faziale Dysmorphien und Herzrhythmusstörungen, die sich bis zur Herzinsuffizienz und einer Kardiomyopathie hin entwickeln können (Wappler 2007). Die Typ-2-Form ist seltener und die Erkrankungsschwere zumeist geringer ausgeprägt.

### Central Core Disease

Diese Erkrankung wird autosomal-dominant vererbt. Es handelt sich um eine Störung im Aufbau und in der Funktion von Typ-1-Fasern der Skelettmuskulatur. Klinisch zeigen sich unterschiedliche Schweregrade. Sie ist gekennzeichnet durch muskuläre Schwäche bis hin zu muskulärer Insuffizienz, Kyphoskoliosen und Hüftgelenkluxationen können vorkommen. Bei der Central Core Disease gilt ein genetischer Zusammenhang mit der MH als gesichert.

### Mitochondriale Myopathien

Bei den mitochondrialen Myopathien handelt es sich um genetisch determinierte Erkrankungen, die sich nach dem klinischen Erscheinungsbild in 3 Gruppen einteilen lassen:

- die 1.Gruppe kennzeichnet eine Insuffizienz der Atmungskette,
- die 2.Gruppe zeigt mitochondriale Enzephalopathien (MELAS-Syndrom: **m**itochondriale **E**nzephalopathie, **L**aktat**a**zidose, **S**troke ähnliche Episoden),
- die 3.Gruppe offenbart sich als Systemerkrankung (z.B. Kearns-Sayre-Syndrom; Wappler 2007).

Zwischen den einzelnen Gruppen bestehen jedoch Überschneidungen (Driessen 2008). Die Muskelerkrankungen sind durch strukturelle und funktionelle Veränderungen der Mitochondrien gekennzeichnet. Es kommt zu Veränderungen der Atmungskette und der oxidativen Phosphorylierung.

## Präoperative Evaluierung

Durch eine sorgfältige präoperative Evaluierung und eine ausführliche körperliche Untersuchung kann das perioperative Risiko minimiert und das optimale perioperative Management gewählt werden (Meißner et al. 2009).

Myopathien können durch Trigger wie Kälte, Zittern, Anstrengung, Hyperkaliämien, Succinylcholin, aber auch Neostigmin exazerbieren. Sie können MH-ähnliche Symptome oder eine MH auslösen. Während die *Central Core Disease* und das *King-Denbourough-Syndrom* sicher mit MH assoziiert sind (Morgan et al. 2002, Mortier 1994), findet man bei Patienten mit MD oder DMD kein erhöhtes Risiko für die MH (Gurnaney et al. 2009). Zahlreiche Patienten weisen eine *respiratorische* und *kardiale Beteiligung* auf, deren präoperative Einschätzungen Hinweise auf ein möglicherweise erhöhtes Aspirationsrisiko, auf das Ausmaß des intraoperativen Monitorings, auf eventuelle Nachbeatmungen und postoperative Intensivaufenthalte geben können.

Patienten mit Myopathien zeigen nahezu immer kardiale Beteiligungen und entwickeln häufig im Verlauf der Erkrankung eine Kardiomyopathie (Meißner et al. 2009, Finsterer u. Stollberger 2000).

> **Cave** Auch kardial kompensierte Patienten können einem plötzlichen Herztod erliegen.

Präoperativ sollten daher *Labor mit Serumelektrolyten*, ein *Langzeit-EKG*, eine *Echokardiografie* und falls möglich eine *Lungenfunktionsuntersuchung* stattfinden (Meißner et al. 2009). Auch ein *Röntgenthorax* könnte Auskünfte über pulmonale Infekte oder schwierige Atemwege geben. Durch eine Schwäche der Schlundmuskulatur weisen Patienten mit DMD oder MD häufig rezidivierende Aspirationspneumonien auf (Meißner et al. 2009). Die respiratorischen Einschränkungen manifestieren sich häufig in einer Erniedrigung der Vitalkapazität und der totalen Lungenkapazität. Laboruntersuchungen zeigen eine eventuell vorhandene Hyperkaliämie.

> **Merke** Da die Patienten sehr sensibel auf kreislaufdepressorisch wirkende Medikamente reagieren können, ist eine sedierende Prämedikation zu vermeiden (Bauer et al. 2002) oder nur unter Überwachung durchzuführen. Alternativ bieten sich hier Clonidin oder Promethazin an. Die Patienten haben ein erhöhtes Aspirationsrisiko, da eine gastrale Hypomotalität vorliegt und eine Schwäche der respiratorischen Muskulatur bestehen kann (Bauer et al. 2002, Meißner et al. 2009).

## Anästhesiologische Konzepte

Krankheitsbedingt entwickeln Patienten mit NME häufig sekundäre Skoliosen oder Kontrakturen. Diese können nicht nur respiratorische Einschränkungen im Sinne von restriktiven Ventilationsstörungen verursachen, sondern auch zu *Lagerungsproblemen* auf dem Operationstisch führen.

### Monitoring

Bei längeren Eingriffen mit großen Volumenverschiebungen empfehlen sich eine *invasive Blutdruckmessung*, die regelmäßige Blutgasanalysen erlaubt, und evtl. eine *Echokardiografie* (TEE) (Wappler u. Schulte am Esch 2002). Alternativ kann in Kliniken, in denen kein pädiatrisches TEE verfügbar ist, zur HZV-Messung eine Pulskonturanalyse durchgeführt werden. Eine *Relaxometrie* und die Messung der Körpertemperatur sind obligat. Die Relaxometrie dient der Überwachung neuromuskulärer Blockaden. Schon am wachen Patienten empfiehlt sich eine Kalibrierung, in der Narkose können Muskelrelaxanzien dann titriert bis zur erwünschten Wirkung gegeben werden.

Patienten mit neuromuskulären Erkrankungen weisen häufig Temperaturregulationsstörungen auf, die auf einer Imbalance zwischen Wärmeproduktion und -abgabe beruhen können (Wappler 2007). Daher sollten schon frühzeitig Maßnahmen zur Aufrechterhaltung einer Normothermie getroffen werden.

## Anästhesieverfahren

Regional- oder Lokalanästhesien sind bei diesen Patienten vorteilhaft (Fiege u. Wappler 2003, Grace u. Roach 1999). Sollte eine Allgemeinanästhesie notwendig sein, ist auf die bekannten MH-Triggersubstanzen Succinylcholin und Inhalationsanästhetika zu verzichten. Sie bergen ein besonders hohes Risiko für MH-ähnliche Episoden, Rhabdomyolysen und durch Hyperkaliämie induzierte Herzstillstände. Eine totale intravenöse Anästhesie *(TIVA)* ist bei fast allen Myopathien empfehlenswert. Der Einsatz von *Propofol* und von kurz wirksamen Opioiden wird als günstig beschrieben (Wappler u. Schulte am Esch 2002).

**Merke** Bestimmte Triggersubstanzen können bei Patienten mit Myopathie eine MH oder MH-ähnliche Symptome mit Rhabdomyolysen und Elektrolytentgleisungen hervorrufen (Wick et al. 2005). Ein direkter Zusammenhang zur MH ist aber nur für die Central Core Disease und das King-Denbourough-Syndrom nachgewiesen (Klingler et al. 2009, Morgan et al. 2002, Mortier 1994).
Anästhesiologische Komplikationen bei Patienten mit *DMD* und *MD* beinhalten eine inhalationsanästhetikabezogene Rhabdomyolyse, succinylinduzierte Rhabdomyolyse und Hyperkaliämie und Herzversagen. Das Risiko einer MH ist bei diesen Patienten jedoch nicht erhöht (Gurnaney 2009).

**Propofol-Infusionssyndrom.** In der Literatur wird ein Zusammenhang zwischen mitochondrialen Myopathien und dem *Propofol-Infusionssyndrom (PRIS)* postuliert. Es wird von einigen wenigen Fällen berichtet, in denen es vorzugsweise bei Kindern mit schwerer Grunderkrankung zu einem *Propofol-Infusionssyndrom (PRIS)* kam.

**Merke** Das *Propofol-Infusionssyndrom* ist ein sehr selten vorkommender Symptomkomplex aus schwerer metabolischer Azidose, Rhabdomyolyse, akutem Nierenversagen und progredientem Herzversagen, der nach Narkose oder Langzeitsedierung mit Propofol auftreten kann.

Eine erhöhte Gefahr scheint bei Langzeitsedierung über 48h mit Propofol über 4mg/kg/h zu bestehen (Schütte et al. 2006). Pathophysiologisch könnte es durch eine durch Propofol induzierte Hemmung der Fettsäureoxidation und durch Störung der oxidativen Phosphorylierung in den Mitochondrien zu einem intrazellulären Energiedefizit kommen. Propofol hemmt somit den ungestörten Ablauf der Atmungskette (Bardenheuer et al. 2004). Klinisch fallen die Patienten besonders durch schwere Laktatazidosen und durch Anstieg der Retentionsparameter (Kreatinin, Harnstoff, Kalium) auf. Schwere Rhabdomyolysen können die Folge sein. Es kann zu Nierenversagen, Hypotonien und therapierefraktären Bradykardien kommen (Schütte et al. 2006). Diese mitochondrialen Veränderungen, die durch Propofol hervorgerufen werden, scheinen mitochondriale Myopathien partiell zu imitieren (Bardenheuer et al. 2004).

**Merke** Bei Patienten mit mitochondrialen Myopathien ist somit eine TIVA mit Propofol nicht mehr das Verfahren der Wahl, Sevoflurane bietet sich hier als eine sichere Alternative an (Driessen 2008).

**Muskelrelaxanzien.** Bei *nicht depolarisierenden Muskelrelaxanzien* wie Rocuronium wurden vereinzelt erheblich verlängerte Erholungszeiten aber auch verlängerte Anschlagszeiten beobachtet (Johannsen et al. 2009). Diese Tatsache sollte man beachten, wenn man bei Patienten mit erhöhter Aspirationsgefahr eine RSI in Erwägung zieht. Allerdings gibt es auch Fälle, in denen Patienten mit einer MD eine normale Antwort auf Mivacurium zeigten (Morgan et al. 2002). Die Antwort auf nicht depolarisierende Muskelrelaxanzien ist bei Patienten mit Myopathien folglich nicht exakt vorhersagbar und bedarf einer besonderen Überwachung; eine Relaxometrie ist somit obligat.

Zur Aufhebung eines Überhangs sollte auf die Anwendung von Cholinesterasehemmern verzichtet werden, da diese sehr hoch dosiert werden müssten, um eine ausreichende Antagonisierung zu gewährleisten, was wiederum deren Nebenwirkungen potenzieren würde. Eine Reversierung mit Sugammadex scheint jedoch möglich.

## Postoperatives Management

Durch eine sorgfältige präoperative Evaluierung lässt sich das perioperative Risiko herabsetzen. Dennoch muss die Möglichkeit einer postoperativen Intensivüberwachung und einer eventuellen Nachbeatmung gewährleistet sein. Postoperativer Stress, Hypothermie und Schmerzen sind zu vermeiden, um das Risiko einer kardialen oder respiratorischen Dekompensation zu minimieren.

# 11.4.3 Motoneuronerkrankungen

## Pathophysiologie

Motoneuronerkrankungen zeichnen sich durch Degenerationen zentraler und peripherer Motoneurone aus. 2 im Kindesalter vorkommende Vertreter sind die *progressive Bulbärparalyse (Fazio-Londe-Krankheit)* und die *spinale Muskelatrophie (SMA)*. Die *amyotrophe Lateralsklerose (ALS)* tritt erst im Erwachsenenalter auf.

**Progressive Bulbärparalyse.** Ein fortschreitender Untergang der Hirnnervenmotoneurone ohne wesentliche Beteiligung der spinalen Vorderhornzellen führt zu der *progressiven Bulbärparalyse*. Man unterscheidet infantile und juvenile Formen. Klinisch bilden sich zwischen dem 2. und 12. Lebensjahr eine Fazialisparese, Schluckstörungen und Atemschwäche aus. Die Beschwerden sind progredient und die Patienten versterben an Ateminsuffizienz.

**Spinale Muskelatrophie (SMA).** Die *SMA* ist auf eine Vorderhornzelldegeneration zurückzuführen. Klinisch äußert sie sich früh durch Muskelfaszikulationen. Später entstehen atrophische Paresen an den kleinen Handmuskeln bzw. Unterschenkeln. Eine generalisierte Muskelhypotonie folgt.

**Amyotrophe Lateralsklerose (ALS).** Bei der ALS kommt es aufgrund der progredienten Muskelatrophie zur respiratorischen Insuffizienz mit $CO_2$-Retention, zu Schluckstörungen mit daraus resultierender erhöhten Aspirationsgefahr und zur Bulbärparalyse (Albers u. Wald 1997).

*Motoneuronerkrankungen* lassen sich nach ihrem Ort der Erkrankung genau wie die *Neuropathien* zu den *präjunktionalen Störungen* rechnen (Brambrink u. Kirsch 2007).

## Präoperative Evaluierung

**Merke** Anästhesiologische Besonderheiten ergeben sich bei Patienten mit Motoneuronerkrankungen durch das Risiko einer Aspiration, einer respiratorischen Insuffizienz und durch eine möglicherweise veränderte Reaktion auf Muskelrelaxanzien.

Durch Schwäche der Bulbärmuskulatur können beim wachen Patienten rezidivierende Aspirationen mit nachfolgenden Pneumonien vorausgegangen sein. Immobilisation und Skoliosen, die sich im Verlauf der Erkrankungen bilden können, erschweren zusätzlich die Respiration. Ein präoperativer *Röntgenthorax* und eine *Lungenfunktionsprüfung* sind indiziert, insbesondere zur Einschätzung, ob eine Entwöhnung vom Respirator postoperativ zeitgerecht möglich ist.

**Merke** Aufgrund ihrer Schluckstörungen und des erhöhten Aspirationsrisikos bietet es sich an, bei Patienten mit Motoneuronerkrankungen auf eine sedierende Prämedikation zu verzichten und stattdessen Clonidin oder Promethazin als Alternative zu wählen (Albers u. Wald 1997).

## Anästhesiologische Konzepte

Patienten mit Motoneuronerkrankungen zeigen eine besondere Empfindlichkeit auf *nicht depolarisierende Muskelrelaxanzien*, da die Motoneuroneneinheiten durch eine reduzierte Azetylcholinsynthese eine erniedrigte Transmissionsreserve haben (Bauer et al. 2002, Mashio et al. 2000). Falls ein Muskelrelaxans benötigt wird, sollte während der Einleitung mit einer Relaxometrie die Wirkung überprüft werden. Eine Kalibrierung sollte vor Einleitung am wachen Patienten erfolgt sein. Ein Zehntel der normalen Dosis eines Muskelrelaxans kann genügen.

**Cave** Depolarisierende Muskelrelaxanzien sind kontraindiziert, da sie zu exzessiven Hyperkaliämien und zu myotonieähnlichen Kontraktionen führen können.

Über komplikationslose Einsätze von *volatilen Anästhetika* ist berichtet worden (Benumof 1998). Die Überlegenheit eines bestimmten Allgemeinanästhesieverfahrens ist allerdings bisher nicht bewiesen (Wappler 2007). Eine *Regionalanästhesie* würde das Risiko einer respiratorischen Komplikation jedoch prinzipiell reduzieren (Meißner et al. 2009).

Je nach Ausmaß des Eingriffs und nach Schwere der Begleiterkrankungen ist die Indikation für ein erweitertes Monitoring großzügig zu stellen. Eine invasive Blutdruckmessung erlaubt auch eine Blutgasanalyse, die bei Patienten mit pulmonaler Dysfunktion hilfreich sein kann. Eine Überwachung der Körpertemperatur ist obligat, da Hypothermie postoperativ zu Stress und Shivering und damit zu einer deutlich erhöhten Atemarbeit führt. Da diese Patienten pulmonal vorbelastet sind, könnte es somit zu einer schnellen respiratorischen Erschöpfung kommen (Meißner et al. 2009).

## Postoperatives Management

Postoperativ sollten Stress und Hypothermie vermieden werden, um die Atemarbeit nicht noch zu erhöhen, da dies zu einer respiratorischen Erschöpfung führen kann. Auch eine suffiziente Schmerztherapie ist von großer Bedeutung. Die Möglichkeit einer postoperativen Intensivüberwachung mit Beatmungsmöglichkeit muss wie bei allen NME auch hier gewährleistet sein.

# 11.4.4 Periphere Neuropathien

Bei peripheren Neuropathien handelt es sich um verschiedene Formen der Degeneration peripherer Neurone. Sie werden zu den präjunktionalen Erkrankungen gerechnet.

**Formen und Symptomatik.** Man unterscheidet in dieser Gruppe entzündliche Polyneuropathien, hereditäre Polyneuropathien und Ataxien. Des Weiteren existieren exotoxische Polyneuropathien und Neuropathien, die sekundär durch Diabetes mellitus, Alkoholabusus und Mangelernährung bedingt sind. Leitsymptome der Neuropathien sind Sensibilitätsstörungen, Reflexabschwächung, Paresen, Hirnnervenausfälle, vegetative Funktionseinschränkungen und Muskelatrophien. Bei Kindern überwiegen die entzündlichen und hereditären Polyneuropathien und Ataxien.

**Entzündliche Neuropathien.** Zu den entzündlichen Neuropathien zählt u. a. das *Guillain-Barré-Syndrom*, auch bekannt als idiopathische Polyradikuloneuritis. Als Ursache vermutet man eine Immunreaktion gegen periphere Nerven, einschließlich Vorder- und Hinterwurzel nach Infektionskrankheiten und Schutzimpfungen. Es kommt zu einer Schädigung des Myelins, die sich klinisch in Bein- und Rückenschmerzen mit Reflexverlusten und aufsteigenden Paresen äußert. Zusätzlich können kardiovaskuläre und pulmonale Instabilitäten auftreten. Am häufigsten erkranken Kinder zwischen 3 und 9 Jahren (Mortier 1994).

**Hereditäre Neuropathien und Ataxien.** In der Gruppe der hereditären Polyneuropathien und Ataxien begegnet man dem *Charcot-Marie-Tooth-Syndrom* und der *Friedreich-Ataxie*. Die Erkrankungen werden entsprechend ihrer Ausfälle unterschieden. Sie manifestieren sich klinisch postnatal als sog. *Floppy-Baby-Syndrom*.

**Cave** Der Verlust intrazellulären Kaliums aus den geschädigten Skelettmuskelzellen kann wiederum zu einer sich schnell entwickelnden Hyperkaliämie führen. Die Kardiotoxizität wird in dieser Situation noch durch Hypokalzämie und Hypovolämie potenziert.

**Azidose und Azidurie.** Weiterhin bedingt die muskuläre Destruktion einen Verlust von Laktat und anderen organischen Säuren, die für eine metabolische Azidose und Azidurie verantwortlich sind. Frei werdende Purine wiederum werden zu Harnsäure metabolisiert und führen zur Hyperurikämie. Purine sind bei direktem Kontakt mit dem renalen Tubulus ebenso wie das gleichfalls freigesetzte Myoglobin in Verbindung mit Oligurie und Azidurie nephrotoxisch. Darüber hinaus wird eine arterielle Hypotension mit Nierenparenchymschädigung durch vasoaktive Substanzen aus nekrotischem Muskelgewebe als pathogenetisch für die renale Schädigung diskutiert.

Im Falle der traumatisch bedingten Rhabdomyolyse kann ein weiterer Muskelschaden durch die ischämische Reperfusion und die Inflammation durch Neutrophile provoziert werden (Bosch et al. 2009).

## 11.5.3 Entitäten der Rhabdomyolyse

Über 100 unabhängige Krankheitsbilder sind mit dem Syndrom Rhabdomyolyse assoziiert. Zu den häufigsten Ursachen der Rhabdomyolyse zählen Alkohol- und Drogenabusus, Trauma, Muskelkompression (z. B. Kompartmentsyndrom, Immobilisierung), Muskelischämie aufgrund von Schockzuständen, Statintherapie und Krampfanfälle (Linares et al. 2009). Beispiele weiterer Genesen der Rhabdomyolyse sind in Tab. 11.**6** wiedergegeben.

## 11.5.4 Mortalität nach Rhabdomyolyse

Das Outcome einer Rhabdomyolyse ist gewöhnlich gut, solange es nicht zu einem akuten Nierenversagen kommt. Dennoch sind in der Literatur aufgrund der großen Spannweite der Entitäten der Rhabdomyolyse die Angaben zur Mortalität sehr unterschiedlich (Bosch et al. 2009). So konnte in einer Studie gezeigt werden, dass die Gesamtmortalität nur 3,4% betrug, wenn Rhabdomyolyse und akutes Nierenversagen durch Drogen- oder Alkoholabusus bedingt waren. Ist hingegen eine Vaskulopathie grundlegend für eine Rhabdomyolyse, wurde die Mortalität mit 32% angegeben. Im intensivmedizinischen Kontext wiederum wurde die Mortalität einer Rhabdomyolyse mit akutem Nierenversagen mit 59% und ohne akutes Nierenversagen mit 22% ermittelt. Die langfristige Überlebenswahrscheinlichkeit nach Rhabdomyolyse und akutem Nierenversagen liegt bei über 80% und in den meisten Fällen wird die normale Nierenfunktion wiedererlangt.

## 11.5.5 Klinik

Das klinische Bild reicht von milden, rekurrenten Formen der Rhabdomyolyse mit im Vordergrund stehender belastungsabhängiger Muskelschwäche bis zu schweren Manifestationen mit Koma und ausgeprägten metabolischen Veränderungen (Ruitenbeek et al. 1995). Affektionen der Skelettmuskulatur können sich als Schmerzen, Schwellungen, Schwäche oder Kontrakturen manifestieren. Ein rotbraun verfärbter Urin ist Ausdruck einer begleitenden Myoglobinurie.

Bei *fulminanten Formen* erfährt der Patient ein generalisiertes, schweres Krankheitsgefühl mit Fieber, Tachykardie, abdominellen Schmerzen, Übelkeit und Erbrechen. Erhöhte Harnstoffspiegel können eine Enzephalopathie mit Bewusstseinsstörungen, Agitiertheit und Verwirrung bedingen. Die Bewusstseinsstörung zieht in diesen Fällen eine Hypoventilation mit Hypoxie und respiratorischer Azidose mit sich.

*Komplikationen* einer Rhabdomyolyse sind Kompartmentsyndrome, die wiederum sekundär eine Skelettmuskelschädigung bedingen. Weiter werden bei fulminantem Verlauf Herzrhythmusstörungen beobachtet. Für 8% der akuten Nierenversagen ist eine Rhabdomyolyse verantwortlich.

## 11.5.6 Präoperative Evaluierung

Der Verdacht auf eine Rhabdomyolyse begründet sich auf klinischen Befunden, Anamnese mit Belastungsintoleranz, Muskelschmerzen, Braunfärbung des Urins und erhöhten CK-Werten im Serum. Die *Kreatinkinase* gilt als sensibler Indikator für eine Muskelschädigung. Nach Ausschluss eines Herz- und Hirninfarkts gelten 5-fach erhöhte Werte als Zeichen einer signifikanten Skelettmuskelzellschädigung (CK-Normwert 10–80 U/l bei 25 °C). Eine exzessive Elevation der Kreatinkinase im Serum ist wiederum pathognomonisch für die Rhabdomyolyse (Abassi et al. 1998). Als weitere laborchemische Untersuchungen sollten arterielle Blutgasanalyse, Elektrolyte, Nieren- und Leberparameter, Gerinnungswerte und die Analyse des Urins durchgeführt werden (Tab. 11.**7**).

Als *differenzialdiagnostische Ursachen* der Häufigkeit nach geordnet, ist an Alkohol- bzw. Drogenabusus, exzessive Muskelanspannung, Muskelischämie, großflächige Muskelverletzungen, Elektrolytentgleisungen, endokrine Dysfunktionen, Infektionen oder Myopathien zu denken.

**Cave** Ein CK-Wert im Normbereich ist *nicht* mit dem Ausschluss einer MH-Disposition oder einer neuromuskulären Erkrankung gleichzusetzen.

Tab. 11.6 Beispiele der Rhabdomyolyseätiologien; hervorgehoben sind potenzielle Ursachen perioperativer Erstmanifestationen.

| Ursachen | Erläuterungen |
|---|---|
| **Erworbene Ursachen einer Rhabdomyolyse** | |
| exzessive Muskelanspannung | exzessiver Sport, Status eptilepticus |
| direkte Schädigungen der Muskulatur | „Crush"-Verletzungen, *Kardioversion, Herzdruckmassage* |
| Ischämie der Muskulatur | Kompartmentsyndrome, arterielle Gefäßverschlüsse, *Schock, Hypotension, Tourniquet-Manschetten, Reperfusionsschaden, intraoperative Lagerung* |
| virale Infektionen | Herpes simplex, Masern, Varizellen |
| bakterielle Infektionen | Borrelien, Bruzellen, Campylobacter |
| extremer Körpertemperaturanstieg | Verbrennungen |
| extremer Körpertemperaturabfall | Unterkühlungen, Frostbeulen |
| metabolische Störungen | Hypophosphatämie, Hyponatriämie, Hypokaliämie |
| entzündliche Myopathien | Polymyositis, Dermatomyositis, Vaskulitiden |
| autoimmun vermittelte Muskelerkrankung | paraneoplastische nekrotisierende Myopathie |
| **Medikamentös und toxisch bedingte Ursachen einer Rhabdomyolyse** | |
| Induktion einer Autoimmunreaktion | Cyclosporin, L-Dopa, nichtsteroidale Antiphlogistika |
| Hypokaliämie | Amphotericin, Methylxanthine, |
| Membrandefekte | Cimetidin, *Succinylcholin, Vecuronium, Pancuronium,* |
| metabolisch | *Anticholinergika, Antihistaminika, Barbiturate, Benzodiazepine, Opioide, Propofol, Theophyllin* |
| Ischämie | Cocain, *Vasopressin* |
| maligne Hyperthermie | *volatile Anästhetika, Succinylcholin* |
| malignes neuroleptisches Syndrom | Lithium, *alle Neuroleptika, Antidepressiva* |
| Serotoninsyndrom | Amphetamine, Ecstasy, MAO-Hemmer |
| **Hereditäre Ursachen einer Rhabdomyolyse** | |
| Defekte des Glukose- und Glykogenstoffwechsels | McArdle-Erkrankung, Tarui-Erkrankung |
| Defekte des Fettsäurestoffwechsels | Carnitin-Palmityl-Transferase-Mangel, Acetyl-CoA-Dehydrase-Mangel |
| Defekte der mitochondrialen Atmungskette | Komplex-III-Mangel, Zytochrom-c-Oxidase-Mangel |
| Muskelerkrankungen mit möglicher Maligner-Hyperthermie-Assoziation oder MH-ähnlichen Attacken | Central-Core-Disease, King-Denborough-Syndrom, Muskeldystrophie Duchenne und Becker, myotone Dystrophie, Myotonia congenita, Satayoshi-Syndrom, Schwartz-Jampel-Syndrom |
| andere genetische Erkrankungen | Brody-Myopathie, idiopathische Rhabdomyolyse |

Glukagon (Bolus 5 mg, anschließende Infusion mit 3 mg/h) ist ebenfalls zu erwägen. Darüber hinaus können passagere Schrittmacher bei Bradykardie sinnvoll sein.

**Schock und Hypotension.** Sie sind als Auslöser generalisierter Muskelischämien mit Standardmaßnahmen konsequent zu therapieren. Lokalisierte Ischämien durch „riskante" *intraoperative Lagerung* und Tourniquet-Anwendungen sind falls unabdingbar zeitlich auf das Nötigste zu begrenzen.

**Kortisontherapie.** Bei bekannten autoimmun vermittelten Muskelerkrankungen ist eine präoperativ bestehende Kortisontherapie wahrscheinlich. Eine adäquate perioperative Substitution ist in diesen Fällen indiziert.

## 11.5.8 Postoperatives Management

Patienten mit komplikationsloser Rhabdomyolyse sollten postoperativ im Aufwachraum verlängert nachbetreut werden, um eine Progredienz des Muskelzellschadens auszuschließen. 2-stündliche CK, und Elektrolytbestimmungen im Serum und Kontrolle der Urinausscheidung sollten vor Verlegung auf die periphere Station durchgeführt werden.

**Merke** Bei Komplikationen einer Rhabdomyolyse ist eine intensivmedizinische Therapie indiziert.

Die beschriebenen allgemeinen und spezifischen Therapien sind konsequent weiterzuführen. Die Messung der Kompartmentdrücke bei Traumata der Extremitäten kann sinnvoll sein.

**Intensivmedizinisches Monitoring.** Es beinhaltet das engmaschige Kontrollieren des neurologischen Status, der Vitalparameter, Bestimmungen der Blutwerte, insbesondere Elektrolyte, Blutbild und Gerinnung, Urin-pH und Stundendiurese.

**Merke** Bei unklarer perioperativer Rhabdomyolyse ist an das Ausstellen eines Notfallausweises zu denken und eine weiterführende Diagnostik zu indizieren.

**Kernaussagen**

- Die Rhabdomyolyse (Destruktion der Skelett- bzw. Herzmuskulatur) ist ein potenziell letales unspezifisches Syndrom, das die Extravasion von toxischen intrazellulären Bestandteilen der Skelettmuskelzellen in die Zirkulation bedingt.
- Diesem Symptom können mehr als 100 verschiedene Krankheitsentitäten zugrunde liegen. Während die Rhabdomyolyse erstmals als posttraumatische Komplikation beschrieben wurde, ist heute bekannt, dass nicht traumatische Auslöser 5-mal häufiger sind.
- Nach Ausschluss eines Herz- und Hirninfarkts ist ab einem 5-fach erhöhten Kreatinkinasespiegel im Serum von einer signifikanten Muskelzelldestruktion auszugehen.
- Grundlegend für die Therapie sind das frühzeitige Erkennen von Risikopatienten der Rhabdomyolyse und ggf. die Sekundärprävention der weiteren Muskelzellschädigung und deren Komplikationen.
- Bei perioperativen Komplikationen einer Rhabdomyolyse ist eine intensivmedizinische Therapie indiziert.

### Literatur


Abassi ZA, Hoffman A, Better OS. Acute renal failure complicating muscle crush injury. Semin Nephrol 1998; 18: 558–565

Biswas S, Gnanasekaran I, Ivatury R et al. Exaggerated lithotomy position-related rhabdomyolysis. Am Surg 1997; 361–364

Burow BK, Johnson ME, Packer DL. Metabolic acidosis associated with propofol in the absence of other causative factors. Anesthesiology 2004; 101: 239–241

Bosch X, Poch E, Grau JM. Rhabdomyolyse and acute kidney injury. N Engl J Med 2009; 361: 62–72

Farag E, DeBoer G, Cohen BH et al. Metabolic acidosis due to propofol infusion. Anesthesiology 2005; 102: 697–698

Knochel JP. Mechanisms of rhabdomyolysis. Curr Opin Rheumatol 1993; 5: 725–731

Laquay N, Pouard P, Silicani MA et al. Early stages of propofol infusion syndrome in paediatric cardiac surgery: two cases in adolescent girls. Br J Anaesth 2008; 101: 808–881

Linares LA, Golomb BA, Jaojoco JA et al. The modern spectrum of rhabdomyolysis: drug toxicity revealed by creatine kinase screening. Curr Drug Saf 2009; 4: 181–187

Mikkelsen TS, Toft P. Prognostic value, kinetics and effect of CVVHDF on serum of the myoglobin and creatine kinase in critically ill patients with rhabdomyolysis. Acta Anaesthesiol Scand 2005; 49: 859–864

Ruitenbeek W, Poels PJ, Turnbull DM et al. Rhabdomyolysis and acute encephalopathy in late onset medium chain acylCoA dehydrogenase deficiency. J Neurol Neurosurg Psychiatry 1995; 58: 209–214

Schütte JK, Gerbershagen MU, Wappler F. Anästhesie assoziierte Rhabdomyolyse. Diagnose, Therapie und Prävention. Anästhesiol Intensivmed Notfallmed Schmerzther 2006; 41: 454–461

Short TG, Young Y. Toxicity of intravenous anaesthesia. Best Practice Res Anaesthesiol 2003; 17: 77–89

Slater MS, Mullins RJ. Rhabdomyolysis and myoglobinuric renal failure in trauma and surgical patients: a review. J Am Coll Surg 1998; 186: 693–716

Wappler F, Schulte am Esch J, Olthoff D et al. Leitlinien zur Therapie der malignen Hyperthermie. Anästh Intensivmed 2008; 49: 483–488

Zager RA. Rhabdomyolysis and myohemoglobinuric acute renal failure. Kidney Int 1996; 49: 314–326

# 11.6 Myasthene Syndrome

*F. von Breunig*

## 11.6.1 Definition und Einteilung

Die myasthenen Syndrome sind gekennzeichnet durch eine progrediente, schmerzlose, abnorme Schwäche der quergestreiften Muskulatur bei Belastung.

Man unterscheidet die kongenitalen Myastheniesyndrome von den erworbenen, unter denen die durch Autoantikörper verursachte Myasthenia gravis die häufigste Form ist. Eine myasthene Symptomatik kann aber auch paraneoplastisch (Lambert-Eaton-Syndrom) auftreten und durch Botulismus, Penicillamin oder Organophosphate verursacht werden.

## 11.6.2 Myasthenia gravis

### Epidemiologie

Die Myasthenia gravis hat eine Prävalenz von 25–100/1 Mio. Einwohner in Europa. Sie kann sich in jedem Lebensalter manifestieren, jedoch besteht eine Häufung bei Frauen um das 25. und bei Männern um das 55. Lebensjahr. Die Letalität beträgt ca. 4% und konnte in den vergangenen Jahrzehnten durch eine verbesserte medikamentöse Therapie und eine konsequente intensivmedizinische Behandlung der Komplikationen gesenkt werden.

### Pathophysiologie

Eine normale Muskelkontraktion beginnt mit der Depolarisation der Nervenendigung, was zu einer Freisetzung von Azetylcholin (ACh) in den synaptischen Spalt führt. ACh bindet an den postsynaptischen ACh-Rezeptor und führt zu einer Depolarisation der Muskelzellmembran. Wird dabei ein bestimmter Schwellenwert erreicht, entsteht ein Aktionspotenzial und die Muskelkontraktion wird initiiert. ACh wird durch die Cholinesterase abgebaut oder diffundiert ab.

Bei repetitiver Stimulation des Muskels muss mehr ACh ausgeschüttet werden, als wieder aufgenommen oder synthetisiert werden kann. Der resultierende ACh-Mangel führt aufgrund einer großen Sicherheitsreserve an ACh-Rezeptoren zu keiner Beeinträchtigung der neuromuskulären Funktion. Eine Stimulation von 5–10% der ACh-Rezeptoren führt bereits zu einer Muskelkontraktion, sodass trotz repetitiver Stimulation der Mangel an ACh zu keiner Ermüdung führt.

**Autoantikörper.** Die Myasthenia gravis wird meist durch Autoantikörper gegen den *ACh-Rezeptor* verursacht. Nach einer Antikörperbindung kommt es zu einem gesteigerten Abbau des ACh-Rezeptors durch Endozytose, zu einer Aktivierung des Komplementsystems mit einer konsekutiven Zerstörung der postsynaptischen Muskelzellmembran sowie einer funktionellen Blockade der ACh-Bindungsstelle.

Diese Vorgänge führen zu einer Abnahme der postsynaptischen Faltenstruktur, einer Verbreiterung des postsynaptischen Spaltes und einer deutlich reduzierten Anzahl von ACh-Rezeptoren (Abb. 11.2; Drachman 1994).

**Muskuläre Schwäche.** Die geringe Anzahl von ACh-Rezeptoren führt zu einer geringeren Depolarisation der Muskelzellmembran, die dann teilweise den Schwellenwert zur Auslösung eines Aktionspotenzials für eine Muskelkontraktion nicht mehr erreicht. Es resultiert abhängig vom Ausmaß der Veränderungen eine muskuläre Schwäche. Wird eine Muskelkontraktion mehrmals ausgeführt (repetitive Stimulation), wird der in dieser Situation physiologische ACh-Mangel (s.o.) bei Patienten mit Myasthenia gravis klinisch manifest. Fällt durch die Antikörper induzierte Destruktion die Anzahl der ACh-Rezeptoren und damit die Sicherheitsreserve unter einen kritischen Wert, so sinkt die Wahrscheinlichkeit, dass bei relativem Neurotransmittermangel eine ausreichende Anzahl von Rezeptoren ACh binden können. An immer mehr motorischen Endplatten wird durch eine ungenügende Depolarisation der Muskelzellmembran der Schwellenwert für ein Aktionspotenzial nicht

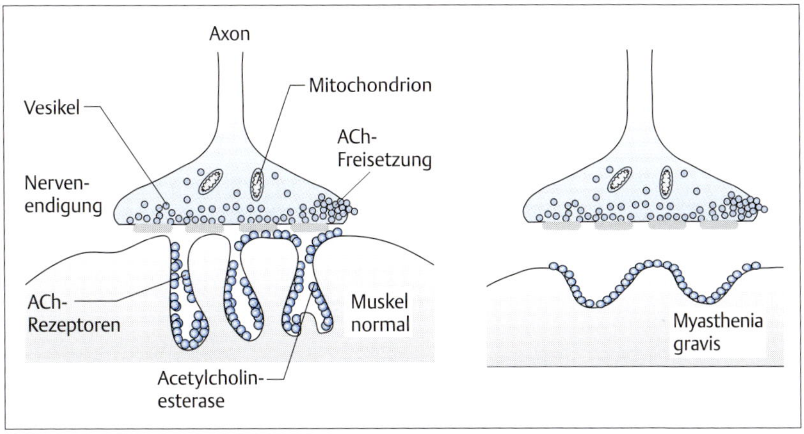


Abb. 11.2 ACh-Rezeptor bei Gesunden und bei Myasthenia gravis.

mehr erreicht und es kommt zu einer zunehmenden *muskulären* Ermüdbarkeit.

**Seronegative Mysthenia gravis.** Bei einem Teil der Patienten können keine Autoantikörper gegen den ACh-Rezeptor nachgewiesen werden (seronegative Myasthenia gravis). Bei diesen Patienten finden sich häufig Antikörper gegen die muskelspezifische Rezeptortyrosinkinase (MuSK), die mittelbar mit dem ACh-Rezeptor in Verbindung steht (Drachman 2008).

**Entstehung der Autoantikörper.** Sie ist noch nicht vollständig geklärt. Vermutlich kommt es an Myoidzellen im Thymus, die den ACh-Rezeptor präsentieren, zur immunologischen Induktion (Drachman 2008). 80–90% der Patienten mit Myasthenia gravis zeigen Veränderungen des Thymus, davon 70–80% eine Thymushyperplasie und 5–10% semimaligne oder maligne Thymome.

## Klinik und Diagnostik

Man unterscheidet eine *okuläre Verlaufsform,* bei der nur die äußeren Augenmuskeln betroffen sind, von einer generalisierten (Tab. 11.**8**). In 50–60% der Fälle beginnt eine Myasthenia gravis mit okulären Symptomen wie Ptosis, Doppelbildern und einer behinderten Augenbewegung. Bei 80% dieser Patienten kommt es dann aber zu einer Generalisation mit einer belastungsabhängigen Ermüdbarkeit der quergestreiften Muskulatur. Häufig besteht bei den Erkrankten u.a. eine Unfähigkeit, die Arme über die Horizontale zu elevieren. Bulbäre Symptome wie Dysarthrie und Dysphagie führen zu Schluckstörungen und rezidivierenden Aspirationspneumonien. Patienten mit MuSK-Antikörpern zeigen häufiger einer Betonung pharyngealer Muskelgruppen.

Die Einteilung erfolgt nach der modifizierten Klassifikation der *Myasthenia gravis Foundation of America* (MGFA; Schneider-Gold u. Toyka 2007), die die frühere Osserman-/Genkins-Klassifikation ersetzte.

Andere Autoimmunerkrankungen wie Hashimoto-Thyreoiditis, rheumatoide Arthritis, Polymyositis sind bei etwa 12% der Patienten mit einer Myasthenia gravis nachweisbar.

Tab. 11.**8** Klinische Klassifikation der Myasthenia gravis (modifizierte MGFA-Klassifikation 2000).

| Typ | | Beschreibung |
|---|---|---|
| **Typ I** | | **okuläre Myasthenie** |
| **Typ II** | | **leichte generalisierte Verlaufsform** |
| | Typ IIa | Muskulatur der Hüfte/Extremitäten > oropharyngeale Muskulatur |
| | Typ IIb | oropharyngeale Muskulatur/Atemmuskulatur > Muskulatur der Hüfte/Extremitäten |
| **Typ III** | | **mäßiggradige generalisierte Form** |
| | Typ IIIa | Muskulatur der Hüfte/Extremitäten > oropharyngeale Muskulatur |
| | Typ IIIb | oropharyngeale Muskulatur/Atemmuskulatur > Muskulatur der Hüfte/Extremitäten |
| **Typ IV** | | **schwere generalisierte Form** |
| | Typ IV a | Muskulatur der Hüfte/Extremitäten > oropharyngeale Muskulatur |
| | Typ IVb | oropharyngeale Muskulatur/Atemmuskulatur > Muskulatur der Hüfte/Extremitäten |
| **Typ V** | | **intubationspflichtige schwere Myasthenia gravis** |

**Merke** Gefährdet sind myasthene Patienten v.a. durch Dysphagie und eine gestörten Funktion der Atemmuskulatur.

**Myasthene Krise.** Durch verschiedene Auslösefaktoren wie Operationen, Infektionen, Entbindungen, psychische Belastungen und Medikamente kann sich eine myasthene Krise entwickeln. Auch kann eine hoch dosierte Kortikosteroidtherapie in den ersten Behandlungstagen zu einer solchen Krise führen. Diese ist v.a. durch eine akute oder langsam zunehmende Ateminsuffizienz gekennzeichnet. Die Patienten sind außerdem hochgradig gefährdet, aufgrund von Kau- und Schluckstörungen sowie eines reduzierten Hustenstoßes zu aspirieren. 20–30% der Patienten mit einer Myasthenia gravis entwickeln im Verlauf eine myasthene Krise (Tab. 11.**10**; Jani-Acsadi u. Lisak 2007).

**Diagnostik.** Die Diagnose Myasthenie wird mit verschiedenen Tests gesichert:

- *Tensilontest:* Gabe eines Cholinesterashemmers (Endrophoniumchlorid-Tensilon), der kurzzeitig die ACh-Konzentration am synaptischen Spalt erhöht und so ca. 5 min zu einer verbesserten Muskelkraft führt.
- *Elektromyografie:* Bei repetitiver Stimulation kommt es zu einem zunehmenden Abfall der Amplitude des Muskelaktionspotenzials, der von Neurologen als Dekrement und von Anästhesisten als *Fading* bezeichnet wird.
- *Nachweis von Antikörpern gegen den ACh-Rezeptor:* Bei 90% der Patienten mit generalisierter Myasthenia gravis und 50–60% der Patienten mit okulärer Verlaufsform können solche Antikörper nachgewiesen werden. 10% der Patienten weisen Antikörper gegen die muskelspezifische Tyrosinkinase (MuSK) auf.

## Therapie

Die Behandlung der Myasthenia gravis hat in den letzten Jahrzehnten entscheidende Fortschritte gemacht. Die Mortalität konnte von 1958 bis heute von 30% auf fast 0% gesenkt werden. Die Therapie umfasst medikamentöse und chirurgische Behandlungsmaßnahmen sowie die Anwendung der Plasmapherese (Drachman 2008).

**Cholinesterasehemmer.** Pyridostigmin (Mestinon) ist der am häufigsten angewandte Vertreter. Cholinesterasehemmer führen zu einer Erhöhung der ACh-Konzentration im synaptischen Spalt bzw. am ACh-Rezeptor. Die ausschließliche Behandlung mit Cholinesterasehemmern ist nur bei milder myasthenischer Symptomatik ausreichend. Bei höheren Dosierungen treten zunehmend muskarinerge Nebenwirkungen wie Hypersalivation, Schwitzen, Magen-Darm-Krämpfe, Tremor und Unruhe auf.

**Immunsuppressiva.** Diese Substanzen kommen zum Einsatz, wenn die alleinige Therapie mit Cholinesterasehemmern nicht ausreichend ist. Ziel der immunsuppressiven Therapie ist es, die Antikörpertiter zu reduzieren. Zum Einsatz kommen Kortikosteroide, Azathioprin, Mycophenolat-Mofetil, Cyclosporin A und Tacrolimus.

**Thymektomie.** Die Indikation wird im Allgemeinen großzügig gestellt, sollte aber auf jeden Fall bei generalisierter Myasthenia gravis erfolgen, sofern die Patienten jünger als 60 Jahre sind. Thymushyperplasien werden bei der Mehrzahl der Patienten nachgewiesen. Thymome müssen aufgrund des invasiven Wachstums rechtzeitig entfernt werden. Der Wirkmechanismus der Thymektomie ist ungeklärt. Eine Theorie besagt, dass die antigene Stimulationsquelle entfernt wird und dadurch die Antikörpertiter sinken. Der Erfolg der Operation zeigt sich oft erst nach Monaten.

Eine Thymektomie wird bei Patienten mit Antikörpern gegen MuSK nicht empfohlen, da in retrospektiven Studien weder Veränderungen des Thymus nachgewiesen werden konnten, noch die Patienten klinisch profitierten (Gold et al. 2008, Leitlinien 2008).

**Plasmapherese.** Die Plasmapherese dient zur schnellen Verminderung der Antikörpertiter gegen den ACh-Rezeptor. Die Wirkung hält nur einige Wochen an und wird v.a. in der myasthenen Krise und zur präoperativen Vorbereitung vor Thymektomie eingesetzt.

**Immunglobuline.** Kurzfristigen und für wenige Wochen anhaltenden Erfolg hat auch diese Behandlungsform, die alternativ zur Plasmapherese eingesetzt wird.

**Monoklonale Antikörper.** Rituximab ist ein monoklonaler Antikörper gegen das CD20-Antigen und führt zu einer massiven Reduzierung der B-Zellen. Diese Substanz scheint in ersten Fallberichten bei Patienten mit einer therapierefraktären Myasthenia gravis erfolgversprechend zu sein.

## Präoperative Evaluierung

Bei der Prämedikationsvisite sollte zunächst eine *Einteilung* nach der modifizierten Klassifikation der *Myasthenia gravis Foundation of America* (MGFA; Tab. 11.**8**) erfolgen, die als Indikator für postoperative Komplikationen gilt. Außerdem sollten die Patienten möglichst gut medikamentös eingestellt sein bzw. muss eine präoperative Plasmapherese zur Verbesserung der Ausgangssituation erwogen werden.

> **Merke** Eine Lungenfunktionsdiagnostik sollte bei jedem Patienten erfolgen, da die Atemmuskulatur bei Myasthenia gravis häufig funktionell geschwächt ist.

In der *Röntgenthoraxaufnahme* müssen Aspirationspneumonien und Tumoren im vorderen Mediastinum (Thymome) ausgeschlossen werden. Letztere können nach Einleitung einer Allgemeinanästhesie zu einer Stenosierung der Atemwege, v.a. zur Trachealverlegung, führen.

Die *Elektrolyte* (Kalzium, Magnesium, Kalium) sollten präoperativ ausgeglichen sein, da Veränderungen die neuromuskuläre Erregungsübertragung weiter kompromittieren können.

**Medikamentöse Prämedikation.** Eine medikamentöse Prämedikation mit Benzodiazepinen sollte sehr zurückhaltend erfolgen bzw. unterbleiben, da die muskelrelaxierende Wirkung zur Ateminsuffizienz führen kann. Eine Therapie mit Cholinesterasehemmern sollte bis zur Operation unverändert fortgeführt werden. Einnahmepausen können zu einer akuten Verschlechterung der Klinik mit einer steigenden Aspirationsgefahr führen und müssen deshalb unbedingt vermieden werden. Die Wirkdauer von Mestinon liegt bei etwa 3 h, sodass postoperativ die Einnahme so zügig wie möglich fortgesetzt werden sollte. Insgesamt ist durch die deutlich verbesserte immunsuppressive Therapie der Bedarf an Mestinon bei gut eingestellten Patienten niedrig, sodass Schwankungen nicht zu einer akuten krisenhaften Verschlechterung führen sollten. Wachsam muss man bei Patienten mit einem hohen Bedarf an Mestinon sein (> 450 mg/d). Eine medikamentöse Aspirationsprophylaxe sollte v.a. bei Patienten mit bulbären Symptomen erwogen werden (Ceremuga et al. 2002).

**Risiko für eine postoperative Beatmung.** Patienten mit Myasthenia gravis müssen unter gewissen Umständen nachbeatmet werden. Folgende Parameter gelten als Risikofaktoren für eine postoperative Beatmung:

- Myasthenia gravis länger als 6 Jahre,
- chronische respiratorische Erkrankung,
- Pyridostigmindosis über 750 mg/d,
- präoperative Vitalkapazität unter 2,9 l,
- MGFA-Klassifikation III und IV.

> **Merke** Eine intensivmedizinische Überwachung auf einer Station, die über Erfahrung mit Myastheniepatienten verfügt, sollte in jedem Fall möglich sein (Dillon 2004).

## Anästhesiologische Konzepte

### Allgemeinanästhesie

Eine Allgemeinanästhesie muss immer dann erfolgen, wenn die für diese Patientengruppe günstigeren Regionalanästhesieverfahren nicht möglich sind.

**Anästhesieeinleitung.** Zur Einleitung sollten kurz wirksame Hypnotika und Opioide verwendet werden. Opioide beeinflussen zwar die neuromuskuläre Übertragung nicht, die zentrale Atemdepression kann aber postoperativ bei geschwächter Atemmuskulatur problematisch sein. Die *Intubation* kann zumeist ohne Muskelrelaxans in tiefer Inhalationsanästhesie (z. B. Isofluran, Sevofluran) erfolgen, da die dosisabhängige Hemmung der neuromuskulären Übertragung durch diese Substanzgruppen bei Patienten mit Myasthenia gravis häufig ausreichend ist (Hirsch 2007).

Dieser Effekt scheint bei Sevofluran besonders ausgeprägt zu sein und führt v. a. bei Patienten mit einem bereits präoperativ reduzierten TOF bei einem MAC von 2 zu einer ausreichenden Relaxation (Nitahara et al. 2007).

Nachteile dieses Verfahrens sind, abgesehen von Verletzungen des Larynx bei schlechten Intubationsbedingungen, unkalkulierbare kardiovaskuläre und respiratorische Nebenwirkungen. Außerdem potenziert Sevofluran die Wirkung der nicht depolarisierenden Muskelrelaxanzien, sodass es postoperativ zu einer Verzögerung der Erholung kommen kann. Alternativ kann Propofol verwendet werden, das ebenfalls häufig ausreichend gute Intubationsbedingungen ermöglicht. Jedoch sind v. a. bei älteren Patienten die kardiodepressiven Nebenwirkungen zu beachten.

**Merke** Empfohlen wird heute die balancierte Anästhesie mit niedrig dosierten nicht depolarisierenden Muskelrelaxanzien, die titriert unter Train-of-four-Stimulation verabreicht werden können.

**Nicht depolarisierende Muskelrelaxanzien.** Patienten mit Myasthenia gravis haben aufgrund der reduzierten Anzahl an ACh-Rezeptoren eine erhöhte Sensitivität gegenüber nicht depolarisierenden Muskelrelaxanzien. Mit zunehmender Schwere der Erkrankung (Stadium III–V nach der MGFA-Klassifikation) nimmt die Sensitivität gegenüber nicht depolarisierenden Muskelrelaxanzien zu (Itoh et al. 2001). Die Betroffenen benötigen geringere Dosen des Relaxans. Folglich ist aufgrund einer möglichen Atemlähmung ein *Priming* bzw. Präcurarisieren kontraindiziert.

**Cave** Auch Patienten im Stadium I oder II und in der Remission zeigen eine erhöhte Sensitivität gegenüber nicht depolarisierenden Muskelrelaxanzien, da auch sie Antikörper und weniger ACh-Rezeptoren aufweisen.

Eine perioperative Therapie mit Cholinesterasehemmern führt zu einem erhöhten Bedarf an nicht depolarisierenden Muskelrelaxanzien, sodass insgesamt die Wirkung sehr schlecht vorhersagbar ist. Empfohlen wird unter neuromuskulärem Monitoring die Gabe kurz- und mittellang wirksamer Relaxanzien wie z. B. Rocuronium, Vecuronium, Atracurium oder Cis-Atracurium.

**Cave** Der Abbau von Mivacurium kann bei Patienten mit Cholinesterasehemmertherapie verlängert sein, da die Substanz über die Cholinesterase metabolisiert wird.

In ersten Fallberichten wurde Sugammadex erfolgreich zur Antagonisierung von Rocuronium bei Patienten mit Myasthenia gravis angewandt. (Unterbucher et al. 2010)

**Depolarisierende Muskelrelaxanzien.** Patienten mit Myasthenia gravis zeigen vermutlich aufgrund der reduzierten Anzahl der ACh-Rezeptoren, die zum Teil von Antikörpern besetzt sind, eine relative Resistenz gegenüber Succinylcholin. Wahrscheinlich reichen die verbliebenen funktionsfähigen Rezeptoren nicht aus, um eine ausreichende Depolarisation der motorischen Endplatte zu bewirken. Die ED95 für Succinylcholin ist bei myasthenen Patienten 2–2,6-mal größer als bei gesunden Patienten. Außerdem entwickeln die myasthenen Patienten, v. a. nach wiederholter Gabe, häufiger einen Phase-II-Block. Dies könnte durch eine reduzierte Konzentration der Cholinesterase nach Plasmapherese oder unter Cholinesterasehemmertherapie verursacht werden (Abel u. Eisenkraft 2002, Hirsch 2007).

**Merke** Eine Ileuseinleitung kann mit 1,5–2,0 mg/kgKG Succinylcholin durchgeführt werden, jedoch muss mit einer längeren Wirkdauer gerechnet werden (Abel u. Eisenkraft 2002).

**Myasthenieverstärkende Medikamente.** Eine Reihe von Medikamenten zeigt als Nebenwirkung eine Hemmung der neuromuskulären Erregungsübertragung und kann somit eine Myasthenie verstärken (Tab. 11.9). Von anästhesiologi-

Tab. 11.**9** Myasthenieverstärkende Medikamente (Auswahl).

| Gruppe | Auswahl |
|---|---|
| **Antibiotika** | • Aminoglykoside<br>• Gyrasehemmer<br>• Makrolide<br>• Polymyxine<br>• Sulfonamide<br>• Tetrazykline |
| **Antikonvulsiva/psychotrope Substanzen** | • Benzodiazepine<br>• Gabapentin<br>• Diphenylhydantoin<br>• Lithium<br>• Barbiturate |
| **Kardiovaskuläre Medikamente** | • β-Blocker<br>• Chinidin<br>• Propafenon<br>• Kalziumantagonisten<br>• Lidocain<br>• Diuretika |
| **Rheumamittel** | • Penicillamin<br>• Chlororquin<br>• Resochin |
| **Hormone** | • Kortikosteroide<br>• Schilddrüsenhormon |
| **Chininhaltige Medikamente** | • Lokalanästhetika, v. a. Procainamid |
| **Andere** | • Magnesium<br>• Muskelrelaxanzien |

scher Bedeutung sind v.a. Aminoglykoside, β-Blocker, Benzodiazepine und Kortikosteroide. Letztere können auch bei therapeutischer Gabe zu einer Exazerbation der Myasthenie führen. Viele weitere Substanzen stehen im Verdacht, eine Myasthenie zu verstärken, sodass man grundsätzlich mit einer Verschlechterung der Klinik rechnen muss (Delank u. Gehlen 1999). Zephalosporine führen zu keiner Verschlechterung und sind Antibiotika der ersten Wahl.

**Neuromonitoring.** Die *Elektromyografie* mit Train-of-four-Stimulation oder alternative Verfahren sollten bei jeder Allgemeinanästhesie von Myastheniepatienten durchgeführt werden (Beloiartsev 2009). Die erste Stimulation sollte am wachen Patienten vor Einleitung der Narkose erfolgen. Ist zu diesem Zeitpunkt kein *Fading* vorhanden, so ist die neuromuskuläre Übertragung intakt oder die medikamentöse Therapieeinstellung gut. Nach Einleitung der Narkose kann dann vorsichtig titriert in kleinen Dosen ein Muskelrelaxans gegeben werden. Anhand der Veränderungen in der Elektromyografie kann der individuelle Bedarf an nicht depolarisierenden Relaxanzien abgeschätzt werden. Am Ende der Operation kann eine sichere Extubation nach vollständiger neuromuskulärer Erholung erfolgen. Um ein aussagefähiges Ergebnis zu erzielen, sollte immer der empfindlichste Muskel gemessen werden, z.B. der M. orbicularis oculi bei orbikularer Verlaufsform der Myasthenie (Blobner u. Mann 2001, Dillon 2004).

**Regionalanästhesie.** Regionalanästhesieverfahren sollten wenn möglich zur Anwendung kommen, unter Umständen auch in Kombination mit einer Allgemeinanästhesie (Blobner u. Mann 2001,Wappler 2003). Einige Zentren wenden die hohe thorakale Periduralanästhesie zur intra- und postoperativen Analgesie bei Patienten mit transsternaler Thymektomie in Verbindung mit einer Inhalationsanästhesie unter Verzicht einer Muskelrelaxation an. In diesen Studien sind unter kontinuierlicher Periduralanästhesie die befürchteten postoperativen Ventilationsstörungen nicht beobachtet worden.

**Cave** Beachtet werden muss, dass Lokalanästhetika die neuromuskuläre Erregungsübertragung verschlechtern, sodass bei sehr hohen Plasmaspiegeln mit einer zunehmenden Muskelschwäche gerechnet werden muss.

Das gilt insbesondere für die Gruppe der Ester, da diese über Cholinesterasen metabolisiert werden. Folglich kann der Abbau der Esterlokalanästhetika (z.B. Procain) bei Patienten mit Cholinesterasehemmertherapie gestört sein, sodass höhere Plasmaspiegel erreicht werden. Die Lokalanästhetika vom Amidtyp (Bupivacain, Ropivacain, Mepivacain, Lidocain, Prilocain), die hepatisch metabolisiert werden, gelten als sicher (Dillon 2004).

## Postoperatives Management

**Extubation.** Die Extubation von Patienten mit Myasthenie sollte erfolgen, wenn folgende Kriterien erfüllt sind:

- wacher Patient,
- Heben des Kopfes >5 s,
- Atemfrequenz <30/min,
- Vitalkapazität >10 ml/kgKG,
- negative Inspiratory Force > −25 cm $H_2O$,
- Blutgase in der Norm.

**Cave** Wenn die Elektromyografie an peripheren Muskeln bereits die Ausgangswerte erreicht hat, kann trotzdem noch eine Lähmung der bulbären und pharyngealen Muskulatur mit einer erheblichen Aspirationsgefahr bestehen.

**Cholinesterasehemmertherapie.** Nach der Extubation sollte der Patient auf einer Intensivstation überwacht werden, da es zu raschen Verschlechterungen der respiratorischen Funktion kommen kann. Das liegt v.a. an Dosierungsschwierigkeiten der Cholinesterasehemmer, die der myasthene Patient in reduzierter Dosis so schnell wie möglich postoperativ wieder erhalten sollte. Neostigmin kann alternativ zur oralen Pyridostigmingabe partenteral verabreicht werden, wenn die Resorption über den Magen-Darm-Trakt nicht sicher möglich ist. Dabei entsprechen 30 mg Pyridostigmin der i.v. Dosis von 1 mg Neostigmin. Alternativ ist auch die intramuskuläre Gabe von Neostigmin möglich (1 mg i.v. = 2 mg i.m.).

**Merke** 30 mg Pyridostigmin (oral) entsprechen 1 mg Neostigmin (i.v.) (Leitlinien 2008).
Unter- bzw. Überdosierungen der Cholinesterasehemmer führen zur myasthenen bzw. cholinergen Krise, die klinisch schwer zu unterscheiden sind.

Im Zweifelsfall sollten die Cholinesterasehemmer abgesetzt werden. Mithilfe der Elektromyografie können die beiden Formen unterschieden werden: Bei der myasthenen Krise kommt es zu einer reduzierten Amplitude und einem *Fading*, wohingegen bei der cholinergen Krise kein *Fading* auftritt. Eine probatorische Gabe von Cholinesterasehemmern (z.B. 1 mg Mestinon i.v.), die bei einer myasthenen Krise schnell zu einer Verbesserung der Symptomatik führt, sichert die Diagnose. Die cholinerge Krise wird mit Atropin behandelt (Tab. 11.**10**).

## Myasthenia gravis und Schwangerschaft

Während einer Schwangerschaft ist der Verlauf einer Myasthenie nicht vorhersagbar. Jeweils ⅓ der Patientinnen zeigt eine Verbesserung, eine Verschlechterung bzw. eine unveränderte Klinik. Postpartal kann es zu einer Verschlechterung bis hin zur myasthenen Krise kommen, die meist mit Immunsuppressiva gut therapiert werden kann.

Die Uterusmuskulatur ist von der Myasthenie nicht betroffen, jedoch kann es unter der Geburt während der Austreibungsphase zur Erschöpfung der Mutter kommen. Aus diesem Grund ist es besonders wichtig, auf die genaue Einnahme der Cholinesteraseinhibitoren zu achten und diese im Zweifelsfall i.v. zu verabreichen. Die Entbindung sollte in einer Klinik mit Erfahrung in der Behandlung neonataler transitorischer Myasthenie erfolgen, da Antikörper der Mutter diaplazentar auf das Kind übergehen. 10–30% der Kinder zeigen Zeichen einer neonatalen Myasthenia gravis.

# 12 Systemerkrankungen

## 12.1 Arthritiden

*G. N. Schmidt*

Rheumatische Erkrankungen wurden 1978 als „Erkrankungen des Bindegewebes und schmerzhafte Störungen des Bewegungsapparats, die sämtlich potenziell zur Ausbildung chronischer Symptome führen können" durch die WHO definiert. Neben den Arthritiden werden die Kollagenosen (Kap. 12.2) und die Vaskulitiden (Kap. 12.3) zum rheumatischen Formenkreis gerechnet. Bei den Arthritiden unterscheidet man die rheumatoide Arthritis (mit sog. Rheumafaktoren) und die seronegativen (ohne Rheumafaktoren) Spondylarthritiden (ankylosierende Spondylitis, reaktive Arthritis). Als Folge der Arthritiden können Amyloidosen auftreten.

Neben dem Befall von kleinen und großen Gelenken sowie dem Bindegewebe kann es bei den Erkrankungen des rheumatischen Formenkreises zum Befall verschiedener Organe kommen.

**Merke** Für die Anästhesiologie spielt die chronische Einnahme von Pharmaka, insbesondere von Steroiden und nicht steroidalen Antirheumatika (NSAR), eine wesentliche Rolle.

### 12.1.1 Rheumatoide Arthritis

#### Definition

Als rheumatoide Arthritis (Syn.: chronische Polyarthritis) wird eine chronisch entzündliche Systemerkrankung bezeichnet, die durch eine Synovialitis zur Arthritis, Bursitis und Tendovaginitis führt. Liegen 4 der 7 Kriterien des *American College of Rheumatology* (Arnett et al. 1988) vor, wird die Diagnose der rheumatoiden Arthritis gestellt (Tab. 12.**1**). Die ersten 4 in Tab. 12.**1** gelisteten Kriterien müssen hierbei für mindestens 6 Wochen vorliegen. Nicht selten führt die rheumatoide Arthritis zu Gelenkdestruktion und Invalidität. Extraartikuläre Symptome kommen an Herz, Lunge, Augen und Gefäßen vor.

#### Pathophysiologie und Klinik

Die rheumatoide Arthritis ist eine *Autoimmunerkrankung* mit entzündlichen Infiltrationen der Gelenkschleimhaut (Synovialititis) durch autoreaktive T-Helfer-Lymphozyten, B-Lymphozyten, Plasmazellen und sog. Dentritic Cells sowie der Produktion von proinflammatorischen Zytokinen, Immunglobulinen und Antikörpern gegen das Fc-Fragment des IgG, den sog. Rheumafaktoren. Die Aktivierung des Komplementsystems und die Freisetzung von Entzündungsmediatoren und knorpelaggressiven Enzymen führt zu einer Verdickung der Synovialis (Pannus) mit anschließender Destruktion des Knorpels.

**Merke** Eine systemische Beteiligung von Gefäßen, Herz, Lunge, Augen und Muskulatur aufgrund einer Immunkomplexvaskulitis ist möglich.

#### Ätiologie

Die Ätiologie der rheumatoiden Arthritis ist unklar. Diskutiert werden eine infektiöse Genese, wie z. B. nach Mykoplasmen- oder Epstein-Barr-Virus-Infektionen. Als bewiesen gilt hingegen eine genetische Prädisposition durch *HLA-DR4* mit einem ca. 5-mal größeren Erkrankungsrisiko für DR4-Merkmalsträger. In den letzten Jahren wurden eine Vielzahl weiterer genetischer Faktoren beschrieben (Raychaudhuri 2010).

#### Klinische Zeichen

Im Prodromalstadium treten Adynamie, Ermüdbarkeit, Gewichtsabnahme, subfebrile Temperaturen, Schweißneigung und morgendliche Steifigkeit der Finger auf.

Tab. 12.**1** Kriterien des American College of Rheumatology (ACR).

| Kriterienkatalog |
|---|
| • Morgensteifigkeit der Gelenke ≥ 1 h |
| • Arthritis ≥ 3 Gelenke |
| • Arthritis der Hand-/Fingergelenke |
| • symmetrische Arthritis, gleichzeitiger Gelenkbefall beider Körperhälften |
| • Rheumaknoten |
| • Nachweis von Rheumafaktoren |
| • typische Röntgenveränderungen der Hände (gelenknahe Osteoporose/Erosion) |

**Merke** Schwere Verläufe können mit der Entwicklung einer sekundären Amyloidose mit nephrotischem Syndrom und Niereninsuffizienz, aber auch mit einer Herzinsuffizienz einhergehen.

## Präoperative Evaluierung

Für die präoperative Evaluierung gibt es zurzeit keine Leitlinien oder evidenzbasierten Empfehlungen. Im Folgenden sollen daher Besonderheiten beschrieben werden (Tab. 12.2).

**Atlantoaxiale Dislokation.** Die rheumatoide Arthritis kann zur Destruktion des Lig. transversum atlantis führen. Es besteht die Gefahr der atlantoaxialen Dislokation mit schwerwiegenden neurologischen Komplikationen. Neben einer sorgfältigen Lagerung des Kopfes während der Operation ist besondere Vorsicht während der Intubation geboten.

**Cave** Patienten mit rheumatoider Arthritis weisen aufgrund einer zervikalen Instabilität ein erhöhtes Intubationsrisiko auf. Zur Intubation sollte eine externe Stabilisierung der Halswirbelsäule durch eine Hilfsperson oder eine Halskrawatte erfolgen. Alternativ bietet sich die fiberoptische Intubation beim wachen Patienten an.

Tab. 12.**2** Besonderheiten bei Patienten mit rheumatoider Arthritis.

| Merkmale |
|---|
| • atlantoaxiale Dislokation |
| • krikoarytenoide Arthritis |
| • temporomandibuläre Ankylosis |
| • Organbeteiligungen (z. B. Herz, Nieren, Lunge) |

Im Rahmen der *Röntgenuntersuchung* der Halswirbelsäule kann die Abschätzung des Raumes zwischen der Vorderfläche des Dens axis und der Hinterfläche des Arcus anterior des Atlas präoperativ Hinweise auf eine atlantoaxiale Instabilität liefern (Abb. 12.1). Eindeutige Daten zum Nutzen der präoperativen radiologischen Untersuchung liegen derzeit nicht vor (Campbell et al. 1995). Bei unklarer klinischen Untersuchung sollte jedoch eine ergänzende radiologische Untersuchung durchgeführt werden.

**Merke** Die vorsichtige Prüfung der Beweglichkeit der Halswirbelsäule unter Berücksichtigung des Auftretens von neurologischen Symptomen sollte bei allen Patienten mit rheumatoider Arthritis präoperativ durchgeführt werden.

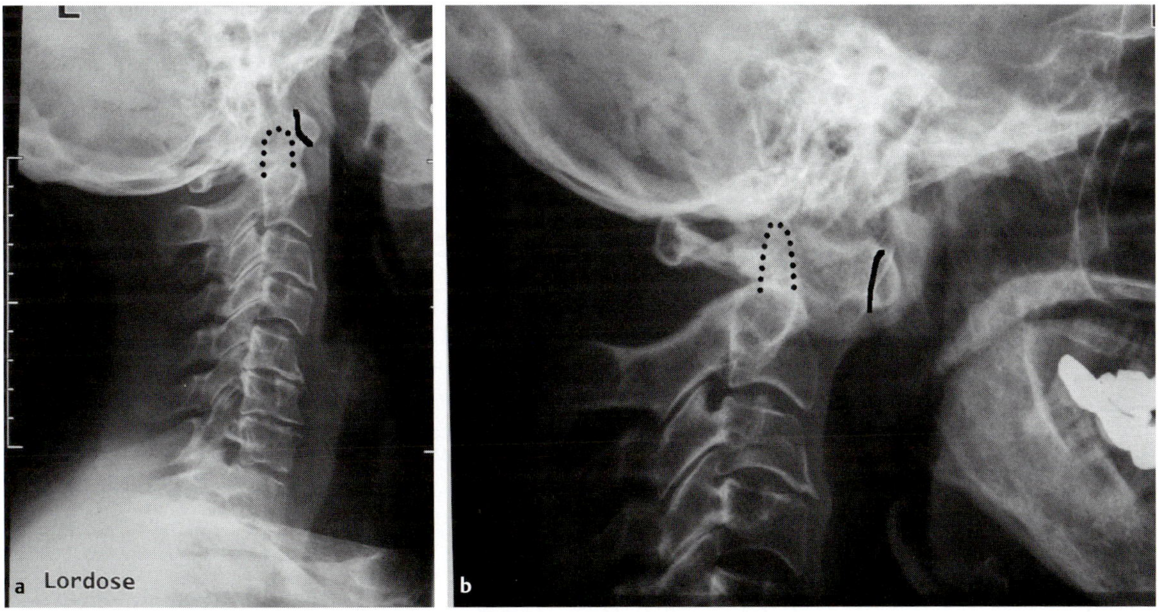


Abb. 12.**1a, b** Radiologische Funktionsprüfung (Quelle: Prof. Dr. G. Adam, Zentrum für Radiologie und Endoskopie, Universitätsklinikum Hamburg-Eppendorf, mit freundlicher Genehmigung).

**a** Untersuchung der Halswirbelsäule auf eine atlantoaxiale Instabilität. Der Raum zwischen der Vorderfläche des Dens axis (gestrichelte Linie) und der Hinterfläche des Arcus anterior des Atlas (durchgezogene Linie) werden während der Extension (**a**) und Flexion (**b**) des Kopfes untersucht.

**b** Eine deutliche Vergrößerung des Raumes konnte bei diesem Patienten mit rheumatoider Arthritis als Hinweis auf eine atlantoaxiale Instabilität gefunden werden. Klinisch imponierten Parästhesien an beiden Armen und Beinen.

**Krikoarytenoide Arthritis.** Selten kommt es bei der rheumatoiden Arthritis zum Befall der Synovialis des Gelenks zwischen Stell- und Ringknorpel, der sog. krikoarytenoiden Arthritis.

**Cave** Die krikoarytenoide Arthritis kann durch eine verminderte oder eingeschränkte Beweglichkeit der Stimmbänder zur lebensbedrohlichen Obstruktion der oberen Luftwege führen (Segebarth u. Limbird 2007). Durch die Intubation oder durch das Einbringen einer Larynxmaske ist eine Dekompensation der krikoarytenoiden Arthritis jederzeit möglich.

Präoperativ muss auf folgende Symptome geachtet werden:
- Fremdkörpergefühl,
- Stridor,
- Heiserkeit,
- Dysphagie,
- Schmerz,
- Schwellung,
- Schmerzausstrahlung zu den Ohren.

Die direkte und indirekte Laryngoskopie zeigt eine hellrote Schwellung der Stellknorpel bei normalen Stimmbändern. Die chronische krikoarytenoide Arthritis ist häufig asymptomatisch und bleibt präoperativ unentdeckt. Die Diagnose sollte HNO-ärztlich gesichert werden.

**Temporomandibuläre Arthritis.** Bei bis zu 70% der Patienten mit rheumatoider Arthritis ist das temporomandibuläre Gelenk betroffen. Klinische Zeichen sind:
- eingeschränkte Mundöffnung,
- Schmerzen bei der Palpation des Gelenks,
- Krepitationen.

**Cave** Trotz einer unproblematischen präoperativen Mundöffnung kann während der Narkoseeinleitung eine Kiefersperre auftreten (Liu et al. 2001).

Tab. 12.**3** Organbeteilungen bei rheumatoider Arthritis.

| Organe | Symptome |
|---|---|
| **Gefäße** | Vaskulitis |
| **Herz** | Perikarditis, Myokarditis, Koronararteritis |
| **Lunge** | fibrosierende Alveolitis, Pleuritis |
| **Augen** | Keratokonjuctivitis sicca, Korneaaffektionen, Skleritis |
| **Muskulatur** | noduläre Myositis |
| **Nieren** | nephrotisches Syndrom, Niereninsuffizienz (sekundäre Amyloidose) |

Radiologische Studien belegen, dass lediglich 50% der Patienten mit betroffenen temporomandibulären Gelenken auch klinische Symptome zeigen (Syrjanen 1985).

**Organbeteiligungen.** Extraartikuläre Organbeteilungen müssen bei Patienten mit rheumatoider Arthritis bei der präoperativen Evaluierung berücksichtigt werden (Tab. 12.**3**).

**Medikamentenanamnese.** Die chronische Medikamenteneinnahme muss bei Patienten mit rheumatoider Arthritis beachtet werden (Tab. 12.**4**):
- *Glukokortikoidsubstitution:* Die chronische Einnahme von Glukokortikoiden kann zu einer Insuffizienz der Hypophysen-Nebennieren-Achse führen und mit einer verminderten Glukokortikoidausschüttung während des perioperativen Stresses einhergehen (Kap. 9.2).
- *NSAR:* Durch die häufig langfristige Einnahme von NSAR kann es zu akuten und chronischen gastrointestinalen Blutungen kommen.

Tab. 12.**4** Medikamentöse Therapie und typische Nebenwirkungen.

| Medikamente | Nebenwirkungen |
|---|---|
| **NSAR** | • gastrointenstinale Ulzerationen und Blutungen<br>• Hemmung der Thrombozytenaggregation |
| **Glukokortikoide** | • Cushing-Syndrom und Nebenniereninsuffizienz |
| **Basistherapeutika:** | |
| **Methotrexat (MTX)** | • Arteriosklerose, Thrombozytopenie |
| **Sulfasalazin** | • Übelkeit, Erbrechen |
| **Chloroquin** | • epigastrische Schmerzen, Thrombozytopenie |
| **Goldverbindungen** | • Stomatitis, Thrombozytopenie, Anämie |
| **D-Penicillamin** | • Thrombozytopenie, Nieren-, Leberschäden |
| **Alkylanzien** | • Panzytopenie, Gastroenteritis |
| **Tumor-Nekrose-Faktor-α-Inhibitor** | • Herzinsuffizienz, Wundinfektion |

**Merke** Präoperativ sollte bei Patienten mit rheumatoider Arthritis eine Anämie erkannt und die Ursache abgeklärt werden.

**Anästhesiologisches Risiko.** Die folgende Checkliste dient abhängig vom klinischen Status des Patienten und von der Größe des operativen Eingriffs der Abklärung des anästhesiologischen Risikos:

- Untersuchung von Nackenbeweglichkeit und Mundöffnung,
- ggf. Röntgen der zervikalen Wirbelsäule,
- Abklärung von Hinweisen auf eine schwierige Intubation (Mallampati, Patil),
- indirekte Laryngoskopie bei Verdacht auf arytenoide Arthritis,
- Medikamentenanamnese (Glukokortikoidsubstitution),
- Untersuchung auf gastrointestinale Blutung (z. B. okkultes Blut),
- ggf. Laboruntersuchungen (Hb, Gerinnung, Kreatinin),
- ggf. Röntgenthorax,
- ggf. Lungenfunktionstest,
- Elektrokardiogramm.

## Anästhesiologische Konzepte

Bei Patienten mit zu erwartenden Intubationsschwierigkeiten und rheumatoider Arthritis werden regionalanästhesiologische Verfahren (z. B. Spinal-, Epiduralanästhesien und periphere Nervenblockaden) empfohlen. Geeignete Lagerungsmaterialien (Polster etc.) müssen bereitgehalten und ggf. muss eine präoperative Lagerungsprobe durchgeführt werden.

**Cave** Bei der Lagerung können Gelenkdeformitäten zu starken Schmerzen und zum Abbruch von Regionalanästhesieverfahren führen. Bei Problemen der Regionalanästhesie muss die schwierige Intubation als Notfallmaßnahme erfolgen.

Im Vorfeld der Anästhesie ist ein Plan für die zu erwartende schwierige Intubation zu erstellen (Kap. 13.2). Alle benötigten Geräte (Fiberoptik, Larynxmaske, Intubationslarynxmaske etc.) müssen einsatzbereit sein. Die Aktivität und Dauer der Erkrankung korreliert nicht mit den klassischen Tests (z. B. Mallampati, Patil) zur Detektion einer schwierigen Intubation (Cagla et al. 2008).

**Merke** Bei der krikoarytenoiden Arthritis stellt die Tracheotomie unter Lokalanästhesie eine sinnvolle Alternative dar.

Besondere Vorsicht ist bei der Intubation geboten, da die Gefahr der atlantoaxialen Dislokation besteht. Neben der ausführlichen präoperativen Evaluierung der Beweglichkeit der Halswirbelsäule sollte eine sorgfältige Lagerung erfolgen. Die Ableitung von somatosensorisch und motorisch evozierten Potenzialen kann insbesondere während der Lagerung und Intubation Hinweise auf Nervenschäden liefern.

## Postoperatives Management

Patienten mit rheumatoider Arthritis sollten aufgrund der möglichen Komplikationen wach und nach Wiederkehr aller Schutzreflexe extubiert werden. Insbesondere ist auf die Vermeidung eines Muskelrelaxanzienüberhangs, z. B. durch neuromuskuläres Monitoring, zu achten. Die Möglichkeit zur Reintubation und eine intensive postoperative Überwachung sind zu gewährleisten.

# 12.1.2 Seronegative Spondylarthritis

## Spondylitis ankylosans

### Definition

Die Spondylitis ankylosans (Syn.: Morbus Bechterew) ist eine chronisch entzündliche rheumatische Erkrankung v. a. der Iliosakralgelenke und der Wirbelsäule. In seltenen Fällen kann sie mit Oligo- und Polyarthritis der Extremitätengelenke sowie mit extraartikulären Manifestationen an Augen, Herz und Lunge einhergehen.

### Pathophysiologie und Klinik

**Ätiologie und Pathogenese.** Im Gegensatz zur Normalbevölkerung (8 %) ist in über 90 % der Erkrankungen das *HLA-B27* nachweisbar. In den letzten Jahren wurden weitere genetische Faktoren beschrieben (Brown 2009). Im Verdacht, eine Spondylitis ankylosans auszulösen, stehen zudem enterale und urogenitale Infektionen, z. B. mit Mykoplasmen, Chlamydien und Klebsiellen.

**Klinische Zeichen.** Eine Sakroiliitis mit Kreuz- und Gesäßschmerzen sowie eine Spondylitis mit Schmerzen im thorakolumbalen Übergangsbereich der Wirbelsäule führen zu einer zunehmenden Bewegungseinschränkung der Wirbelsäule und des Thorax.

**Therapie.** Durch eine konsequente Bechterew-Gymnastik kann in vielen Fällen eine Invalidisierung vermieden werden. Eine kausale medikamentöse Therapie der Spondylitis ankylosans ist nicht bekannt. Zur Anwendung kommen bei Bedarf:

- nichtsteroidale Antirheumatika (NSAR),
- Kortikosteroide bei schweren entzündlichen Schüben,
- Salazosulfapyridine,
- Methotrexat (MTX),
- Tumor-Nekrose-Faktor-α-Inhibitor.

### Präoperative Evaluierung

**Beweglichkeitseinschränkungen.** Besondere Bedeutung bei Patienten mit Spondylitis ankylosans hat die präoperative Evaluierung der Beweglichkeit der *Halswirbelsäule*, z. B. durch Testung der

- Kinn-Sternum-Distanz und
- Hinterhaupt-Wand-Distanz.

Die Bewegungseinschränkung des *Thorax* kann mit der ex- und inspiratorischen Thoraxumfangsdifferenz (normal >6 cm) bestimmt werden. Zusätzlich sollte die resultierende Restriktion der Lunge funktionell erfasst werden. Ein Konzept zur Atemwegssicherung sollte frühzeitig erstellt und mit den Patienten besprochen werden.

**Cave** Die zum Teil extremen Beweglichkeitseinschränkungen der Wirbelsäule und des Thorax können zu Intubations-, Beatmungs- und Lagerungsproblemen führen.

**Organbeteiligung.** Relativ selten sind eine Beteiligung von inneren Organen und eine sekundäre Amyloidose. Kardiale Beteiligungen, wie z. B. eine Aortenklappeninsuffizienz, sollten ausgeschlossen werden.

**Medikamentenanamnese.** Die Indikation zur Glukokortikoidsubstitution (Kap. 12.2), gastrointestinale Blutungen und eine Anämie durch den chronischen Einsatz von NSAR sind präoperativ abzuklären.

**Anästhesiologisches Risiko.** Das anästhesiologische Risiko bei Patienten mit Spondylitis ankylosans kann anhand der folgenden Checkliste abgeschätzt werden:

- Untersuchung der Beweglichkeit der Hals- und Brustwirbelsäule,
- Untersuchung der Thoraxbeweglichkeit,
- Röntgen oder Ultraschall der zervikalen und lumbalen Wirbelsäule,
- Lungenfunktionstest und Röntgenthorax,
- Medikamentenanamnese (Glukokortikoidsubstitution),
- Zeichen einer gastrointestinalen Blutung (z. B. okkultes Blut),
- ggf. Elektrokardiogramm,
- ggf. Laboruntersuchungen (Hb, Gerinnung, Kreatinin).

## Anästhesiologische Konzepte

Auch bei kleineren Eingriffen erfordert die Spondylitis ankylosans aufgrund der kritischen Atemwegsverhältnisse eine sorgfältige Vorbereitung. Empfehlenswert ist zumeist die fiberoptische Wachintubation.

**Cave** Zu beachten ist, dass im Notfall zumeist weder die Koniotomie noch die chirurgische Tracheotomie aufgrund des geringen Krikoid-Jugulum-Abstands durchgeführt werden können.

**Regionalanästhesie.** Alternativ zur Allgemeinanästhesie werden die Spinal- und Epiduralanästhesie sowie der Kaudablock empfohlen. Allerdings können die besondere anatomische Situation und die Kalzifizierung des Bandapparats der Wirbelsäule (Abb. 12.2) eine Regionalanästhesie unmöglich machen. Erste Fallberichte zeigen, dass hier die ultraschallgestütze Reginonalanästhesie Vorteile bieten kann (Chin u. Chan 2010). Beachtet werden muss die Gefahr von Wirbelfrakturen durch die Kalzifizierung der Bänder (Wittmann u. Ring 1986).

**Lagerung.** Die Lagerung von Patienten mit Spondylitis ankylosans ist aufgrund der Deformierung und der Gefahr von Spontanfrakturen der Wirbelsäule schwierig. Häufig ist eine Modifikation des Operationstischs nötig. Die intraoperative Lagerung der Patienten muss geplant werden und es ist erforderlich, geeignete Lagerungsmaterialien (Polster, Keilkissen etc.) bereitzuhalten und ggf. zu modifizieren. In vielen Fällen ist eine präoperative Lagerungsprobe sinnvoll.

**Blutverlust.** Aufgrund von Gefäßneubildungen und der Dilatation epiduraler Venen besteht während Operationen an der Wirbelsäule die Gefahr von massiven Blutverlusten. Mehrere großlumige Zugänge und ggf. die Anlage eines Shaldon-Katheters sowie die Bereitstellung von ausreichend

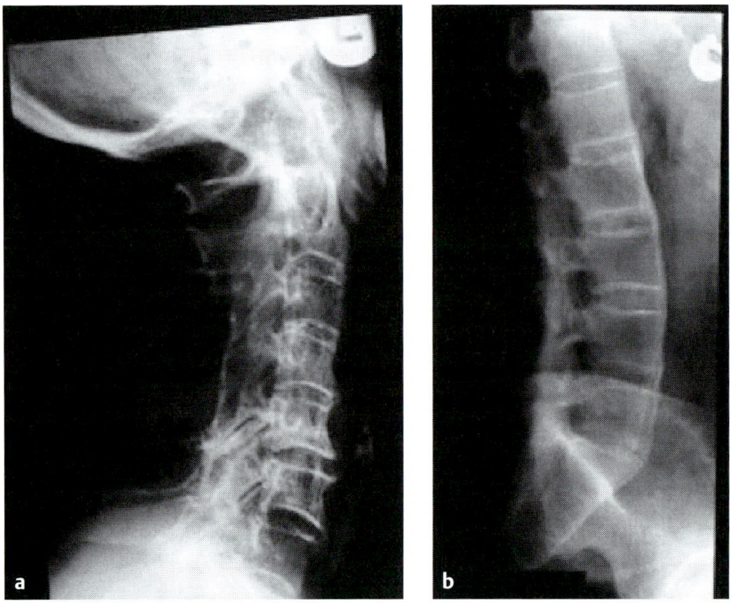


Abb. 12.**2a, b** Nativröntgen der zervikalen (**a**) und lumbalen (**b**) Wirbelsäule eines Patienten mit Spondylitis ankylosans. Sowohl zervikal als auch lumbal ist die Kalzifizierung des Bandapparats mit der sog. Bambusform zu erkennen. Anästhesiologische Risiken bei der schwierigen Intubation aufgrund der Versteifung der Halswirbelsäule sowie Probleme bei regionalanästhesiologischen Verfahren sind zu beachten (Quelle: Prof. Dr. G. Adam, Zentrum für Radiologie und Endoskopie, Universitätsklinikum Hamburg-Eppendorf, mit freundlicher Genehmigung).
**a** Zervikale Wirbelsäule.
**b** Lumbale Wirbelsäule.

Erythrozytenkonzentraten und Fresh Frozen Plasma (FFP) müssen in Erwägung gezogen werden. Intraoperativ ist eine engmaschige Überwachung des Volumen- und Hämoglobinstatus notwendig.

**Zentraler Venenkatheter.** Die Punktion der V. jugularis externa und interna ist aufgrund der Deformierung der Halswirbelsäule häufig unmöglich. Alternativen stellen die infraklavikuläre Punktion der V. subclavia und die Punktion der V. femoralis dar. Die Punktion der V. subclavia kann jedoch ebenfalls durch einen geringen Abstand zwischen der Klavikula und der 1. Rippe erschwert sein. Bei dem Zugang über die V. femoralis muss – v.a. bei einer Bauchlagerung des Patienten – ein Abknicken des Katheters verhindert werden.

### Postoperatives Management

Wie bei allen Patienten mit schwierigen Atemwegsverhältnissen sollte die Extubation erst bei völliger Wachheit erfolgen. Nützliche Informationen bietet das neuromuskuläre Monitoring zur Überwachung der Reversibilität der Muskelrelaxierung.

## Reaktive Arthritis

### Definition

Als reaktive Arthritis (Reiter-Syndrom) wird eine entzündliche Gelenkerkrankung beschrieben, die 2–6 Wochen nach gastrointestinalen oder urogenitalen bakteriellen Infekten auftritt. Das sog. Reiter-Syndrom beschreibt das klinische Vollbild der reaktiven Arthritis, wobei mindestens 3 der folgenden Hauptsymptome zutreffen müssen:

- Arthritis,
- Urethritis,
- Konjunktivitis/Iritis,
- Reiter-Dermatose.

**Reiter-Dermatose.** Als Reiter-Dermatose wird der Symptomenkomplex eines randbetonten psoriatiformen Erythems der männlichen Genitalschleimhaut, von aphthösen Läsionen im Mundraum, schwielenartigen, teils pustulösen Veränderungen der Handflächen und Fußsohlen sowie psoriatiformen Hautveränderungen am Körper beschrieben.

**Weitere Symptome.** In einigen Fällen kommt es beim Reiter-Syndrom zusätzlich zu den folgenden Begleitsymptomen:

- Fieber,
- Sakroiliitis,
- schmerzhafte Entzündung der Sehnenansätze,
- Karditis,
- Pleuritis.

### Pathophysiologie und Klinik

Für das Auftreten des Reiter-Syndroms besteht eine genetische Prädisposition bei *HLA-B27-Trägern*. Auslöser sind bakterielle Infekte mit Chlamydia trachomatis und Ureaplasma urealyticum (Gonorrhö und nichtgonorrhöische Urethritis = *posturethritische reaktive Arthritis)* sowie Yersinien, Salmonellen, Shigellen und Campylobacter jejuni *(postenteritische reaktive Arthritis)*.

**Therapie.** Die Therapie besteht aus der Infektsanierung mit teilweise monatelanger Antibiotikatherapie und der symptomatischen Behandlung der reaktiven Arthritis. Neben physikalischen Maßnahmen werden NSAR und Vitamin E eingesetzt. Bei hochakuten Verläufen kommen Glukokortikoide zum Einsatz. Häufig heilt die reaktive Arthritis innerhalb eines Jahres aus.

### Präoperative Evaluierung

Präoperativ ist eine genaue Anamnese der betroffenen Gelenke erforderlich, um etwaige Risiken, wie z.B. Intubations- und Lagerungsprobleme, abzuschätzen. Eine Oligoarthritis tritt meist asymmetrisch bevorzugt an den unteren Extremitäten (Knie- und Sprunggelenk) auf, gelegentlich kommt es auch zum Befall der Finger- und Zehengelenke.

**Glukokortikoidsubstitution.** Besonderes Augenmerk bei der Medikamentenanamnese ist auf die Glukokortikoidgabe und auf den chronischen Einsatz von NSAR (Ausschluss von Anämie und gastrointestinalen Blutungen) zu richten.

> **Cave** Die reaktive Arthritis tritt in einigen Fällen in Zusammenhang mit anderen Erkrankungen des rheumatischen Formenkreises auf. Präoperativ ist auf etwaige Begleiterkrankungen zu achten.

### Anästhesiologische Konzepte und postoperatives Management

Das anästhesiologische Management des Reiter-Syndroms ist abhängig von der Ausprägung und den Begleiterkrankungen. Auf die Notwendigkeit einer perioperativen Glukokortikoidsubstitution wurde bereits an anderer Stelle eingegangen (Kap. 9.2).

## 12.1.3 Amyloidose als Folge von Arthritiden

Die Amyloidose gehört nicht zu den Arthritiden des rheumatischen Formenkreises, kann jedoch als Spätfolge von chronisch entzündlichen Erkrankungen (z.B. rheumatoide Arthritis, Spondylitis ankylosans) als sog. reaktive Amyloidose auftreten.

### Definition

Als Amyloidose wird die generalisierte oder lokalisierte extrazelluläre Proteinablagerung im Interstitium bezeichnet. Aufgrund der biochemischen Struktur der Amyloidfibrillen wird die Amyloidose in verschiedene Gruppen eingeteilt:

- *immunglobulinassoziierte Amyloidose (AL):* Ablagerung in Niere, Herz, peripheres Nervensystem, Zunge, Magen-Darm-Trakt, z.B. bei Plasmozytom,

- *reaktive Amyloidose (AA):* Ablagerung in Niere, Leber, Milz, Nebenniere, Magen-Darm-Trakt, Herz, z. B. bei chronisch entzündlichen Erkrankungen (rheumatoide Arthritis, Spondylitis ankylopoetica, Kollagenosen, Colitis ulcerosa, Morbus Crohn), Malignomen,
- *hereditäre Amyloidose:* Ablagerung in Nervensystem, Magen-Darm-Trakt, Auge, Herz, Nieren, Herz, Leber,
- *$\beta_2$-Mikroglobulin-assoziierte Amyloidose:* Ablagerung in Sehnen (Karpaltunnelsyndrom, Knochen, Gelenkknorpel), z. B. bei jahrelanger Hämodialyse.

## Pathophysiologie

Im Verlauf kommt es zu einer Vergrößerung und anschließenden Verhärtung der betroffenen Organe mit konsekutiver Entwicklung von Funktionseinschränkungen. Am Herzen kann es z. B. zu einer deutlichen Zunahme der Wanddicke des Myokards kommen. Dies kann zur Herzinsuffizienz, zu Herzrhythmusstörungen, zum Schenkelblock und zum Bild der hypertrophen obstruktiven Kardiomyopathie führen.

## Präoperative Evaluierung

Abhängig von den betroffenen Organsystemen können durch die Amyloidose schwerwiegende Komplikationen auftreten.

**EKG-Veränderungen.** Bei Patienten mit Arthritiden des rheumatischen Formenkreises muss bei abnormen EKG-Veränderungen an eine Amyloidose mit kardialer Beteiligung gedacht werden. Charakteristische Veränderungen sind:
- Verlängerung des QT-Intervalls (Parthenakis et al. 1996),
- niedrige Amplitude des QRS-Komplexes (Roberts u. Waller 1983),
- Auftreten von Schenkelblockbildern (Kotani et al. 2000).

Klinisch ist die kardiale Beteiligung bei einer Amyloidose häufig auch in fortgeschrittenen Stadien symptomlos. Neben dem EKG können die Echokardiografie und das sog. Kardio-MRT wichtige Hinweise auf das Vorliegen einer kardialen Amyloidose liefern (Seward u. Casaclang-Verzosa 2010).

**Merke** Bei Patienten mit Amyloidose sollte bei einer kardialen Beteiligung eine Aufklärung über perioperative kardiale Komplikationen erfolgen.

## Anästhesiologische Konzepte

Das anästhesiologische Vorgehen richtet sich nach der Art und Ausprägung der Organbeteiligung.

**Cave** Bei einer Amyloidose mit kardialer Beteiligung sollte aufgrund des kardialen Risikos ein erweitertes hämodynamisches Monitoring zur optimierten Steuerung des Flüssigkeitshaushalts durchgeführt werden.

Einige Autoren empfehlen neben einem invasiven Monitoring die intraoperative transösophageale Echokardiografie. Darüber hinaus wird die prophylaktische Anwendung eines intravenösen Schrittmachers empfohlen (Wang u. Pollard 2000).

## Postoperatives Management

Auch in der postoperativen Phase muss mit Komplikationen, z. B. mit schwerwiegenden Herzrhythmusstörrungen, gerechnet werden (Wang u. Pollard 2000). Trotz des Fehlens von evidenzbasierten Daten sollten Patienten mit bekannter Amyloidose postoperativ intensiv überwacht werden.

**Kernaussagen**

- Die Arthritiden des rheumatischen Formenkreises sind Autoimmunerkrankungen zumeist unklarer Ätiologie.
- Anästhesiologische Komplikationen sind direkt durch die Erkrankung der Gelenke zu erwarten (schwierige Intubation, Lagerungsprobleme).
- Organbeteiligungen (z. B. Herz, Lunge) bei Arthritiden des rheumatischen Formenkreises und die Folgen der chronischen Einnahme von Medikamenten (z. B. Glukokortikoide, NSAR) müssen perioperativ evaluiert und berücksichtigt werden.
- Als Begleiterkrankung von chronisch entzündlichen Prozessen muss immer auch die reaktive Amyloidose mit schwerwiegenden anästhesiologischen Komplikationen (v. a. kardialer Genese) in Betracht gezogen werden.

### Literatur


Arnett FC, Edworth SM, Bloch DA. The american rheumatoid association 1987 revised criteria for the classifikation of rheumatoid arthritis. Arthritis Rheum 1988; 31: 315–324

Brown MA. Genetics and the pathogenesis of ankylosing spondylitis. Curr Opin Rheumatol 2009; 21: 318–323

Cagla OA, Guler H, Inanoglu K et al. Disease activity in rheumatoid arthritis as a predictor of difficult intubation? Eur J Anaesthesiol 2008; 25: 800–804

Campbell RS, Wou P, Watt I. A continuing role for pre-operative cervical spine radiography in rheumatoid arthritis? Clin Radiol 1995; 50: 157–159

Chin KJ, Chan V. Ultrasonography as a preoperative assessment tool: predicting the feasibility of central neuraxial blockade. Anesth Analg 2010; 110: 252–253

Haanaes HR, Larheim TA, Nickerson JW et al. Discectomy and synovectomy of temporomandibular joint in the treatment of rheumatoid arthritis: case report with three year follow-up study. J Oral Maxillofac Surg 1986; 44: 905–910

Kotani N, Hashimoto H, Muraoka M et al. A. Fatal perioperative myocardial infarction in four patients with cardiac amyloidosis. Anesthesiology 2000; 92: 873–875

Liu YH, Wang JJ, Chang CF et al. Difficult tracheal intubation as a result of unsuspected abnormality of the temperomandibular joint. Anesth Analg 2001; 92: 783–784

Parthenakis FI, Vardas PE, Ralidis I et al. QT interval in cardiac amyloidosis. Clin Cardiol 1996; 19: 51–54

Raychaudhuri S. Recent advances in the genetics of rheumatoid arthritis. Curr Opin Rheumatol 2010; 22: 109–118

Roberts WC, Waller BF. Cardiac amyloidosis causing cardiac dysfunction: analysis of 54 necropsy patients. Am J Cardiol 1983; 52: 137–146

Segebarth PB, Limbird TJ. Perioperative acute upper airway ob-

struction secondary to severe rheumatoid arthritis. J Arthroplasty 2007; 22: 916–919
Seward JB, Casaclang-Verzosa G. Infiltrative cardiovascular diseases: cardiomyopathies that look alike. J Am Coll Cardiol 2010; 55: 1769–1779
Syrjanen SM. The temporomandibular joint in rheumatoid arthritis. Acta Radiol Diagn 1985; 26: 235–243
Wang MMJ, Pollard JB. Postoperative ventricular fibrillation and undiagnosed primary amyloidosis. Anesthesiology 2000; 92: 871–872
Wittmann FW, Ring PA. Anaesthesia for hip replacement in ankylosing spondylitis. J R Soc Med 1986; 79 :457–459

# 12.2 Kollagenosen

*P. Bischoff*

## 12.2.1 Allgemeines zu Kollagenosen

### Definition

Kollagenosen stellen eine Gruppe von systemischen Autoimmunerkrankungen mit wechselndem Organbefall dar. Es kommt zu immunmodulierten Organentzündungen und -schädigungen.

**Merke** Die Krankheitsverläufe können sehr vielfältig sein und bieten ein ähnliches Symptomenspektrum wie systemische Vaskulitiden (Morbus Wegener, Churg-Strauss-Syndrom, Panarteriitis nodosa; Kap. 12.3 und Kap. 1.8).

### Pathogenese

Die Ätiologie ist unbekannt. Neben familiärer Häufung findet sich eine Prädominanz für das weibliche Geschlecht mittleren Alters. Hormonelle Faktoren und virale Infekte werden diskutiert. Der Nachweis vielfältiger antinukleärer Antikörper im Serum (ANA) ist typisch, aber nicht immer krankheitsspezifisch. Feingewebliche Untersuchungen von Hautproben können zur Diagnosestellung beitragen.

Wichtigste Vertreter sind:

- systemischer Lupus erythematodes (SLE),
- progressive systemische Sklerose (PSS, Sklerodermie),
- Mischkollagenose (Mixed connective Tissue Disease (MCTD), Sharp-Syndrom),
- Sjögren-Syndrom,
- Dermatomyositis/Polymyositis.

### Klinische Manifestation und Befunde

Die häufigsten Manifestationen betreffen Gelenke, Haut, Niere, Lunge, Herz und ZNS. Das wichtigste Symptom der Kollagenosen ist die *Arthritis*, häufig der kleinen Fingergelenke, ähnlich der chronischen Polyarthritis. Es ist aber auch ein isolierter Befall großer Gelenke möglich. Typisch sind auch Elemente des *CREST-Syndroms* (Kalzinose, Raynaud-Phänomen, Ösophagusveränderungen, Sklerodaktylie und Teleangiektasien) und der *Sklerodermie* mit entzündlichen Veränderungen der Haut.

**Merke** Organbeteiligungen mit besonderer klinischer Relevanz verursachen häufig Pneumonien, Neuritiden, Enzephalitiden, Nephritiden sowie Vaskulitiden mit Durchblutungsstörungen.

### Präoperative Evaluierung

Kollagenosen können mit schwerwiegenden anästhesiologisch relevanten Begleiterkrankungen einhergehen. *Kardiopulmonale Risiken* stehen in Zusammenhang mit krankheitsbedingten kardiovaskulären Regulationsstörungen und Kardiomyopathien. Bei vergesellschafteten schwierigen Atemwegen resultieren spezielle Risiken der akuten oder chronischen respiratorischen Insuffizienz. Bei Immobilität und körperlicher Leistungseinschränkung kann die klinische Manifestation einer latenten, krankheitsbedingten Herzinsuffizienz verborgen sein.

**Untersuchungen.** Notwendige präoperative Untersuchungen, die im Speziellen im Zusammenhang mit den oben bezeichneten möglichen Organbeteiligungen stehen, umfassen:

- ausführliche Anamnese in Bezug auf Medikamenteneinnahme, frühere Arztbesuche, verfügbare Befunde, Leistungseinschränkungen, Angina pectoris, Bluthochdruck, Rhythmusstörungen, Ereignisse wie Schwindel oder Bewusstseinsverlust etc.,
- körperliche Untersuchung,
- Standarduntersuchungen bei entsprechender Risikolage: EKG, Labor, Röntgenthoraxbefund,
- Spezialuntersuchung: Kardiologie (z. B. Echokardiografie), Lungenfunktionsprüfung.

**Merke** Laboruntersuchungen haben bei Kollagenosen einen zentralen Stellenwert.

Anämie, Thrombozytopenie und Leukopenie sind häufig. Defekte im Gerinnungssystem resultieren aufgrund einer Immunkomplexaktivierung und dem Verbrauch des Komplementsystems. Der Antikörpernachweis (s. o.) ist assoziiert mit einem erhöhten Risiko für Thrombosen und Embolien. Das C-reaktive Protein (CRP) korreliert bei den Erkrankungen meist nicht mit der Krankheitsaktivität, sodass erhöhte Werte in der Regel auf Infektionskomplikationen hinweisen.

**Effekte chronischer Medikamenteneinnahme.** Diese stellen aufgrund möglicher Nebenwirkungen und Interaktionen neben den allgemeinen anästhesiologischen Risiken ein zusätzliches Risiko dar. Die Therapieoptionen bei Kollagenosen umfassen wie bei anderen Systemerkrankungen ein breites Feld pharmakologischer Ansätze wie *Glukokortikoide, NSAR* (nichtsteroidale Antirheumatika) ebenso wie immunmodulierende und/oder immunsuppressive Substanzen wie *Cyclophosphamid, Azathioprin, Methotrexat, Chloroquin und/oder Ciclosporin.*

**Chronische Glukokortikoidmedikation.** Diese Patienten weisen anästhesierelevante Risiken auf:

- Addison-Krise mit Kreislaufinsuffizienz,
- metabolische Störungen (Diabetes mellitus),
- Magenulzera, Steroidulkus,
- osteoporotische Frakturen, Osteonekrosen insbesondere des Hüftkopfs,
- neuropsychiatrische Komplikationen.

Der jeweilige Schweregrad der resultierenden Störungen ist von der Glukokortikoiddosis, der Behandlungsdauer, dem Alter und Geschlecht sowie der Grundkrankheit des Patienten abhängig.

**Cave** Die sekundäre Nebennierenrinden-(NNR)Suppression nach Glukokortikoidtherapie kann aufgrund supprimierter Regelmechanismen eine lebensbedrohliche Addison-Krise herbeiführen. Klinisch stehen Hypotension und Kreislaufinsuffizienz im Vordergrund, die eine unverzügliche Kortisolsubstitution notwendig machen.

**Merke** Die Erholungszeit der NNR-Funktion nach therapeutischer Glukokortikoidtherapie ist stark abhängig von der Behandlungszeit.

Erholungen von Kurzzeittherapien von z. B. nur 5 d benötigen ebenfalls etwa 5 d. Für alle Patienten, die ein Prednisolonäquivalent von mehr als 10 mg/d für mehr als 5 d erhalten, besteht das Risiko einer NNR-Suppression mit ungenügender Kortisolausschüttung. Dosierungen oberhalb des physiologischen Bereiches und ein zeitlicher Abstand von weniger als 3 Monaten bergen häufig das Risiko einer eingeschränkten Reaktionsfähigkeit der NNR. Nach kurzzeitiger, hoch dosierter Gabe von z. B. 25 mg/d Prednisolon über 5–30 d weisen etwa 40% der Patienten eine eingeschränkte adrenale Kortisolsekretion über rund 2 Wochen auf. Nach längerfristiger Glukokortikoidtherapie kann eine Erholung der Hypophysen-NNR-Achse aber auch mehr als 12 Monate dauern (Henzen 2003, Milde et al. 2005, Marik u. Varon 2008).

## Anästhesiologische Konzepte

**Vermeidung einer Addison-Krise.** Bei Risikopatienten ist in der perioperativen Phase immer an die Möglichkeit einer (partiellen) NNR-Insuffizienz bzw. stressbedingten Addison-Krise zu denken. Diese zeigt Symptome wie Nausea, unklares Abdomen, Fieber, Hypoglykämie, Hypotonie und Schock. Beim geringsten Verdacht ist die Gabe von Hydrokortison indiziert (z. B. 50 mg i. v.). Bei ausgeprägter Symptomatik 100 mg i. v. und 200–300 mg als Dauerinfusion über 24 h (Milde et al 2005).

**Stoffwechselentgleisungen.** Die Interaktionen der Glukokortikoide mit dem Glukose-, Protein- und Fettstoffwechsel sind vielfältig. Der Pathomechanismus des glukokortikoidinduzierten Diabetes mellitus basiert auf einer gesteigerten hepatischen Glukoneogenese und einer verminderten peripheren Glukoseaufnahme.

**Cave** Bei vorbestehender diabetogener Stoffwechsellage kann der Operationsstress kompensierte Zustände entgleisen lassen.

**Anästhesieverfahren.** Entsprechend der Krankheitsschwere wird auch bei diesem Patientenkollektiv die Prämedikation auf die zugrundeliegenden Begleitprobleme (z. B. eingeschränkter Lungenfunktion) abgestimmt. Anästhetika können bei inadäquater Reagibilität der NNR die verbleibende Kortisolsekrektion einschränken. Für das Hypnotikum Etomidat ist bekannt, dass es die β-Hydroxylase der Kortisolbiosynthese in der NNR hemmt. Auch Induktionsdosen bei der Narkoseeinleitung geraten zunehmend in Kritik, da sie insbesondere bei Risikopatienten eine NNR-Insuffizienz auslösen bzw. verstärken können (Vinclair et al 2008). Dauerinfusionen von Etomidat haben heute keine Zulassung mehr.

**Cave** Insbesondere bei Risikopatienten sollte aufgrund einer möglicherweise eingeschränkten Reaktionsfähigkeit der NNR bei der Narkoseeinleitung auf Etomidat verzichtet werden.

Grundsätzlich sind bei Kollagenosen alle allgemeinanästhesiologischen Verfahren geeignet. Bei *Regionalanästhesieverfahren* müssen allerdings mögliche Gerinnungsstörungen und Thrombozytopenien ausgeschlossen werden. Ferner kann bei knöchernen Skelettdeformitäten die Anlage regionalanästhesiologischer Verfahren erschwert oder gar unmöglich sein.

Mögliche *krankheitsbedingte Intubationshindernisse* durch Beweglichkeitseinschränkungen der Gelenke (z. B. Kiefergelenk) müssen beachtet werden, und entsprechend der Vorgehensweise beim „Difficult Airway Management" muss eine fiberoptische Wachintubation erwogen werden. Dabei und bei der Anlage von Sonden im Nasen-Rachen-Raum sind die Risiken einer erhöhten Blutungsneigung bei erosiven Schleimhautläsionen einzubeziehen.

Letztlich kann die Bereitstellung von *Blutprodukten* bei bestimmten Antikörperkonstellationen, insbesondere in Akutsituationen, Probleme bieten und muss dann zeitlich länger vorbereitet werden.

## Postoperatives Management

In der postoperativen Phase ist mit Komplikationen aufgrund von Einschränkungen der vitalen Leistungsreserven, insbesondere der *kardiopulmonalen Funktionen*, zu rechnen. Krankheitsunabhängig sind auch bei diesem Patientenkollektiv moderne Konzepte einer ausreichenden Schmerztherapie selbstverständlich.

Nach pharmakologischer Therapie mit Glukokortikoiden muss eine Sicherstellung ausreichender perioperativer Substitution (s. o.) gewährleistet sein. Für das peri- und postoperative Management gilt, dass besondere Risiken für die Entgleisung sonst noch kompensierter Zustände bestehen. Immunsupprimierte Patienten weisen ein extrem hohes Infektionsrisiko auf und bedürfen daher einer angepassten perioperativen *Antibiotikatherapie*. Macht der Krankheitsverlauf eine Nachbehandlung auf der Intensivstation mit Beatmung notwendig, bestehen besondere Risiken für Infektionen mit dem Zytomegalievirus und Pneumocystis carinii. Da Kollagenosen als Systemerkrankungen zu verstehen sind, kann ein Organversagen leicht in ein Multiorganversagen münden.

## 12.2.2 Wichtigste Vertreter im Speziellen

### Systemischer Lupus erythematodes

#### Definition

Es handelt sich um eine den Kollagenosen zugeordnete, chronisch entzündliche systemische Autoimmunerkrankung mit den *typischen klinischen Manifestationen an Gelenken, Haut, Niere, Lunge, Herz und ZNS.*

**Formen.** Lupus erythematodes kommt hauptsächlich in 2 Formen vor:

- Organ-Lupus (SLE) und
- Haut-Lupus (diskoider Lupus erythematodes).

Eine Sonderform ist der durch Medikamente induzierte Lupus erythematodes.

#### Klinische Manifestation und Befunde

Typisch ist das *schmetterlingsförmige Erythem des Gesichts*, das durch Sonnenbestrahlung verstärkt wird. *Gelenkschmerzen* treten meist als morgendliche Myalgien und Arthralgien der großen und kleinen Gelenke auf, die teilweise mit Arthritiden, Luxationsarthropathien sowie einem Mitbefall der Sehnenscheiden (Tendosynovitis) einhergehen. Es handelt sich um eine *nichtdestruierende Polyarthritis*, d. h. typischerweise lassen sich radiologisch keine destruierenden Prozesse der angrenzenden Knochen nachweisen. *Vaskulitiden* der Haut verursachen Durchblutungsstörungen, insbesondere an den Fingern mit *Raynaud-Syndrom*. Typisch sind darüber hinaus ein kreisrunder, meist irreversibler *Haarausfall* und *Mundschleimhautentzündungen*. Fast immer bestehen *allgemeine Krankheitssymptome* wie Abgeschlagenheit und subfebrile Temperaturen.

**Merke** Typische Symptome, deren gemeinsames Auftreten die Verdachtsdiagnose SLE rechtfertigen, sind Hauterscheinungen, Arthralgien, Myalgien und Polyarthritis. Das weitere klinische Bild kann sehr vielfältig sein.

#### Präoperative Evaluierung

Die anästhesiologischen Risiken werden in erster Linie durch mögliche Organbeteiligungen von Herz, Lunge, Leber, Nieren und ZNS (s. o.) bestimmt. Im Einzelnen sind beim Organ-Lupus folgende Begleiterscheinungen häufig:

- Myokarditis, Perikarditis, Endokarditis Libman-Sacks (eher selten),
- Polyserositis,
- generalisierte Lymphadenopathie,
- Leberfunktionsstörungen, Lungenaffektionen (Pleuritis, Pneumonitis),
- Nephritis, Glomerulopathien (Prognoseparameter),
- ZNS-Affektionen (⅓ der Fälle): zerebrale Vaskulitis, zerebrale Anfälle, Schlaganfälle, organische Psychosyndrome, Depressionen, Psychosen und Polyneuropathien, somit insgesamt ein vielfältiges Bild an neurologischen Symptomen.

#### Anästhesiologische Konzepte und postoperatives Management

Diese entsprechen dem unter „Allgemeines zu Kollagenosen" beschriebenen Vorgehen.

### Sklerodermie, progressive systemische Sklerose

#### Definition

Die Sklerodermie hat ihren Namen von griechisch „skleros" (= hart) und griechisch „derma" (= Haut). Dieser Name beschreibt das wesentliche Kennzeichen der Sklerodermie, nämlich die progredienten, entzündlichen, gefäßsklerotischen und fribrotischen Prozesse der Haut und in späteren Stadien der inneren Organe.

#### Klinische Manifestation und Befunde

**Krankheitsverlauf.** Dieser gestaltet sich äußerst variabel. Unterschieden werden eine örtlich begrenzte (*zirkumskripte*) und eine *generalisierte* Form. Häufig wird die Krankheit auch nach ihrer Lokalisation in 3 Formen unterteilt:

- *Akrosklerodermie*: Befall der Akren und der Hände bis zum Handgelenk. Bei der Akrosklerodermie sind innere Organe erst nach längerem Krankheitsverlauf betroffen.
- *Diffuse Sklerodermie:* Die Erkrankung breitet sich langsam von den Händen zum Rumpf hin aufsteigend aus. Bei dieser Form ist die Beteiligung der inneren Organe häufig.
- *Stammsklerodermie:* Bei dieser Form beginnt die Erkrankung am Rumpf und breitet sich schnell nach peripher aus.

# 12.3 Vaskulitiden

*P. Bischoff*

## 12.3.1 Allgemeines zu Vaskulitiden

### Definition

Vaskulitiden sind entzündliche Erkrankungen der Blutgefäße, die ein sehr breites Spektrum von Erkrankungen mit z.T. schwerstem entzündlich rheumatischem Krankheitsverlauf aufweisen und mit einer sehr schlechten Prognose einhergehen können. Man unterscheidet die *primären* Vaskulitiden, die eigenständige Erkrankungen des rheumatischen Formenkreises darstellen, und *sekundäre* Vaskulitiden, die durch Infektionen oder Medikamente ausgelöst werden oder aber in Begleitung anderer Erkrankungen vorkommen.

### Klassifikation

Die Einteilung erfolgt nach der Chapel-Hill-Klassifikation (Chapel Hill Consensus Conference on the Nomenclature of Systemic Vasculitis), die die Art und Größe der betroffenen Gefäße beurteilt. Für die Dignität und den Verlauf einer Vaskulitis ist es von entscheidender Bedeutung, ob diese mit einer Zerstörung der Gefäßwände und einem Verschluss der Gefäße einhergeht (nekrotisierende Vaskulitis).

### Pathogenese

Obwohl die Ursachen noch zu einem großen Teil unbekannt sind, wurden autoimmunologische Mechanismen entschlüsselt. Meistens korrelieren die Titer der antineutrophilen zytoplasmatischen Antikörper (ANCA) mit der Aktivität dieser entzündlich rheumatischen Erkrankungen der Gefäße (z.B. Wegener-Granulomatose; Tab. 12.5). Ferner spielen Immunkomplexe, die sich in den Gefäßwänden ablagern und eine Aktivierung des Komplementsystems bewirken, eine entscheidende Rolle bei der Unterhaltung entzündlicher Prozesse. Bei einigen Vaskulitiden werden nicht selten Hepatitisviren (Hepatitis-B-Virus bei der Panarteriitis nodosa und Hepatitis-C-Virus bei der kryoglobulininduzierten Vaskulitis) gefunden.

### Klinische Manifestation und Befunde

Fast immer bestehen unspezifische Allgemeinsymptome wie Fieber, Gewichtsabnahme, Nachtschweiß und starkes Krankheitsgefühl mit Leistungsknick, wie diese auch bei anderen Erkrankungen vorkommen und den Organmanifestationen vorausgehen können. Im Einzelfall liegen charakteristische Symptome wie Purpura, netzförmige Hautrötung (Livedo reticularis) und Ulzerationen vor. In Abhängigkeit von der Größe der betroffenen Gefäße und der Form der Vaskulitis resultieren unterschiedliche Gefäßaffektionen mit Reaktionen wie Infarkte, Aneurysmen-, Granulom- oder Ulkusbildung.

**Typischer Organbefall.** Folgende Organe sind bei systemischer Vaskulitis typischerweise befallen:

- *Lunge:* Asthma, Lungeninfiltrationen, Hämoptysen, Gasaustauschstörungen,
- *Herz:* KHK, Angina pectoris, Herzinsuffizienz und Perimyokarditis,
- *ZNS:* zerebrale Durchblutungsstörungen mit Schlaganfällen, Krampfanfällen, Depressionen, Kopfschmerzen, Mono- und Polyneuritis und Lähmungen,

Tab. 12.5 Systematik und wichtigste Vertreter der Vaskulitiden (Jannete u. Falk 1994, Jannete u. Falk 1997).

| Klassifikation | Vertreter |
|---|---|
| **Vaskulitiden der kleinen Gefäße** | ANCA-assoziierte Vaskulitiden<br>• Morbus Wegener (Wegener-Granulomatose)<br>• Churg-Strauss-Syndrom<br>• mikroskopische Poliangiitis |
| | Immunkomplex-Vaskulitiden<br>• Schoenlein-Henoch-Purpura<br>• essenzielle Kryoglobulinämie<br>• Goodpasture-Syndrom<br>• rheumatoide Vaskulitis<br>• Morbus Behçet |
| **Vaskulitiden der mittelgroßen Gefäße** | • Panarteriitis nodosa (Polyarteriitis nodosa)<br>• Kawasaki-Syndrom |
| **Vaskulitiden der großen Gefäße** | • Riesenzell-Temporal-Arteriitis, Arteriitis temporalis<br>• Takayasu-Arteriitis (granulomatöse Inflammation der Aorta) |

- *Nieren*: Glomerulonephritis, Bluthochdruck, Kreatininanstieg, Erythrozyturie, Proteinurie,
- *Haut*: (palpable Purpura),
- *HNO-Trakt:* destruktive Sinusitis, Schleimhautdefekte (Aphthen), rezidivierendes Nasenbluten, Hörsturz, Drehschwindel,
- *weitere Organe*: Arthritis, Kolitis, Leberenzymanstieg.

**Laborbefunde.** Neben einem Anstieg der *Entzündungswerte*, wie Blutsenkungsgeschwindigkeit, CRP und Leukozyten, sind Anstiege der Eosinophilenzahlen (Churg-Strauss-Vaskulitis) und noch andere Veränderungen im Differenzialblutbild charakteristisch, die jedoch keine Anästhesierelevanz haben.

#### Präoperative Evaluierung

Für eine anästhesiologische Betreuung sind insbesondere krankheitsbedingte Schädigungen bzw. Beteiligungen des kardiopulmonalen Systems, des ZNS und der Nieren von Bedeutung. Angiografiebefunde können möglicherweise typische Veränderungen, z. B. Aneurysmen, zeigen. Die präoperative Befunderhebung zielt auf klinische Symptome und Anamnese sowie gezielte apparative Untersuchungen ab.

Als Immunsuppressiva haben v. a. Glukokortikoide und Cyclophosphamide einen unverzichtbaren Stellenwert in der Behandlung der Vaskulitiden (Carruthers u. Sherlock 2009). Daher ist die vorbestehende chronische Medikamenteneinnahme zu eruieren, um ein entsprechendes Konzept (z. B. Substitution) für die perioperative Phase zu erstellen.

#### Anästhesiologische Konzepte und postoperatives Management

Diese entsprechen dem unter „Allgemeines zu Kollagenosen" aufgeführten Vorgehen (S. 444).

## 12.3.2 Wichtigste Vertreter im Speziellen

### Wegener-Granulomatose (Morbus Wegener)

#### Definition

Sehr seltene, granulomatöse, destruierende Vaskulitis mit dem Charakter einer malignen Systemerkrankung. Es handelt sich um Entzündungen der kleinen und mittleren Gefäße, die mit dem Vorkommen antineutrophiler zytoplasmatischer Antikörper (ANCA) assoziiert sind (Tab. 12.5).

#### Klinische Manifestation und Befunde

Es resultieren Endothelentzündungen, die sich zu leicht verletzlichen, schnell zerfallenden Tumoren entwickeln. Besonders *Gesicht und Respirationstrakt* (Nase, Nasennebenhöhlen, Luftröhre und Lunge) sind betroffen. Die Erkrankung beginnt zumeist mit einem lokoregionären Stadium, später werden weitere Organe wie das Auge und die Nieren (nekrotisierende Glomerulonephritis) befallen (Generalisationsstadium).

> **Cave** Die Vulnerabilität der Atemwege stellt für diese Patienten ein besonderes anästhesiologisches Risiko dar, sodass im Einzelfall Regionalanästhesieverfahren von Vorteil sein können. Ist eine Beatmungstechnik erforderlich, sollten die Beatmungsdrücke niedrig gehalten werden.

### Churg-Strauss-Vaskulitis(-Syndrom)

#### Definition

Es finden sich nekrotisierende, extravaskuläre, granulomatöse Entzündungsherde, die nahezu immer auch die Atemwege befallen.

#### Klinische Manifestation und Befunde

> **Merke** Charakteristisch ist das regelhafte Auftreten eines Asthma bronchiale (pulmonale Infiltrate!).

Häufig bestehen weitere Organbeteiligungen (kutane Manifestation: 70 %, gastrointestinale Manifestation: 50 %) sowie eine Endomyokarditis und Mono- bzw. Polyneuritis, stumme Hirninfarkte und Formen der Fazialisparese.

#### Präoperative Evaluierung

> **Cave** Der charakteristische Befall der Atemwege mit diffusen, häufig beidseitigen pulmonalen Infiltraten verlangt eine bildgebende und funktionelle Einschätzung (Röntgen, CT und Lungenfunktionsprüfung)!

### Panarteriitis nodosa (Polyarteriitis nodosa)

#### Definition

Die Panarteriitis nodosa (Polyarteriitis nodosa) ist eine nekrotisierende Entzündung der kleinen und mittelgroßen Gefäße. Die Entzündung erfasst alle Wandschichten (pan = griech.: alle), beginnend in der Tunica media und nach außen und innen fortschreitend.

#### Pathogenese

Für die Hepatitis B ist ein Zusammenhang zwischen einer chronischen Verlaufsform und der Ablagerung von sog. Immunkomplexen und Komplement in den entzündeten Wandschichten als Panarteriitis nodosa belegt. Andere Erreger, die eine nekrotisierende Vaskulitis auslösen können, sind das Epstein-Barr-Virus, Coxsackie-Virus, Zytomegalievirus, Herpesviren und einige Bakterien.

### Klinische Manifestation und Befunde

Zu den Leitsymptomen gehören starkes Krankheitsgefühl, Muskelschmerzen, Hodenschmerzen und als Folge der Organbeteiligungen Durchblutungsstörungen des Darmes und des Gehirns sowie Nierenentzündungen. Die entzündlich veränderten Gefäßwände neigen zur multiplen Ausbildung von „Aneurysmata", insbesondere an den Verzweigungsstellen von Gefäßen. Es entstehen charakteristische Knötchen, die ggf. in der Haut tastbar und durch Angiografie darstellbar sind.

**Merke** Organbeteiligungen äußern sich typischerweise in Organinfarkten, die die Schwere und die Prognose (schlecht!) des Krankheitsverlaufs bestimmen. Betroffen sind Gehirn, Lunge, Herz, Nieren, Darm, seltener Leber und Milz.

### Präoperative Evaluierung

Kernpunkte sind die individuelle Evaluierung des Organbefalls und die Beurteilung der Leistungsreserven ebenso wie der Auswirkungen der medikamentösen Therapie. Die Patienten stehen häufig unter hoch dosierter Kortisontherapie, die in das perioperative Behandlungskonzept (s. o.) eingehen muss.

## Arteriitis temporalis

### Definition, klinische Manifestation und Befunde

Die häufigste primäre Vaskulitis ist die Arteriitis temporalis (Horton, Riesenzellarteriitis), eine Entzündung der *Schläfenarterie*, die meist im höheren Lebensalter vorkommt.

Führende Symptome sind der *einseitige Kopfschmerz* und häufig *Kauschmerzen*. Darüber hinaus starkes Krankheitsgefühl und Muskelschmerzen. Bei unzureichender Behandlung mit hoch dosierten Kortisonpräparaten drohen gefürchtete Komplikationen wie Erblindung und Schlaganfall. Die Diagnose wird durch eine Gewebeprobenentnahme (A. temporalis) gestellt; Laborwerte können wegweisend sein.

**Merke** Von besonderer Bedeutung ist das chronische Schmerzsyndrom. Das anästhesiologische perioperative Konzept ist auf einen erhöhten Analgetikabedarf auszurichten.

## Takayasu-Arteriitis

### Definition, klinische Manifestation und Befunde

Ähnlich wie bei der Arteriitis temporalis handelt es sich um eine Entzündung der großen Gefäße, v. a. der *Aorta* und ihrer Äste, mit dem feingeweblichen Bild einer *Riesenzellarteriitis*, die insbesondere junge Frauen vor dem 40. Lebensjahr befällt. Durch den Verschluss entzündeter Gefäße ist die Pulslosigkeit eines Armes ein häufiges erstes Symptom. Weitere Symptome sind Gelenkschmerzen und Krankheitsgefühl.

## Morbus Behçet

### Definition, klinische Manifestation und Befunde

Es sind kleine bis mittelgroße Gefäße betroffen. Die Erkrankung kommt gehäuft bei Südeuropäern, im Mittelmeerraum und in Japan vor. Die typischen Symptome sind rezidivierende *Aphthen* der Mundschleimhaut und am Genitale, außerdem *Augenentzündungen* (Uveitis bis zur Erblindung), *Gelenkentzündungen*. Typisch sind Entzündungen der venösen Schenkel, welche bei anderen Vaskulitiden seltener betroffen sind. Die Erkrankung kann gutartig verlaufen, aber auch schwere lebensgefährliche Verläufe aufweisen, wenn Gefäße an Herz, Lunge oder dem ZNS betroffen sind.

## Sekundäre Vaskulitiden

### Definition, klinische Manifestation und Befunde

Diese treten im Rahmen von *rheumatischen Erkrankungen oder Tumorerkrankungen* auf oder werden durch Medikamente oder Infektionen ausgelöst. Hierzu gehören die sog. *Hypersensitivitätsvaskulitiden*, zu denen man auch die *Schoenlein-Henoch-Erkrankung* zählt. Dabei sind meist kleine Gefäße betroffen, erkennbar häufig an Purpura der unteren Extremitäten. Seltener liegt eine Organbeteiligung vor. Ursächlich bilden Bestandteile von Medikamenten oder von Bakterien mit körpereigenen Antikörpern Immunkomplexe, welche die Gefäße schädigen. Im Gegensatz zu den anderen Vaskulitiden haben diese Erkrankungen eine gute Prognose.

**Kernaussagen**

- Vaskulitiden sind entzündliche Erkrankungen der Blutgefäße, die mit einem sehr breiten Spektrum von Symptomen und z. T. mit schwerstem entzündlich-rheumatischem Krankheitsverlauf und sehr schlechter Prognose einhergehen können.
- Man unterscheidet die *primären, als* eigenständige Erkrankungen des rheumatischen Formenkreises, *von sekundären* Vaskulitiden, die durch Infektionen oder Medikamente ausgelöst werden.
- Systemische Vaskulitiden gehen ebenso wie die Kollagenosen mit einer Organbeteilung einher, welche die Schwere des Krankheitsverlaufs bestimmt. Dies betrifft v. a. Lunge, Herz, ZNS, Niere aber auch Haut und Extremitäten.
- Die präoperative Evaluierung richtet sich nach dem individuellen Organbefall und der Beurteilung der Leistungsreserven.
- Anästhesiologische Konzepte und das postoperative Management richten sich nach dem klinischen Befund und der Krankheitsschwere sowie den Auswirkungen der medikamentösen Therapie.

## Literatur

Carruthers D, Sherlock J. Evidence-based management of ANCA vasculitis. Best Pract Res Rheumatol 2009; 23: 367–78

Jannette JC, Falk RJ, Andrassy K et al. Nomenclature of systemic vasculitides. Arthrithis Rheumatism 1994; 37: 87–192

Jannette JC, Falk RJ. Small Vessel Vasculitis. Review Article. New Engl J Med 1997; 20: 1512–1523

# 12.4 Granulomatosen

*P. Bischoff*

## Sarkoidose

### Definition

Die Sarkoidose (Besnier-Boeck-Schaumann-Krankheit, Morbus Boeck) ist eine seltene, meist chronisch entzündliche Erkrankung des Lymphsystems (granulomatöse, inflammatorische Prozesse), die meistens die Lunge (90%) betrifft. Sie kann aber auch multisystemisch auftreten und Haut (40–50%), Augen, Knochen, Herz, Milz, Leber, Pankreas und seltener das Zentrale Nervensystem (ZNS: 1–9%) befallen (Polychronopoulos u. Prakash 2009).

### Pathogenese

Die Ätiologie der Erkrankung ist unklar. Die infektiöse Genese bleibt unbestätigt, dennoch vermutet man eine immunologische Störung. Die Sarkoidose ist die häufigste aller zur Lungenfibrose führenden Erkrankungen in Mitteleuropa. Betroffen sind beide Geschlechter im mittleren Lebensalter gleichermaßen, wobei die Hautsarkoidose häufiger bei Frauen vorkommt.

### Klinische Manifestation und Befunde

Die Hälfte der Erkrankten zeigt keine Symptome. Bei den anderen hängen die Beschwerden davon ab, welches Organ betroffen ist.

**Formen.** Man unterscheidet

- akute Sarkoidose (Morbus Löfgren) und
- subakute oder chronische Sarkoidose.

Die *akute Sarkoidose* ist durch Fieber, Gelenk- und Lymphknotenbefall, Gelenkschwellungen (70% schmerzhafte Arthritis), Husten und „Knotenrose" mit blauroten, schmerzhaften, knotigen Infiltraten meist an den Streckseiten der Unterschenkel charakterisiert.

Die *chronische Sarkoidose* befällt sämtliche Organe mit Ausnahme des Dünndarms. Die Patienten beklagen trockenen Husten, Atemnot, Engegefühl im Brustkorb, Lymphknotenschwellung, Nierenkoliken, kardiale Arrhythmien, Iridozyklitis, Parotitis, Hirnnervenausfälle.

**Diagnose.** Für die Diagnose ist neben der klinischen Symptomatik (s. o.) und den typischen Hilusveränderungen (Röntgentyp 0–III) der histologische Nachweis von Granulomen erforderlich. Chronische Formen sind meist Zufallsbefunde. Fakultativ finden sich erhöhte Werte für das *Angiotensin Converting Enzyme* (ACE).

**Prognose.** Die Gesamtprognose ist relativ gut; nur ca.10% der Patienten sterben an den Folgen der Grundkrankheit.

### Präoperative Evaluierung

Krankheitsschwere und der Umfang für den geplanten operativen Eingriff bestimmen den Umfang der präoperativen Evaluierung:

- *Röngtenbefund* je nach Stadium (Röntgentyp 0–III) der Krankheit: Vergrößerung der Lymphknoten, Lungenbefall ohne Beteiligung der Lymphknoten, fortgeschrittene Lungenfibrose.
- *Labor:* Bei akuter Sarkoidose deuten die Blutwerte auf ein ausgeprägtes Entzündungssyndrom hin; die Kalziumwerte sind erhöht.
- *Lungenfunktionsprüfungen:* Atemstörungen mit Zeichen der Fibrose und ein hyperreagibles Bronchialsystem.
- *CT:* Knötchen und Verdickungen an der Pleura, in fortgeschrittenen Stadien unregelmäßige Verdickungen der interlobulären Septen.
- *Bronchoskopie:* Bronchialschleimhaut mit Granulombildung, retikulärer Hyperämie, erhöhter Lymphozytenanzahl (Diagnosesicherung).

**Therapie.** Prinzipien hinsichtlich optionaler Therapiemaßnahmen lauten wie folgt:

- Es besteht eine hohe Tendenz zur Spontanheilung.
- Hochdosierte Glukokortikoidgaben sollen eine Rezidivneigung begünstigen.
- Über Jahre schienen nur morbostatische Therapiemaßnahmen möglich, wohingegen in jüngerer Zeit neue Therapieoptionen mit TNF-Antagonisten postuliert werden (Tachibana et al. 2010).

**Merke** In neuerer Zeit wird für die Sarkoidose die rein symptomatische Therapie empfohlen.

**Befall des Nervensystems.** Neurologische Manifestationen stellen eine Indikation für die Therapie mit Steroiden dar. Bei einer neurologischen Manifestation kommt es zum Befall von Hirnnerven, Meningen, Hypothalamus, Hypophyse und Myelon. Selten treten dabei fokale Symptome oder Hirndruck durch raumfordernde Granulome auf. Das periphere Nervensystem scheint seltener befallen zu sein (Mononeuritis, Polyneuropathie).

## Anästhesiologische Konzepte und postoperatives Management

Diese entsprechen dem unter „Allgemeines zu Kollagenosen“ geschilderten Vorgehen. Dies ist vor dem Hintergrund zu sehen, dass die Sarkoidose hauptsächlich die Lunge (90%) befällt, wobei die resultierende funktionelle Einschränkung äußerst variabel ist.

**Kernaussagen**

- Man unterscheidet die akute Sarkoidose (Morbus Löfgren) und die subakute oder chronische Sarkoidose.
- Die Gesamtprognose ist relativ gut bei hoher Spontanheilungsrate. Nur ca. 10% der Patienten sterben an den Folgen der Grundkrankheit.
- Die Sarkoidose befällt hauptsächlich die Lunge (90%). Resultierende funktionelle Einschränkungen sind äußerst variabel und müssen präoperativ evaluiert werden.

## Literatur

Polychronopoulos VS, Prakash UB. Airway involvement in sarcoidosis. Chest 2009; 136: 1371–1380

Tachibana T, Iwai K, Takemura T. Sarcoidosis in the aged: Review and mangement. Curr Opin Pulm Med 2010; 16: 465–471

# 13 Allergien

*P. Friederich*

## 13.1.1 Einleitung

**Definition.** Der Begriff Allergie wurde von dem österreichischen Kinderarzt *Clemens von Pirquet* 1906 eingeführt und bezeichnete bereits damals eine durch Antikörper und Fremdkörper hervorgerufene Überempfindlichkeitsreaktion (Silverstein 2000). Auch nach heutigem Verständnis sind Allergien Ausdruck überschießender immunologischer Reaktionen auf körperfremde Strukturen. Die Fremdkörper oder Allergene sind im perioperativen Kontext insbesondere Medikamente und Bestandteile von Einmalartikeln. Die überschießende immunologische Antwort auf diese Allergene erfolgt über spezifische zelluläre oder humorale Anteile des Immunsystems.

**Merke** Die klinisch wahrnehmbaren Veränderungen im Rahmen einer allergischen Reaktion werden anhand ihres zeitlichen Verlaufs, der beteiligten immunologischen Prozesse und nach ihrem Schweregrad eingeteilt.

## 13.1.2 Pathophysiologie allergischer Reaktionen

Das Immunsystem ist ein komplexes Geflecht humoraler und zellulärer Bestandteile, das der Abwehr von Mikroorganismen, Toxinen und anderen körperfremden Substanzen dient (Abb. 13.**1**).

Das Grundprinzip der Abwehrreaktion basiert auf der antigenen Eigenschaft körperfremder Substanzen. Hierdurch wird eine *Antigen-Antikörper-Reaktion* hervorgerufen, die wiederum mithilfe zellulär freigesetzter Mediatoren zur Neutralisation des Antigens führt. Damit ein Antigen als fremd erkannt wird, muss es alleine oder an ein Protein gebunden (Hapten) ein Molekulargewicht von mindestens 8000 Dalton besitzen (Guyton u. Hall 2000). Die humorale Reaktion wird durch die Immunglobuline IgG, IgM, IgA und IgE initiiert. Die zellulären Mediatoren werden nach Anbindung des Antigen-Antikörper-Komplexes an neutrophile

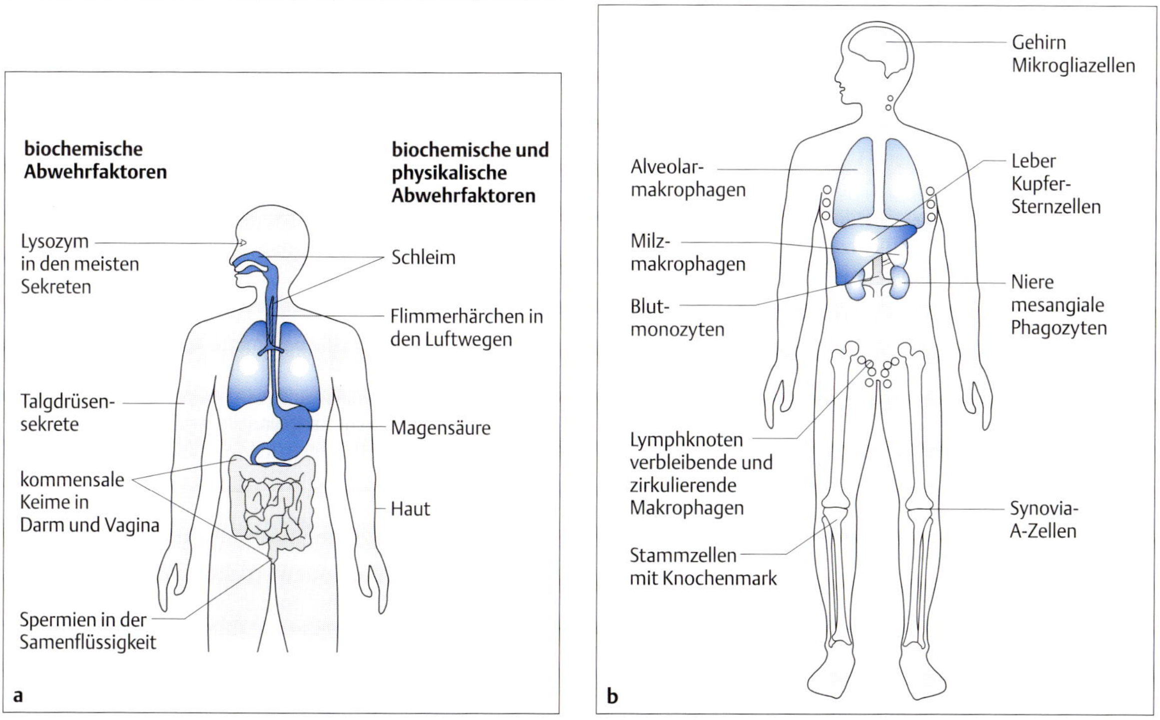


Abb. 13.**1a,b** Struktur des Immunsystems. (Fortsetzung nächste Seite)
**a** Die meisten Allergene und Infektionserreger durchdringen die Körperoberfläche nicht, sondern werden durch biochemische und physikalische Abwehrfaktoren zurückgehalten.
**b** Gelangt ein Allergen in den Körper, werden in verschiedenen Organen vorhandene, von Monozyten abstammende phagozytierende Zellen aktiviert.

**Cave** Erkrankungen des atopischen Formenkreises, Asthma, vorangegangene Unverträglichkeitsreaktionen auf Medikamente und Nahrungsmittelallergien sind Risikofaktoren für eine Anaphylaxie (Dewachter et al. 2009, Heppner u. Castells 2003, Laxenaire u. Mertes 2001).

## Klinik anaphylaktischer Reaktionen

**Schweregrade.** Da eine klinische Unterscheidung zwischen allergischer und nicht allergischer anaphylaktischer Reaktion nicht möglich ist, wird in der Schweregradeinteilung der Anaphylaxie (Tab. 13.1) zwischen beiden Reaktionen nicht unterschieden (Ahnefeld et al. 1994, Müller-Werdan u. Werdan 1997). Das klinische Bild folgt dabei nicht zwangsläufig der Einteilung nach Schweregraden. In Abhängigkeit vom Eintrittsort und individueller Prädisposition können Hautveränderungen, respiratorische Probleme wie Bronchospasmus oder gastrointestinale Symptome wie Übelkeit und Erbrechen im Vordergrund stehen. Der zeitliche Ablauf ist ebenfalls variabel und kann innerhalb weniger Minuten oder mehrerer Stunden zu Symptomen anaphylaktischer Reaktionen führen.

**Cave** Da ein Ödem der Uvula häufiges Frühsymptom einer laryngealen Reaktion ist und larnygeale Ödeme eine häufige Todesursache bei anaphylaktischen Reaktionen sind, müssen Globusgefühle des Patienten erfragt und als ernstes Alarmsignal bewertet werden (Müller-Werdan u. Werdan 1997).

Bei intravenöser Applikation eines Antigens kann ohne vorhergehende oder begleitende Symptome ein anaphylaktischer Schock entstehen. Bei anaphylaktischen *Reaktionen des Grades IV* (Tab. 13.1) beträgt die mittlere Zeit nach Gabe des auslösenden Medikaments bis zum Eintreten von Atemstillstand und Schock etwa 5 min (Pumphrey 2000). Postmortale Untersuchungen zeigen, dass die überwiegende Anzahl der Verstorbenen innerhalb einer Stunde an den Folgen des anaphylaktischen Schocks verstirbt. Obduktionsergebnisse (Pumphrey u. Roberts 2000) weisen nur bei der Hälfte der Toten auf asthmatische Reaktionen hin (Ödeme von Pharynx und Larynx, Verlegung von Bronchiolen mit Schleim, petechiale Einblutung der Schleimhaut des Respirationstrakts). ¼ der Patienten kann zunächst erfolgreich reanimiert werden, verstirbt aber innerhalb eines Monats zumeist an hypoxischen zerebralen Folgeschäden (Pumphrey 2000).

⅓ der Patienten erleiden anaphylaktische Reaktionen der Schweregrade I und II (Tab. 13.1), während bei ⅔ der Patienten Steigerungen der Permeabilität in der Mikrozirkulation, Schock, Bronchospasmus oder Atem- und Herz-Kreislauf-Stillstand beobachtet werden (Schweregrad III und IV; Laxenaire u. Mertes 2001, Mertes et al. 2003).

**Merke** Unter Berücksichtigung der Inzidenz anaphylaktischer Reaktionen ergibt sich, dass auf 15 000–30 000 perioperative Verläufe eine Anaphylaxie mit unmittelbar lebensbedrohlicher Symptomatik zu erwarten ist.

Im Gegensatz zu allergischen anaphylaktischen Reaktionen scheinen *nicht allergische anaphylaktische Reaktionen* mit weniger schweren klinischen Symptomen einherzugehen. Mehr als ¾ der Patienten zeigen Symptome der Schweregrade I und II (Mertes et al. 2003).

## Struktur allergener Medikamente

Durch die systematische Analyse zahlreicher Muskelrelaxanzien und Alkylammoniumverbindungen konnten Baldo und Fisher nachweisen, dass *tertiäre* und *quaternäre Ammoniumionen* die wesentlichen verursachenden Bestandteile dieser allergenen Medikamente sind. Nahezu alle klinisch eingesetzten Muskelrelaxanzien besitzen ein substituiertes Ammoniumion. Es verwundert deshalb nicht, dass diese Medikamentengruppe am häufigsten für anaphylaktische

Tab. 13.**1** Stadien der Anaphylaxie (Ring u. Messmer 1977).

| Stadium | | Symptomatik |
|---|---|---|
| **0** | lokal begrenzte kutane Reaktion | |
| **I** | leichte Allgemeinreaktion | • disseminierte kutane Reaktion (z. B. Flush, generalisierte Urtikaria, Puritus)<br>• Schleimhautreaktionen (z. B. Nase, Konjunktiven)<br>• Allgemeinreaktionen (z. B. Unruhe, Kopfschmerz) |
| **II** | ausgeprägte Allgemeinreaktion | • Kreislaufdysregulation (Blutdruck-, Pulsveränderungen)<br>• Luftnot (leichte Dyspnoe, beginnender Bronchospasmus)<br>• Stuhl- bzw. Urindrang |
| **III** | bedrohliche Allgemeinreaktion | • Schock<br>• Bronchospasmus mit bedrohlicher Dyspnoe<br>• Bewusstseinseintrübung, -verlust ggf. mit Stuhl-/Urinabgang |
| **IV** | vitales Organversagen | • Atem-, Kreislaufstillstand |

perioperative Reaktionen verantwortlich gemacht wird (Baldo u. Fisher 1983, Birnbaum u. Vervloet 1992, Laxenaire u. Mertes 2001, Mertes et al. 2003).

Aufgrund der Vielzahl möglicher Auslöser anaphylaktischer Reaktionen muss jedoch von weiteren bislang unbekannten Strukturmerkmalen wie Molekülseitenketten allergener Medikamente ausgegangen werden.

## Pathophysiologie des anaphylaktischen Schocks

Der anaphylaktische Schock wird wie der septische und hämorrhagische Schock als distributiver Schock beschrieben. Neuere Erkenntnisse weisen jedoch auf grundlegende metabolische Unterschiede zwischen anaphylaktischem und septischem oder hämorrhagischem Schock hin (Dewachter et al. 2005). Es ist deshalb anzunehmen, dass sich der anaphylaktische Schock durch spezifische zelluläre und subzelluläre Reaktionsmuster vom septischen und hämorrhagischen Schock abgrenzen lässt.

Die durch die Antigen-Antikörper-Reaktionen hervorgerufene Agglutination von Plasmaproteinen und ihre Sequestration aus der Zirkulation führen zu einem Abfall der Konzentration von Plasmaproteinen. Hierdurch und durch die von Mastzellen und basophilen Granulozyten freigesetzten Mediatoren nimmt die onkotische Wasserbindungskapazität des Plasmas ab, Flüssigkeit geht aus dem Gefäßsystem ins Interstitium verloren, das intravasale Volumen nimmt ab und es entstehen Ödeme (Abb. 13.3). Durch Präzipitate aus Proteinen und Blutzellen verstopft das Kapillarsystem, in allen Organen staut sich Blut. Hierdurch entstehen diapedetische Hämorrhagien, interstitielle und zelluläre Ödeme mit möglichen Funktionseinschränkungen, insbesondere von Nieren und Leber. Durch Verlegung der pulmonalen Mirkozirkulation steigt der pulmonale Gefäßwiderstand, durch Vorlastreduktion und Rechtsherzdekompensation sinkt die Koronarperfusion. Es entwickeln sich eine respiratorische und eine kardiale Insuffizienz.

**Merke** Das Vollbild des anaphylaktischen Schocks entspricht somit einem Multiorganversagen (Dewachter et al. 2009, Kim et al. 1999, Kloeck et al. 1997).

## Therapie anaphylaktischer Reaktionen

Die Therapie anaphylaktoider Reaktionen erfolgt *stadiengerecht*, aber unabhängig vom auslösenden Allergen (Tab. 13.2). Hierbei stehen die sofortige Beendigung der Antigenzufuhr, die Sicherung der Atemwege und Sauerstoffgabe im Vordergrund. Bei Hypotonie erfolgt die Flachlagerung oder Trendelenburg-Lagerung des Patienten. Mehrere großlumige venöse Zugänge sollten frühzeitig gelegt werden.

**Merke** Bei Schwellung von Pharynx und/oder Larynx muss zügig intubiert, ggf. koniotomiert oder tracheotomiert werden.

Die Volumensubstitution sollte ab dem Stadium III primär mit Kolloiden erfolgen, da die Therapie mit Kristalloiden aufgrund der ausgeprägten Vasodilatation und des Flüssigkeitsverlusts aus dem Intravasalraum weniger effizient ist. Die Gabe von 2–3 l Volumen innerhalb weniger Minuten kann notwendig sein. Die medikamentöse Therapie besteht aus der Gabe von $H_1$- und $H_2$-Rezeptor-Antagonisten, Glukokortikoiden und Adrenalin.

## Kontroversen in der Prophylaxe und Therapie der Anaphylaxie

### Adrenalin

Der Einsatz von Adrenalin im Rahmen des anaphylaktischen Schocks wird allerdings kontrovers diskutiert, da Adrenalin keinen kausalen therapeutischen Ansatz darstellen soll (Waldhausen 1998). Zudem gibt es Hinweise auf schwere Nebenwirkungen, die durch den Einsatz von Adrenalin im

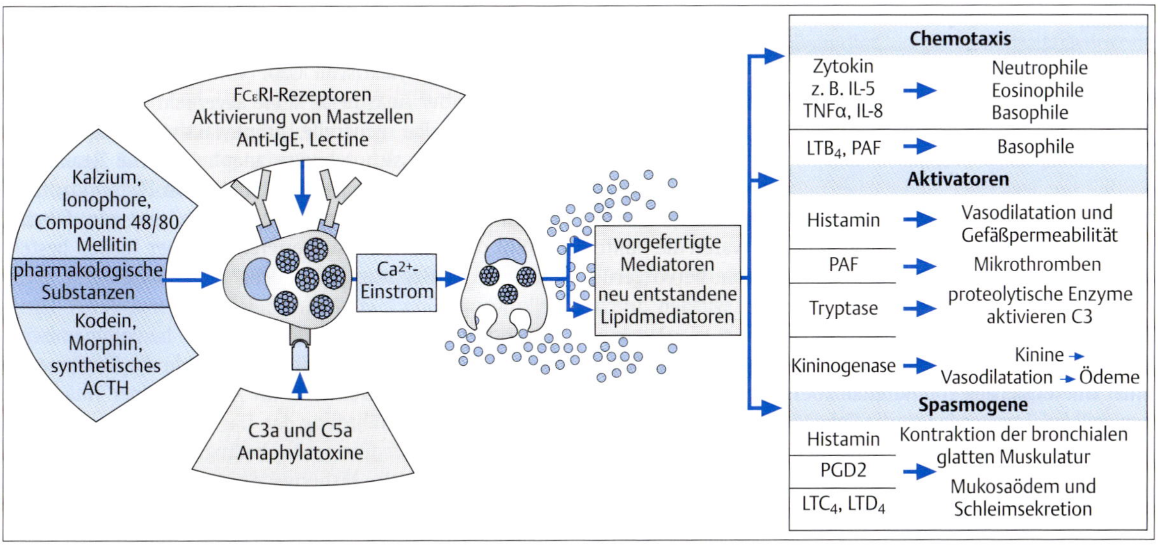


Abb. 13.3 Pathophysiologie der Anaphylaxie. Die direkte oder durch Immunglobulin E vermittelte Aktivierung von Mastzellen führt zu einer unkontrollierten Freisetzung von Mediatoren. Diese Mediatoren bestimmen das klinische Bild anaphylaktischer Reaktionen.

### 13.1.5 Diagnosesicherung einer Anaphylaxie und präoperative Erwägungen

Die Behandlung anaphylaktischer Reaktionen muss unmittelbar erfolgen. Eine Diagnosesicherung vor Einleitung einer Therapie ist deshalb unmöglich. Dennoch sollte die Diagnose in Zusammenarbeit mit einem Immunologen gesichert werden. Nur hierdurch ist es möglich, das auslösende Medikament zu identifizieren und dasselbe, aber auch strukturverwandte Medikamente in Zukunft zu meiden. Die Diagnose basiert auf einer genauen Anamneseerhebung, Laboruntersuchungen von Blutproben, die während und nach der Reaktion entnommen wurden und zusätzlich asserviert werden können, sowie auf Hauttests nach Abschluss der Behandlung.

Sowohl aus Großbritannien als auch aus Skandinavien liegen detaillierte aktuelle Richtlinien zum Vorgehen nach perioperativer Anaphylaxie vor (Ewan et al. 2010, Kroigaard et al. 2007).

**Merke** Keiner der zurzeit eingesetzten Tests ist alleine aussagekräftig genug, um die Diagnose Anaphylaxie zu sichern.

#### Tryptase und Histamin

**Tryptasebestimmung.** Tryptase ist eine Serinprotease und Histamin ein inflammatorischer Botenstoff aus Mastzellen. Die Bestimmungen von freigesetzter β-Tryptase aus aktivierten Mastzellen 15 min bis 1 h nach Beginn der Reaktion kann wichtige Hinweise auf die Ursache der beobachteten klinischen Reaktion liefern. Anästhetika verändern die Plasmaspiegel nicht (Garvey et al. 2010). Die Spezifität der β-Tryptase im Rahmen der Diagnostik einer Anaphylaxie wird mit nahezu 90 % angegeben (Mertes et al. 2003). Die Sensitivität ist mit 64 % vergleichsweise niedrig. Dennoch besteht anhand der Bestimmung der β-Tryptase bei Post-Mortem-Untersuchungen die Möglichkeit, schwere anaphylaktische Reaktionen als Todesursache zu identifizieren.

**Histaminbestimmung.** Im Vergleich zur Tryptasebestimmung ist der Nachweis der plasmatischen Histaminkonzentration im Rahmen der Anaphylaxiediagnostik mit einer geringeren Spezifität und Sensitivität versehen. Aufgrund der Halbwertszeit im Plasma von 15–20 min sollte die Bestimmung zügig nach Beginn der Reaktion erfolgen.

**Differenzialdiagnose.** Die Tatsache, dass β-Tryptase überwiegend aus Mastzellen stammt, während Histamin sowohl aus Mastzellen als auch aus basophilen Granulozyten freigesetzt wird, kann aber differenzialdiagnostisch genutzt werden. Allergische anaphylaktische Reaktionen gehen mit der Aktivierung von Mastzellen und basophilen Granulozyten einher. Bei nicht allergischen Reaktionen sollen nur die basophilen Granulozyten aktiviert werden. Eine Erhöhung der β-Tryptase im Serum spricht deshalb für eine allergische Ursache und gegen eine nicht allergische Ursache der Anaphylaxie (Mertes et al. 2003). Aufgrund der niedrigen Sensitivität beider Tests müssen im Rahmen der Diagnosefindung weitere Untersuchungen durchgeführt werden. Die Zielsetzung ist nicht nur die Sicherung der zugrundeliegenden Diagnose des akuten Geschehens, sondern auch die Vermeidung von zukünftigen Expositionen. Dieses kann nur gelingen, wenn das auslösende Medikament sicher identifiziert werden kann.

#### Spezifische IgE-Antikörper

Der Nachweis spezifischer IgE-Antikörper gegen angeschuldigte Medikamente mittels Radioimmunoassay und Hauttestung 6 Wochen nach der Reaktion kann die Diagnose sichern. Spezifische IgE-Antikörper können bei nahezu 80 % der Patienten nach anaphylaktischer Reaktion auf Muskelrelaxanzien und bei nahezu 90 % der Patienten nach anaphylaktischer Reaktion auf Latex nachgewiesen werden (Mertes et al. 2003).

**Merke** Die Kombination von Radioimmunoassay und Hauttestung erlaubt, Risikopatienten präoperativ zu identifizieren.

**Cave** Der Sinn eines allgemeinen präoperativen Screenings konnte bislang nicht nachgewiesen werden. Weitergehende präoperative Untersuchungen erscheinen nur sinnvoll, wenn durch eine detaillierte Anamnese die Gefahr einer zukünftigen allergischen Reaktion möglich erscheint.

Sie sind deshalb indiziert bei:

- Patienten, die während einer vorhergehenden Anästhesie eine nicht erklärbare Hypotension, einen Bronchospasmus oder Ödeme erlitten haben. Hier kann die weitergehende Diagnostik das Potenzial einer möglichen Gefährdung verringern.
- Patienten, die ein im Rahmen einer Anästhesie erhaltenes Medikament für eine anaphylaktische Reaktion verantwortlich machen können. Hier kann die weitergehende Untersuchung Kreuzreaktivitäten mit anderen Medikamenten ausschließen.
- Patienten, die einer Hochrisikogruppe für eine Latexallergie angehören. Hier kann die weitergehende Diagnostik das Risiko identifizieren und ökonomisch aufwendige Veränderungen der Operationsorganisation rechtfertigen.

**Notfalleingriff.** Bei Patienten mit positiver Anamnese, die sich einem Notfalleingriff unterziehen müssen, kann aufgrund des Zeitmangels keine weiterführende präoperative Diagnostik durchgeführt werden. Bei diesen Risikopatienten empfiehlt sich die präoperative Gabe von Histaminantagonisten und Prednisolon (Tab. 13.**3**), die Anlage großlumiger venöser Zugänge vor Einleitung der Anästhesie und die logistische Absicherung, eine kausale stadiengerechte Therapie (Tab. 13.**2**) unmittelbar beginnen zu können.

Tab. 13.**3** Prophylaxe bei vorbekannter Anaphylaxie.

| Stadium (anamnestisch) | Prophylaxe |
|---|---|
| I | Histaminantagonisten, z. B. Dimetinden 0,1 mg/kgKG i. v. + Ranitidin 150–300 mg p. o. oder 50–100 mg i. v. am Vorabend und 25–50 mg vor Exposition<br>bei Notfällen Gabe vor Narkosebeginn |
| II | wie I + Prednisolon 250 mg 30 min vor Narkose |
| III | wie I + Prednisolon 500 mg 30 min vor Narkose |
| IV | wie I + Prednisolon 1000 mg 30 min vor Narkose |

## 13.1.6 Angioödeme

**Genetische Formen.** Neben allergisch bedingten Ödemen können lebensbedrohliche Obstruktionen der oberen Atemwege auch genetisch bedingt sein. Das hereditäre Angioödem (*Hereditary Angioedema*, HAE) ist eine autosomal-dominant vererbte Erkrankung mit einer Inzidenz von etwa 1 : 50000 (Levy et al. 2010).

**Merke** Das klinische Symptom dieser aus mindestens 3 Untergruppen bestehenden Erkrankung sind rezidivierende umschriebene Ödeme. Im Gegensatz zur Urtikaria jucken diese nicht.

Obwohl überall am Körper möglich, treten sie überwiegend an den Extremitäten, im Gastrointestinaltrakt sowie an Kopf und Nacken auf. Wenn innere Organe betroffen sind, klagen die Patienten über Übelkeit, Erbrechen sowie Obstipation bis zum Ileus und bieten mitunter klinische Symptome eines akuten Abdomens. Typische Attacken eines Angioödems dauern 3–5 d.

**Cave** Bei ödematöser Schwellung der Atemwege, insbesondere des Larynx, droht unmittelbare Lebensgefahr durch Erstickungstod.

Die pathophysiologische Grundlage der Erkrankung bildet eine Regulationsveränderung des Komplementsystems durch *C1-Esterase-Inhibitor* (Levy et al. 2010, Nzeako et al. 2001). In den meisten Fällen liegt entweder eine verminderte Produktion (HAE *Typ 1*) oder eine reduzierte Aktivität (HAE *Typ 2*) dieses $a_2$-Globulins vor. Ein dritter, bisher nur bei Frauen auftretender *Typ 3* soll mit normaler Produktion und Aktivität von C1-Esterase-Inhibitor einhergehen, sodass auch alternative pathophysiologische Mechanismen diskutiert werden (Levy et al. 2010, Nzeako et al. 2001).

**Erworbene Form.** Neben der genetischen Erkrankung gibt es die erworbene Form, die aus einem vermehrten Abbau von C1-Esterase-Inhibitor resultiert (*acquired angioedema*, AAE). Auch die AAE wird in Subtypen unterteilt. Am *Typ 1* der AAE leiden Patienten mit vorwiegend rheumatoiden und lymphoproliferativen Erkrankungen, Leberzirrhose, Infektionen (HIV, Hepatitis) sowie Karzinomen der Brust und des Gastrointestinaltrakts. Bei diesen Patienten übersteigt der Verbrauch von C1-Esterase-Inhibitor dessen Produktion. AAE *Typ 2* ist durch die erworbene Produktion von Autoantikörpern gegen C1-Esterase-Inhibitor gekennzeichnet. Dies führt wie auch beim AAE Typ 1 zu einer verminderten relativen Aktivität von C1-Esterase-Inhibitor und damit zu einer überschießenden Aktivierung des Komplementsystems (Abb. 13.**4**).

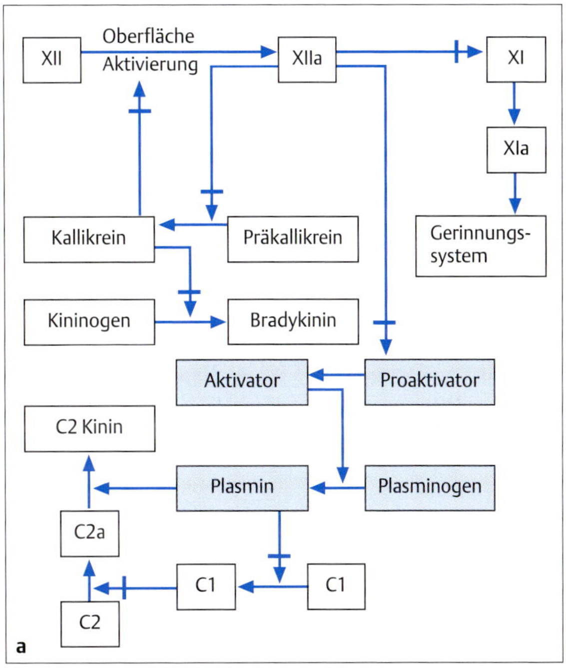


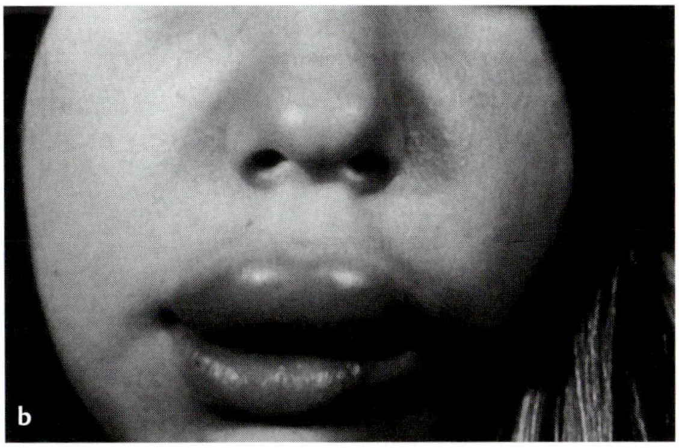


Abb. 13.**4a, b** Pathophysiologie des Angioödems.
**a** Der C1-Esterase-Inhibitor (rote Balken) reguliert die Inaktivierung der Gerinnungsbestandteile von Kinin, Plasmin und des Komplementsystems. Eine unkontrollierte Aktivierung dieser Reaktionswege durch Mangel an C1-Esterase-Inhibitor führt zur Produktion von Mediatoren, die Ödeme hervorrufen.
**b** Mögliches Erscheinungsbild bei hereditärem Angioödem.

**Merke** Angioödeme können bei vorhandener, aber auch fehlender genetischer Prädisposition durch Medikamente hervorgerufen werden.

Die am häufigsten angeschuldigte Medikamentengruppe ist die der ACE-Hemmer, die vorwiegend gastrointestinale Beschwerden, aber in seltenen Fällen auch lebensbedrohliche Ödeme der oberen Atemwege hervorrufen. Pathophysiologisch wird hier eine überschießende Aktivität von Bradykinin angenommen (Nussberger et al. 1998).

### Diagnostik und Therapie

Die Diagnose eines Angioödems erfolgt in den meisten Fällen durch die Bestimmung des Plasmaspiegels und der Aktivität von C1-Esterase-Inhibitor. Daneben können auch die Serumspiegel der Komplementfaktoren C1q und C4 erniedrigt sein. Die Therapie stützt sich auf die Gabe von C1-Esterase-Inhibitor-Konzentrat und die Gabe von Antifibrinolytika wie ε-Aminocapronsäure.

**Cave** Bei Ödemen der Atemwege muss die Intubation und Beatmung rechtzeitig initiiert werden, die Gabe von Antihistaminika, Glukokortikoiden und Adrenalin soll vorwiegend bei den erworbenen Formen wirksam sein.

## Anästhesiologische Besonderheiten bei Patienten mit hereditärem Angioödem

Bei akutem Auftreten eines Angioödems kann insbesondere die perioperative Sicherung der Atemwege schwierig sein. Es müssen präoperativ alle Vorkehrungen getroffen werden, um im Notfall koniotomieren oder tracheotomieren zu können. Auch beim Einsatz einer Regionalanästhesie müssen Vorkehrungen für die notfallmäßige Sicherung der Atemwege getroffen worden sein. Es gibt keine Hinweise darauf, dass spezielle Hypnotika, Analgetika, Muskelrelaxanzien oder volatile Anästhetika kontraindiziert sind. Das Gleiche gilt für Lokalanästhetika.

**Cave** Der Einsatz einer Larynxmaske sollte kritisch hinterfragt werden, da aufgrund der großen pharyngealen Kontaktfläche eine Schleimhautreizung wahrscheinlich ist. Bei der Laryngoskopie, der Intubation, dem Einführen einer Magensonde oder eines Naso- oder Oropharyngealtubus muss sorgfältigst darauf geachtet werden, dass kein Weichteiltrauma entsteht!

### Therapie

Es sollten für die sofortige Therapie einer akuten Attacke 1500–2000 IE C1-Esterase-Inhibitor-Konzentrat zur Verfügung stehen (Jensen u. Weiler 1998). Zur akuten Therapie eines Larynxödems werden 1500 IE C1-Esterase-Inhibitor-Konzentrat empfohlen (Jensen u. Weiler 1998). Wenn im Notfall kein C1-Esterase-Inhibitor-Konzentrat vorhanden ist, kann die Gabe von Fresh Frozen Plasma (FFP) erwogen werden (Jensen u. Weiler 1998). Es muss aber bei der Gabe von FFP berücksichtigt werden, dass die ebenfalls im FFP vorhandenen Komplementfaktoren C2 und C4 die Attacke verschlechtern können.

**Prophylaxe.** Für die Prophylaxe zur Vermeidung einer akuten Attacke gibt es keine allgemeingültigen Empfehlungen, jedoch werden anabole Steroide für 7–14 d (z. B. 4 × 4 mg Stanozolol) vor dem Eingriff oder die Gabe von C1-Esterase-Inhibitor-Konzentrat (500–1000 IE) 30–60 min vor dem Eingriff am häufigsten empfohlen.

**Cave** Da eine akute Attacke in 30–40 % der Fälle durch psychischen Stress provoziert wird (Waytes et al. 1996), gehört zur präoperativen Vorbereitung eine effektive Prämedikation!

Die minimale präoperative Konzentration von C1-Esterase-Inhibitor sollte nicht unter 50 % des Normalwertes liegen (Jensen u. Weiler 1998).

**Kernaussagen**

- Die bedeutsamste und zugleich schwerwiegendste perioperative allergische Reaktion ist die Anaphylaxie.
- Anaphylaktische und anaphylaktoide Reaktionen sind klinisch nicht voneinander zu unterscheiden.
- Perioperative anaphylaktische und anaphylaktoide Reaktionen treten bei 1 : 10 000 bis 1 : 20 000 Patienten auf. Hierbei scheint eine deutlich erhöhte Prävalenz bei Frauen gegenüber Männern zu bestehen (70 % versus 30 %).
- Unter Berücksichtigung der Inzidenz anaphylaktischer Reaktionen ergibt sich, dass auf 15 000–30 000 perioperative Verläufe eine Anaphylaxie mit unmittelbar lebensbedrohlicher Symptomatik zu erwarten ist.
- Patienten mit Erkrankungen des atopischen Formenkreises und Asthma sind besonders gefährdet, eine anaphylaktische Reaktion zu erleiden.
- Das Vorliegen einer allergischen Reaktion auf Latex sollte bei jedem perioperativen Verdacht auf ein anaphylaktisches Geschehen in die Differenzialdiagnose einbezogen werden.
- Das Vollbild des anaphylaktischen Schocks entspricht einem Multiorganversagen.
- Die Therapie anaphylaktischer und anaphylaktoider Reaktionen erfolgt stadiengerecht und unabhängig vom auslösenden Allergen.

### Literatur

Ahnefeld FW, Barth J, Dick W et al. Akuttherapie anaphylaktoider Reaktionen. Ergebnisse einer interdisziplinären Consensuskonferenz. Anaesthesist 1994; 43: 211–222
Baldo BA, Fisher MM. Substituted ammonium ions as allergenic determinants in drug allergy. Nature 1983; 306: 262–264
Baulig W, Fisy B, Otto G et al. Radke J. Latexallergie. Perioperatives Management in der Anaesthesie und Kardioanaesthesie. Anaesthesist 2001; 50: 861–868
Birnbaum J, Vervloet D. Mechanisms of anaphylactic reactions

to muscle relaxants: role of allergenic determinants. Monogr Allergy 1992; 30: 15–23

Brown RH, Hamilton RG, Mintz M et al. Genetic predisposition to latex allergy: role of interleukin 13 and interleukin 18. Anesthesiology 2005; 102: 496–502

Del Duca D, Sheth SS, Clarke AE et al. Use of methylene blue for catecholamine-refractory vasoplegia from protamine and aprotinin. Ann Thorac Surg 2009; 87: 640–2

Dewachter P, Jouan-Hureaux V, Franck P et al. Anaphylactic shock: a form of distributive shock without inhibition of oxygen consumption. Anesthesiology 2005; 103: 40–9

Dewachter P, Raëth-Fries I, Jouan-Hureaux V et al. A comparison of epinephrine only, arginine vasopressin only, and epinephrine followed by arginine vasopressin on the survival rate in a rat model of anaphylactic shock. Anesthesiology 2007; 106: 977–83

Dewachter P, Mouton-Faivre C, Emala CW. Anaphylaxis and anesthesia. Controversies and new insights. Anesthesiology 2009; 111: 1141–1150

Ewan PW, Dugué P, Mirakian R et al. BSACI. BSACI guidelines for the investigation of suspected anaphylaxis during general anaesthesia. Clin Exp Allergy 2010; 40: 15–31

Fisher MM, Baldo BA. The incidence and clinical features of anaphylactic reactions during anesthesia in Australia. Ann Fr Anesth Reanim 1993; 12: 97–104

Garvey LH, Bech B, Mosbech H et al. Effect of general anesthesia and orthopedic surgery on serum tryptase. Anesthesiology 2010; 112: 1184–9

Guyton AC, Hall JE. Textbook of Medical Physiology. 10th ed. Philadelphia: Saunders; 2000

Heppner DL, Castells MC. Anaphylaxis during the perioperative period. Anesth Analg 2003; 97: 1381–1385

Jensen NF, Weiler JM. C1 esterase inhibitor deficiency, airway compromise, and anesthesia. Anesth Analg 1998; 87: 480–488

Johnston SL, Unsworth J, Gompels MM. Adrenaline given outside the context of life threatening allergic reactions. BMJ 2003; 326: 589–590

Kim KT, Hussain H. Prevalence of food allergy in 137 latex-allergic patients. Allergy Asthma Proc 1999; 20: 95–97

Kloeck W, Cummins RO, Chamberlain D et al. Special resuscitation situations: an advisory statement from the International Liaison Committee on Resuscitation. Circulation 1997; 95: 2196–2210

Kroigaard M, Garvey LH, Gillberg L et al. Scandinavian Clinical Practice Guidelines on the diagnosis, management and follow-up of anaphylaxis during anaesthesia. Acta Anaesthesiol Scand 2007; 51: 655–70

Laxenaire MC. Epidemiology of anesthetic anaphylactoid reactions. Fourth multicenter survey (July 1994–December 1996). Ann Fr Anesth Reanim 1999; 18: 796–809

Laxenaire MC, Mertes PM; Groupe d'Etudes des Reactions Anaphylactoides Peranesthesiques. Anaphylaxis during anaesthesia. Results of a two-year survey in France. Br J Anaesth 2001; 87: 549–558

Levy JH, Freiberger DJ, Roback J. Hereditary angioedema: current and emerging treatment options. Anesth Analg 2010; 110: 1271–80

Lorenz W, Duda D, Dick W et al. Incidence and clinical importance of perioperative histamine release: randomised study of volume loading and antihistamines after induction of anaesthesia. Trial Group Mainz/Marburg. Lancet 1994; 343: 933–940

Mertes PM, Laxenaire MC, Alla F; Groupe d'Etudes des Reactions Anaphylactoides Peranesthesiques. Anaphylactic and anaphylactoid reactions occurring during anesthesia in France in 1999–2000. Anesthesiology 2003; 99: 536–545

Monitto CL, Hamilton RG, Levey E et al. Genetic predisposition to natural rubber latex allergy differs between health care workers and high-risk patients. Anesth Analg 2010; 110: 1310–7

Müller-Werdan U, Werdan K. Der anaphylaktische Schock. Anaesthesist 1997; 46: 549–563

Nussberger J, Cugno M, Amstutz C et al. Plasma bradykinin in angio-oedema. Lancet 1998; 351: 1693–1697

Nzeako UC, Frigas E, Tremaine WJ. Hereditary angioedema: a broad review for clinicians. Arch Intern Med 2001; 161: 2417–2429

Pumphrey RS. Lessons for management of anaphylaxis from a study of fatal reactions. Clin Exp Allergy 2000; 30: 1144–1150

Pumphrey RS, Roberts IS. Postmortem findings after fatal anaphylactic reactions. J Clin Pathol 2000; 53: 273–276

Ring J, Messmer K; Incidence and severity of anaphylactoid reactions to colloid volume substitutes. Lancet 1977; 1: 466–469

Schummer C, Wirsing M, Schummer W. The pivotal role of vasopressin in refractory anaphylactic shock. Anesth Analg 2008; 107: 620–4

Sicherer SH. Clinical implications of cross-reactive food allergens. J Allergy Clin Immunol 2001; 108: 881–890

Silverstein AM. Clemens Freiherr von Pirquet: explaining immune complex disease in 1906. Nat Immunol 2000; 1: 453–455

Waldhausen E. Der anaphylaktische Schock. Anaesthesist 1998; 47: 884–886

Waytes AT, Rosen FS, Frank MM. Treatment of hereditary angioedema with a vapor-heated C1 inhibitor concentrate. N Engl J Med 1996; 334: 1630–1634

# 14 Adipositas

K. Lewandowski, M. Lewandowski

## 14.1.1 Einleitung

Der übergewichtige Patient in der Anästhesie ist längst kein Einzelfall mehr. In Deutschland gibt es so viele Schwergewichtige wie nie zuvor: 66% der Männer und 51% der Frauen sind *adipös*, d.h., sie haben einen Body Mass Index (BMI) über 25 kg/m². Als *fettleibig* gelten 21% der Deutschen, d.h., sie haben einen BMI von 30 kg/m² oder mehr (IASO 2010). Das perioperative Management dieser Patienten unterscheidet sich von dem normalgewichtiger Patienten und muss den pathophysiologischen Besonderheiten der Adipositas Rechnung tragen.

## 14.1.2 Pathophysiologie

Veränderungen des Respirationstrakts und des kardiovaskulären Systems stehen bei adipösen Patienten ganz im Fokus. Fast alle Patienten zeigen schon in Ruhe erniedrigte Werte des arteriellen Sauerstoffpartialdrucks ($PaO_2$) (Zavorsky u. Hoffman 2008). Ursächlich für diese Normwertabweichungen sind pathologische Veränderungen des Respirationstrakts und des kardiovaskulären Systems, die in Tab. 14.1 zusammengefasst sind. Kardiovaskuläre pathophysiologische Veränderungen finden sich bei 37% aller Fettleibigen (Adams u. Murphy 2000).

## 14.1.3 Präoperative Evaluierung

Neben den üblichen Standards umfasst die präoperative Evaluierung die Feststellung des Ausmaßes der Adipositas und die Erfassung adipositasbedingter Komorbiditäten sowie pulmonaler und kardiovaskulärer Einschränkungen. Die genaue Bestimmung von Körpergröße und Gewicht ist wichtig, um die perioperativ verabreichten Medikamente korrekt zu dosieren und für die Auswahl der optimalen Beatmungseinstellung.

**Merke** Die genaue Bestimmung von Körpergröße und Gewicht ist wichtig für die Respiratoreinstellung und Medikamentendosierung.

**Perioperative Komplikationen.** Übergewichtige haben ein erhöhtes Risiko für eine schwierige Laryngoskopie und Intubation (Brodsky et al. 2002). Eine ausführliche präoperative Untersuchung ist unverzichtbar. Alternativen wie z.B. die wache fiberoptische Intubation müssen erläutert werden (Cartagena 2005).

Perioperativ muss beim Adipösen mit respiratorischen und kardiovaskulären Komplikationen gerechnet werden. Eine genaue präoperative Risikoevaluierung ist daher unverzichtbar. Pulmonale Komplikationen treten v.a. bei Vorliegen einer obstruktiven Schlafapnoe (OSA) und einer obstruktiven Schlafhypopnoe (OSH) auf. Die „American Society of Anesthesiologists" hat hierzu Kriterien festgelegt (ASA 2006):

- BMI > 35 kg/m²,
- Halsumfang größer als 43 cm bei Männern und 41 cm bei Frauen,
- Schnarchen,
- Anomalien der Luftwege,
- Schläfrigkeit am Tag,
- Nichteinsehbarkeit des weichen Gaumens,
- tonsilläre Hyperplasie.

**Komorbiditäten.** Kardiovaskuläre Begleiterkrankungen, wie die koronare Herzkrankheit, Herzinsuffizienz, arterielle Hypertonie müssen präoperativ erfasst werden. Des Weiteren sollte speziell nach adipositastypischen Komorbiditäten gefragt werden (Deutsche Adipositas-Gesellschaft 2007).

**Sedierung.** Eine sedierende Prämedikation am Vorabend sollte dem Übergewichtigen wegen der Gefahr einer Hypoventilation nicht verordnet werden. Erst am Operationstag und nur, wenn der Patient unter kontinuierlicher Überwachung steht, kann evtl. ein kurz wirksames Sedativum verabreicht werden (Bein et al. 2009).

**Cave** Keine Sedativa zur Prämedikation ohne kontinuierliche Überwachung.

## 14.1.4 Anästhesiologische Konzepte

Spezielle anästhesiologische Konzepte für gleichzeitig vorliegende Begleiterkrankungen (Diabetes mellitus, schwere kardiovaskuläre oder pulmonale Erkrankungen etc.) müssen zusätzlich Berücksichtigung finden, auf diese wird hier aber nicht speziell eingegangen.

Tab. 14.**1** Wichtigste pathophysiologische kardiopulmonale Veränderungen bei Adipositas.

| Diagnose | Ursache/Auswirkung |
|---|---|
| erhöhter intraabdomineller Druck (IAP) | vermehrtes abdominelles und intraabdominelles Fett- und Weichteilgewebe |
| | Diaphragma nach kranial verschoben und deutlich abgeflacht |
| | eingeschränkte Lungenausdehnung während der Inspiration |
| erniedrigte Compliance des respiratorischen Systems | „Brustpanzer" durch thorakale Fettmassen |
| | eingeschränkte Beweglichkeit des Thorax |
| | Compliance der Lunge, der Brustwand und des gesamten respiratorischen Systems nehmen mit zunehmendem BMI ab (Pelosi et al. 1998) |
| reduzierte Lungenvolumina | funktionelle Residualkapazität (FRC) nimmt exponentiell mit zunehmendem BMI ab (Pelosi et al. 1998) |
| | totale Lungenkapazität (TLC) erniedrigt |
| | Kollaps der Bronchiolen, Minderbelüftung der Alveolen |
| | Atelektasenbildung |
| obstruktive Schlafapnoe (OSA), obstruktive Schlafhypopnoe (OSH) | OSA: kompletter Verschluss der oberen Atemwege im Schlaf, Apnoezeit > 10 s; tagsüber ausgeprägte Somnolenz |
| | OSH: Verminderung des Atemgasflusses (Airflow) im Schlaf um mehr als 50 % trotz kontinuierlicher Atemversuche resultierend in Hypoxie und Hyperkapnie |
| | OSA kann die atemdepressive Wirkung von Sedativa, Opioiden und Inhalationsanästhetika verstärken |
| | erhöhtes Risiko für eine schwierige Intubation |
| | postoperative Komplikationen sind häufig: Hypoxie, Apnoe, kardiovaskuläre Probleme (zusammengefasst im Übersichtsartikel von Candiotti et al. 2009) |
| Hypertension | 42 % aller Männer und 38 % aller Frauen mit BMI ≥ 30 kg/m² leiden an arterieller Hypertonie (Brown et al. 2000) |
| | begünstigende Faktoren: Hyperinsulinämie, Hypervolämie, hormonelle Aktivität des Fettgewebes, Hyperaktivität des sympathischen Nervensystems (Adams u. Murphy 2000) |
| Herzrhythmusstörungen | begünstigende Faktoren: Hypoxie, Hyperkapnie, Elektrolytstörungen, OSA, Fetteinlagerungen im Reizleitungssystem (Adams u. Murphy 2000) |
| | Erregungsleitungsstörungen |
| | Übergewicht und Fettleibigkeit sind mit einem erhöhten Risiko für Vorhofflimmern verbunden (Lenz et al. 2009) |
| koronare Herzkrankheit | Plaques in den Koronararterien und der abdominellen Aorta schon bei jungen Patienten |
| | das Risiko für die Entwicklung einer koronaren Herzkrankheit ist bei Übergewichtigen um 20 % erhöht, bei Fettleibigen (BMI > 30 kg/m²) um 50 % (Lenz et al. 2009) |
| | die Letalität für kardiovaskuläre Erkrankungen ist bei Fettleibigen um 50 % erhöht, bei krankhaft Übergewichtigen (BMI > 40 kg/m²) um 200–300 % (Lenz et al. 2009) |
| kardiale Dysfunktion | Dilatation und exzentrische Hypertrophie des linken Ventrikels (Alpert 2001) |
| | vergrößertes Herzzeitvolumen |

**Merke** Das Atemzugvolumen ($V_T$) muss nach dem hypothetischen Idealgewicht des adipösen Patienten berechnet werden.

## Druckkontrollierte versus volumenkontrollierte Beatmung

Die Frage, ob eine druckkontrollierte maschinelle Ventilation (pcCMV) der volumenkontrollierten maschinellen Ventilation (vcCMV) bei der Narkosebeatmung von Übergewichtigen vorzuziehen ist, muss zurzeit noch unbeantwortet bleiben. 3 Studien zu diesem Thema aus dem Jahr 2008 kommen zu heterogenen Ergebnissen. Während eine Untersuchung (De Baerdemaeker et al. 2008) keine wesentlichen Unterschiede zwischen den Beatmungsformen fand, jedoch die vcCMV eine effektivere Kohlendioxidauswaschung als die pcCMV ermöglichte, berichtet eine andere Arbeitsgruppe (Cadi et al. 2008) über höhere $PaO_2$- und $SaO_2$-Werte bei gleichzeitig niedrigeren $PaCO_2$-Werten, wenn pcCMV zur Anwendung kommt. Erklärt wird dies durch eine Verbesserung der Verteilung von Ventilation und Perfusion in der Lunge durch pcCMV. Die 3. Studie (Hans et al. 2008) fand keinen Unterschied zwischen pcCMV und vcCMV den Gasaustausch betreffend. Da die Patienten in dieser Studie sehr unterschiedlich und teilweise mit deutlichen Verbesserungen des $PaO_2$ auf die pcCMV reagierten – so kam es bei 10 der 40 Patienten zu Verbesserungen des $PaO_2$ von mehr als 30 mmHg – empfehlen die Autoren, im Fall einer intraoperativen Hypoxämie ggf. die Beatmung auf pcCMV umzustellen und zu beobachten, ob es zu einer Verbesserung des pulmonalen Gasaustauschs kommt.

## PEEP

Der adipöse Patient profitiert erheblich von der Beatmung mit PEEP, sodass die Anwendung bei der maschinellen Ventilation essenziell sein sollte. PEEP vergrößert die FRC durch alveoläres Recruitment und hält die kleinen Atemwege in der Exspiration offen, was sehr wichtig ist beim adipösen Patienten, der pathophysiologisch eine erniedrigte FRC aufweist. Der intrapulmonale Rechts-Links-Shunt nimmt mit der Anwendung von PEEP ab und es kommt in der Folge meist zu einer Verbesserung der arteriellen Oxygenierung und einem Anstieg der gemischtvenösen Sauerstoffsättigung.

**Merke** Der Übergewichtige sollte immer mit PEEP beatmet werden. Zusätzlich sollten bei Atelektasenbildung Rekrutierungsmanöver durchgeführt werden.

Trotz der günstigen Effekte von PEEP dürfen die Nebenwirkungen nicht außer Acht gelassen werden. Es kann zu einer Veränderung der regionalen Lungendurchblutung, Antidiurese und Natriurese, einem erhöhten Risiko von Barotraumen und einer reduzierten links- und rechtsventrikulären Vorlast kommen. Es ist daher wichtig, den für einen Patienten optimalen PEEP zu finden, d. h. den PEEP, der die günstigsten Wirkungen auf den pulmonalen Gasaustausch bei gleichzeitig den geringsten Nebenwirkungen entfaltet.

## Sauerstoffkonzentration

Zur Narkoseeinleitung ist die mindestens 5-minütige Präoxygenierung mit einer $FiO_2$ von 1,0, hohem Gasfluss und dicht sitzender Maske sinnvoll, um eine Verbesserung der Sauerstoffreserve zu erzielen. Empfohlen wird auch der Einsatz von CPAP, um einen kontinuierlichen Atemwegsdruck von 10 cm $H_2O$ während der Präoxygenierung aufrechtzuerhalten (Gander et al. 2005). Während der Präoxygenierung ist die Gefahr der Ausbildung von Resorptionsatelektasen durch die hohe $FiO_2$ zu vernachlässigen, insbesondere wenn hierbei ein PEEP eingesetzt wird. Die ideale Lagerung des Patienten während Präoxygenierung ist die 30° umgekehrte Trendelenburg-Lagerung, welche die Lunge optimal vom intraabdominellen Gegendruck entlastet.

**Resorptionsatelektasen.** Wird im Laufe der Narkoseführung jedoch über längere Zeit mit hohen inspiratorischen Sauerstoffkonzentrationen beatmet, muss man mit der Ausbildung von Resorptionsatelektasen rechnen (Suttner u. Boldt 2005). Der Adipöse ist schon von vornherein mit seiner erniedrigten FRC der Gefahr des Kollapses der Bronchiolen, der Minderbelüftung von Alveolen und der Atelektasenbildung ausgesetzt. Kommen Resorptionsatelektasen durch eine hohe $FiO_2$ hinzu, reagiert der Patient mit einer teilweise deutlich verschlechterten arteriellen Oxygenierung. In dieser Situation sollten Maßnahmen zur Rekrutierung des durch Atelektasenbildung verschlossenen Lungengewebes ergriffen werden. Es kommen dafür infrage:

- die sofortige Oberkörperhochlagerung,
- ein Rekrutierungsmanöver der Lunge und/oder eine Erhöhung des PEEP sowie
- eine Umstellung von vcCMV auf pcCMV.

**Merke** Bei intraoperativer Verschlechterung des Gasaustausches sollte ein Rekrutierungsmanöver durchgeführt werden.

## Medikamentendosierung

Patienten mit Adipositas haben gegenüber Normalgewichtigen ein verändertes Verteilungsvolumen für Medikamente. Hierbei spielen das vermehrte Fett-, aber verminderte Muskelgewebe, das vergrößerte Blutvolumen, das gesteigerte HZV, die Leberfunktion, die Proteinbindung und die glomeruläre Clearance eine Rolle. Deshalb ist die Wirkung von Medikamenten schwer einzuschätzen. Manche Medikamente sollten nicht nach dem aktuellen Körpergewicht, sondern nach dem Idealgewicht (IBW) dosiert werden (Tab. 14.2). Das richtet sich danach, ob die Medikamente sich überwiegend in fettfreie Gewebe verteilen oder sich auch ins Fettgewebe ausbreiten. Da es bisher nur wenige Informationen und Studien zur Medikamentendosierung bei Übergewichtigen gibt, können die Angaben in Tab. 14.2 nur eine grobe Richtschnur sein. So muss man für den individuellen Patienten empfehlen, im Rahmen einer Anästhesie die Medikamente nach Wirkung zu dosieren und mit entsprechendem Monitoring zu überwachen.

Tab. 14.2 Dosierungshinweise für gebräuchliche Anästhetika bei Adipositas (zusammengestellt nach Übersichten in Bein et al. 2009, Lemmens u. Brodsky 2006).

| Medikament | Einmalgaben | Kontinuierliche Infusion/ Wiederholungsdosen |
|---|---|---|
| | Dosierung nach | Dosierung nach |
| Midazolam | TBW | IBW |
| Thiopental | LBW | – |
| Atracurium | IBW | nach neuromuskulärem Monitoring |
| Vecuronium | IBW | nach neuromuskulärem Monitoring |
| Rocuronium | IBW | nach neuromuskulärem Monitoring |
| Succinylcholin | TBW | – |
| Fentanyl | LBW | nach Effekt |
| Sufentanil | LBW | nach Effekt |
| Remifentanil | LBW | nach Effekt |
| volatile Anästhetika: Sevofluran, Desfluran, Isofluran möglich | klinischer Wirkung und Monitoring | |
| Propofol | LBW oder TBW? | TBW |

TBW (total body weight) = aktuelles Körpergewicht
IBW (ideal body weight) = Idealgewicht
LBW (lean body weight) = Magergewicht = IBW plus 20–30 %

**Cave** Es gibt nur wenige Erkenntnisse zur Medikamentendosierung bei Übergewichtigen. Die Wirkung der Narkosemedikamente sollte kontinuierlich mit adäquatem Monitoring überwacht werden.

## Regionalanästhesie

Regionalanästhesieverfahren werden auch bei übergewichtigen und fettleibigen Patienten zunehmend eingesetzt. Besonders die folgenden Vorteile werden hierbei geschätzt: die minimale Atemwegsmanipulation, die Vermeidung systemischer Anästhetika mit ihren kardio- und atemdepressiven Wirkungen, eine geringere Häufigkeit von postoperativer Übelkeit und Erbrechen (PONV) und die Möglichkeit einer optimalen postoperativen Analgesie.

Die Bedingungen für die Durchführung einer Regionalanästhesie sind bei Übergewichtigen jedoch erschwert. Die Orientierung anhand der Palpation von knöchernen Landmarken ist teilweise unmöglich und die Identifikation des Epiduralraums mittels Loss of Resistance ist nicht immer eindeutig, da Fetttaschen im darüberliegenden Gewebe den Widerstandverlust vortäuschen können. Regionalanästhesien bleiben bei Adipösen (BMI ≥ 30 kg/m$^2$) 1,6-fach häufiger erfolglos als bei normalgewichtigen Patienten, die Versagensrate liegt bei 12,7 %. In 0,7 % der Fälle sind die Verfahren bei Fettleibigen mit akuten Komplikationen belastet. Normalgewichtige haben nur eine Komplikationsrate von 0,2 % (Pneumothorax, Krampfanfall, zu ausgedehnte epidurale Ausbreitung, etc.; Nielsen et al. 2005).

**Ultraschall.** Es wird vielfach empfohlen, bei Übergewichtigen Ultraschalltechniken zur Punktion zu verwenden. Doch nur der mit diesen Techniken Erfahrene kann hier optimale Ergebnisse erzielen. Wichtiger sind die gute Kenntnis der spinalen Anatomie und der Pharmakologie der Lokalanästhetika und Erfahrung in der Durchführung von Periduralund Spinalanästhesien, um auch beim Übergewichtigen erfolgreiche rückenmarknahe Anästhesien durchzuführen (Ingrande et al. 2009).

**Merke** Für die Regionalanästhesie beim Adipösen müssen spezielle, überlange Punktionsnadeln bereitliegen, um den durch überlagerte Fettmassen verlängerten Punktionsweg zu überwinden.

**Dosierung der Lokalanästhetika.** Es muss beachtet werden, dass Übergewichtige weniger Lokalanästhetikum im Epidural- oder Subarachnoidalraum benötigen, um die gleiche Ausbreitung des Blockes wie beim Normalgewichtigen zu erreichen. Auch ist eine höhere kraniale Ausbreitung des Blocks bei Übergewichtigen zu beobachten. Die Ursache ist bisher nicht eindeutig geklärt (Ingrande et al. 2009).

**Kombinierte Verfahren.** Besonders die Kombination einer Allgemeinanästhesie mit einem Regionalanästhesieverfah-

Ingrande J, Brodsky JB, Lemmens HJM. Regional anesthesia and obesity. Curr Opin Anaesthesiol 2009; 22: 683–686
Lemmens HJM, Brodsky JB. Anesthetic drugs and bariatric surgery. Expert Rev Neurotherapeutics 2006; 6: 1107–1113
Lenz M, Richter T, Mühlhauser I. The morbidity and mortality associated with overweight and obesity in adulthood. A systematic review. Dtsch Arztebl Int 2009; 106: 641–648
Lewandowski K, Turinsky S. Beatmung von Patienten mit Adipositas per magna in Anästhesie und Intensivmedizin. Anaesthesist 2008; 57: 1015–1034
Meininger D, Zwissler B, Byhahn C et al. Impact of overweight and pneumoperitoneum on hemodynamics and oxygenation during laparoscopic surgery. World J Surg 2006; 30: 520–526
Nielsen KC, Guller U, Steele SM et al. Influence of obesity on surgical regional anesthesia in the ambulantory setting: an analysis of 9,038 blocks. Anesthesiology 2005; 102: 181–187
Passannante AN, Rock P. Anesthetic management of patients with obesity and sleep apnea. Anaesthesiol Clin North America 2005; 23: 479–491
Pelosi P, Croci M, Calappi E et al. Prone positioning improves pulmonary function in obese patients during general anesthesia. Anesth Analg 1996; 83 : 578–583
Pelosi P, Croci M, Ravagnan I et al. The effects of body mass on lung volumes, respiratory mechanics, and gas exchange during general anesthesia. Anesth Analg 1998; 87: 654–660
Shenkman Z, Shir Y, Brodsky JB. Perioperative management of the obese patient. Br J Anaesth 1993; 70: 349–359
Suttner S, Boldt J. Routinemäßige Verwendung hoher inspiratorischer Sauerstoffkonzentrationen – Kontra. Anästhesiol Intensivmed Notfallmed Schmerzther 2005; 40: 354–357
The Acute Respiratory Distress Syndrome Network. Ventilation with lower tidal volumes as compared with traditional tidal volumes for acute lung injury and the acute respiratory distress syndrome. N Engl J Med 2000; 342: 1301–1308
Tsueda K, Debrand M, Zeok SS et al. Obesity supine death syndrome: reports of two morbidly obese patients. Anesth Analg 1979; 58: 345–347
Vaughan RW, Wise L. Postoperative arterial blood gas measurement in obese patients. Effect of position on gas exchange. Ann Surg 1975; 182: 705–709
Vaughan RW, Wise L. Intraoperative arterial oxygenation in obese patients. Ann Surg 1976; 184: 35–42
Von Ungern-Sternberg BS, Regli A, Reber A et al. Effect of obesity and thoracic epidural analgesia on perioperative spirometry. Br J Anaesth 2005; 94: 121–127
Zavorsky GS, Hoffman SL. Complications of obesity. Pulmonary gas exchange in the morbidly obese. Obesity Reviews 2008; 9: 326–339

# 15 Schwangerschaftsassoziierte Erkrankungen

*E. Bäz, W. Gogarten, D. H. Bremerich*

## 15.1 Physiologische Veränderungen während der Schwangerschaft

**Flüssigkeitshaushalt.** Die mütterliche Adaptation an die Schwangerschaft ist gekennzeichnet durch umfassende physiologische Veränderungen von Hämodynamik und Flüssigkeitshaushalt, die schon im ersten Schwangerschaftstrimenon stattfinden. Das maternale *intravasale Flüssigkeitsvolumen* steigt um etwa 40%. Das Plasmavolumen nimmt proportional stärker zu als der Anteil der festen Blutbestandteile. Es kommt zu einer gewünschten Hämodilution mit erniedrigtem Hämatokritwert und erniedrigtem kolloidosmotischem Druck (Abb. 15.**1**).

**Herz-Kreislauf-System.** Schon in der 10. Schwangerschaftswoche (SSW) ist das *Herzzeitvolumen* bei erniedrigtem peripherem Gefäßwiderstand ebenso um etwa 40% angestiegen. Unter Wehen steigt das HZV um weitere 20%. Diese Veränderungen werden erreicht durch:

- systemische Vasodilatation,
- erhöhte Kontraktilität,
- Myokardhypertrophie,
- Anstieg der Herzfrequenz.

Bei physiologischer maternaler kardiovaskulärer Adaptation steigt der systolische Blutdruck aufgrund einer Abnahme des systemvaskulären Widerstands nicht.

**Respirationstrakt.** Veränderungen im Respirationstrakt basieren auf einer Abnahme der funktionellen Residualkapazität um 15–20% und einer Steigerung des Atemminutenvolumens um etwa 50% am Entbindungstermin. Die Erhöhung des Atemminutenvolumens wird v. a. durch eine Steigerung des Atemzugvolumens erreicht. Der Sauerstoffverbrauch ist deutlich erhöht und wird durch schmerzhafte Kontraktionen weiter gesteigert. Eine Steigerung des Atemminutenvolumens unter Wehenschmerzen kann zu einer ausgeprägten mütterlichen respiratorischen Alkalose mit einer Verschiebung der Sauerstoffdissoziationskurve nach links führen.

**Gastrointestinaltrakt und Nieren.** Durch den hoch stehenden Uterus wird der Magen in seiner Lage variiert und der untere *Ösophagussphinkter* in seiner Funktion beeinträchtigt (Brock-Utne et al. 1981). Auch die Motilität des Magens wird verzögert. Dies führt zu einem gesteigerten gastroösophagealen Reflux mit dem Risiko von Regurgitation, Erbrechen und pulmonaler Aspiration.

**Merke** Ab der 18.–20. Schwangerschaftswoche sollte aufgrund des erhöhten Aspirationsrisikos eine Rapid Sequence Induction (RSI) durchgeführt werden.

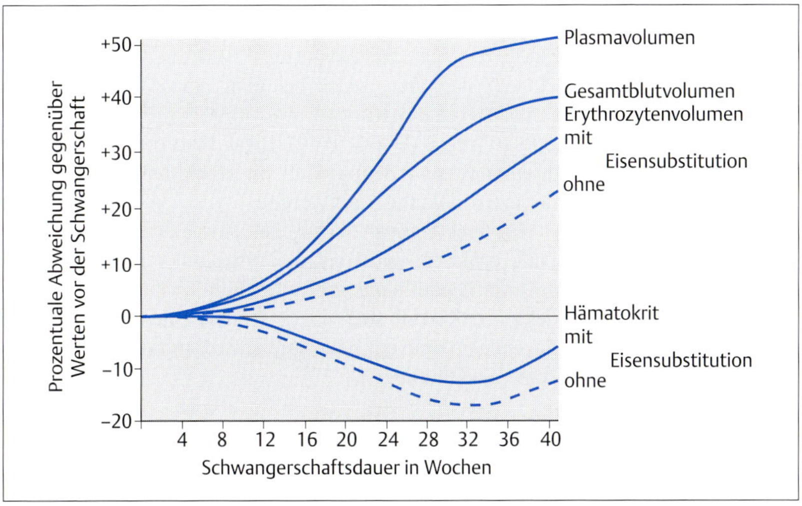


Abb. 15.**1** Veränderungen der Blutbestandteile in der Schwangerschaft. Charakteristisch für eine Schwangerschaftshydrämie ist die überproportionale Zunahme des Plasmavolumens. Da das Erythrozytenvolumen ohne Eisensubstitution lediglich um 20% ansteigt, kommt es folglich zu einem Hämatokritabfall. Die Zunahme des Gesamtblutbildvolumens beträgt 40% (Quelle: nach Pitkin; In: Breckwoldt et al. 2008).

| System | Veränderungen |
|---|---|
| **Respirationstrakt** | • Atemminutenvolumen 50 % ⇑<br>• FRC 15–20 % ⇓<br>• Sauerstoffverbrauch ⇑<br>• respiratorische Alkalose |
| **Herz-Kreislauf-System** | • Herzminutenvolumen 35–40 % ⇑<br>• Schlagvolumen 35–40 % ⇑<br>• Herzfrequenz ⇑<br>• systemvaskulärer Widerstand ⇓<br>• arterieller Druck ⇔ |
| **Flüssigkeitshaushalt und Gerinnung** | • Plasmavolumen 40 ⇒ 70 ml/kg<br>• Erythrozytenvolumen 25 ⇒ 30 ml/kg<br>• kolloidonkotischer Druck 14 % ⇓<br>• Gerinnungsfaktoren VII, VIII, IX, X, XII, Fibrinogen ⇑ |
| **Gastrointestinaltrakt und Nieren** | • Motilität des Gastrointestinaltrakts ⇓<br>• gastroösophagealer Reflux ⇑<br>• glomeruläre Filtrationsrate 50 % ⇑ |

Tab. 15.**1** Physiologische Veränderungen während der Schwangerschaft.

Die renale Perfusion und die *glomeruläre Filtrationsrate* steigen zum Ende des ersten Trimenons um etwa 50% und führen zu einer Erniedrigung der physiologischen Serumkreatininwerte auf 0,4–0,8 mg/dl.

**Gerinnung.** Während der Schwangerschaft nehmen die Gerinnungsfaktoren VII, VIII, IX, X und XII sowie das Fibrinogen zu und führen zu einer *Hyperkoagulabilität* mit einem erhöhten Risiko für thromboembolische Ereignisse. Gleichzeitig nehmen die antikoagulatorische und die fibrinolytische Aktivität ab. Diese Hyperkoagulabilität ist peripartal am ausgeprägtesten und schützt die Schwangere vor größeren Blutverlusten unter der Geburt. Die physiologischen Veränderungen sind in Tab. 15.**1** zusammengefasst.

# 15.2 Hypertensive Erkrankungen in der Schwangerschaft

Hypertensive Erkrankungen in der Schwangerschaft (HES) sind die häufigste Komplikation in der Schwangerschaft und stellen die Hauptursache für maternale und neonatale Morbidität und Mortalität dar (Zhang et al. 2003). Die Inzidenz hypertensiver Erkrankungen in der Schwangerschaft liegt bei etwa 5–10% (Welsch u. Krone 1994). Trotz medizinischer Erkenntnisgewinne hat sich die mütterliche Letalität in den letzten 20 Jahren nicht oder nur geringfügig verändert (Roberts u. Redman 1993). Je nach Symptomen und Vorliegen prädisponierender Grunderkrankungen werden die hypertensiven Erkrankungen in der Schwangerschaft eingeteilt in:

- Schwangerschaftshypertonie ohne Proteinurie,
- Präeklampsie,
- vorbestehende essenzielle oder chronische Hypertonie,
- Pfropfpräeklampsie bei bestehender chronischer Hypertonie.

## 15.2.1 Schwangerschaftshypertonie

Eine Schwangerschaftshypertonie nach der abgeschlossenen 20. SSW liegt vor, wenn bei einer zuvor normotensiven Schwangeren Blutdruckwerte ≥ 140/90 mm Hg ohne Proteinurie auftreten (DGGG 2010). Diese Blutdruckwerte sollten zu mindestens 2 Zeitpunkten, die wenigstens 6 h auseinanderliegen, dokumentiert werden.

Ein *hypertensiver Notfall,* der eine akute Blutdrucksenkung erfordert, wird als ein systolischer Blutdruck über 169 mmHg oder ein diastolischer Blutdruck über 109 mmHg definiert. Risiken sind das Auftreten einer hypertensiven Enzephalopathie mit neurologischen Symptomen und intrazerebralen Blutungen.

**Merke** Ein nach der 20. SSW diagnostizierter Hypertonus ohne Symptome einer Präeklampsie bei einer anamnestisch normotensiven Schwangeren kann differenzialdiagnostisch ein Hinweis auf eine frühe Manifestation einer Präeklampsie sein.

### Epidemiologie und Pathophysiologie hypertensiver Erkrankungen in der Schwangerschaft

Neben mütterlichen Vorerkrankungen, wie z.B. eine präexistente Hypertonie, Kollagenosen, Diabetes mellitus, Gerinnungsstörungen wie Thrombophilien, APC-Resistenz, Protein-S-Mangel, Antiphospholipidsyndrom, Hyperhomozysteinämie und Faktor-V-Leiden-Mutation, sind Adipositas, Hypercholesterinämie, eine familiäre Belastung und eine stattgehabte Präeklampsie in einer früheren Schwangerschaft Risikofaktoren für das Auftreten einer HES (Roberts u. Redman 1993, Thadhani et al. 1999). Weitere Risikofaktoren stellen ein mütterliches Alter über 40 Jahre und Mehrlingsschwangerschaften dar (Schneider u. Düring 2006).

## 15.2.2 Präeklampsie

Eine Präeklampsie ist definiert als das Auftreten einer Gestationshypertonie mit einer Proteinurie ≥300 mg/24 h nach der abgeschlossenen 20. SSW.

Die Diagnose Präeklampsie kann auch bei Fehlen einer Proteinurie gestellt werden, wenn alternativ

- eine fetale Wachstumsrestriktion,
- eine Beteiligung der Leber,
- Nierenfunktionsstörungen,
- neurologische Probleme oder
- hämatologische Störungen

erstmals nach der 20. SSW beobachtet werden (Brown et al. 2000).

Die Pathogenese der Präeklampsie ist nach wie vor unklar. Zu den bisher erkannten pathogenetisch wichtigen Faktoren zählen die endotheliale Dysfunktion, eine thrombozytäre Hyperaktivität und die Freisetzung vasokonstriktorisch wirkender Substanzen mit konsekutiver Perfusionseinschränkung der Organsysteme.

**Merke** Die Präeklampsie ist ein Krankheitsbild, das nur in der Schwangerschaft auftritt und eine der Hauptursachen mütterlicher Todesfälle darstellt (CEMACH 2007).

Unterschieden wird zwischen einer *milden* und einer *schweren* Präeklampsie. Eklampsie und HELLP-Syndrom sind ein Beispiel dafür, dass die klassischen Symptome *Proteinurie und Hypertonie* nicht immer obligat sind (Tab. 15.**2**).

**Proteinurie.** Eine Proteinausscheidung von <300 mg im 24-h-Urin wird in der Schwangerschaft als normal angesehen (Davey u. MacGillvray 1988). Der Nachweis von mehr als einer Spur (≥1+) Eiweiß im Urinschnelltest ist als abklärungsbedürftig anzusehen. Im Hinblick auf die Erkrankung ist in diesen Fällen die Messung der quantitativen Eiweißausscheidung im 24-h-Sammelurin notwendig (≥300 mg/24 h).

**Ödeme.** Ödeme entwickeln die meisten gesunden Schwangeren lageabhängig, bei etwa ⅓ der Schwangeren treten generalisierte Ödeme auf. Weder Ödeme noch maternale Gewichtszunahme sind als alleiniges Symptom mit einer erhöhten fetalen Morbidität und Mortalität assoziiert und sind deshalb aus der Definition der Präeklampsie herausgenommen worden. Eine rasche Ödemzunahme und eine deutliche Gewichtszunahme innerhalb von kurzer Zeit (>1 kg/Woche) oder ein ausgeprägtes Gesichtsödem erhöht in Verbindung mit einer Proteinurie auch ohne Hypertonie das Risiko der Entwicklung einer Eklampsie.

**Cave** Neben lageabhängigen Ödemen können Ödeme auch im oropharyngealen Bereich auftreten, die für die Zunahme des Mallampati-Scores und für die mit 1:238 deutlich höhere Inzidenz von schwierigen Intubationen bei Schwangeren mit verantwortlich sind (Kodali et al. 2008, Rahman u. Jenkins 2005).

### Klinik der schweren Präeklampsie

Es handelt sich um eine Multiorganerkrankung, bei der auch andere Organmanifestationen als der Hypertonus im Vordergrund stehen können (Tab. 15.**2**). Verlauf und Ausprägung der Erkrankung sind individuell und unvorhersehbar.

**Hämatologische Komplikationen.** Eine *Thrombozytopenie* gilt als häufigste hämatologische Auffälligkeit der schweren Präeklampsie. Dabei wird sowohl eine erhöhte Aktivierung als auch eine erhöhte Thrombozytendestruktion als Folge von Gefäßspasmen als Ursache angenommen (Burrows et al. 1987). Bei der Beurteilung der Thrombozytenzahl ist die absolute Zahl weniger entscheidend als der Verlauf der Thrombozytenzahl. Hierbei muss ein *rascher Abfall* der Thrombozytenzahl als kritischer bewertet werden als eine vergleichsweise niedrigere, aber dafür stabile Thrombozytenzahl. Gerinnungstests sollten deshalb immer möglichst zeitnah zum geplanten operativen Eingriff bzw. zur rückenmarknahen Punktion durchgeführt werden.

**Merke** Die Standardtests der intravasalen Gerinnung (Prothrombinzeit, partielle Thromboplastinzeit) sind in der Mehrzahl präeklamptischer Patientinnen normal. Eine Thrombozytopenie unter 100 000/µl ist selten (<20%; Pritchard et al. 1976, Sibai et al. 1982).

**Renale Komplikationen.** Da das *Serumkreatinin* in der normalen Schwangerschaft aufgrund der erhöhten renalen Perfusion erniedrigt ist (maternale Serumkreatininwerte zwischen 0,4 und 0,8 mg/dl), gelten schon Serumkreatininwerte von 0,9 mg/dl, wie sie häufig bei einer Präeklampsie beobachtet werden, als pathologisch (Barron 1995).

Bei den meisten präeklamptischen Patienten mit schwerer *Proteinurie* ist die renale Funktion (Serumkreatinin oder Kreatininclearance) innerhalb normaler Grenzen.

Tab. 15.2 Mögliche Symptome und Organmanifestationen einer schweren Präeklampsie.

| **Blutdruckwerte von systolisch 160 mmHg oder mehr oder diastolisch 110 mmHg oder mehr** |
|---|
| • erstmals in der Schwangerschaft aufgetretene Proteinurie von mindestens 1 g im 24-h-Sammelurin (oder +++ im Urin-Stix) |
| • erhöhte Serumkreatininwerte |
| • Oligurie (< 400 ml/24 h) |
| • Thrombozytopenie (Thrombozytenzahl < 100/nl) |
| • Hinweise für eine mikroangiopathische Hämolyse (Anstieg der Laktatdehydrogenase, Anstieg des Bilirubins) |
| • Leberfunktionsstörungen unklarer Ätiologie (Leberenzymanstieg GOT, GPT, LDH) |
| • DIC (disseminierte intravasale Gerinnung) |
| • zentralnervöse Symptome: Kopfschmerzen, Visuseinschränkungen, Amaurose, Hyperreflexie, eklamptische Krampfanfälle, Hirnblutungen und Hirnödem |
| • epigastrische Schmerzen |
| • Leberkapselhämatom |
| • Retinablutungen, -exsudate und Papillenödem als sehr seltenes Zeichen, das fast immer auf einen chronischen Hypertonus hinweist |
| • Lungenödem |
| • intrauterine Wachstumsretardierung, pathologische uteroplazentare Perfusion |
| • vorzeitige Plazentalösung |
| • intrauterine fetale Asphyxie, intrauteriner Fruchttod |

**Hepatische Komplikationen.** *Leberfunktionsstörungen* (erhöhte Serumtransaminasen und Bilirubin) sowie *rechtsseitige Oberbauchschmerzen* sind Hinweise für das Vorliegen einer schweren Präeklampsie. Die Minderperfusion der Leber und die konsekutive ischämische Schädigung führen zum Verlust der Leberzellintegrität mit laborchemischem Anstieg der Transaminasen. Periportale hämorrhagische Nekrosen und sinusoidale Fibrin- und Fibrinoidablagerungen gelten als pathologisches Korrelat der akuten Verletzung des Gefäßendothels in der Leber mit Aktivierung des Gerinnungssystems, zunehmenden Fibrinablagerungen und Thrombozytenadhäsion (Barron 1995).

Ein Transaminasenanstieg unterschiedlicher Intensität lässt sich bei vielen Patientinnen mit Präeklampsie oder Eklampsie nachweisen.

Als Folge einer Blutung kann ein ausgedehntes *subkapsuläres Leberhämatom* entstehen (Manas et al. 1985), dessen Ruptur zu einer lebensbedrohlichen Komplikation mit einer mütterlichen Mortalität von 60 % führen kann (Bis u. Waxman 1976).

**Merke** Oberbauchschmerzen und Erbrechen, auch ohne Prodromi, gehören zu den initialen Symptomen hepatischer Komplikationen einer schweren Präeklampsie und können rapide zu einem katastrophalen Krankheitsverlauf führen.

**Pulmonale Komplikationen.** Eine erhöhte vaskuläre Permeabilität als Folge sowohl eines kapillären Gefäßspasmus als auch einer Endothelzellschädigung (Oian et al. 1986) und ein Absinken des onkotischen Druckes (Zinaman et al. 1985) tragen zur Entstehung von *Lungenödemen* bei. Etwa 2 % der Präeklampsien werden durch ein Lungenödem kompliziert (Sibai et al. 1987), das zu etwa 80 % postpartal auftritt. Zusätzliche Risiken beinhalten eine iatrogene Volumentherapie sowie die postpartale Autotransfusion durch den sich kontrahierenden Uterus.

**Merke** Ein Ausgleich des bei einer Präeklampsie zu beobachtenden Volumendefizits mit Hämokonzentration und erhöhtem peripherem Widerstand sollte deshalb vorsichtig und unter engmaschigem invasivem Monitoring erfolgen (Benedetti et al. 1985).

**Zentralnervöse Komplikationen.** Zu voneinander unabhängigen zentralnervösen Symptomen der Präeklampsie zählen:

- Kopfschmerzen,
- Amaurosis,
- Hyperreflexie,
- eklamptische Krampfanfälle,
- Hirnblutungen und
- Hirnödeme.

Hirnblutungen und Hirnödeme können möglicherweise durch eine bei präeklamptischen Patientinnen im Vergleich zu gesunden Schwangeren gestörte zerebrale Autoregulation erklärt werden (Ramanathan et al. 1999).

Neben zerebralen Blutungen gilt die *Eklampsie* als schwerwiegendste zentralnervöse Komplikation der Präeklampsie. Sie ist durch generalisierte, tonisch-klonische *Krampfanfälle* charakterisiert, wobei die beiden charakteristischen Symptome der Präeklampsie, Hypertonie und Proteinurie, bei bis zu 40 % der Patientinnen fehlen. Als Ursache der Krampfanfälle werden hypertensive Enzephalopathien, Gefäßspasmen, Hämorrhagien, Ischämien und Hirnödeme diskutiert (Benedetti u. Quilligan 1980). Die Mehrzahl der Schwangeren mit Eklampsie hat eine Thrombozytenzahl von über 150 000/µl, nur 20 % haben weniger als 100 000/µl (Pritchard et al. 1976, Sibai et al. 1982). Ein Abfall der Thrombozytenzahl kann bei Patientinnen mit Eklampsie häufig schon Wochen vor der Diagnose beobachtet werden (Redman et al. 1978).

**Merke** Eine Eklampsie bezeichnet das Auftreten von generalisierten, tonisch-klonischen Krampfanfällen bei Schwangeren, denen neurologische Symptome vorausgehen können, die aber auch ohne Prodromi in Erscheinung treten!

Eine Eklampsie kann sowohl ante partum, sub partu oder auch post partum auftreten. Werden die Krampfanfälle postpartal manifest, dann meist innerhalb der ersten 48 h nach der Entbindung.

Eine temporäre Erblindung *(Amaurosis)* kann bei 1–3% der präeklamptischen Patientinnen auftreten (Seidman et al. 1991).

*Kopfschmerzen* können in 40% der Präeklampsien und in bis zu 80% der Eklampsien auftreten (Sibai et al. 1981). Es handelt sich dabei meistens um heftige frontale Kopfschmerzen, die auf gängige Analgetika nicht ansprechen und von Übelkeit, Erbrechen und Sehstörungen begleitet sein können (Royburt et al. 1991).

## 15.2.3 HELLP-Syndrom

### Definition und Epidemiologie

Das HELLP-Syndrom (Hemolysis, Elevated Liver Enzymes, Low Platelets) ist eine laborchemische Diagnose, wobei etwa die Hälfte der Patientinnen nicht das vollständige Bild der Laborkonstellation entwickelt. Diese *partiellen HELLP-Syndrome* werden nach den vorliegenden Laborveränderungen benannt (EL, HEL, ELLP, LP). Die maternale Morbidität ist deutlich geringer: In einer Serie von 67 HELLP-Syndromen und 71 partiellen HELLP-Syndromen wurden in 25% vs. 4% Bluttransfusionen erforderlich, eine DIC trat in 15% vs. 0% auf, die Sectiorate betrug 75% vs. 52% (Audibert et al. 1996).

Das HELLP-Syndrom aggraviert bei 10–14% der Patientinnen mit Präeklampsie den Krankheitsverlauf. Die mütterliche Mortalität beträgt bis zu 3% (Martin et al. 1999). Ein fluktuierender Verlauf in Schüben mit Remissionen in bis zu 46% der Fälle ist möglich, ebenso Exazerbationen innerhalb von Stunden, insbesondere die Entwicklung einer Gerinnungsstörung (DIC; Visser u. Wallenburg 1995).

**Merke** Das HELLP-Syndrom wird als atypische Variante einer schweren Präeklampsie betrachtet, deren Schwere weniger durch die klassischen Symptome Hypertonie und Proteinurie als vielmehr durch die Laborveränderungen bestimmt wird. Es aggraviert bei etwa 10–14% der präeklamptischen Schwangeren den Krankheitsverlauf (Sibai et al. 1986).

**Schweregrade.** Die Einteilung der Schweregrade eines HELLP-Syndroms erfolgt anhand der Thrombozytenzahlen. Eine auf unter 100 000/µl abfallende Thrombozytenzahl wird als *Thrombozytopenie* definiert:

- Klasse 1: Thrombozyten < 50 000/µl,
- Klasse 2: Thrombozyten 50 000–100 000/µl,
- Klasse 3: Thrombozyten > 100 000/µl.

Da sich die Schwere des Krankheitsverlaufs im Nadir der Thrombozytenzahl widerspiegelt, ist diese Einteilung im klinischen Gebrauch hilfreich (Martin et al. 1999).

Weitere Veränderungen der *Laborwerte* sind unspezifische Zeichen einer Hämolyse mit einem auffälligen Blutausstrich mit abnormalen Erythrozyten (z. B. Schizozyten, Sphäromatozyten) sowie ein Gesamtbilirubin von > 1,2 mg/dl und eine LDH > 600 U/l. Eine Erhöhung der Leberenzyme (GOT) ist definiert als ein Wert ≥ 3 Standardabweichungen über dem Labormedian.

### Klinische Symptome

Die führenden klinischen Symptome sind relativ unspezifisch und beinhalten Übelkeit und Erbrechen, Sehstörungen sowie abdominelle Schmerzen im rechten oberen Quadranten oder im Epigastrium, hervorgerufen durch eine Leberkapselspannung. Das erst postpartal beginnende HELLP-Syndrom hatte eine signifikant höhere Inzidenz von Lungenödemen und akutem Nierenversagen (Sibai et al. 1993).

Eine *schwere Hypertonie* (systolisch > 160 mmHg und/oder diastolisch > 110 mmHg) wird bei ⅔ der Patientinnen mit HELLP-Syndrom gefunden, jedoch ist in etwa 15% der Fälle der diastolische Blutdruck < 90 mmHg. Eine Proteinurie fehlt ebenfalls in 15% der Fälle (Egerman u. Sibai 1999).

**Führende Komplikationen des HELLP-Syndroms.** Dies sind (Haddad et al. 2000):

- Notwendigkeit von Bluttransfusionen 22%,
- Eklampsie 3–16%,
- Abruptio placentae 10%,
- Lungenödeme/Pleuraergüsse 10%,
- disseminierte intravasale Gerinnungsstörung (DIC) 8%,
- akutes Nierenversagen 5%,
- Leberhämatome 1,6%.

**Merke** Eine eher seltene, aber dramatische Komplikation des HELLP-Syndroms ist die spontane Leberruptur. Kardinalsymptom ist der rechtsseitige Oberbauchschmerz.

Die mütterliche Mortalität beträgt bei einer Leberruptur 50%, die kindliche Mortalität etwa 60–70%. Häufig gehen subkapsuläre oder intrahepatische *Hämatome* der Leberruptur voraus. Während die subkapsulären Hämatome frühzeitig sonografisch nachgewiesen werden können, imponieren intrahepatische Hämatome klinisch durch einen fulminanten Transaminasenanstieg.

### Therapie

Die Therapie besteht beim HELLP-Syndrom in der Regel in:

- einer engmaschigen Blutdruckkontrolle,
- einer Anfallsprophylaxe,
- der Gabe von Kortikosteroiden (Betamethason) zur fetalen Lungenreife,
- einer *frühzeitigen Entbindung* bei einem Schwangerschaftsalter > 32.–34. SSW.

Wird die Geburt vaginal eingeleitet, so muss berücksichtigt werden, dass eine Einleitung mit Oxytozin nur bei 15% vor der 30. SSW und bei 47% aller Schwangeren mit einem HELLP-Syndrom zwischen der 30. und 34. SSW erfolgreich ist (Magann et al. 1994a). Die disseminierte intravasale Gerinnungsstörung ist kein spezifisches Symptom eines HELLP-Syndroms, sondern der zugrundeliegenden Prä-

- Quick, PTT, TZ, Fibrinogen, FSP, D-Dimer, AT III, Protein C,
- Blutzucker,
- ggf. Sonografie, CT zum Erfassen eines Leberhämatoms,
- je nach Klinik ein EEG (Krampfpotenziale, Vigilanz), ggf. MRT (zerebrale Ischämien, Blutungen, Hirnödeme).

**Merke** Bei Eklampsie und HELLP-Syndrom ist eine erweiterte intensivmedizinische Überwachung angeraten.

Der ZVD als Trendanzeiger zur Steuerung der Volumentherapie ist bei Patientinnen mit Präeklampsie, Eklampsie und HELLP-Syndrom bedingt geeignet. Herzzeitvolumen, systemvaskulärer Widerstand und die therapeutische Beeinflussbarkeit durch Volumengabe, Diuretika und vasodilatierende Substanzen sollten besser mittels kontinuierlicher Pulskonturanalyse (PiCCO-Messung) überwacht werden. Dieses vergleichsweise wenig invasive Monitoring wird heute der pulmonalarteriellen Katheterisierung in der intensivmedizinischen Behandlung präeklamptischer Patientinnen vorgezogen.

**Spezielle Untersuchungen.** Bei *neurologischen Symptomen* muss neben der klinischen Untersuchung eine differenzierte Diagnostik zum Ausschluss von intrakraniellen Blutungen oder Hirnödemen durch CCT oder MRT erfolgen. Der Einsatz eines intrakraniellen Druckmonitings (ICP-Monitorings) ist bei Eklampsiepatientinnen mit anhaltendem Koma zur besseren Steuerung hirndrucksenkender Maßnahmen gerechtfertigt.

Bei auftretenden *Oberbauchschmerzen* müssen subkapsuläre oder intrahepatische Leberhämatome sonografisch ausgeschlossen werden. Ein fulminanter *Transaminasenanstieg* kann auf intrahepatische Blutungen hinweisen.

Ein trotz Korrektur eines Volumendefizits *ansteigendes Serumkreatinin* oder eine persistierende *Oligurie* gelten als Entbindungsindikationen (Pertuiset u. Grunfeld 1994).

**Merke** Aus geburtshilflicher und intensivmedizinischer Sicht ist bei schweren Verläufen von Präeklampsie, Eklampsie und HELLP-Syndrom die Sectio caesarea die einzige kausale Therapie. Ein Herauszögern der Entbindung ist vor der 34. SSW nur unter regelmäßigem interdisziplinären Konsil (Geburtshelfer, Neonatologen und Anästhesisten) mit Abwägen der Risiken für Mutter und Kind zu vertreten. Vor der geplanten Entbindung steht die Stabilisierung der Mutter im Vordergrund, da sonst schwerwiegende Komplikationen wie eine zerebrale mütterliche Blutung oder ein eklamptischer Krampfanfall auftreten können. Da die maternale und fetale Prognose bei schwerer Präeklampsie v. a. durch die auftretenden Komplikationen bestimmt wird, ist eine intensive Überwachung mit rechtzeitiger therapeutischer Intervention zwingend erforderlich.

## Antihypertensive Therapie der Schwangerschaft und Entbindung

Ziele der antihypertensiven Therapie in der Schwangerschaft sind eine vorsichtige Senkung des mütterlichen arteriellen Druckes ohne gleichzeitige Abnahme des Herzminutenvolumens oder Abnahme der uteroplazentaren Perfusion.

Jede initiale, antihypertensive Behandlung einer schweren Präeklampsie muss unter einer CTG-Überwachung erfolgen, da ein ausgeprägter Blutdruckabfall mit akuter fetaler Gefährdung verbunden sein kann. Die Patientinnen sind streng zu überwachen, wobei insbesondere engmaschige Blutdruckkontrollen erforderlich sind.

Da die Präeklampsie eine nur in der Schwangerschaft vorkommende multifaktorielle Erkrankung ist, spricht ein Hypertonus im Rahmen einer Präeklampsie nicht in gleichem Maße auf eine antihypertensive Therapie an wie außerhalb der Schwangerschaft (Tab. 15.**4**).

Die in Deutschland erhältlichen Medikamente Nifedipin, Urapidil und Dihydralazin können derzeit ohne eindeutige Präferenz zur initialen Behandlung der schweren Hypertonie in der Schwangerschaft eingesetzt werden (Tab. 15.**4**).

## Anfallsprophylaxe

Patientinnen mit einer Präeklampsie weisen ein deutlich erhöhtes Risiko für das Erleiden zerebraler Krampfanfälle auf. Ein Überblick über randomisierte Studien zeigt, dass *Magnesiumsulfat* das Medikament der Wahl für eine Krampfanfallprophylaxe ist. Vergleichende Studien eklamptischer Patientinnen zeigen ein vermindertes Wiederauftreten von Krampfanfällen unter Magnesiumtherapie im Vergleich zu Phenytoin und Diazepam (Chien et al. 1996). Als Wirkungsmechanismus wird die durch die Vasorelaxation des Magnesiums verbesserte zerebrale Perfusion diskutiert (Belfort et al. 1999).

In der Praxis wird bei stationärer Aufnahme mit schwerer HES primär Magnesiumsulfat i. v. während der ersten 12–24 h der Überwachung gegeben. Eine Fortsetzung der i. v. Therapie richtet sich nach dem klinischen Krankheitsbild.

Als *intrapartale Anfallsprophylaxe* wird Schwangeren mit einer Präeklampsie nach einer initialen Dosis von 2–4 g Magnesiumsulfat i. v. eine Erhaltungsdosis von 1–2 g/h verabreicht, die im Folgenden an Serumspiegel von 4–7 mg/dl adjustiert wird. Dies erfordert eine 6-stündliche Serumspiegelkontrolle (Appleton et al. 1991). *Nebenwirkungen* des Magnesiums sind Übelkeit, Schwindel und Hyporeflexie tiefer Sehnenreflexe bei Serumspiegeln im therapeutischen Bereich (4–7 mg/dl); Atemdepressionen können bei Serumspiegeln über 10 mg/dl auftreten.

**Merke** Da die Niere das Regulationsorgan des Magnesiumstoffwechsels und einziger Exkretionsort ist, sind insbesondere oligurische Patientinnen mit Präeklampsie und Eklampsie durch eine iatrogene Magnesiumintoxikation gefährdet!

Eine Hypermagnesiämie mit Serumkonzentrationen um 12 mmol/l kann zur Asystolie führen. Antidot bei einer Mag-

Tab. 15.**4** Auswahl der in Deutschland zur Verfügung stehenden medikamentösen Antihypertensiva zur Behandlung der Präeklampsie und Eklampsie.

| Wirkstoff/ Handelsname | Wirkmechanismus | Indikation | Dosierung | Wirkungseintritt und Maximaldosis | Nebenwirkung | Kommentar |
|---|---|---|---|---|---|---|
| Dihydralazin (z. B. Nepresol) | arterioläre Vasodilatation | 1. Wahl zur akuten Intervention! | i. v., entweder 5 mg alle 20 min oder 2–20 mg/h | verzögerter Wirkeintritt (10–20 min nach i. v. Applikation) | Kopfschmerzen, Übelkeit, Reflextachykardie | bei Volumenmangel ausgeprägte, überschießende Hypotonie, fetale Beeinträchtigung |
| Urapidil (z. B. Ebrantil) | $\alpha_1$-Blocker, periphere Vasodilatation | Alternative zu Dihydralazin | i. v.; initial 6,25–12,5 mg über 2 min, Wiederholung nach 5 min, 25 mg/h | Wirkeintritt 5 min | Kopfschmerzen, Übelkeit, Reflextachykardie | |
| Nifedipin (z. B. Adalat) oder Nicardipin (Antagonil) | Kalziumantagonist | Kurzzeitgabe bei schwerer Präeklampsie | • Nifedipin: 10 mg Kapsel alle 20 min (max. 30 mg)<br>• Nicardipin: 5–10 mg/h per infusionem (gewichtsunabhängig) | | | cave:<br>• Reflextachykardie, Palpitationen, Flush<br>• Nicardipin ist gefäßselektiver!<br>cave: bei Magnesiumgabe additiver Effekt der neuromuskulären Blockade! |
| α-Methyldopa (z. B. Presinol) | $\alpha_1$-Rezeptor-Agonist | 1. Wahl zur oralen Dauertherapie! | p. o.; bis zu 3 g/d, beginnend mit 250 mg 2-mal/d | • nur oral verfügbar<br>• langsame Anschlagzeit<br>• zur akuten Intervention nicht geeignet! | | zur Langzeittherapie |
| Metoprolol | selektive $\beta_1$-Rezeptorblocker | eingeschränkt geeignet für orale Langzeittherapie | | | | erhöhtes Risiko fetaler Wachstumsrestriktion |
| **Medikamente der 2. Wahl (auf Dihydralazin, Urapidil und Nifidipin nicht reaktiver Hochdruck)** | | | | | | |
| Glyceroltrinitrat (Nitroglyzerin, z. B. Perlinganit) | • Wirkeintritt 2–5 min<br>• HWZ 1–4 min | bei Versagen der Medikamente der 1. Wahl | 5 µg/min Dosissteigerung +5 µg/min alle 5 min max. 100 µg/min | Kompensation des hypertensiven Effekts bei Intubation/Extubation, pulmonaler Hypertonie oder myokardialer Ischämie | | cave: Methämoglobinbildung! |
| Ausnahmefällen vorbehalten: Natriumnitroprussid (z. B. Nipruss) | • NO-Freisetzung<br>• Reduktion der Vor- und Nachlast<br>• Wirkeintritt 30 s | nur bei Versagen der Medikamente der 1. Wahl | 0,2 µg/kg/min, +0,2 µg/kg/min alle 5 min, max 4 µg/kg/min | | cave:<br>• plazentagängig im Tiermodell,<br>• Risiko der fetalen Zyanidvergiftung,<br>• (intrauteriner Fruchttod im Tiermodell) | • invasives hämodynamisches Monitoring erforderlich<br>• cave: Rebound bei abruptem Absetzen, lichtempfindlich<br>• cave: Zyanidintoxikation!<br>• Antidot: Thiosulfat |

nesiumintoxikation ist die i.v. Gabe von 1g Kalziumglukonat, ggf. repetitiv (1 Ampulle = 10ml Kalziumglukonat 10%).

**Merke** Das Antidot von Magnesium ist Kalzium i.v.!

Bei Allgemeinanästhesien muss die verlängerte Wirkung von nicht depolarisierenden Muskelrelaxanzien bedacht werden.

Anwendungsstudien von hoch dosiertem Magnesiumsulfat in Form einer Kurzzeitinfusion zeigen einen positiven *hämodynamischen Effekt* bei Präeklampsiepatientinnen: eine Reduktion des systemischen Gefäßwiderstands und ein Anstieg des Herzindex werden erreicht (Scardo et al. 1995).

### Management des HELLP-Syndroms

Das Management des HELLP-Syndroms erfordert die frühe Erkennung der Erkrankung zur Einleitung der entsprechenden Überwachung und Therapie, die der schweren Präeklampsie entspricht.

Da es sich bei dem HELLP-Syndrom um eine atypische Variante der schweren Präeklampsie handelt, ist die einzige definitive Therapie die Entfernung der Chorionzotten als auslösendes Agens und somit die *Entbindung*. Die Wahl des Entbindungszeitpunkts hängt von Faktoren ab, zu denen die Schwere der maternalen Erkrankung, die fetale Kondition, die Plazentareserve und das Gestationsalter zählen, aber auch die Ausstattung des Krankenhauses und die Transportmöglichkeiten.

Bei einem Gestationsalter >34.SSW und einem HELLP-Syndrom Klasse 1 wird eine vaginale oder operative Entbindung innerhalb von 24h angestrebt.

**Vor der 34.SSW.** Neben fetalen Indikationen bestehen folgende maternale Indikationen zur Entbindung, wobei in jedem Einzelfall der Wert des Abschlusses der Respiratory-Distress-Syndrome-Prophylaxe (RDS-Prophylaxe) gegen die Dringlichkeit der Schwangerschaftsbeendigung aus maternaler Indikation abgewogen werden sollte (Report of the National High Blood Pressure Education Program Working Group 2000).

Vor der 34.SSW kommt unter entsprechender engmaschiger Überwachung der Frage nach abgeschlossener Lungenreifeinduktion eine wichtige Rolle bei der individuellen Entscheidung zu (Sibai et al. 1994).

**Kortikosteroide.** Nach der 24.SSW und vor der 34.SSW sollte eine Lungenreifeinduktion mit Kortikosteroiden begonnen werden, auch wenn vor der Entbindung vielleicht nicht 24–48h abgewartet werden können (Magann u. Martin 1999). Ein weiterer Grund für die Gabe von Kortikosteroiden liegt in der Beobachtung einiger Untersucher, dass eine maternale Kortikosteroidgabe zu einer temporären variablen Verbesserung des Krankheitsbilds führen kann (Fischer u. Wildt 1999). In einer prospektiven randomisierten Studie konnte eine systemische 12-stündliche Gabe von 10mg Dexamethason zu einem signifikanten Anstieg der Thrombozytenzahl und der Urinproduktion führen und damit zu einer Verlängerung des Intervalls zwischen stationärer Aufnahme und Entbindung (Magann et al. 1994b). Postpartal konnte eine fortgesetzte Steroidgabe ein Rebound-Phänomen verhindern (Magann et al. 1994c).

**Magnesium.** Da eklamptische Anfälle häufig im Gefolge eines HELLP-Syndroms auftreten, wird eine i.v. antikonvulsive Therapie bei allen HELLP-Syndrom-Patientinnen mit Magnesium empfohlen. Bei den Ausnahmefällen, bei denen Magnesium kontraindiziert ist (z.B. Myasthenia gravis), ist Phenytoin das Mittel der Wahl.

### Postpartales Management

Auch wenn die Präeklampsie durch die Entbindung geheilt wird, tritt der Effekt nicht unmittelbar auf: Eine Thrombozytopenie verschlechtert sich in der Regel die ersten 3–4d nach der Entbindung. Ein Hypertonus kann Tage bis Wochen persistieren. Etwa ⅓ der Eklampsien treten postpartal, meist in den ersten Tagen, auf (Miles et al. 1990).

**Cave** Eine Frau mit Präeklampsie sollte in den ersten 48h postpartal wie vor der Entbindung beobachtet und behandelt werden (Brown u. Whitworth 1999).

## 15.3 Blutungen in der Schwangerschaft

In Ländern der 3. und 4.Welt ist die peri- und postpartale Blutung die Hauptursache mütterlicher Mortalität: alle 4min verstirbt weltweit eine Frau aufgrund einer geburtshilflichen Blutungskomplikation. Eine Abnahme der mütterlichen Mortalität aufgrund peri- und postpartaler Blutungen stellt daher eines der 8 WHO-Milleniumsziele bis 2015 dar (Khan et al. 2006).

In den Industrienationen sind peri- und postpartale Blutungen die vierthäufigste Ursache mütterlicher Todesfälle und der häufigste Grund einer intensivstationären Aufnahme geburtshilflicher Patientinnen (CEMACH 2007, Heinonen et al. 2002). Die peripartalen Blutungsursachen lassen sich durch die 4 T's beschreiben (Rath 2004), wobei die postpartale Atonie bis zu 75% der Blutungen verursacht:

- Tonus: Kontraktionsschwäche, Atonie,
- Tissue: Gerinnungsaktivierung, Plazentareste, Lösungsstörungen,
- Trauma: Verletzungen der Geburtswege,
- Thrombin: Koagulopathie, erhöhte Thrombinbildung.

## 15.3.1 Blutungsursachen

### Plazentationsstörungen

#### Placenta praevia

Der Begriff „Placenta praevia" beschreibt eine Implantation der Plazenta im unteren Uterinsegment, die den inneren Muttermund komplett oder teilweise verlegt (Placenta praevia totalis oder partialis) oder an diesen randständig heranreicht (Placenta praevia marginalis; Abb. 15.2). *Schmerzlose* vaginale Blutungen sind das Kardinalsymptom einer Placenta praevia, die Diagnose wird sonografisch gestellt. Kommt es aufgrund von zervixwirksamen Wehen zu einer Blutung, so wird diese in der Regel erst sistieren, wenn die Plazenta entfernt ist.

#### Placenta accreta

Die Placenta accreta ist eine atypisch adhärente Plazenta, bei der die Chorionzotten mit der Uterusmuskulatur fest verwachsen sind. Je nach Tiefe der Invasion unterscheidet man außerdem noch die Placenta increta (Invasion des Myometriums) und die Placenta percreta (Invasion der uterinen Serosa oder anderer pelviner Strukturen; Abb. 15.3). Das Risiko der Placenta accreta bei Plazentainsertion im Narbenbereich steigt mit der Anzahl vorausgegangener Kaiserschnittentbindungen (Tab. 15.5; Silver et al. 2006).

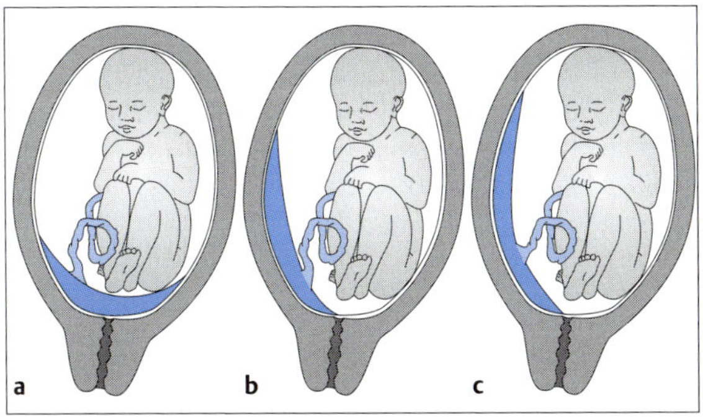


Abb. 15.**2a–c** 3 Varianten der Placenta praevia.
**a** Placenta praevia totalis.
**b** Placenta praevia partialis.
**c** Placenta praevia marginalis.

Tab. 15.**5** Risiko einer Placenta accreta bei vorausgegangenen Kaiserschnittentbindungen (Silver et al. 2006).

| Anzahl vorausgegangener Kaiserschnittentbindungen | % Schwangere mit Placenta accreta |
|---|---|
| 0 | 3 |
| 1 | 11 |
| 2 | 40 |
| 3 | 61 |
| 4 und mehr | 67 |

Durch die steigende Zahl von Kaiserschnittentbindungen sind auch Plazentationsstörungen zunehmend. Die sorgfältige sonografische Kontrolle des Plazentasitzes im Verlauf der Schwangerschaft und vor der geplanten Kaiserschnittentbindung ist daher gefordert (ACOG 2002, DGGG 2000). Die Diagnose einer Plazentationsstörung erfordert ein differenziertes interdisziplinäres Prozedere und die Aufklärung der Schwangeren über ein erhöhtes Blutungsrisiko und ggf. notwendige Behandlungsmaßnahmen einschließlich einer eventuell erforderlichen Hysterektomie.

**Merke** Plazentationsstörungen wie die Placenta praevia und die Placenta accreta gehen mit einem deutlich erhöhten Risiko postpartaler Blutungen einher. Blutprodukte und Gerinnungsfaktoren müssen innerhalb von 30 min bereitstehen.
Interdisziplinäre Verfahrensanweisungen zur präoperativen Bereitstellung von Erythrozytenkonzentraten bei bekannten Plazentationsstörungen und elektiven Kaiserschnittentbindungen sollten getroffen werden, da der Blutverlust massiv sein kann!

#### Vorzeitige Plazentalösung

Die Ursache für eine vorzeitige Plazentalösung ist nicht bekannt. Multiparität, Hypertonie und Präeklampsie sind *Risikofaktoren.* Die klinischen Symptome sind abhängig vom Ausmaß der Lösung, jedoch sind *Schmerzen* nahezu immer präsent. Ist die Lösung marginal, so treten häufig schmerz-

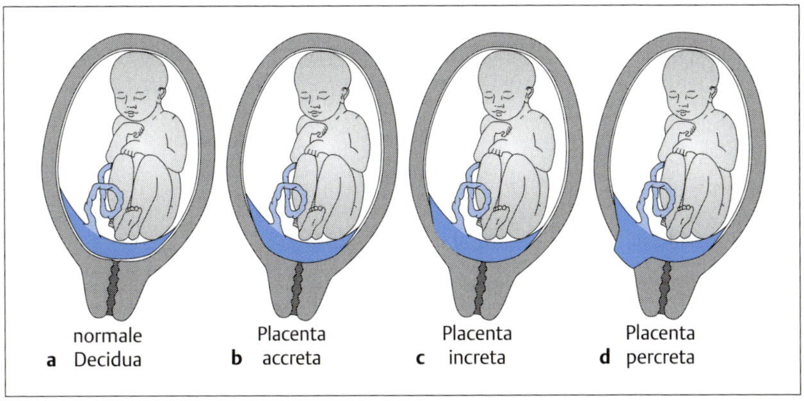


Abb. 15.**3a–d** Plazentainsertionsstörungen.
**a** Normale Decidua.
**b** Placenta accreta.
**c** Placenta increta.
**d** Placenta percreta.

hafte vaginale Blutungen auf; bei retroplazentaren Blutungen kann die vaginale Blutung fehlen. Große retroplazentare Hämatome führen dann zu einer maternalen Hypotension und einer Tonuszunahme des schmerzhaften Uterus („brettharter Uterus"). Fetaler Distress reflektiert den Verlust an plazentarer Versorgungsfläche.

**Merke** Die schmerzhafte vaginale Blutung ist das Kardinalsymptom der vorzeitigen Plazentalösung!

**Therapeutisches Vorgehen.** Eine vorzeitige Plazentalösung ist eine *Entbindungsindikation.* Liegt kein Hinweis auf eine maternale oder fetale Beeinträchtigung vor, so ist eine vaginale Entbindung denkbar. Ist die Blutung massiv und die Schwangere und/oder der Fetus kreislaufinstabil, ist eine Notfall-Sectio indiziert. Der in dieser Notfallsituation geborene Fetus wird azidotisch und hypovoläm sein und in vielen Fällen einer Notfalltransfusion bedürfen. Die vorzeitige Plazentalösung stellt die häufigste Ursache einer disseminierten intravasalen Gerinnungsstörung (DIC) in der Schwangerschaft dar (Saftlas et al. 1991).

## Uterusruptur

Uterusrupturen treten bei etwa 0,1% aller Termingeburten auf, 80% davon ohne Hinweis auf mögliche Ursachen. *Risikofaktoren* sind Narbendehiszenzen einer vorangegangenen Sectio, exzessive Oxytozinstimulierung, Multiparität und zephalopelvines Missverhältnis. Das Spektrum der Uterusrupturen reicht von Narbendehiszenzen, inkompletter Ruptur bis zur Spontanruptur mit Austritt des Fetus in die maternale Bauchhöhle. Plötzliche *massive Schmerzen* sind das Kardinalsymptom, gefolgt von Sistieren der Wehentätigkeit, Verschwinden der fetalen Herztöne und maternaler Hypotension, Unruhe, Kaltschweißigkeit.

**Therapeutisches Vorgehen.** Eine Notfall-Sectio ist indiziert. Da eine Epiduralanalgesie die Symptome einer drohenden Uterusruptur nicht verschleiert, stellt eine vaginale Entbindung nach vorangegangener Sectio heute keine Kontraindikation für ein rückenmarknahes Regionalanalgesieverfahren mehr dar (DGAI u. BDA 2009, ASA 2007, DGGG 2000).

**Merke** Eine vorangegangene Sectio ist keine Kontraindikation für rückenmarknahe Regionalanalgesieverfahren bei einer angestrebten Vaginalgeburt.

## Plazentaretention

Ausstehende oder unvollständige Plazentageburten machen eine manuelle Plazentalösung und/oder instrumentelle Nachtastung erforderlich. Blutungen im Gefolge einer Plazentaretention können unterschiedlich heftig sein, auch in Abhängigkeit von der Uteruskontraktion. Eine anhaltende Uteruskontraktion kann eine Plazentageburt verhindern.

**Merke** *Volatile Anästhetika* können eine Uterusrelaxation hervorrufen, wodurch die Gewinnung der Plazenta in der Regel gelingt.

## Uterusatonie

Eine fehlende Uteruskontraktion post partum kann zu einer massiven Blutung postpartal führen, mit einem Blutverlust von mehreren Litern innerhalb kürzester Zeit. *Begünstigende Faktoren* sind Mehrlingsschwangerschaften, Multiparität, Polyhydramnion und Plazentaretention. Eine Uterusatonie kann unmittelbar post partum, aber auch noch Stunden nach der Geburt auftreten.

**Therapeutisches Vorgehen.** Geburtshilflicherseits kann der Uterus bimanuell durch die Bauchdecken komprimiert werden und eine Kürettage und/oder eine Tamponade des Uteruskavums erfolgen. Operativ stellen B-Lynch-Kompressionsnähte des Uterus und die Ligatur der uterinen Gefäße Therapieoptionen dar, um eine Notfallhysterektomie als die Ultima Ratio nach Versagen der operativen und medikamentösen Behandlungsversuche zu vermeiden. Eine interventionelle Embolisation der A. uterina ist ein organerhaltendes Verfahren mit einer Erfolgsrate zwischen 90 und 96% (Doumouchtsis et al. 2007, Mathe et al. 2007), in Abhängigkeit vom verwendeten Material erfolgt nach 3–4 Wochen eine Reperfusion der A. uterina und Folgeschwangerschaften sind möglich. Es ist jedoch ein in der Methode erfahrener Radiologe erforderlich und die Patientin muss für dieses zeitaufwendigere Verfahren transportfähig und hämodynamisch stabil sein (Corr 2001).

Medikamentös kann die Uteruskontraktion durch Oxytozin, Carbetocin, $PGF_{2a}$ und Sulproston forciert werden.

## Uterotonika

Uterotonika werden sowohl zur postpartalen Prävention als auch zur Therapie von massiven Blutungen eingesetzt und können durch eine Konstriktion und Tonisierung des Uterus schwerwiegende Blutverluste vermindern helfen. Sie reduzieren die Inzidenz postpartaler Hämorrhagien um ca. 40% (deGroot et al. 1998). Während Oxytozin und Carbetocin sowohl zur Prävention als auch zur Therapie postpartaler Hämorrhagien eingesetzt werden, sind Prostaglandine und Mutterkornalkaloide aufgrund ihres hohen Nebenwirkungspotenzials der Therapie massiver Blutungen vorbehalten.

### Oxytozin und Carbetocin

**Merke** Oxytozin ist das Mittel der Wahl zur postpartalen Uterustonisierung.

Die Wirkung ist abhängig vom Gestationsalter infolge einer Zunahme der Expression von Oxytozinrezeptoren am Termin. Die Gabe von Oxytozin führt v.a. zu einer Zunahme der Kontraktionsfrequenz; die Wirkdauer einer einzelnen Bolusgabe beträgt 10 min. Die ED90 von Oxytozin zur Prophylaxe einer peripartalen Blutung nach Sectio caesarea liegt bei 0,35 IE (Carvahlo et al. 2004), eine ausreichende Uteruskontraktion kann mit 0,5–3 IE i.v. erreicht werden (Butwick et al. 2010). Die Gabe von 5 IE und mehr Oxytozin führt ebenso wie die Bolusapplikation zu ausgeprägten maternalen Hypotonien und Herzfrequenzanstiegen und einer Zunahme von

Übelkeit und Erbrechen (Butwick et al. 2010, Sartain et al. 2008, Thomas et al. 2007).

**Merke** Oxytozin sollte zur Prophylaxe einer Uterusatonie nach Sectio caesarea kontinuierlich als Kurzinfusion verabreicht werden, Bolusinjektionen sind zu vermeiden!

**Cave** Die Bolusapplikation von Oxytozin führt zu schwerwiegenden hämodynamischen Veränderungen mit einer Abnahme des systemvaskulären Widerstands um 60 %, einer Abnahme des arteriellen Druckes um 40 % sowie zu einer Zunahme der Herzfrequenz, des pulmonalvaskulären Widerstands und des Herzminutenvolumens um 54 % (Secher et al. 1978).

Die hämodynamischen Veränderungen werden von kardial kompromittierten Patientinnen nicht vertragen und können zu einer akuten Dekompensation führen; aber auch bei gesunden Schwangeren können in dieser Phase Angina-pectoris-Beschwerden, verbunden mit EKG-Veränderungen, auftreten. Bei den alle 3 Jahre stattfindenden Untersuchungen von mütterlichen Todesfällen in Großbritannien wurden im Zeitraum 1997–1999 3 von 20 anästhesiebedingten Todesfällen auf die Bolusgabe von Oxytozin zurückgeführt (Thomas u. Cooper 2002). Ursachen kardialer Ischämien liegen v.a. in dem akut einsetzenden Anstieg des Herzminutenvolumens mit ansteigendem Sauerstoffverbrauch sowie einer gleichzeitig verminderten Koronarperfusion durch den abnehmenden systemvaskulären Widerstand und die im Rahmen der Tachykardie verkürzte Diastolendauer. In Einzelfällen wurden nach Oxytozin schwere Vasospasmen beobachtet (Evron et al. 1986).

Anders ist die Handhabung von Oxytozin im Rahmen einer klinisch manifesten Uterusatonie. Die Deutsche Gesellschaft für Gynäkologie und Geburtshilfe empfiehlt in den aktuellen Leitlinien zur Therapie peripartaler Blutungskomplikation weiterhin sehr hohe Dosierungen von Oxytozin und Bolusapplikationen, gefolgt von einer kontinuierlichen Infusion (DGGG 2008). Die Überarbeitung der Empfehlungen entsprechend der aktuellen wissenschaftlichen Evidenz steht noch aus.

**Merke** Bei Uterusatonie dürfen maximal 6 IE Oxytozin unverdünnt langsam i.v. appliziert werden, 3 IE als Bolus, eventuell weitere 3 IE fraktioniert, gefolgt von 10–40 IE Oxytozin in 500–1000 ml Ringer-Laktatlösung als Dauertropfinfusion (DGGG 2008).

Führt die Applikation von Oxytozin auch in dieser Dosierung nicht zur gewünschten Uteruskontraktion und einem Sistieren der atonen Blutung, sollte der Einsatz von Prostaglandinen erwogen werden.

**Cave** Oxytozin und Prostaglandinderivate dürfen nicht zusammen appliziert werden! Die HWZ von Oxytozin beträgt 4 min.

**Carbetocin.** Seit 2006 ist in Deutschland Carbetocin (Pabal) als Alternative zu Oxytozin zugelassen. Carbetocin ist ein lang wirksames Oxytozin-Analogon mit einer Eliminationshalbwertszeit von 40 min, das zur Vermeidung einer Uterusatonie nach Sectio caesarea in Spinal- oder Periduralanästhesie prophylaktisch eingesetzt wird. Carbetocin ist ausdrücklich zur einmaligen Anwendung bestimmt, die Wirkung entspricht der einer Oxytozininfusion über mehrere Stunden. Die übliche, empfohlene Dosis von 100 µg Carbetocin i.v. entspricht 50 I.E. Oxytozin. Ob Carbetocin in der Verhinderung postpartaler Blutungskomplikationen Oxytozin vergleichbar effektiv ist, ist zurzeit bei limitierter Datenlage nicht zu beurteilen (Su et al. 2007). Die Substanz ist deutlich teurer, Inzidenz und Schwere unerwünschter Nebenwirkungen sind ähnlich.

## Prostaglandinderivate

Zu den in der Geburtshilfe eingesetzten Prostaglandinderivaten gehören $PGF_{2a}$, $PGE_2$, das Prostaglandin-$E_1$-Derivat Misoprostol und das synthetische $E_2$-Derivat Sulproston (Nalador). Während $PGE_2$ zu einer Vasodilatation mit schwerwiegenden Hypotonien führt, wird nach der Gabe von $PGF_{2a}$ eine systemische Vasokonstriktion mit Anstieg des arteriellen Drucks, der Herzfrequenz und des Herzminutenvolumens beobachtet (deGroot et al. 1998).

**Misoprostol und Sulproston.** In der aktiven Leitung der Nachgeburtsperiode führt Misoprostol im Vergleich mit Oxytozin zu einem größeren Blutverlust sowie einer höheren Inzidenz von Übelkeit, Erbrechen, Shivern, Fieber und mütterlichen Hypertonien, sodass es zur Prophylaxe von postpartalen Blutungen als Ersatz für Oxytozin nicht empfohlen werden kann (Gülmezoglu et al. 2001).

**Merke** Anwendungsgebiete für Sulproston sind v.a. eingetretene postpartale Blutungen, während es in der Prophylaxe aufgrund des im Vergleich zu Oxytozin höheren Nebenwirkungspotenzials keine Rolle spielt.

Aufgrund der spasmogenen Eigenschaften sowie der bisher eingeschränkten Datenlage sollte Sulproston nur kontinuierlich und nicht als Bolus verabreicht werden; eine Gabe von 500 µg/h sollte nicht überschritten und eine Tageshöchstmenge von 1500 µg beachtet werden (deGroot et al. 1998). Sulproston gilt bei Raucherinnen, bei Patientinnen mit einer Koronarsklerose sowie bei Frauen über 35 Jahren als kontraindiziert. Wie bei allen anderen Uterotonika liegen auch für Sulproston mehrere Fallberichte über akute peripartale Myokardinfarkte vor, wobei die Reanimation dieser Patientinnen erschwert zu sein scheint (Krumnikl et al. 2002). Wegen der deutlichen Zunahme unerwünschter Nebenwirkungen darf Sulproston nicht gleichzeitig mit Oxytozin appliziert werden. Für das Einbringen einer sulprostongetränkten Tamponade in den Uterus, um die Uterusatonie zu verhindern, fehlt der Effektivitätsnachweis.

Erste Untersuchungen während der Schwangerschaft zeigen, dass die Rate an Fehlgeburten und hypotrophen Neugeborenen bei diesen Thrombophilien durch die Gabe von niedermolekularen Heparinen im Vergleich zu ASS signifikant gesenkt werden kann (Gris et al. 2004). Die ACCP-Konsensus-Konferenz empfiehlt mittlerweile, bei Frauen mit wiederholten Fehlgeburten und einer nachgewiesenen Thrombophilie, Antiphospholipidantikörpern oder vorangegangener Präeklampsie während der Schwangerschaft eine Prophylaxe mit ASS (100–350 mg) und unfraktionierten oder niedermolekularen Heparinen durchzuführen und diese postpartal fortzusetzen (Bates et al. 2004).

### Therapeutische Antikoagulation bei Hochrisikopatienten und Patienten mit künstlichen Herzklappen

Da die Anwendung von Kumarinen in der Schwangerschaft zu einer Embryopathie sowie zu kindlichen Blutungskomplikationen führen kann, wird die Umstellung auf therapeutische Dosen von *unfraktionierten Heparinen (z.B. 2-mal 7500 IE Heparin/d)* bei Kinderwunsch empfohlen, wobei mindestens eine aPTT-Verlängerung auf das 2-Fache der Norm erreicht werden sollte. Alternativ können *niedermolekularen Heparine* in therapeutischer Dosierung (z.B. Enoxaparin 2 × 100 anti-Xa-Einheiten/kgKG/d; anti-Xa-Aktivität 1,0–1,2 U/ml) appliziert werden. Sowohl unfraktionierte als auch niedermolekulare Heparine passieren nicht die Plazenta und führen deshalb nicht zu teratogenen Nebenwirkungen oder zu einer kindlichen Antikoagulation mit dem Risiko von Blutungen.

Bisherige Fallserien deuten darauf hin, dass das Risiko von fatalen Klappenthrombosen bei einer Umstellung auf unfraktionierte oder niedermolekulare Heparine im Vergleich zu Kumarinen erhöht ist, insbesondere bei Unterdosierungen oder fehlender engmaschiger Überwachung der Therapie mit unfraktionierten Heparinen (Chan et al. 2000).

**Vorgehensmöglichkeiten.** Aufgrund der bisher limitierten Datenlage kommen prinzipiell folgende Vorgehensweisen in Betracht (Bates et al. 2004):

- Fortsetzen der Kumarintherapie während der gesamten Schwangerschaft (Embryopathierisiko ca. 6 %),
- Umstellung auf unfraktionierte oder niedermolekulare Heparine nur zwischen der 6. und 12. SSW, ansonsten Fortführung der Kumaringabe,
- Umstellung auf unfraktionierte oder niedermolekulare Heparine während der gesamten Schwangerschaft.

Wird die Kumarintherapie während der Schwangerschaft fortgesetzt, so wird in der Regel *peripartal* auf unfraktionierte Heparine umgestellt, um kindliche Blutungen sowie Blutungskomplikationen unter der Geburt zu vermeiden. Anschließend wird auch bei stillenden Frauen sofort erneut auf Kumarine umgestellt.

Erhalten Frauen LMWH in therapeutischer Dosierung, so wird entweder mit zunehmendem Gewicht die Dosis des niedermolekularen Heparins adaptiert oder die Anti-Faktor-Xa-Aktivität gemessen. Diese sollte 3–4 h nach der letzten Gabe bei 0,5–1,2 U/ml liegen (Bates et al. 2004). Um erhöhte Blutungskomplikationen unter der Geburt oder bei einer Sectio caesarea zu vermeiden, sollten niedermolekulare Heparine, wann immer vertretbar, 24 h vorher abgesetzt werden.

Während der *Stillperiode* scheinen sowohl Heparine als auch Kumarine sicher zu sein, da beide Substanzgruppen nicht in signifikanten Mengen in die Muttermilch gelangen und somit eine Antikoagulation des Neugeborenen nicht zu befürchten ist (Greer u. Thomson 2001).

### Therapie von Gerinnungsstörungen

Die Therapie von Gerinnungsstörungen richtet sich nach den üblichen Kriterien zur Substitution von Erythrozytenkonzentraten, Frischplasmen und Thrombozyten oder ggf. Faktorenkonzentraten. Die Transfusion von *Thrombozytenkonzentraten* unterliegt ebenfalls einer strengen Indikationsstellung. Bei chirurgischer Intervention (Sectio caesarea) oder nicht stillbarer Blutung ist bei einer Thrombozytenzahl unter 50 000/µl eine Substitution zu erwägen. Eine vaginale Entbindung kann unter kontrollierten Bedingungen bei einer Thrombozytenzahl über 20 000/µl ohne größeres Nachblutungsrisiko durchgeführt werden. Bei einer eventuellen Thrombozytengabe muss bei Patientinnen mit einer Präeklampsie die rasche Normalisierung der Thrombozytenzahl ab dem 2. Tag nach der Entbindung berücksichtigt werden.

## 15.5 Herzerkrankungen in der Schwangerschaft

In der letzten Dekade wurde in den Vereinigten Staaten eine Zunahme der mütterlichen Mortalität auf zuletzt 13,2 Todesfälle pro 100 000 Geburten beobachtet. Obwohl typische Komplikationen wie Embolien und Hämorrhagien auch weiterhin führend sind, nimmt mittlerweile die mütterliche Mortalität aufgrund von kardialen Ursachen zu (Tab. 15.**6**; Chang et al. 2003). Dies wird sowohl auf ein zunehmendes Alter von Erstgebärenden zurückgeführt als auch darauf, dass immer mehr Patientinnen mit angeborenen Herzfehlern ein reproduktives Alter erreichen. Ungefähr 0,5–4 % aller Schwangeren weisen eine kardiale Erkrankung auf. Während rheumatische Erkrankungen in westlichen Industrieländern deutlich rückläufig sind, sind inzwischen korrigierte sowie nicht korrigierte *angeborene Herzfehler, Kardiomyopathien* und *ischämische kardiale Erkrankungen* (Weiss u. Hess 2000) führend.

Tab. 15.**6** Ursachen der schwangerschaftsbedingten Mortalität (Chang et al. 2003).

| Ursache | Häufigkeit |
|---|---|
| Embolien | 19,6 % |
| Hämorrhagien | 17,2 % |
| schwangerschaftsinduzierte Hypertonie | 15,7 % |
| Infektionen | 12,6 % |
| Kardiomyopathie | 8,3 % |
| zerebrovaskuläre Ereignisse | 5 % |
| anästhesiebedingt | 1,6 % |
| andere medizinische Ursachen (kardial, pulmonal, neurologisch) | 19,2 % |

### Pathophysiologie

Die physiologischen Adaptationen des kardiovaskulären Systems an die Schwangerschaft bei Gesunden können nicht auf kardial erkrankte Patientinnen übertragen werden. So werden die hämodynamischen Anforderungen am Beginn der Schwangerschaft häufig noch gut toleriert, ab der 20. SSW ist eine weitere Anpassung aber oftmals nicht möglich: Das Herzzeitvolumen steigt nur ungenügend, die vermehrte uteroplazentare Perfusion wird hämodynamisch nur eingeschränkt vertragen und die periphere Ausschöpfung des Sauerstoffs überschreitet oft das eingeschränkte Sauerstoffangebot. Aufgrund dieser *eingeschränkten Anpassungsmechanismen* wird bei Frauen mit einer kardiovaskulären Erkrankung sowohl eine erhöhte Abortrate als auch eine erhöhte Anzahl an hypotrophen Kindern („small for gestational age") beobachtet (Weiss u. Hess 2000). Die akuten hämodynamischen Veränderungen während der Wehentätigkeit, der Austreibung sowie postpartal führen bei eingeschränkter hämodynamischer Reserve zu einer erhöhten kardialen Morbidität und Mortalität.

**Merke** Das mütterliche und fetale Risiko steigt mit der Schwere der mütterlichen kardialen Erkrankung und dem Ausmaß der Zyanose.

**Prädiktoren kardiovaskulärer Komplikationen.** Insbesondere das Vorliegen von mehr als einem der nachfolgend genannten Risikofaktoren nach Siu et al. (2001) ist prognostisch ungünstig:

- frühere kardiovaskuläre Ereignisse oder Arrhythmien (kardiale Dekompensation, Schlaganfall, TIA),
- Herzinsuffizienz NYHA > 2 oder Zyanose,
- Mitralstenose (Öffnungsfläche < 2 $cm^2$), Aortenstenose (Öffnungsfläche < 1,5 $cm^2$),
- Ejektionsfraktion < 40 %.

Obwohl das mütterliche und das fetale Risiko wesentlich von der zugrundeliegenden kardialen Erkrankung beeinflusst werden, ist eine individuelle Risikoabschätzung und Therapieempfehlung aufgrund von fehlenden Studien bisher nur sehr eingeschränkt möglich. Erschwerend kommt bei der Einschätzung hinzu, dass das mütterliche und das fetale Risiko oftmals entgegengesetzt beeinflusst werden.

## 15.5.1 Krankheitsbilder

### Akute Koronarsyndrome

Während der Schwangerschaft kommt es bei 1 : 10 000 bis 1 : 100 000 Geburten zu einem akuten Myokardinfarkt, wobei die Häufigkeit im 3. Trimenon sowie unmittelbar peripartal zunimmt. Die mütterliche Mortalität beträgt 20–30 %, die kindliche Mortalität 17 % (Kulka et al. 2001).

**Ursachen einer Myokardischämie in der Schwangerschaft.** Dies sind:

- manifeste koronare Herzerkrankung,
- Ruptur von koronaren Plaques,
- Koronararteriendissektion,
- koronare Vasospasmen (medikamenteninduziert).

Während eine manifeste koronare Herzerkrankung selten ist und eine Arteriosklerose oder ein Thrombus nur bei 20 % aller Frauen nachgewiesen werden können, werden als Ursache überwiegend *akute Koronararteriendissektionen und Vasospasmen* gesehen. Hiermit übereinstimmend finden sich in der Regel weder typische Risikofaktoren noch angiografisch nachweisbare Koronararterienstenosen (Ray et al. 2004).

Als Ursache für koronare Vasospasmen wird v. a. die Gabe von Uterotonika verantwortlich gemacht (s. o.).

**Merke** Nach der Gabe von Methylergometrin, aber auch nach der Verabreichung des Prostaglandinderivats Sulproston sowie nach Oxytozin wurden Myokardinfarkte beobachtet (Thomas u. Cooper 2002, Krumnikl et al. 2002, Tsui et al. 2001).

**Therapie.** Diese richtet sich nach den allgemeinen Richtlinien zur Therapie von Myokardinfarkten mit einer frühzeitigen Koronarangiografie und der Einführung von Stents bzw. der Durchführung einer aortokoronaren Bypassoperation. Eine Lysetherapie mit Tissue Plasminogen Activator (t-PA) wurde erfolgreich im Schwangerschaftsverlauf (21. SSW) eingesetzt (Schuhmacher et al. 1997). Die Substanz hat eine kurze Halbwertszeit und ist aufgrund des Molekulargewichts (65 000 Da) nicht plazentagängig. Allerdings birgt t-PA das Risiko der vorzeitigen Plazentalösung, einer intrauterinen Blutung und des fetalen Todes. Direkt postpartal sollte eine Lysetherapie nur nach sorgfältiger Nutzen-Risiko-Abwägung durchgeführt werden, da schwere Hämorrhagien ausgelöst werden können.

len Druck weiter steigern kann. Diese Substanzen sind deshalb relativ kontraindiziert. Wird Oxytozin verabreicht, so sollte auf Bolusgaben unbedingt verzichtet werden. Obwohl ein Einfluss des Anästhesieverfahrens auf die mütterliche Prognose bisher nicht nachgewiesen wurde, wird oft eine Allgemeinanästhesie bevorzugt, da hierdurch Maßnahmen zur Senkung des erhöhten pulmonalarteriellen Druckes wie eine Hyperventilation, Alkalisierung, eine adäquate Oxygenierung sowie die Gabe von pulmonalen Vasodilatatoren erleichtert wird.

## Marfan-Syndrom

Die Häufigkeit eines Marfan-Syndroms wird mit etwa 1:5000 Patienten angegeben. Patienten mit einem Marfan-Syndrom weisen neben den typischen phänotypischen Veränderungen in 80% eine *kardiovaskuläre Beteiligung* mit einem Mitralklappenprolaps oder einer Mitralinsuffzienz sowie einer Dilatation der Aortenwurzel mit dem Risiko einer Aortendissektion auf. Das *Risiko einer Aortendissektion* steigt sowohl mit zunehmendem Schwangerschaftsalter als auch mit einer Zunahme des Durchmessers der Aorta ascendens, wobei ein Durchmesser über 4cm allgemein als kritisch erachtet wird. In einer Fallserie von 57 Schwangeren mit einer akuten Aortendissektion betrug der Durchmesser der Aorta ascendens zum Zeitpunkt der Dissektion 4,8cm, die meisten Dissektionen ereigneten sich im 3.Trimenon zum Zeitpunkt der größten schwangerschaftsbedingten hämodynamischen Veränderungen (Immer et al. 2003).

**Therapeutisches Vorgehen.** Während der Schwangerschaft wird eine regelmäßige Ultraschallkontrolle der Aortenwurzel in 4–6-wöchigem Abstand empfohlen, um die Gefahr einer Ruptur frühzeitig erkennen zu können. Einige Autoren empfehlen bei einem Aortenwurzeldurchmesser von >4,5cm die Gabe von Betablockern sowie eine möglichst frühzeitige Entbindung mittels Sectio caesarea, um eine akute Belastung der Aorta während der hämodynamischen Veränderungen unter der Geburt zu vermeiden (Immer et al. 2003, European Society of Cardiology 2003).

Aufgrund der hohen mütterlichen und somit auch fetalen Mortalität bei einer akuten Aortendissektion wird empfohlen, diese auch während der Schwangerschaft *operativ zu korrigieren*. Dabei wird man bei einem Schwangerschaftsalter >32.Woche zunächst die Entbindung des Kindes anstreben, bei einem Schwangerschaftsalter <28 Wochen wird hingegen ohne vorherige Entbindung operiert.

Bei Operationen unter Anwendung einer Herz-Lungen-Maschine während der Schwangerschaft wird empfohlen, den Fluss und den Perfusionsdruck hoch zu halten und eine Normothermie aufrechtzuerhalten. Eine Hypothermie kann die uteroplazentare Perfusion reduzieren und zu einer schweren Hypoxämie des Fetus führen.

# Entbindungsmodus

**Mütterliche und fetale Risiken.** Bei der Entscheidung bezüglich des Entbindungsmodus einer schwangeren Patientin mit einer kardialen Erkrankung müssen die einzelnen mütterlichen und kindlichen Risiken individuell gegeneinander abgewogen werden. Zu den mütterlichen Risiken gehören:

- NYHA III–IV: erforderliche Zunahme des HZV um 15–40% unter einer vaginalen Entbindung kaum möglich,
- erhöhte Sectio-Rate bei elektiver Geburtseinleitung,
- je geringer das Schwangerschaftsalter bei Geburtseinleitung, desto geringer die Aussichten auf erfolgreiche Geburtseinleitung,
- wehenauslösende Medikamente (Oxytozin, Prostaglandine) können zu erheblichen hämodynamischen Veränderungen führen,
- Not-Sectiones sollten aufgrund des deutlich erhöhten kardialen Risikos wann immer möglich vermieden werden.

Fetale Risiken:

- Es besteht eine kontroverse Datenlage, ob die vaginale oder abdominale Entbindung aus Schädellage mit geringerer Morbidität assoziiert ist.
- Bei Frühgeborenen ist eine abdominelle Entbindung im Vergleich mit einer instrumentellen vaginalen Entbindung mit einer geringeren Morbidität assoziiert.

Bei kardialer Stabilität ist ein Hauptziel der Schwangerenbetreuung, das Schwangerschaftsende zur Verringerung der fetalen Morbidität hinauszuzögern. Dies gelingt bei schweren kardialen Erkrankungen aufgrund der bereits in der 30.SSW maximal ausgebildeten Steigerung des Herzminutenvolumens nicht immer.

**Sectio vs. vaginale Entbindung.** Bei einer Geburt vor der 34.SSW ist eine elektive Sectio der häufigste Entbindungsmodus. Nach der 34.SSW sollte der Nutzen einer Weheninduktion gegen die mit den Wehen und der vaginalen Entbindung einhergehenden hämodynamischen Veränderungen individuell abgewogen werden.

Bei bisher überwiegend auf Fallberichten beruhender Datenlage wurde unter Berücksichtigung des notwendigen HZV-Anstiegs in der Eröffnungs- und Austreibungsperiode in einer Europäischen Konsensuskonferenz empfohlen, bei Schwangeren mit NYHA I–II eine vaginale Entbindung unter invasivem Monitoring anzustreben, während Patientinnen der Klassifizierung NYHA III–IV möglichst eine Sectio erhalten sollten (Rey et al. 2003). Bei vaginaler Entbindung kann durch eine frühzeitige Epiduralanalgesie sowie durch eine instrumentelle Entbindung die kardiovaskuläre Belastung reduziert werden.

Wird eine Sectio caesarea durchgeführt, so zeigen bisherige Fallserien bei Frauen mit kardialen Erkrankungen keinen Unterschied im Outcome zwischen einer Sectio in Allgemeinanästhesie und einer Sectio in Regionalanästhesie. Bei beiden Verfahren sollten größere hämodynamische Schwankungen sowie eine hohe Volumenbelastung vermieden werden.

**Kernaussagen**

- Bei der Präeklampsie handelt es sich um eine Multiorganerkrankung, bei der neben der Hypertonie auch hämatologische, renale, hepatische, pulmonale und v. a. zentralnervöse Komplikationen im Vordergrund stehen können.
- Eine Eklampsie bezeichnet das Auftreten von generalisierten tonisch-klonischen Krämpfen, denen Kopfschmerzen, Sehstörungen, Oberbauchschmerzen, Hypertonie oder Hyperreflexie einzeln oder in Kombination vorangehen können. Magnesiumsulfat ist das Medikament der Wahl für eine Krampfanfallprophylaxe.
- Das HELLP-Syndrom wird als atypische Variante einer schweren Präeklampsie betrachtet, deren Schwere durch die Laborveränderungen (Thrombozytopenie, Hämolyse) bestimmt wird. Es aggraviert bei etwa 4–12 % der präeklamptischen Schwangeren den Krankheitsverlauf.
- Alle therapeutischen Ansätze außer der Entbindung sind bei schwerer Präeklampsie und HELLP-Syndrom palliativ. Eine intensive Überwachung mit rechtzeitiger therapeutischer Intervention ist zwingend erforderlich. Auch postpartal muss in den ersten Tagen ein engmaschiges Monitoring erfolgen, da sämtliche Organmanifestationen auch postpartal auftreten oder aggravieren können.
- Beim HELLP-Syndrom sollte bei den ersten laborchemischen Zeichen einer DIC (Abfall der Thrombozytenzahl mit Anstieg der D-Dimere, von löslichem Fibrin und Thrombin-Antithrombin-Komplexen) eine schnellstmögliche Entbindung angestrebt werden.
- Oxytozin ist das Mittel der Wahl zur postpartalen Uterustonisierung. Das Anwendungsgebiet für Sulproston ist v. a. die eingetretene postpartale Blutung, in der Prophylaxe spielt es aufgrund des im Vergleich zu Oxytozin höheren Nebenwirkungspotenzials keine Rolle.
- Zur Prophylaxe einer Uterusatonie nach Sectio caesarea sollte Oxytozin nur prophylaktisch in niedriger Dosierung – 0,35–3 IE – und nur als Kurzinfusion appliziert werden.
- Schwangere mit einer vorangegangenen tiefen Beinvenenthrombose und einer nachgewiesenen Thrombophilie sollten während der gesamten Schwangerschaft sowie bis zu 6 Wochen postpartal eine Thromboembolieprophylaxe erhalten.
- Bei Herzerkrankungen in der Schwangerschaft steigen das mütterliche und das fetale Risiko mit der Schwere der mütterlichen kardialen Erkrankung und dem Ausmaß der Zyanose.
- Bei Schwangeren mit NYHA I–II sollte eine vaginale Entbindung unter invasivem Monitoring angestrebt werden, während Patientinnen der Klassifizierung NYHA III–IV möglichst eine Sectio erhalten sollten.

## Literatur


ACOG Committee. Opinion Nr. 266: Placenta accreta. Obstet Gynecol 2002; 99: 169–170

American College of Cardiology/American Heart (ACC/AHA) Association Task Force on Practice Guidelines for the management of patients with valvular heart disease. Circulation 2006; 114: 84–231

American Society of Anesthesiologists (ASA) Task Force on Obstetric Anesthesia. Practice guidelines for obstetric anesthesia: an updated report by the American Society of Anesthesiologists Task Force on Obstetric Anesthesia. Anesthesiology 2007; 106: 843–863

Appleton MP, Kuehl TJ, Raebel MA et al. Magnesium sulfate versus phenytoin for seizure prophylaxis in pregnancy-induced hypertension. Am J Obstet Gynecol 1991; 165: 907–913

Audibert F, Friedman SA, Frangieh AY et al. Clinical utility of strict diagnostic criteria for the HELLP (hemolysis, elevated liver enzymes, and low platelets) syndrome. Am J Obstet Gynecol 1996; 175: 460–464

Autore C, Conte MR, Piccininno M et al. Risk associated with pregnancy in hypertrophic cardiomyopathy. J Am Coll Cardiol 2002; 40: 1864–1869

Aya AGM, Mangin R, Vialles N et al. Patients with severe preeclampsia experience less hypotension during spinal anesthesia for elective Cesarean delivery than healthy parturients: a prospective cohort comparison. Anesth Analg 2003; 97: 867–872

Barron WM. Hypertension. In: Barron WM, Lindheimer MD, eds. Medical disorders during pregnancy. 2nd ed. St. Louis: Mosby; 1995: 1–36

Bates SM, Greer IA, Hirsh J et al. Use of antithrombotic agents during pregnancy: the Seventh ACCP Conference on Antithrombotic and Thrombolytic Therapy. Chest 2004; 126: 627S–644S

Bates SM. Management of pregnant women with thrombophilia or a history of venous embolism. Hematology Am Soc Hematol Educ Program 2007; 143–150

Bates SM, Greer IA, Pabinger I et al. Venous thromboembolism, thrombophilia, antithrombotic therapy, and pregnancy: American College of Chest Physicians evidence-based clinical practice guidelines. Chest 2008; 133: 844–846

Belfort MA, Anthony J, Saade GR. Prevention of eclampsia. Semin Perinatol 1999; 23: 65–78

Benedetti TJ, Quilligan EJ. Cerebral edema in severe pregnancy-induced hypertension. Am J Obstet Gynecol 1980; 137: 860–862

Benedetti TJ, Kates R, Williams V. Hemodynamic observations in severe preeclampsia complicated by pulmonary edema. Am J Obstet Gynecol 1985; 152: 330–334

Bis KA, Waxman B. Rupture of the liver associated with pregnancy: A review of the literature and report of 2 cases. Obstet Gynecol Surv 1976; 31: 763–773

Bozkurt B, Villaneuva FS, Holubkov R et al. Intravenous immune globulin in the therapy of peripartum cardiomyopathy. J Am Coll Cardiol 1999; 34: 177–180

Breckwoldt M, Kaufmann M, Pfleiderer A. Gynäkologie und Geburtshilfe. 5. Aufl. Stuttgart: Thieme; 2008

Brock-Utne JG, Dow TGB, Dimopoulos GE et al. Gastric and lower oesophageal sphincter pressures early in pregnancy. Br J Anaesth 1981; 53: 381–384

Brown MA, Whitworth JA. Management of hypertension in pregnancy. Clin Exp Hypertens 1999; 21: 907–916

Brown MA, Hague WM, Higgins J et al. The detection, investigation and management of hypertension in pregnancy: Full consensus statement. Aust N Z J Obstet Gynaecol 2000; 40: 139–155

Burrows RF, Hunter DJS, Andrew M et al. A prospective study investigating the mechanism of thrombocytopenia in preeclampsia. Obstet Gynecol 1987; 70: 334–338

Weiss BM, Hess OM. Pulmonary vascular disease and pregnancy: current controversies, management strategies, and perspectives. Eur Heart J 2000; 21: 104–115

Welsch H, Krone H. Mütterliche Mortalität beim HELLP-Syndrom in Bayern 1983–1992. Zentralbl Gynäkol 1994; 116: 203–206

Zhang J, Meikle S, Trumble A. Severe maternal morbidity associated with hypertensive disorders in pregnancy in the United States. Hypertens Pregnancy 2003; 22: 203–212

Zinaman M, Rubin J, Lindheimer MD. Serial plasma oncotic pressure levels and echoencephalography during and after delivery in severe pre-eclampsia. Lancet 1985; 1: 1245–1247

# 16 Hereditäre Malformationssyndrome

## 16.1 Luftwege

*A. M. Brambrink, S. Kurz*

### 16.1.1 Einleitung

Die Sicherung der Atemwege ist eine Schlüsselkompetenz des Anästhesisten. Bestimmte angeborene bzw. erworbene Erkrankungen des Patienten lassen jedoch Schwierigkeiten erwarten und es muss geeignete Vorsorge getroffen werden.

Ursächlich sind in der Regel Veränderungen an den Atemwegen selbst, z. B. an Zunge, Mandibula, Maxilla, Pharynx, Larynx und Trachea oder in benachbarten Regionen, wie z. B. an der Halswirbelsäule, die zu Problemen bei Maskenbeatmung, Laryngoskopie, Intubation oder auch bei der Extubation führen können.

Die in dieser Hinsicht wichtigsten Krankeitsbilder sind die sog. kraniofazialen Fehlbildungen (*Pierre-Robin-Syndrom, Crouzon-Syndrom*) sowie bestimmte Syndrome (z. B. *Down-Syndrom*). Aber auch bei Patienten mit entzündlichen Erkrankungen oder Neoplasien im Atemwegsbereich können Schwierigkeiten bei der Atemwegssicherung erwartet werden. Hier ist besondere Vorsicht geboten, da es über eine eventuelle Raumforderung hinaus auch zu Schwellungen und Blutungen kommen kann. Aber auch Verbrennungen oder andere Verletzungen im Gesichts-Hals-Bereich sind mit Problemen beim Atemwegsmanagement assoziiert.

**Erwartet schwierige Atemwegssicherung.** Anhand verschiedener Voruntersuchungen muss während der präanästhesiologischen Visite entschieden werden, ob ein schwieriger Atemweg vorliegen könnte. Besteht ein solcher Verdacht (erwartet schwierige Atemwegssicherung) sollte zunächst ein Regionalanästhesieverfahren erwogen und – wenn operativ möglich – dem Patienten angeboten werden, ggf. auch in Kombination mit einer adäquaten intraoperativen Sedierung. Ist ein solches Vorgehen aus chirurgischer Sicht nicht möglich oder lehnt der Patient dieses ab, muss eine Allgemeinanästhesie geplant werden. Eine perioperativ notwendige Platzierung eines Endotrachealtubus sollte dann als *wache fiberoptische Intubation* erfolgen. In geeigneter Technik ist dies das sicherste und zugleich schonendste Verfahren zur Tubusplatzierung (Tab. 16.1).

**Unerwartet schwierige Atemwegssicherung.** Um jederzeit auch für den unerwartet schwierigen Atemweg gewappnet zu sein, sollten heute moderne Videolaryngoskope (z. B. Glidescope, C-MAC) sowie Hilfsmittel zur supraglottischen Atemwegssicherung (z. B. LMA, Larynx Tubus) bei der Narkoseeinleitung in unmittelbarer Reichweite sein. Der Einsatz von Videolaryngoskopen verbessert nachweislich die Sicht auf die Glottis, dagegen findet sich in der Literatur bisher nur vereinzelt Evidenz für einen tatsächlichen Vorteil in Bezug auf den Intubationserfolg. Noch sind Videolaryngoskope in den Atemwegsalgorithmen anästhesiologischer Fachgesellschaften nur als Alternativen erwähnt. Dennoch wird in naher Zukunft die stetige Verbesserung sowie die ubiquitäre Verfügbarkeit videogestützter Intubationshilfen die Praxis der perioperativen Atemwegssicherung nachhaltig verändern. Sind supraglottische und video- bzw. fiberoptische Techniken nicht Teil des anästhesiologischen Repertoires sollten Patienten mit erhöhtem Atemwegsrisiko für die operative und anästhesiologische Versorgung in ein geeignetes Zentrum überwiesen werden.

**Merke** Grundsätzlich sollte bei der Narkoseeinleitung eines Patienten mit potenziellen Atemwegsproblemen ein zweiter erfahrener Anästhesist hinzugezogen werden. Weiterhin sollten bei *jeder* Narkoseeinleitung (also auch bei Patienten mit scheinbar unkomplizierten Atemwegen) alternative Instrumente zur Atemwegssicherung bereitstehen (Tab. 16.2).

Tab. 16.1 Wichtige Indikationen für die fiberoptische Intubation.

| Indikation |
|---|
| • eingeschränkte Mundöffnung |
| • Kiefergelenkankylose, Frakturen im Kiefergelenkbereich |
| • Makroglossie |
| • eingeschränkte HWS-Beweglichkeit |
| • Verbrennungen und Verletzungen im Gesichtsbereich |
| • entzündliche Prozesse im Kopf-, Gesichts- und Halsbereich |
| • kraniofaziale Missbildungen (s. o.) |
| • Tumore und Zysten im Bereich der Atemwege |
| • Stoffwechselstörungen (Glykogenosen, Mukopolysaccharidosen) |

Tab. 16.2 Auswahl alternativer Instrumente zur Atemwegssicherung im Notfall (stets sollte eine institutionsspezifische Zusammenstellung erfolgen, entsprechend Präferenz und Kenntnisstand der Mitarbeiter und abgestimmt auf die verwendeten Atemwegsalgorithmen; Brambrink u. Meyer 2002).

| Instrument |
|---|
| • Endotrachealtuben verschiedener Größen |
| • Führungsstäbe verschiedener Größe |
| • Oxford-Bougies verschiedener Größe; Frova-Bougies (verfügen über inneres Lumen zur intermittierenden Beatmung; unterschiedliche Größen für Erwachsene und Kinder; COOK Critical Care); Airway-Exchange-Katheter (zur Extubation) |
| • Larynxmasken verschiedener Größen |
| • Kombitubus bzw. Easytubus, Larynxtubus |
| • Sauger, ausreichend dimensioniert |
| • Videolaryngoskop (z. B. Glidescope, C-MAC) |
| • Fiberoptik (flexibel, starr) inklusive Zubehör |
| • Notfallkoniotomie-Set (z. B. COOK Emergency Transtracheal Airway Catheter, 2,0 mm ID, 15 G, 5 bzw. 7 cm lang; Emergency Cricothyrotomy Catheter Set nach Patil, Melker oder Arndt; 3–6 mm ID, 6–7,5 cm lang; COOK Critical Care) |

Ergeben sich während der Narkoseeinleitung *unerwartet* Schwierigkeiten bei der Atemwegssicherung, so ist sicheres und unverzügliches Handeln indiziert. In vielen Institutionen bestehen für entsprechende Situationen verbindliche Handlungsvorgaben. An der Klinik für Anästhesie des Universitätsklinikums Mainz wurde ein Algorithmus entwickelt, der Maßnahmen und Techniken für ein situationsspezifisches Atemwegsmanagement aufzeigt (Abb. 16.1). Der Algorithmus (adaptiert nach Brambrink) wird hier in synoptischer Form dargestellt (vgl. Dörges u. Paschen 2004; weiterentwickelt und international adaptiert in Hagberg et al. 2007).

**Merke** Jede unerwartet schwierige endotracheale Intubation sollte detailliert dokumentiert werden. Es ist sehr wichtig, den Patienten bzw. seine Angehörigen über die Komplikation zu informieren und ihnen Risiken sowie mögliche Präventionsstrategien für zukünftig notwendige Allgemeinanästhesien zu erläutern. Die Ausstellung eines „Atemwegsausweises" kann die Sicherheit des Patienten in einer Notfallsituation erhöhen.

## 16.1.2 Angeborene Anomalien der oberen Atemwege

### Kraniofaziale Fehlbildungen

#### Pathophysiologie

Kraniofaziale Fehlbildungen sind zum Teil durch genetische Faktoren verursacht, aber auch perinatale Umwelteinflüsse können verantwortlich sein. Die Ausprägung der Missbildungen ist meist vom Entwicklungsstadium abhängig: Je früher in der Embryonalentwicklung der Schaden entsteht, umso ausgeprägter sind spätere Veränderungen.

**Merke** Kraniofaziale Missbildungen sind darüber hinaus nicht selten mit angeborenen Defekten am Herz oder anderen Organen vergesellschaftet (Tab. 16.3; Brambrink 2002).

Im Zusammenhang mit kraniofazialen Dysostosen (z. B. *Apert-Syndrom, Treacher-Collins-Syndrom, Crouzon-Syndrom*) kommt es zu einem vorzeitigen Verschluss der Nahtstellen von Hirn- und Gesichtsschädel. Derzeit werden etwa 50 unterschiedliche Syndrome unterschieden.

**Cave** Die veränderte Schädelanatomie resultiert in Schwierigkeiten bei der Maskenbeatmung und/oder der endotrachealen Intubation.

Das *Pierre Robin-Syndrom* sowie das *Nager-Syndrom* sind typischerweise mit Mandibulahypoplasien assoziiert. Durch die gleichzeitig physiologisch ausgeprägte Zungengrundmuskulatur kann es in Rückenlage zur Atemwegsverlegung im Hypopharynx kommen.

Auch eine Einschränkung der Halswirbelsäulenbeweglichkeit kann die Atemwegssicherung erschweren, so beispielsweise beim *Klippel-Feil-Syndrom, Goldenhar-Syndrom, Freemann-Shaldon-Syndrom* und *Smith-Opitz-Lemli-Syndrom.*

Patienten mit *Morbus Pfaundler-Hurler* (Mukopolysaccharidose) oder *Beckwith-Wiedemann-Syndrom* fallen häufig durch ein dysproportionales Körperwachstum auf (Kopf, Zunge und Tonsillen vergrößert bei relativ kleinem Körper). Auch hier sind Maskenbeatmung und endotracheale Intubation unter Umständen erschwert.

#### Präoperative Evaluierung

In vielen Fällen werden Patienten mit kraniofaszialen Fehlbildungen bereits im Kindesalter operiert. Sind bereits in der Vergangenheit operative bzw. diagnostische Eingriffe unter Anästhesie erfolgt, bieten entsprechende Narkoseprotokolle häufig Auskunft über die im individuellen Fall erfolgreiche Strategie zur Atemwegssicherung.

**Cave** Die Bedingungen zur Atemwegssicherung könnten sich allerdings durch vorangegangene operative Eingriffe erheblich verändert haben (Roche et al. 2002).

Tab. 16.3 Seltene Krankheitsbilder, die mit Schwierigkeiten beim Atemwegsmanagement assoziiert sind.

| Syndrome | Atemwegsrelevante Veränderungen |
|---|---|
| Apert-Syndrom | Turmschädel, multiple Gesichtsdeformitäten (Exopthalmus, Gaumenspalte) |
| Beckwith-Wiedemann-Syndrom | Makrosomie, Hemihypertrophie, Organomegalie, Progenie, Mikrognathie, Nebennierendysplasie, Infektneigung |
| Crouzon-Syndrom (Dysostosis craniofacialis) | Turmschädel, Hypoplasie des Oberkiefers, Zahnstellungsanomalien, Progenie, Exophthalmus |
| Freemann-Shaldon-Syndrom | kleiner Mund, kleine Nase, weiter Augenabstand |
| Goldenhar-Syndrom | Gehörgangs-, Ohrmuschelfehlbildung, Maxillahypoplasie, Mikrogenie, hoher Gaumen, HWS-Fehlbildung, Lungenhypoplasie, Hydrozephalus |
| Klippel-Feil-Syndrom | sehr kurzer Hals durch frühembryonale Verschmelzung mehrerer Halswirbel mit Bewegungseinschränkung |
| Nager-Syndrom | Mandibula- und Maxillahypoplasie, Mikrogenie, Kiefergelenkaplasie, Aplasie der Schneidezähne |
| Pfaundler-Hurler-Krankheit (Dysostosis multiplex) | schwere Störung der enchondralen und periostalen Ossifikation, großer Kopf, große Zunge und Tonsillen bei relativ kleinem Körper |
| Pierre-Robin-Syndrom | Mandibulahypoplasien, Gaumenspalte |
| Smith-Opitz-Lemli-Syndrom | hoher Gaumen, Mikrognathie |
| Treacher-Collins-Syndrom (Dysostosis mandibulofacialis) | Hypoplasie des Ober- und Unterkiefers mit Makrostomie und Hypoplasie des Jochbeins |

Bei einigen Patienten mit kraniofazialem Fehlbildungssyndrom kann durch den frühzeitigen Verschluss der Knochennähte am Schädel ein erhöhter Hirndruck mit entsprechender neurologischer Symptomatik bestehen. Begleitende Fehlbildungen im Bereich von Augen, Nase und Ohren sowie am Herzen sollten auf ihre anästhesiologische Relevanz hin untersucht werden. Präoperativ können u.U. eine Röntgenaufnahme des Thorax sowie eine Echokardiografie indiziert sein.

**Merke** Bestehen Zweifel, ob beim individuellen Patienten mit einer kraniofazialen Fehlbildung eine Intubation auf konventionellem Weg durchführbar ist, so ist eine *wache fiberoptische Intubation* des sedierten, spontan atmenden Patienten indiziert (Berg et al. 1997).

## Anästhesiologische Konzepte

Patienten mit kraniofazialen Fehlbildungen werden üblicherweise wegen Atemwegsanomalien (nächtliche Atemwegsverlegung), ophthalmologischen Störungen (drohende Hornhautschäden bei unvollständigem Lidschluss, drohende Optikusatrophie durch knöcherne Einengungen), zur Entlastung des intrakraniellen Druckes (z.B. Korrektur von Schädelkalotte bzw. Schädelbasis, Shuntanlage) oder aus kosmetischen Gründen operiert. Bedingt durch die Fehlbildungen bestehen häufig chronische Infektionen der Atemwege sowie Störungen der Ernährung (Beeinträchtigung des Schluckaktes) und der Sprachentwicklung. Eingriffe zur Korrektur der Schädelkalotte sind mit einer erhöhten Mortalität (1–4%) assoziiert (z.B. durch unkontrollierbaren Blutverlust, Hirnödem; Tab. 16.**4**; Nguyen et al. 2000).

**Merke** Der Anästhesist sollte entsprechende Vorbereitungen treffen: großlumige i.v. Zugänge, Blut bereitstellen; antiödematöse Therapie planen; invasives Monitoring, inkl. arterielle Kanüle.

Patienten mit *Crouzon-*, *Pfeiffer-* bzw. *Apert-Syndrom* müssen oft aufgrund einer insuffizienten Nasenatmung bei gleichzeitigen Anomalien im Mund- und Rachenraum tracheotomiert werden (Sculerati et al. 1998).

**Merke** Im Rahmen der Narkoseaufklärung sollten die Patienten bzw. deren Sorgeberechtigte über eine ggf. notwendige Tracheotomie aufgeklärt werden.

Perioperative Atemwegsverlegung durch multiple anatomische Fehlbildungen (frühzeitige Indikation zur Tracheotomie; Tab. 16.**4**).

**Narkoseeinleitung und Narkoseführung.** Bei Patienten mit kraniofazialen Fehlbildungen kann die Intubation der Trachea entweder konventionell oder wach fiberoptisch erfolgen.

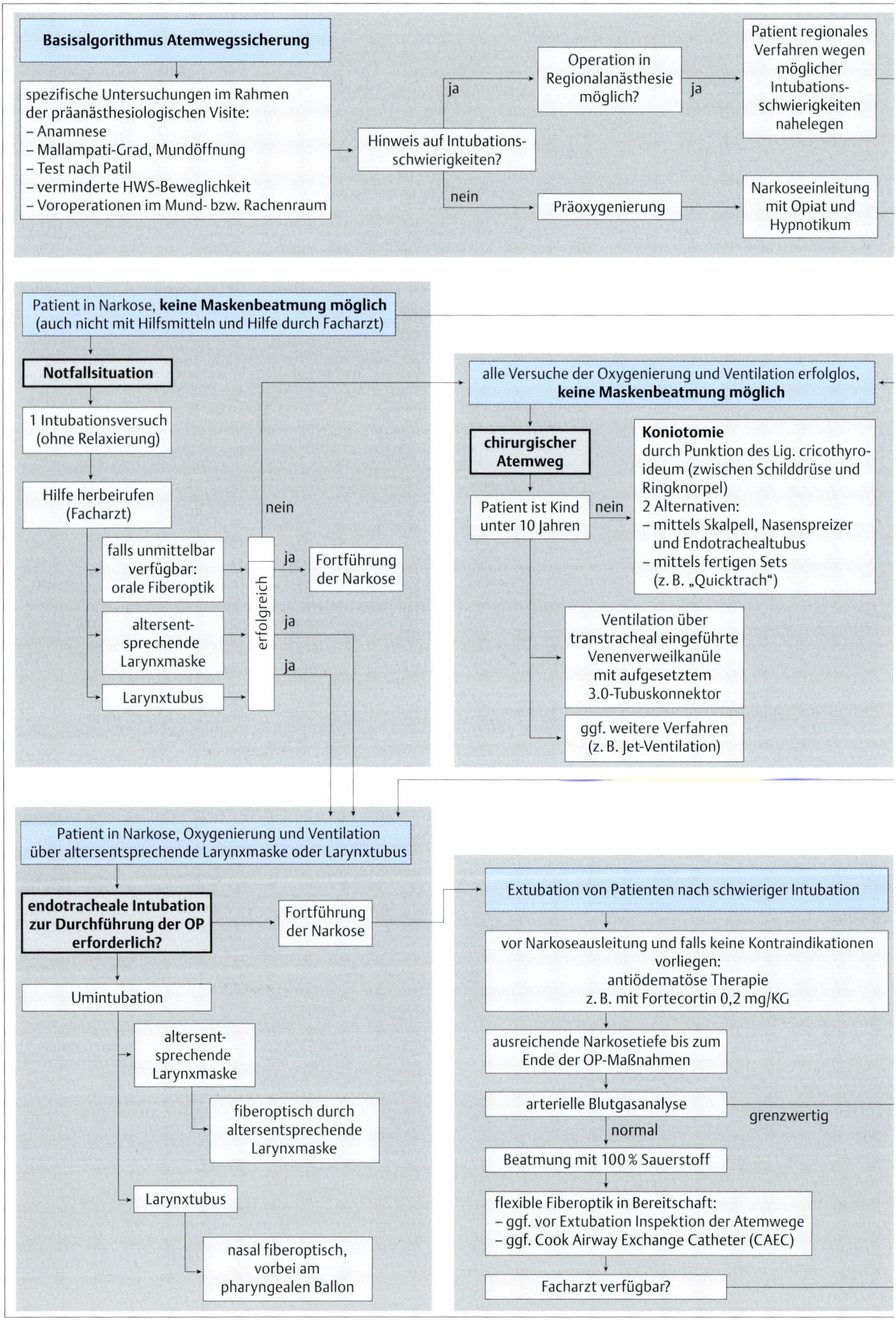


Abb. 16.**1** Maßnahmen und Techniken für ein situationsspezifisches Atemwegsmanagement (adaptiert nach Brambrink; In: Dörges u. Paschen 2004; weiterentwickelt und international adaptiert bei: Hagberg, Lam u. Brambrink 2007).

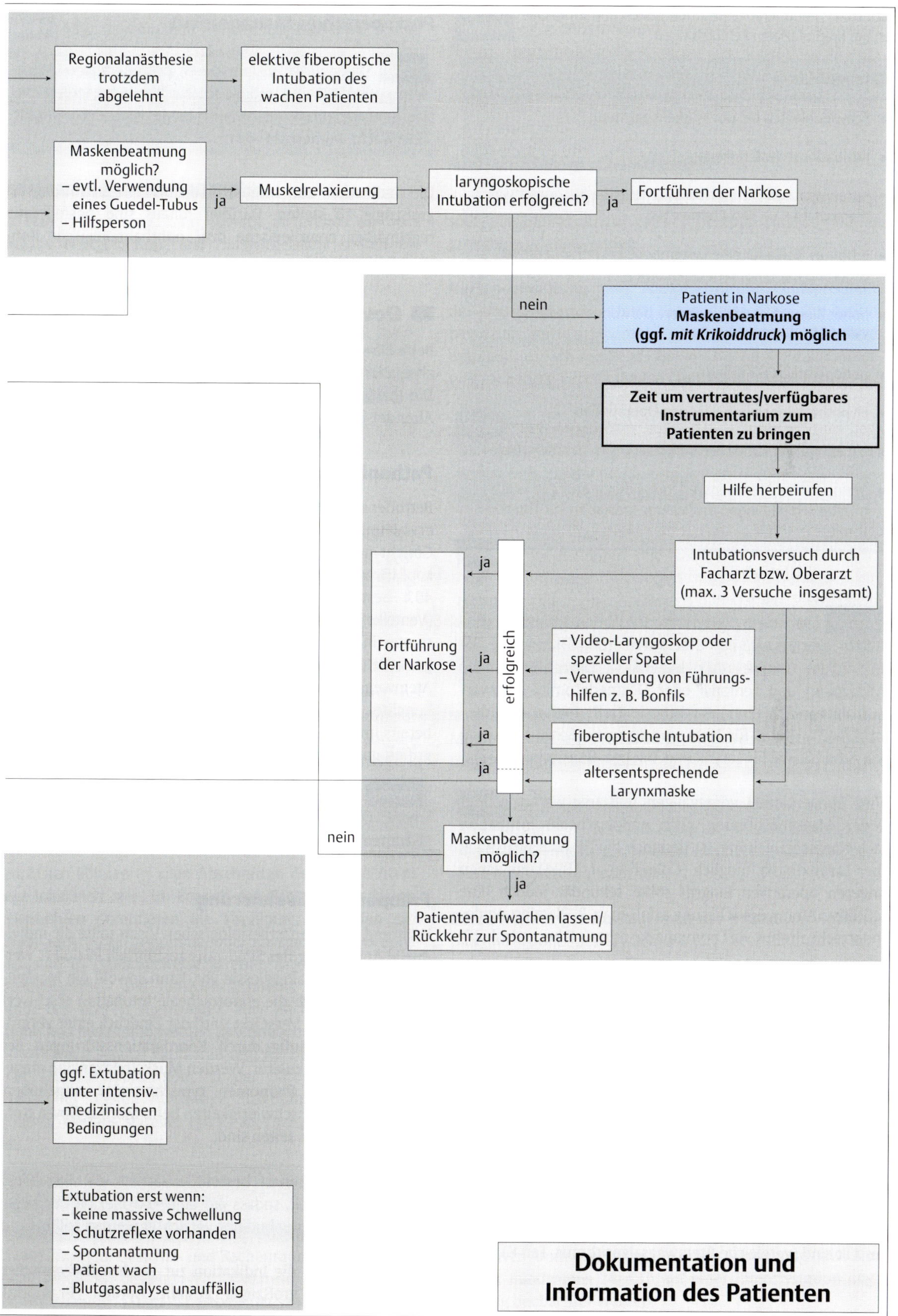
Regionalanästhesie trotzdem abgelehnt
elektive fiberoptische Intubation des wachen Patienten
Maskenbeatmung möglich?
– evtl. Verwendung eines Guedel-Tubus
– Hilfsperson
ja
Muskelrelaxierung
laryngoskopische Intubation erfolgreich?
ja
Fortführen der Narkose
nein
Patient in Narkose
Maskenbeatmung
(ggf. mit Krikoiddruck) möglich
Zeit um vertrautes/verfügbares Instrumentarium zum Patienten zu bringen
Hilfe herbeirufen
Intubationsversuch durch Facharzt bzw. Oberarzt (max. 3 Versuche insgesamt)
– Video-Laryngoskop oder spezieller Spatel
– Verwendung von Führungshilfen z. B. Bonfils
fiberoptische Intubation
altersentsprechende Larynxmaske
erfolgreich
ja
ja
ja
ja
Fortführung der Narkose
nein
Maskenbeatmung möglich?
ja
Patienten aufwachen lassen/ Rückkehr zur Spontanatmung
ggf. Extubation unter intensivmedizinischen Bedingungen
Extubation erst wenn:
– keine massive Schwellung
– Schutzreflexe vorhanden
– Spontanatmung
– Patient wach
– Blutgasanalyse unauffällig
Dokumentation und Information des Patienten

## 16.1.3 Traumabedingte Veränderungen der oberen Atemwege

### Pathophysiologie

Schwere Verletzungen im Bereich des Gesichts und des Halses betreffen häufig auch die oberen Atemwege und stellen eine lebensbedrohliche Gefährdung des Patienten dar (Bardenheuer et al. 2000). In den meisten Fällen muss zur Sicherstellung einer suffizienten Oxygenierung und Schutz vor Aspiration schnellstmöglich eine adäquate Atemwegssicherung durchgeführt werden. Diese ist jedoch nicht selten erschwert durch verletzungsbedingte Deformierung, Fremdkörper, Schwellung oder enorale Blutungen.

### Anästhesiologische Konzepte

Im Hinblick auf die Sicherung der Atemwege stellen v. a. ausgeprägte Deformitäten des Gesichts, z. B. auch schwellungsbedingt, sowie vermutete bzw. nachgewiesene Verletzungen der Halswirbelsäule eine Herausforderung für den verantwortlichen Anästhesisten dar.

Neben Anamnese und körperlicher Untersuchung dienen typischerweise apparative Untersuchungen (Röntgen, CT und MRT) zur Ermittlung des Verletzungsausmaßes.

**Merke** Bezüglich des Airwaymanagements ist darauf zu achten, dass schwerverletzte Patienten grundsätzlich als „nicht nüchtern" gelten müssen und dass zusätzlich enorale Blutungen vorliegen können.

**Cave** Bei Frakturen im Nasen-/Rachenraum bzw. der Schädelbasis sollte der Patient stets nur oral intubiert werden. Eine nasale Intubation ist nur nach Ausschluss entsprechender Verletzungen möglich.

**Narkoseeinleitung und Narkoseführung.** Bei Gesichtsverletzungen, bei denen eine konventionelle Intubation vermutlich nicht bzw. nur erschwert möglich erscheint, ist eine *(wache) fiberoptische Intubation* indiziert.

**Cave** Liegt eine Verletzung der Halswirbelsäule vor bzw. kann diese nicht ausgeschlossen werden, muss bei konventioneller laryngoskopischer Intubation eine zweite Person eine In-Line-Stabilisierung durchführen.

Während der Narkose sollte die HWS durch eine Halskrause (z. B. Stiff-Neck) gesichert werden. Eine konventionelle Intubation eines polytraumatisierten Patienten sollte stets nur im Rahmen einer „Rapid Sequence Induction" vorgenommen werden (Aspirationsschutz). Alternative Instrumente zur Atemwegssicherung (Tab. 16.2) müssen bereitliegen.

### Postoperatives Management

Bei Patienten mit Verletzungen im Mund- und Rachenraum muss auch postoperativ mit Schwellungen sowie weiterbestehenden Blutungen gerechnet werden. Der Patient sollte in einem solchen Fall intubiert auf eine Intensivstation verlegt und erst nach Normalisierung der Befunde extubiert werden. Bei schwerverletzten Patienten besteht ohnehin in der Regel eine Indikation zur längerfristigen Intensivtherapie mit maschineller Beatmung.

Entscheidet man sich dennoch für eine Extubation direkt nach Operationsende, so ist unbedingt darauf zu achten, dass der Patient vollständig wach ist (Aspirationsprophylaxe).

## 16.1.4 Entzündliche Erkrankungen der oberen Atemwege

### Pathophysiologie

Pharyngeale Abszesse erfordern häufig eine operative Sanierung unter Allgemeinanästhesie. Derartige Abszesse gehen meist von den Tonsillen aus und können sowohl im Erwachsenen- als auch im Kindesalter auftreten. Im Unterschied dazu betreffen akute Epiglottitis und Laryngeotracheitis („Pseudo-Krupp") in der Regel Kleinkinder (Differenzialdiagnostik in Tab. 16.5).

Die Epiglottitis ist aufgrund der heute durchgeführten Haemophilus-influenca-B-Impfung selten geworden. In Einzelfällen kann eine Epiglottitis jedoch auch durch andere Erreger wie z. B. Staphylococcus aureus, Streptococcus pneunomia und β-hämolysierende Streptokokken ausgelöst werden. Jungen sind überproportional häufig betroffen.

**Cave** Bei der akuten Epiglottitis handelt es sich um einen lebensbedrohlichen Notfall, der ohne sofortige Behandlung letal verlaufen kann. Bei etwa ⅓ der Patienten ist im Verlauf eine endotracheale Intubation erforderlich.

Kinder mit Infektionen der oberen Atemwege sind wesentlich häufiger von einer Laryngeotracheitis betroffen. Allerdings verläuft diese in der Regel weit weniger dramatisch. Nur in etwa 1 % der Fälle ist eine endotracheale Intubation notwendig. Verantwortlich sind in der Regel Parainfluenzaviren vom Typ 1 und 2. In seltenen Fällen können aber auch andere virale Erreger ursächlich sein.

Abszesse der oberen Atemwege sind meist bereits apparativ diagnostiziert und dokumentiert. Im Notfall hilft eine klinische Lokalisation der Atemwegsobstruktion anhand der Atemgeräusche: Supraglottische Obstruktionen verursachen einen inspiratorischen Stridor, während subglottische Obstruktionen typischerweise an einem in- und exspiratorischen Stridor erkennbar sind.

Tab. 16.**5** Differenzialdiagnose Epiglottitis und Laryngotracheitis.

| | Akute Epiglotittis | Laryngotracheitis |
|---|---|---|
| Alter | gehäuft zwischen dem 2.–8. Lebensjahr | meist bis zu einem Alter von 2 Jahren |
| Erreger | bakteriell, meist Haemophilus influencae | viral |
| Symptome | inspiratorischer Stridor | inspiratorischer Stridor |
| | Pharyngitis | bellender Husten |
| | häufig Fieber > 39 °C | selten Fieber > 39 °C |
| | sitzende Position | |
| | Einsatz der Atemhilfsmuskulatur | |
| | Tachypnoe | |
| Labor | Neutrophilie | Lymphozytose |
| Röntgen seitliche HWS | geschwollene Epiglottis | |

## Anästhesiologische Konzepte

Beim Mundhöhlenabszess kann durch die massive Schwellung die Sicht auf den Larynx unter konventioneller Laryngoskopie versperrt sein. Zusätzlich haben Patienten mit Peritonsillarabszess aufgrund der ausgeprägten Schmerzen oft eine eingeschränkte Mundöffnung. Dies ist typischerweise nach Narkoseeinleitung und Muskelrelaxierung aufgehoben.

Die Mundöffnung kann aber auch durch eine Abszessausbreitung bis ins Kiefergelenk eingeschränkt sein. Hier tritt auch durch Narkoseeinleitung und Muskelrelaxierung keine Verbesserung ein (= akutes Intubationsproblem).

**Cave** Wird während des Intubationsvorgangs der Abszess eröffnet, kann es durch Blutung bzw. Sekretentleerung zur Einschränkung der Sicht beim Intubationsvorgang sowie zur pulmonalen Aspiration von eitrigem Sekret mit konsekutiver Pneumonie kommen.

Kinder mit Epiglottitis sollten nach Diagnosestellung unter ständiger Beobachtung eines mit Patienten dieser Altersgruppe vertrauten Arztes bleiben und stets zusätzlich Sauerstoff verabreicht bekommen. Dies gilt insbesondere auch für den unmittelbar postoperativen Zeitraum. Typischerweise besteht die Indikation zur postoperativen Überwachung auf einer Intensiv- bzw. Wachstation.

Bei einer präklinischen bzw. innerklinisch-konsiliarischen Behandlung müssen vom Anästhesisten unter Umständen notfallmäßig Maßnahmen zur Sicherung der Atemwege ergriffen werden. Erscheint eine endotracheale Intubation indiziert, sollte diese wenn möglich unter klinischen Bedingungen und nicht außerhalb des Krankenhauses durchgeführt werden (zusätzliches Atemwegsinstrumentarium bereithalten; Tab. 16.**2**).

**Cave** Besteht präklinisch der Verdacht auf eine Epiglottitis und zugleich bereits eine noch kompensierte respiratorische Erschöpfung, sollte das Kind rasch transportiert und zur besseren Oxygenierung mit Maske und Beatmungsbeutel – möglichst in sitzender Position – bei seinen Atembemühungen assistiert werden, bis ein geeignetes pädiatrisches Zentrum erreicht wird.

Bei akuter Epiglottitis sollten alle nicht unbedingt erforderlichen Maßnahmen erst nach definitiver Atemwegssicherung durch endotracheale Intubation erfolgen, um ein weiteres Zuschwellen der Atemwege zu vermeiden.

Kommt es bei einem Kind mit Laryngeotracheitis („Pseudo-Krupp") trotz konservativer Therapie zu einer respiratorischen Erschöpfung mit Anstieg des $pCO_2$ und beginnender Hypoxie (Tachypnoe, Dysnoe, Zyanose, Lethargie) kann ebenfalls eine endotracheale Intubation notwendig werden.

**Merke** Für die Intubation bei Laryngeotracheitis sollte prinzipiell ein kleinerer Endotrachealtubus gewählt werden, als für das entsprechende Alter berechnet (Tab. 16.**6**).

Tab. 16.**6** Formeln zur Berechnung der altersentsprechenden Größe des Endotrachealtubus.

| Endotrachealtubus ohne Cuff | Endotrachealtubus mit Cuff |
|---|---|
| ID (in mm) = [16 + Alter in Jahren]/4 (Cole 1957) | ID (in mm) = [12 + Alter in Jahren]/4 (Fisher 1994) |
| ID (in mm) = [Alter in Jahren/4]+4 (Khine et al. 1997) | ID (in mm) = [Alter in Jahren/4]+3 (Khine et al. 1997) |

**Narkoseeinleitung und Narkoseführung.** Bei Patienten mit entzündlichen Erkrankungen der oberen Atemwege muss stets mit Schwierigkeiten bei der Atemwegsicherung gerechnet werden (Atemwegsnotfallinstrumentarium bereithalten; Tab. 16.2).

**Merke** Ein erfahrener Chirurg sollte während der Narkoseeinleitung für eine notfallmäßige Tracheotomie unmittelbar zur Verfügung stehen.

Bei Patienten mit Abszessen im Bereich der oberen Atemwege sollte der Anästhesist im Falle einer konventionellen Intubation den Laryngoskopspatel vorsichtig unter Sicht einführen und unter allen Umständen vermeiden, dass es zur Eröffnung des Abszesses kommt. Erscheint eine konventionelle Intubation schwierig, ist eine fiberoptische Intubation indiziert.

Besteht bei Patienten mit Epiglottitis die Indikation zur endotrachealen Intubation, so wird allgemein eine inhalative Narkoseeinleitung mit Sevofluran (beispielsweise in sitzender Position auf dem Schoß eines Elternteils) empfohlen, um das Kind keiner zusätzlichen Stresssituation auszusetzen. Steht ausreichend Zeit zur Verfügung, so sollte zur Risikoreduktion versucht werden, vor der Narkoseeinleitung in ruhiger Atmosphäre (EMLA-Pflaster, Lokalanästhesie) einen intravenösen Zugang zu etablieren. Gelingt dies, kann die Narkose auch intravenös eingeleitet werden.

Beachte: Die Gabe von Anticholinergika (z. B. Atropin) vor Einleitung ist hilfreich, um die entzündungsbedingt gesteigerte orale Sekretion zu reduzieren.

**Merke** Die endotracheale Intubation bei Patienten mit akuter Epiglottitis sollte durch einen erfahrenen Anästhesisten durchgeführt werden, da jede Manipulation zur weiteren Schwellung und schließlich zur vollständigen Verlegung der Atemwege führen kann.

### Postoperatives Management

Die Extubation eines Kindes mit entzündlichen Erkrankungen der oberen Atemwege erfolgt typischerweise nicht unmittelbar postoperativ, sondern auf der Intensivstation nach deutlichem Rückgang der Infektionszeichen. Die Bildung von Luftlecks um den Endotrachealtubus kann als Zeichen einer Abschwellung gewertet werden. Vor Extubation sollte jedoch eine Inspektion der oberen Atemwege durchgeführt werden (z. B. mittels Laryngoskop, Fiberoptik) um weiterhin bestehende Zeichen einer Epiglottitis auszuschließen und eine verfrühte Extubation zu vermeiden.

## 16.1.5 Seltene Erkrankungen mit Anomalien der oberen Atemwege

### Erkrankungen von Haut und Bindegewebe

Auch einige Haut- und Bindegewebeerkrankungen können mit Veränderungen im Bereich der Atemwege einhergehen, die unter Umständen eine Maskenbeatmung bzw. die endotracheale Intubation erschweren. Beispiele sind die *Achondroplasie*, das *Marfan-Syndrom*, einige *Kollagenosen* sowie die *Epidermolysis bullosa*.

**Merke** Bei bestimmten Haut- und Bindegewebeerkrankungen muss mit Schwierigkeiten bei der Atemwegssicherung gerechnet werden. In vielen Fällen erscheint bereits initial eine *wache fiberoptische Intubation* sinnvoll.

### Speicherkrankheiten

Unter dem Begriff Speicherkrankheiten werden *Glykogenosen*, *Mukopolysaccharidosen* und *Lipidspeicherkrankheiten* zusammengefasst. Bei betroffenen Patienten sind aufgrund begleitender anatomischer Veränderungen (z. B. kurzer Hals, eingeschränkte HWS- und Kieferbeweglichkeit, Granulationsgewebe im Luftweg) Intubationsschwierigkeiten nicht selten. Darüber hinaus können sich auch durch Hepatomegalie mit begleitendem Zwerchfellhochstand Beatmungsschwierigkeiten ergeben. Zusätzlich besteht in diesen Fällen ein erhöhtes Aspirationsrisiko.

**Merke** Bei Speicherkrankheiten ist zur Aspirationsprophylaxe eine wache fiberoptische Intubation oder im Notfall eine Rapid Sequence Induction indiziert.

**Kernaussagen**

- Grundsätzlich sorgfältige präoperative Untersuchung der Atemwege und geeignete Vorbereitung, um das Risiko bei der Atemwegssicherung im Rahmen der Allgemeinanästhesie zu minimieren.
- Bei Atemwegsanomalien stets ein Regionalanästhesieverfahren erwägen, wenn der operative Eingriff dies erlaubt (trotzdem Vollnarkose vorbereiten: Versagen der regionalen Betäubung, Notfallsituation etc.).
- Korrekturen angeborener Fehlbildungen der Atemwege erfolgen häufig bereits im Kindesalter; betroffene Patienten sollten von spezialisierten Narkoseärzten versorgt werden.
- Stets ein Ausweichverfahren zur Atemwegssicherung formulieren und geeignetes Instrumentarium vorbereiten.
- Institutionsspezifische Handlungsstrategien (Algorithmen) und Instrumente für das Management des schwierigen Atemwegs bereitstellen und regelmäßig trainieren (Trockenübungen, Übungspuppen, bei Patienten mit normalen Atemwegen).

## Literatur

Bardenheuer M, Obertacke U, Waydhas C et al. Epidemiology of the severely injured patient. A prospective assessment of preclinical and clinical management. AG Polytrauma of DGU. Unfallchirurg 2000; 103: 355–363

Berg K, Grundmann U, Wilhelm W et al. Kraniosynostose-Operationen im Kindesalter. Anästhesiol Intensivmed Notfallmed Schmerzmed 1997; 32: 138–150

Blanco G, Melman E, Cuairan V et al. Fibreoptic nasal intubation in children with anticipated and unanticipated difficult intubation. Paediatr Anaesth 2001; 11: 49–53

Brambrink AM. Praxis der Kinderanästhesie. 1. Aufl. Wiesbaden: Wissenschaftliche Verlagsabteilung Abbott GmbH & Co. KG; 2002

Brambrink AM, Meyer RR. Management of the paediatric airway – new developements. Curr Opin Anaesthesiol 2002; 15: 329–337

Cole F. Pediatric formulas for the anesthesiologist. AMA J Dis Child 1957; 94: 672–673

Dörges V, Paschen HR. Management des schwierigen Atemwegs. Berlin: Springer; 2004

Fisher DM. In: Gregory GA, ed. Pediatric Anesthesia. 3. Aufl. New York: Churchill Livingstone; 1994: 214–216

Golisch W, Hönig JF, Lange H et al. Schwierige Intubationen bei Gesichtsfehlbildungen im Kindesalter. Anaesthesist 1994; 43: 753–755

Hagberg C, Lam N, Brambrink AM. Current concepts in airway management in the operating room: A new approach to the management of both complicated and uncomplicated airways. Curr Rev Clin Anesth 2007; 28: 73–88

Khine HH, Corddry DH, Kettrick RG et al. Comparison of cuffed and uncuffed endotracheal tubes in young children during general anesthesia. Anesthesiology 1997; 86: 627–631

Krier C, Georgi R. Airway-Management. Stuttgart: Thieme; 2001

Nguyen NH, Morvant EM, Mayhew JF. Anesthetic management for patients with arthogryposis multiplex congenita and severe micrognathia: case reports. J Clin Anesth 2000; 12: 227–230

Roche J, Frawley G, Heggie A. Difficult tracheal intubation induced by maxillary distraction devices in craniosynostosis syndromes. Paediatric Anaesthesia 2002; 12: 227–234

Sculerati N, Gottlieb M, Zimbler M et al. Airway Management in children with major craniofacial anomalies. Laryngoscope 1998; 108: 1806–1812

Shott S. Down Syndrome: Analysis of airway size and a guide for appropriate intubation. Laryngoscope 2000; 110: 585–592

# 16.2 Thorax

*I. Lasarzik, S. Turial, F.-J. Kretz*

## 16.2.1 Trichterbrust

### Definition und Epidemiologie

Die 2 am häufigsten vorkommenden Thoraxwandanomalien sind die Trichterbrust (Pectus excavatum, Abb. 16.**2a**) mit ca. 90% und die Kielbrust (Pectus carinatum, Abb. 16.**2b**) mit etwa 6%. Es gibt auch die Kombination einer Trichter- und Kielbrust mit einer Häufigkeit von etwa 2%. In ihrer Ausprägung können alle diese Deformitäten symmetrisch oder asymmetrisch sein.

Als Trichterbrust wird eine Einziehung des distalen Sternums mit Rippenknorpelbeteiligung in Form eines Trichters bezeichnet. Die Trichterbrust ist mit einer Inzidenz von ca. 4–7 : 1000 ein häufiges Phänomen. Sie tritt bei Jungen 3–4-mal häufiger auf als bei Mädchen und entwickelt sich in ca. 90% der Fälle während des 1. Lebensjahres.

### Pathophysiologie und klinische Symptome

Die *Ätiologie* ist unklar, bei familiärer Häufung sowie bei Assoziation mit anderen Erkrankungen wird jedoch eine genetische Disposition vermutet. Die Trichterbrust kommt überproportional häufig bei mesenchymalen Dysplasien vor. Es kann zwischen *idiopathischen* Formen, *iatrogenen* Formen wie z. B. nach herzchirurgischen Operationen und *syndromalen* Formen, u. a. beim Marfan-Syndrom, unterschieden werden.

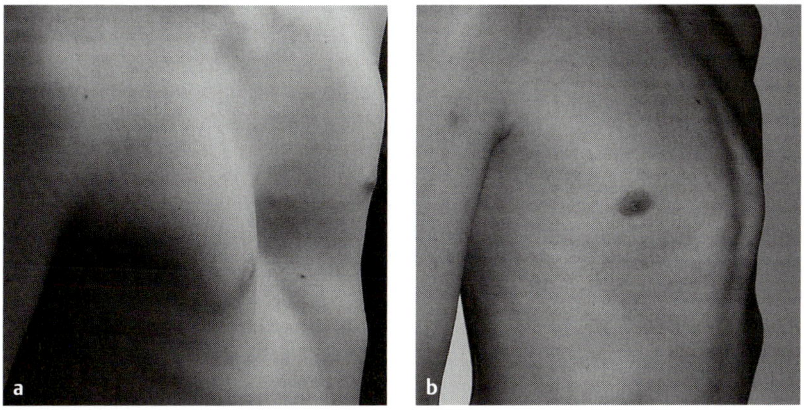

Abb. 16.**2a, b** Thoraxwandanomalien.
**a** Trichterbrust.
**b** Kielbrust.

Die Verringerung des intrathorakalen Raumes durch die Deformität führt zu einer Begrenzung der Lungenentfaltung mit *restriktiver Ventilationsstörung*. Totalkapazität und funktionelle Residualkapazität können vermindert sein, Störungen des Gasaustauschs sind möglich. Da die verminderte Thoraxbeweglichkeit meist durch eine Zunahme der Zwerchfellbeweglichkeit kompensiert wird, ist jedoch die Lungenfunktion auch bei schwerer Trichterbrust häufig normal oder nur leicht restriktiv eingeschränkt.

**Merke** Das Herz wird bei stärkerer Deformität in den linken Thorax verdrängt. Die Beeinträchtigung der Herzfunktion ist eine Hauptursache für verminderte Belastbarkeit bei Patienten mit Trichterbrust.

Herzgeräusche können bei einer Kompression des rechtsventrikulären Ausflusstrakts auftreten. Häufige Befunde im EKG sind eine Rechtsdrehung der Herzachse und eine ST-Strecken-Senkung (Robicsek u. Lobato 2000).

**Symptomatik.** Die meisten Patienten haben keine oder nur geringe Beschwerden. Ein Teil der Betroffenen klagt über Schmerzen, Palpitationen und eine verminderte Belastbarkeit. Diese Beschwerden korrelieren nicht unbedingt mit der Ausprägung der Trichterbrust und lassen sich durch kardiopulmonale Funktionsdiagnostik nicht immer objektivieren.

## Operative Verfahren

Die *Indikation* zur Operation ist bei symptomatischer Trichterbrust oder häufig auch aus kosmetischen oder psychologischen Gründen gegeben.

Noch vor wenigen Jahren war die offene Trichterbrustkorrektur, verbunden mit den Namen *Ravitch* oder *Rehbein*, weltweit als Goldstandard anerkannt. Bei der offenen Operation werden die deformierten Knorpelanteile reseziert, das Sternum angebrochen und in der korrigierten Position fixiert. Der Eingriff ist invasiv, zeitaufwendig und wird nur noch selten durchgeführt.

Die Operation nach *Nuss* ist eine neuere Methode, bei der eine vorgebogene Metallstange über bilaterale Inzisionen unter dem Sternum eingeführt und dann umgedreht wird (Abb. 16.3). Diese Methode ist nicht nur weniger invasiv und zeitaufwendig als die offene Operation, sondern führt auch zu besseren kosmetischen Ergebnissen. Wegen der unmittelbaren Nähe von Herz und Zwerchfell ist eine thorakoskopische Darstellung der Stange bei der Präparation obligat (Abb. 16.4). Schwerwiegende Verletzungen von Herz, Zwerchfell und Leber sind möglich (Marusch u. Gastinger 2003). Als weitere seltene, gravierende Komplikation kann ein mechanischer Verschluss der V. cava durch den Metallbügel auftreten (Nath et al. 2008).

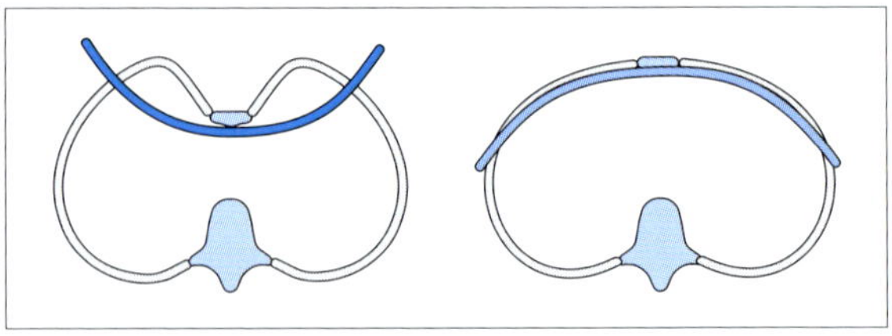

Abb. 16.3 Prinzip der Nuss-Operation.

Tab. 16.7 Präoperative Evaluierung bei Patienten mit Trichterbrust.

| Patienten ohne Begleiterkrankungen | Patienten mit Begleiterkrankungen |
|---|---|
| • Thoraxröntgenaufnahme | • Thoraxröntgenaufnahme |
| • kleines Blutbild, Gerinnungswerte | • kleines Blutbild, Gerinnungswerte |
| | • EKG, Echokardiografie |
| | • arterielle Blutgasanalyse |
| | • Lungenfunktionstest |

## Präoperative Evaluierung

Bei den meisten Trichterbrustpatienten sind eine Fotodokumentation und ein Thorax-CT (Haller-Index) ausreichend. In vielen Kliniken werden als Standard eine Thoraxröntgenaufnahme, ein kleines Blutbild und Gerinnungswerte angefertigt. EKG, Echokardiografie, arterielle Blutgasanalyse und Lungenfunktionstest sind nur bei Beeinträchtigung von Lungen- oder Herzfunktion (z. B. Mitralklappenprolaps), Begleiterkrankungen oder Syndromen erforderlich (Tab. 16.7).

Bei einem offenen Operationsverfahren sollten wegen der Blutungsgefahr mindestens 2 Erythrozytenkonzentrate bereitgestellt werden, bei der Nuss-Operation für den Notfall ebenfalls.

Die Prämedikation kann bei Kleinkindern mit Midazolam 0,7–1 mg/kg rektal, bei Schulkindern mit Midazolam 0,5 mg/kg verdünnt mit Himbeersirup oral und bei Jugendlichen mit einer 7,5 mg Midazolamtablette erfolgen.

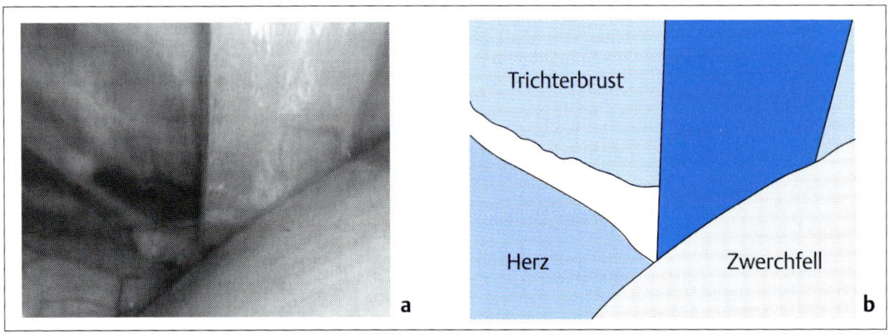


Abb. 16.4a, b Thorakoskopische Darstellung bei der Nuss-Operation.
**a** Intraoperativer Befund.
**b** Schema.

## Anästhesiologische Konzepte

Die Allgemeinanästhesie wird entweder intravenös oder balanciert durchgeführt. Die Atemwege werden durch einen Endotrachealtubus gesichert. Wegen der Blutungsgefahr sind mindestens 2 großlumige periphere Zugänge erforderlich. Das Standardmonitoring besteht aus EKG, nicht invasiver Blutdruckmessung, Pulsoxymetrie und Kapnometrie; es ist im Normalfall ausreichend. Besonders während der retrosternalen Manipulationen sollte auf *Extrasystolen* als Zeichen der Herzberührung oder -kompression geachtet werden. Die intraoperative Analgesie erfolgt intravenös, alternativ kann nach strenger Nutzen-Risiko-Abwägung ein thorakaler Periduralkatheter präoperativ am wachen Patienten gelegt werden.

**Thorakoskopie.** Nachdem die $CO_2$-Insufflation beendet wurde, kann der Anästhesist durch das Blähen der Lunge das Gas aus dem Pleuraspalt entfernen. Dadurch legt sich die Lunge an die Thoraxwand an und der Chirurg kann nach Entfernung des Thorakoskops die Eintrittsstelle sogleich verschließen. Zwar bleiben dann gelegentlich kleinere Pneumothoraxspalten erhalten, das Einlegen einer Thoraxdrainage ist bei dieser Technik aber meist nicht erforderlich, da in 95% eine spontane Resorption erfolgt (Futagawa et al. 2006). Da aktive Inspirationsbewegungen des Patienten bei noch offenen Thoraxinzisionen zum Ansaugen von Luft in den Pleuraspalt führen können, sollte der Patient bis zum Verschluss der Inzisionen kontrolliert beatmet werden.

## Postoperatives Management

**Cave** Da sich ein Pneumothorax auch nach einigen Tagen manifestieren kann, ist eine aufmerksame Überwachung notwendig.

**Schmerztherapie.** Diese steht im Vordergrund der postoperativen Betreuung. Da es schmerzbedingt zu einer Einschränkung der Atemmechanik kommen kann, ist die Überwachung der *Sauerstoffsättigung* während der ersten postoperativen Nacht auf der Station indiziert.

Die postoperative Analgesie kann über einen präoperativ am wachen Patienten gelegten *thorakalen Periduralkatheter* durchgeführt werden. Besonders bei überwiegend kosmetischen Operationen sollte eine ausführliche Nutzen-Risiko-Analyse vorgenommen werden. Trotz der Risiken, die mit einem thorakalen Periduralkatheter assoziiert sind, wurden bei der Kombination von Peridural- und Allgemeinanästhesie eine niedrigere Rate an perioperativen Komplikationen und ein kürzerer Klinikaufenthalt beobachtet als nach alleiniger Allgemeinanästhesie (Morimoto et al. 1995). Die Inzidenz postoperativer pulmonaler Komplikationen kann durch einen Periduralkatheter deutlich gesenkt werden (Futagawa et al. 2006).

Als weniger invasive Methode kann eine intravenöse Schmerztherapie mit einer *PCA-Pumpe* erfolgen.

**Cave** Eine adäquate Schmerztherapie ist für das Vermeiden postoperativer Komplikationen von großer Bedeutung. Bei unzureichender Analgesie kann eine postoperative Agitation zur Dislokation des Metallbügels führen. Des Weiteren besteht durch die Schonatmung ein erhöhtes Risiko für eine postoperative Pneumonie.

**Verlauf.** Die Patienten werden nach einer Nuss-Korrektur ab dem 1. postoperativen Tag mobilisiert und können oft zwischen dem 5. und 6. postoperativen Tag fast beschwerdefrei in die häusliche Umgebung entlassen werden.

# 16.2.2 Skoliose

## Definition und Ätiologie

Die Skoliose ist eine Seitverbiegung der Wirbelsäule, die mit einer Torsion der Wirbelkörper einhergeht (Abb. 16.5).

Die häufigste Form ist die *idiopathische* Skoliose, die v.a. Mädchen betrifft. Sie beginnt gelegentlich bereits im Kindergarten- oder Grundschulalter, meist jedoch erst nach dem 10. Lebensjahr. Die Ätiologie ist bisher noch ungeklärt, eine familiäre Häufung ist auffällig.

Bei *neuromuskulären Erkrankungen* wie z.B. Muskeldystrophie Duchenne oder myotone Dystrophie Curschmann-Steinert kommt es häufig zur Ausbildung einer Skoliose. Weitere seltene Ursachen sind *Lähmungsskoliosen* bei Me-

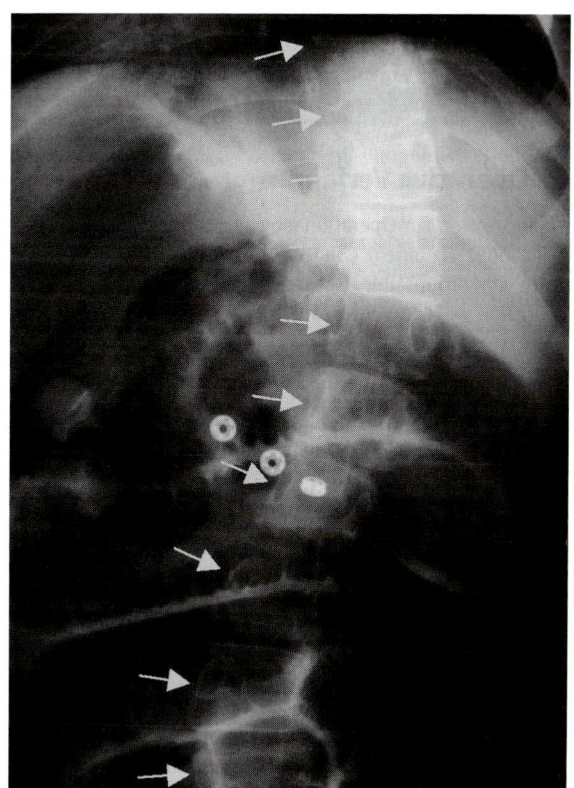

Abb. 16.5 Skoliose.

Tab. 16.**8** Häufige pädiatrisch-neurochirurgische Krankheitsbilder, Ursachen und anästhesiologisch relevante Besonderheiten.

| Krankheitsbild | Ursachen | Probleme des anästhesiologischen Managements |
|---|---|---|
| intrakranielle Tumoren | z. B. Astrozytome, Medulloblastome und Ependymome | ICP-Anstieg, Blutverlust |
| Tumoren in der hinteren Schädelgrube | z. B. Astrozytome | Hirnstammkompression, Schluckstörungen, Bauchlage oder sitzende Lagerung, venöse Luftembolie, Blutverlust |
| Enzephalozele | Ausstülpung der Meningen durch knöchernen Defekt mit eingeschlossenem Hirngewebe | Intubationsschwierigkeiten, Lagerung |
| Meningomyelozele | Vorwölbung der Meningen und des Rückenmarks mit Nervenwurzelverlagerung | Bauchlage |
| Arnold-Chiari-Malformation | Einklemmung von Hirnstrukturen im Foramen magnum, Liquorabflussbehinderungen | Hirnstammkompression, Schluckstörungen, Aspiration, postoperative Atemdepression |
| Hydrozephalus | verschiedene | ICP-Anstieg, Intubationsprobleme |
| Aneurysmen | angeborene Gefäßmissbildungen, arteriovenöse Malformationen | Gefahr der Hirnblutung bei Blutdruckanstieg, Gefäßspasmen |
| Kraniosynostosen | Fehlverschluss der Schädelnähte | evtl. ITN-Probleme, hoher Flüssigkeits- und Blutverlust, mehrfache Wundflächen |

Die Zunahme einer dieser Komponenten führt zur Abnahme einer oder der beiden anderen Komponenten, das intrazerebrale Volumen bleibt konstant (*Monro-Kellie-Doktrin*).

**Intrakranieller Druck.** Durch viele Erkrankungen des ZNS kommt es zu einem erhöhten intrakraniellen Druck (ICP), der zu schweren Hirnschäden oder zum Hirntod führen kann. Der ICP ergibt sich aus der Summe der Partialdrücke der einzelnen intrakraniellen Kompartimente:

**Merke** $ICP = P_{Blut} + P_{Liquor} + P_{Hirngewebe}$

Der Normwert des ICP beträgt 5–15 mmHg, er kann beim Pressen und Husten kurzfristig bis auf 50–80 mmHg ansteigen.

Durch Liquorverschiebungen in den Subarachnoidalraum, Erhöhung der Liquorresorptionsrate und Verschiebung des Hirnvenenbluts nach thorakal sind gewisse *Kompensationsmechanismen* vorhanden, die einem ICP-Anstieg entgegenwirken. Sind diese Mechanismen erschöpft, steigt der ICP exponenziell auf pathologische Werte an (Abb. 16.7).

**Zerebraler Blutfluss und Perfusionsdruck.** Auf den zerebralen Blutfluss (CBF) haben sowohl der zerebrale Perfusionsdruck (CPP) als auch der zerebrale Gefäßwiderstand (CVR) Einfluss. Zum Zeitpunkt der Geburt sind der CBF und der zerebrale Sauerstoffverbrauch ($CMRO_2$) noch relativ niedrig (CBF: 40 ml/min/100 g Gehirn; $CMRO_2$: 2,3 ml/min/100 g Gehirn). Mit dem Heranwachsen der Kinder nehmen die Werte Beträge von CBF: 90–100 ml/min/100 g und von $CMRO_2$: 5 ml/min/100 g an.

Der CPP ist die treibende Kraft der Hirndurchblutung. Er entspricht dem mittleren arteriellen Blutdruck (MAP) minus dem intrakraniellen Druck (ICP).

**Merke** $CPP = MAP - ICP$

Beim Erwachsenen liegt die untere kritische Grenze des CPP bei etwa 35 mmHg. Eine ausreichende Hirnperfusion ist ab einem CPP von 50 mmHg zu erwarten. Da bei Säuglingen und Kindern die Werte des MAP und des ICP niedriger sind als beim Erwachsenen, ist der CPP ebenfalls erniedrigt. Er beträgt bei Neugeborenen 25 mmHg, bei Säuglingen 30–40 mmHg und bei Kindern 40–50 mmHg. Die ICP-Werte

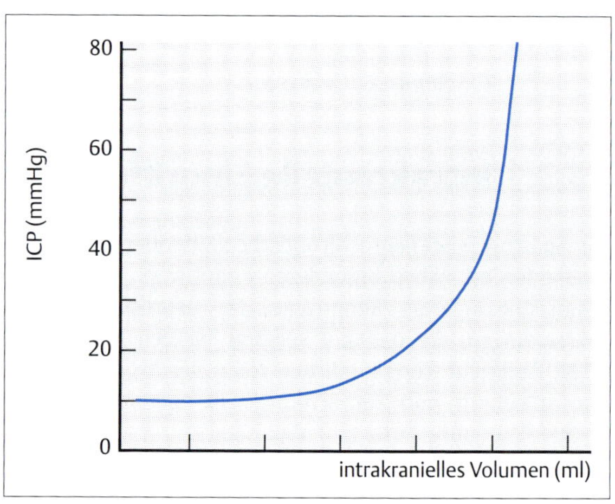


Abb. 16.**7** Intrakranielle Compliance nach Fontanellenverschluss.

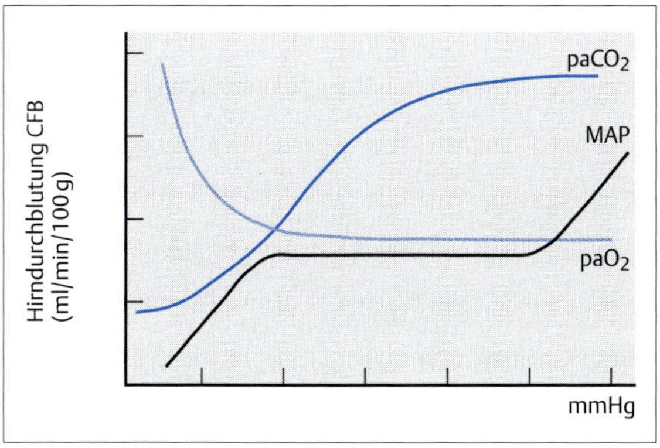


Abb. 16.8 Physiologische Beziehung zwischen CBF, MAP, $paO_2$ und $paCO_2$.

betragen bei Neugeborenen und Säuglingen 2–5 mmHg. Sie erhöhen sich im Klein- und Schulkindalter auf 5–10 mmHg (Klein et al. 2007).

Zusätzlich ist die Hirndurchblutung (CBF) sowohl von der zerebralen Autoregulation (MAP: 50–150 mmHg) als auch von neurogenen, chemischen und metabolischen Faktoren ($paCO_2$, $paO_2$) abhängig (Abb. 16.8). Beim Erwachsenen besteht eine lineare Abhängigkeit des CBF vom $paCO_2$-Anstieg und -Abfall. Man vermutet, dass die Grenzen des An- und Abstiegs des CBF *beim Säugling* anders sind als beim Erwachsenen, jedoch gibt es wenig evidenzbasierte Kenntnisse über die Autoregulation der Hirndurchblutung bei Hyperventilation der Säuglinge.

**Merke** Die zerebralen Autoregulationsmechanismen können durch verschiedene Faktoren beeinträchtigt werden. Zu diesen Faktoren zählen Hyper- und Hypotension, Hyper- und Hypokapnie, zerebrale ischämische und vasospastische Ereignisse, zerebrale Krämpfe, Sympathikus- und Parasympathikusaktivierung, Hypoglykämie, Traumata und volatile Anästhetika.

Für eine konstante zerebrale Perfusion und Oxygenierung ist es von entscheidender Bedeutung, die Homöostase des kindlichen Flüssigkeitshaushalts zu erhalten (Normoglykämie, Normotonie, Normovolämie, Normothermie, Normokapnie und Normoxämie (Klein et al. 2007).

Eine durch Medikamente bedingte zerebrale Vasodilatation sollte vermieden werden, da es durch den daraus folgenden Anstieg des intrakraniellen Blutvolumens zu einem erhöhten ICP kommen kann. Ein erhöhter CBF begünstigt die Ödembildung bei defekter Blut-Hirn-Schranke und kann zu einem Steal-Effekt führen (Umverteilung des Blutes zugunsten des gesunden Hirngewebes und zuungunsten pathologischer Hirnregionen).

**Normwerte.** Der CBF ist bei gesunden Kindern im Alter von 6 Monaten bis 11 Jahren doppelt so hoch als bei Erwachsenen (100 ml/min/100 g Gehirn), bei Früh- und Neugeborenen dagegen niedriger (40 ml/min/100 g Gehirn). Bei Erwachsenen beträgt er normalerweise 45-50-65 ml/min/100 g Gehirn, das entspricht 15–20 % des HZV. Bei einer Abnahme unter 20 ml/min/100 g Gehirn zeigen sich EEG-Veränderungen bis hin zur EEG-Nulllinie.

**Besonderheiten bei Kindern unter 1 Jahr.** Kinder unter 1 Jahr unterscheiden sich in folgenden Punkten vom Erwachsenen:

- Die Hirnentwicklung ist zum Zeitpunkt der Geburt noch lange nicht abgeschlossen (Proliferation der Neurone: 15.–30. SSW, Proliferation der Gliazellen: 25. SSW bis 1. Jahr, Myelinisierung: Geburt bis 10. Jahr).
- Die Blut-Hirn-Schranke ist bei Neugeborenen noch nicht fertig ausgebildet und zudem sehr anfällig für Störfaktoren wie Elektrolyt- oder Glukoseverschiebungen und Medikamente.
- Der Baroreflex ist bei Frühgeborenen erst schwach vorhanden, sodass es im Falle einer Hypovolämie kaum zu Tachykardien kommt.
- Der Blutdruck ist bei Kindern unter 1–2 Jahren direkt von der Herzfrequenz abhängig, da noch kein Frank-Starling-Mechanismus möglich ist (starre Ventrikel). Daraus resultiert eine Abhängigkeit des MAP und folglich auch des CPP von der Herzfrequenz.

**Merke** Es besteht in der Kinderanästhesie ein erhöhtes Narkoserisiko bei Kindern unter 1 Jahr, bei Kindern mit Vorerkrankungen, bei nicht nüchternen Kindern und bei Notfalleingriffen.

## Erhöhter intrakranieller Druck

**Entstehung.** Die Entstehung eines erhöhten intrakraniellen Druckes (*ICP > 15 mmHg*) kann durch multiple Faktoren verursacht werden:

- Tumor,
- Hirnödem,
- arterielle Hypertonie,
- Husten und Erbrechen,
- venöse Abflussbehinderung,
- Erhöhung des intraabdominellen Druckes,
- Kopftieflagerung,
- psychische Erregung und Angst,
- Shivering,
- Hypoventilation,
- Succinylcholin,
- flache Narkose,
- Intubation,
- bestimmte Anästhetika (Lachgas, Inhalationsanästhetika),
- PEEP-Beatmung (wird kontrovers diskutiert),
- ZVD-Anstieg (z. B. Hypervolämie).

Traumata, Entzündungen, Tumoren, Gefäßerkrankungen oder – bei Kindern eher selten – Bluthochdruck und Infarkte können durch erhöhten zerebralen Blutfluss, durch Schädigung der Blut-Hirn-Schranke oder durch Liquorabflussbehinderungen zu Hirnödemen führen und damit den ICP ansteigen lassen. Häufig fungieren verschiedene Faktoren parallel.

**ICP-Anstieg über 30 mmHg.** Steigt der ICP *über 30 mmHg*, reduziert sich der CBF und ein Circulus vitiosus entsteht, da eine Ischämie wiederum eine Ödembildung provoziert. Es folgen ein Abfall des CPP, zerebrale Funktionsstörungen, generalisierte zerebrale Ischämien, regionale Ischämien durch partielle Minderperfusionen und Herniation von ZNS-Anteilen.

Bei *Säuglingen* kann ein ICP-Anstieg durch *Ausdehnung des Kopfumfangs* kompensiert werden, da im ersten Jahr die Schädelnähte noch nicht komplett verschlossen sind (s. Abschnitt „Hydrozephalus"). Durch Tasten und Ultraschall der Fontanellen kann man bei Kindern bis zu einem Alter von 9–12 Monaten Auskunft über einen erhöhten ICP erhalten. Bildet der Schädel jedoch schon eine starre Hülle, tritt die Monro-Kellie-Doktrin ein (s. oben).

**Merke** Klinische Anzeichen für einen erhöhten ICP können bei Kindern Verlangsamung, reduzierte motorische Antworten auf Schmerzreize, Bewusstseinsveränderungen, Trägheit (Säugling trinkt wenig und schwach), verzögerte Pupillenreaktionen bzw. dilatierte Pupillen, Übelkeit sowie wiederholtes Erbrechen sein. Über den Cushing-Reflex (Bradykardie und Hypertonie) kann ein erhöhter ICP zu schwerer Atemnot, Bewusstseinseintrübung bis hin zum Koma führen (Klein et al. 2007).

**Therapie.** Die Behandlung des erhöhten ICP und des Hirnödems erfolgt durch die Korrektur der zugrundeliegenden Ursachen und durch erweiterte Therapiemaßnahmen (Tab. 16.**9**).

*Metabolische Entgleisungen* müssen korrigiert werden, falls notwendig erfolgt bei Blutungen ein chirurgisches Vorgehen zur Entlastung. *Basismaßnahmen* wie Oberkörperhochlagerung, eine suffiziente Kreislaufsituation und Respiration fördern eine Abnahme des ICP. Bei febrilen Patienten sind der zerebrale Sauerstoffverbrauch und damit der CBF erhöht. *Normothermie* oder eine milde Hypothermie wirken sich somit positiv auf den ICP aus. Ödeme, die durch Tumoren verursacht sind, sprechen häufig auf *Kortikosteroide* (Dexamethason) an, die eine positive Wirkung auf die Blut-Hirn-Schranke zu haben scheinen. Die Verwendung *isotoner Lösungen* ist unbedingt erforderlich, da eine Hyponatriämie über ein osmotisches Hirnödem eine ICP-Zunahme bewirken kann.

Erfordert die Klinik des Patienten eine rasche Senkung des ICP sollte *Mannit* in einer Dosierung 0,25–0,5 g/kgKG eingesetzt werden. Mannit ist bei Patienten mit schweren Herz- und Nierenerkrankungen mit Vorsicht anzuwenden, da es durch eine intravaskuläre Volumenzunahme pulmonale Ödeme begünstigt. Zusätzlich kann die schnelle Diurese bei kleinen Kindern und älteren Personen zu einem subduralen Hämatom durch Brückenvenenabrisse führen. Ein zweite Möglichkeit zur schnellen ICP-Senkung besteht in einer *moderaten Hyperventilation* ($paCO_2$ 32–35 mmHg), die durch Vasokonstriktion den CBF vermindert. Bei Patienten mit einer fokalen Ischämie kann diese jedoch dadurch verschlimmert werden.

2 häufig praktizierte Therapieansätze stellen die Anlage einer *Liquordrainage* und die *Barbituratsedierung* dar. Barbiturate senken den CBF und reduzieren den zerebralen Sauerstoffbedarf. Zusätzlich wird immer wieder ihre Rolle als Radikalfänger diskutiert.

Der Einsatz von *TRIS-Puffern* und von *hyperton-hyperonkotischen Lösungen* (Hyperhaes) stellen weitere Therapieoptionen dar (Himmelseher u. Pfenninger 2000).

## Intrakranielle Tumoren

Bei intrakraniellen Tumoren unterscheidet man *Primärtumoren* (abstammend vom Gehirn und seinen Hüllen) und Metastasen. Zu den Primärtumoren zählen Meningeome, Astrozytome und Medulloblastome, Glioblastome und Hypophysenadenome. Der häufigste gutartige Tumor (15 % aller Primärtumoren) ist das *Meningeom.*

*Metastasen* bei Kindern sind selten. Bei einem Primärtumor, der zu intrakraniellen Metastasen führt, kann es sich beispielsweise um einen Wilms-Tumor handeln.

**Symptomatik.** Während langsam wachsende Tumoren lange unerkannt bleiben können und erst spät durch Kopfschmerzen und fokale neurologische Auffälligkeiten symptomatisch werden, tritt bei schnell invasiv wachsenden Tumoren häufig eine akute Symptomatik auf, die rasches operatives Eingreifen erfordert.

Ein *Hydrozephalus* kann als isoliertes Phänomen oder als Komplikation eines Hirntumors oder eines anderen intrazerebralen Prozesses auftreten. Beispielsweise entwickeln 90 % der Patienten mit *Myelomeningozele* im Verlauf der ers-

Tab. 16.**9** Therapie des erhöhten ICP nach den Leitlinien der Deutschen Gesellschaft für Neurologie und der Brain Trauma Foundation (www.braintrauma.org).

| Basismaßnahmen | Spezifische Maßnahmen |
|---|---|
| • Oberkörperhochlagerung (30°)<br>• Analgosedierung unter gleichzeitiger Stabilisierung der hypotonen Nebenwirkungen der Medikamente mit Vasopressoren<br>• durchblutungssenkende Anästhetika (Propofol, Etomidat, Barbiturate, Sedativa, DHB)<br>• Normothermie bis milde Hypothermie (34°–36°C)<br>• Kreislaufstabilisierung<br>• moderate kontrollierte Hyperventilation ($paCO_2$: 32–35 mmHg) | • Osmodiuretika (Mannitol 0,25–1 g/kgKG als Bolus)<br>• hyperton-hyperonkotische Lösungen (Hyperhaes)<br>• Trispuffer<br>• neurochirurgische Intervention: Anlage einer ICP-Sonde, dekompressive Kraniotomie<br>• eine kontrollierte intermittierende oder kontinuierliche Liquordrainage bei Vorhandensein einer ICP-Sonde |

ten Lebensjahre einen Hydrozephalus. Wesentlich ist die Frage nach einem *erhöhten Hirndruck.* Bei Säuglingen kann die Palpation der Fontanelle Hinweise auf einen erhöhten Druck geben. Da innerhalb des ersten halben Jahres die Schädelnähte noch offen sind, kommt es eher zu einer starken Zunahme des Kopfumfangs als zu extremen Anstiegen des intrakraniellen Druckes. Somit ist bei Säuglingen die Gefahr einer Herniation der Kleinhirntonsillen mit Kompression des Hirnstamms geringer als bei älteren Kindern.

## Präoperative Evaluierung und Maßnahmen

Kinder können bis zum 5. Lebensjahr ein funktionell offenes Foramen ovale haben (Inzidenz > 50 %), das die Risiken von Embolien oder kardialen Shuntbildungen erhöht. In der Neurochirurgie ist die Indikation zu einer präoperativen *Echokardiografie* großzügig zu stellen, da neben einem offenen Foramen ovale kombinierte Missbildungen vorhanden sein können.

Weiterhin sollte abgeklärt werden, ob klinische Anzeichen eines erhöhten ICP vorliegen (S. 516). Diese Tatsache kombiniert mit der Frage nach Größe und Lokalisation von Tumor und Blutungen haben essenziellen Einfluss auf die Planung der Anästhesie. Die Ansicht von *CT- und MRT-Befunden* ist selbstverständlich.

**Prämedikation.** Bei Kindern unter 6 Monaten ist auf eine Prämedikation zu verzichten. Bei einem erhöhten ICP oder bei Eintrübungsgefahr ist eine anxiolytisch-sedierende Prämedikation ebenfalls nicht indiziert. Diese kann ggf. unter Anwesenheit eines Anästhesisten kurzfristig i. v. gegeben werden. Die Weiterführung einer eventuellen Basismedikation (z. B. Antikonvulsiva) ist mit dem Operateur abzusprechen.

## Anästhesiologische Konzepte

Die Narkoseführung bei intrakraniellen Erkrankungen erfordert genaue Kenntnisse der *intrazerebralen Druck-Volumen-Compliance-Kurve* zur Aufrechterhaltung einer intraoperativen hämodynamischen Stabilität und einer konstanten zerebralen Durchblutungsregulation. Ziele der Neuroanästhesisten sind, Narkoseverfahren und Narkotika dahingehend zu optimieren, dass der Schutz des Gehirns bei Minimierung potenziell drohender Schädigungen gewährleistet ist und weiterhin gute operative Bedingungen und eine kurze Aufwachphase zur schnellen postoperativen neurologischen Beurteilung zu bieten (Himmelseher u. Pfenninger 2000).

Hat der Anstieg des intrakraniellen Druckes bei Kindern zu einem Hydrozephalus geführt, besteht die chirurgische Therapie im Einlegen eines *ventrikuloperitonealen Shunts,* d. h. einer Verbindung zwischen Ventrikelsystem und dem intraabdominalen Raum oder eines *ventrikuloatrialen Shunts* (Abfluss des Liquors über die Jugularvene in den rechten Vorhof).

**Monitoring.** Intraoperativ empfiehlt sich bei großen intrakraniellen Eingriffen neben dem Standardmonitoring (EKG, Kapnometrie, nicht invasive Blutdruckmessung, Magensonde, gut erreichbare intravenöse Verweilkanüle, präkordiales Stethoskop und 2 – vor und hinter dem kardialen Shunt liegende – Pulsoxymetrien, beispielsweise rechter Arm und linkes Bein) eine kontinuierliche *arterielle Blutdruckmessung,* da es während Lagerung und chirurgischen Manipulationen zu starken Blutdruckschwankungen kommen kann. Bei Kindern unter 1 Jahr ist der Frank-Starling-Mechanismus noch nicht ausgebildet, sodass Blutdruckschwankungen und Hypovolämien nur über die Herzfrequenz geregelt werden können.

Der MAP, der zur Bestimmung des CPP benötigt wird, ist ohne invasive Blutdruckmessung nur unzureichend messbar. Systolisch sollte bei Kindern mindestens ein Wert zwischen 50 und 60 mmHg erreicht werden. Eine arterielle Blutdruckmessung erlaubt ebenfalls regelmäßige $paCO_2$-Bestimmungen. Zur besseren Bestimmung des CPP wird der arterielle Blutdruck auf der Höhe des äußeren Gehörgangs gemessen.

> **Merke** Eine ultraschallgesteuerte Punktion der arteriellen und venösen Gefäße verringert die Zahl der Punktionsversuche und sollte besonders bei Säuglingen und Kleinkindern bevorzugt angewendet werden (Trautner et al. 2007).

Bei Säuglingen und Kleinkindern ist wegen Erhöhung des Totraumvolumens eine Kapnometrie-Hauptstrommessung weniger geeignet, bei der *Nebenschlussstrommessung* ist eine Anpassung der Flussrate erforderlich.

Die *Körpertemperatur* des Patienten sollte intraoperativ kontinuierlich gemessen werden, um schwere Hypo- oder Hyperthermien zu vermeiden. Es empfiehlt sich die Anwendung eines Ösophagusstethoskops mit Temperaturmessung oder entsprechender Blasenkatheter.

Ein *Blasenkatheter* dient der Kontrolle der Ausscheidung, der Temperaturmessung und der Flüssigkeitsbilanzierung. Bei Säuglingen ist eine minimale Diurese von 1 ml/kgKG/h anzustreben. Die Henle-Schleifen sind bei ihnen noch nicht vollständig ausgebildet, sodass die glomeruläre Filtrationsrate (GFR) und die Rückresorption erniedrigt sind. Die Anlage eines Blasenkatheters empfiehlt sich insbesondere bei langen Operationszeiten und bestimmten Begleiterkrankungen (beispielsweise ein Diabetes insipidus).

Ein *zentralvenöser Zugang* für die Applikation vasoaktiver Substanzen und zur Flüssigkeitsbilanzierung ist in Erwartung großer Volumenumsätze, bei komplexen kardiopulmonalen Missbildungen oder bei Operationen im Bereich des Kleinhirns und der hinteren Schädelgrube indiziert.

Für eine Punktion der V. jugularis oder der V. femoralis spricht das leicht erhöhte Pneumothoraxrisiko bei einer Subclavia-Punktion. Andererseits wird für den Fall einer Shuntanlage und wegen des Risikos einer Karotispunktion der ZVK gerne in die V. subclavia gelegt. Auch ist bei dieser Punktion die Gefahr einer venösen Abflussbehinderung und einer ICP-Erhöhung durch Drehung und Tieflagerung des Kopfes wesentlich geringer als bei einer Jugularispunktion.

**Neuromonitoring.** Nach Rücksprache mit den Operateuren bestehen mehrere Möglichkeiten des Neuromonitorings: neben der Ableitung evozierter Potenziale (EP) und der

nomen") eine stattgehabte große venöse Luftembolie. Der Operateur sollte in diesem Fall sofort das Operationsgebiet beispielsweise mittels Wasser luftdicht abdecken, bis die Eintrittsstelle identifiziert ist. Der Patient ist mit 100% Sauerstoff zu beatmen. Liegende zentralvenöse Katheter mit mehreren distalen Öffnungen, die teilweise bis in den rechten Vorhof platziert werden, ermöglichen eine schnelle Aspiration der eingedrungenen Luft. Eine Kompression der V. jugularis kann sinnvoll sein.

Gleichzeitig kann es sinnvoll sein, einen *PEEP* einzuschalten, um dadurch den Venendruck zu steigern. Die prophylaktische Anwendung eines PEEP zur Verhinderung venöser Luftembolien wird kontrovers diskutiert. In diesem Fall müsste ein PEEP im hohen Bereich (> 10 mmHg) eingestellt werden, was aber wiederum eine venöse Abflussstauung verursachen könnte, die zu einer ICP-Steigerung führt.

Während beim Erwachsenen die Atmung durch die Thoraxexkursionen im Sitzen gegenüber einer Bauchlage erleichtert wird, atmen Kinder diaphragmal. Durch Beatmung mit einem positiv endexspiratorischen Druck kann jedoch die *funktionelle Residualkapazität erhöht* werden, was eine Abnahme des Closing Volume und der Shuntfraktion zur Folge hat (Jantzen u. Löffler 2000).

**Merke** Da bei Kindern unter einem halben Jahr das Closing Volume oberhalb der funktionellen Residualkapazität liegt, ist ein PEEP von 3–5 mmHg empfehlenswert.

Der zentralvenöse Druck kann durch Gabe von Volumenersatzmittel, Lagerung der Unterschenkel auf Herzniveau und durch Einstellen eines PEEP angehoben werden.

Intraoperativ verhindern Volumengabe und evtl. Vasopressoren Blutdruckabfälle und heben den ZVD an. Bei einem stärkeren Abfall des Herzminutenvolumens ist die Gabe β-adrenerger Substanzen zu erwägen.

Nach erfolgreicher Behandlung einer venösen Luftembolie kann der operative Eingriff fortgesetzt werden, im Idealfall – jedoch häufig schlecht zu realisieren – in einer anderen Position, in der das Operationsgebiet nicht über Herzniveau liegt.

## Dysraphische Missbildungen

Dysraphische Missbildungen entstehen in den ersten Wochen der fetalen Entwicklung durch Störungen des Neuralrohrverschlusses. Die gravierendste, nicht lebensfähige Störung, der Anenzephalus, kommt sehr selten vor. Häufiger sind *Enzephalozelen* und *Meningomyelozelen.*

### Enzephalozelen

Enzephalozelen treten mit einer Häufigkeit von 1 : 5000 auf. Man unterscheidet frontonasale, frontobasale, okzipitale, okzipitozervikale und parietoparasagittale Zelen.

**Präoperative Evaluierung.** Bei Operationen von Enzephalozelen kann es durch die mehrfachen Wundflächen zu *großen Blutverlusten* kommen. Schon präoperativ sollte eine ausreichende Menge an Volumenersatzmittel im Operationssaal bereitgestellt werden. Während der Prämedikationsvisite kann der Anästhesist einschätzen, ob *Beatmungs- und Intubationsprobleme* zu erwarten sind und die Eltern ggf. hinsichtlich einer fiberoptischen Intubation aufklären.

**Anästhesiologische Konzepte.** Vor allem bei großen frontalen Zelen ist eine Beatmung über die Maske nicht durchzuführen. In diesen Fällen ist die *fiberoptische Intubation* unter Sedierung die Methode der Wahl. Eine Larynxmaske sollte griffbereit liegen, über die ebenfalls die fiberoptische Intubation erfolgen kann. Gut erreichbare große periphere venöse Zugänge wie in der V. saphena magna ermöglichen bei großem Volumenverlust einen zügigen Ersatz.

Eine *Lagerung der Zele* während der Einleitung, z. B. in einem Kopfring, und eine ausreichende Unterpolsterung des Kindes dienen als Schutz vor Druckschäden. Während okzipitale Enzephalozelen in Bauchlage operiert werden, ist bei frontalen Zelen die Rückenlage indiziert.

Ein *Blasenkatheter* dient der Flüssigkeitsbilanzierung, der Temperaturmessung und der Erkennung von etwaigen Blutunverträglichkeitsreaktionen. Postoperativ ist die Verlegung auf eine Intensivstation anzuraten.

### Meningomyelozelen

Meningomyelozelen treten mit einer Inzidenz von 2 : 1000 Lebendgeburten auf. Kinder mit dieser Erkrankung werden auch Spina-bifida-Kinder genannt. Die Missbildung kann sich zervikal, thorakal, thorakolumbal, lumbal, lumbosakral oder sakral über mehrere Wirbelkörper erstrecken. Die Dornfortsätze fehlen, stattdessen bedecken Meningen das Rückenmark oder die Cauda equina. Klinisch kann sich ein motorisches Defizit der unteren Extremitäten zeigen. Myelodysplastische Klumpfüße sind keine Seltenheit. Liegt der Defekt oberhalb L 1, entwickelt sich eine komplette Dysfunktion der Blasen- und Darmtätigkeit.

90% der Kinder haben zusätzlich eine *Arnold-Chiari-Malformation,* wobei die Pons und die Medulla oblongata nach kaudal verschoben sind und es zu einer Protrusio vermis cerebelli in das Foramen magnum kommt. Aquäduktstenose und Hydrozephalus sind die Folge. Bei Kindern mit einer Arnold-Chiari-Malformation sind Atmung und Schluckfunktion eingeschränkt, so dass das *Risiko der Aspiration und der Hypoxie* besteht.

Jahre nach einer Meningomyelozelenoperation kann es durch eine Fixierung der Nerven an nicht mehr dem Wachstum entsprechenden Stellen zu Bewegungseinschränkungen der Beine und zu einer Reduktion der Blasen- und Mastdarmfunktion kommen (*Tethered-Cord-Syndrom*). Es muss eine Neurolyse erfolgen.

**Cave** Kinder mit einem *Tethered-Cord-Syndrom* sind möglicherweise aufgrund ihrer eingeschränkten HWS-Beweglichkeit schwer zu intubieren.

**Präoperative Evaluierung.** Meningomyelozelen können offen oder gedeckt sein. Kommt das Kind mit einer offenen Meningomyelozele zur Welt, kann innerhalb der ersten Stunden eine operative Versorgung indiziert sein, um Flüssigkeits- und Eiweißverluste gering zu halten sowie um Infektionen zu vermeiden.

**Merke** Aufgrund der steigenden Prävalenz von Latexallergien ist es generell in der Kinderanästhesie empfehlenswert, latexfrei zu arbeiten. Häufiger Kontakt mit Latex führt zu einer verstärkten Sensibilisierung (Trautner et al. 2007).

**Cave** Durch häufige Wiederholungsoperationen besteht besonders bei Kindern mit Meningomyelozelen ein deutlich erhöhtes Latexallergierisiko (Özlu et al. 2008). Bei Kontakt mit latexhaltigen Materialien kann es zu lebensbedrohlichen Situationen kommen.

Als Hinweise können auch Kreuzallergien mit bestimmten Früchten dienen.

Präoperativ empfiehlt sich bei thorakalen Meningomyelozelen ein *Röntgenthorax* um Lungenhypoplasien und -aplasien auszuschließen. Es ist empfehlenswert, filtriertes, CMV-freies (bei CMV-negativen Kindern) *Erythrozytenkonzentrat und FFP* je nach Größe der Malformation bereitzuhalten.

Da ca. 80% der Meningomyelozelenkinder einen *Hydrozephalus* entwickeln, kann die ventrikuloatriale oder ventrikuloperitoneale Shuntanlage nötig sein. Bei Vorhandensein eines *Arnold-Chiari-Syndroms* müssen durch Hirnstammkompression bedingte Schluckstörungen und die damit verbundene *Gefahr der Aspiration* beachtet werden. Eine postoperative Intensivüberwachung ist obligat.

**Anästhesiologische Konzepte.** Das Kind wird zur Operation auf dem Rücken oder auf der Seite gelagert. Um den Liquorverlust so gering wie möglich zu halten, liegt der *Kopf tiefer.* Zur Einleitung, die in Rückenlage erfolgt, liegt die Zele zur Vermeidung von Druckstellen in einer Aussparung. Eine gute Unterpolsterung des Kindes ist wichtig.

Die Einleitung erfolgt intravenös und die Anästhesie kann später als Inhalationsnarkose fortgesetzt werden. Mindestens 2 große venöse, gut erreichbare Zugänge und ggf. ein ZVK sind zu legen. Ein Blasenkatheter dient der Flüssigkeitsbilanzierung und der Temperaturmessung.

Intraoperativ kann es zu einem durch die Lagerung bedingten V.-cava-Kompressionssyndrom kommen. Ein weiteres Problem kann die lagerungsbedingte *thorakale Druckerhöhung* bedeuten, durch die es zur Eröffnung des funktionell verschlossenen Foramen ovale und damit zu einer Shuntbildung kommt. Bei großen thorakalen und thorakolumbalen Defekten kann das Hautmaterial zur Deckung zu knapp sein, sodass es postoperativ zu „Einschnürungen" des Thorax und damit verbundenen Behinderungen der Thoraxexkursion kommen kann. Daraus resultieren Atemschwierigkeiten und ggf. Störungen der Oxygenierung.

Die Indikation für eine ultraschallgesteuerte *arterielle Kanülierung* ist bei besonders starken Missbildungen großzügig zu stellen. Weist das Kind zusätzlich ein *Arnold-Chiari-Syndrom* auf, muss intraoperativ mit extremen Blutdruckschwankungen und Herzfrequenzveränderungen gerechnet werden, die durch Manipulation am Hirnstamm bedingt sind. Diese können schon durch geringe Kopfbewegungen und Reklinationen ausgelöst werden. Diese Kinder werden sediert und beatmet auf Intensivstation verlegt. Generell sollte man vor jeder Extubation auf eine Reintubation vorbereitet sein.

## Hydrozephalus

Ein Ungleichgewicht zwischen Liquorproduktion und -resorption sowie eine Obstruktion im liquorableitenden System führen zur Erweiterung und Vergrößerung der Ventrikel.

**Formen und Ursachen.** Man unterscheidet 2 Arten von Hydrozephalus: den *obstruktiven* Hydrozephalus und den *nicht obstruktiven* oder kommunizierenden Hydrozephalus. Bei dem kommunizierenden Hydrozephalus liegt eine Überproduktion oder eine verminderte Resorption von Liquor vor, während bei dem obstruktiven Hydrozephalus eine Abflussbehinderung vorhanden ist. Diese Abflussbehinderung kann angeboren, posttraumatisch, tumorbedingt oder postinflammatorisch sein.

*Angeborene Ursachen* können sein:

- das *Arnold-Chiari-Syndrom*, bei dem eine Unterentwicklung der basilaren Subarachnoidalräume besteht,
- eine *Aquäduktstenose* zwischen dem 3. und 4. Ventrikel, oder
- das *Dandy-Walker-Syndrom*, bei dem eine angeborene Membran des 4. Ventrikels den Abfluss behindert.

Aber auch vaskuläre Malformationen oder Arachnoidalzysten können einen Hydrozephalus verursachen. Posttraumatisch besteht die Möglichkeit eines hämorrhagischen Hydrozephalus. Nach einer Meningitis kann ein Hydrozephalus als Defektheilung zurückbleiben.

### Präoperative Evaluierung und Maßnahmen

Die Diagnose eines Hydrozephalus wird mittels Inspektion, Messung des Kopfumfangs, Ultraschall, CT und MRT gesichert.

**Merke** Während ein erhöhter Hirndruck bei Säuglingen durch die noch offenen Fontanellen erst relativ spät entsteht, kann die Hirndrucksymptomatik bei älteren Kindern und Erwachsenen plötzlich und unerwartet auftreten. Es besteht die Gefahr des Erbrechens, der Aspiration, der Apnoe und der Eintrübung bis hin zum Koma.

Die Therapie besteht medikamentös in der Behandlung mit Mannitol, eines Karboanhydrasehemmers oder operativ in einer ventrikuloatrialen (VA-) oder ventrikuloperitonealen (VP-)Shuntanlage. Die ventrikuloperitoneale Shuntanlage ist üblicherweise das Verfahren der 1. Wahl (Jantzen u. Löffler 2000).

### Anästhesiologische Konzepte

Bedingt durch die intrakranielle Druckerhöhung muss mit *Schluckstörungen, Aspiration und Eintrübung* gerechnet werden. Eine *Rapid Sequence Induction* verringert das Aspirationsrisiko. Die Narkose kann als balancierte Anästhesie (volatile Inhalationsanästhetika beeinträchtigen bis zu

# 16.4 Skelettsystem

*M. Fiege*

## 16.4.1 Einleitung

Bei einer Vielzahl der hereditären Malformationssyndrome treten Missbildungen des Skelettsystems auf. Diese lassen sich differenzieren in Missbildungen des Schädels, der Extremitäten, der Wirbelsäule sowie generalisierte Fehlbildungen in der Skelettentwicklung. Nur ein Teil der Syndrome erfordert ein besonderes anästhesiologisches Vorgehen. Die Missbildungen des Skelettsystems sind jedoch häufig die Indikation zur Operation und damit verbunden auch zur Anästhesie bei diesen Patienten, um funktionelle Störungen aufgrund der morphologischen Veränderungen zu verhindern oder zu korrigieren.

## 16.4.2 Anästhesiologische Konzepte

Die anästhesiologischen Probleme bei Patienten mit hereditären Malformationssyndromen des Skelettsystems lassen sich in vielen Fällen bereits im Vorfeld der Operation erkennen (Frankville 1998). Neben der genauen Information über das vorliegende Syndrom und die damit verbundenen Störungen kommt der Prämedikationsvisite hinsichtlich der sicheren Narkosedurchführung bei diesen Patienten eine entscheidende Bedeutung zu. Hierdurch wird eine frühzeitige und sorgfältige Planung spezieller anästhesiologischer Maßnahmen möglich.

### Lagerung

Die Lagerung zur Operation bei Patienten mit hereditären Malformationssyndromen mit Beteiligung des Skelettsystems kann sich aufgrund von Gelenkkontrakturen oder -luxationen, Wirbelsäulenanomalien oder einer erhöhten Knochenbrüchigkeit extrem schwierig gestalten. Bei diesen Patienten ist daher besonders auf eine sorgfältige Lagerung zu achten.

**Merke** Im Zweifelsfall sollte bereits vor Beginn der anästhesiologischen Maßnahmen eine Probelagerung mit dem wachen Patienten durchgeführt werden, um eine an die spezifische Fehlbildung angepasste Position während der Operation zu erzielen.

### Schwierige Atemwege

Patienten mit Anomalien im Bereich der Halswirbelsäule und/oder im Bereich des Skelettschädels können Veränderungen der oberen Atemwege aufweisen, die eine konventionelle Intubation deutlich erschweren oder unmöglich machen. Diese Schwierigkeiten müssen im Rahmen der präanästhesiologischen Visite erkannt und bei der Planung des Anästhesieverfahrens und der Atemwegssicherung berücksichtigt werden.

### Intravasale Zugänge

Die Anlage von zentralvenösen oder arteriellen Kathetern kann durch Gelenkkontrakturen oder Wirbelsäulenanomalien extrem schwierig sein. Im Vorfeld der Operation muss der betreuende Anästhesist daher das Risiko und die Notwendigkeit der Katheteranlage prüfen und mögliche Zugangswege festlegen. Teilweise wird es erforderlich sein, auch alternative Möglichkeiten der Katheteranlage durch Venae oder Arteriae sectio oder die Anlage eines intraossären Zugangs in Erwägung zu ziehen.

### Regionalanästhesieverfahren

Durch Wirbelsäulenanomalien oder Gelenkkontrakturen kann die Durchführung einer Epidural- oder Spinalanästhesie erheblich erschwert oder unmöglich werden. Dieses kann einerseits durch eine erschwerte Positionierung zur Anlage der Regionalanästhesie, andererseits auch durch knöcherne Fehlbildungen im Bereich der Wirbelsäule bedingt sein. Zusätzlich muss bei Wirbelsäulenfehlbildungen auch eine mögliche Kompression des Spinalkanals oder der Spinalnervenwurzeln bedacht werden, die die Anwendbarkeit von rückenmarknahen Anästhesieverfahren weiter einschränken.

### Begleitende Organdysfunktionen

Malformationen des Skelettsystems können zu anästhesierelevanten Störungen von Organfunktionen führen, ohne dass diese direkt auf das zugrundeliegende Syndrom zurückzuführen sind. Hierbei kann es sich beispielhaft um pulmonale, kardiovaskuläre oder gastrointestinale Störungen handeln. Zusätzlich können auch begleitend muskuläre Störungen, wie z. B. Myopathien, vorliegen, die die Einsatzmöglichkeit bestimmter Anästhetika (z. B. Succinylcholin) einschränken.

**Merke** Es ist notwendig, im Rahmen der Prämedikationsvisite aufgrund der vorhandenen Missbildungen, der Anamnese und der klinischen Symptomatik weitere Organstörungen zu erkennen und diese durch entsprechende Zusatzuntersuchungen zu verifizieren.

## 16.4.3 Ausgewählte hereditäre Malformationssyndrome mit Beteiligung des Skelettsystems

Bislang wurden über 300 hereditäre Malformationssyndrome mit Beteiligung des Skelettsystems beschrieben. Die konstitutionellen Skeletterkrankungen können nach der sog. Pariser Nomenklatur gegliedert werden (Tab. 16.**11**; Kruse

Tab. 16.**11** Internationale Nomenklatur der konstitutionellen Skeletterkrankungen (modifiziert nach Lachmann 1998).

| Klassifikation | Beschreibung |
|---|---|
| I | Osteochondrodysplasien |
| | angeborene, systemische, meist symmetrische Wachstums- und Entwicklungsstörungen des Knorpel-Knochen-Gewebes |
| II | Dysostosen |
| | Fehlbildungen einzelner Skelettteile, einzeln oder kombiniert |
| | vorwiegender Befall des Schädels (Kraniosynostosen) |
| | vorwiegender Befall des Achsenskeletts (Sprengel-Deformität, Klippel-Feil-Syndrom) |
| | vorwiegender Befall der Extremitäten (Dysmelien, Brachy-, Poly-, Syndaktilien, Synostosen) |
| III | idiopathische Osteolysen |
| IV | komplexe Krankheitsbilder mit zusätzlicher knöcherner Beteiligung |
| V | primäre Stoffwechselstörungen |

1991, Lachmann 1998, Hall 2001, Offiah 2003). Im Folgenden werden nur einige der typischen Syndrome beschrieben, bei denen Störungen des Skelettsystems im Vordergrund stehen.

## Osteochondrodysplasien (generalisierte Skelettdysplasien)

Die Osteochondrodysplasien sind durch symmetrische und generalisiert auftretende Entwicklungsstörungen des Knorpel- und Knochengewebes gekennzeichnet (Gilbert 1987). Die Störungen manifestieren sich teilweise unmittelbar nach der Geburt und sind zum Teil nicht mit dem Leben vereinbar. Andere Störungen können jedoch auch erst im späteren Lebensalter offensichtlich werden. Die Gesamtinzidenz wird auf etwa 1 : 1000 geschätzt. Die Pathogenese ist weitgehend unbekannt, es wird jedoch vermutet, dass ein Teil der Osteochondrodysplasien durch eine Störung der Chondrozyten (Anlage, Teilung, Proliferation, Differenzierung), der enchondralen Ossifikation oder der Knochenresorption hervorgerufen wird.

Wesentliches Merkmal der meisten Knochendysplasien ist der Minderwuchs, der im Gegensatz zu den sekundären Minderwuchsformen (z.B. durch Endokrinopathien) disproportioniert ist. Bei bevorzugtem Befall der Wirbelsäule entsteht ein kurzrumpfiger, bei besonderem Befall der Extremitäten ein kurzgliedriger Minderwuchs.

### Achondroplasie (Chondrodystrophie)

Die Achondroplasie ist die häufigste nichtletale Form einer Skelettdysplasie, die Inzidenz beträgt etwa 1 : 10 000. Die Vererbung ist autosomal-dominant mit hoher Penetranz. Die Mehrzahl der Fälle beruht jedoch auf Neumutationen. Ursächlich wird eine Störung der Knorpelbildung infolge Fehlens der Knorpelwachstumszone mit stark verzögerter enchondraler Ossifikation angenommen.

**Klinisches Bild.** Das klinische Erscheinungsbild ist durch den disproportionierten Minderwuchs mit relativ langem Rumpf und kurzen Extremitäten, Spreizung zwischen dem 3. und 4. Finger (sog. Dreizackhand), kurzem Hals, großem Schädel, Hyperlordose mit verminderten Interpedikularabständen und eingeschränkter Beweglichkeit in Hüft-, Schulter- und Ellenbogengelenken gekennzeichnet. Die geistige Entwicklung ist normal.

**Anästhesiologisches Management.** Der Krankheitsverlauf kann einerseits durch Atemstörungen infolge von adenoiden Vegetationen und schmalem Thorax kompliziert werden (DiNardo 1988). Bei einem Teil der betroffenen Patienten kommt es im Verlauf zu restriktiven Lungenveränderungen mit gehäuften Infekten und der Ausbildung eines pulmonalen Hypertonus (Monedero 1997).

> **Cave** Über das gehäufte Auftreten einer Schlafapnoesymptomatik bei Patienten mit Achondroplasie wurde berichtet, sodass nach Durchführung einer Allgemeinanästhesie eine intensivere Überwachung der Patienten gewährleistet werden sollte (Sisk 1999).

Andererseits kann es durch eine Einengung des Foramen magnum zu Liquorzirkulationsstörungen sowie zu lumbalen Spinalkanalstenosen kommen. In der Folge kann sich eine chronische oder akute Erhöhung des Hirndrucks entwickeln, der häufig die Operationsindikation bei den betroffenen Patienten darstellt (King 2009). Darüber hinaus wurde die Durchführung einer rückenmarknahen Anästhesie bei Patienten mit Achondroplasie kontrovers diskutiert. Mittlerweile liegen jedoch zahlreiche Berichte über die erfolgreiche und problemlose Durchführung von Epiduralanästhesien bei diesen Patienten vor, sodass die Indikation zu diesen Anästhesieverfahren bei jedem Patienten individuell zu prüfen ist (Morrow 1998).

### Hypochondrodysplasie

Die Erkrankung ähnelt klinisch der Achondroplasie, ist aber wesentlich weniger stark ausgeprägt und manifestiert sich erst im Kleinkindalter. Neurologische Komplikationen wie bei der Achondroplasie sind selten.

### Osteogenesis imperfecta

Unter der Bezeichnung Osteogenesis imperfecta wird eine Gruppe von Erkrankungen mit erhöhter Knochenbrüchigkeit infolge verminderter Knochenmasse zusammengefasst (Minch 1998, Stynowick 2007). Die Gesamtinzidenz wird

## Polyzystische Nierendegeneration

Dieses Krankheitsbild unterliegt 2 verschiedenen Erbgängen und wird auch häufig als „Zystennieren“ bezeichnet. Trotz der Ähnlichkeit der Namensgebung müssen diese Formen von der nicht hereditären *zystischen Nierendysplasie* und den *einfachen multiplen Nierenzysten* abgegrenzt werden.

### Autosomal rezessiv polyzystische Nierendegeneration

Dieses seltene Krankheitsbild (Inzidenz 1 : 40 000) wird auch als infantile Form der polyzystischen Nierendegeneration bezeichnet, da sie sich immer in der Kindheit manifestiert und häufig schon bei Geburt nachweisbar ist.

**Pathogenese.** Hyperplasierende Tubulusepithelien bilden im Rahmen der Tubulogenese intraluminäre Pseudopolypen und stören den Abfluss der betroffenen Nephrone. Sie führen zu einer Dilatation der Tubuli, die wiederum initial nicht betroffene Tubuli komprimieren, was die Progredienz des Krankheitsbilds erklärt. Regelhaft findet sich eine Missbildung der Periportalfelder der Leber, was zu einer periportalen Fibrose führt. Die Mehrzahl der Kinder ist bei Geburt symptomatisch mit massiver abdomineller Raumforderung durch die zystisch veränderten Nieren.

**Cave** Häufig bestehen intrauterin ein Oligohydramnion und/oder eine Lungenhypoplasie. Nach Geburt oder in den ersten Lebensmonaten resultiert eine progrediente Niereninsuffizienz.

Eine kausale Therapie ist nicht möglich, nur wenige Kinder erreichen das Erwachsenenalter. Eine kombinierte Nieren-Leber-Transplantation kann erwogen werden.

### Autosomal dominant polyzystische Nierendegeneration

Die Erkrankung manifestiert sich häufig erst im Erwachsenenalter, ist jedoch in einigen Fällen bereits im Kindesalter auch ohne klinische Symptome nachweisbar. Die Inzidenz beträgt 1 : 400 bis 1 : 1000.

**Klinische Symptome.** Symptome in Form progredienter Niereninsuffizienz treten selten vor dem 30. Lebensjahr auf. Abdominelle Symptome sind bedingt durch die zystische Größenzunahme der Nieren aber auch anderer Organe, wie Leber, Pankreas und Milz. Auch die Entwicklung eines Hypertonus ist möglich. Weitere Leitsymptome sind Makrohämaturie, Nephrolithiasis und Harnwegsinfekte. Aneurysmata der Hirnbasisarterien sind häufig.

**Merke** Mit 50 Jahren sind ca. 25 %, mit 70 Jahren ca. 50 % der betroffenen Patienten terminal niereninsuffizient und somit dialysepflichtig.

## Weitere hereditäre zystische Nierenerkrankungen

Hierzu gehört die sehr seltene *juvenile Nephronophthise*, die mit Zysten an der Mark-Rinden-Grenze und einer interstitiellen Nephritis einhergeht. Der finnische Typ der *kongenitalen Nephrose* ist in Finnland eine häufige Ursache einer Niereninsuffizienz. Genetisch bedingte Nierenzysten finden sich auch bei Angiomyolipomen in Verbindung mit der *tuberösen Sklerose* und bei Nierenkarzinomen im Rahmen der *Von-Hippel-Lindau-Erkrankung*. Hierbei kommt es häufig zur Entwicklung einer Niereninsuffizienz und/oder eines Hypertonus.

### Nierenkarzinom bei von Hippel-Lindau-Erkrankung

Es liegt ein autosomal-dominanter Erbgang mit wechselnder Penetranz und einer Inzidenz von 1 : 35 000 vor. Neben der typischen zerebralen und retinalen Manifestation sind auch abdominelle Organe betroffen. Nierenkarzinome treten oft multipel, uni- oder bilateral auf. Sie werden fast ausschließlich im Erwachsenenalter beobachtet, insbesondere in der 5.–7. Lebensdekade. Eine kausale Therapiemöglichkeit besteht nicht. Aufgrund der Bilateralität und des multiplen Auftretens ist die Indikation für eine chirurgische Therapie mit Nierenteilresektionen, ggf. Tumornephrektomie oder palliativer Embolisation gegeben.

### Angiomyolipome bei tuberöser Sklerose

Hierbei handelt es sich um ein zu den Phakomatosen gehörendes autosomal-dominant vererbliches Fehlbildungssyndrom mit einer Inzidenz von 1 : 20 000 bis 1 : 40 000.

**Klinische Symptome.** Die Symptomatik ist gekennzeichnet durch die klassische *Trias* mit:
- geistiger Retardierung,
- Epilepsie,
- Adenoma sebaceum.

80 % der Patienten präsentieren sich mit renalen Angiomyolipomen, die häufig bilateral und auch bei Kindern auftreten. Angiomyolipome können aufgrund des progredienten Wachstums und plötzlicher Einblutung symptomatisch werden. In der Regel ist ein konservatives Vorgehen mit sonografischer Verlaufsbeobachtung der Tumoren angezeigt. Bei sehr großen Tumoren, rapider Wachstumsprogredienz oder Verdacht auf Malignität ist die operative Freilegung mit Nierenteilresektion oder Nephrektomie angezeigt.

**Cave** Es wurden hämorrhagische Schockgeschehen bei plötzlicher Einblutung beschrieben.

### 16.5.3 Beeinträchtigungen der Nierenfunktion bei hereditären Malformationssyndromen

**Merke** Für Patienten mit einem hereditären Malformationssyndrom der Harnwege bestehen erhöhte Risiken für eine eingeschränkte Nierenfunktion, Niereninsuffizienz und drohendes Nierenversagen. Vor diesem Hintergrund müssen die Patienten entsprechend evaluiert werden.

#### Pathophysiologie

Die Nieren erhalten 20–25% des HZV und produzieren über die Prozesse Filtration, Reabsorption und Sekretion Urin. Die Reabsorption des filtrierten Natriums und Wassers wird über Aldosteron, antidiuretisches Hormon (ADH), sowie den „atrialen natriuretischen Faktor“ (ANF) und Prostaglandine gesteuert.

Durch die Anästhesie verursachte Effekte können über eine Abnahme des HZV sowie gestörte autonome und neuroendokrine Regulationen die Nierenleistung durch eine Abnahme des renalen Blutflusses, der glomerulären Filtrationsrate (GFR) und der Urinproduktion herabsetzen. Trauma und Operation rufen eine neuroendokrine Stressantwort mit reduzierter Urin-, Natrium- und -Wasserexkretion hervor.

**Cave** Für das Fortschreiten der eingeschränkten Nierenfunktion gibt es keinerlei Symptome, Anzeichen oder abnorme Laborwerte, bis weniger als 40% funktionsfähige Nephrone übrig bleiben.

Mit Verlust von 95% oder mehr normaler Nephrone tritt das *urämische Syndrom* auf (Flüssigkeitsüberladung, Hyperkaliämie, Thrombozytenfunktionsstörungen, metabolische Azidose, Anämie, Perikarditis, neurologische Störungen etc.).

**Merke** Eine chronische Anämie wird gewöhnlich wegen eines Shifts der Sauerstoffdissoziationskurve nach rechts gut vertragen.

#### Präoperative Evaluierung

**Nierenfunktionseinschränkung.** Bei Beachtung pathophysiologischer Komponenten und einer kompetent darauf abgestimmten Anästhesieführung ist das *allgemeine Narkoserisiko* gegenüber Patienten ohne Einschränkung der Nierenfunktion nicht oder nur unwesentlich erhöht.

Bei der präoperativen Einschätzung weisen erhöhte *Harnstoff- und Kreatininwerte* ebenso wie ein hohes Lebensalter und kardiale Funktionseinschränkungen auf Risiken für das perioperative Auftreten eines akuten Nierenversagens hin. Weitere prädisponierende Risikofaktoren sind erniedrigte Plasmaalbuminwerte, Tumor- und Gefäßerkrankungen und Schockgeschehen unterschiedlicher Genese. Das hämodynamische Monitoring und das Flüssigkeitsmanagement stellen hierbei eine Herausforderung dar.

**Nierenversagen.** Bei Patienten mit Nierenversagen, bei denen eine Operation nötig ist, bedarf es spezieller Überlegungen bezüglich der Notwendigkeit einer Dialysebehandlung. Hierfür sind insbesondere Azotämie, Hyperkaliämie oder eine Flüssigkeitsüberlastung richtungsweisend.

**Hypertonus.** Zahlreiche Patienten haben krankheitsbedingt einen Hypertonus und damit assoziierte Risiken der allgemeinen Gefäßerkrankungen (z.B. Organinfarkte). Bei der präoperativen Evaluation nehmen neben der Abschätzung des Blutdruckverhaltens durch möglichst wiederholte Kontrollen auch Fragen zur präoperativen Therapieeinstellung bzw. Therapieoptimierung einen zentralen Stellenwert ein.

Oftmals bedarf es einer *speziellen kardiologischen Beurteilung*, wobei der unbehandelte Hypertonus nicht generell und notwendigerweise eine präoperative medikamentöse *Therapieeinstellung* erforderlich macht. Letztere kann bis zur Erreichung optimaler Verhältnisse und einer Adaptation der Regelmechanismen Wochen bis Monate in Anspruch nehmen. Die *perioperative Betablockade*, der vor einigen Jahren eine generelle Absenkung der kardialen Komplikationsraten zugesprochen wurde, wird heute gemäß der aktualisierten Leitlinien einer Nutzen-Risiko-Abwägung unterzogen.

**Merke** Essenziell ist das Erfragen einer vorbestehenden medikamentösen antihypertensiven Behandlung, um einen perioperativen Therapieplan zu erstellen bzw. die Risiken eingeschränkter Regulationsmechanismen zu berücksichtigen (*cave*: Normo- und Hypotonie).

**Untersuchungen.** Notwendige präoperative Untersuchungen umfassen die im Speziellen möglichen Organbeteiligungen der Nieren und des Herz-Kreislauf-Systems.

#### Anästhesiologische Konzepte

**Anästhesieverfahren.** Regionalanästhesiologische Verfahren wie Spinal- und Epiduralanästhesien sind grundsätzlich geeignet Verfahren und führen bei Normovolämie und Kreislaufstabilität zu keinerlei Beeinträchtigung der Nierenfunktion.

**Cave** Liegen allerdings neurologische sowie krankheitsbedingte Störungen der Thromozytenfunktion vor, können die Regionalanästhesieverfahren kontraindiziert sein.

Grundsätzlich können alle gängigen Verfahren (balancierte Anästhesie, totale intravenöse Anästhesie) der Allgemeinanästhesie durchgeführt werden.

**Anästhetika.** Zu beachten ist, dass Anästhetika (z.B. Propofol) und Opioide indirekt über die globale Wirkung auf die Hämodynamik eine Abnahme der GFR bewirken können. Darüber hinaus bewirken Morphin und Fentanyl als µ-Rezeptor-Agonisten eine Reduktion des renalen Blutflusses und eine sekundäre Aktivierung des Renin-Angiotensin-Systems. Ferner können Medikamente, die durch die Niere eliminiert werden, problematisch sein, insbesondere Pethidin, dessen renal ausgeschiedener Metabolit zu erhöhter ZNS-Erregbarkeit und zu Krämpfen führen kann.

**Cave** Patienten mit beginnender urämischer Enzephalopathie reagieren allgemein extrem sensibel auf psychotrope Substanzen (z. B. Benzodiazepine).

Demgegenüber wird eine mögliche Nephrotoxizität moderner volatiler Anästhetika insgesamt als äußerst gering eingeschätzt.

**Muskelrelaxanzien.** Die meisten nicht depolarisierenden Muskelrelaxanzien werden renal ausgeschieden, sodass diese, wie auch die hepatisch metabolisierten Substanzen, eine verlängerte Wirkdauer aufweisen. Sinnvoll ist die Wahl von Atracurium und dessen Isomer Cis-Atracurium, aber auch Mivacurium, da der Abbau dieser Substanzen über spontanen Zerfall und enzymbedingte Hydrolyse stattfindet. Neuromuskuläres Monitoring ist bei diesen Patienten obligat.

Eine krankheitsassoziierte verzögerte Magenentleerung geht mit einem erhöhten *Aspirationsrisiko* einher. Niereninsuffiziente Patienten leiden häufig unter Nausea und Erbrechen, sodass eine *Rapid Sequence Induction* (RSI) indiziert ist.

**Cave** Anstiege des Serumkaliums nach Succinylcholingabe (RSI) können bei Niereninsuffizienz bedingter vorbestehender Hyperkaliämie zu Rhythmusstörungen bis hin zum Kammerflimmern führen.

**Beatmung und Kreislauftherapie.** Überdruckbeatmung (inkl. PEEP) reduziert die Nierenperfusion, aktiviert das Renin-Angiotensin-Aldosteron-System mit Freisetzung von Noradrenalin, was letztlich die exkretorische Funktion der Nieren reduziert. Dieses ist durch suffiziente Volumentherapie zu kompensieren. Es sind kaliumfreie Lösungen zu bevorzugen.

**Cave** Es besteht die Gefahr der Überwässerung bei Gabe von größeren Flüssigkeitsmengen zur Kreislauftherapie und unzureichender Diurese!

**Perioperative Oligurie bei Risikopatienten.** Eine Oligurie (Urinproduktion unter 30 ml/h oder 0,5 ml/kgKG/h) kann folgendermaßen verursacht sein:

- prärenal,
- renal (akute tubuläre Nekrose) und
- postrenal (obstruktiv, z. B. beidseitige versehentliche Ligatur der Ureter).

Eine *prärenale Oligurie* hat ihre Ursache zumeist in einer Hypovolämie und/oder einem herabgesetzten HZV, was zu einem reduzierten renalen Blutfluss führt und initial mit einer empirisch ermittelten Flüssigkeitsbelastung zu behandeln ist.

**Cave** Diuretika bei Hypovolämie und unausgewogenen Elektrolytverhältnissen sind von Nachteil. Bei reduzierten renalen Leistungsreserven begünstigt eine aggressive Flüssigkeitstherapie zur Behandlung einer prärenalen Oligurie ein drohendes Lungenödem.

Die *renal bedingte Oligurie* bedarf einer engmaschigen Labor- insbesondere Elektrolytkontrolle ebenso wie Einschränkungen der Volumentherapie.

Besteht ein arterieller Hypertonus, ist aus pathophysiologischer Sicht an mögliche Einschränkungen der Autoregulation für die Organdurchblutung zu denken. Bei diesen Patienten sind höhere mittlere Blutdruckwerte für eine ausreichende Organperfusion notwendig.

## Postoperatives Management

Auch während der postoperativen Phase kann eine eingeschränkte Nierenfunktion klinische Relevanz erreichen, sodass das Fortführen engmaschiger hämodynamischer sowie laborchemischer Kontrollen angezeigt ist.

**Cave** Bei den Maßnahmen zur postoperativen Analgesie ist eine erhöhte zentralnervöse Empfindlichkeit gegen Opioide (Pethidin s. o.) zu beachten.

**Kernaussagen**

- Hereditäre Malformationssyndrome der Harnwege sind insgesamt selten vorkommende, vererbbare Fehlbildungen, die das gesamte Urogenitalsystem betreffen können.
- Sie werden häufig erst durch Komplikationen wie Harnwegsinfekte, Hypertonus und Niereninsuffizienz diagnostiziert.
- Anästhesiologische Komplikationen können von Organbeteiligungen, insbesondere von Funktionseinschränkungen der Nieren und des Herz-Kreislauf-Systems, herrühren.
- Funktionseinschränkungen müssen präoperativ evaluiert und bei der Planung der Anästhesiekonzepte berücksichtigt werden.

## Literatur

Boemke W, Jörres A, Höhne C. Niere, Wasser und Elektrolythaushalt. Anästhesie und Nierenfunktion. In: Kochs E, Adams HA, Spies C, Hrsg. Anästhesiologie. 2. Aufl. Stuttgart: Thieme; 2009: 453–465

Conrad S. Kinderurologie und Fehlbildungen des Urogenitaltraktes. In: Hautmann R, Huland H, Hrsg. Urologie. 2. Aufl. Berlin: Springer; 2001: 431–485

Fleisher LA, Beckman JA, Brown KA et al. 2009 ACCF/AHA focused update on perioperative beta blockade incorporated into the ACC/AHA 2007 guidelines on perioperative cardiovascular evaluation and care for noncardiac surgery: a report of the American college of cardiology foundation/American heart association task force on practice guideline. Circulation 2009; 120(21): 169–276

Glassberg KI. Renal dysgenesis and cystic disease of the kidney. In: Walsh P, Retik AB, Vaughan ED, Wein A, eds. Cambell's Urology. 8th ed. Philadelphia: Saunders; 2002: 1925–1985

Jones DR, Lee HT. Perioperative renal protection. Best Pract Res Clin Anaesthesiol 2008; 22 (1): 193–208

# 16.6 Endokrine Störungen und Störungen des hämatologischen Systems

*M. Fiege*

## 16.6.1 Endokrine Störungen

Patienten mit hereditären Malformationssyndromen können durch endokrine Störungen symptomatisch werden, die bei der Planung und Durchführung einer Anästhesie berücksichtigt werden müssen. Bei den endokrinen Störungen mit Relevanz für das anästhesiologische Vorgehen handelt es sich insbesondere um Diabetes mellitus, Hypoglykämien, Diabetes insipidus, Nebennierenhypoplasien, Schilddrüsenüber- oder Schilddrüsenunterfunktionen sowie Kalziumstoffwechselstörungen (Kohl 2010).

### Anästhesiologische Konzepte

#### Diabetes mellitus

Ein Diabetes mellitus Typ I tritt regelhaft bei Patienten mit Berardinelli-Seip-Syndrom (progressive Lipodystrophie), Prader-Willi-Syndrom (geistige Retardierung, Adipositas, Minderwuchs, Muskelhypotonie) sowie Werner-Syndrom (Progeria adultorum) und gelegentlich bei Patienten mit McCune-Albright-Syndrom (Osteitis fibrosa cystica), Ruvalcaba-Myhre-Syndrom (Gesichts- und Wachstumsstörungen), Sotos-Syndrom (zerebraler Gigantismus), Curschmann-Steinert-Batten-Syndrom (myotonische Dystrophie), Turner-Syndrom (Infantilismus) sowie beim Klinefelter-Syndrom (Hypogonadismus) auf.

Der Diabetes mellitus ist als Vorerkrankung regelhaft präoperativ bekannt und therapiert.

**Merke** Bei der Planung und Durchführung der Anästhesie ist auf eine adäquate Stressreduktion durch die medikamentöse Prämedikation zu achten. Die perioperative Nüchternheitsphase ist möglichst kurz zu halten.

Blutzuckerstörungen werden durch engmaschige Kontrollen nachgewiesen und durch Gabe von Glukose und/oder Insulin ausgeglichen.

#### Hypoglykämie

Durch eine Störung im Kohlenhydratstoffwechsel kann es bei Kindern mit Beckwith-Wiedemann-Syndrom (Exomphalos-Makroglossie-Gigantismus-Syndrom) oder Silver-Russell-Syndrom im Säuglings- und Kleinkindalter zu anhaltenden Hypoglykämien kommen. Perioperativ muss daher durch regelmäßige Kontrollen und entsprechend gesteuerte Gabe von Glukose auf einen ausreichenden Blutzuckerspiegel geachtet werden. Therapeutisch kann bei diesen Kindern die Gabe von Hydrokortison wirksam sein.

#### Diabetes insipidus

Ein Diabetes insipidus tritt regelhaft bei Patienten mit Bardet-Biedl-Syndrom auf, einem sehr seltenen, komplexen Fehlbildungssyndrom mit Polydaktylie, Adipositas, Hypogenitalismus, Retinopathia pigmentosa, Nierenfunktionsstörungen, Hypertonus, Minderwuchs und geistiger Retardierung. Perioperativ ist bei Patienten mit Diabetes insipidus auf einen Ausgleich der Flüssigkeitsbilanz sowie auf Elektrolytstörungen zu achten. Zur Kontrolle kann die Anlage eines zentralen Venenkatheters notwendig sein.

#### Nebennierenhypoplasie

Eine Nebennierenhypoplasie tritt häufig bei Patienten mit Werner-Syndrom (Progeria adultorum), gelegentlich bei Patienten mit Polyploidie (numerische Chromosomenaberration mit Vervielfältigung des gesamten Chromosomensatzes) auf. Eine Nebennierenhypoplasie ist als Vorerkrankung regelhaft präoperativ bekannt und behandelt.

**Merke** Die Therapie mit Gluko- und Mineralokortikoiden wird perioperativ fortgesetzt und entsprechend dem Ausmaß der geplanten Operation und dem damit verbundenen Stress für den Patienten gesteigert.

#### Schilddrüsenhormon-, Kalziumstoffwechselstörungen

Bei einer Vielzahl von Missbildungssyndromen treten Störungen der Schilddrüsenhormonregulation und/oder des Kalziumstoffwechsels auf. Die Kalziumregulationsstörungen beruhen zum einen Teil auf einer gestörten Nebenschilddrüsenfunktion, zum anderen Teil auf einem gesteigerten Knochenumbau bei Missbildungen des Skelettsystems. Die Störungen sind zumeist bereits bekannt, die entsprechende Therapie wird perioperativ fortgesetzt.

## 16.6.2 Störungen des hämatologischen Systems

Hämatologische Erkrankungen, die zum Teil auch vererbt sind, werden gesondert im Kap. 6 behandelt. Im Rahmen von einzelnen hereditären Malformationssyndromen können jedoch auch Störungen des hämatologischen Systems auftreten. Dabei können alle blutbildenden Zellreihen einzeln oder kombiniert betroffen sein. Als anästhesiologisch relevante Störungen sind dabei die Anämie, die Thrombozytopenie und die Immundefizienz mit gesteigerter Infektionsgefahr anzusehen. Daneben ist bei verschiedenen Missbildungssyndromen die Inzidenz von malignen Entartungen der Blutzelllinien erhöht.

### Anästhesiologische Konzepte

Hämatologische Störungen treten häufig im Sinne von Panzytopenien auf, wobei die Ausprägung in den einzelnen Zellreihen unterschiedlich ausgeprägt sein kann. Die Ursachen der Störungen sind vielfältig. Sofern diese therapiert werden (z. B. durch Gabe von Immunsuppressiva oder Kortikosteroiden), sollte die Therapie perioperativ weitergeführt bzw. gesteigert werden (Roberts 2004).

Liegt eine Anämie bei den Patienten vor, so ist diese meist schon länger bestehend. Die Patienten sind an die chronische Anämie adaptiert, die Substitution von Erythrozytenkonzentraten ist daher an den präoperativen Status angepasst vorzunehmen. Die Notwendigkeit einer besonderen Aufbereitung der zu verabreichenden Blutprodukte (z. B. Bestrahlung oder Leukozytenfilterung) ist rechtzeitig präoperativ mit einem Hämatologen oder Transfusionsmediziner abzuklären. Ebenfalls müssen vor Beginn der anästhesiologischen Maßnahmen mögliche Störungen des Patientenmonitorings (Pulsoxymetrie, Hb- und/oder BGA-Messgerät) z. B. durch veränderte Erythrozyten ausgeschlossen werden.

Thrombozytopenien sind perioperativ in Abhängigkeit von der geplanten Operation zu substituieren.

> **Cave** Ausgeprägte Thrombozytopenien stellen eine Kontraindikation für regionalanästhesiologische Verfahren dar.

Einer erhöhten Infektanfälligkeit der Patienten mit ausgeprägten Leukopenien muss durch streng aseptische Vorgehensweise und perioperative Antibiotikaprophylaxe Rechnung getragen werden.

> **Kernaussagen**
>
> - Patienten mit hereditären Malformationssyndromen können auch Störungen des endokrinen oder hämatologischen Systems aufweisen.
> - Bei den endokrinen Störungen mit Relevanz für das anästhesiologische Vorgehen handelt es sich um Diabetes mellitus, Hypoglykämien, Diabetes insipidus, Nebennierenhypoplasien, Schilddrüsenüber- oder Schilddrüsenunterfunktionen sowie Kalziumstoffwechselstörungen.
> - Anästhesiologisch relevante hämatologische Störungen sind die Anämie, die Thrombozytopenie und die Immundefizienz mit gesteigerter Infektionsgefahr.
> - Bei den Störungen handelt es sich im Regelfall um chronische Störungen, sodass der Prämedikationsvisite und der sorgfältigen Planung der Anästhesie bei der Betreuung dieser Patienten eine entscheidende Bedeutung zukommt.

#### Literatur

Kohl BA, Schwartz S. How to manage perioperative endocrine insufficiency. Anesthesiol Clin. 2010; 28 : 139–155

Roberts HR, Monroe DM, Escobar MA. Current concepts of hemostasis: implications for therapy. Anesthesiology 2004; 100: 722–730

# 16.7 Gastrointestinaltrakt

*M. Fiege*

## 16.7.1 Einleitung

Angeborene Fehlbildungen des Gastrointestinaltrakts werden im Regelfall bereits im frühen Säuglingsalter durch die gestörte Magen-Darm-Passage symptomatisch. Die Therapie der gastrointestinalen Missbildungen erfolgt in der Regel operativ. Die anästhesiologische Betreuung dieser Neugeborenen stellt eine besondere Herausforderung dar. Das wesentliche Problem bei der Anästhesie ist dabei das hohe Aspirationsrisiko der Neugeborenen. Die Anästhesieeinleitung erfolgt daher in der Regel als Rapid Sequence Induction (Schmidt 2007). Zusätzlich können in Abhängigkeit von der Anamnesedauer und der bis zum Zeitpunkt der Operation durchgeführten Therapie ausgeprägte Entgleisungen des Elektrolyt- und Flüssigkeitshaushalts bestehen.

## 16.7.2 Anästhesiologische Konzepte

### Ösophagotrachealfistel und Ösophagusatresie

#### Formen

In Abb. 16.9 werden die häufigsten Formen der Ösophagusatresien und ösophagotrachealen Fisteln dargestellt.

Bei der häufigsten Form endet der proximale Abschnitt des Ösophagus als blinder Sack, während der distale Abschnitt über einen kleinen Gang mit der Trachea verbunden ist, der direkt oberhalb von der Bifurkation endet (Ösophagusatresie Typ IIIb). Wird beim Schreien forciert gegen die erst vollständig und dann partiell verschlossene Glottis ausgeatmet, kommt es zu einer intratrachealen Drucksteigerung mit Übertritt von Luft über die ösophagotracheale Fistel in den Magen (Spitz 2007).

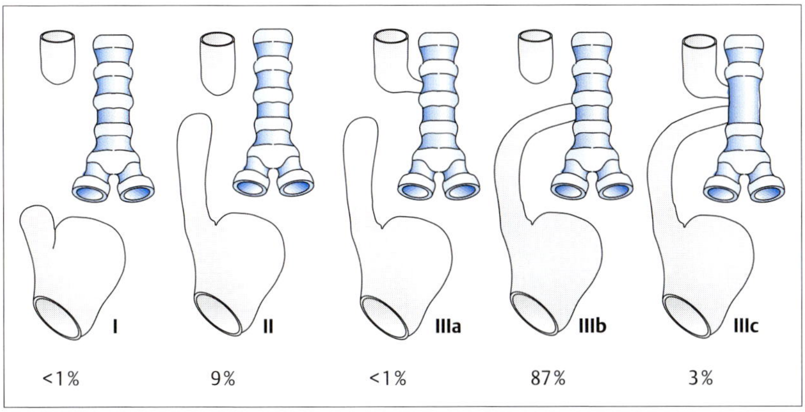


Abb. 16.**9** Ösophagusatresie mit und ohne Fisteln (Einteilung nach Vogt 1929).

**Merke** Bei hohem intragastralem Druck droht ein Reflux von Mageninhalt über die Fistel in die Trachea, damit eine Aspiration und konsekutiv eine Pneumonie. Ein anderer Aspirationsweg besteht durch Übertritt von retinierter Flüssigkeit aus dem oberen Ösophagusstumpf in die Trachea.

### Häufigkeit

Eine Ösophagusatresie tritt bei 1 von 3000 Lebendgeborenen auf. Häufig ist die Ösophagusatresie mit weiteren Fehlbildungen, z. B. Herzfehlern, Gefäßanomalien, Trachealfehlbildungen, Skelettmissbildungen, Intestinal- und Analatresien kombiniert. Beim sog. VATER-Syndrom handelt es sich um die Kombination aus Vertebraldefekten, Analatresie, Tracheoö(e)sophagealfistel oder -atresie, renaler Fehlbildung und Radiusdysplasie.

### Präoperative Maßnahmen

Präoperativ erfolgen Maßnahmen, um die Aspirationsgefahr bei den Säuglingen zu reduzieren. Zur Verminderung der Speichelproduktion sollte den Säuglingen Atropin appliziert werden. Eine Schlürfsonde sollte in den proximalen Stumpf des Ösophagus platziert und intermittierend abgesaugt, der Oberkörper 45° hochgelagert werden. Entgleisungen des Glukose-, Wasser- und Elektrolyt- sowie des Säure-Basen-Haushalts sind auszugleichen. Hierfür ist in der Regel die Anlage eines Schwemmkatheters notwendig.

### Anästhesiologisches Management

Das anästhesiologische Management ist besonders schwierig bei einer Ösophagusatresie Typ IIIb.

**Cave** Bei der Beatmung besteht die Gefahr des Luftübertritts von der Trachea in den Magen mit der Gefahr der Überblähung oder Magenruptur.

Die Intubation sollte daher erst unmittelbar vor Operationsbeginn durchgeführt werden. Bei der Einleitung der Anästhesie ist bei allen Kindern mit Ösophagusatresie eine ausreichende Präoxygenierung durchzuführen, jedoch eine Maskenbeatmung nach Möglichkeit zu vermeiden. Es wird eine Rapid Sequence Induction mit Gabe von Succinylcholin durchgeführt. Der Tubus wird bei der Ösophagusatresie Typ IIIb unterhalb der Fistel und oberhalb der Carina platziert. Es soll dabei eine Tubusposition erreicht werden, bei der eine Überblähung des Abdomens vermieden wird. Die fiberoptische Kontrolle kann bei der korrekten Positionierung des Tubus hilfreich sein. Erst dann sollte das Kind relaxiert und kontrolliert beatmet werden. Andernfalls verbleibt das Kind in Spontanatmung mit geringer Beatmungsassistenz, sodass der Beatmungsdruck möglichst gering gehalten wird. Eine operative Gastrostomie zur Druckentlastung des Magens kann in solchen Fällen in Erwägung gezogen werden. Die Fortführung der Anästhesie erfolgt im Regelfall als balancierte Anästhesie unter Vermeidung von Lachgas.

## Pylorusstenose, Atresie und Stenose des Darms, Analatresie

Die Obstruktion des Intestinaltrakts stellt einen der häufigsten Notfalleingriffe im Neugeborenenalter dar. Proximal der Obstruktion kommt es zum Nahrungs- und Flüssigkeitsaufstau mit Überdehnung des Magen-Darm-Traktes, es drohen Erbrechen und Aspiration, im Extremfall kann es zu Darmnekrosen und -perforationen kommen.

Bei der Pylorusstenose besteht eine Hypertrophie der zirkulären und zu einem geringen Grad auch der longitudinalen Muskelfasern des Magens im Pylorusbereich. Sie ist eine der häufigsten Erkrankungen des Magens beim Säugling. Atresie und Stenosen können überall im Verlauf des Intestinaltrakts auftreten, besonders häufig kommt eine Stenose im Bereich des Duodenums vor. Ursache ist meist ein in das Lumen hineinragendes Septum des Darmrohrs, das zu einem Verschluss oder einer Einengung des Lumens führt. Die Duodenalobstruktion ist in ca. 20% der Fälle mit weiteren Missbildungen wie Trisomie 21, Ösophagus- oder Analatresie oder Herzfehlern kombiniert. Die Analatresie ist eine der häufigsten Fehlbildungen des Enddarms. Sie ist häufig mit Fehlbildungen des Urogenitalsystems, mit Wirbelsäulendefekten, Herzfehlern oder einer Ösophagusatresie vergesellschaftet.

**Anästhesie.** Vor allem die Fehlbildungen des Herzens, der Speiseröhre und der Trachea sind für die Anästhesie von Bedeutung. Der Kehlkopf ist oft auffällig plump, Intubationsprobleme sind aber eher selten.

### 16.8.4 Cornelia-de-Lange-Syndrom (CdLS)

**Ätiologie/Pathophysiologie.** Als Ursache wurden Mutationen in 3 Genen für Komponenten des Cohesin-Komplexes (beteiligt an der chromosomalen Kohäsion) identifiziert.

**Inzidenz.** Die Inzidenz liegt bei 1 pro 19000.

**Klinik.** Charakteristisch sind stark ausgeprägte, gebogene und konfluierende Augenbrauen, lange Wimpern, nach vorn gerichtete Nasenlöcher, eine Mikrogenie sowie nach unten gerichtete Mundwinkel. Häufig trägt ein gastroösophagealer Reflux (GÖR) zu den durch die Gesichtsdeformitäten verursachten Schwierigkeiten beim Füttern und Gedeihen bei. Meist kommt es zu psychomotorischer Retardierung, manchmal autistoide Verhaltensstörungen. Oft findet sich ein Herzfehler (30% haben einen VSD). Es kommen Störungen der Hämatopoese und Immunkompetenz vor. Sterblichkeit von ⅔ im 1. Lebensjahr.

**Anästhesie.** Präoperativ ist immer ein Blutbild erforderlich. Der aktuelle Status eines Vitiums sowie die globale Herzfunktion müssen bekannt sein.

**Besonderheiten.** Vorsicht bei Gesichtsdeformitäten mit schwierigem Atemweg und erhöhter Aspirationsgefahr bei GÖR.

### 16.8.5 Crouzon-Syndrom (Morbus Crouzon)

**Ätiologie/Pathophysiologie.** Autosomal-dominant mit variabler Expressivität vererbter Defekt im Fibroblasten-Growth-Factor-Rezeptor-2 (FGFR2) verursacht.

**Inzidenz.** Die Inzidenz liegt bei 1 pro 25000.

**Klinik.** Es treten frühzeitige Nahtsynostosen und somit Schädeldeformitäten auf. Weitere Auffälligkeiten sind ein Hypertelorismus, Exopthalmus, Schielen und maxilläre Retrognathie. Selten kann ein Hydrozephalus vorliegen. Die geistige Entwicklung ist meist uneingeschränkt.

**Anästhesie.** Durch die Mittelgesichtshypoplasie und maxilläre Retrognathie kann es zu erheblichen Schwierigkeiten der Atemwegssicherung kommen (s. Pierre-Robin-Sequenz, S. 538).

### 16.8.6 Duchenne-Muskeldystrophie

**Ätiologie/Pathophysiologie.** X-chromosomal-rezessiv vererbte Erkrankung und große Rate an spontanen Mutationen. Es liegt eine Störung der Bildung von Dystrophin vor, das eine wesentliche Rolle beim Kalziumtransport in die Muskelzelle spielt.

**Inzidenz.** Häufigste Form angeborener Muskeldystrophien, 3 pro 10000 Lebendgeburten.

**Klinik.** Das mittlere Manifestationsalter liegt bei 3,5 Lebensjahren, somit ist bei betroffenen jüngeren Kindern die Diagnose möglicherweise noch nicht gestellt. Die Erkrankung verläuft progressiv mit Versterben des Patienten in der 3. Lebensdekade.

**Anästhesie.** Bei ¼ der Patienten besteht eine Herzinsuffizienz und ⅓ haben eine Lungenfunktionseinschränkung (Wollinsky et al. 1996), weswegen kardiologische und pulmonologische Voruntersuchungen erforderlich sind. Erhöhtes Anästhesierisiko aufgrund der kardiopulmonalen Situation, einer erhöhten Aspirationsgefahr, Makroglossie und kraniofazialer Dysmorphie (Morel-Verdebout et al. 2007). Eine invasive Überwachung ist anzuraten, damit möglichst zeitgleich auf Veränderungen der Kreislaufsituation reagiert werden kann. Es besteht keine Assoziation zur malignen Hyperthermie (Gurnaney et al. 2009), aber ein sehr hohes Risiko für eine Rhabdomyolyse mit Hyperkaliämie.

**Besonderheiten.** Die Narkose muss zwingend unter Vermeidung der Triggersubstanzen einer Rhabdomyolyse durchgeführt werden. Es sollten Regionalverfahren und kurz wirksame Narkotika verwendet werden. Propofol, Remifentanil und Mivacurium haben sich bewährt. Postoperativ ist eine intensivmedizinische Überwachung indiziert (Wappler 2003).

### 16.8.7 Franceschetti-Syndrom

Siehe Treacher-Collins-Syndrom, S. 539.

### 16.8.8 Goldenhar-Syndrom (Oculoauriculovertebrale Dysplasie)

**Ätiologie/Pathophysiologie.** Intrauterine Durchblutungsstörung im Bereich der ersten beiden Kiemenbögen und der ersten Schlundtasche. Keine Vererbung.

**Inzidenz.** Die Inzidenz liegt bei 1 pro 5000 Neugeborene.

**Klinik.** Es betrifft meist nur eine Seite des Gesichts und zeichnet sich durch eine kraniofaziale Mikrosomie mit Ohrmuschelfehlbildungen sowie einen einseitig höher stehenden Mundwinkel und ein vergrößertes oder fehlendes Auge aus. Zusätzlich können Wirbelsäulenfehlbildungen und in 20% kardiale Vitien bestehen.

**Anästhesie.** Durch die kraniofaziale Dysmorphie kann sich ein schwieriger Atemweg ergeben. Wenn die Wirbelsäulenfehlbildungen die Halswirbelsäule betreffen, kann dies deren Beweglichkeit einschränken und ebenfalls zu einem schwierigen Atemweg beitragen.

## 16.8.9 Jervell- und Lange-Nielsen-Syndrom (JLN)

Siehe Long-QT-Syndrom.

## 16.8.10 Long-QT-Syndrom (LQTS)

Erkrankungen mit einer Prädisposition zu malignen Rhythmusstörungen und einer verlängerten QT-Zeit werden unter dem Namen Long-QT-Syndrom zusammengefasst.

**Ätiologie/Pathophysiologie.** Als Ursache kann eine genetische Fehlfunktion kardialer Ionenkanäle bestehen oder es können metabolische oder pharmakologisch/toxikolgische Gründe vorliegen. Das autosomal-dominant vererbete Romano-Ward-Syndrom macht 70% der Fälle aus. Beim autosomal-rezessiv vererbten Jervell- und Lange-Nielsen-Syndrom (JLN) liegt zusätzlich eine Innenohrschwerhörigkeit vor. Ein LQTS kann aber auch durch Spontanmutationen, den Einfluss einer Vielzahl von Arzneimitteln, durch Elektrolytstörungen, als Folge von Myokarditiden und Ischämien entstehen.

**Inzidenz.** Die Inzidenz der angeborenen Fomen liegt bei 1:5000 bis 1:15000 Lebendgeburten. Jährlich sterben in Deutschland wahrscheinlich 10–20 Menschen unter 30 Jahren am LQTS.

**Klinik.** Das EKG zeigt im symptomfreien Intervall meist eine QT-Zeit-Verlängerung ($QT_c$ >440 ms), schon ab früher Kindheit können hämodynamisch relevante Ereignisse auftreten, die sich im EKG typischerweise mit einer *Torsade de pointes* präsentieren. Solche Ereignisse können als Synkopen, Krampfanfälle oder plötzlicher Herztod imponieren. Sie können durch körperliche Anstrengung, emotionalen Stress oder Medikamente ausgelöst werden.

**Anästhesie.** Präoperativ müssen die Serumelektrolyte ermittelt und eine Hypokaliämie, Hypokalziämie und/oder Hypomagnesiämie behandelt werden. Das QT-Intervall sollte in Ruhe bestimmt und auch intraoperativ per Monitoring überwacht werden. Manche Autoren empfehlen eine prophylaktische Gabe von Magnesium präoperativ (Kies et al. 2005). Patienten, die mit einem β-Blocker behandelt werden, sollten diesen perioperativ weiterhin einnehmen. Jede Stimulation des Sympathikus durch Aufregung oder Stress sowie Hypothermie, Hypertension, Tachykardie, Bradykardie, Hypoxie und Hyperkapnie können eine Tachykardie auslösen und müssen dementsprechend vermieden werden. Ein Defibrillator und Magnesiumsulfat müssen griffbereit sein. Regionalanästhesie ist sehr empfehlenswert, muss aber ohne Zusatz von Adrenalin erfolgen. Postoperativ sollten die Patienten bis zur Normalisierung zu ihrem präoperativ dokumentierten QT-Zeit-Normwert überwacht werden. Unter den im Zusammenhang mit einer Narkose oder Notfallversorgung häufiger gegebenen Medikamenten sollten die folgenden vermieden werden: Amiodaron, Ajmalin, Chinidin, Procainamid, Sotalol, Sevoflurane, Succinylcholin, Pancuronium, Sufentanil, Vagolytika, Droperidol, Haloperidol, Cholinesterasehemmer sowie Makrolid- und Fluorchinolonantibiotika.

Als sicher gelten: Propofol, Isofluran, Fentanyl, Morphin, Atracurium, Vecuronium. Auf der Internetseite der „Sudden Arrhythmia Death Syndromes Foundation" (www.sads.org) ist eine vollständige Liste der bedenklichen Medikamente abrufbar.

**Besonderheiten.** Bei Auftreten tachykarder Rhythmusstörungen muss nach den aktuellen Reanimationsleitlinien behandelt werden. Dazu gehört bei einer *Torsade de pointes* das Verabreichen von 30 mg/kg Magnesiumsulfat als Bolus, gefolgt von einer Infusion mit 2–4 mg/min (Kies et al. 2005).

## 16.8.11 Mikrodeletionsyndrom 22q11

Syndrome, die mit einer Mikrodeletion des Chromosom 22 im Bereich 22q11 einhergehen, dazu zählen das Di-George-Syndrom, das Shprintzen-Syndrom (auch Velocardiofacial Syndrome) und das Conotruncale-Gesichtsanomalie-Syndrom (CTHM). Diese Syndrome haben fließende Übergänge ihrer klinischen Symptomatik und werden daher unter dem Überbegriff Mikrodeletionsyndrom 22q11 zusammengefasst.

**Ätiologie/Pathophysiologie.** Es liegen genetische Veränderungen im Bereich von bis zu 45 verschiedenen Erbinformationen vor, die sehr unterschiedlich ausgeprägte Felbildungen hinterlassen können.

**Inzidenz.** Die Inzidenz liegt bei 1 pro 4000.

**Klinik.** Herzfehler sind das Leitsymptom der Syndrome: typischerweise Aortenbogenanomalien (rechts deszendierende Aorta, Aortenisthmusstenose, A. lusoria und Truncus arteriosus communis), gelegentlich auch eine Fallot-Tetralogie oder ein Ventrikel-Septum-Defekt. Zusätzlich fallen die Patienten durch die typischen Dysmorphiezeichen auf: tief sitzende, abstehende Ohren, Mikrognathie, Hypertelorismus, kleine Nase mit kurzem Philtrum, hoher Gaumenbogen bis zur Spaltenbildung.

Bei etwa 60% der Patienten liegt ein Hypoparathyreoidismus vor, der mit schweren Hypokalziämien in Erscheinung

**Klinik.** Es handelt sich um ein Syndrom, das meist mit einer Lebenserwartung von wenigen Monaten assoziiert ist, bei seltenem längerem Überleben wird jedoch die Adoleszenz nie erreicht. Typische Merkmale sind eine hypothrophe Körpergröße (seit Geburt), Augenfehlbildungen (Mikroophthalmie, Anophthalmie, Kolobome, Fehlentwicklungen der Retina, Katarakt und Glaukom) und Blindheit, dysplastische, tiefsitzende Ohren, Schwerhörigkeit oder Gehörlosigkeit, Myskelhypotonie, Epilepsie. 80% der Kinder haben einen Herzfehler: linksventrikuläre Obstruktionen, Fallot-Tetralogie und Vorhof- oder Kammerseptumdefekte. Bei 40% der Kinder besteht eine Holoprosenzephalie, 30% zeigen Nierenfehlbildungen.

**Anästhesie.** Für die anästhesiologische Versorgung ist v.a. die kardiale Situation bedeutsam.

## 16.8.18 Trisomie 18 (Edwards-Syndrom)

**Ätiologie/Pathophysiologie.** Chromosomale Aberration mit überschüssigem Erbmaterial von Chromosom 18. Dabei können Mosaik- oder partielle Formen symptomärmer sein als die freie Form.

**Inzidenz.** Die Inzidenz liegt bei 1 pro 10000 Geburten.

**Klinik.** Herzfehler sind sehr häufig (80%). Es besteht eine Mikrozephalie, Holoprosenzephalie, Balkenagenesie sowie eine Vielzahl an möglichen gastrointestinalen und renalen Fehlbildungen. Die Kinder fallen oft durch möwenartiges Schreien auf, haben in 20% der Fälle Augenfehlbildungen und einen Hypertelorismus, dysplastische und tiefsitzende Ohren. Nach Geburt besteht eine muskuläre Hypotonie, die später in einen eher erhöhten Muskeltonus oder Spasmus umschlägt. Die kognitiven Fähigkeiten sind extrem eingeschränkt. Die meisten Kinder sterben in den ersten 12 Monaten nach Geburt. Je nach Konstellation der Fehlbildungen und v.a. des Herzfehlers können die Betroffenen gelegentlich das Erwachsenenalter erreichen.

**Anästhesie.** Kinder mit Edwards-Syndrom oder Pätau-Syndrom (Trisomie 18 oder 13) weisen eine Vielzahl an Fehlbildungen auf, die einzeln und in Ihrer Summe zu beurteilen sind. Hierbei haben naturgemäß kardiopulmonale Fehlbildungen eine entscheidende Bedeutung.

## 16.8.19 Trisomie 21 (Down-Syndrom)

**Ätiologie/Pathophysiologie.** Die Trisomie 21 gehört zu den häufigsten kongenitalen Fehlbildungen. Die Rate ihres Auftretens ist mit einem hohen mütterlichen Alter, Exposition zu Giften und Strahlung assoziiert. Dabei können Mosaik- oder partielle Formen symptomärmer sein als die freie Form.

**Inzidenz.** Durchschnittliche Inzidenz von 1:800 Geburten.

**Klinik.** Die typische Dysmorphie beinhaltet eine Mikrozephalie und Makroglossie, Hypotelorismus und eine nach oben außen schräg verlaufende Lidachse. Brushfield-Spots, eine Vierfingerfurche und eine Sandalenlücke gehören ebenfalls zu den typischen Stigmata. In der Neonatalperiode stellt eine oft deutliche muskuläre Hypotonie ein Problem im Sinne einer Saugschwäche dar. Zu den Organmanifestationen gehören bei 40–60% der Neugeborenen ein Atriumseptumdefekt (ASD), Ventrikelseptumdefekt (VSD) oder atrioventrikuläre Septumdefekte (AV-Kanal). Zusätzlich zu der aus diesen Herzfehlern mit Links-rechts-Shunt entstehenden Belastung der Pulmonalstrombahn scheint eine Neigung zum pulmonalen Hypertonus zu bestehen. Auch eine Fallot-Tetralogie kann vorliegen. Darmverschlüsse und ein Morbus Hirschsprung finden sich jeweils bei 12% der Betroffenen. Die Rate an gastroösophagealem Reflux (GÖR) ist ebenfalls erhöht. Die meisten Kinder mit Down-Syndrom haben einen relativ engen subglottischen Raum und gelegentlich auch eine Tracheomalazie. Es kommen tracheoösophageale Fisteln vor. Bei 20% der Patienten liegt eine atlantookzipitale Instabilität vor. Es tritt immer eine mentale Retardierung auf, deren Ausmaß jedoch sehr unterschiedlich sein kann. Fast immer bestehen eine Minderung des Hör- und Sehvermögens sowie eine unterschiedlich ausgeprägte Infektanfälligkeit.

**Anästhesie.** Aufgrund einer möglichen atlantookzipitalen Instabilität sollten starke Bewegungen der Halswirbelsäule auch beim Intubieren und bei der Lagerung vermieden werden. Bei Hinweisen auf eine manifeste Instabilität oder Subluxation (wie positives Babinski-Zeichen, übersteigerte Muskeleigenreflexe, Schwäche und Schmerzen), die im Zweifel mit einer radiologischen Untersuchung dokumentiert werden sollte, kann während der Operation eine Fixierung der Halswirbelsäule mit einem Stiff-Neck-System in Erwägung gezogen werden (Meitzner u. Skurnowicz 2005).

Wenn Darmverschlüsse vorliegen oder ein GÖR bekannt ist, muss eine *Rapid Sequence Induction* (RSI) durchgeführt werden.

An die Notwendigkeit einer Endokarditisprophylaxe muss wo erforderlich gedacht werden.

Aufgrund der Makroglossie kann der Atemweg schwierig sein und die Patienten müssen vor der Extubation vergleichsweise wach sein, damit sie ihren Zungengrund wieder kontrollieren können. Aufgrund der häufigen relativen subglottischen Enge ist oft ein altersentsprechend relativ kleiner Tubus notwendig. Bei Tracheomalazie können zu Beginn der Beatmung relativ hohe Drücke notwendig sein, die dann jedoch meist rasch reduziert werden können, wenn die Lunge einmal rekrutiert wurde.

## 16.8.20 VACTERL-Syndrom

VACTERL steht für *v*ertebrale, *a*nale und *c*ardiale Anomalien (v.a. Ventrikelseptumdefekt), *t*racheoösophageale Fistel, Ösophagusatresie (engl.: *E*sophagus), *r*enale Fehlbildung oder *R*adiusdysplasie sowie Fehlbildung der Gliedmaßen (engl.: *L*imb, Daumenfehlbildungen oder Klumphand). Fehlt die kardiale Fehlbildung, spricht man auch von einem VATER-Syndrom.

**Ätiologie/Pathophysiologie.** In Assoziation mit einem Hydrozephalus scheint das VACTERL-Syndrom erblich zu sein.

**Inzidenz.** Ein VACTERL ohne Hydrozephalus tritt sporadisch mit einer Inzidenz von 1 pro 5000 auf.

**Klinik.** Bei Vorhandensein einer Ösophagusatresie macht diese eine Operation in den ersten Lebenstagen notwendig. Unabhängig von einem Herzfehler kann eine solche Operation mit erheblichen kardialen und pulmonalen Komplikationen einhergehen.

**Anästhesie.** Es ist besonders wichtig, die genaue funktionelle Bedeutung eines gleichzeitig vorhandenen Herzfehlers zu kennen und darauf zu reagieren. Exaktes und zeitechtes Kreislaufmonitoring (arterielle Blutdruckmessung) ist anzuraten.

### 16.8.21 Williams-Beuren-Syndrom (WBS, Fanconi-Schledinger-Syndrom)

**Ätiologie/Pathophysiologie.** Das WBS ist auf eine durch spontane Mutation entstehende Deletion von mindestens 20 Genen auf dem Chromosom 7 zurückzuführen.

**Inzidenz.** Die Inzidenz liegt bei 1 pro 20000.

**Klinik.** Es liegen kognitive Störungen unterschiedlicher Ausprägung sowie eine Mikrozephalie vor. Die besondere Gesichtsform mit u. a. breiter Stirn, tiefer Nasenwurzel und lockigem Haar wird auch mit der Beschreibung „Elfengesicht“ oder „Funny Face“ belegt. In 90% der Fälle kommen kardiovaskuläre Veränderungen (supravalvuläre Aortenstenose, hypoplastische Aorta, Koronaranomalien) oder Herzfehler (meist ASD und/oder VSD) vor. Recht oft treten Hyperkalziämien und schon früh ein arterieller Hypertonus auf.

**Anästhesie.** Koronaranomalien können eine Reanimation unmöglich machen (Gupta et al. 2010), daher sollte vor jedem Eingriff eine gründliche kardiologische Untersuchung erfolgen und hypotensive Phasen sollten zwingend vermieden werden. Zusätzlich muss aufgrund der Gesichtdeformitäten mit Beatmungs- oder Intubationsproblemen gerechnet werden. Auch bei gründlicher Vorbereitung ist ein erhöhtes Narkoserisiko gegeben, das mit der Operationsindikation abgewogen werden muss.

## Literatur


Behrman RE, Kliegman R, Jenson HB et al. Nelson Textbook of Pediatrics. Philadelphia: Saunders; 2004

Cordery R, Lambiase P, Lowe M et al. Brugada syndrome and anesthetic management. J Cardiothorac Vasc Anesth 2006; 20: 407–413

Coté CJ. A Practice of Anesthesia for Infants and Children. Philadelphia: Saunders; 2009

Diaz JH, Belani KG. Perioperative management of children with mucopolysaccharidoses. Anesth Analg 1993; 77: 1261–1270

Edge CJ, Blackman DJ, Gupta K et al. General anaesthesia in a patient with Brugada syndrome. Br J Anaesth 2002; 89: 788–791

Gupta P, Tobias JD, Goyal S et al. Sudden cardiac death under anesthesia in pediatric patient with Williams syndrome: a case report and review of literature. Ann Card Anaesth 2010; 13: 44–48

Gurnaney H, Brown A, Litman RS. Malignant hyperthermia and muscular dystrophies. Anesth Analg 2009; 109: 1043–1048

Kies SJ, Pabelick CM, Hurley HA et al. Anesthesia for patients with congenital long QT syndrome. Anesthesiology 2005; 102: 204–210

Laschat M, Kaufmann J, Wappler F. Der schwierige Atemweg – Anästhesiologische Versorgung von Kindern. Anästhesiol Intensivmed Notfallmed Schmerzther 2009; 44: 728–734

Meitzner MC, Skurnowicz JA. Anesthetic considerations for patients with Down syndrome. Aana J 2005; 73: 103–107

Morel-Verdebout C, Botteron S, Kiliaridis S. Dentofacial characteristics of growing patients with Duchenne muscular dystrophy: a morphological study. Eur J Orthod 2007; 29: 500–507

Muenzer J, Beck M, Eng CM et al. Multidisciplinary management of Hunter syndrome. Pediatrics 2009; 124: 1228–1239

Quezado ZM, Veihmeyer J, Schwartz L et al. Anesthesia and airway management of pediatric patients with Smith-Lemli-Opitz syndrome. Anesthesiology 2002; 97: 1015–1019

Ryan AK, Bartlett K, Clayton P et al. Smith-Lemli-Opitz syndrome: a variable clinical and biochemical phenotype. J Med Genet 1998; 35: 558–565

Wappler F. Aktuelle Aspekte der Anästhesie bei neuromuskulären Erkrankungen. Anästhesiol Intensivmed Notfallmed Schmerzther 2003; 38: 459–495

Wollinsky KH, Weiss C, Gelowicz-Maurer M et al. Präoperative Risikoerfassung bei Kindern mit Muskeldystrophie Typ Duchenne und ihre Relevanz für die Anästhesie sowie den intra- und postoperativen Verlauf. Med Klin 1996; 91(2): 34–37

# 17 Maligne Hyperthermie

*M. Fiege, F. Wappler*

## 17.1.1 Einleitung

Die maligne Hyperthermie (MH) ist eine autosomal-dominant vererbte Disposition für eine metabolische Krise des Skelettmuskels, die bei disponierten Individuen durch die Gabe von bestimmten Medikamenten (volatile Anästhetika, depolarisierende Muskelrelaxanzien) ausgelöst werden kann.

Die ersten Berichte über Hyperthermie im Zusammenhang mit Narkose gehen auf die Jahrhundertwende zurück (Gibson et al. 1900). Einen Zusammenhang zwischen der Narkose als auslösendem Faktor der Hyperthermie und einer familiären Veranlagung wurde erstmals 1960 hergestellt (Denborough u. Lovell 1960). Die Erkrankung wurde einem der Hauptsymptome und des potenziell letalen Verlaufs entsprechend „maligne Hyperthermie" benannt (Ellis et al. 1971).

Experimentelle Untersuchungen wiesen eine erhöhte Sensitivität des Skelettmuskels von Patienten mit MH-Krise in der Eigenanamnese auf Exposition mit Koffein und Halothan nach (Ellis et al. 1971, Kalow et al. 1970) und führten zur Entwicklung des In-vitro-Kontrakturtests (IVKT), der die Unterscheidung zwischen MH-Anlageträgern (MHS) und Nichtanlageträgern (MHN) ermöglichte.

Im Jahr 1979 wurde Dantrolen für die MH-Therapie beim Menschen in die Klinik eingeführt. Die Letalitätsrate der fulminanten MH sank in der Folge von 70–80% in unbehandelten Fällen auf unter 10% nach Therapie mit Dantrolen.

## 17.1.2 Epidemiologie

Die MH kann bei Menschen aller ethnischen Gruppen und in jedem Alter auftreten, beide Geschlechter sind betroffen, wobei eine Prädominanz des männlichen Geschlechts und von Kindern bzw. Jugendlichen vermutet wird (Ørding 1996). Die Inzidenz von MH-Zwischenfällen wurde im Bereich zwischen 1:5000 und 1:100000 errechnet. Die Prävalenz der MH-Veranlagung kann auf etwa 1:3000 geschätzt werden (Rosenberg et al. 2007, Rosero et al. 2009).

**Merke** Die Inzidenz der MH in Deutschland beträgt mindestens 1:60000 (Hartung 1998).

## 17.1.3 Pathophysiologie

### Dysregulation der intrazellulären Kalziumhomöostase

Der genaue Mechanismus, wie bestimmte Substanzen eine MH-Krise triggern, ist bislang nicht in allen Einzelheiten geklärt. Allerdings belegen eine Vielzahl von Untersuchungsbefunden, dass der Dysregulation der intrazellulären $Ca^{2+}$-Homöostase bei der Auslösung des Syndroms eine entscheidende Rolle zukommt (Gronert et al. 2009).

$Ca^{2+}$-Ionen spielen eine wichtige Rolle bei der elektromechanischen Koppelung in der Skelettmuskelzelle. Die Fortleitung eines Aktionspotenzials über die Transversal-Tubulusmembran zu den Dihydropyridinrezeptoren (DHP-Rezeptoren) führt zu einer intramembranösen Ladungsverschiebung mit Konformationsänderung des Rezeptors und bewirkt einen langsamen $Ca^{2+}$-Einstrom in die Zelle. Die DHP-Rezeptoren aktivieren den benachbarten $Ca^{2+}$-Freisetzungskanal in den junktionalen Terminalzisternen des sarkoplasmatischen Retikulums (SR), den Ryanodinrezeptor. Die Aktivität des Ryanodinrezeptors wird durch zahlreiche physiologische Liganden z.B. ATP, $Ca^{2+}$, $Mg^{2+}$, Calmodulin, Calsequestrin, FK506-bindendes Protein sowie zahlreiche andere Substanzen und Medikamente (z.B. Halothan, Ryanodin und Dantrolen) moduliert (Jurkat-Rott et al. 2000, Melzer et al. 1995).

Beim normalen Muskelkontraktionszyklus wird $Ca^{2+}$ aus den Terminalzisternen des SR in das Myoplasma freigesetzt und initiiert nach Bindung an Troponin C die Muskelkontraktion durch Interaktion zwischen Aktin und Myosin (Melzer et al. 1995; Abb. 17.**1a**). $Ca^{2+}$ bindet ebenfalls an die Phosphorylasekinase und aktiviert die Glykolyse und Resynthese von ATP. Nach Dissoziation vom Troponin C wird das $Ca^{2+}$ wieder über ATP-abhängige Pumpen in das SR zurücktransportiert und damit die Relaxation der Skelettmuskulatur bewirkt.

### Veränderungen des Ryanodinrezeptors

In zahlreichen Untersuchungen wurden funktionelle Veränderungen des Ryanodinrezeptors bei MH-Disposition nachgewiesen (Mickelson u. Louis 1996). Der Ryanodinrezeptor von MH-disponierten Schweinen und Menschen ist durch eine erhöhte Affinität für spezifische Liganden charakterisiert (Mickelson u. Louis 1988) und bleibt nach Stimulation bei MHS-Muskeln signifikant längere Zeit geöffnet als bei MHN-Muskeln (Fill et al. 1991, Nelson 1983). Weiter wird die initiale $Ca^{2+}$-Freisetzungsrate aus dem SR bei MHS-

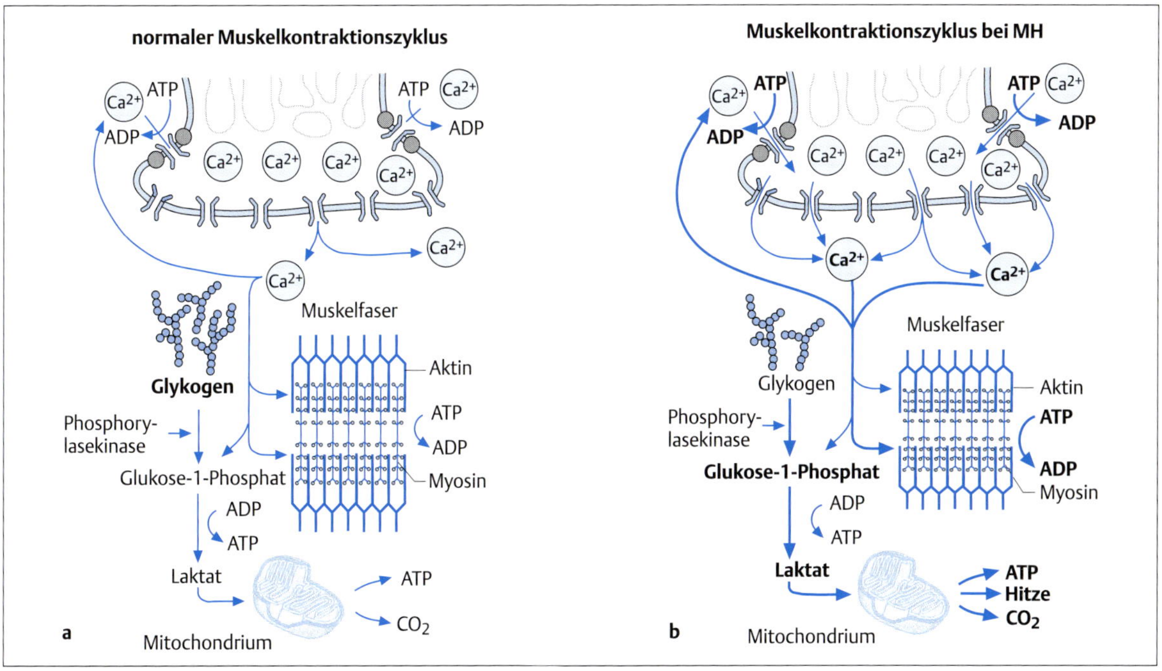


Abb. 17.**1a, b** Schematische Darstellung der intrazellulären $Ca^{2+}$-Regulation (Quelle: Steinfath u. Wappler 2000).
**a** Normaler Skelettmuskel.
**b** Für MH disponierter Skelettmuskel.

Schweinen später als bei MHN reduziert. Diese Mechanismen (Abb. 17.**1b**) führen zu einer vermehrten Freisetzung von $Ca^{2+}$ aus dem SR in das Myoplasma und einer verstärkten und verlängerten Interaktion kontraktiler Filamente der Skelettmuskulatur.

Die Aktivierung von $Ca^{2+}$-abhängigen Stoffwechselfunktionen führt zu den MH-typischen Symptomen wie

- Hyperkapnie,
- Azidose,
- Laktämie,
- Fieber.

Die inadäquate Versorgung der Zelle mit Sauerstoff bewirkt eine Verschlechterung der initial gesteigerten aeroben Energiegewinnung. Laktazidose und intramitochondriale $Ca^{2+}$-Akkumulation mit daraus folgender Entkopplung der oxidativen Phosphorylierung wirken zytotoxisch. Bei der fulminanten Krise folgt bei Verlust der Zellintegrität eine zunehmende Membranpermeabilität für Ionen, Moleküle und Enzyme. Dieser Pathomechanismus führt ohne therapeutische Intervention zum irreversiblen Zelluntergang und letztlich zum Zusammenbruch aller Organfunktionen.

## Veränderungen in intrazellulären Second-Messenger-Systemen

Verschiedene Störungen in intrazellulären Second-Messenger-Systemen wurden bei der MH nachgewiesen und als Erklärung für die $Ca^{2+}$-Regulationsstörung diskutiert (Steinfath u. Wappler 2000). Sowohl im Inositolphosphatstoffwechsel als auch im Serotoninsystem konnten verschiedene Veränderungen bei MH-Veranlagung festgestellt werden. Ungeklärt ist allerdings, ob die Veränderungen in den Second-Messenger-Systemen ursächlich für das MH-Syndrom oder sekundärer Natur sind und ob ein Zusammenhang mit der Entwicklung von MH-Krisen besteht.

**Merke** Die Veränderungen bei der MH sind nicht auf die Skelettmuskulatur beschränkt, sondern auch andere Organsysteme wie Herz, ZNS und Leber weisen bestimmte Defekte im Sinne einer Systemerkrankung auf.

## Störungen des Herz-Kreislauf-Systems

Während der MH-Krise treten bereits in der Frühphase ausgeprägte Störungen der Herz- und Kreislauffunktion bis hin zur Asystolie auf (Roewer et al. 1995a, Roewer et al. 1995b). Unabhängig von der Durchführung von Anästhesien wurde in MH-Familien über eine erhöhte Inzidenz von Kardiomyopathien und plötzlichen Todesfällen berichtet (Gronert et al. 2009). Eine Beteiligung des kardiovaskulären Systems bei der MH wird daher vermutet, der zugrundeliegende Pathomechanismus ist noch nicht abschließend geklärt. Im Gegensatz zum Ryanodinrezeptor des Skelettmuskels konnte für den kardialen Ryanodinrezeptor bislang kein MH-spezifischer Defekt nachgewiesen werden.

## Störungen des Zentralnervensystems

In Untersuchungen bei MHS-Schweinen wurden Hinweise auf eine Primärbeteiligung des ZNS bei der MH gefunden. Bei den Versuchen konnten EEG-Veränderungen bei der beginnenden MH-Krise regelmäßig vor Veränderungen systemischer Parameter gemessen werden und waren nach

Gabe von Dantrolen reversibel (Kochs et al. 1990). Diese Befunde unterstützen die Vermutung, dass zerebrale Schädigungen nach überlebter MH (z.B. Koma, Krampfleiden) nicht ausschließlich als Sekundärfolgen zu interpretieren sind.

### Störungen der Leberfunktion

In Hepatozyten von MHS-Schweinen lässt sich eine veränderte $Ca^{2+}$-Homöostase nachweisen (Iaizzo et al. 1991).

# 17.2 Präoperative Maßnahmen und Überlegungen zur Operation

## 17.2.1 Identifizierung der MH-Veranlagung

**Merke** Ein präoperativer Screeningtest zur Identifizierung der MH-Veranlagung steht bislang nicht zur Verfügung.

### Anamnese

Im Rahmen der Anamneseerhebung sollte vor einer Anästhesie gezielt nach besonderen Vorkommnissen im Zusammenhang mit Narkosen beim Patienten und dessen Familie gefragt werden:

- ungeklärte Komplikationen,
- Fieberschübe,
- Muskelschmerzen,
- Gelenksteife,
- Verfärbung des Urins.

Über Todesfälle in der Familie, die im Zusammenhang mit Anästhesie gesehen werden können, berichten Patienten nur selten (Wappler 2010).

Bei unzureichenden oder missverständlichen Angaben der Patienten empfiehlt es sich, einen Eingriff zu verschieben und weitere Informationen über das Geschehen einzuholen. Weiterhin sollte gezielt nach Muskelerkrankungen beim Patienten und bei der Familie gefragt werden. Hinweise auf Myopathien können z.B. rezidivierende Myalgien, Muskelkrämpfe und Urinverfärbungen in Ruhe oder nach körperlicher Belastung sein.

### Bestimmung des CK-Wertes

Bei entsprechender Anamnese sollten präoperativ der CK-Wert bestimmt und eine neurologische Untersuchung durchgeführt werden. Bestehen konkrete Hinweise auf eine MH-Veranlagung oder auf myopathologische Erkrankungen, sind eine triggerfreie Narkoseführung und ein entsprechendes Monitoring notwendig.

**Cave** Präoperativ gemessene CK-Werte im Normbereich schließen eine MH-Veranlagung nicht aus.

### Clinical Grading Scale (CGS)

Die CGS ist ein Scoringsystem, mit dem klinische Parameter für eine MH-Krise erfasst werden, wie z.B.:

- Muskelalteration,
- Temperatur,
- Azidose.

Diese Parameter werden entsprechend ihrem Schweregrad bewertet und 6 verschiedene MH-Ränge gebildet. Mithilfe dieser MH-Ränge soll die Wahrscheinlichkeit, ob eine klinische Symptomatik tatsächlich eine MH darstellt oder nicht, eingeschätzt werden (Larach 1994). Allerdings muss für die korrekte Anwendung der CGS eine lückenlose Dokumentation über den Narkosezwischenfall vorliegen, da ansonsten einzelne Parameter nicht bewertet werden können. Untersuchungen konnten belegen, dass die CGS in der vorliegenden Form ihren Zielsetzungen noch nicht gerecht wird (von Richthofen et al. 1998).

### In-vitro-Kontrakturtest (IVKT)

Für den IVKT muss den betroffenen Patienten durch eine offene Biopsie eine Skelettmuskelprobe aus dem M. quadriceps femoris entnommen werden. Die Präparation der Muskelprobe und der Versuchsaufbau und -ablauf des IVKT erfolgen in Europa standardisiert nach dem Protokoll der European Malignant Hyperthermia Group (Ørding et al. 1997).

Das Muskelbiopsat wird zunächst in einzelne Muskelbündel aufgespalten, in einer speziellen Testanlage zwischen 2 Reizelektroden gespannt und mit supramaximaler Stromstärke gereizt. Dadurch werden Muskelkontraktionen der Proben induziert.

**Halothan- bzw. Koffeinapplikation.** Nach einer Äquilibrierungsphase wird einem Muskelbündel kumulativ für jeweils 3 min Halothan dampfförmig durch einen handelsüblichen Vapor zugeführt. Parallel zum Halothan-Kontrakturtest wird in einem zweiten Organbad Koffein in ebenfalls 3-minütigen Abständen und in ansteigenden Konzentrationen einem Muskelbündel zugegeben. Beide Tests werden zur Kontrolle bei identischem Ablauf mit frischen Muskelpräparaten wiederholt.

**Diagnose MHS oder MHN.** Bei Entwicklung von pathologischen Muskelkontrakturen nach Medikamentenzufuhr wird die Diagnose MHS (s. o.) gestellt. Fehlende oder nicht ausreichende Kontrakturen führen zur Diagnose MHN (s. o.).

**MHE.** Eine diagnostische Grauzone stellt die 3. Kategorie MHE (MH-equivocal = MH-Veranlagung ungeklärt) dar, wenn die Skelettmuskelbündel nur nach Halothan- oder nur nach Koffeinapplikation eine Muskelkontraktur ausbilden. Aus Sicherheitsgründen werden diese Patienten klinisch wie MHS-Patienten behandelt.

Die Schwellenwerte für MHS und MHN wurden im IVKT so definiert, dass falsch negative Diagnosen im Kontrakturtest mit Halothan und Koffein vermieden werden. Durch diese Festlegung werden auch falsch positive Testresultate möglich. In einer europäischen Multicenterstudie wurden eine Sensitivität von 99 % und eine Spezifität von 94 % für die MH-Standarddiagnostik ermittelt (Ørding et al. 1997).

> **Merke** Der IVKT ist gegenwärtig das Standardverfahren zur präsymptomatischen Diagnostik der MH-Veranlagung.

### Molekulargenetik

Die MH folgt einem autosomal-dominanten Erbgang und ist eine genetisch heterogene Erkrankung. In den vergangenen Jahren wurden im menschlichen Ryanodinrezeptorgen auf Chromosom 19 weit über 150 verschiedene Mutationen bei MH-Patienten nachgewiesen. Bisher konnten für 29 dieser Mutationen durch funktionelle intrazelluläre $Ca^{2+}$-Freisetzungsexperimente die kausale Assoziation zur MH bestätigt werden (Schuster u. Müller-Reible 2009). Kombinationen von 2 oder mehreren verschiedenen Punktmutationen wurden bisher nicht beobachtet. Bei etwa 50 % der europäischen MH-Familien kodieren andere, bislang nicht identifizierte Genorte als das Ryanodinrezeptorgen für die MH-Disposition. Aufgrund der großen Vielfalt von Genotypveränderungen scheint die Entwicklung eines primären MH-Testverfahrens auf molekulargenetischer Basis in absehbarer Zeit nicht realisierbar.

Ist jedoch sowohl durch den IVKT eine MH-Veranlagung als auch molekulargenetisch eine von den 29 definierten Ryanodinrezeptormutationen nachgewiesen, so besteht die Möglichkeit, die MH-Veranlagung innerhalb dieser Familie durch Nachweis der bekannten Mutation zu bestimmen (Urwyler et al. 2001). Ist eine Mutation nachweisbar, so wird die Diagnose MHS ohne weitere IVKT-Untersuchung gestellt. Ist die Mutation nicht nachweisbar, so muss zur definitiven Diagnosestellung der IVKT durchgeführt werden.

> **Merke** Eine MH-Veranlagung kann durch ein negatives Mutationsscreening nicht ausgeschlossen werden, hierfür ist immer ein negativer IVKT erforderlich.

## 17.2.2 Überlegungen zur Operation

Der Operateur muss frühzeitig von der Verdachtsdiagnose einer MH unterrichtet werden. Bei Entwicklung der MH noch vor Beginn der Operation sollte der Eingriff auf einen späteren Zeitpunkt verschoben werden. Nach Beginn der Operation oder bei dringlicher Indikation muss gemeinsam mit dem Operateur eine Entscheidung über einen Abbruch der Operation getroffen werden. Auf jeden Fall sollte eine zügige Beendigung des Eingriffs angestrebt werden.

# 17.3 Anästhesiologische Konzepte

## 17.3.1 Trigger der MH

### Triggersubstanzen

Sowohl die depolarisierenden Muskelrelaxanzien vom Typ des Succinylcholins als auch alle volatilen Inhalationsanästhetika wie Halothan, Enfluran, Isofluran, Sevofluran und Desfluran sind die klassischen Triggersubstanzen der MH (Gronert et al. 2009, Wappler 2010; Tab. 17.**1**).

**Halothan.** Von den volatilen Inhalationsanästhetika wird Halothan die stärkste MH-Triggerpotenz zugesprochen, da Halothan in Studien an MHS-Schweinen schneller zu MH-typischen Symptomen führte als die Vergleichssubstanzen Desfluran und Isofluran (Wedel 1993). Über fulminante MH-Krisen nach Gabe von Desfluran, Isofluran und Sevofluran wurde jedoch in zahlreichen Kasuistiken berichtet.

> **Merke** Alle volatilen Inhalationsanästhetika und depolarisierenden Muskelrelaxanzien sind bei Patienten mit MH-Veranlagung absolut kontraindiziert.

**Ketamin.** Ketamin ist keine MH-Triggersubstanz (Dershwitz et al. 1989). Trotzdem ist der Einsatz von Ketamin bei MH-Patienten kritisch zu bewerten, da Ketamin über eine Aktivierung des sympathischen Nervensystems zu tachykarden Herzrhythmusstörungen führen kann. Außerdem induziert Ketamin, vermutlich über zentrale Effekte, eine Steigerung des Muskeltonus. Diese Wirkungen können es erschweren, die klinische Diagnose einer MH zu stellen.

> **Cave** Ketamin sollte bei Patienten mit MH-Veranlagung nicht eingesetzt werden, da durch Ketamin MH-ähnliche Symptome hervorgerufen werden können.

**Psychotrope Substanzen.** Es wird empfohlen, bestimmte psychotrope Substanzen wie Phenothiazine, MAO-Hemmstoffe und trizyklische Antidepressiva bei MH-Patienten nicht einzusetzen, da durch sie das maligne neuroleptische

| Triggersubstanzen | Anästhetika ohne Triggerpotenz |
|---|---|
| • Volatile Inhalationsanästhetika:<br>– Halothan<br>– Enfluran<br>– Isofluran<br>– Desfluran<br>– Sevofluran<br>• Depolarisierende Muskelrelaxanzien:<br>– Succinylcholin<br>• Kresolhaltige Medikamente (z. B. bestimmte Insulin-, Hormon- und Heparinpräparate)* | • Etomidat<br>• Barbiturate<br>• Propofol<br>• Benzodiazepine<br>• Lokalanästhetika vom Esther- und Amidtyp<br>• Opioide<br>• nichtdepolarisierende Muskelrelaxanzien<br>• Lachgas<br>• Xenon<br>• Ketamin (besondere Indikationsstellung) |

* Die MH-Triggerpotenz von Kresolen ist fraglich, im Tierexperiment konnten nur durch sehr hohe Dosen von Kresolen MH-typische Symptome ausgelöst werden

Tab. 17.**1** Triggersubstanzen und Anästhetika ohne Triggerpotenz bei MH-Disposition.

Syndrom ausgelöst werden kann, dessen klinische Zeichen mit Fieber, Rigor der Skelettmuskulatur und Tachykardie der MH ähneln (Adnet et al. 2000). Die Ursache des malignen neuroleptischen Syndroms ist jedoch nicht eine periphere Stoffwechselstörung wie bei der MH, sondern eine Dysregulation zentraler Dopaminrezeptoren.

**Stress.** Bei MH-suszeptiblen Schweinen kann durch physischen und psychischen Stress eine MH-Krise ausgelöst werden. In einer Untersuchung an 12 Patienten, die nach starker physischer Belastung eine Rhabdomyolyse und zum Teil weitere MH-typische Symptome entwickelt hatten, konnte bei 10 Patienten eine MH-Disposition nachgewiesen werden (Wappler et al. 2001). Der Anteil aller MH-Patienten, die auf körperliche Belastung mit MH-typischen Symptomen reagieren, ist jedoch gering.

**Merke** Auch wenn bislang beim Menschen kein direkter Nachweis einer MH-Induktion durch psychischen Stress geführt werden konnte, muss aufgrund der klinischen Beobachtungen von einer möglichen Gefährdung durch Stress ausgegangen werden.

## 17.3.2 Klinische Symptomatik

**Merke** Die klinische Symptomatik der MH ist äußerst variabel und reicht von der abortiven Form mit nur einem oder wenigen Symptomen oder einer geringen Ausprägung verschiedener Symptome über moderate Verlaufsformen bis hin zur klassischen fulminanten MH-Krise (Gronert et al. 2009).

Fulminante Krisen wurden in 6,5% aller MH-Fälle beobachtet, vermutlich liegt der Anteil jedoch deutlich niedriger, da abortive Verläufe der MH leicht übersehen werden.

### Fulminante Krise

#### Erstsymptome

Die häufigsten ersten Anzeichen der MH-Krise in über 80% der Fälle sind:

- tachykarde Herzrhythmusstörungen,
- supraventrikuläre und ventrikuläre Arrhythmien,
- Extrasystolen bis hin zum Herzstillstand.

Diese Symptome sind jedoch relativ unspezifisch und führen in der Frühphase häufig zu Fehldeutungen (z. B. als zu flache Narkose, akute Histaminfreisetzung oder Hypovolämie).

Ein rascher Anstieg der endexspiratorisch gemessenen $CO_2$-Konzentration bei unveränderten Beatmungsbedingungen ist ebenfalls ein sensitives und spezifisches Frühzeichen der MH beim kontrolliert beatmeten Patienten. Nach Ausschluss anderer Ursachen, wie z. B. Hypoventilation, exogener Zufuhr (Laparoskopie) oder geringer Anästhesietiefe, muss durch eine Blutgasanalyse die endexspiratorische Messung verifiziert werden. Spontan atmende bzw. nicht relaxierte Patienten können in der Frühphase durch Hyperventilation auffallen. Beispielhafte Differenzialdiagnosen eines Anstiegs der endexspiratorischen $CO_2$-Konzentration während einer Allgemeinanästhesie sind in Tab. 17.**2** zusammengefasst.

Ein weiteres Frühwarnzeichen der MH kann ein Spasmus der Massetermuskulatur unmittelbar nach Gabe von Succinylcholin sein. Der Masseterspasmus ist jedoch auch ein unspezifisches Zeichen und muss nicht Ausdruck einer beginnenden MH-Krise sein. Bei 50–80% der Patienten tritt zudem ein generalisierter Muskelrigor auf.

**Cave** Die Symptome in der Frühphase einer MH-Krise sind zumeist unspezifisch.

**Merke** Sofern die Frühsymptome der MH nicht erkannt und keine entsprechende Therapie eingeleitet wird, kommt es zu einer fortschreitenden Entgleisung des hypermetabolen Stoffwechsels.

| Ursache | Differenzialdiagnose |
|---|---|
| erhöhte $CO_2$-Produktion | • Fieber, Sepsis<br>• flache Anästhesie<br>• thyreotoxische Krise<br>• maligne Hyperthermie |
| exogene Zufuhr von $CO_2$ | • laparoskopische Operationen |
| Störungen des pulmonalen Gasaustauschs | • zentrale Dämpfung des medullären Atemzentrums unter Spontanatmung<br>• neuromuskuläre Insuffizienz unter Spontanatmung (z. B. Myasthenie)<br>• inadäquate Respiratoreinstellungen<br>• Funktionsstörungen des Narkosegerätes<br>• erhöhter Atemwegswiderstand (z. B. Bronchospasmus, Atemwegsobstruktion, einseitige Intubation, chronisch obstruktive Lungenerkrankung, dekompensierte Herzinsuffizienz, Hämatothorax, Pneumothorax)<br>• Rückatmung des Atemgases (verbrauchter Absorberkalk, Ventildysfunktion, unzureichender Frischgasfluss) |
| Funktionsstörung des Monitorings bzw. Messfehler | |

Tab. 17.**2** Beispielhafte Differenzialdiagnosen des Anstiegs der endtidal gemessenen $CO_2$-Konzentration ($etCO_2$) während einer Allgemeinanästhesie.

## Entwicklung der fulminanten Krise

Die Haut, die initial aufgrund des starken Anstiegs des Katecholaminspiegels stark gerötet sein kann, zeigt im weiteren Verlauf eine ausgeprägte Zyanose und in einigen Fällen eine starke Schweißentwicklung. Als Ursache für diese Veränderungen werden einerseits der gesteigerte Sauerstoffverbrauch und andererseits der Abfall des Herzzeitvolumens angesehen.

Die Hyperthermie entwickelt sich in den meisten Fällen langsam und ist dann ein Spätsymptom der Erkrankung. Der Temperaturanstieg ist in seiner Ausprägung sehr variabel und auch nicht bei allen MH-Krisen nachweisbar.

**Merke** Der Verlauf des Temperaturanstiegs ist differenzialdiagnostisch und prognostisch von größerer Bedeutung als das gemessene Temperaturmaximum.

**Temperatur.** Bei der fulminanten MH-Krise können Temperaturanstiege von bis zu 1 °C pro 5 min gemessen werden. Bei einer Temperatursteigerung nach Gabe von MH-Triggersubstanzen müssen jedoch auch andere Differenzialdiagnosen in Betracht gezogen werden, die beispielhaft in Tab. 17.**3** zusammengefasst sind.

**Cave** Die Hyperthermie tritt nicht bei allen MH-Krisen auf und ist bereits ein Spätsymptom.

**Labor.** Laborchemisch lässt sich bei der MH eine respiratorische und metabolische Azidose mit negativem Basenüberschuss und Laktämie nachweisen. In der Blutgasanalyse können Hyperkapnie und Hypoxie gefunden werden, zentralvenös entnommene Blutgase spiegeln den Beginn und die Schwere des Syndroms besser wider als arterielle Blutgase.

**Merke** Zentralvenöse $pCO_2$-Werte von >60 mmHg und ein Basenüberschuss von −5 bis −7 mmol/l gelten nach Ausschluss anderer Ursachen als Indikatoren für die MH.

Der Hypermetabolismus induziert Permeabilitätsstörungen der Membranen der Skelettmuskelzellen und die Freisetzung von intrazellulär gespeichertem Kalium und $Ca^{2+}$. Zum Teil sind im Blut exzessiv erhöhte Werte der Kreatinphosphokinase (CK) und der Transaminasen messbar. Jedoch lassen sich auch nach klinisch gesicherten MH-Krisen zum Teil nur normale CK-Werte nachweisen. Bei schweren Schädigungen der Skelettmuskulatur ist Myoglobin im Blut und Urin nachweisbar.

## Endstadium der MH-Krise

Es kann kompliziert werden durch
- Verbrauchskoagulopathie,
- Lungenödem,
- Rhabdomyolyse und Myoglobinurie, die zur Entwicklung eines akuten Nierenversagens führen können,
- neurologische Störungen und Hirnödeme.

Bei inadäquater oder zu später Therapie versterben die Patienten zumeist an Hypo- oder Asystolie, bei längeren Verläufen besteht die Gefahr eines Multiorganversagens.

| Ursachen | Differenzialdiagnosen |
|---|---|
| verminderte Wärmeabgabe (hohe Umgebungstemperatur, Patientenabdeckung) | |
| exogene Wärmezufuhr (Wärmedecken, -matten, Blutwärmer) | |
| Funktionsstörung des Monitorings | |
| erhöhte Wärmeproduktion | • gesteigerte Muskelarbeit (Tetanus, Status epilepticus, Shivering)<br>• Entzündung, Freisetzung von Entzündungsmediatoren<br>• Sepsis<br>• Reaktion auf Pyrogene (Transfusionen, Infusionen)<br>• Dehydratation<br>• Thyreotoxikose<br>• Phäochromozytom<br>• maligne Hyperthermie |
| Funktionsstörung des ZNS | • hypothalamische Hyperpyrexie (Sauerstoffmangel, Ödem, Trauma, Tumor)<br>• spinale Hyperthermie (z. B. Halsmarkläsion)<br>• Prostaglandin E1<br>• Gabe von ionischem Kontrastmittel in den Liquorraum |
| Arzneimittelreaktionen | • neuroleptisches malignes Syndrom (NMS)<br>• Sympathomimetika (Monoaminoxidase-Hemmstoffe, Amphetamine, Kokain, trizyklische Antidepressiva)<br>• Anticholinergika (Atropin, Scopolamin) |

Tab. 17.**3** Beispielhafte Differenzialdiagnosen des Anstiegs der Körpertemperatur während einer Allgemeinanästhesie.

**Fallbeispiel**

*Ein 11 Jahre alter Junge wurde mit Verdacht auf eine akute Appendizitis stationär im Krankenhaus aufgenommen. Der Junge hatte typische abdominelle Schmerzen sowie eine erhöhte Körpertemperatur bis 38,2 °C. Die weitere Anamnese war unauffällig, auch waren keine Komplikationen bei Narkosen in der Familie bekannt.*

*Eine schematische Zusammenfassung des Anästhesieverlaufs ist in Abb. 17.**2** dargestellt. Die Allgemeinanästhesie wurde eingeleitet durch die intravenöse Gabe von Propofol, Sufentanil und Succinylcholin. Nach der endotrachealen Intubation wurde der Junge mit Rocuronium relaxiert und die Anästhesie durch Gabe von Sevofluran in einem Sauerstoff-Luft-Gemisch aufrechterhalten. Bei Entwicklung einer Tachykardie wurde die Anästhesie vor Operationsbeginn durch erneute Gabe von Propofol und Sufentanil vertieft. Die Herzfrequenz stieg jedoch weiter an, zusätzlich traten ventrikuläre Extrasystolen auf und es entwickelte sich eine Hypotonie. Die endtidal gemessene $CO_2$-Konzentration ($etCO_2$) stieg trotz bereits gesteigertem AMV auf 72 mmHg, in der BGA zeigt sich eine schwere Azidose. Zu diesem Zeitpunkt wurde die Verdachtsdiagnose einer malignen Hyperthermie gestellt.*

*Die Gabe von Sevofluran wurde gestoppt und das Kind mit 100 % Sauerstoff beatmet. Der Atemkalk sowie die Narkosegasschläuche am Beatmungsgerät wurden gewechselt und das Atemminutenvolumen auf 18 l/min gesteigert. Die Narkose wurde durch Gabe von Sufentanil und Rocuronium sowie kontinuierliche Verabreichung von Propofol weiter vertieft. Die hypotone Kreislaufsituation wurde durch Gabe von Akrinor behandelt.*

*Zunächst wurden Dantrolen in einer Dosierung von 2,5 mg/kg sowie 100 ml Natriumbikarbonat gegeben. Die Tachykardie und die Hypotonie sowie die $etCO_2$ waren unter dieser Therapie rasch rückläufig. Bei nun rasch ansteigender Körpertemperatur wurde jedoch ein weiterer Dantrolenbolus appliziert. Nach Gabe einer 3. Dosis Dantrolen, weiteren 100 ml Natriumbikarbonat, Infusion von kalten Infusionen sowie externer Kühlung mit Eis war die hypermetabole Symptomatik langsam rückläufig. Nach weiterer Stabilisierung wurde mit der kontinuierlichen Gabe von Dantrolen begonnen und der Junge auf die Intensivstation verlegt.*

*Der weitere Verlauf war unkompliziert, der maximale CK-Wert wurde am 1. postoperativen Tag mit 15 200 U/l gemessen. Eine Woche nach dem Ereignis wurde der Junge aus dem Krankenhaus entlassen.*

*6 Monate später wurde bei dem Jungen ein In-vitro-Kontrakturtest nach dem Protokoll der europäischen MH-Gruppe durchgeführt und eine MH-Veranlagung nachgewiesen. Myopathologisch zeigte sich ein Normalbefund, molekulargenetisch konnte eine MH-assoziierte C1840-T-Mutation nachgewiesen werden.*

*Im Rahmen der weiteren Familienuntersuchung konnten auch bei der Mutter, der Schwester und einer Tante des Jungen eine MH-Veranlagung und die C1840-T-Mutation*

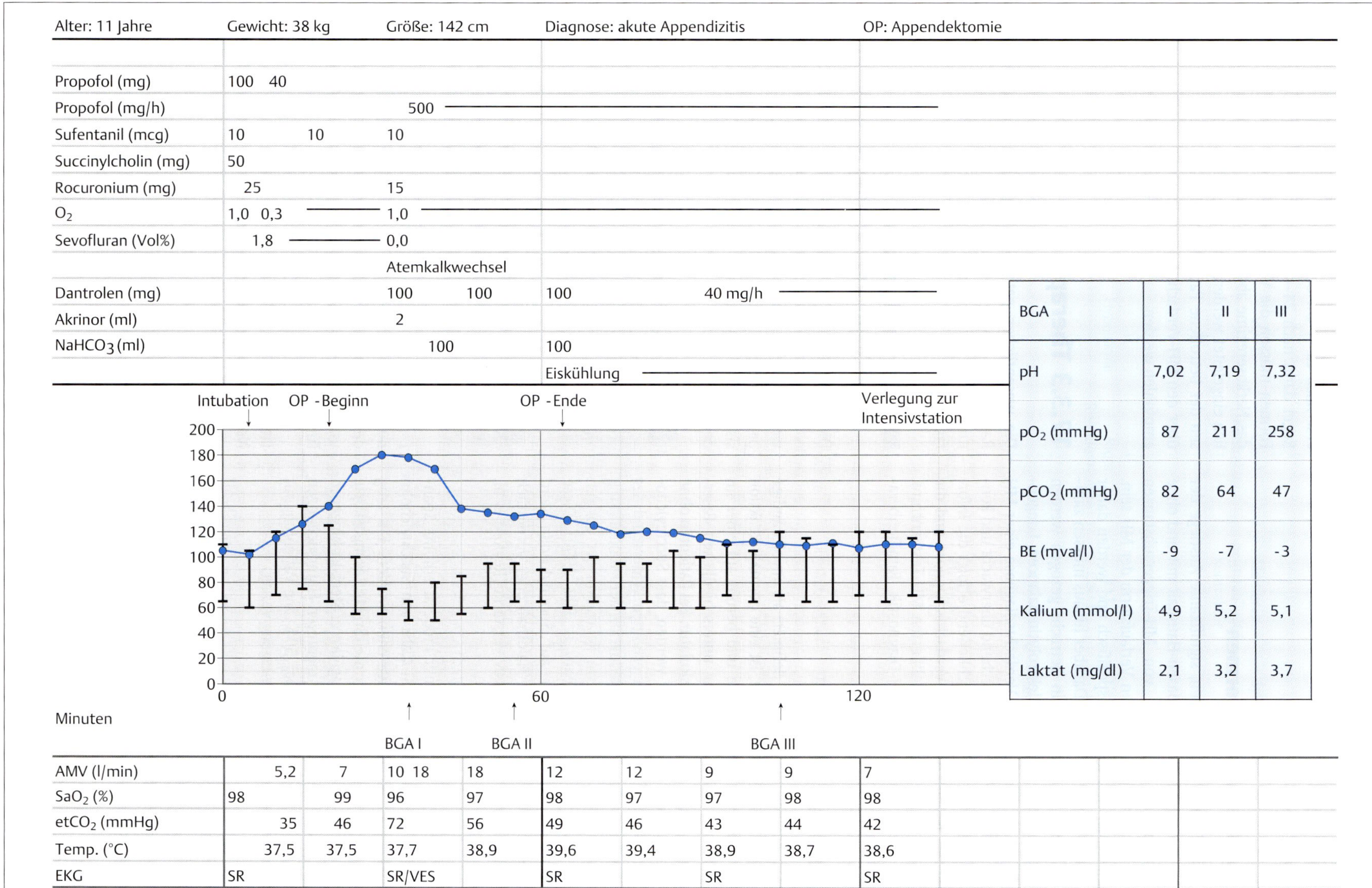


Abb. 17.2 Schematische Darstellung des Anästhesieverlaufs bei einem 11 Jahre alten Jungen mit zuvor unbekannter MH-Veranlagung (Details s. Text).

kelrelaxans. Parallel dazu müssen erste Blutproben (Blutgasanalyse, Elektrolyte, CK, Transaminasen, Laktat und Myoglobin) zur Sicherung der Diagnose und zur Verlaufsdokumentation entnommen werden.

## Dantrolenapplikation

Es muss sofort Dantrolen verabreicht werden.

**Merke** Die schnellstmögliche Infusion von Dantrolen in einer Dosierung von zunächst 2,5 mg/kg ist für die Prognose entscheidend.

Die Bolusgabe von Dantrolen muss so häufig wiederholt werden, bis sich die hypermetabole Stoffwechsellage normalisiert hat und keine MH-Symptome mehr nachweisbar sind. Stellt sich nach Gabe von mehr als 20 mg/kg Dantrolen kein Therapieerfolg ein, so ist die Diagnose MH fraglich. Die Dantrolentherapie wird nach erfolgreicher Primärbehandlung in einer Dosierung von 10 mg/kg über 24 h fortgeführt.

Das Dantrolen sollte zentral in der operativen Einheit gelagert werden, zur Vermeidung von unnötigen Zeitverlusten in Kliniken mit weiter auseinanderliegenden Operationseinheiten auch an mehreren Stellen.

**Cave** Eine Bevorratung von mindestens 10 mg/kg Dantrolen für den Erwachsenen ist zur Therapie der MH notwendig.

**Wirkmechanismus.** Dantrolen ist ein Hydantoinderivat, das die $Ca^{2+}$-Freisetzung aus dem SR über eine Inhibition der Signaltransduktion vom DHP- auf den Ryanodinrezeptor reduziert, ohne die $Ca^{2+}$-Wiederaufnahme zu beeinflussen. Darüber hinaus senkt Dantrolen die intrazelluläre $Ca^{2+}$-Konzentration auch in Ruhe und wirkt somit muskelrelaxierend. In therapeutischen Dosierungen weist Dantrolen nur geringe Effekte auf den Herzmuskel und die glatte Muskulatur auf.

**Nebenwirkungen.** Typische Nebenwirkungen von Dantrolen sind:
- Müdigkeit,
- Schwindel,
- Kopfschmerzen,
- Übelkeit, Erbrechen,
- Durchfall.

Eine meist gering ausgeprägte Muskelschwäche kann bis zu 48 h nach Gabe des Dantrolens anhalten. Die Applikation hat streng intravenös zu erfolgen, da die extravasale Gabe zu Gewebenekrosen und intraarterielle Infusionen zu Gefäßverschlüssen führen können. Die Dantrolen-Infusionslösung ist stark alkalisch und kann somit Thrombophlebitiden im Bereich des venösen Zugangs hervorrufen.

**Behandlung der metabolischen Azidose.** Die zügige Korrektur der metabolischen Azidose mit Natriumhydrogenkarbonat (1–2 mval/kg) hat eine wesentliche Bedeutung im Rahmen der Therapie der MH. Der kontinuierliche Ausstrom von Laktat aus der Zelle kann zu einem wiederholten Bedarf an Natriumhydrogenkarbonat führen, da Laktat nur langsam die Zellmembran durchtritt. Es ist daher notwendig – besonders in der Initialphase – in kurzen Abständen die Blutgase zu analysieren. Zusätzlich sollten regelmäßig Elektrolytbestimmungen durchgeführt werden, da bei großem Bedarf an Natriumhydrogenkarbonat rasch eine Hypernatriämie auftreten kann. In diesen Fällen sollte die Pufferung durch Gabe von Tris fortgeführt werden. Zur Therapie der durch die metabolische Azidose und Rhabdomyolyse induzierten Hyperkaliämie empfiehlt sich neben der forcierten Diurese die Zufuhr von Glukose-Insulin-Infusionen.

## Antiarrhythmische Therapie

Bei therapieresistenten Herzrhythmusstörungen auch nach Dantrolengabe ist eine symptomatische, antiarrhythmische Therapie, z. B. mit Amiodaron, indiziert. Die Gabe von Kalziumantagonisten führte im Tierexperiment zu keiner Steigerung der Überlebensrate. Zusätzlich können Kalziumantagonisten durch eine Interaktion mit Dantrolen eine Hyperkaliämie induzieren, die zu einem erneuten Auftreten der MH-Symptomatik oder zu schwerwiegenden Herzrhythmusstörungen und einem Low-cardiac-Output-Syndrom führen kann. Digitalispräparate sollten in der Therapie der MH ebenfalls nicht verwendet werden. Die Gabe von Glykosiden löste beim Schwein zwar keine MH aus, jedoch verstärken Glykoside den intrazellulären $Ca^{2+}$-Einstrom und erhöhen somit die myoplasmatische $Ca^{2+}$-Konzentration weiter. Darüber hinaus könnten bei einer Hyperkaliämie durch die Verabreichung von Glykosiden komplexe Herzrhythmusstörungen ausgelöst oder verstärkt werden.

**Cave** Auf den Einsatz von Kalziumantagonisten und Digitalispräparaten sollte im Rahmen der Therapie der MH-Krise verzichtet werden.

Der Anstieg der Körpertemperatur ist zumeist ein Spätsymptom der MH-Krise, daher gehören Oberflächenkühlung, Infusion von kalten Lösungen und/oder Eiswasserspülungen zu den Sekundärmaßnahmen. Die Kühlung des Patienten mittels einer extrakorporalen Zirkulation kann in verzweifelten Fällen als Ultima Ratio eingesetzt werden. Neben zusätzlichen periphervenösen Zugängen sollte das Monitoring durch das Einlegen einer arteriellen Kanüle und eines zentralvenösen Katheters erweitert werden. Zum Monitoring der Nierenfunktion muss ein Blasenkatheter gelegt werden. Zur Vermeidung eines akuten Nierenversagens, das aufgrund einer Schocksymptomatik und Rhabdomyolyse entstehen kann, ist eine forcierte Diurese mit ausreichender Flüssigkeitszufuhr notwendig. Bei unzureichender Urinproduktion wird die Diurese durch Gabe von Schleifendiuretika auf 1–2 ml/kg/h gesteigert.

## 17.3.4 Postoperatives Management

**Intensivmedizinische Überwachung.** Nach Stabilisierung des Patienten ist eine intensivmedizinische Überwachung mit adäquatem Monitoring sowie das Fortführen der Dantrolentherapie erforderlich. Die Laborparameter (insbesondere Blutgasanalysen, Elektrolyte, CK, Blutbild und Nierenfunktionswerte) sind engmaschig zu kontrollieren. Die Messungen der Werte von CK, Transaminasen und Myoglobin (im Serum und Urin) geben Aufschluss über das Ausmaß der Muskelschädigung.

**Blutbildkontrolle.** Kontrollen des Blutbilds können bei schwersten Verläufen Hinweise auf eine Hämolyse geben. Bei Schockzuständen mit Freisetzung von Gewebethromboplastin und Hämolyse sind Fälle von disseminierter intravasaler Gerinnung und Verbrauchskoagulopathie beschrieben worden. Daher sollten die Patienten in diesen Fällen frühzeitig eine Low-Dose-Heparinisierung erhalten. Die Gerinnungsparameter müssen regelmäßig kontrolliert werden.

**Beratung der Familie.** Die MH kann bei rechtzeitigem Erkennen der Symptomatik und bei unverzüglicher Behandlung in den meisten Fällen erfolgreich therapiert werden. Die Mortalität sank in den letzten Jahren auf unter 10%. Von entscheidender Bedeutung für den Patienten und dessen Familienangehörige ist die Aufklärung über die Veranlagung zur MH, um weitere Narkosezwischenfälle in der Familie zu vermeiden. Dem Patienten sollte ein Attest über die MH-Veranlagung ausgestellt und er sowie seine Angehörigen an ein MH-Zentrum zur weiteren Beratung und MH-Diagnostik überwiesen werden.

## 17.3.5 Anästhesie bei Patienten mit MH-Veranlagung

### Narkosevorbereitung

Neben den Routinemaßnahmen sollten in der Narkosevorbereitung von Patienten mit nachgewiesener oder vermuteter MH-Veranlagung zur Abschätzung von Veränderungen im Rahmen der Anästhesie zusätzliche relevante Laborparameter bestimmt werden:

- Blutgasanalyse,
- Elektrolyte,
- CK-Wert.

**Neuromuskuläre Erkrankungen.** Bei Verdacht auf eine neuromuskuläre Erkrankung sollte zusätzlich ein neurologischer Status erhoben werden.

> **Merke** Wesentliche Vorbefunde für die Planung der Narkose, insbesondere alte Narkoseprotokolle oder Arztberichte, sollten vor der Operation vorliegen.

**Stress.** Stress könnte auch beim Menschen bei der MH-Induktion eine Rolle spielen, sodass ein ausführliches Gespräch zur Information und Beruhigung des Patienten bei der präoperativen Visite ausgesprochen wichtig ist. Zusätzlich ist eine suffiziente Prämedikation empfehlenswert. Aufgrund der günstigen pharmakologischen Eigenschaften (Anxiolyse, Muskelrelaxierung und Amnesie) haben sich besonders Benzodiazepine bewährt. Problemlos können jedoch auch Opioide und Barbiturate für den Patienten verwendet werden.

**Dantrolen.** Die prophylaktische Gabe von Dantrolen wurde in früheren Publikationen zur Senkung des MH-Risikos empfohlen.

> **Merke** Die perorale Dantrolenprophylaxe ist aufgrund der unsicheren Resorption als obsolet anzusehen. Auch eine parenterale Dantrolenprophylaxe ist bei triggerfreier Narkoseführung und entsprechendem Monitoring nicht notwendig.

Ein therapeutischer Wert der prophylaktischen Dantrolengabe ist nicht belegt; im Gegenteil, bei triggerfreier Anästhesie müssen spezifische Nebenwirkungen von Dantrolen berücksichtigt werden. Dantrolen induziert neben Übelkeit und Erbrechen migräneartige Kopfschmerzen und Müdigkeit.

> **Cave** Besonders bei Patienten mit neuromuskulären Erkrankungen kann die Gabe des muskelrelaxierenden Dantrolens zur Ateminsuffizienz führen.

### Bereitstellung des Narkosegeräts

Die Vorbereitung des Narkosegeräts beinhaltet das Entfernen des Narkosegasverdampfers vom Gerät sowie die Erneuerung aller Teile des Geräts, die mit dem Gasstrom in Verbindung stehen (Narkoseschläuche, Absorberkalk usw.). Anschließend wird das Gerät mit einem Frischgasflow von 10 l/min gespült. Die Dauer der Gerätedekontamination muss mindestens 10 min betragen, bei neueren Anästhesiegeräten kann die notwendige Dekontaminationszeit auch deutlich länger sein (Whitty et al. 2009). Als Ergänzung der Gerätedekontamination wird vorgeschlagen, die Inspirationsluft im Kreissystem über einen Aktivkohlefilter zu leiten (Brandom 2009). Für den Notfall muss Dantrolen in einer Dosierung von 10 mg/kg für den Patienten bereitgestellt werden.

> **Merke** Die Dekontaminationszeit eines modernen Narkosegeräts bei einem Frischgasfluss von 10 l/min kann deutlich länger als 10 min betragen.

#### Monitoring

Das Monitoring umfasst mindestens:

- EKG,
- Blutdruckmessung,
- Kapnometrie,
- Pulsoxymetrie,
- kontinuierliche Temperaturmessung.

Großlumige periphervenöse Zugänge erleichtern die Blutabnahme für die Kontrolle von Laborparametern. Die Indikation für ein invasives Monitoring sollte in Abhängigkeit von dem operativen Eingriff großzügig gestellt werden. Ein Intensivtherapieplatz sollte für den Notfall bereitstehen.

### Narkoseverfahren

Die Narkose wird entweder als triggerfreie Allgemeinanästhesie oder als Regionalanästhesie durchgeführt. Die Narkoseeinleitung sollte in stressfreier Umgebung erfolgen. Für die Allgemeinanästhesie haben sich Opioide, Barbiturate, Etomidat, Propofol, Benzodiazepine und Lachgas als geeignet erwiesen (Tab. 17.**1**). Alle gebräuchlichen nichtdepolarisierenden Muskelrelaxanzien dürfen verwendet werden. Bei der Regionalanästhesie können alle Lokalanästhetika sowohl vom Ester- als auch vom Amidtyp eingesetzt werden. Die Ausleitung der Narkose erfolgt ebenfalls unter Vermeidung von Stress.

### Postoperative Überwachung

Die postoperative Überwachung durch geschultes Personal muss nach kleineren Eingriffen mindestens 4–6 h und nach größeren Operationen ca. 24 h betragen. Die Indikation zur intensivmedizinischen Überwachung sollte in Abhängigkeit vom operativen Eingriff und anästhesiologischen Verlauf großzügig gestellt werden. Postoperativ werden regelmäßig Laborkontrollen durchgeführt.

### Ambulante Anästhesie

Die Durchführung von ambulanten Anästhesien bei Patienten mit bekannter MH-Veranlagung ist prinzipiell möglich (Brandom 2009). Die Vorbereitung zur Anästhesie, die Bereitstellung des Narkosegeräts und des Dantrolens, das Monitoring der Patienten sowie die Narkoseverfahren (triggerfreie Allgemeinanästhesie, Regionalanästhesie) unterscheiden sich dabei nicht von der Behandlung stationärer Patienten. Bei unauffälligem postoperativem Verlauf, insbesondere ohne klinische Hinweise auf eine MH, kann der Patient unter Einhaltung der hierfür üblichen Vorgaben nach Hause entlassen werden.

## 17.3.6 Maligne Hyperthermie und andere Erkrankungen

Unspezifische myopathologische Veränderungen lassen sich bei etwa 30–50% der Patienten mit MH-Veranlagung nachweisen (Mezin et al. 1997, Wappler 1998). Spezifische Myopathien, wie z. B. Muskeldystrophie vom Typ Duchenne oder Becker, Central Core Disease oder Myotonia congenita werden nur bei ca. 5% der MHS-Patienten beschrieben.

Die einzige neuromuskuläre Erkrankung, für die ein genetischer Zusammenhang mit der MH gesichert scheint, ist die autosomal-dominant vererbte Central Core Disease (Klingler et al. 2009). Charakterisiert ist diese proximale Myopathie durch eine Störung von Aufbau und Funktion von Typ-I-Fasern. In molekulargenetischen Studien ließ sich eine Koppelung zwischen dem Gen für die Central Core Disease und dem Ryanodinrezeptorgen nachweisen. Inwiefern auch andere Core Diseases mit der MH in Verbindung stehen, ist unklar.

Auch für das King-Denborough-Syndrom – eine seltene Erkrankung, die durch Kleinwuchs, Ptose und Skelettdeformitäten gekennzeichnet ist – und die Myotonia congenita wurde eine enge Assoziation mit der MH beschrieben.

Für zahlreiche andere Erkrankungen wie z. B. das maligne neuroleptische Syndrom (MNS), die Osteogenesis imperfecta, den Hitzschlag oder den plötzlichen Kindstod wurden Beziehungen zur MH hergestellt. Die Assoziationen dieser Erkrankungen zur MH sind jedoch zweifelhaft. Sie wurden bislang nicht durch klinische Studien belegt.

**Kernaussagen**

- Die MH ist eine latente Myopathie, der ein genetisch determinierter Defekt der intrazellulären Kalziumhomöostase zugrunde liegt.
- Nach Gabe bestimmter Anästhetika kann eine lebensbedrohliche, hypermetabole Stoffwechselstörung mit Azidose, Hyperkapnie, Hypoxämie, Rigor, Rhabdomyolyse, Elektrolytentgleisungen, Herz-Kreislauf-Störungen und Fieber auftreten.
- Neben der symptomatischen Therapie steht bei der MH-Krise die Gabe von Dantrolen im Mittelpunkt der Behandlung.
- Ein Screeningtest für die MH steht bislang nicht zur Verfügung. Bei Verdacht erfolgt der Nachweis einer MH-Veranlagung durch den In-vitro-Kontrakturtest mit Halothan und Koffein.
- Bei bekannter MH-Veranlagung werden Anästhesien frei von MH-Triggersubstanzen und unter erweitertem Monitoring durchgeführt.

### Literatur


Adnet P, Lestavel P, Krivosic-Horber R. Neuroleptic malignant syndrome. Br J Anaesth 2000; 85: 129–135

Brandom BW. Ambulatory surgery and malignant hyperthermia. Curr Opin Anaesthesiol 2009; 22: 744–777

Denborough MA, Lovell RRH. Anaesthetic deaths in a family. Lancet 1960; 2: 45

Dershwitz M, Sreter FA, Ryan JF. Ketamine does not trigger malignant hyperthermia in susceptible swine. Anesth Analg 1989; 69: 501–503

Deutsche Gesellschaft für Anästhesiologie und Intensivmedizin. Empfehlung zur Therapie der Malignen Hyperthermie. Anästh Intensivmed 2008; 49: 483–488

Ellis FR, Harriman DG, Keaney NP et al. Halothane-induced muscle contracture as a cause of hyperpyrexia. Br J Anaesth 1971; 43: 721–722

Fill M, Stefani E, Nelson TE. Abnormal human sarcoplasmic reticulum $Ca^{2+}$ release channels in malignant hyperthermic skeletal muscle. Biophys J 1991; 59: 1085–1090

Gibson CL, Johnson AB, Brewer GE et al. Heat-stroke as a post-operative complication. JAMA 1900; 35: 1685

Gronert GA, Antognini JF, Pessah IN. Malignant hyperthermia. In: Miller RD, ed. Anesthesia. 7th ed. Philadelphia: Churchill Livingston; 2009

Hartung E, Anetseder M, Olthoff D et al. Die regionale Verbreitung der Veranlagung zur Malignen Hyperthermie in Deutschland: Stand 1997. Anästhesiol Intensivmed Notfallmed Schmerzther 1998; 33: 238–243

Iaizzo PA, Seewald MJ, Olsen R et al. Enhanced mobilization of intracellular $Ca^{2+}$ induced by halothane in hepatocytes isolated from swine susceptible to malignant hyperthermia. Anesthesiology 1991; 74: 531–538

Jurkat-Rott K, McCarthy T, Lehmann-Horn F. Genetics and pathogenesis of malignant hyperthermia. Muscle Nerve 2000; 23: 4–17

Kalow W, Britt BA, Terreau ME, Haist C. Metabolic error of muscle metabolism after recovery from malignant hyperthermia. Lancet 1970; 2: 895–898

Klingler W, Rueffert H, Lehmann-Horn F et al. Core myopathies and risk of malignant hyperthermia. Anesth Analg 2009; 109: 1167–1173

Kochs E, Hoffman WE, Roewer N, Schulte am Esch J. Alterations in brain electrical activity may indicate the onset of malignant hyperthermia in swine. Anesthesiology 1990; 73: 1236–1242

Larach MG, Localio AR, Allen GC et al. A clinical grading scale to predict malignant hyperthermia susceptibility. Anesthesiology 1994; 80: 771–779

Leary NP, Ellis FR. Masseteric muscle spasm as a normal response to suxamethonium. Br J Anaesth 1990; 64: 488–492

Melzer W, Herrmann-Frank A, Lüttgau HC. The role of $Ca^{2+}$ ions in excitation-contraction coupling of skeletal muscle fibres. Biochim Biophys Acta 1995; 1241: 59–116

Mezin P, Payen JF, Bosson JL et al. Histological support for the difference between malignant hyperthermia susceptible (MHS), equivocal (MHE) and negative (MHN) muscle biopsies. Br J Anaesth 1997; 79: 327–331

Mickelson JR, Gallant EM, Litterer LA et al. Abnormal sarcoplasmic reticulum ryanodine receptor in malignant hyperthermia. J Biol Chem 1988; 263: 9310–9315

Mickelson JR, Louis CF. Malignant hyperthermia: excitation-contraction coupling, $Ca^{2+}$ release channel, and cell $Ca^{2+}$ regulation defects. Physiol Rev 1996; 76: 537–592

Nelson TE. Abnormality in calcium release from skeletal sarcoplasmic reticulum of pigs susceptible to malignant hyperthermia. J Clin Invest 1983; 72: 862–870

Ørding H. Investigation of malignant hyperthermia susceptibility in Denmark. Dan Med Bull 1996; 43: 111–125

Ørding H, Brancadoro V, Cozzolino S et al. In vitro contracture test for diagnosis of malignant hyperthermia following the protocol of the European MH Group: results of testing patients surviving fulminant MH and unrelated low-risk subjects. Acta Anaesthesiol Scand 1997; 41: 955–966

Reyford H, Adnet PJ, Tavernier B et al. Halothane induces calcium release from human skinned masseter muscle fibers. Anesthesiology 1999; 90: 1019–1025

von Richthofen V, Wappler F, Scholz J et al. Evaluierung von Maligne-Hyperthermie-Episoden mit der Clinical Grading Scale. Anasthesiol Intensivmed Notfallmed Schmerzther 1998; 33: 244–249

Roewer N, Dziadzka A, Greim CA et al. Cardiovascular and metabolic responses to anesthetic-induced malignant hyperthermia in swine. Anesthesiology 1995a; 83: 141–159

Roewer N, Greim C, Rumberger E, Schulte am Esch J. Abnormal action potential responses to halothane in heart muscle isolated from malignant hyperthermia-susceptible pigs. Anesthesiology 1995b; 82: 947–953

Rosenberg H, Davis M, James D et al. Malignant hyperthermia. Orphanet J Rare Dis 2007; 2: 21

Rosero EB, Adesanya AO, Timaran CH et al. Trends and outcomes of malignant hyperthermia in the United States, 2000 to 2005. Anesthesiology 2009; 109: 89–94

Schuster F, Müller-Reible CR. Anästhesie bei neuromuskulären Erkrankungen. Maligne Hyperthermie – Diagnostik, Therapie und Narkoseführung. Anästhesiol Intensivmed Notfallmed Schmerzther 2009; 44: 758–763

Steinfath M, Wappler F. Maligne Hyperthermie. Anästhesiol Intensivmed Notfallmed Schmerzther 2000; 35: 147–172

Urwyler A, Deufel T, McCarthy T, West S. Guidelines for molecular genetic detection of susceptibility to malignant hyperthermia. Br J Anaesth 2001; 86: 283–287

Wappler F, Scholz J, von Richthofen V et al. Inzidenz der Disposition zur malignen Hyperthermie bei Patienten mit neuromuskulären Erkrankungen. Anästhesiol Intensivmed Notfallmed Schmerzther 1998; 33: 373–80

Wappler F, Fiege M, Steinfath M et al. Evidence for susceptibility to malignant hyperthermia in patients with exercise-induced rhabdomyolysis. Anesthesiology 2001; 94: 95–100

Wappler F. Anesthesia for patients with a history of malignant hyperthermia. Curr Opin Anaesthesiol 2010; 23: 417–422

Wedel DJ, Gammel SA, Milde JH, Iaizzo PA. Delayed onset of malignant hyperthermia induced by isoflurane and desflurane compared with halothane in susceptible swine. Anesthesiology 1993; 78: 1138–1144

Whitty RJ, Wong GK, Petroz GC et al. Preparation of the Dräger Fabius GS workstation for malignant-hyperthermia susceptible patients. Can J Anesth 2009; 56: 497–501

# 18 Infektionen

## 18.1 Nosokomiale Infektionen und Multiresistenzen in der Intensivmedizin

*A. W. Friedrich*

### 18.1.1 Einleitung

Intensivstationen gelten weitläufig als Drehscheiben von Infektionen im Krankenhaus. Aufgrund des Schweregrads der Grunderkrankungen und der zahlreichen invasiven medizinischen Maßnahmen sind Infektionen, die während des stationären Aufenthalts auftreten, keine Seltenheit. Daher erfährt frühzeitig jeder intensivmedizinisch tätige Kollege empirisch die Bedeutung eines strukturierten und rationalen Infektionsmanagements. Hierzu gehören eine standardisierte Infektions-Surveillance, eine plausible Infektionsdiagnostik, eine rationale antiinfektive Therapie und ein adäquates Hygienemanagement (Tab. 18.**1**).

**Hygienekommission.** Neben den genannten Punkten gibt es Grundbedingungen, die maßgeblich zum Auftreten von Infektionen beitragen. Hierzu gehören baulich-strukturelle sowie betrieblich-organisatorische Bedingungen (Personalpolitik, Raum- und Bettenlogistik, Strukturschwächen, Qualifikation und Fortbildung). Für die Analyse und Verbesserung dieser Grundbedingungen ist in jedem Krankenhaus die Hygienekommission zuständig, die aus der Klinikleitung, dem Krankenhaushygieniker, Infektiologen, dem hygienebeauftragten Arzt, den Hygienefachpflegern/-schwestern und abhängig von der Größe des Krankenhauses weiteren Experten (Apotheker, Leiter der Zentralsterilisation u. a.) zusammengesetzt ist.

**Hygienepersonal.** Seit 2009 gibt es zudem eine Empfehlung zur Vorhaltung von Hygienepersonal in deutschen Krankenhäusern. Hierbei ist ein hauptamtlicher Arzt für Krankenhaushygiene (Krankenhaushygieniker) ab 400 Patientenbetten vorzuhalten. Die Anzahl der Vollzeitstellen an Hygienefachkräften wird auch pro Patientenbetten berechnet, hängt jedoch von der Anzahl der stationären Betten in Risikobereichen ab. Zusätzlich sind noch hygienebeauftragte Ärzte und hygienebeauftragte Pflegende vorzusehen.

Tab. 18.**1** Checkliste zur Vermeidung von nosokomialen Infektionen.

| |
|---|
| **A. Infektionsmanagement** |
| **1. Surveillance**<br>• Infektion/Erregerkolonisation |
| **2. Infektionsdiagnostik**<br>• Eingangsscreening zur frühzeitigen Erfassung von multiresistenten Erregern |
| **3. Rationale Antibiotikatherapie**<br>• abgestimmte kalkulierte und spezifische Therapie |
| **4. Hygienemanagement**<br>• korrekte Händedesinfektion, korrekte Reinigung/ggf. Desinfektion |
| **B. Betrieblich-organisatorische Maßnahmen** |
| **1. Strukturelle Bedingungen**<br>• ausreichend Hygienefachpersonal: ausreichende Anzahl an hauptamtlichen Hygienefachkräften, in Krankenhäusern mit mehr als 400 Betten einen hauptamtlichen Krankenhaushygieniker (z. B. Arzt für Mikrobiologie oder Arzt für Hygiene und Umweltmedizin)<br>• Schutzkleidung (sterile Handschuhe, Schutzkittel, v. a. OP-Gesichtsmaske) für Operateure und alle Assistenten Anzahlbegrenzung des OP-Personals während der Operation |
| **2. Barrieremanagement**<br>• ausreichende Anzahl von Desinfektionsmittelspendern<br>• Einmalhandschuhe, Schutzkittel bei Kontakt, Mundschutz, Schutzhaube<br>• abgetrennter Raum/Bereich für Infektionspatienten: Desinfektion, Kennzeichnung |
| **C. Personal und Angehörige** |
| • Sensibilisierung des Personals/der Angehörigen<br>• Fortbildung<br>• Aufklärung (Informationsblätter, Online-Schulungen, Einsatz von E-Learning-Systemen)<br>• Hygienepläne/Desinfektionspläne |

## 18.1.2 Epidemiologie nosokomialer Infektionen auf Intensivstationen

Das Vorkommen von nosokomialen Infektionen beim Menschen wurde in Deutschland mittels verschiedener multizentrischer Studien erfasst. Hierbei zeigten sich nosokomiale Infektionsraten zwischen 3,5% und 6,3% (Rüden et al. 1995). Die Studien ergaben außerdem, dass nosokomiale Infektionen mit bestimmten Faktoren assoziiert sind. In den meisten Krankenhäusern wurde schon seit den frühen 1970er-Jahren die höchste Rate an nosokomialen Infektionen auf Intensivstationen beobachtet. Neben der Grunderkrankung des Patienten ist die *Anwendung von Fremdkörpern* (Devices) in der Intensivtherapie klassische Ursache für die nosokomialen Infektionen der beatmungsassoziierten Pneumonie, der katheterassoziierten Harnwegsinfektion sowie der katheterassoziierten Bakteriämie bzw. Sepsis (Abb. 18.**1**). Zusätzlich treten häufig postoperative Wundinfektionen auf.

### KISS (Krankenhaus-Infektions-Surveillance-System)

Eines der weltweit am besten durchgeführten Surveillancesysteme ist das KISS (Gastmeier et al. 2008). Dieses in mittlerweile mehr als 800 Krankenhäusern Deutschlands durchgeführte Erfassungssystem für nosokomiale Infektionen liefert europaweit vergleichbare Referenzzahlen für Indikatorinfektionen, mit denen sich andere Krankenhäuser, auch diejenigen, die nicht am KISS teilnehmen, vergleichen können. Gastmeier et al. veröffentlichen regelmäßig die Referenzzahlen zur Krankenhaushygiene (http://www.nrz-hygiene.de/), die für die diversen Indikatorinfektionen sehr unterschiedlich sind. Mittlerweile ist das erfolgreiche KISS-System auch für ambulante Operationen, bestimmte Erreger (MRSA, C. difficile assoziierte Diarrhöen), onkologische Patienten, neonatologische Patienten etc. ausgeweitet worden und bietet eine europaweit einzigartige Referenzdatenbank für behandlungsassoziierte Infektionen.

### Bedeutung von Hygienemaßnahmen

Durch Interventionsstudien konnte gezeigt werden, dass durch Anwendung von Hygienemaßnahmen die genannten Faktoren beeinflussbar sind und in ca. 30% die nosokomialen Infektionen verhindert werden können (Harbarth et al. 2003). Von Bedeutung sind auch *virale nosokomiale Infektionen*. Diese kommen häufiger vor als angenommen, sind aber meist klinisch unauffällig (z. B. CMV-Infektionen) und für den Klinikalltag von untergeordneter Bedeutung. Eine Ausnahme stellen nosokomiale Norovirusinfektionen dar. Diese sind v. a. durch ihre rasche epidemieartige Ausbreitung innerhalb des Personals von Bedeutung und können schnell zu einer Versorgungslücke auf der Intensivstation führen. Durch ein rasches und konsequentes Hygienemanagement können solche Ausbrüche kontrolliert werden.

**Merke** Durch die Anwendung von Hygienemaßnahmen können nosokomiale Infektionen in insgesamt ca. 30% verhindert werden.

## 18.1.3 Infektions-Surveillance

Als Surveillance nosokomialer Infektionen wird die fortlaufende systematische Erfassung, Analyse und Interpretation von infektionsrelevanten Gesundheitsdaten verstanden. Seit Inkrafttreten des Infektionsschutzgesetzes (01.01.2001) ist die fortlaufende systematische Surveillance von nosokomialen Infektionen und Erregern (Abb. 18.**2**) mit besonderen Resistenzen (§23) für jedes Krankenhaus gesetzliche Pflicht. Die Durchführung der Surveillance dient als Grundlage für Verbesserung. Wichtigstes Ziel der Surveillance ist die Reduktion der Infektionsraten im eigenen Krankenhaus. Sie ist Voraussetzung für das frühzeitige Erkennen von Ausbrüchen. Da diese aber einen geringen Anteil aller nosokomialen Infektionen ausmachen, dient die Surveillance v. a. der Identifizierung von gewöhnlichen, häufig und systematisch auftretenden Fehlern, die einen wesentlichen Einfluss auf die endemische Rate von nosokomialen Infektionen haben.

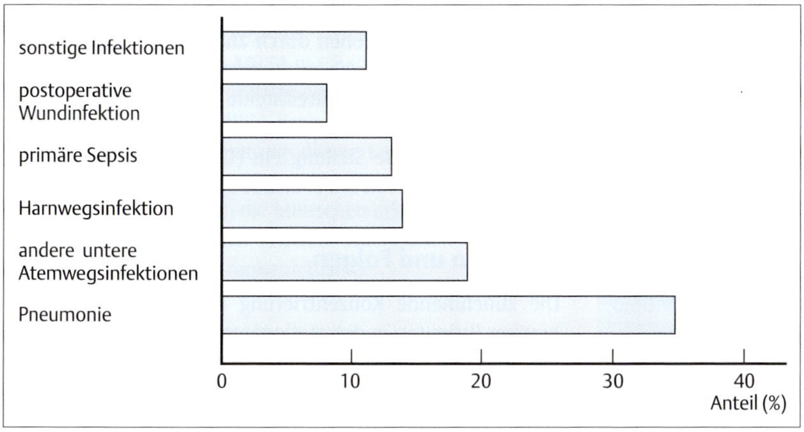


Abb. 18.**1** Nachweis nosokomialer Infektionen auf Intensivstationen (Daten nach Gastmeier et al. 2008).

### MRSA-Verdacht

Ein MRSA-Verdacht ist bei folgenden Patienten anzunehmen:

- Patienten mit bekannter MRSA-Anamnese,
- Patienten aus Krankenhäusern und anderen medizinischen Einrichtungen mit bekanntem endemischem MRSA-Vorkommen (de facto momentan jede medizinische Einrichtung in Deutschland bis zum Beweis des Gegenteils),
- Patienten, die Kontakt zu MRSA-Patienten hatten,
- Patienten aus Ländern mit hoher MRSA-Prävalenz (insbesondere süd- und osteuropäische Länder, USA, Japan, Großbritannien; nicht den Niederlanden, Skandinavien),
- Patienten aus Verbrennungsstationen,
- Patienten, die (beruflichen) direkten Kontakt zu Tieren der landwirtschaftlichen Tiermast haben,
- Patienten aus Dialyseeinrichtungen,
- Patienten aus Transplantationseinheiten,
- Patienten aus Pflegeheimen.

## 18.1.5 Regionale Netzwerkbildung als Strategie für die Prävention von multiresistenten Erregern

Die Erfahrung der letzten Jahre hat gezeigt, dass eine Fokussierung der Maßnahmen auf das Krankenhaus alleine nicht ausreichend ist. Ein MRSA-Patient muss beginnend im Krankenhaus, jedoch auch nach Entlassung, ggf. in der Arztpraxis oder dem Pflegeheim, bis hin zum nächsten Krankenhausaufenthalt betreut werden („MRSA-Kreislauf"). Hier zeigte sich als entscheidend, dass die Behandlung von sanierungshemmenden Faktoren (z.B. chronische Wunden) nach der Entlassung konsequent fortgeführt werden muss. Dabei muss der MRSA-Status jederzeit weiter berücksichtigt werden, damit bei einem erneuten Krankenhausaufenthalt nicht erneut die Gefährdung einer Übertragung entstehen kann.

Grundvoraussetzung für eine erfolgreiche Strategie, die über die Grenzen der einzelnen Institutionen und eines Landes hinausreicht, ist ein konsequentes und alle Teilnehmer an der Patientenversorgung einbeziehendes Konzept (MRSA/MRE-Netzwerk), wie das EUREGIO-MRSA-Netzwerk deutlich gemacht hat (Friedrich et al. 2008). Die gezielte Suche nach Trägern im Krankenhaus und die angepasste Weiterbetreuung der Patienten entlang der Versorgungskette kann als die deutsche Version der niederländischen MRSA-Strategie gelten und lässt sich mit „search & follow" zusammenfassen.

Das Thema antibiotikaresistente Erreger steht bei den Verantwortlichen für Gesundheitsschutz europaweit ganz oben auf der Agenda. In Deutschland hat die Deutsche Antibiotika Resistenzstrategie (DART-Strategie) des Bundesministeriums für Gesundheit (BMG 2008) die Bildung regionaler Netzwerke empfohlen und das Robert Koch-Institut hat seither intensive Bemühungen zur Bildung solcher regionaler MRSA-Netzwerke entwickelt (Robert Koch-Institut 2009) Seit 2009 haben sich in vielen Regionen Deutschlands solche regionalen MRSA/MRE-Netzwerke gegründet, um die Präventionsbemühungen in die Fläche zu tragen und umzusetzen.

## 18.1.6 Hygienemanagement und rationale Antibiotikatherapie als Teil des Qualitätsmanagements

**Hygienemaßnahmen.** Grundsätzlich sind sowohl die Festlegung der kalkulierten antiinfektiven Therapie als auch die Durchführung von Hygienemaßnahmen im weiteren Sinne Teil des internen Qualitätsmanagements einer Klinik. Alle Maßnahmen sollten im Rahmen von *Verfahrensanweisungen* (z.B. Hygieneplänen) festgelegt werden. Diese beinhalten mehr als nur einen Desinfektionsplan. Im Hygieneplan werden auch die Räumlichkeiten, die Versorgung, Entsorgung, Durchführung von medizinischen Maßnahmen und der Umgang mit infektiösen Patienten beschrieben. Der Leiter der Einrichtung selbst ist verantwortlich für die Durchführung und überprüft die Einhaltung der Maßnahmen. In größeren Häusern übernimmt der hauptamtliche Krankenhaushygieniker diese Aufgabe und ist Koordinator für die Umsetzung aller Hygienemaßnahmen.

**Interdisziplinäre Therapie.** Zusätzlich gehören *interdisziplinäre infektiologische Konsile* und gemeinsame Visiten von Behandlern und Infektiologen bzw. klinischen Mikrobiologen oder Krankenhaushygienikern) mittlerweile zum Standard. Unnötige Untersuchungen und damit auch unnötige Kosten lassen sich durch eine gemeinsame Visite vermeiden, die Zeit von der Probennahme bis zum Ergebnis wird durch diesen „direkten Draht" zwischen Kliniker und Diagnostiker drastisch verkürzt. Kalkulierte Therapien und deren Anpassung nach Erhalt eines mikrobiologischen Befunds sowie die Interpretation der klinischen Relevanz eines Befunds lassen sich auf diese Weise gemeinsam besprechen. Die Klinik des Patienten, seine mikrobiologischen Befunde und die antibiotische Therapie dürfen letztlich in der Sache nicht voneinander getrennt sein. Das Ziel muss die schnelle Untersuchung sein, die zu gezieltem Handeln und damit zu einem raschen Therapieerfolg führt.

**Kernaussagen**

- Die erhöhte Infektionsneigung bei Intensivpatienten beruht auf patientenbezogenen Faktoren (Alter, Grunderkrankung, Immunsuppression) und der Anwendung von Fremdkörpern in der Intensivtherapie (beatmungsassoziierte Pneumonie, katheterassoziierte Harnwegsinfektion, Bakteriämie bzw. Sepsis).
- Ziel der Surveillance ist die Reduktion der Infektionsraten, v.a. durch das Erkennen von gewöhnlichen, häufig und systematisch auftretenden Fehlern.
- Bei der kalkulierten Wahl von Antibiotika sind Überlegungen über den wahrscheinlichen Erreger aufgrund der vorhanden klinischen Symptomatik, der Morpho-

logie und Lokalisation der Infektion, deren Ausmaß und Kompartimentgrenzen mit einzubeziehen. Diese sollte durch mikrobiologische Diagnostik überprüft werden.
- Bei intensivpflichtigen Patienten sollte ein Eingangsscreening auf MRSA durch Abstrich beider Nasenvorhöfe, Untersuchung des Trachealsekrets und ggf. von Wunden durchgeführt werden. Bei unklarem MRSA-Status und Verdacht auf MRSA empfiehlt sich bis zum Ausschluss von MRSA die prophylaktische Isolierung.
- MRSA ist nicht gleich MRSA. Heutzutage müssen krankenhausassoziierte (HA-)MRSA, von hypervirulenten Community-acquired (CA-)MRSA und tiermastassoziierten (Livestock-associated) (LA-)MRSA unterschieden werden.
- Zu Prävention von Infektionen durch multiresistente Erreger müssen alle Beteiligten des Versorgungskontinuums einbezogen werden, um die Patienten vorbeugend zu behandeln und um andere Patienten vor Übertragung zu schützen. Dies soll mittels regionaler Netzwerkbildung erfolgen. Ein Beispiel hierfür ist seit 2005 das deutsch-niederländische euregionale Netzwerk EUREGIO MRSA-net (www.mrsa-net.eu)

### Literatur


Bundesministerium für Gesundheit. Deutsche Antibiotika Resistenzstrategie (DART). November 2008. Im Internet: http://www.bmg.bund.de/fileadmin/redaktion/pdf_broschueren/Antibiotika-Resistenzstrategie.pdf; Stand: 01.03.2011

von Eiff C, Becker K, Machka K et al. Nasal carriage as a source of Staphylococcus aureus bacteremia. Study Group. N Engl J Med 2001; 344: 11–16

Emori TG, Gaynes RP. An overview of nosocomial infections, including the role of the microbiology laboratory. Clin Microbiol Reviews 1993; 6: 428–442

Friedrich AW, Daniels-Haardt I, Köck R et al. EUREGIO MRSA-net Twente/Münsterland – a Dutch-German cross-border network for the prevention and control of infections caused by methicillin-resistant Staphylococcus aureus. Euro Surveill 2008; 13(35): 18965

Gastmeier P, Sohr D, Schwab F et al. Ten years of KISS: the most important requirements for success. J Hosp Infect 2008; 70 (Suppl1): 11–16

Grundmann H, Aanensen DM, van den Wijngaard CC, Spratt t al. Geographic distribution of Staphylococcus aureus causing invasive infections in Europe: a molecular-epidemiological analysis. PLoS Med 2010; Jan 12; 7(1): e1000215

Harbarth S, Sax H, Gastmeier P. The preventable proportion of nosocomial infections: an overview of publishes reports. J Hosp Infect 2003; 54: 258–266

Robert-Koch-Institut (RKI). Regionale Netzwerke: Instrumente zur Vermeidung der Weiterverbreitung von Erregern mit speziellen Resistenzen und Multiresistenzen. Epidem Bull 2009; 12: 105–112

Rüden H. Nosokomiale Infektionen in Deutschland: Erfassung und Prävention (NIDEP-Studie). Teil 1: Prävalenz nosokomialer Infektionen; Qualitätssicherung in der Krankenhaushygiene. Schriftenreihe des Bundesministeriums für Gesundheit. Band 56. Baden-Baden: Nomos; 1995

Wagenvoort JHT, Slinjsmans W, Penders RJR. Better environmental survival of outbreak vs. sporadic MRSA isolates. J Hosp Infect 2000; 45: 231–234

Witte W. Staphylokokken-Infektionen in Deutschland im Jahr 2001. Epidemiologisches Bulletin 2002; 8: 1–3


# 18.2 Sepsis

*F. Stüber, M. Book, U. Stamer*

## 18.2.1 Einleitung

Die Sepsis und ihre Komplikationen tragen zweifellos wesentlich zur heutigen Morbidität und Mortalität hospitalisierter Patienten bei. Die mit beginnender und sich möglicherweise ausweitender Organdysfunktion verknüpfte „schwere Sepsis“ markiert eine gemeinsame Endstrecke verschiedener zugrundeliegender Erkrankungen bei Patienten jeder Altersgruppe. Sie gehört zusammen mit dem „septischen Schock“ zu den beiden führenden Todesursachen auf nicht herzchirurgischen Intensivstationen der Industrienationen (Martin et al. 2003). Die Häufigkeit dieser Syndrome steigt in Europa, den Vereinigten Staaten und vielen Ländern deutlich an (Alberti et al. 2002, Dombrovskiy et al. 2007).

Die Deutsche Sepsis-Gesellschaft e. V. und die Deutsche Interdisziplinäre Vereinigung für Intensiv- und Notfallmedizin haben 2006 die Leitlinien der Sepsisbehandlung zusammengefasst (Reinhart et al. 2006a). Über den Aktualisierungsprozess durch ein Expertengremium finden sich Informationen bei der Arbeitsgemeinschaft der Wissenschaftlichen Medizinischen Fachgesellschaften (AWMF).

## 18.2.2 Definitionen

1992 wurden in einer Konsensuskonferenz die Definitionen der systemischen Inflammation (SIRS, systemisches inflammatorisches Reaktionssyndrom) und unterschiedlicher Schweregrade der Sepsis (Sepsis, schwere Sepsis, septischer Schock oder MODS, multiples Organdysfunktionssyndrom) verbindlich festgelegt (American College of Chest Physicians/Society of Critical Care Medicine 1992; Tab. 18.**2**).

### PIRO-Konzept

Dieses bei der 2. Konsensuskonferenz vorgestellte Konzept (Prädisposition, Infektion, Reaktion, Organdysfunktion) soll initial zur Definition von homogeneren Patientensubpopulationen für wissenschaftliche Fragestellungen beitragen (Levy et al. 2003). Mittelfristig soll so die klinische Charakterisierung der Sepsispatienten spezifischer werden (Tab. 18.**3**). Es erscheint klar, dass z. B. die schwere Sepsis – ausgelöst durch hochvirulente Keime bei vordem gesunden Kindern – sich grundlegend von einer schweren Sepsis bei langzeithospitalisierten älteren Patienten mit anerger Reaktionslage des Immunsystems unterscheidet.

**Merke** Das PIRO-Konzept ist darauf ausgelegt, klinisch relevante Subpopulationen von Patienten und deren molekulare Ursachen der Sepsis zu erkennen und zu gruppieren.

Tab. 18.**2** Terminologie der Sepsis.

| Bezeichnung | Definition |
|---|---|
| SIRS | 2 von 4 Symptomen müssen erfüllt sein:<br>• Körpertemperatur > 38 °C oder < 36 °C<br>• Herzfrequenz > 90/min<br>• Atemfrequenz > 20/min oder $p_aCO_2$ < 32 mmHg<br>• Leukozyten > 12 000/µl oder < 4000/µl oder > 10 % unreife Formen |
| Sepsis | SIRS + Infektion |
| Schwere Sepsis | Sepsis + mindestens eine Organdysfunktion |
| Septischer Schock | schwere Sepsis + Katecholaminpflichtigkeit |
| MODS | Dysfunktion von 3 oder mehr Organsystemen |

SIRS: systemisches inflammatorisches Reaktionssyndrom, MODS: multiples Organdysfunktionssyndrom.

**Prädisposition.** Diese Kategorie erkennt wichtige *demografische Faktoren* (Alter, Geschlecht, Belastbarkeit, Ernährungsstatus und Örtlichkeit) sowie *Grunderkrankungen* (z. B. Diabetes mellitus, Malignome, Lebererkrankungen), welche die Inzidenz, den Verlauf und die Sterblichkeit im Rahmen der schweren Sepsis beeinflussen. Die Prädisposition umfasst ebenfalls *genetische Faktoren* im Sinne von genomischen Polymorphismen (individuelle Varianten eines Gens) des menschlichen Genoms, die beispielsweise Reaktionen des angeborenen Immunsystems oder auch der Gerinnungskaskaden beeinflussen können. So wurde gezeigt, dass das Risiko des Versterbens durch Infektionen vor dem 50. Lebensjahr vererbt wird (Sorensen et al. 1988). Dieser Zusammenhang ist stärker als die vererbliche Sterblichkeit durch Malignome, kardiovaskuläre Erkrankungen oder Traumen (Abb. 18.**4**). Weiterhin bestehen positive Assoziationen von genetischen Polymorphismen auf *Kandidatengenen* mit der Inzidenz wie auch der Sterblichkeit von Patienten mit schwerer Sepsis und septischem Schock (Lehmann et al. 2009, Nakada et al. 2010). *Kandidatengene* umfassen neben Genen für die Erkennung bakterieller Strukturen wie die Toll-like-Rezeptoren auch Gene der Signaltransduktion, der Zytokinkaskaden und des Gerinnungssystems.

**Infektion.** Der Buchstabe „I" in PIRO steht für *Infektion*. Es bestehen fundamentale Unterschiede bei den *mikrobiellen Pathogenen*, die den Verlauf und die Sterblichkeit der Sepsis beeinflussen. Grampositive wie auch gramnegative Bakterien, Pilze und Viren aktivieren unterschiedliche Signalwege der angeborenen Immunität. Diese Unterschiede bedingen die differenzierte molekulare Pathogenese der Sepsis. Sie spiegelt sich auch in unterschiedlichen *Therapiestrategien* wider (Gao et al. 2008).

Tab. 18.**3** PIRO-Konzept.

| Bezeichnung | Konzept und Problemstellung | Künftige Möglichkeiten |
|---|---|---|
| **P**rädisposition | Alter, Geschlecht, Vorerkrankungen, Medikation, genetische Faktoren, Ernährungs- und Immunstatus | Erkennen der den Verlauf bestimmenden Faktoren; Analyse genetischer Faktoren (Gene für Immunrezeptoren, inflammatorische Proteine, Gerinnungsfaktoren) |
| **I**nfektion | Erregervirulenz, polymikrobielle Infektion, Erregerresistenz | Entwicklung schneller Detektionssysteme mikrobieller Produkte (LPS, Lipopeptide, Pilzantigene, bakterielle DNA, spezifische mikrobielle Gene: Resistenz);<br>Transkriptionsprofile relevanter Gene im peripheren Blut spezifisch für Infektionen |
| **R**eaktion | Mortalitätsrisiko und Ansprechen auf Therapien variiert individuell;<br>die Effektivität spezifischer Antimediatorstrategien hängt von der individuellen Wirtsantwort ab | inflammatorische Marker (PCT, IL-6), genomische Polymorphismen;<br>Zeichen veränderter Immunantwort (HLA-DR-Expression, TNF-Rezeptordichte) tragen zur individualisierten Therapie bei |
| **O**rgandysfunktion | vorbestehende Organschädigungen und verschiedene Muster der Organdysfunktion beeinflussen den Verlauf;<br>unterstützende Therapien zur Besserung des Zellschadens auf Organebene können notwendig werden | dynamische Messung organspezifischer zellulärer und mikrozirkulatorischer Reaktion auf Infektion: Apoptose (programmierter Zelltod), Zellhypoxie, zellulärer Stress und zellulärer Energiemangel tragen zur individualisierten Therapie bei |

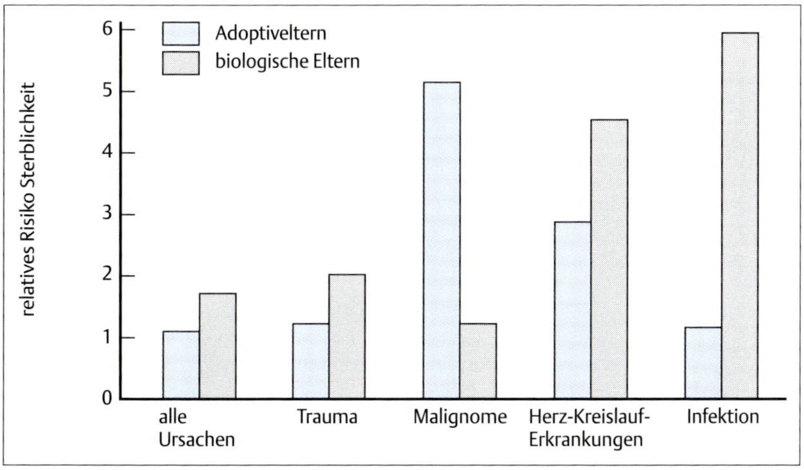


Abb. 18.**4** Relatives Sterblichkeitsrisiko durch frühen Tod vor dem 50. Lebensjahr bei Adoptierten mit früh (< 50. Lebensjahr) verstorbenen leiblichen Eltern oder Adoptiveltern (Daten nach Sorensen et al. 1988).

**Reaktion.** Das „R" in PIRO bedeutet *Response* oder *Reaktion*. Die Reaktion des Organismus auf eine Infektion wird wiederum bestimmt durch den genetischen Hintergrund des Wirts, das infizierende Pathogen und die Grunderkrankung. Viele Patienten mit ambulant erworbenen Infektionen hoher Virulenz zeigen den *Status der Hyperinflammation* und erliegen möglicherweise der Infektion aufgrund überschießender inflammatorischer und koagulatorischer Vorgänge im Bereich der Mikrozirkulation. Das Monitoring der proinflammatorischen Zytokine IL-6 und IL-8 kann zur Diagnose beitragen (Reinhart et al. 2006b). Hospitalisierte multimorbide Patienten mit nosokomialen Infektionen weisen oftmals dagegen Zeichen der inadäquaten Immunreaktion auf und befinden sich in einem Zustand der *Immunsuppression*, der mit erhöhten Spiegeln des antiinflammatorischen Zytokins IL-10 assoziiert sein kann (Monneret et al. 2008).

**Organdysfunktion.** Sie entwickelt sich bei Patienten mit schwerer Sepsis keineswegs einheitlich. Einige Patienten weisen ein frühes und schweres Lungenversagen auf, andere entwickeln zunächst schwere Gerinnungsstörungen oder ein Nierenversagen. Möglicherweise reflektieren diese *unterschiedlichen Muster* der Organdysfunktion wiederum eine bestimmte genetische Prädisposition, Infektionsart und Infektionslokalisation, Grunderkrankungen und vorherrschende Behandlungskonzepte.

> **Merke** Das PIRO-Konzept stellt somit eine neue Plattform für eine systematische Klassifikation von Sepsispatienten dar, um Unterschiede des Sepsisverlaufs zu erfassen, zu analysieren und letztlich Therapiestrategien zu validieren und zu vereinheitlichen.

## 18.2.3 Epidemiologie

**Prävalenz, Inzidenz und Sterblichkeit.** Eine deutschlandweite multizentrische Untersuchung hat 2007 erstmals Prävalenz, Inzidenz und Sterblichkeit der Sepsis in Deutschland untersucht. Auf den untersuchten Intensivstationen (n = 454) lag die Prävalenz der Sepsis und schweren Sepsis bei 12,2%, bzw. bei 10,7% (Engel et al. 2007). Die Inzidenz der Sepsis und schweren Sepsis wird jährlich auf 116 bzw. auf 110 Personen pro 100 000 Einwohner geschätzt (Engel et al. 2007). Die Mortalität der schweren Sepsis wird mit 55% angegeben (Engel et al. 2007). Experten schätzen die jährlichen Kosten in Deutschland auf 2–4 Milliarden Euro (Schmid et al. 2002).

**Erreger.** Während früher die gramnegative Sepsis im Vordergrund stand, überwiegen in den letzten 15 Jahren die *grampositiven Keime* bei erwachsenen und pädiatrischen Patienten (van den Hoogen et al. 2010, Rodriguez-Creixems et al. 2008). Insbesondere der Anstieg von *Pilzinfektionen* als Ursache der schweren Sepsis erscheint alarmierend (207% Anstieg über einen Zeitraum von 22 Jahren; Martin et al. 2003). Zusätzlich finden sich wesentliche *antimikrobielle Resistenzentwicklungen* im grampositiven Spektrum wieder (Methicillinresistenz, Vancomycinresistenz und Penizillinresistenz bei Pneumokokken, Staphylokokken und Enterokokken).

> **Merke** Die Inzidenz der schweren Sepsis beträgt 110/100 000 Einwohner und Jahr. Septische Erkrankungen sind insgesamt die dritthäufigste Todesursache.

## 18.2.4 Pathophysiologie

Sepsis resultiert aus einer schädigenden Wirtsantwort auf eine Infektion. Viele Komponenten des angeborenen Immunsystems, die physiologischerweise an der Infektabwehr beteiligt sind, können unter bestimmten Bedingungen Schäden auf Zell- und Gewebeebene verursachen und somit zur Entwicklung einer *Multiorgandysfunktion* beitragen. Verwirrtheit, Hypotonie, verminderte Urinproduktion oder Thrombozytensturz können initiale Symptome dieser Störungen sein.

**Initialer Kontakt Wirt – Mikroorganismus.** Bakterielle Strukturen, die den pathophysiologischen Prozess der Sepsis initiieren, werden auch als PAMP (Pathogen-associated

Tab. 18.**4** LPS-(Endotoxin-) und Lipoteichonsäure-Rezeptoren und ihre Liganden.

| Rezeptor | Liganden |
|---|---|
| CD14 und TLR1–10 | gramnegative und grampositive Bakterien, Pilze, Viren |
| $\beta_2$-Integrine | C3bi, C3b, ICAM-1, LPS |
| SR-A | oxidiertes LDL, apoptotische Zellen, LPS, Lipoteichonsäure |
| MARCO | gramnegative und grampositive Bakterien |
| L-Selectin | LPS, Lipoteichonsäure |
| P-Selectin | PSGL-1, LPS |
| Heptoserezeptor | LPS |

C3: Komplementfaktor 3, ICAM: Intercellular Adhesion Molecule, LDL: Low DensityLipoprotein, LPS: Lipopolysaccharid, MARCO: Macrophage Receptor with collagenous Structure, Endotoxin, PSGL-1: P-selectin Glycoprotein Ligand-1, SR-A: Scavenger Receptor Class A, TLR: Toll-like-Rezeptor.

molecular Patterns) bezeichnet. In der *gramnegativen* Sepsis kommt dem LPS (Lipopolysaccharid), auch *Endotoxin* genannt, die größte Bedeutung zu. Endotoxin aktiviert vorwiegend den Toll-like-Rezeptor 4 (Tab. 18.**4**), der konstitutiv von Makrophagen exprimiert wird (Beutler et al. 2003).

In *grampositiven* Keimen sind mit Peptidoglykanen und Lipoteichonsäure relevante Aktivatoren einer Immunantwort enthalten. Beide binden an Rezeptoren der Zelloberfläche (z. B. Toll-like-Rezeptor 2) und bewirken eine *proinflammatorische Wirtsantwort*. Grampositive Keime setzen zudem *Exotoxine* frei, die wiederum septische Schockzustände auslösen können. Ein wichtiges Beispiel ist hier das von bestimmten Staphylococcus-aureus-Stämmen produzierte TSST-1 (Toxic Shock Syndrome Toxin 1). Die mikrobiellen Erreger werden von einer Reihe von *Rezeptoren* erkannt (Tab. 18.**5**), die eine Entzündungsreaktion von Immunzellen und Endothel auslösen.

**Merke** Insbesondere die Erkenntnis, dass Toll-like-Rezeptoren wesentlich in die Entstehung einer Entzündungsreaktion eingebunden sind, hat die Erkenntnis der Pathophysiologie von infektionsinduzierten Entzündungsvorgängen erweitert. Die Erkenntnisse der molekularen Grundlagen der Sepsis eröffnen neue adjuvante Therapiestrategien.

**Aktivierung des Immunsystems.** Nach diesem initialen Kontakt zwischen Wirt und Mikroorganismus erfolgt eine breite Aktivierung des angeborenen Immunsystems, in die sowohl humorale als auch zelluläre Elemente eingebunden sind. *Mononukleäre Zellen* wie Makrophagen spielen hier eine zentrale Rolle. Sie schütten eine Gruppe von *Zytokinen* aus, welche die Immunantwort als Effektoren wie auch als Regulatoren gestalten. TNF (Tumornekrosefaktor) und IL-1 sind beispielhaft als höchst wirksame proinflammatorische Mediatoren zu nennen.

Annähernd zeitgleich werden *antiinflammatorische Zytokine* wie IL-4, IL-10 oder IL-13 freigesetzt. Die Balance zwischen Pro- und Antiinflammation bestimmt den weiteren Verlauf der Sepsis. Während in einer initialen Schockphase eher proinflammatorische Zytokine zu überwiegen scheinen, ist insbesondere im längeren Verlauf der schweren Sepsis und der Multiorgandysfunktion die Immunkompetenz der Patienten durch das Vorherrschen antiinflammatorischer Mediatoren stark eingeschränkt.

**Sekundäre Wirtsreaktionen.** Die Aktivierung des angeborenen Immunsystems führt zu einer Orchestrierung sekundärer komplexer Netzwerke wie etwa des *Gerinnungssystems* und des *Komplementsystems*. Zytokine sind starke Induktoren der disseminierten intravasalen Koagulation und supprimieren körpereigene antikoagulatorische Proteine wie Antithrombin und Protein C. Die Folgen der Gerinnungsaktivierung sind *Mikroembolisationen* mit Verbrauch von Gerinnungsfaktoren und Thrombozyten. Im Gegensatz zur Substitution von Antithrombin III hat die adjuvante Therapie der schweren Sepsis mit aktiviertem Protein C eine Reduktion der Sterblichkeit in einer Untergruppe besonders schwer erkrankter Patienten (APACHE-II-Score > 24) zeigen können (Bernard et al. 2001).

**Multiorgandysfunktion.** Die Pathogenese der Multiorgandysfunktion septischer Patienten ist vielfältig und noch nicht vollständig verstanden. *Minderperfusion* und *Hypoxie* auf Gewebe- und Zellebene wie auch direkte zytotoxische Effekte der Mediatoren bewirken eine komplexe und umfassende Störung der Organfunktionen. *Vasoaktive Substanzen* wie PAF (plättchenaktivierender Faktor), Bradykinin, Histamine und Prostanoide führen zu ausgeprägten Schrankenstörungen mit Austreten von Plasma ins Interstitium im Rahmen des Kapillarlecks. *Zelluläre Infiltrate* durch neutrophile Granulozyten führen zur Freisetzung von lysosomalen Enzymen und freien Radikalen. Die Induktion der NO-Synthase durch Zytokine führt zu einer vermehrten Produktion von Stickstoffmonoxid (NO). NO führt zur peripheren Vasodilatation und Schocksymptomatik der Patienten.

**Merke** Im Vordergrund stehen im Operationssaal die Dysfunktionen der Lunge und des Herz-Kreislauf-Systems sowie der Blutgerinnung, wobei Einschränkungen der Nieren- und Leberfunktion ebenfalls Beachtung finden müssen.

### 18.2.5 Präoperative Evaluation

Patienten mit Sepsis und Organdysfunktionen bedürfen oftmals chirurgischer Interventionen. Neben der *antibiotischen Therapie* kommt der *chirurgischen Herdsanierung* eine zentrale Bedeutung für die Behandlung des Patienten zu. Zuweilen verhindert das Auftreten akuter Komplikationen mit großer Dringlichkeit eine ausführliche präoperative Evaluation der septischen Patienten. Allerdings sollte der Anästhe-

Tab. 18.5 Mikrobielle Liganden der Toll-like-Rezeptoren.

| Rezeptor | Ursprung des Liganden | Mikrobielle Liganden |
|---|---|---|
| TLR2 | grampositive Bakterien | Peptidoglykane und Lipoteichonsäure |
| | gramnegative Bakterien | LPS-Proteine, LPS von Leptospira interrogans und Porphyromonas gingivalis |
| | Mykobakterien | Lipoarabinomannan, Zellwand und Lipoproteine/Lipopeptide |
| | Borrelia burgdorferi | Lipoproteine/Lipopeptide |
| | Treponema spp. | Glykolipide und Lipoproteine/Lipopeptide |
| | Mycoplasma spp. | Lipoproteine/Lipopeptide |
| | S. aureus | phenollösliches Modulin |
| | S. pneumoniae | Zellwand |
| | Gruppe-B-Streptokokken | löslicher Faktor (GBS-F) |
| | Neisseria meningitidis | Porine |
| | Hefepilze (Zymosan) | komplette Zellen |
| | humanes Protein | Hitzeschockproteine |
| TLR3 | Virus | doppelsträngige RNA |
| TLR4 | gramnegative Bakterien | LPS |
| | grampositive Bakterien | Lipoteichonsäure |
| | Mykobakterien | hitzesensible Komponente |
| | Chlamydia pneumoniae | Hitzeschockprotein 60 |
| | RS-Virus | F-Protein |
| | Treponema brennaborense | Glykolipide |
| | Humanprotein | Hitzeschockprotein 60 |
| | Humanprotein | Hitzeschockprotein 70 |
| TLR5 | Bakterien mit Flagellen | Flagellin |
| TLR9 | Bakterien | CpG-DNA |

sist bemüht sein, eine detaillierte präoperative Evaluation des Patienten und Übergabe durch die Kollegen der Intensivstation zu erhalten.

**Operationsindikationen.** Häufige Indikationen für operative Eingriffe bei Sepsispatienten sind:

- abdominelle Lavage,
- Wundrevisionen,
- Laparotomie zur Fokussuche.

**Befunde.** Der Anästhesist sollte im Operationssaal durch grundlegende Informationen über mögliche und wahrscheinliche *Ursachen* der Sepsis des Patienten im Bilde sein. Insbesondere die *Lokalisation* von möglichen Sepsisherden sollte bekannt sein, um – auch nach Besprechung mit dem chirurgischen Kollegen – eine Vorstellung von Art und möglicher Ausdehnung des Eingriffs zu gewinnen. Das Ausmaß der *Funktionseinschränkung der Organsysteme* wie des Herz-Kreislauf-Systems, der Lunge, der Gerinnung, aber auch von Leber, Niere und ZNS muss dem Anästhesisten bekannt sein. Hierzu gehören relevante aktuelle Befunde des *Labors* (Blutbild, Elektrolyte, arterielle und [gemischt-]venöse Blutgasanalyse, Gerinnungsstatus, Serumkreatinin und -bilirubin), Befunde *bildgebender Verfahren* wie CT, Röntgenbild des Thorax, Ultraschallbefunde des Abdomens und des Herzens (Kontraktilität, Füllungszustand) und Befunde von Messungen der *Herz-Kreislauf-Funktion* (Herzindex, pulmonalarterielle Drücke, intrathorakales Blutvolumen, extravaskuläres

## Monitoring

Neben dem EKG und der Pulsoxymetrie, die bei stark zentralisierten Patienten technisch unmöglich sein kann, sollten die invasiven Parameter wie arterielle Blutdruckmessung, ZVD und ggf. pulmonalarterieller Druck sowie Messung des HZV wie auf der Intensivstation etabliert sein.

Gerade eine längere Phase mit kontinuierlichem Blutverlust gefährdet den Patienten, eine unterschätzte Hypovolämie mit resultierendem Abfall des HZV zu erleiden. Folge des verminderten HZV ist ein reduziertes Sauerstoffangebot. Kompensatorisch erhöhte Katecholamindosen können eine Hypovolämie verschleiern, sodass der Patient trotz adäquater Herzfrequenz und ausreichendem mittlerem arteriellem Blutdruck kein ausreichendes HZV zur Sicherung der Organversorgung aufweist. Indiziert ist eine Überwachung des HZV bei Patienten mit septischem Schock, jedoch aus den genannten Gründen insbesondere bei Eingriffen mit erheblichen Volumenverschiebungen. Als Surrogatparameter können der Verlauf der Laktatkonzentration sowie der gemischtvenösen Sauerstoffsättigung zur Verlaufsbeurteilung des HZV bzw. des Sauerstoffangebots beitragen.

Auch bei Eingriffen ohne wesentliche Volumenverschiebungen sollte eine ausreichende Organperfusion durch adäquates HZV gewährleistet sein. Nur so kann einer oftmals postoperativ beobachteten Instabilität oder Verschlechterung der Organfunktion von septischen Patienten, die auch durch das operative Trauma mitbedingt ist, entgegengewirkt werden.

**Merke** Um eine ausreichende Organperfusion bei einem septischen Patienten gewährleisten zu können, muss ggf. auch im Operationssaal das HZV gemessen werden.

Die Blutgasanalyse und andere Parameter wie Elektrolyte, Laktat und Hämatokrit ergänzen die Erhebung der Vitalparameter. Insbesondere eine Nierendysfunktion mit Anurie muss in die intraoperative Flüssigkeitstherapie des Patienten einbezogen werden.

Zum intraoperativen Monitoring des septischen Patienten gehören dementsprechend:

- EKG,
- Pulsoxymetrie,
- arterielle Blutdruckmessung,
- ZVD,
- Kapnometrie,
- Temperaturmessung,
- arterielle/gemischtvenöse Blutgasanalyse mit pH, Base Excess, $pO_2$, $pCO_2$, $SaO_2$,
- Natrium, Kalium, Hämatokrit, ggf. Laktat,
- ggf. pulmonalarterieller Druck,
- ggf. HZV,
- Urinausscheidung.

## Anästhetika

Es weisen zurzeit keine verlässlichen, evidenzbasierten Daten darauf hin, dass der septische Patient von einem bestimmten Narkoseverfahren im Operationssaal profitiert.

**Verzicht auf Lachgas.** Konsens besteht darüber, dass bei Verwendung volatiler Anästhetika auf Lachgas verzichtet werden sollte. Motilitätsstörungen des Darmes, ileusähnliche Zustände, Blähung von Darmschlingen und abdominelle Kompartmentbildung sind häufige Komplikationen bei septischen Patienten. Die Verabreichung von Lachgas würde eine deutliche Zunahme des Gasgehalts der Darmschlingen bewirken und die bestehende Symptomatik verschlechtern. Höhere Dosierungen von volatilen Gasen können durch vasodilatierende und negativ inotrope Effekte zur hämodynamischen Instabilität beitragen. Auch sind Reflextachykardien oder Tachykardien anderer Ursache unerwünschte Nebenwirkungen volatiler Anästhetika. Aufgrund der Suppression der Nebennierenrinde besteht Einigkeit, auf Etomidat für kontinuierliche Applikationen, wie z. B. Sedierungen, zu verzichten. In den letzten Jahren wurde jedoch auch die einmalige Anwendung von Etomidat vor dem Hintergrund der Immundysfunktion infrage gestellt (Hildreth et al. 2008). Neuere Daten geben ein uneinheitliches Bild, sodass aktuell keine Empfehlung gegen eine Induktion mit Etomidat gegeben werden kann.

**Fortführung der Medikation zur Analgosedierung.** Ein in der Praxis bewährtes Konzept besteht in der Weiterführung der intensivmedizinischen Analgosedierung unter notwendiger Erhöhung der Dosierung. Soll allerdings eine Überhangwirkung der Analgetika und Sedativa nach der Operation vermieden werden, empfiehlt sich die Verwendung kurz wirksamer Analgetika und Hypnotika. Eine Dosierungsempfehlung für Analgetika und Hypnotika lässt sich nicht geben. Der Erfahrung nach müssen im Vergleich zu nicht septischen und nicht analgosedierten Patienten oftmals deutlich höhere Dosierungen angewendet werden. Dieses ist durch Gewöhnungsphänomene erklärbar.

**Fazit.** Zusammenfassend ist bei der Anwendung von Anästhetika beim septischen Patienten Folgendes zu beachten:

- Verzicht auf Lachgas,
- Fortführung der Medikation zur Analgosedierung möglich,
- bei stabiler hämodynamischer Situation: Kombination mit volatilen Anästhetika möglich,
- Vermeidung von Überhangwirkung postoperativ durch Einsatz kurz wirksamer Anästhetika möglich.

**Cave** Die Applikation von Anästhetika im Operationssaal kann beim analgosedierten Patienten mit Sepsis einen vorbestehenden Volumenmangel demaskieren und zu kritischer hämodynamischer Instabilität führen.

## Muskelrelaxation

Viele septische Intensivpatienten werden heute unter Erhaltung der Möglichkeit zur Spontanatmung (BIPAP) auf den Intensivstationen beatmet. Eine Operation, z. B. die Revision eines infizierten Abdomens, macht jedoch in der Regel eine intraoperative Relaxierung erforderlich. Bei bestehender Leber- und/oder Niereninsuffizienz ist die evtl. *verlängerte Wirkdauer* einiger Muskelrelaxanzien zu beachten (Pancuronium, Vecuronium, Rocuronium, Mivacurium). Hingegen wird die Wirkdauer von Cis-Atracurium weder bei Niereninsuffizienz noch bei ausgeprägten Leberfunktionsstörungen verlängert.

Der Anästhesist kann im Operationssaal mit der *Umintubation* (z.B. von oral nach nasal oder nach Dislokation des Tubus) eines septischen Patienten konfrontiert sein. Hier gilt eine strenge Kontraindikation für Succinylcholin. Polytraumatisierte, Verbrennungspatienten, Patienten mit großen Weichteildefekten und immobilisierte septische Patienten können ab ca. 5 d nach Trauma oder Immobilisation durch Succinylcholingabe eine lebensbedrohliche Hyperkaliämie entwickeln, da die Oberfläche der Zellen der quergestreiften Muskulatur sich wie eine motorische Endplatte verhält. Die Kaliumverschiebungen von intra- nach extrazellulär können einen massiven Kaliumanstieg mit kardioplegem Effekt bis zur Asystolie zur Folge haben. Dieser Zustand hoher Gefährdung kann bis zu 60 d nach Beendigung der Immobilisation anhalten.

**Cave** Keine Anwendung von Succinylcholin bei septischen Patienten, Polytrauma, Verbrennungspatienten und Patienten mit ausgedehnten Weichteilverletzungen und längerer Immobilisation. Ab ca. 5 d nach Verletzung kann sich unter Succinylcholingabe eine lebensgefährliche Hyperkaliämie entwickeln.

## Beatmung

Septische Patienten weisen oftmals Einschränkungen der Lungenfunktion auf. Belüftungsstörungen in Kombination mit interstitiellen Flüssigkeitsansammlungen erfordern ein differenziertes Beatmungsmuster. Das auf der Intensivstation etablierte Beatmungsmuster mit den entsprechenden Druckniveaus sollte annähernd im Operationssaal fortgesetzt werden. Insbesondere die *Applikation von positivem endexspiratorischem Druck* sollte beibehalten werden. Zusätzlich vermeidet die Anwendung druckbegrenzter Beatmungsformen im Gegensatz zu volumenkontrollierter Beatmung die Entstehung hoher Spitzendrücke mit der Gefahr der Lungengewebeschädigung. Aktuelle Empfehlungen nennen ein Atemzugvolumen von 6 ml/kg und einen Spitzendruck < 30 $cmH_2O$ als Ziel beim septischen Patienten mit Lungenversagen (Lorenz 2009).

Diskonnektionen des Beatmungssystems sind nach Möglichkeit zu vermeiden, um einem alveolären Kollaps und Hypoxiephasen vorzubeugen. Bei Eignung kann das Beatmungsgerät des Transports im Operationssaal weiterbenutzt werden, wodurch wiederum Diskonnektionen vermieden werden.

**Merke** Die auf der Intensivstation etablierten Beatmungsdrücke sollten im Operationssaal unter Verwendung druckbegrenzter Beatmungsformen übernommen werden, um einen alveolären Kollaps zu vermeiden.

## Volumenersatz

Die Volumensubstitution im Operationssaal richtet sich neben den gängigen Parametern zur Erfassung des Volumenstatus (Herzfrequenz, ZVD, Blutdruck, Zentralisation) ganz besonders nach der *Blutungssituation* während der Operation. Die Therapie größerer Blutverluste mit kolloidalen und/oder kristalloiden Volumenersatzmitteln kann frühzeitig zu einer Verdünnungskoagulopathie und weiterer diffuser Blutungsneigung führen.

Der Einsatz von *gerinnungsaktiven Medikamenten* wie Frischplasmen kann aus diesen Gründen rasch notwendig werden. Die Gabe von Faktorenpräparaten sollte nur nach Kontrolle der Gerinnungsfaktoraktivität erfolgen. Die Anwendung von rekombinantem Faktor VIIa bei disseminierter intravasaler Koagulation in der Sepsis kann bislang nicht empfohlen werden. Bislang wurden ausschließlich Fallberichte dieser Off-Label-Anwendung publiziert (Franchini et al. 2007; Schmid et al. 2007; Conen et al. 2007). Es liegt eine erhöhte Expression des Rezeptors für Tissue Factor (TF) vor, sodass es durch die Anwendung von rekombinantem Faktor VIIa zu einer verstärkten Verbrauchskoagulopathie kommen kann. Vielmehr gehören der *TF-PI* (Tissue Factor Pathway Inhibitor) wie auch der *inaktivierte rekombinante Faktor VIIa* (inaktives Zentrum) zur Gruppe möglicher adjuvanter Therapeutika bei der Sepsis (Carraway et al. 2003). Die *Thrombozytenzahl* sollte intraoperativ bei ausgedehnten Eingriffen > 50000/ml gehalten werden.

**Merke** Die hohe Inzidenz der disseminierten intravasalen Koagulation in Verbindung mit Zeichen der Hyperfibrinolyse trägt wesentlich zur intraoperativen Blutungsneigung des septischen Patienten bei.

Von besonderer Bedeutung ist die Applikation *warmer Infusionslösungen* bei hypothermen Patienten, da eine herabgesetzte Körpertemperatur mit Gerinnungsstörungen sowie einer Immunsuppression einhergeht.

Die Gabe von *Erythrozytenkonzentraten* sollte nach Leukozytendepletion der Konzentrate erfolgen, die mittlerweile Standard ist. Ein optimaler Hämatokrit kann nach evidenzbasierten Kriterien für den Sepsispatienten nicht angegeben werden. Die Empfehlung, die Hämoglobinkonzentration zwischen 7 und 9 g/dl zu halten, muss vor dem Hintergrund zu erwartender intraoperativer Volumenverluste bzw. Volumenverschiebungen gesehen werden, sodass Werte um 9 g/dl und in Einzelfällen auch höher sinnvoll sein können.

## Gefäßzugänge

Neben den in der Regel schon vorhandenen zentralvenösen Kathetern sollte für Operationen, bei denen größerer Blutverluste möglich sind, ein großlumiger peripher- oder zentralvenöser Zugang für schnellen Volumenersatz verfügbar sein.

**Cave** Ein mehrlumiger, aber kleinkalibriger ZVK, über den auf der Intensivstation Katecholamine und andere Medikamente appliziert werden, reicht für rasche Volumengaben nicht aus. Vor Beginn der Operation mit erwarteten Volumenverschiebungen sollte ein großlumiger venöser Zugang gelegt werden.

## Weitere Organdysfunktionen

Patienten mit *eingeschränkter Nierenfunktion* (Oligurie, Anurie) werden zunehmend frühzeitig auf der Intensivstation mit Nierenersatzverfahren therapiert. Diese Maßnahmen werden für den Transport und die intraoperative Phase unterbrochen. Intraoperativ muss daher der Anästhesist die Nierendysfunktion beachten: Flüssigkeit und Elektrolytgaben sollten der Nierenfunktion angepasst sein. Ebenso ist mit einer verlängerten Wirkdauer von Medikamenten zu rechnen, deren Verstoffwechselung von der Nierenfunktion abhängt (z. B. Relaxanzien).

**Cave** Die intraoperative Gabe von hoch dosierten Schleifendiuretika ist nicht geeignet, ein Nierenversagen zu verhindern oder zu bessern.

Die *Leberdysfunktion* lässt sich oft durch erhöhte Serumbilirubinwerte feststellen. Im fortgeschrittenen Stadium kommt es zu einer herabgesetzten hepatischen Produktion von Albumin und Gerinnungsfaktoren.

# 18.2.8 Postoperatives Management

**Transport.** Der Transport aus dem Operationssaal zurück in den Intensivbereich erfolgt unter den gleichen Bedingungen wie der Transport in den Operationssaal. Die Information über den erwarteten Zeitpunkt des Eintreffens auf der Intensivstation sollte der Station rechtzeitig mitgeteilt werden. Wieder sind Diskonnektionen des Beatmungssystems zu vermeiden und eine ununterbrochene kontinuierliche Zufuhr der Katecholamine zu gewährleisten. Ein sorgfältiges Zudecken des Patienten für den Transport kann weitere Temperaturverluste verringern.

**Informationsübergabe.** Eine detaillierte Informationsübergabe an den weiterbehandelnden Intensivarzt über den Operationsverlauf, den intraoperativen Blutverlust und den Transfusionsbedarf, die Urinausscheidung sowie die verwendeten Anästhetika und Muskelrelaxanzien wird die nahtlose intensivmedizinische Fortsetzung der Behandlung erleichtern. Wertvoll für den Intensivmediziner sind außerdem Informationen über mögliche Komplikationen, hämodynamische Instabilitäten und die Entwicklung der Lungenfunktion im Operationssaal.

Folgende Informationen sind für den Intensivmediziner postoperativ wichtig:

- Operationsverlauf und -ergebnis,
- verwendete Anästhetika und Muskelrelaxanzien,
- Blutverlust,
- Transfusionsbedarf,
- Lungen- und Herz-Kreislauf-Funktion,
- Urinausscheidung,
- ggf. Instabilitäten, Komplikationen.

**Kernaussagen**

- Die Häufigkeit der schweren Sepsis liegt bei etwa 110/100 000 Einwohner und Jahr.
- Septische Erkrankungen sind die dritthäufigste Todesursache.
- Die molekularen Grundlagen der Pathophysiologie der Sepsis mit ihren Signalwegen sind weiter aufgeklärt worden. Adjuvante Therapiestrategien werden hieraus folgen.
- Der Anästhesist benötigt präoperativ wesentliche Informationen zum Status der Organdysfunktion.
- Der Transport des Patienten mit Sepsis birgt Risiken und muss sorgfältig vorbereitet sein.
- Das auf der Intensivstation etablierte Monitoring sollte intraoperativ annähernd fortgesetzt werden.
- Die Beatmungsparameter, insbesondere die auf der Intensivstation verwendeten Drücke, sollten intraoperativ beibehalten werden, um einen alveolären Kollaps zu vermeiden.
- Die intraoperative Verwendung von Lachgas sollte vermieden werden.
- Das Volumenmanagement muss intraoperative Gerinnungsstörungen wie auch die Nierendysfunktion berücksichtigen.
- Der Anästhesist gewährleistet die postoperative Informationsübergabe an den Intensivmediziner.

## Literatur

Alberti C, Brun-Buisson C, Burchardi H et al. Epidemiology of sepsis and infection in ICU patients from an international multicentre cohort study. Intensive Care Med 2002; 28: 108–121

American College of Chest Physicians/Society of Critical Care Medicine Consensus Conference: definitions for sepsis and organ failure and guidelines for the use of innovative therapies in sepsis. Crit Care Med 1992; 20: 864–874

Bernard GR, Vincent JL, Laterre PF et al. Efficacy and safety of recombinant human activated protein C for severe sepsis. N Engl J Med 2001; 344: 699–709

Beutler B, Hoebe K, Du X et al. How we detect microbes and respond to them: the Toll-like receptors and their transducers. J Leukoc Biol 2003; 74: 479–485

Carraway MS, Welty-Wolf KE, Miller DL et al. Blockade of tissue factor: treatment for organ injury in established sepsis. Am J Respir Crit Care Med 2003; 167: 1200–1209

Conen A, Weisser M, Tsakiris DA et al. Failure of recombinant factor VIIa in a patient with severe polymicrobial sepsis and postoperative uncontrolled intraabdominal bleeding. BMC Infect Dis 2007; 7: 34

Dellinger RP, Levy MM, Carlet JM et al. Surviving Sepsis Campaign: international guidelines for management of severe sepsis and septic shock: 2008. Crit Care Med 2008; 36: 296–327

Dombrovskiy VY, Martin AA, Sunderram J et al. Rapid increase in hospitalization and mortality rates for severe sepsis in the United States: a trend analysis from 1993 to 2003. Crit Care Med 2007; 35: 1244–1250

Engel C, Brunkhorst FM, Bone HG et al. Epidemiology of sepsis in Germany: results from a national prospective multicenter study. Intensive Care Med 2007; 33: 606–618

Franchini M, Manzato F, Salvagno GL et al. Potential role of recombinant activated factor VII for the treatment of severe

bleeding associated with disseminated intravascular coagulation: a systematic review. Blood Coagul Fibrinolysis 2007; 18: 589–593
Gao H, Evans TW,.Finney SJ. Bench-to-bedside review: sepsis, severe sepsis and septic shock – does the nature of the infecting organism matter? Crit Care 2008; 12: 213
Hildreth AN, Mejia VA, Maxwell RA et al. Adrenal suppression following a single dose of etomidate for rapid sequence induction: a prospective randomized study. J Trauma 2008; 65: 573–579
Kumar A, Roberts D, Wood KE et al. Duration of hypotension before initiation of effective antimicrobial therapy is the critical determinant of survival in human septic shock. Crit Care Med 2006; 34: 1589–1596
Lehmann LE, Book M, Hartmann W et al. A MIF haplotype is associated with the outcome of patients with severe sepsis: a case control study. J Transl Med 2009; 7: 100–108
Levy MM, Fink MP, Marshall JC et al. 2001 SCCM/ESICM/ACCP/ATS/SIS International Sepsis Definitions Conference. Crit Care Med 2003; 31: 1250–1256
Lorenz J. [Treatment of severe sepsis]. Pneumologie 2009; 63: 197–204
Martin GS, Mannino DM, Eaton S et al. The epidemiology of sepsis in the United States from 1979 through 2000. N Engl J Med 2003; 348: 1546–1554
Monneret G, Venet F, Pachot A et al. Monitoring immune dysfunctions in the septic patient: a new skin for the old ceremony. Mol Med 2008; 14: 64–78
Nakada TA, Russell JA, Boyd JH et al. beta2-Adrenergic receptor gene polymorphism is associated with mortality in septic shock. Am J Respir Crit Care Med 2010; 181: 143–149
Reinhart K, Brunkhorst F, Bone H et al. [Diagnosis and therapy of sepsis: guidelines of the German Sepsis Society Inc. and the German Interdisciplinary Society for Intensive and Emergency Medicine]. Anaesthesist 2006a; 55(Suppl1): 43–56
Reinhart K, Meisner M, Brunkhorst FM. Markers for sepsis diagnosis: what is useful? Crit Care Clin 2006b; 22: 503–519
Rivers E, Nguyen B, Havstad S et al. Early goal-directed therapy in the treatment of severe sepsis and septic shock. N Engl J Med 2001; 345: 1368–1377
Rodriguez-Creixems M, Alcala L, Munoz P et al. Bloodstream infections: evolution and trends in the microbiology workload, incidence, and etiology, 1985–2006. Medicine (Baltimore) 2008; 87: 234–249
Schmid A, Burchardi H, Clouth J et al. Burden of illness imposed by severe sepsis in Germany. Eur J Health Econ 2002; 3: 77–82
Schmid S, Friesenecker B, Lorenz I et al. Administration of recombinant activated factor VII (NovoSeven) in three cases of uncontrolled bleeding caused by disseminated intravascular coagulopathy. Clin Appl Thromb Hemost 2007; 13: 313–317
Sorensen TI, Nielsen GG, Andersen PK et al. Genetic and environmental influences on premature death in adult adoptees. N Engl J Med 1988; 318: 727–732
van den HA, Gerards LJ, Verboon-Maciolek MA et al. Long-term trends in the epidemiology of neonatal sepsis and antibiotic susceptibility of causative agents. Neonatology 2010; 97: 22–28

## 18.3 HIV und AIDS

*M. U. Gerbershagen*

### 18.3.1 Einleitung

Das Human Immunodeficiency Virus (HIV) ist ein Lentivirus, das der Familie der Retroviren angehört. HIV zerstört v.a. die $CD4^+$-T-Lymphozyten. Das Endstadium der Infektion wird als AIDS (Acquired immune Deficiency Syndrome") bezeichnet. HIV wird durch direkten Kontakt einer Schleimhaut oder der Blutbahn mit einer HIV-infizierten Körperflüssigkeit wie Blut, Samenflüssigkeit, Präejakulat, Vaginalsekret oder Muttermilch übertragen.

Die Transmission kann u.a. durch Geschlechtsverkehr, Bluttransfusionen, Benutzung kontaminierter Spritzen sowie zwischen Mutter und Kind während der Schwangerschaft, der Geburt und dem Stillen erfolgen.

### 18.3.2 Epidemiologie

Die globale Prävalenz der HIV-1-Infektion beträgt ca. 0,8% (Kallings 2008). Die Gesamtzahl der weltweit Infizierten stieg von 29,5 Mio. (2001) auf 33,2 Mio. (2007). Dies gründet auf der Tatsache, dass weiterhin neue Infektionen auftreten, aber die Überlebenswahrscheinlichkeit besonders in den Entwicklungsländern durch verbesserte Verfügbarkeit der antiretroviralen Therapie stieg. 67% der weltweit Infizierten leben in Afrika südlich der Sahara. In dieser Region verbreitet sich der Erreger hauptsächlich über heterosexuellen Geschlechtsverkehr. In den Industrienationen sind die Hauptrisiken homosexueller Geschlechtsverkehr, i.v. Drogenabusus und Prostitution (Kilmarx 2009).

**Merke** Für das Jahr 2007 gibt die WHO die Prävalenz in Deutschland mit 0,1% an. Todesfälle aufgrund von AIDS werden unter 500 geschätzt, jedoch mit steigender Tendenz.

### 18.3.3 Pathophysiologie

Die Transmission des HIV erfolgt als einzelsträngige RNA, wobei das Virus in einer Lipoproteinhülle eingeschlossen ist. Bis zum Eintritt in die Zielzelle ist das virale RNA-Genom durch die viral enkodierte reverse Transkriptase konvertiert zu Doppelstrang-DNA. Die virale DNA kann durch die viral enkodierte Integrase in die zelluläre DNA integriert werden, sodass die Transkription des Genoms erfolgen kann.

Nachdem das Virus die Zielzelle infiziert hat, können 2 Verlaufsformen auftreten:

- entweder das Virus tritt in das Latenzstadium ein, sodass die Zellfunktion unbeeinträchtigt bleibt, oder

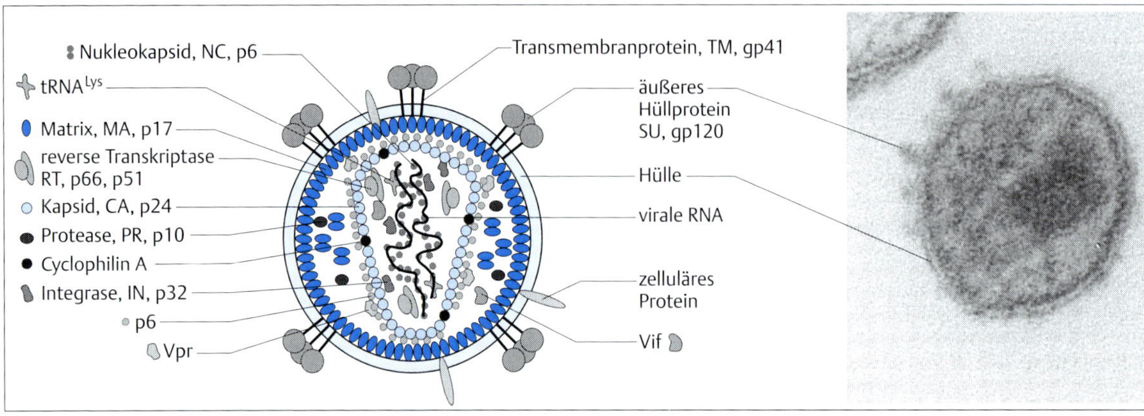


Abb. 18.**5** Morphologie des HIV-Partikels (Quelle: Doerr u. Gerlich 2009; elektronenmikroskopische Aufnahme von Prof. Dr. Hans-Georg Kräusslich, Heidelberg, mit freundlicher Genehmigung).

- das Virus wird aktiv und repliziert sich, sodass in der Folge massenhaft Viruspartikel freigesetzt werden und andere Zellen infizieren können.

Das HIV-1 kann unterschiedliche immunkompetente Zellen wie $CD4^+$-T-Zellen, Makrophagen und Mikrogliazellen befallen. Als Verlaufsparameter der Infektion wird die Anzahl der $CD4^+$-T-Zellen verwendet.

Es sind 2 Spezies des HIV bekannt, wobei HIV-1 das virulentere und infektiösere ist und für die weltweite HIV-Pandemie hauptverantwortlich ist (Stewart et al. 2005).

## 18.3.4 Klinik

Die HIV-1-Infektion ist assoziiert mit einem progressiven Abfall der $CD4^+$-T-Zellen und einem Anstieg der viralen Last – definiert als Zahl der HIV-RNA-Kopien pro Milliliter Plasma, sodass die Messung dieser beiden Parameter auch den Verlauf der Krankheit am besten widerspiegelt.

**Merke** Klinisch kann die HIV-Infektion in 4 Stadien eingeteilt werden:
- Inkubation,
- akute Infektion,
- Latenzphase und
- AIDS.

Die Inkubationsphase dauert gewöhnlich 2–4 Wochen. Die folgende Phase der akuten Infektion dauert durchschnittlich 4 Wochen und verläuft ähnlich einer grippalen Infektion: Fieber, Lymphadenopathie, Pharyngitis, Hautrötung, Myalgie und Schmerzen der oralen und ösophagealen Schleimhäute (Horlocker u. Wedel 2008). Die Latenzphase zeigt keine bzw. geringe klinische Symptome und kann 2 bis weit über 20 Jahre dauern. AIDS, als Finalstadium der HIV-Infektion, ist durch die Symptome der unterschiedlichen opportunistischen Infektionen gekennzeichnet.

## 18.3.5 Therapie

Seit Einführen der hochaktiven antiretroviralen Therapie (HAART) im Jahre 1995 haben sich die Prognose und der Verlauf der HIV-Infektion grundlegend geändert. Die unter Therapie anhaltende Suppression der Virusvermehrung bedingt eine Immunrekonstitution, die an dem Anstieg der $CD4^+$-T-Lymphozyten messbar ist. Hieraus folgt ein signifikanter Rückgang der HIV-assoziierten Mortalität und Morbidität.

Die antiretrovirale Therapie setzt sich in der Regel aus Medikamenten unterschiedlicher Wirkmechanismen (nukleosidale/nukleotidische reverse Transkriptaseinhibitoren, nicht nukleosidale reverse Transkriptase, Proteaseninhibitoren, Fusionsinhibitoren) zusammen. Üblicherweise wird eine Kombinationstherapie angewandt, um eine effektivere Therapie bei einer Reduktion der Toxizität als auch der Resistenzbildung zu erreichen.

## 18.3.6 Präoperative Evaluierung

Das Abschätzen des anästhesiologischen Risikos HIV-infizierter Patienten setzt das Wissen um mögliche HIV-assoziierte Organdysfunktionen, Nebenwirkungen einer antiretroviralen Therapie, ausführliche Anamnese und körperliche Untersuchung sowie ggf. eine gezielte Diagnostik voraus.

Perioperativ sollte die antiretrovirale Therapie auf jeden Fall weitergegeben werden, da sich bei geringen Wirkspiegeln leicht Resistenzen bilden.

Fast alle HAART-Substanzen können Medikamenteninteraktionen hervorrufen. Medikamenteninteraktionen sollten grundsätzlich eruiert werden (z. B. http://www.hiv-druginteractions.org).

**Merke** Mannigfaltige Nebenwirkungen der HAART sind beschrieben worden. Für den Anästhesisten sind v. a. die Laktatazidose, Hepatotoxizität, Hyperlipidämie, Hyperglykämie, Insulinresistenz, allergische Potenz und hämatologische Alterationen von Bedeutung.

**Gastrointestinaltrakt.** Gastrointestinale Komplikationen der HIV-Infektion sowie von HAART sind Diarrhö, Übelkeit, Erbrechen und Appetitlosigkeit (Littlewood u. Vanable 2008). Elektrolytschwankungen sowie Flüssigkeitsverluste können hierdurch auftreten und sollten präoperativ ausgeglichen werden.

Die potenziellen Organdysfunktionen und HAART-Nebenwirkungen lassen folgende präoperative Laboruntersuchung sinnvoll erscheinen: Blutbild, Elektrolyte, Glukose, Laktat, Quick, PTT, Leberenzyme und Retentionsparameter.

**Respiratorisches System.** Respiratorische Infektionen wie Pneumozystis-Pneumonie, Tuberkulose, Aspergillose, Herpesinfektion, Kandidose und CMV-Pneumonie sowie das Kaposi-Sarkom, Lymphome und kavernöse Lungenerkrankungen erhöhen das pulmonologische Risiko. Bei Vorliegen einer dieser Erkrankungen sollten eine Spirometrie und eine Blutgasanalyse durchgeführt werden. Die Indikation zu einer Röntgenthoraxaufnahme sollte großzügig gestellt werden, u. a. um eine unerkannte HIV-assoziierte Tuberkulose zu diagnostizieren und somit eine gezielte Therapie mit Antituberkulotika zu ermöglichen.

**Kardiales System.** Kardiale Komorbiditäten beinhalten Myokarditis mit der Folge einer dilatativen Kardiomyopathie und bakterielle Endokarditis – Letztere meist in Assoziation mit i. v. Drogenabusus. Ein EKG ist in diesen Fällen immer indiziert, nach klinischer Belastungsfähigkeit ist eine präoperative TTE oder TEE zu erwägen.

**Weitere Infektionen.** Da die Transmission von HIV, Hepatitis B und C vergleichbar ist, sollten bei Leberdysfunktionen (erhöhte Transaminasen, Bilirubinämie, kompromittierte plasmatische Gerinnung) der Verdacht auf eine Hepatitis-B- oder Hepatitis-C-Koinfektion gestellt und eine spezifische Hepatitisdiagnostik initiiert werden. Die Wahrscheinlichkeit der Koinfektion steigt, wenn der Patient aus Hepatitis-B- und Hepatitis-C-Endemiegebieten kommt oder ein i. v. Drogenabusus besteht. Bei HIV-Patienten mit Hepatitis-B- und Hepatitis-C-Koinfektion tendiert die Leberschädigung zu progredienterem Verlauf mit einer erhöhten Inzidenz der Leberzirrhose und des hepatozellulärem Karzinoms.

**Hämatologisches System.** Hämatologische Veränderungen beinhalten Anämie, Thrombozytopenie und Leukopenie und können die Indikation zur Bluttransfusion bedingen. Neurologische Komorbiditäten sind v. a. vor dem Durchführen einer Regionalanästhesie zu beachten und am besten durch einen Neurologen zu erfassen.

**Merke** Bei der Dokumentation der Prämedikationsvisite sind einerseits die Informationsweitergabe an Kollegen und auf der anderen Seite die Diskretion und Vertraulichkeit gegenüber dem Patienten zu beachten.

### 18.3.7 Intraoperatives Management

Es existiert keine HIV-spezifische Empfehlung für ein spezielles Anästhesieverfahren oder eine spezielle Medikation. Dennoch wird im AIDS-Stadium meist die Allgemeinanästhesie gegenüber der Regionalanästhesie bevorzugt. Das Hauptbedenken gegen rückenmarknahe Regionalanästhesie im AIDS-Stadium ist es nicht, den Erreger durch eine Spinal- oder Periduralanästhesie in den subarachnoidalen Raum einzuschleusen, sondern die Schwierigkeit der Differenzialdiagnose einer regionalanästhesiologischen Komplikation zu den AIDS-assoziierten neurologischen Erkrankungen (mit opportunistischer Ätiologie: z. B. Kryptokokkenmenigitis, zerebrale Toxoplasmose, Herpesenzephalitis, progressive multifokale Leukoenzephalopathie und ohne opportunistische Ätiologie: z. B. aseptische Meningitis, HIV-Enzephalopathie, inflammatorische demyelinisierende Polyneuropathie, Myopathie; Horlocker u. Wedel 2008). So werden im AIDS-Stadium in 30–95 % der Fälle neurologische Symptome beschrieben.

In Abhängigkeit von der Nieren- und Leberfunktion sind Narkotika und Muskelrelaxanzien zu wählen und zu dosieren. Succinylcholin sollte bei progressiver Neuropathie, Myopathie und Muskelschwäche aufgrund der Hyperkaliämiegefahr vermieden werden. Das Monitoring ist individuell je nach Organbeteiligung zu erweitern. Bei Kachexie (AIDS-Patienten) ist für ein adäquates Wärmemanagement zu sorgen.

Bluttransfusionen scheinen mit einer Suppression der Immunantwort assoziiert zu sein. Bei AIDS-Patienten kann es aufgrund einer zunehmenden Expression des HIV-1 und/oder einer transfusionsbedingten Immunsuppression zu einem Fortschreiten der Krankheit kommen.

**Merke** Die strenge Asepsis ist bei allen invasiven Prozeduren von hoher Bedeutung.

#### Infektionsprophylaxe des medizinischen Personals

Die effektivste Maßnahme zur Risikoreduktion der Infektion stellt die Expositionsprophylaxe dar. Daher sollte generell jeder Patient als potenziell infektiös angesehen werden.

Es sollten immer adäquate Materialien (Handschuhe, Maske, Brille mit Seitenprotektion) zum Schutz vor Kontamination mit Blut und anderen Körperflüssigkeiten getragen werden. Die Händedesinfektion vor und nach Patientenkontakt ist selbstverständlich. Spitze Gegenstände – vorzugsweise sind Sicherheitskanülen zu verwenden – werden nach Gebrauch direkt in adäquate Abwurfbehälter entsorgt. Ein „Re-capping" von Kanülen ist immer zu unterlassen. Ist ein

## 19.1.3 Transplantatabstoßung

### Akute Abstoßungsreaktion

Eine akute Abstoßungsreaktion entwickelt sich innerhalb von Tagen bis Wochen. Gelegentlich wird der Patient symptomatisch, doch ist für eine sichere Diagnose in der Regel eine Biopsie notwendig. Oft lässt sich die Abstoßungsreaktion durch Eskalation der immunsuppressiven Therapie erfolgreich behandeln. In den ersten 2–3 Monaten nach Transplantation ist das Risiko einer akuten Abstoßung am höchsten. Sie kann aber im Verlauf auch später und wiederholt auftreten.

**Symptomatik.** Symptome der akuten Abstoßung können sein:

- grippeähnliche Symptome (Müdigkeit, Abgeschlagenheit, Übelkeit, Erbrechen, Kopfschmerzen, Schwindel),
- erhöhte Temperatur,
- erhöhte Blutdruckwerte,
- Gewichtszunahme,
- Druck, Fremdkörpergefühl oder Schmerzen im Transplantationsgebiet (bei heterotopen Transplantaten).

**Labortests.** Wegen der Immunsuppression kommt es nur selten zu ausgeprägten Symptomen. Häufiger sind leichte Verläufe, bei denen der Patient nur geringe oder gar keine Symptome bemerkt. Die beste Methode, Frühzeichen einer akuten Abstoßung zu erfassen, sind regelmäßige Labortests. Bei diesen Tests wird auch untersucht, ob die Immunsuppressiva richtig dosiert sind. Bei der akuten Abstoßung kommt es zur Rekrutierung von Lymphozyten in das Transplantat und zum typischen perivaskulären, mononukleären Infiltrat. Ob z. B. in einem Nierentransplantat eine akute Abstoßungsreaktion abläuft, kann nur durch eine Transplantatbiopsie mit Sicherheit festgestellt werden.

> **Merke** Frühzeitig erkannte akute Abstoßungsreaktionen können in der Regel erfolgreich behandelt werden, indem die Dosis oder die Kombination der Immunsuppressiva eskaliert wird.

### Chronische Abstoßung

Die chronische Abstoßung ist ein Prozess, der sich über Wochen, Monate oder sogar Jahre entwickelt und der bleibende Schäden am Transplantat verursacht.

> **Merke** Bisher ist es nicht möglich, den Vorgang der Abstoßung mit Medikamenten komplett aufzuhalten.

**Ursachen.** Eine chronische Abstoßungsreaktion kann unmittelbar nach der Transplantation beginnen, aber sie verläuft langsam und im ersten Jahr sind nur selten sichtbare Zeichen einer chronischen Abstoßung zu erkennen. Die Ursache ist unklar. Allerdings kommt es durch die chronische Abstoßung zu irreversiblen, vaskulitischen Schäden am Transplantat, die schließlich einen Funktionsverlust bewirken können.

**Symptomatik.** Wie sich eine chronische Abstoßungsreaktion bemerkbar macht, hängt vom transplantierten Organ ab, obwohl der zugrundeliegende Mechanismus in den meisten Fällen die gemeinsame Vaskulitis sein dürfte:

- Bei Herztransplantationen kommt es durch die chronische Abstoßungsreaktion zur Transplantatvaskulopathie und in diesem Rahmen zu einer ischämischen Kardiomyopathie.
- Bei Lebertransplantaten kommt es durch die vaskulitische Fibrose zu einer Leberfunktionseinschränkung im Sinne einer Synthesestörung, aber auch zur Cholestase und zu einem biliären Ikterus.
- Auch bei Nierentransplantaten kann eine chronische Abstoßungsreaktion eine Funktionsverschlechterung bewirken, was zu Bluthochdruck, zu einer Erhöhung der Retentionswerte (Serumkreatinin und Harnstoff) und zu einer Albuminurie führt. Für Nierentransplantierte steigt die Wahrscheinlichkeit einer chronischen Abstoßungsreaktion, wenn zuvor bereits eine oder mehrere akute Abstoßungsreaktionen abgelaufen sind.

**Therapie.** Die medikamentöse Behandlung chronischer Abstoßungsreaktionen ist oft sehr schwierig, weshalb alles unternommen werden sollte, dass es gar nicht erst dazu kommt.

> **Merke** Das Risiko einer chronischen Abstoßung sinkt mit der Compliance der Patienten für ihre Immunsuppressiva und mit der Vermeidung von Infektionen.

## 19.1.4 Immunsuppression

Die allogene Transplantation solider Organe führt außer bei der isogenen (eineiigen Zwillings-) Transplantation zu einer Erkennung des transplantierten Organs als fremd durch das Empfängerimmunsystem. Die als Abstoßung bezeichnete Immunreaktion hat insbesondere eine T-Zell-Komponente, die zu einer Entzündung des Organs mit Funktionsverlust führt (Abb. 19.**1**).

> **Merke** Das Ziel der Transplantationsimmunologie ist seit jeher die Induktion einer Toleranz des fremden Organs, das hieße vollständige Akzeptanz bei vollständiger Immunkompetenz. Derzeit existiert jedoch keine Strategie, um diese Toleranz gezielt herbeizuführen. Daher muss die Immunantwort pharmakologisch um den Preis einer eingeschränkten Immunkompetenz supprimiert werden.

**Immunsuppression.** Die Suppression der Immunantwort hat die erfolgreiche Organtransplantation im heute üblichen Umfang erst möglich gemacht. Sie wurde erstmals in den 60er-Jahren des 20. Jahrhunderts angewendet, um die immunologische Abstoßung transplantierter Organe zu unterdrücken und so eine Toleranz des als fremd erkannten Organs durch das Immunsystem des Empfängers zu erzwingen. Die Suppression der Immunantwort zur Induktion einer Transplantattoleranz führt jedoch zu einer globalen Suppression der T-Zell-Immunität und hat dadurch als prin-

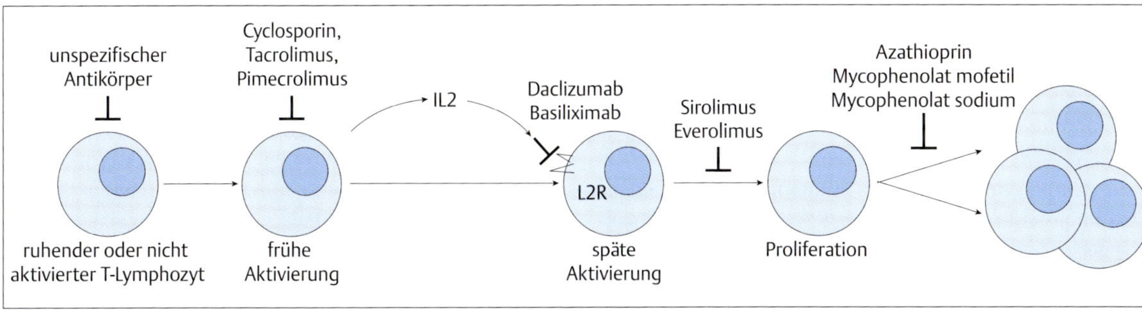


Abb. 19.1 Angriffspunkte der Immunsuppressiva. Die meisten immunsuppressiven Pharmaka greifen die für die akute Abstoßung ursächlichen T-Zellen mit unterschiedlicher Spezifität an. Einige reduzieren die Anzahl der T-Zellen, andere inhibieren ihre Funktion. Die neueste Generation inhibiert die Proliferation von T-Zellen nach ihrer Aktivierung. Eine Immunsuppression ohne gesteigerte Infektanfälligkeit existiert derzeit nicht.

zipielle Nebenwirkung eine reduzierte Infektabwehr des Empfängers zur Folge. Hinzu treten verschiedene weitere Nebenwirkungen, die aus der spezifischen Pharmakologie oder aus der Off-Target-Pharmakologie der verwendeten Substanzen entstehen. Diese beiden Gruppen von Nebenwirkungen sowie die kompromittierte Infektabwehr, die im Allgemeinen dosisabhängig auftreten, sind der Hauptgrund, die Immunsuppression zwischen verschiedenen Substanzen zu balancieren und diese Substanzen jeweils an die unterste notwendige Dosierung zu titrieren, um einerseits die Funktion transplantierter oder eigener Organe zu schützen und andererseits eine Gefährdung des Empfängers durch Infektionen auf das unbedingt notwendige Mindestmaß zu reduzieren.

**Allgemeine Immunreaktion.** Traumata, Infekte oder aber Operationen können eine allgemeine Immunreaktion hervorrufen, die bei einer unter normalen Bedingungen ausreichenden Immunsuppression durch Schwankungen in den Plasma- und Gewebekonzentrationen der Immunsuppressiva oder aber durch eine augmentierte Immunreaktion Abstoßungsepisoden präzipitieren oder chronische Abstoßungsreaktionen verstärken. Deshalb ist die immunsuppressive Therapie einerseits strikt durchzuhalten, aber andererseits ist im Zweifelsfalle unbedingt Kontakt zum behandelnden Transplantationszentrum und der zuständigen Transplantationssprechstunde aufzunehmen, um etwaige Anpassungen zu verabreden.

Besonderes Augenmerk ist darauf zu legen, dass eine Reihe von Substanzen oral verabreicht werden und dass deren Resorption und damit Bioverfügbarkeit im Umfeld von Operationen verändert sein kann. Daher ist es von großer Wichtigkeit, dass die Bestimmung der therapeutischen Spiegel bestimmter immunsuppressiver Substanzen zeitnah erfolgt, um ggf. eine Dosisanpassung vornehmen zu können. Daher ist die Kenntnis der Pharmakodynamik und -kinetik der gebräuchlichen Immunsuppressiva auch für den Anästhesisten unter Umständen von Bedeutung.

## Klassen von Immunsuppressiva

### Kortikosteroide

Diese Substanzklasse findet nach wie vor breite Anwendung in den klinisch üblichen Immunsuppressionsschemata nach Organtransplantationen.

**Wirkung.** Die immunsuppressive Wirkung dieser Substanzen setzt sich aus einer Vielzahl antiinflammatorischer Wirkungen zusammen:

- Stabilisierung lysosomaler Membranen,
- Suppression der Prostaglandinsynthese,
- Reduktion von Histamin und Bradykininsekretion.

Hinzu kommen Effekte auf die Hitzeschockantwort und eine Reduktion der transkriptionellen Aktivierung von Il-1, -2, -6, IFN-γ und TNF-α.

**Nebenwirkungen.** Die Nebenwirkungen sind vielfältig und limitieren den Einsatz und v. a. die langfristige Dosis signifikant. Kortikosteroide sind diabetogen und induzieren eine katabole Stoffwechsellage, die eine Schwächung der Extremitätenmuskulatur bewirkt. Die mineralokortikoide Restwirkung der meisten Präparate verursacht eine Flüssigkeitsretention, die zu einer Hypokaliämie und einer Hypertension führt. Eine langfristige Steroidtherapie induziert eine Nebennierenrindeninsuffizienz und -atrophie mit dem Risiko einer Addison-Krise. Katarakte, Glaukom, Psychosen, Magenulzera, gestörte Wundheilung, Femurkopfnekrosen und Osteoporose komplettieren das Bild.

**Entzug von Steroiden.** Der frühzeitige Entzug von Steroiden führt zu einer erhöhten Inzidenz von akuten Abstoßungen, wohingegen die notwendige Steroiddosis direkt von den damit kombinierten Immunsuppressiva und deren Dosis abhängt. Derzeit sind in der Initialphase 20 mg/d Prednisolon üblich, in der Erhaltungsphase sind 5 mg/d nicht unüblich.

**Merke** Wegen des sehr ungünstigen Nebenwirkungsprofils der Kortikosteroide werden mit unterschiedlichem Erfolg für die meisten Schemata der Immunsuppression steroidfreie Strategien erprobt.

**Perioperatives Vorgehen.** Für chronisch Steroidbehandelte muss im perioperativen Umfeld das Steroid unbedingt weitergegeben werden, um angesichts der operativen Stresssituation (Schmerzen, metabolische Belastung etc.) entsprechend Umfang und Invasivität des Eingriffs eine adäquate Steroiddosierung zu garantieren.

**Cave** Die unkritische Gabe einer „Stressdosis" wird nicht mehr eindeutig empfohlen. Jedoch sollte die Steroidgabe in keinem Fall unterbrochen und es sollte in der postoperativen Phase aufmerksam nach möglichen Zeichen und Symptomen für eine Addison-Krise gesucht werden.

## Azathioprin

**Wirkung.** Azathioprin wird durch Gluthathion zu 6-Mercaptopurin reduziert und dann in 6-Thioharnsäure und von dort in 6-Methyl-Mercaptopurin und 6-Thioguanin metabolisiert. Diese Substanzen sind DNA-interkalierend und stoppen die DNA-Replikation. Sie blockieren außerdem die Purin-Denovo-Synthese. Dieser letzte Mechanismus macht die Substanz spezifisch für Lymphozyten, die keinen Ersatzstoffwechselweg für die Purinsynthese besitzen. Außerdem unterbricht Azathioprin das CD28-Signal und konvertiert es in ein proapoptotisches Signal, weil sein Metabolit-6-thioGTP als Strukturanalogon die Bindung von GTP an die kleine GTPase Rac1 hemmt und so aktivierte Lymphozyten depletiert.

Die Halbwertszeit von Azathioprin beträgt etwa 2 h mit einer großen intra- und interindividuellen Variabilität. 10 % der Bevölkerung haben eine niedrige Aktivität eines der metabolisierenden Enzyme und erleiden eine Myelosuppression, weil die Spiegel unter der üblichen Dosierung zu hoch ansteigen. Monitoring für diesen Polymorphismus ist allerdings selbst in Transplantationszentren unüblich.

**Nebenwirkungen.** Die Nebenwirkungen von Azathioprin umfassen die erwähnte Knochenmarkdepression sowie einen Anstieg der Transaminasen und des Bilirubins bis hin zum biliären Ikterus. Azathioprin war eines der ersten Immunsuppressiva und ist trotz der neueren Calcineurininhibitoren in einigen Zentren zumindest in Tripel-Kombinationen nach wie vor gebräuchlich.

## Mycophenolsäure

**Wirkung.** Die Muttersubstanzen Myophenolat Mofetil (MMF; CellSept) und Myophenolat-Natrium (Myfortic) werden in der Leber rasch in die aktive Mycophenolsäure konvertiert. Die pharmakologische Zielstruktur ist die Inositolmonophosphatdehydrogenase, die für die Neosynthese der Guanosinnukleotide essenziell ist. Die meisten Zelltypen haben 2 alternative Synthesewege für diese Nukleotide. Lymphozyten haben allerdings ausschließlich den oben beschriebenen. Deshalb hemmt MMF relativ spezifisch die Proliferation von Lymphozyten. Beide Muttersubstanzen werden sehr gut resorbiert und werden in einem sofortigen First-Pass-Effekt in der Leber zur aktiven Säure metabolisiert. Diese aktive Form hat eine Halbwertzeit von 18 h.

Die Substanz wird glukuronidiert und renal eliminiert. Der glukuronidierte Metabolit unterliegt auch einem ausgeprägten enterohepatischen Kreislauf, wodurch es 6–12 h nach der Gabe zu einem 2. Plasmapeak kommt. Dieser Umstand ist auch als Ursache für die *gastrointestinalen Nebenwirkungen* zu betrachten. MMF zeigt ausgeprägte Interaktionen mit Cyclosporin, das zu einem 30 %igen Anstieg der Plasmakonzentrationen führt. Die Bioverfügbarkeit ist in der unmittelbaren Posttransplantphase etwa 30 % niedriger im Vergleich zu dem Zeitraum > 6 Monate nach der Tx. Renale Funktionsstörungen reduzieren die Elimination ebenso wie Ganciclovir oder Aziclovir.

**Merke** MMF-Spiegel werden nicht routinemäßig überwacht. Eine Bestimmung kann aber sinnvoll sein, wenn einschlägige Nebenwirkungen beobachtet werden.

## Calcineurininhibitoren

**Wirkung.** Die beiden Vertreter dieser Klase sind Cyclosporin A und Tacrolimus (FK506). Ihr Wirkmechanismus beruht auf der Bindung von spezifischen Bindungsproteinen (Cyclophilin und FK506-binding Protein 12, FKBP-12). Diese Komplexe binden Calcineurin und verhindern die nukleäre Translokation des Transkriptionsfaktors NF-AT. NF-AT wird durch das T-Zell-Rezeptor-/MHCII-Signal phosphoryliert und induziert, wenn ungehemmt, die Transkription von IL-2, -3, -4, Interferon-γ und TNF-α und damit die T-Zell-Aktivierung und Proliferation sowie die Sekretion inflammatorischer Zytokine. Die immunsuppressive Wirkung korreliert mit der Exposition gegenüber der Substanz, also der Fläche unter der Kurve der Plasmakonzentration. Für Tacrolimus ist die 12-h-Talkonzentration ein guter Monitoringparameter während für die ursprüngliche Cyclosporinformulation dieser Parameter ungeeignet war, bis Lipidemulsionen verfügbar waren. Neuerdings werden die 2-h-Konzentrationen ebenfalls als guter Monitoringparameter für beide Substanzen angesehen. Calcineurininhibitoren werden vom P450 3A4-Enzym in der Leber und im Darm metabolisiert. Substanzen, die mit diesem Mechanismus interferieren, verändern deshalb die Plasmakonzentrationen (mTOR-Inhibitoren).

**Nebenwirkungen.** Nebenwirkungen der Calcineurininhibitoren sind vielfältig und substanzspezifisch. Beide Substanzen sind diabetogen, nephro- und neurotoxisch und zeigen eine gewisse Hepatotoxizität. Cyclosporin induziert häufiger eine Hypertension, die primär auf einer Erhöhung des renalen Gefäßwiderstands beruht, im weiteren Verlauf aber auch durch eine interstitielle Fibrose der Widerstandsgefäße begründet sein kann. Diese Nebenwirkung wird auch mit der Transplantatvaskulopathie nach Herztransplantation in Verbindung gebracht. Die Neurotoxizität der Substanzen äußert sich vielfältig: Somnolenz, Krampfanfälle, Schlaflosigkeit, Agitiertheit, Kopfschmerzen, Tremor, Psychosen,

Halluzinationen, Enzephalopathie und eingeschränkte Bewusstseinslagen sind mögliche Symptome.

**Merke** Calcineurininhibitoren kommen für die Immunsuppression nach Transplantation aller soliden Organe zum Einsatz. Das Monitoring von Plasmaspiegeln ist insbesondere in Situationen, die eine Instabilität der Immunlage verursachen können, oder nach Umstellung des immunsuppressiven Regimes mandatorisch.

## mTOR-Inhibitoren

Bei den mTOR-Inhibitoren handelt es sich um die beiden Substanzen Sirolimus und Everolimus. Die mTOR-Inhibitoren, Everolimus und Sirolimus, werden zum Schutz vor Transplantatabstoßungen bei erwachsenen Patienten mit einem niedrigen bis mittelgradigen immunologischen Risiko eingesetzt. Everolimus ist zur Anwendung nach Nieren- und Herztransplantation zugelassen. Sirolimus ist bei nierentransplantierten Patienten indiziert. Everolimus wird gemeinsam mit Cyclosporin-Mikroemulsion und Kortikosteroiden verwendet. Sirolimus darf nur in den ersten 2–3 Monaten gemeinsam mit Cyclosporin-Mikroemulsion und Kortikosteroiden eingenommen werden und kann nur zusammen mit Kortikosteroiden als Erhaltungstherapie fortgeführt werden, wenn es möglich ist, Cyclosporin stufenweise abzusetzen.

**Wirkung.** mTOR-Inhibitoren hemmen die Übertragung des IL-2-Signals über einen anderen Weg als die Calcineurininhibitoren und entfalten ihre Wirkung in einem späteren Stadium der Lymphozytenaktivierung: Sie hemmen die Aktivität von Tyrosin-Proteinkinasen, die an der Signalweiterleitung über den IL-2-Rezeptor beteiligt sind, ebenfalls durch Bindung an das FKBP12, sorgen aber im Unterschied zu den Calcineurininhibitoren für einen Arrest der T-Lymphozyten in der G1-Phase der Zellteilung und unterbrechen so die zelluläre Immunantwort. In der Folge wird die T-Zell-Proliferation unterdrückt. mTOR-Inhibitoren können neben der Toleranzinduktion für das transplantierte Organ die Transplantatvaskulopathie und damit einen wichtigen Teil der chronischen Abstoßung verhindern, weil sie die Proliferation von glatten Gefäßmuskelzellen unterdrücken. Die mTOR-Inhibitoren haben außerdem durch ihren Wirkmechanismus eine ausgeprägte Anti-Tumor-Wirkung. Die durch die langfristige Immunsuppression häufig auftretenden sekundären Malignome (Lymphome, hepatozelluläre Karzinome und Non-Melanom-Hautmalignome) bei Transplantatempfängern können durch einen Wechsel der Immunsuppression auf mTOR-Inhibitoren in Remission gehen. Sirolimus hat eine HWZ von 60 h und wird partiell vom P450–3A4-System metabolisiert, um das es mit den Calcineurininhibitoren konkurriert. Everolimus stellt eine chemische Modifikation des Sirolimus dar, die zu einer verbesserten Absorption und damit auch zu einer reduzierten Halbwertszeit führt (16–19 h).

**Cave** Die Blutspiegel der mTOR-Inhibitoren müssen überwacht werden.

**Nebenwirkungen.** Die Nebenwirkungen der Substanzen sind dermatologische, hämatologische und metabolische, von denen die Letzteren v. a. in Anstiegen des Plasmacholesterins und der Triglyzeride bestehen. Transaminasenanstiege treten ebenso auf wie Panleukopenien mit einer führenden Anämie, die insbesondere bei Nierentransplantierten problematisch sein kann. Schleimhautulzerationen des Mundes und Hautrötungen bzw. Akne sind häufig. Eine interstitielle Pneumonitis wird durch Dosisreduktion oder Absetzen und Ersatz der Substanzen rückläufig sein. Periphere Ödeme, Lymphozelen und Diarrhöen komplettieren das Nebenwirkungsprofil.

## Antikörperbasierte Immunsuppressiva

Eine Reihe von Antikörpern steht für die Suppression der Empfängerantwort auf das Transplantat zur Verfügung und wird v. a. in der Induktionsphase, also früh nach Transplantation, aber auch zur Behandlung von steroidresistenten Durchbruchsabstoßungsepisoden eingesetzt. Diese Substanzen lassen sich prinzipiell nach 2 verschiedenen Klassifikationen einteilen: T-Zell-depletierende und targetspezifische Antikörper, wobei auch die Letzteren ultimativ zu einer T-Zell-Depletion führen können.

**Polyklonale lymphozytendepletierende Antikörper.** Die Vertreter dieser Gruppe beinhalten die polyklonalen Antikörper ATG, ALS und ALG. Diese Antikörper werden durch die Inokulation von Kaninchen oder Pferden mit aufbereiteten humanen Lymphozyten durch ihre Immunogenität und entsprechende adjuvante Boosting-Strategien in der Wirtsspezies induziert und anschließend aufgereinigt. Sie enthalten also das Fremdprotein von Kaninchen oder Pferd, was sie hoch immunogen macht. Ihre prinzipielle Wirkung besteht in der Opsonierung von Lymphozyten und der damit assoziierten Aktivierung des Komplementsystems, was zu einer Lyse der AK-besetzten Zelle führt. Weil diese Wirkung rasch eintritt, eignen sich diese Präparate hervorragend zur sofortigen Induktion einer Lymphozytopenie und Toleranz eines transplantierten Organs, aber auch zur Therapie akuter Abstoßungsreaktionen. Sie induzieren aber auch die massenhafte Lyse von T-Zellen, was einen Teil ihrer Nebenwirkungen erklärt, weil diese Lyse zur Ausschüttung inflammatorischer Substanzen führen. Etwa 80% der behandelten Patienten erleiden eine Erstdosisreaktion, die sich aus der Immunantwort auf das xenogene Protein und die T-Zell-Lyse zusammenzusetzen scheint. Diese Reaktion besteht in einer febrilen Reaktion, Hautrötungen, Blutdruckabfällen bis hin zu anaphylaktischen Reaktion. Daher werden diese Präparate zusammen mit Steroiden, Paracetamol und Antihistaminika (H1- und H2-Blocker) infundiert. Interessanterweise nehmen die Reaktionen in ihrer Intensität bei Folgeanwendungen ab, was darauf hindeutet, dass die Symptome zu einem großen Teil durch die T-Zell-Lyse entstehen könnten.

**Monoklonale Antikörper.** Monoklonale Antikörper werden ebenfalls in der Wirtsspezies durch Inokulation mit einem oder mehreren immunogenen Peptiden induziert. Nun wird jedoch nicht das Serum zur Antikörperaufreinigung benutzt, sondern diejenigen Zellen aus dem Wirt isoliert, die den

Antikörper produzieren. Diese Zelle wird mit immortalisierten Zellen hybridisert, sodass eine unlimitierte AK-Produktion möglich wird.

Die Sequenz des Antikörpers kann nun identifiziert und kloniert werden und in beinahe beliebiger Weise z. B. in die Sequenz humaner Antikörperfragmente transferiert werden, sodass in unterschiedlichem Ausmaß „humanisierte" Antikörper entstehen, deren Fremdproteinanteil nur noch aus der variablen Region der Antikörper besteht. Für die monoklonalen Antikörper existiert deshalb eine Nomenklatur, die dem Anwender die Abschätzung des xenogenen Anteils des Proteins und damit der Antigenität des Präparats erlaubt (Abb. 19.2).

**Merke** Nomenklatur therapeutisch eingesetzter monoklonaler Antikörper (individuelles Präfix – Zielstruktur – Wirtsspezies -mab):
- murine Antikörper (von der Maus): Endung -omab,
- Antikörper vom Primaten: Endung -imab,
- chimäre Antikörper: Endung -ximab,
- humanisierte Antikörper: Endung -zumab,
- humane Antikörper: Endung -mumab.

Der erste zugelassene monoklonale Antikörper war Muromonab-CD3 (OKT3). OKT3 ist ein sehr potentes Immunsuppressivum, das zur raschen Elimination aller CD3-positiven Zellen aus dem Blut führt. OKT3 bindet spezifisch an die e-Kette des CD3-Moleküls, das auf allen reifen T-Zellen exprimiert wird und für die Signaltransduktion des T-Zell-Rezeptors verantwortlich ist. OKT3 führt so zur raschen Elimination aller reifen T-Zellen. Nachteilig sind die schweren Nebenwirkungen, die unter OKT3-Therapie auftreten. Denn OKT3 gleicht einem Mäuseantikörper und wird daher vom menschlichen Immunsystem als fremd erkannt. Das löst die Bildung von humanen Antimaus-Antikörpern (HAMA) aus. HAMA führen zur schnellen Elimination von OKT3 und bei wiederholter Gabe zu Wirkungslosigkeit, anaphylaktischen Reaktionen, Zytokinfreisetzungssyndrom, Lymphomen etc. OKT3 ist ein monoklonaler, gentechnisch hergestellter Maus-Antikörper, der ebenso wie die Anti-IL-2-Rezeptor-Antikörper – und im Gegensatz zu den polyklonalen Antikörpern – nur von einem Zellklon produziert wird.

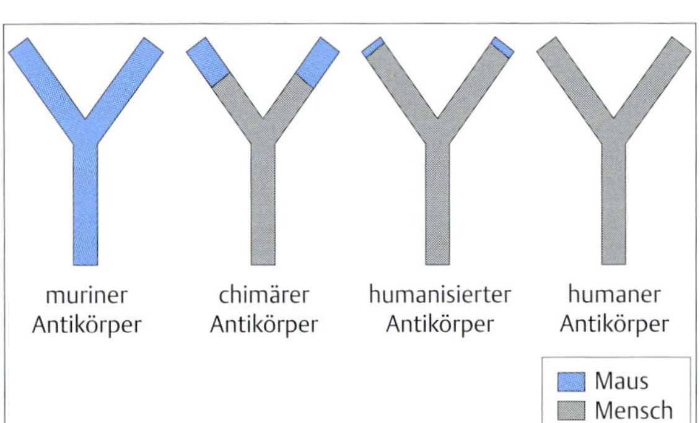


Abb. 19.2 Monoklonale Antikörper werden in der immunsuppressiven Therapie nach Organtransplantation routinemäßig eingesetzt. Ihr Anteil an xenogenem Protein aus der Maus variiert je nach der Herstellungsweise und ist verantwortlich für die Hauptnebenwirkung, die Immunogenität der Medikamente.

Die Anti-IL-2-Rezeptor-Antikörper werden in der kritischen Frühphase nach der Transplantation eingesetzt, um Abstoßungsreaktionen zu verhindern und das Transplantatüberleben zu verbessern. Anti-IL-2-Rezeptor-Antikörper wirken gezielt gegen T-Lymphozyten, indem sie an die a-Kette des IL-2-Rezeptors binden und so die Bindung von IL-2 an die aktivierte T-Zelle verhindern. IL-2-Rezeptor-Antagonisten sind monoklonale Antikörper und haben daher konstante Eigenschaften, denn sie weisen untereinander eine identische Struktur und Funktion auf. Die Anti-IL-2-Rezeptor-Antikörper gleichen fast vollständig menschlichen Antikörpern und werden daher vergleichsweise gut vom Immunsystem toleriert.

CD52-Antikörper, die Campath-Familie, sind in unterschiedlichen Isotypen (IgG, IgM) verfügbar, die sich durch ihre Halbwertzeit und ihre Wirkungsintensität unterscheiden. Sie führen durch Bindung von CD52 zur Aktivierung von Komplement und zur Lyse der LCD52-positiven Zellen.

**Nebenwirkung.** Eine wichtige Nebenwirkung, die den meisten Immunsuppressiva gemeinsam ist, ist die Entstehung sekundärer Malignome. Die Ausnahme von dieser Regel könnten die Proliferationshemmer der Klasse der mTOR-Inhibitoren darstellen.

### 19.1.5 Interaktionen mit Anästhetika und anästhesierelevanten Medikamenten

Die Komplexität der Medikation von Transplantatträgern ist neben der Immunsuppression der Begleitmedikation für weitere Erkrankungen geschuldet. Besondere Sorge könnte der Anästhesist daher wegen möglicher Interaktionen von Anästhetika oder anästhesierelevanten Substanzen mit den Immunsuppressiva haben (Tab. 19.2).

Eine systematische Datenbankanalyse (AID-Klinik und TheraOpt) der Interaktionen von in der Anästhesie gebräuchlichen Substanzen gegen die verfügbaren Immunsuppressiva ergibt wenig klinisch relevante Interaktionen (Tab. 19.2). Bemerkenswert ist ein Bericht aus dem Jahr 1987 über eine Verlängerung der neuromuskulären Blockade für Chinolin- und Steroidrelaxanzien (Atracurium, Cis-Atracurium, Pancuronium und Vecuronium) durch Azathioprin, die aber in den aktuellen Datenbanken keinen Niederschlag mehr findet. Aus Tierversuchen existieren Berichte, dass Isofluran die Resorption des nicht emulgierten Cyclosporins reduzieren kann.

### 19.1.6 Infektionsverhütung

Die Verhütung von Infektionen ist ein besonders wichtiges Thema im Zusammenhang mit Organtransplantationen, weil besonders in der Induktionsphase die Intensität der Immunsuppression ein deutlich erhöhtes Risiko für eine Infektion bedeutet und ein Ausmaß annehmen kann, das dem einer chemotherapieinduzierten Aplasie ähneln kann.

Tab. 19.**2** Interaktionen von Medikamenten, die im Rahmen von Anästhesien häufig angewendet werden, und Immunsuppressiva. Die Interaktionsanalyse wurde mithilfe zweier Expertensysteme durchgeführt. Interaktionen zwischen den Immunsuppressiva und zwischen den Medikamenten in der Spalte anästhesierelevante Substanzen bestehen und sind klinisch relevant, wurden hier aber nicht aufgenommen, sondern finden sich im Text.

| Anästhesierelevante Substanz | Immunsuppressiva | Interaktion |
|---|---|---|
| Sildenafil | Tacrolimus | Verstärkung der PDE-Wirkung |
| Sildenafil | Cyclosporin A | entgegen anders lautender Publikationen keine relevanten Interaktionen |
| Metamizol | Cyclosporin A | evtl. verminderte CsA-Wirkung durch Reduktion der AUC |
| Furosemid | Azathioprin | AZA-Elimination reduziert |
| Furosemid | Cyclosporin A | CsA-Konzentration erhöht oder erniedrigt |
| Cefuroxim | Cyclosporin A | entgegen anders lautender Publikationen keine relevanten Interaktionen |
| Cimetidin | Everolimus, Sirolimus | verstärkte Wirkung der Immunsuppressiva möglich |
| Omeprazol | Cyclosporin A, Tacrolimus | verstärkte oder verminderte Wirkung von CsA |
| Pantoprazol | Methotrexat | verstärkte Toxizität von MTX möglich |
| Thiopental<br>Ketamin<br>Propofol<br>Etomidate<br>Midazolam<br>Sevorane<br>Fentanyl<br>Sufentanil<br>Remifentanil<br>Atracurium<br>Pancuronium<br>Rocuronium<br>Cis-Atracurium<br>Arterenol<br>Suprarenin<br>Dobutamin<br>Dopamin<br>Alupent<br>NTG<br>Atropin<br>Iloprost<br>Heparin<br>Protamin<br>Ceftriaxon<br>Kalzium<br>Novalgin<br>Perfalgan<br>Dipidolor | Azathioprin<br>Methotrexat<br>Everolimus<br>Mycophenolatmofetil<br>Mycophenolsäure<br>Sirolimus<br>Cyclophosphamid<br>Muromonab<br>Rituximab<br>Basiliximab<br>Daclizumab | keine klinisch relevanten Interaktionen |

AUC: Area under the Curve; AZA: Azathioprin; CsA: Cyclosporin A; MTX: Methotrexat; NTG: Nitroglyzerin; PDE: Phosphodiesterasehemmer.

In dieser Frühphase stellen bakterielle Infektionen und Mykosen die vordringlichen Infektionsprobleme dar. In solchen Phasen sind transplantierte Patienten aufgrund der möglichen Knochenmarkdepression unter Umständen sogar isolationspflichtig und benötigen Barriere-Pflege. Diese Situation stellt sich aber in der Transplantationschirurgie tatsächlich nur ausnahmsweise in der Initialphase und/oder unter intensivierter Therapie akuter Abstoßungsreaktionen und wird auch in Transplantationszentren unterschiedlich gehandhabt.

**Transplantatvaskulopathie.** Bereits sehr früh nach der Transplantation können sich Intimaveränderungen der epikardialen, aber auch der intramyokardialen Koronarien (z. B. Zytomegalieinfektionen begünstigt) entwickeln, die letztlich zu massiven Störungen des koronaren Blutflusses bis hin zur Transplantatvaskulopathie führen können. Diese Transplantatvaskulopathie unterscheidet sich wesentlich von der sonst landläufigen koronaren Herzkrankheit. Führend sind die Hyperplasie von glatten Gefäßmuskelzellen in der Intima und Media, die zu einer deutlichen Verdickung der muskulären Media und zu einer Intimahypertrophie führen. Diese Prozesse verursachen eine konzentrische Reduktion des verfügbaren Koronarlumens, nachdem sie schon wesentlich früher eine Vasoregulation, also adaptive Vasomotion in Abhängigkeit vom koronaren Blutfluss durch Scherkräfte und als Reaktion auf den myokardialen Sauerstoffbedarf unterbinden. Diese endotheliale Dysfunktion kann den maximalen myokardialen Blutfluss kritisch limitieren.

Die Vaskulopathie schreitet fort und verursacht in allen Generationen von Koronararterien, also bis in die periphersten Stromgebiete eine unter Umständen auch schon unter Ruhebedingungen kritische Reduktion des Blutflusses. Diese besondere Situation führt dazu, dass die Möglichkeit von HTx-Patienten mit Transplantatvaskulopathie, ihren koronaren Blutfluss an einen erhöhten Bedarf zu adaptieren, sehr stark eingeschränkt sein kann. Die Patienten werden aber in aller Regel nicht über pektanginöse Beschwerden klagen. Solche Patienten können wegen der disseminierten Erkrankung der Gefäße häufig auch nicht gewinnbringend revaskularisiert werden, sondern müssen im Extremfall retransplantiert werden. Eine zusätzliche KHK mit der Entstehung vulnerabler Plaques, die rupturieren und einen klassischen Myokardinfarkt verursachen können, sind selbstverständlich möglich, aber meistens nicht führend, weil das Alter des Transplantatorgans regelhaft geringer ist als das des Empfängers, sodass die Gefäßerkrankungen unter Umständen im Transplantat nicht so ausgeprägt sind, wie in den peripheren Gefäßen.

**Merke** Patienten mit länger zurückliegender Herztransplantation werden nicht selten im Katheterlabor für perkutane Revaskularisationen und Stent-Implantationen vorstellig.

Die fehlende Vasoregulation von HTx-Ptienten führt dazu, dass die Koronarperfusion in manchen Fällen sehr strikt vom koronaren Perfusionsdruck abhängt, sodass dessen Erhaltung zur Vermeidung einer Bedarfsischämie sehr wichtig ist (Blasco 2009). Die Herzfrequenz darf bei einem transplantierten Patienten höher als bei einem KHK-Patienten sein, weil es unter Umständen nur ein geringes Risiko für Plaquerupturen gibt. Andererseits ist auch hier an eine ausreichende koronare Perfusionszeit während der Diastole zu denken. Außerdem stellt die Tachykardie eines der Kardinalsymptome einer Abstoßung dar.

**Merke** Klinisch mögliche Symptome einer Abstoßung nach HTx:

- körperliche Belastbarkeit abnehmend,
- Müdigkeit,
- Tachykardie/Arrhythmie,
- Flüssigkeitsretention,
- Diurese fallend,
- Tachykardie/Arrhythmie,
- Fieber,
- Atemfrequenzanstieg,
- Bauchschmerz.

Weil die Immunsuppressiva, neben T-lymphozytär geführten Mechanismen, die eher denen einer Abstoßung ähneln, als ursächlich für die Transplantatvaskulopathie angesehen werden, wird das Immunsuppressionsschema sehr engmaschig auf ein Minimum der notwendigen Immunkompromittierung angepasst.

**Elektive Eingriffe nach HTx.** Sie sollten eher spät nach der Transplantation durchgeführt werden. Die unaufschiebbaren Eingriffe sollten im Tx-Zentrum durchgeführt werden. Bei solchen Eingriffen handelt es sich um z. B. eine Nachblutung nach Transplantation. Eine weitere unaufschiebbare Operation als Tx-Folge könnte die Implantation eines Schrittmachers sein (5 % der Fälle; Cheng 1993). Andere Eingriffe können bei Auftreten von Komplikationen der Intensivtherapie während der postoperativen Phase, wie beispielsweise abszedierenden Infektionen o. Ä. erforderlich sein. Maligne Erkrankungen treten viel später nach Transplantationen auf und sind mitunter Anlass für weitere operative Eingriffe.

## 19.2.3 Klinische Praxis

### Präoperatives Vorgehen

Die Prämedikationsvisite unterscheidet sich nicht wesentlich von der bei einem nicht transplantierten Patienten. Der Transplantierte ist oft in einer körperlich guten Verfassung.

**Magen-Darm-Passage.** Ein Problem transplantierter Patienten kann sein, das die Magen-Darm-Passage transplantierter Patienten möglicherweise verlängert ist, sodass die Regeln zur Nüchternheit konservativ ausgelegt werden sollten (6 h). Ein entscheidender Punkt ist die weitere Einnahme der üblicherweise umfangreichen Dauermedikation am Morgen vor der Operation. Diese Immunsuppressiva sind nicht leicht verträglich, werden mit Flüssigkeit besser aufgenommen.

**Nierenfunktion.** Die Nierenfunktion wird infolge Nebenwirkungen der Immunsuppressiva regelmäßig eingeschränkt sein. Aufgrund der besonderen Immunsituation und Infektionsgefährdung der Patienten bei Operationen ist die Immunsuppression in Absprache mit der Tx-Nachsorgeambulanz strikt einzuhalten. So sind beispielsweise die Blutspiegel von Cyclosporin auf einem Erwartungswert 200–

300 ng/l einzuhalten und perioperativ stationär zu kontrollieren, was unter Umständen die Beauftragung eines spezialisierten externen Labors notwendig machen wird.

**Infektionen.** Diese sollten vor Operationen wenn möglich immer auskuriert sein. Dabei ist es wichtig, sich klar zu machen, dass der Patient selbst „kleine" Infekte möglicherweise nicht ohne eine antimikrobielle oder supportiv antivirale Therapie auskurieren kann. Auch sind die Anzeichen eines Infekts bei Transplantierten oft schwer zu erkennen. Bei Hinweisen auf mykotische Hauteffloreszenzen sollten diese ebenfalls therapiert werden.

**Merke** Da Infektionen eine der Hauptursachen für die Mortalität von Patienten nach HTx darstellen (Ziegler 1996), sollten alle Eingriffe bei Transplantierten mit Infektzeichen entsprechend verschoben werden, solange dies irgend vertretbar ist.

**Anamnesedaten.** Es wird empfohlen, im Vorfeld der Operation die aktuellen anamnestischen Daten wie Dauermedikation und Testergebnisse (z. B. Echo, jüngster Katheterbefund und evt. Biopsiebefunde) aus dem Tx-Zentrum oder der Nachsorgestelle abzurufen um eine aktuelle (<6 Monate) Einschätzung der Transplantatfunktion in Händen zu halten. Diese Maßnahme wird in aller Regel die Daten, die für das Management sinnvoll sind, liefern und unnötige weitere Untersuchungen deutlich reduzieren helfen. Nichtsdestotrotz sollten selbstverständlich die kardiale Leistungsfähigkeit und das Risiko auch anamnestisch durch Erhebung der Belastbarkeit im Rahmen des Prämedikationsgesprächs erfasst werden.

**Implantierte Schrittmacher.** Eine relative kardiale Besonderheit stellen implantierte Schrittmacher dar, die bei HTx-Patienten in aller Regel wegen eines intermittierenden oder permanenten AVB III° implantiert werden und so eine absolute Schrittmacherpflichtigkeit signalisieren können. Hier sollte unbedingt vor einer Operation der Rat eines Kardiologen zur Elektrochirurgiesicherheit des Pacers eingeholt und eventuell entsprechende Maßnahmen (starres Rescue-Pacing o. Ä.) ergriffen werden. Wegen der wiederholten Operationen und der auch in der postoperativen Phase für Myokardbiopsien häufig durchgeführten Punktionen der V. jugularis interna kann sich eine notfallmäßige Kanülierung der Vene (beidseits) zur Platzierung einer externen Schrittmachersonde als ein schwieriges Unterfangen erweisen. Hat man die Wahl, sollte die V. jugularis interna nicht unnötig für eine längerfristige Katheteranlage punktiert werden, um die Gewinnung von Biopsien in der Zukunft nicht unnötig zu erschweren.

Alle übrigen, nicht primär kardialen Begleiterkrankungen und komplizierenden Faktoren werden im Prinzip so behandelt wie bei allen anderen Patienten auch.

## Auswahl des Narkoseverfahrens

**Regionalanästhesie.** Einfache Eingriffe könnten sehr sinnvoll in Regionalanästhesie abgewickelt werden. Die Gerinnung kann durch Nebenwirkungen der Immunsuppressiva auf die Leber zu einer verlängerten Prothrombin- und partiellen Thromboplastinzeit führen. Eine Thrombozytopenie kann durch Azathioprin und Antithymozytenglobulin bedingt sein. Neuropathien und Parästhesien sind ebenso mögliche Probleme der transplantierten Patienten, bevor es zu einer anästhesiologischen Maßnahme kommt. Eine Abschätzung des Risikos für eine Bradykardie und Hypotonie nach Spinalanästhesie (Allard 2004) sollte erfolgen. Der reduzierte Sympathikotonus bedingt, dass es erst Minuten nach Eintritt der Wirkung der Spinalanästhesie zu einem Herzfrequenzanstieg kommen kann, sodass eventuell frühzeitig Katecholamine (Orciprenalin, Dobutamin, Adrenalin) angewendet werden müssen. Prinzipiell gelten die Kautelen strengster Asepsis bei der Anlage von Regionalanästhesie; Kathetertechniken sollten auf kurze Liegezeitintervalle begrenzt werden (Infektionsgefahr).

**Merke** Eine Gefäßdilatation kann meistens nicht mit einer Reflextachykardie beantwortet werden! Das Aufrechterhalten einer stabilen Vor- und Nachlast ist zwingend notwendig!

**Allgemeinanästhesie.** Eine Allgemeinanästhesie ist ebenso wie die Regionalanästhesie möglich. Hierbei ergeben sich ebenso häufig Hypotonien infolge unzureichender sympathikotoner Regulation. Infolge der reduzierten atrialen Parasympathikuswirkung ist im Sinusrhythmus die Herzfrequenz im Vergleich zu nicht transplantierten Patienten leicht erhöht.

Die Reaktivität des Myokards ist durch endogene oder intravenös verabreichte Katecholamine steuerbar. Die verlängerte Antwortzeit und das veränderte Wirkprofil müssen beachtet werden. Indirekte Sympathikomimetika wie Ephedrin wirken nicht. Die Atropinanwendung bleibt infolge der verlorenen myokardialen Parasympathikusinnervation erfolglos.

Erhöhte zentralvenöse Drücke könnten auffallen. Die Gabe von Volumen sollte in diesem Fall genau abgewogen werden. In diesem Moment die ideale Vorlast zu bestimmen, hängt sehr davon ab, welcher Rhythmus vorliegt. Änderungen der Füllungsdrücke sind folgenschwer.

**Cave** Eine inadäquate Volumenbelastung kann eine Bradykardie mit Herzstillstand schneller verursachen als bei nicht transplantierten Patienten.
Neostigmin kann einen Herzstillstand herbeiführen (Bjerke 2001).

Eine Arrhythmieneigung kann bei Hypotonie auftreten. In diesem Fall ist die Wiederherstellung eines ausreichenden koronararteriellen Perfusionsdrucks wichtig (Transplanatvaskulopathie).

Anästhetika sollten möglichst so gewählt werden, dass sie keine Bradykardie verursachen, wenn nicht bereits ein Schrittmacher beim Empfänger implantiert ist. Die Relaxanzien sollten unabhängig von Leber und Niere abbaubar und gut steuerbar sein.

## Einleitung

**Überwachung.** Im Rahmen von Regionalanästhesien kann bei HTx-Patienten vom üblichen Monitoring abgewichen werden, weil eine Veränderung der Vor- und Nachlast leicht übersehbar ist, wenn die Wirkung der vegetativen Effekte einer Regionalanästhesie einsetzt. Die über die üblichen Maßnahmen hinausgehende Empfehlung ist eine blutige arterielle Messung des Blutdruckes, um bei kritischen Blutdruckabfällen schnelle Gegenmaßnahmen einleiten zu können.

**Medikamente.** Gebräuchliche Medikamente, die für die Allgemeinanästhesie bei Herztransplantierten zum Einsatz kommen könnten oder für eine Anästhesie verfügbar sein sollten, sind in Tab. 19.3 verzeichnet. Dabei sind die besonderen pharmakokinetischen Eigenschaften bezüglich der renalen und/oder hepatischen Elimination oder Metabolisierung der einzelnen Substanzen jeweils natürlich zu berücksichtigen.

## Narkoseführung

**Lagerung.** Da bei den Patienten aufgrund langer Kortikoidtherapie oft eine Osteoporose vorliegt, sind Lagerungsschäden leichter möglich. Die Oberkörperlagerung generell während der Narkose leicht zu variieren, könnte Druckschäden vermeiden helfen. Die Oberkörperhochlagerung kann, wenn es denn die Hämodynamik erlaubt, dem Patienten in Regionalanästhesie die Atmung erleichtern.

**Analgesie.** Die Auswahl des Analgetikums und seine Dosierung orientieren sich v. a. am kardiovaskulären Risikoprofil und an renaler und hepatischer Elimination/Toxizität.

**Merke** In der postoperativen Phase kann aufgrund einer Transplantatvaskulopathie eine stumme Myokardischämie übersehen werden, da pektanginöse Beschwerden in aller Regel ausbleiben. Thoraxschmerzen könnten auf eine partielle Reinnervation des Herzens hinweisen (Ziegler 1996).

**Infektionsverhütung.** Zephalosporine der 2. Generation werden dem Patienten innerhalb der ersten 6 Monate verschrieben. Eine Endokarditisprophylaxe (z. B. mit Amoxicillin 2 g) muss vor Zahneingriffen, abdominellen Eingriffen und Abszessspaltungen durchgeführt werden (Empfehlung deutsche Herzstiftung).

**Transfusion.** Die Indikation zur Transfusion ist sehr streng zu stellen. Leukozytendepletierte und bestrahlte Erythrozytenkonzentrate sind empfehlenswert. Die Verwendung von Leukozytenfiltern ist auch möglich. CMV-negative transplantierte Patienten sind hinsichtlich dieser Infektion gefährdet. Die Ursache der Gefährdung ist neben der CMV-Infektion eine durch CMV möglicherweise mitbedingte Transplantatvaskulopathie (Mancini 2009). Die chronische Abstoßung wird ebenfalls als Ursache der Transplantatvaskulopathie in Erwägung gezogen (Mancini 2009). Zur CMV-Infektionsprävention wird in einigen Zentren die Gabe von Gancyclovir für 6 Monate nach HTx fortgeführt; mit Ergebnissen, die auch zu einer reduzierten Abstoßungsquote und damit zu einer geringeren Mortalität führten.

**Schwangerschaft:** Eine Schwangerschaft kann erfolgreich ausgetragen werden, ohne das transplantierte Organ zu gefährden. Die Inzidenz von Präeklampsie, Frühgeburt und postpartaler Abstoßung ist allerdings erhöht. Tacrolimus könnte in dieser Patientengruppe weniger Komplikationen verursachen als Cyclosporin.

Tab. 19.3 Medikamente zur Allgemeinanästhesie bei Herztransplantierten.

| Hypnotika | Relaxanzien | Analgetika | Notfallmedikamente |
|---|---|---|---|
| Midazolam | Cis-Atracurium<br>Atracurium<br>Mivacurium | Fentanyl<br>Sufentanil<br>Remifentanil<br>Piritramid<br>Morphin | Nitroglyzerin |
| Etomidate | Rocuronium, Vecuronium, Pancuronium | Paracetamol | Noradrenalin<br>Adrenalin<br>Dobutamin |
| Thiopental | Succinylcholin | Metamizol | Milrinon |
| Sevofluran<br>Desfluran<br>Isofluran | | | Amiodaron |

## Postoperative Behandlung

Wesentliches Augenmerk wird in der postoperativen Phase die Erhaltung einer optimalen Vorlast darstellen, die durch intraoperative Volumenverluste, Schmerzen, Nierenfunktionsstörungen und Infektionen direkt oder indirekt gestört sein kann.

**Merke** Eine große Herausforderung bei herztransplantierten Patienten besteht darin, postoperativ Infektionszeichen und die Zeichen einer beginnenden Sepsis zu erkennen, da mit Procalcitonin, CRP und Blutbild keine schlüssigen Informationen zu erhalten sind. Die Temperaturregulation kann ebenfalls fehlen, sodass eine Fieberreaktion ausbleibt.

Die in solchen Fällen einzuleitende antibiotische Therapie sollte so rasch wie möglich nach Antibiogramm erfolgen und es sollte eventuell Rücksprache mit dem Transplantationszentrum gehalten werden, weil die Infektionen, die Transplantierte betreffen, teilweise in anderen Patientenkollektiven seltener sind.

### Literatur

Allard R, Hatzakorzian R, Deschamps A. Decreased heart rate and blood pressure in a recent cardiac transplant patient after spinal anaesthesia. Can J Anesth 2004; 51: 829–833

Bjerke R, Mangione M. Asystole after intravenous neostigmine in a heart transplant recipient. Can J Anaesth 2001; 48: 305–307

Blasco LM, Parameshwar J, Vuylsteke A. Anaesthesia for noncardiac surgery in the heart transplant recipient. Curr Opin Anaesthesiol 2009; 22: 109–113

Cheng DCH, Ong DD. Anaesthesia for noncardiac surgery in heart-transplanted patients. Can J Anaesth 1993; 40: 981–986

Chu SH. Lessons from Heart Transplant Programmes in Asia Pacific. Singapore: 2nd Asia Pacific Congress of Heart Failure; 9.–12. January 2005

Mancini MC. Heart Transplantation. eMedicine May 2009

Poldermans D. Guidelines for pre-operative cardiac risk assessment and perioperative cardiac management in non cardiac surgery. Eur Heart J 2009; 30; 2769–2812

Taylor DO, Edwards LB, Boecek MM et al. Registry of the international society for heart and lung transplantation. Twenty-third Official Adult Heart Transplantation Report 2006; 25: 869–879

Ziegler Si, Frey AW, Überfuhr P et al. Assessment of myocardial re-innervation in cardiac transplants by positron emission tomography: functional significance tested by heart rate variability. Clin Sci Colch 1996; 91(Suppl): 126–128

# 19.3 Patienten nach Lungentransplantation

*B. Jüttner, W. Lobbes*

## 19.3.1 Einleitung

Die Fortschritte in der Immunsuppression, die Erfolge in der Behandlung von Infektionen und die zunehmende Erfahrung in den Transplantationszentren haben die Lungentransplantation zu einem etablierten Behandlungsverfahren bei terminalen pulmonal-vaskulären und pulmonal-parenchymatösen Erkrankungen entwickelt.

Bei progredienten parenchymatösen Lungenerkrankungen kann bei Fehlen einer infektiösen Beteiligung eine Einzellungentransplantation (SLTx) durchgeführt werden. Chronische Infektionen der Lungen wie bei der zystischen Fibrose erfordern Doppellungentransplantationen (DLTx), um ein Übergreifen der Infektion auf das Transplantat zu verhindern. Nur bei voraussichtlich irreversibler kardialer und pulmonaler Schädigung wie bei kongenitalen Vitien mit Eisenmenger-Reaktion erfolgt eine Herz-Lungen-Transplantation (HLTx).

Die führenden Indikationen für Lungentransplantationen sind die chronisch obstruktive Lungenkrankheit, die Lungenfibrose, das Lungenemphysem und die zystische Fibrose (Tab. 19.**4** und Tab. 19.**5**).

Eine Altersverteilung der Patienten in Europa, bei denen 2008 eine Lungentransplantation durchgeführt wurde, ist in der Tab. 19.**6** dargestellt.

Tab. 19.**4** Die häufigsten Indikationen für eine Lungentransplantation weltweit (Januar 1995 bis Juni 2008; Christie 2009).

| Diagnose | Einlungentransplantation Anzahl (%) | Doppellungentransplantation Anzahl (%) |
|---|---|---|
| chronisch obstruktive Lungenkrankheit/ Emphysem | 4994 (49 %) | 3423 (25,7 %) |
| idiopathische pulmonale Fibrose | 2967 (29,1 %) | 1930 (14,5 %) |
| zystische Fibrose | 191 (1,9 %) | 3552 (26,6 %) |
| $\alpha_1$-Antitrypsinmangel | 662 (6,5 %) | 1017 (7,6 %) |
| idiopathische pulmonale Hypertonie | 74 (0,7 %) | 714 (5,4 %) |

Tab. 19.5 Die häufigsten Indikationen für eine Herz-Lungen-Transplantation weltweit (Januar 1982 bis Juni 2008; Christie 2009).

| Diagnose | Herz-Lungen-Transplantation Anzahl (%) |
|---|---|
| kongenitale Herzerkrankung | 921 (34,9 %) |
| idiopathische pulmonale Hypertonie | 719 (27,2 %) |
| zystische Fibrose | 373 (14,1 %) |
| chronisch obstruktive Lungenkrankheit/Emphysem | 101 (3,8 %) |
| erworbene Herzerkrankung | 77 (2,9 %) |
| idiopathische pulmonale Fibrose | 76 (2,9 %) |
| $\alpha_1$-Antitrypsinmangel | 53 (2,0 %) |

Tab. 19.6 Altersverteilung bei Lungentransplantationen in 2008 in Europa (ISHLT 2010).

| Alter | Anzahl | Prozent |
|---|---|---|
| 6–10 Jahre | 11 | 1,2 % |
| 11–17 Jahre | 34 | 3,6 % |
| 18–34 Jahre | 156 | 16,5 % |
| 35–49 Jahre | 229 | 24,3 % |
| 50–64 Jahre | 470 | 49,8 % |
| >65 Jahre | 43 | 4,6 % |

**Postoperative Überlebensrate.** Die postoperative Überlebensrate beträgt für 1–3 Jahre nach der Operation 78,8 % und 61,8 % nach Einzellungentransplantation, 78,7 % und 66,9 % nach Doppellungentransplantation sowie 67,6 % und 62,6 % nach Herz-Lungen-Transplantation im Erwachsenenalter in Europa (ISHLT 2010).

**Postoperative Nachsorge.** In der unmittelbaren Phase nach der Transplantation wird der Patient im Transplantationszentrum versorgt. Hier finden notwendige Revisionseingriffe bei Nachblutungen, Anastomoseninsuffizienzen, Implantation und Entfernung von extrakorporalen Lungenunterstützungssystemen, passagere Tracheotomien oder Bronchoskopien und Biopsien statt.

Nach 3–6 Wochen werden die transplantierten Patienten entlassen und in Intervallen in den Transplantationsambulanzen der Zentren nachuntersucht.

Im zeitlichen Verlauf nach der Transplantation steigt die Wahrscheinlichkeit, dass lungentransplantierte Patienten in Krankenhäusern ohne Transplantationschirurgie für Operationen an anderen Organsystemen und dafür notwendige Anästhesien vorgestellt werden. Hierfür ist eine grundlegende Kenntnis der physiologischen und pathophysiologischen Veränderungen nach der Transplantation nützlich.

## 19.3.2 Operationstechnik

**Einzellungentransplantation.** Als Operationszugang für die Einzellungentransplantation dient die posterolaterale Thorakotomie durch den 5. Interkostalraum (Abb. 19.3). Nach Entfernung der Empfängerlunge wird das Transplantat unter Anastomosierung von Bronchus, Lungenvenen und der Pulmonalarterie implantiert.

**Doppellungentransplantation.** Bei Doppellungentransplantationen können die Transplantate entsprechend der Einzellungentransplantation sequenziell rechts und links über 2 posterolaterale Thorakotomien eingebracht werden oder über eine quere Sternotomie mit beidseits anteriorer Thorakotomie im 4. Interkostalraum, der sog. „Clam Shell Incision". Die Anastomosen für die DLTx erfolgen in aller Regel entsprechend einer bilateralen sequenziellen SLTx.

Im Unterschied zur Einzel- und Doppellungentransplantation geht man bei der Herz-Lungen-Transplantation über eine mediane Sternotomie in den Thorax ein. Hier werden Trachea, rechter Vorhof und Aorta ascendens anastomosiert.

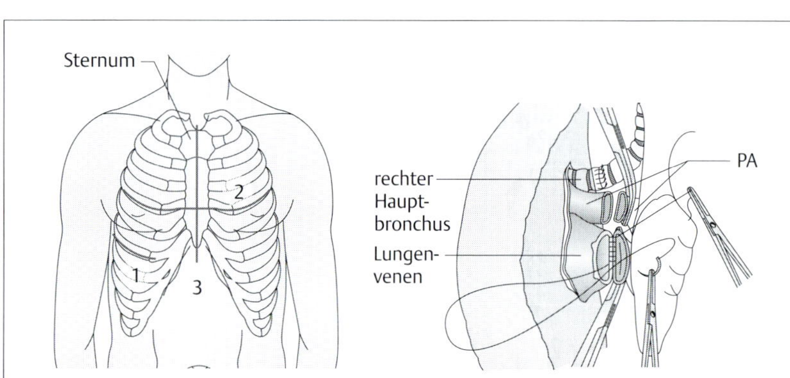


Abb. 19.3 Zugangswege zur Lungentransplantation: (1) posterolaterale Thorakotomie, (2) beidseitige anterolaterale Thorakotomie und (3) mediane Sternotomie. Die Einzellungentransplantation erfolgt unter Anastomosierung von Hauptbronchus, Lungenvene und Pulmonalarterie (PA; Quelle: Henne-Bruns et al. 2007).

## 19.3.3 Pathophysiologische Überlegungen

### Physiologie der transplantierten Lungen

Bei der Entnahme der Spenderlunge werden die Innervation des Organs, die lymphatische Drainage und die Versorgung über deren Vasa privata, die Bronchialarterien, unterbrochen. Nach der üblichen Operationstechnik (SLTx und DLTx) erfolgt die Blutversorgung der transplantierten Lunge somit ausschließlich über die Kollateralen zwischen der Pulmonalarterie und den distalen Bronchialgefäßen.

Die Innervation der Carina bleibt bei der Einzellungentransplantation und der sequenziellen bilateralen Lungentransplantation erhalten. Damit ist auch der Hustenreflex vorhanden, der vor stiller Aspiration, Sekretretention und Pneumonie schützt. Die mukoziliäre Clearance ist immer früh postoperativ aber teilweise auch langfristig beeinträchtigt.

Bei der *En-Bloc*-Transplantation von Lungen und Herz ist die Carina hingegen denerviert mit einem aus diesem Grunde erhöhten Risiko für Aspiration und Infektion.

In Tierversuchen konnte nach Monaten eine Reinnervation nachgewiesen werden. Bei Menschen wurde ein wiederkehrender Hustenreflex distal der bronchialen Anastomose 12 Monate nach Transplantation beschrieben (Duarte et al. 2008).

Die Denervation beeinflusst die Bronchialmuskulatur wenig. Ebenso ist eine Veränderung der Atemfrequenz oder des Atemrhythmus nicht bekannt.

Der pulmonale Blutfluss ist bei Patienten nach DLTx normal. Bei Einlungentransplantierten erfolgen 60–70% der Perfusion und Ventilation über die transplantierte Lunge.

Die geschädigten Lymphgefäße erhöhen das Risiko für ein Lungenödem durch Volumenüberladung, insbesondere in der frühen postoperativen Phase. Innerhalb von wenigen Wochen nach der Transplantation relativiert sich diese Gefahr (Haddow 1997).

In Abhängigkeit von der zugrunde liegenden Erkrankung verbessern sich nach der Transplantation regelhaft Lungenvolumina (FVC) und Lungenfunktion ($FEV_1$, $FEV_1$/FVC). Die präoperative Hyperkapnie bei chronisch obstruktiven Lungenerkrankungen normalisiert sich innerhalb des ersten Monats nach der Transplantation. Bei den Patienten nach DLTx finden sich nach 6 Monaten nahezu normale Blutgasanalysen.

Nach SLTx verbleibt regelhaft eine Einschränkung der Lungenfunktion.

### Physiologie des denervierten Herzens

Eine *En-Bloc*-Transplantation bei DLTx mit trachealer Präparation und Anastomosierung unterbricht die autonome Innervation des Herzens. Nach dieser heute seltenen Operationstechnik bestehen wie bei Patienten nach Herz-Lungen-Transplantation die physiologischen Verhältnisse entsprechend der Herztransplantation (Kap. 19.2). Das HZV ist in diesen Fällen vom „Frank-Starling-Mechanismus" und von zirkulierenden Katecholaminen abhängig.

## 19.3.4 Klinische Praxis

Im Gegensatz zum Zustand vor Transplantation ist bei erfolgreich lungentransplantierten Patienten die Funktion der vitalen Organe regelmäßig zufriedenstellend. Damit ist das perioperative Risiko für Komplikationen wesentlich reduziert. Das anästhesiologische Management transplantierter Patienten unterscheidet sich nicht grundsätzlich vom üblichen Prozedere für Patienten der ASA-Klassen I–III.

### Operationsindikationen

Häufige Indikationen für chirurgische Eingriffe nach Lungentransplantation sind Bronchoskopie, bronchoalveoläre Lavage und Lungenbiopsie. Diese diagnostischen Interventionen werden im primären Transplantationszentrum durchgeführt. Nasennebenhöhleneingriffe und Operationen bei Pankreatitis, Cholezystitis sind typisch bei Patienten mit zystischer Fibrose.

Verletzungen des Bewegungsapparats stehen häufig im Zusammenhang mit einer steroidinduzierten Osteoporose und führen die Patienten auch in Krankenhäuser ohne transplantierende Kliniken.

### Präoperatives Vorgehen

In der Prämedikationsvisite wird der Patient nach den für alle Patienten üblichen Kriterien untersucht und beurteilt. Im Vordergrund stehen hier die üblichen Kriterien der körperlichen Leistungsfähigkeit in Ruhe sowie bei Anstrengungen.

**Merke** Neben der klinischen Untersuchung sollte in Abhängigkeit von der Größe des Eingriffs eine angemessene präoperative Labordiagnostik durchgeführt werden. Auf die arterielle Blutgasanalyse, den Lungenfunktionstest und das EKG sollte in der Regel nicht verzichtet werden.

Bei Patienten nach SLTx kann die verbliebene eigene Lunge den Gasaustausch ungünstig beeinflussen und den Röntgenthorax prägen (Abb. 19.**4**). Zusammenfassend sind Blutgasanalyse und die klinische Belastbarkeit richtungsweisend.

**Merke** Auf Hinweise für eine Abstoßung oder Infektion ist ausdrücklich zu achten. Morphologisch ist die chronische Abstoßung durch eine progressive Verengung aller röhrenförmigen Strukturen (Gefäße, Bronchioli) charakterisiert. Dabei entstehen Krankheitsbilder wie die Bronchiolitis obliterans in transplantierten Lungen.

Ein nicht produktiver Husten oder eine durch Atemnot reduzierte Belastbarkeit Monate nach der Lungentransplantation müssen zum diagnostischen Ausschluss einer Bronchiolitis obliterans führen. In der Zusammenführung der Laborbefunde und dem Röntgen-Thorax-Bild muss differenzialdiagnostisch eine Pneumonie abgegrenzt werden. Zumeist sind in diesen symptomatischen Fällen weitergehende Untersuchungen wie eine bronchoalveoläre Lavage und eine bronchoskopische Biopsie notwendig und sollten

**Herz-Kreislauf-Funktion.** In der frühen Phase besteht noch häufig eine hyperdyname Kreislaufsituation mit erhöhtem Herzindex, vermindertem arteriellem Mitteldruck und erniedrigten peripheren Widerständen. Je nach Lebergrunderkrankung können nicht ischämische Kardiomyopathien (z.B. bei alkoholtoxischer Vorgeschichte) in unterschiedlicher Ausprägung persistieren. Außerdem kommt entgegen früherer Annahmen auch die koronare Herzkrankheit (KHK) mit mindestens einer kritischen Stenose bei 5–26% der lebertransplantierten Patienten und dem damit assoziierten Risiko für perioperative Myokardischämien vor (Mandell et al. 2008).

**Pulmonale Funktion.** Insbesondere bei Patienten, die wegen einer Leberzirrhose transplantiert werden, tritt in bis zu ⅓ der Fälle ein hepatopulmonales Syndrom (HPS) auf, das prognostisch ungünstig eingeschätzt wird und auch trotz erfolgreicher Transplantation und vollständiger Rückkehr der Leberfunktion persistieren kann. Kennzeichnend für dieses Syndrom ist neben der Lebererkrankung eine Vergrößerung des intrapulmonalen Shunts durch eine Vasodilatation in minderbelüfteten Arealen, die zur messbaren arteriellen Hypoxämie führt. Die präkapilläre bzw. kapilläre Vasodilatation führt zu Diffusionseinschränkungen, intrapulmonalem Shunting und letztlich zu einer Störung des Ventilations-Perfusions-Verhältnisses. Eine vermehrte Bioverfügbarkeit des vasodilatatorischen Stickstoffmonoxid (NO), auch durch Hochregulation der NO-Synthetase, erscheint pathophysiologisch bei der Entstehung des HPS bedeutsam (Wagner et al. 2002).

Weitere häufige, anästhesiologisch relevante pulmonale Beeinträchtigungen in der Frühphase nach der Lebertransplantation sind postoperative Hypoventilationen durch Schmerzen, operationsbedingte Zwerchfellschäden und postoperative Pleuraergüsse, die v.a. die basale Atelektasenbildung begünstigen. Ferner erleiden 5–15% aller Patienten ein ARDS durch Sepsis, TRALI, Massentransfusion, Abstoßung und Nebenwirkung durch die Immunsuppression (Powelson u. Cosimi 1999).

**Renale Funktion.** Das hepatorenale Syndrom (HRS) ist ein akutes oder chronisches Nierenversagen in Zusammenhang mit meist fortgeschrittenen Lebererkrankungen und in Abwesenheit anderer Ursachen. Einschränkungen in der Nierenfunktion sind post transplantationem allerdings häufig rasch rückläufig. Insbesondere Patienten mit niedrigem MELD-Score profitieren unmittelbar von der Lebertransplantation. Insgesamt ist in der ersten Woche nach Transplantation bei 12% der Patienten mit einem akuten Nierenversagen zu rechnen, das sich bei 97% der betroffenen Patienten innerhalb 1 Monats zurückbildet (Junge et al. 2006, Wolf u. von Schrenck 2000).

### 19.4.3 Anästhesiologisches Management

Es können prinzipiell alle gängigen Anästhesieverfahren (Allgemeinanästhesie und Regionalanästhesie) angewendet werden (Zeyneloglu et al. 2007). Eine ausreichende Gerinnungsfunktion ist insbesondere für rückenmarknahe Verfahren entsprechend der Leitlinien der DGAI zu beachten. Die Immunsuppression verhindert die Durchführung rückenmarknaher Anästhesien nicht.

**Narkosemedikamente.** Bei guter Transplantatfunktion können Opioide (Fentanyl, Sufentanil, Alfentanil, Remifentanil, Piritramid) in üblicher Dosierung angewandt werden, da deren Effekte auf die Leberdurchblutung günstig sind. Lediglich bei Vorliegen einer Transplantatinsuffizienz können, wie bei der primären Leberinsuffizienz, repetitive Fentanyl- oder Sufentanilapplikationen zur Akkumulation führen. Auf Alfentanil sollte dann wegen eingeschränkter Clearance und Elimination ganz verzichtet werden.

Die Anwendung von Hypnotika wie Propofol, Thiopental und Etomidate gilt als unbedenklich. Sedativa wie Benzodiazepine sollten bei Leberinsuffizienz mit Vorsicht verwendet werden. Geeignete Muskelrelaxanzien sind im besonderen Maße Atracurium und Cis-Atracurium, da diese weitgehend unabhängig von Leber- und Nierenfunktion verstoffwechselt werden. Als Inhalationsanästhetika eignen sich in Isofluran und Sevofluran, während Desfluran den arteriellen Blutfluss der Leber reduzieren kann.

**Cave** Bei eingeschränkter Leberfunktion sind Benzodiazepine in ihrer Wirkung und Wirkdauer unvorhersagbar.

**Monitoring.** Der Umfang sollte individuell abgestimmt und patienten- sowie eingriffsadaptiert erfolgen (Toivonen 2000). Kleine Eingriffe am klinisch unauffälligen Lebertransplantierten können unter Überwachung der Standardparameter (EKG, nicht invasive Blutdruckmessung, Sauerstoffsättigung, Kapnometrie und Temperatur) durchgeführt werden. Zur erweiterten Überwachung zählen arterielle Blutdruckmessung, zentraler Venendruck (ZVD) und Urinbilanzierung. Die Bestimmung des HZV mittels PICCO oder Swan-Ganz-Katheter sowie Pulmonalarterien- oder Wedge-Druck-Messungen sind nur in Ausnahmefällen indiziert, die außerhalb der Lebertransplantation per se liegen, z.B. bei Patienten mit Sepsis oder für die Retransplantation eines kritisch Kranken.

**Anästhesieverlauf.** Arterielle Hypotonien sollten wegen möglichen ggf. unbekannten kardiologischen Vorerkrankungen (s. dort) vermieden oder umgehend therapiert werden. Ebenso sollten regelmäßige Kontrollen von Elektrolyten und Blutzucker (z.B. mittels BGA) erfolgen.

Die Entscheidung zur postoperativen Nachbetreuung auf einer Intensivstation hängt von der Größe des operativen Eingriffs und dem Allgemeinzustand des transplantierten Patienten und nicht so sehr von dem Umstand der stattgehabten Transplantation ab. Zwar brauchen Patienten bei Operationen in der frühen Phase nach Transplantation signifikant häufiger eine Intensivüberwachung. Dies gilt aber nicht mehr zwingend in der chronischen Phase nach der Transplantation, wenn die Transplantatfunktion unauffällig ist.

## Besonderheiten bei lebertransplantierten Kindern

Bei Kindern besteht in den ersten Wochen nach der Lebertransplantation ein deutlich erhöhtes Risiko für Thrombosen der A. hepatica. Daher sollte der arterielle Blutdruck im oberen Normbereich gehalten und eine Hämokonzentration (Hämatokrit über 30%) vermieden werden. Die Perfusion und Mikrozirkulation kann u.U. durch Prostaglandin E verbessert werden (Kostopannagiotou et al. 2003, McDiarmid 1999). Kinder, die vor längerer Zeit transplantiert wurden, verhalten sich im Operationssaal erstaunlich unauffällig, solange die Funktion des Transplantats präoperativ unauffällig ist.

**Merke** Eine ausgewogene hämatologische Balance ist nicht nur, aber insbesondere bei Kindern in der frühen Posttransplantationsphase wichtig zur Vermeidung von Blutungen, aber auch Thrombosen an den Anastomosen. Der Hämatokrit sollte hierbei zwischen 20–30% liegen, Thrombozythen bis 20 000/µl oder Gerinnungszeiten bis 1,5-facher Verlängerung können toleriert werden, so keine signifikanten Blutungen vorliegen (Hammer u. Krane 2001).

**Kernaussagen**

- Es kommt aufgrund verbesserten Überlebens immer häufiger zu Operationen bei Patienten nach Lebertransplantation.
- Bei Operationen nach Lebertransplantation muss wegen der ggf. noch bestehenden Sekundärveränderungen an den extrahepatischen Organsystemen besonderes Augenmerk auf die pulmonale und renale Situation gelegt werden.
- Bei ausreichender Transplantatfunktion können Anästhesieverfahren und -medikamente angewandt werden wie bei Patienten ohne vorherige Transplantation.
- Die intra- und postoperative Überwachung erfolgt adaptiert an den Patientenzustand und den operativen Eingriff.
- Patienten nach Lebertransplantation können mit einem adäquaten und vorausschauenden anästhesiologischen Management perioperativ sicher betreut werden.

## Literatur


Feng ZY, Zhang J, Zhu SM et al. Is there any difference in anesthetic management of different post-OLT stage patients undergoing nontransplant organ surgery? Hepatobiliary Pancreat Dis Int 2006; 5: 368–373

Hammer GB, Krane EJ. Anaesthesia for liver transplantation in children. Pediatric Anaesth 2001; 11: 3–18

Junge G, Schewior LV, Kohler S et al. Acute renal failure after liver transplantation: incidence, etiology, therapy, and outcome. Transplant Proc 2006; 38: 723–724

Kostopannagiotou G, Smyrniotis V, Arkadopoulos N et al. Anaesthetic and perioperative management of paediatric organ recipients in nontransplant surgery. Paediatric Anaesth 2003; 13: 754–763

Kostopannagiotou G, Smyrniotis V, Arkadopoulos N et al. Anesthetic and perioperative management of adult transplant recipients in nontransplant surgery. Anesth Analg 1999; 89: 613–622

Mandell MS, Lindenfeld JA, Tsou MY et al. Cardiac evaluation of liver transplant candidates. World J Gastroenterol 2008; 14: 3445–3451

McDiarmid. Liver transplantation in children. In: Ginns LC, Cosimi AB, Morris PJ, eds. Transplantation. Blackwell Science; 1999: 373–394

Pillai AA, Levitsky J. Overview of immunosuppression in liver transplantation. World J Gastroenterol 2009; 15: 4225–4233

Powelson JA, Cosimi AB. Liver transplantation. In: Ginns LC, Cosimi AB, Morris PJ, eds. Transplantation. Blackwell Science; 1999: 324–372

Sharpe MD. Anaesthesia and the transplanted patient. Can J Anaesth 1996; 43: R89–R93

Stoffels B, Tolba RH, Schildberg FA et al. Komplikationen durch immunsuppressive Therapie nach Lebertransplantation – eine retrospektive 12-Jahres-Analyse des Transplantationszentrums Bonn. Chir Gastroenterol 2008; 24: 226–233

Toivonen HJ. Anaesthesia for patients with transplanted organ. Acta Anaesthesiol Scan 2000; 44: 812–833

Wagner TOF, Krüger S, Teuber G. Das hepatopulmonale Syndrom. Dtsch Arztebl 2002; 99(22): A1517, B1274, C1192

Wolf G; von Schrenck T. Das hepatorenale Syndrom: Pathophysiologie, Diagnostik und Therapie. Dtsch Arztebl 2000; 97 (43): A2858, B2423, C2158

Zeyneloglu P, Pirat A, Sulemanji D et al. Perioperativ anesthetic management for recipients of orthtopic liver transplant undergoing nontransplant surgery. Exp Clin Transplant 2007; 5: 690–692

# 19.5 Patienten nach Pankreastransplantation

*H. Ruschulte, D. Scheinichen*

## 19.5.1 Pathophysiologische Überlegungen

**Indikation.** Indikation zur PTx ist eine fortschreitende Diabeteserkrankung mit Beteiligung anderer Organe, besonders mit terminaler Niereninsuffizienz, weswegen es häufig zur kombinierten Transplantation kommt (Kap. 19.6). Hinsichtlich des Transplantat- und Patientenüberlebens hat die kombinierte Transplantation von Pankreas und Niere bei terminal niereninsuffizienten Diabetespatienten eine bessere Prognose als die Nierentransplantation (NTx) allein. Aus diesem Grund wird nicht selten in einer Operation auch eine Niere desselben Spenders in die Fossa iliaca transplantiert. Eine Pankreastransplantation (PTx) wurde lt. DSO 2008 in Deutschland gut 100-mal in der Regel als kombinierte PNTx durchgeführt. 5 Jahre nach PTx besteht bei 60–70% der Empfänger eine ausreichende Transplantatfunktion, die sich besonders in einer ungestörten Glukosehomöostase zeigt.

**Heterotope Transplantation.** Die PTx ist eine heterotope Transplantation, d. h., das Organ wird nicht an die anatomische Originallokalisation verpflanzt. Für die venöse Anastomose und die Anastomose des Pankreasgangs ergeben sich verschiedene Optionen:

- Die venöse Anastomose kann an das Portalsystem oder ein Iliakalgefäß erfolgen.
- Der Pankreasgang kann unter Mitnahme eines Stückes Duodenum vom Spender entweder mit einem kleinen „Knopf" oder mittels einer Roux-Y-Anastomose in den Empfängerdünndarm anastomosiert werden.
- Die früher geübte Praxis, den Pankreasgang mit einem kleinen Duodenumstück in die Harnblase auszuleiten, wurde aufgrund der resultierenden Elektrolytstörungen und Verlust der exokrinen Sekrete verlassen.

> **Merke** Die zum Organversagen führende Grunderkrankung, ein langjähriger insulinpflichtiger und häufig schwer einstellbarer Diabetes mellitus, bestimmt aufgrund der Mikro- und Makroangiopathie häufig die Komorbidität der Patienten, die mit der PTx nicht geheilt, sondern aufgehalten bzw. graduell verbessert ist. Neben der medikamentösen Immunsuppression ist bei Patienten nach PTx daher die Überwachung und Behandlung von Begleiterkrankungen weiter erforderlich.

**Immunsuppression.** Die Immunsuppression besteht neben Kortikoiden häufig aus Tacrolimus und Mycophenolat Mofetil (MMF), alternativ können Sirolimus bzw. Cyclosporin A eingesetzt werden; einige Programme streben eine kortikoidfreie Therapie an. Durch Induktion einer diabetischen Stoffwechsellage und Nephrotoxizität hat die Immunsuppression selbst ungünstige Effekte auf das transplantierte Organ und seine endokrine Funktion.

**Begleiterkrankungen.** Häufige Begleiterkrankungen sind:

- Niereninsuffizienz bzw. Nierenversagen mit Dialysepflichtigkeit,
- koronare Herzkrankheit,
- Hypertonie,
- arterielle Verschlusskrankheit,
- Polyneuropathie,
- diabetische Retinopathie,
- Gastroparese,
- Dyslipidämie (mögliche UAW von Sirolimus),
- endokrine Störungen (Osteoporose, Hypogonadismus u. v. m.).

## 19.5.2 Klinische Praxis

Neben den allgemeinen langfristigen Risiken wie erhöhtem Infektions- und Neoplasierisiko sind Patienten nach PTx in der frühen Phase durch eine Imbalance der Glukosehomöostase und eine beeinträchtigte Perfusion des Transplantats gefährdet. Weniger der Umstand der Transplantation, sondern die Begleiterkrankungen und die Art des Eingriffs bestimmen für Patienten nach PTx die Auswahl des Anästhesieverfahrens. Aufgrund der diabetischen Prädisposition ist ein erhöhtes Risiko für kardio- oder zerebrovaskuläre Durchblutungsstörungen anzunehmen.

### Präoperative Evaluation

Die präoperative Evaluation sollte neben Anamnese und körperlicher Untersuchung EKG und Labor (kleines Blutbild, Gerinnung, Amylase, ggf. Lipase, Kreatinin, GOT, GPT) umfassen. Besonders muss Hinweisen auf eingeschränkte, möglicherweise durch die diabetische Polyneuropathie subjektiv nicht einmal als limitierend empfundene kardiovaskuläre Belastbarkeit mit kardiologisch-angiologischer Untersuchung bzw. Behandlung nachgegangen werden.

> **Merke** Aufgrund der Polyneuropathie können pektanginöse Beschwerden als warnendes Symptom einer myokardialen Ischämie unangemessen wenig bis gar nicht wahrgenommen werden.

Die vorbestehende Medikation sollte nach den gleichen Überlegungen wie bei nicht transplantierten Patienten weitergeführt bzw. pausiert werden. Die Fortführung der Immunsuppression folgt den in Kap. 19.1.4 erläuterten Regeln. Im Zweifelsfall kann das Zentrum, in dem die Transplantationsnachsorge erfolgt, hinzugezogen werden.

> **Merke** Grundsätzlich sollten Pankreastransplantatträger postoperativ eine Nacht im Krankenhaus überwacht werden.

## Narkoseführung

Die Prämedikation kann abends zuvor mit einem Benzodiazepin oder einem niederpotenten Neuroleptikum begonnen werden. Am Operationstag kann gleichfalls ein Benzodiazepin verordnet werden. Bei guter Transplantatfunktion kann von einer Nüchtern-Blutzuckermessung abgesehen werden, bei eingeschränkter Funktion sollte die Überwachung und Korrektur bereits präoperativ begonnen werden.

Neben der Standardüberwachung und wenigstens einem i.v. Zugang hängt die Indikation für weitere Zugänge von der Art des Eingriffs und den Vorerkrankungen ab. Bezüglich weitergehender invasiver Maßnamen ist neben der Art des Eingriffs das potenzielle kardiovaskuläre Risiko gegenüber dem Infektionsrisiko abzuwägen. Für die Anlage ist größte Sorgfalt und strenge Beachtung der Hygienestandards erforderlich, die Entfernung der Katheter sollte so früh wie möglich angestrebt werden.

**Cave** Da das Pankreas und/oder die Niere nahe bzw. an den Iliakalgefäßen anastomosiert sind, sollten Punktionen der Femoralgefäße unterbleiben.

Bei Auswahl und Dosierung aller Medikamente muss auf eine evtl. eingeschränkte Nierenfunktion geachtet werden. Hypotonien sind, wie hypertone Phasen, durch umsichtige Dosierung zu verhindern.

Bei pankreas- und/oder nierentransplantierten bzw. terminal niereninsuffizienten Patienten wurde eine höhere Häufigkeit erschwerter direkter Laryngoskopien berichtet, ohne dass diese mit besonderen Maßnahmen zwingend überwunden werden könnte (Warner et al. 1998). Bei der Lagerung für den Eingriff ist darauf zu achten, dass auf die Region des Transplantats, evtl. auch auf einen noch nutzbaren Shuntarm, kein Druck ausgeübt wird.

In prospektiven Untersuchungen ist die Überlegenheit eines Anästhesieverfahrens gegenüber einem anderen bislang nicht belegt worden. Wichtig ist das Aufrechterhalten einer guten Organperfusion und einer ausgeglichenen Homöostase. Hierzu müssen Volumenverluste ausgeglichen werden, evtl. muss das HZV mit inotropen Substanzen unterstützt werden. Für die Gabe von Dopamin in „Nierendosis“ gibt es keine Evidenz. Regelmäßige Blutgasanalysen helfen, eine behandlungspflichtige Azidose aufgrund von Bikarbonatverlusten sowie Blutzuckerschwankungen zu erkennen.

Sind von vornherein größere Blutverluste zu erwarten, sollten CMV-negative bzw. CMV-Status-gematchte Konserven vorrätig sein.

## Postoperative Betreuung

Die postoperative Betreuung erfolgt im Aufwachraum bzw. auf der Normalstation, bei entsprechendem Eingriff bzw. Allgemeinzustand auf der IMC- oder Intensivstation.

Aufgrund der häufig vorliegenden Begleiterkrankungen und der empfehlenswerten perioperativen Überwachung ist die Indikation zur Durchführung von ambulanten Narkosen bzw. Eingriffen sehr eng zu stellen.

Zur postoperativen Analgesie können Novaminsulfon oder Paracetamol sowie Opioide gegeben werden. Aufgrund ihrer potenziellen nierenschädigenden Wirkungen sind NSAR nicht geeignet. Hilfreich ist die Kombination mit einem regionalanästhesiologischen Verfahren, wobei auch hier die peinliche Einhaltung der Hygieneregeln unerlässlich ist.

**Kernaussagen**

- Die zum Organversagen führende Grunderkrankung, ein langjähriger insulinpflichtiger und häufig schwer einstellbarer Diabetes mellitus, bestimmt aufgrund der Mikro- und Makroangiopathie häufig die Komorbidität der Patienten.
- Präoperative Evaluation: Anamnese, körperliche Untersuchung, EKG, Labor (kleines Blutbild, Gerinnung, Amylase, ggf. Lipase, Kreatinin, GOT, GPT). Hinweisen auf eingeschränkte, möglicherweise durch die diabetische Polyneuropathie subjektiv nicht einmal als limitierend empfundene kardiovaskuläre Belastbarkeit muss mit kardiologisch-angiologischer Untersuchung bzw. Behandlung nachgegangen werden.
- Die Überlegenheit eines Anästhesieverfahrens gegenüber einem anderen ist bislang nicht belegt worden. Wichtig ist das Aufrechterhalten einer guten Organperfusion und einer ausgeglichenen Homöostase.
- Grundsätzlich sollten Pankreastransplantatträger postoperativ eine Nacht im Krankenhaus überwacht werden.
- Postoperative Analgesie: Novaminsulfon oder Paracetamol sowie Opioide. NSAR sind aufgrund ihrer potenziell nierenschädigenden Wirkung nicht geeignet.

### Literatur


Gohh RY, Warren G. The Preoperative evaluation of the transplanted patient for nontransplant surgery. Surg Clin N Am 2006; 86: 1147–1166

Kostopanagiotu G et al. Anaesthetic and perioperative management of paediatric organ recipients in nontransplant surgery. Paediatric Anaesthesia 2003; 13: 754–763

Larsen JL. Pancreas transplantation: indications and consequences. Endocrine Rev 2004; 25 (6): 919–946

Niemann CU, Eilers H. Abdominal organ transplantation. Minerva Anestesiol 2010; 76: 266–275

Steib A et al. Anesthesia for non-specific surgery in a post-transplantation patient. Ann Fr Anesth Reanim 1993; 12(1): 27–37

Toivonen HJ. Anaesthesia for patients with a transplanted organ. Acta Anesthesiol Scand 2000; 44: 812–833

Warner ME et al. Diabetes mellitus and difficult laryngoscopy in pancreatic transplant patients. Anesth Analg 1998; 86: 516–519

White et al. Pancreas transplantation. Lancet 2009; 373: 1808–1817

# 19.6 Patienten nach Nierentransplantation

*H. Ruschulte, D. Scheinichen*

## 19.6.1 Pathophysiologische Überlegungen

**Heterotope Transplantation.** Die Nierentransplantation (NTx) ist eine heterotope Transplantation. Das Organ wird nicht an die anatomische Originallokalisation transplantiert, sondern in die Fossa iliaca mit Gefäßanschluss an die Iliakalgefäße. Der Ureter der transplantierten Niere wird in die Blase des Empfängers anastomosiert und in den ersten Wochen nach NTx über einen Ureterkatheter geschient.

Eine NTx wurde in Deutschland 2008 über 2700-mal durchgeführt. Je nach Zentrum wird etwa 1/5 der Transplantationen als Lebendspende durchgeführt. Die Rate der funktionierenden Transplantate liegt derzeit nach 5 Jahren zwischen 70 und 80%.

**Begleiterkrankungen.** Die ursprünglich zur terminalen Niereninsuffizienz führende Grunderkrankung kann in anderen Organsystemen manifest sein bzw. fortschreiten. Häufige, auch nach der NTx fortbestehende chronifizierte Begleiterkrankungen sind:

- arterielle Hypertonie,
- koronare Herzkrankheit,
- Herzinsuffizienz,
- arterielle Verschlusskrankheit,
- Diabetes mellitus,
- Neuropathien,
- endokrine Störungen (Osteoporose).

**Merke** Verglichen mit nierengesunden Patienten ist auch nach NTx die glomeruläre Filtrationsrate (GFR) deutlich reduziert (Poge 2005). Außerdem ist die Autoregulation der Durchblutung des Transplantats nach Denervierung aufgehoben.

Die zur Unterdrückung der Abstoßung notwendige Medikation umfasst neben Kortikoiden auch Calcineurininhibitoren wie Cyclosporin A und Tacrolimus und ist selbst u.a. nephrotoxisch. Auch verändern verschiedene Pharmaka vermittelt durch Zytochrom-P450 den Spiegel von Cyclosporin A und Tacrolimus. Ferner können sich durch die Immunsuppression ein Diabetes mellitus und eine Neuropathie entwickeln, durch die pektanginöse Beschwerden als klinisches Warnzeichen einer myokardialen Ischämie nicht wahrgenommen werden.

Bei Auswahl und Dosierung der eingesetzten Medikation muss daher die letztlich unvollkommene Organfunktion berücksichtigt werden.

## 19.6.2 Klinische Praxis

**Merke** Kein Anästhesieverfahren ist nach NTx grundsätzlich ausgeschlossen. Primär gelten die Art des Eingriffs und die Komorbidität des Patienten als die wesentlichen Faktoren bei der Auswahl des Narkoseverfahrens.

### Präoperative Evaluation

Bei der präoperativen Evaluation ist besonders nach Hinweisen auf kardiovaskuläre Begleiterkrankungen, die auch jüngere Patienten betreffen können, zu suchen. Die meisten Patienten absolvieren im Rahmen der Evaluation zur NTx eine ausgedehnte kardiovaskuläre Diagnostik. Diese Befunde sollten bei der Prämedikation vorliegen. Aufgrund der hohen Prävalenz von Arrhythmien und kardiovaskulären Begleiterkrankungen ist ein EKG zu fordern. Es gibt keine belastbaren Daten zu weiteren, speziell erforderlichen präoperativen Untersuchungen bei nierentransplantierten Patienten.

Eine sorgfältige Anamnese und Untersuchung sowie Abwägung des operationsassoziierten Risikos führen jeweils zu einer individuellen Entscheidung über vertiefende Diagnostik, wie etwa Belastungs-EKG, Langzeit-Blutdruckmessung und/oder Echokardiografie. Hier gelten aber prinzipiell die Regeln zum Management von Patienten mit kardiovaskulären Risikofaktoren, von denen die Niereninsuffizienz einen darstellt.

**Labor.** Biochemische Marker der Organfunktion sind Serumkreatinin, Kreatininclearance bzw. GFR. Hinweise auf eine eingeschränkte Organfunktion können sich durch Azotämie und Proteinurie ergeben. Weitere präoperative Laborentnahmen sollten so erfolgen wie bei nicht transplantierten Patienten.

**Hydrierung.** Bei aufwendiger Vorbereitung (z.B. orthograde Spülung vor Magen-Darm-Operationen) oder bei zu erwartender langer Wartezeit *am Operationstag* selbst ist auf ausreichende präoperative Hydrierung zu achten. Am Operationstag soll die reguläre Immunsuppression mit einem Schluck Wasser eingenommen werden; das Gleiche gilt für die orale Prämedikation.

**Monitoring.** Neben der *Basisüberwachung* von EKG, Blutdruck und $SpO_2$ gehört ein peripherer Venenzugang zur Minimalversorgung. Ein evtl. noch funktionierender Shuntarm muss auch beim Transplantierten von Punktionen verschont und druckarm gelagert werden.

Die Indikation zur weiteren Überwachung (invasive arterielle Druckmessung, ZVK, DK) ergibt sich aus der Abwägung individueller patienten- und eingriffbezogener Faktoren.

**Cave** Aufgrund des erhöhten Infektrisikos ist bei der Anlage von Zugängen strengstens auf Einhaltung der Hygieneregeln zu achten. Wenn möglich, sollte eine Punktion der Femoralgefäße der transplantierten Seite unterbleiben.

**Anästhetika.** Von der Nierenfunktion unabhängig verstoffwechselte und wenig nephrotoxische Substanzen sollten hauptsächlich für die Einleitung einer Allgemeinanästhesie ausgewählt werden, wenngleich fast alle Anästhetika grundsätzlich eingesetzt werden können. Substanzen, die bedingt oder nicht geeignet sind, sind am Ende des Kapitels ohne Anspruch auf Vollständigkeit aufgelistet. Bei Unklarheiten kann im Vorfeld das Transplantationszentrum, das mit der ambulanten Nachsorge befasst ist, kontaktiert werden, um medikamentöse Optionen zu diskutieren.

## Narkoseführung

Während der Narkoseführung ist eine Einschränkung der Organdurchblutung zu vermeiden. Hierzu ist eine sorgfältige Lagerung ohne Druck auf das Transplantat erforderlich. Für die Unterscheidung von Hypovolämie oder myokardialer Pumpinsuffizienz und ihrer angemessenen Behandlung kann eine invasive Überwachung erforderlich sein. Ansonsten gelten die Grundsätze wie für nicht transplantierte Patienten mit entsprechendem Krankheitsprofil.

Bei Allgemeinanästhesien können sowohl eine TIVA als auch eine balancierte Anästhesie gewählt werden. Regionalanästhesien sind ebenfalls möglich. Werden peridurale oder periphere Katheter platziert, ist bei Anlage und Betrieb ebenfalls strenge Beachtung der Hygieneregeln erforderlich.

**Merke** Bei erwartetem Transfusionsbedarf müssen CMV-negative bzw. CMV-Status-gematchte Konserven vorbereitet und gegeben werden.

## Postoperative Betreuung

Vor Ausleitung sollte eine *postoperative Schmerztherapie* begonnen werden, z.B. mit Metamizol und einem Opioid. Bei Letzterem ist ebenfalls die Dosisanpassung bei Niereninsuffizienz zu beachten.

Die primäre postoperative Behandlung im *Aufwachraum* unterscheidet sich nicht von der von nicht transplantierten Patienten. Hypotensive Phasen („Überhang", Volumenmangel) wie auch Stress und Schmerzen müssen vermieden bzw. behandelt werden. Vorerkrankungen und die Art des Eingriffs bestimmen die Indikation für eine evtl. Aufnahme auf eine IMC-Einheit oder Intensivstation.

Bei nachlassender bzw. sistierender Diurese muss energisch Ursachensuche und -behebung betrieben werden. Nicht nur eine Hypovolämie kommt infrage, möglich sind auch eine Infektion oder eine akute Abstoßung, die laborchemisch, v.a. aber bioptisch gesichert werden müssen. Hierzu sollte unbedingt zum Transplantationszentrum Kontakt aufgenommen werden. Die unkritische Therapie einer Oligurie mit Diuretika wird nicht empfohlen.

**Cave** Substanzen, die bei Niereninsuffizienz und nach NTx vorsichtig bzw. nicht gegeben werden sollten:

- vorsichtig:
  - Thiopental,
  - Diuretika,
- gar nicht:
  - NSAR,
  - Pancuronium,
  - Pethidin.

**Kernaussagen**

- Bei Auswahl und Dosierung der eingesetzten Medikation muss die unvollkommene Organfunktion berücksichtigt werden.
- Kein Anästhesieverfahren ist nach NTx grundsätzlich ausgeschlossen.
- Bei der präoperativen Evaluation ist besonders nach Hinweisen auf kardiovaskuläre Begleiterkrankungen zu suchen.
- Neben der Basisüberwachung von EKG, Blutdruck und $SpO_2$ gehört ein peripherer Venenzugang zur Minimalversorgung.
- Während der Narkoseführung ist eine Einschränkung der Organdurchblutung zu vermeiden.
- Vor der Narkoseausleitung sollte eine postoperative Schmerztherapie begonnen werden, z.B. mit Metamizol und einem Opioid.
- Bei postoperativ nachlassender bzw. sistierender Diurese muss energisch Ursachensuche und -behebung betrieben werden. Die unkritische Therapie einer Oligurie mit Diuretika wird nicht empfohlen.

## Literatur

Gohh RY, Warren G. The preoperative evaluation of the transplanted patient for nontransplant surgery. Surg Clin N Am 2006; 86: 1147–1166

Kostopanagiotu G et al. Anaesthetic and perioperative management of paediatric organ recipients in nontransplant surgery. Paediatric Anaesth 2003; 13: 754–763

Niemann CU, Eilers H. Abdominal organ transplantation. Minerva Anestesiol 2010; 76: 266–275

Poge U, Gerhardt T et al. MDRD equations for estimation of GFR in renal transplant patients. Am J Transplant 2005; 5(6): 1306–1311

Steib A et al. Anesthesia for non-specific surgery in a post-transplantation patient. Ann Fr Anesth Reanim 1993; 12(1): 27–37

Toivonen HJ. Anaesthesia for patients with a transplanted organ. Acta Anesthesiol Scand 2000; 44: 812–833

Zalunardo MP. Anästhesie nach Organtransplantation. Anästhesist 2000; 29: 157–169

# 19.7 Patienten nach hämatopoetischer Stammzelltransplantation

*R. Sümpelmann, W. A. Osthaus*

## 19.7.1 Einleitung

Hämatopoetische Stammzellen sind die Ausgangszellen der Blutbildung, d.h., von ihnen stammen alle zellulären Blutbestandteile (Erythrozyten, Leukozyten, Thrombozyten) ab. Bei der Transplantation hämatopoetischer Stammzellen (HSZT) werden Blutstammzellen von einem Spender auf einen Empfänger übertragen. Sind Spender und Empfänger identisch, spricht man von einer autologen HSZT. Sind Spender und Empfänger genetisch verschieden, spricht man von einer allogenen HSZT. Blutstammzellen können durch Aspiration aus dem Knochenmark, mittels Zellseparation aus peripherem Venenblut oder aus Nabelschnurvenenblut gewonnen werden. Dementsprechend kann die HSZT in Form einer Knochenmarktransplantation (KMT), peripheren Blutstammzelltransplantation (PBSZT) oder einer Nabelschnurvenenbluttransplantation erfolgen. Vor einer HSZT wird meistens eine myeloablative Konditionierungstherapie (Bestrahlung, Chemotherapie) zur Behandlung der Grundkrankheit durchgeführt. Dadurch werden auch die normalen Stammzellen des Empfängers geschädigt bzw. zerstört. Die eigentliche HSZT ist wenig spektakulär: Die Stammzellen des Spenders werden wie bei einer Bluttransfusion über eine Vene des Empfängers übertragen. Die Stammzellen finden ihren Weg in das Knochenmark dann alleine (Ottinger 2006, Csete 2004).

## 19.7.2 Epidemiologie

Die Zahl der Stammzelltransplantationen nimmt nach dem Deutschen Register für Stammzelltransplantationen (DRST 2010) in den vergangenen Jahren kontinuierlich zu, wobei autologe Verfahren inzwischen häufiger angewendet werden als allogene. Bei der allogenen Transplantation besteht ein erhöhtes Risiko für immunologische Komplikationen, z.B. Graft-versus-Host-Disease (GVHD), und bei der autologen Transplantation besteht die Gefahr, dass das Transplantat bösartige Zellen enthält und Rezidive entstehen. Die häufigsten Indikationen für HSZT sind maligne Grunderkrankungen, z.B. Leukämien, Lymphome, Myelome und solide Tumoren. Seltenere Indikationen sind nicht maligne Grunderkrankungen, z.B. aplastische Anämien, Hämoglobinopathien (z.B. Thalassämie), primäre Immundefekte und angeborene Stoffwechselerkrankungen (Tab. 19.**8**).

## 19.7.3 Konditionierung, Transplantation, Komplikationsmöglichkeiten

HSZT führt im Verlauf zu vielfältigen körperlichen, psychischen und sozialen Belastungen der Patienten (Tab. 19.**9**). Als Nebenwirkungen der Konditionierung (Bestrahlung, Chemotherapie) können Übelkeit, Erbrechen, Haarausfall, Zystitis (Endoxan), Krampfanfälle (Busulfan) und spezifische Organschädigungen auftreten. Unmittelbar nach der Transplantation sind die alten Stammzellen nicht mehr und die transplantierten Stammzellen noch nicht in der Lage, Blutzellen zu bilden (Aplasie), sodass regelhaft Thrombozyten und Erythrozyten transfundiert werden müssen. Die Patienten werden in dieser Zeit durch Isolationsmaßnahmen und Antibiotika vor Infektionen geschützt. Bei fast allen Patienten kommt es zu einer Schädigung der Mundschleimhaut (Mukositis). Weitere Infektionen, insbesondere Pneumonien, können z.B. durch Zytomegalieviren (CMV) oder durch Pneumocystis carinii entstehen. Mit ansteigenden Granulozytenzahlen (> 500/µl) vermindert sich die Infektionsgefahr. GVHD kann durch eine Reaktion von Transplantatlympho-

Tab. 19.**8** Indikationen für Stammzelltransplantationen (nach DRST 2010 und Karrer 2003).

| Maligne Erkrankungen | Nicht maligne Erkrankungen |
|---|---|
| akute myeloische Leukämie (AML) | aplastische Anämie |
| akute lymphatische Leukämie (ALL) | paroxysmale nächtliche Hämoglobinurie |
| myelodysplastisches Syndrom (MDS) | kombinierte Immundefekte |
| chronische myeloische Leukämie | juvenile Osteopetrose |
| Non-Hodgkin-Lymphom (NHL) | Fanconi-Anämie |
| Myelom | Neutrophilendefekte |
| Morbus Hodgkin | homozygote β-Thalassämie |
| Ewing-Sarkom | Sichelzellanämie |
| Mammakarzinom | angeborene Stoffwechselerkrankungen |
| Ovarialkarzinom | Speicherkrankheiten |

Tab. 19.**9** Komplikationen der Stammzelltherapie (Munker 2009, Karrer 2003).

| Akute Komplikationen | Langzeitschäden |
|---|---|
| akute GVDH | chronische GVDH |
| Mukositis, Stomatitis | Infektionen |
| Arzneimittelreaktionen | Rezidiv |
| Infektionen | chronische Lebererkrankung |
| Panzytopenie | chronische Lungenerkrankung |
| Gastroenteritis, Diarrhö | Fertilitätsstörung |
| Pankreatitis | Autoimmunerkrankungen |
| Leberschäden | Sekundärmalignome |
| Kardiotoxizität | Schilddrüsenfunktionsstörungen |
| Nephrotoxizität | Wachstums- und Entwicklungsstörungen |
| hämorrhagische Zystitis | Katarakt |
| Flüssigkeits-/Elektrolytverschiebungen | Hyposplenismus |
| interstitielle Pneumonie | Nervensystemerkrankungen |
| Transplantatabstoßung | Geschmacksstörungen |
| Neurotoxizität | Schäden an Zähnen, Haaren und Nägeln |

zyten gegen Empfängergewebe hervorgerufen werden und beeinflusst die Morbidität und Prognose erheblich (Abb. 19.**5**; Ferrara 2009). Die Reaktion beginnt meistens während der Regeneration der transplantierten Stammzellen. Klinische Symptome sind Hautrötung, Leber- und Darmschädigungen. Grundsätzlich können aber alle Organsysteme und Gewebe betroffen sein. Zur Therapie werden Immunsuppressiva eingesetzt. Auch bei Patienten ohne GVHD können Organinsuffizienzen als Folge von Bestrahlungen, Chemotherapie, supportiven Therapien oder Infektionen auftreten, z. B. Leberinsuffizienz, Niereninsuffizienz, Herzinsuffizienz und respiratorische Insuffizienz (Venkatesan 2007).

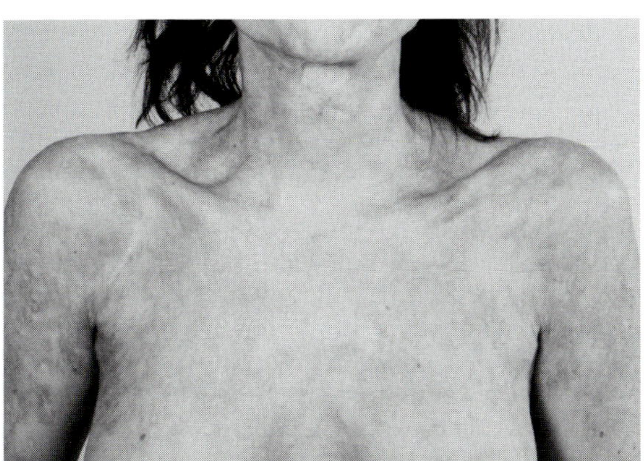

Abb. 19.**5** Graft-versus-Host-Disease (Quelle: Röcken et al. 2010).

**Merke** Als anästhesierelevante Folgen einer HSZT bzw. der spezifischen Vor- und Nachbehandlungen können Immuninkompetenz, Organinsuffizienz und GVHD auftreten.

## 19.7.4 Präanästhesiologische Untersuchung

Während der HSZT sind die Patienten in einem Isolationsbereich untergebracht und befinden sich je nach Verlauf und Regeneration in einem guten bis schwerstkranken Zustand. Normalerweise liegt bereits im Vorfeld eine Vielzahl von klinischen und laborchemischen Daten vor. Wichtig für die anästhesiologische Versorgung sind Informationen über die Knochenmarkfunktion (Hämoglobin, Leukozyten, Thrombozyten) und mögliche Organinsuffizienzen, z. B. der Leber (Gerinnungswerte, Albumin, Enzyme), der Lunge (Sauerstoffsättigung, Blutgasanalyse), der Niere (Kreatinin, Harnstoff, Diurese) und des Herzens (ECHO, EKG). Die Patienten haben häufig schwierige Venenverhältnisse. Wenn implantierte Port- oder Kathetersysteme (Hickman, Broviac) vorhanden sind, können diese für die Anästhesiedurchführung verwendet werden (nach Gebrauch Heparin-Lock mit 25 IE/ml). Wenn zentralvenöse Katheter gelegt werden sollen, ist eine sonografische Untersuchung der Halsgefäße zum Ausschluss von möglichen Verschlüssen aufgrund früherer Katheterisierungen und eine sonografisch gesteuerte Punktionstechnik empfehlenswert (Galloway 2005). Die Thrombozytenzahl soll folgende Werte betragen:

- für Lumbalpunktionen über 10 000/µl,
- für Knochenmarkpunktionen, Gastroskopien und Bronchoskopien über 20 000/µl,
- für allgemeinchirurgische Eingriffe und Leberbiopsien über 50 000/µl,
- für neurochirurgische Eingriffe über 100 000/µl (Rebulla 2001).

Zellhaltige leukozytendepletierte Blutprodukte (Erythrozyten, Thrombozyten) müssen vor Transfusion zur Vermeidung einer Transfusions-GVHD mit 30 Gray bestrahlt werden (Bundesärztekammer 2010).

**Merke** Operationsindikationen müssen für Patienten nach HSZT sehr streng gestellt werden. Bei der präanästhesiologischen Untersuchung soll besonders auf die aktuellen Blutzellzahlen und anästhesierelevante Organinsuffizienzen geachtet werden. Die Bereitstellung geeigneter Blutprodukte kann sehr zeitaufwendig sein, deshalb ist eine frühzeitige Kontaktaufnahme mit der Transfusionsmedizin empfehlenswert.

## 19.7.5 Anästhesieverfahren

Analgosedierungen oder Anästhesien können für verschiedene Interventionen (z.B. Austausch oder Neuanlage von Venenkathetern), für Untersuchungen (z.B. Gastroskopie, Bronchoskopie) oder für dringliche Operationen (z.B. Appendizitis, Darmperforationen, Ileus) erforderlich werden.

Grundsätzlich können für Patienten mit HSZT die gleichen Anästhesieverfahren wie für nicht transplantierte Patienten eingesetzt werden. Wenn immer möglich, sollten lokale oder regionale Verfahren bzw. kurz wirkende, gut steuerbare Anästhetika bevorzugt werden, damit sich die Patienten postoperativ schnell erholen und in den Isolationsbereich zurückkehren können.

**Cave** Katheterverfahren für Regionalanästhesien sollten wegen der erhöhten Infektionsgefahr möglichst nicht verwendet werden.

Für eine endotracheale Intubation wird der orale Weg empfohlen, weil das Risiko von Nasenbluten und einer Verschleppung von Keimen aus der Nasenhöhle geringer ist (Kostopanagiotou 1999).

Invasives Monitoring soll nur nach einer sehr sorgfältigen Nutzen-Risiko-Erwägung eingesetzt werden (Keegan 2004). Spezifische Kontraindikationen für Anästhetika oder Analgetika bei Patienten mit HSZT gibt es nicht.

Über Wechselwirkungen zwischen Chemotherapeutika, Immunsuppressiva und Anästhetika ist insgesamt wenig bekannt (Zaniboni 2005). Eine längere Lachgasexposition (>6h) kann zu einer Knochenmarkdepression führen und sollte speziell bei Patienten mit Methotrexat, Panzytopenie oder refraktärer Thrombozytopenie vermieden werden (Venkatesan 2007). Aspirationspneumonien können bei Patienten mit frischer HSZT sehr ungünstig verlaufen, deshalb sollte bei einer Allgemeinanästhesie über eine Aspirationsprophylaxe nachgedacht werden (tiefe Narkoseeinleitung, schnelle Intubation; evtl. Magensonde, Säureblocker, Citrat).

**Merke** Es können die gleichen Anästhesieverfahren wie für nicht transplantierte Patienten eingesetzt werden. Wenn immer möglich, sollen lokale oder regionale (Single-Shot-)Verfahren bevorzugt werden. Bei einer Allgemeinanästhesie ist eine Aspirationsprophylaxe empfehlenswert.

## 19.7.6 Postoperative Betreuung

Patienten mit HSZT haben häufig eine erhöhte Schmerzempfindlichkeit; eine sorgfältige postoperative multimodale Schmerztherapie ist deshalb besonders wichtig. Bei vorbestehender Opioidtherapie ist eine Toleranzentwicklung anzunehmen. Die postoperative Opioidgabe kann patientenkontrolliert erfolgen (PCA). Bei hohem Opioidverbrauch wird eine Grundinfusion eingestellt. Bei viszeralen Schmerzen und Fieber kann auch Metamizol eingesetzt werden. Nicht steroidale Antiphlogistika sollen bei hämatologischen Patienten mit Niereninsuffizienz und Blutungsgefahr nicht eingesetzt werden (Niscola 2004). Bei postoperativer Übelkeit und Erbrechen sollen Kortikosteroide bei onkologischen Patienten nicht unkritisch eingesetzt werden, weil sie zu einem Tumorzerfallssyndrom führen können (Osthaus 2008).

**Kernaussagen**

- Anästhesierelevante Folgen einer HSZT sind Immuninkompetenz, Organinsuffizienz und GVHD.
- Operationsindikationen müssen unmittelbar nach HSZT streng gestellt werden.
- Bei der präanästhesiologischen Untersuchung muss besonders auf Blutzellzahlen und Organinsuffizienzen geachtet werden.
- Lokale oder regionale Verfahren sollten bevorzugt werden.
- Bei einer Allgemeinanästhesie muss auf Aspirationsprophylaxe geachtet werden.
- Zellhaltige Blutprodukte sollen vor Transfusion mit 30 Gray bestrahlt werden.
- Patienten mit HSZT können eine erhöhte Schmerzempfindlichkeit haben.

### Literatur

Bundesärztekammer. Querschnitts-Leitlinien (BÄK) zur Therapie mit Blutkomponenten und Plasmaderivaten. Im Internet: http://www.bundesaerztekammer.de/downloads/Blutkomponente_Querschnittsleitlinie_11032010.pdf; Stand: 07.03.2011

Csete M. Cellular transplantation. Anesthesiol Clin N Am 2004; 22: 887–901

DRST-Jahresberichte. Im Internet: http://www.drst.de/download/jb2008.pdf; Stand: 06.04.2010

Ferrara JLM, Levine JE, Reddy P et al. Graft-versus-Host-Disease. Lancet 2009; 373: 1550–1561

Galloway S, Sharma A, Ward J et al. A review of an anesthetic led vascular access list. Anaesthesia 2005; 60: 772–778

Karrer S. Graft-versus-Host-Disease der Haut. Hautarzt 2003; 54: 465–482

Keegan MT, Plevak DJ. The transplant recipient for nontransplant surgery. Anesthesiology Clin N Am 2004; 22: 827

Kostopanagiotou G, Smyrniotis V, Arkadopoulos N et al. Anesthetic and perioperative management of adult transplant recipients in nontransplant surgery. Anesth Analg 1999; 89: 613–622

Munker R, Lazarus HM, Atkinson K. The BMT Data Book. Cambridge University Press; 2009

Niscola P, Arcuri E, Giovanni M et al. Pain syndromes in haematological malignancies: an overview. Hematol J 2004; 5: 293–303

Ottinger H, Müller C, Beelen DW et al. Entwicklungen in der hämatopoetischen Stammzelltransplantation. Dtsch Arztebl 2006; 103: A2381–2386

Osthaus WA, Linderkamp C, Bünte C et al. Tumor lysis associated with dexamethasone use in a child with leukemia. Pediatr Anaesth 2008; 18: 268–270

Rebulla P. Platelet transfusion trigger in difficult patients. Transfus Clin Biol 2001; 8: 249–254

Röcken M, Schaller M, Sattler E, Burgdorf W. Taschenatlas Dermatologie: Grundlagen, Diagnostik, Klinik. Stuttgart: Thieme; 2010

Venkatesan T, Jacob R. Anesthesia and graft-vs-host disease after hematopoietic stem cell transplantation. Pediatr Anesth 2007; 17: 7–15

Zaniboni SP, Audisia RA. Chemotherapy and anaesthetic drugs: too little is known. Lancet Oncol 2005; 6: 176–181

# Quellenverzeichnis

Abb. 2.**9a, b**: Radiologische Aufnahmen und Befundung von Dr. Beate Rehbock, Diagnostische Radiologie am St. Hedwig Krankenhaus in Berlin-Mitte

Abb. 5.**2**: PD Dr. R. Klingebiel, Abteilung Neuroradiologie, Charité Universitätsmedizin, Campus Mitte, Berlin

Abb. 5.**3**: PD Dr. M. Ventz, Medizinische Klinik, Schwerpunkt Endokrinologie, Charité Universitätsmedizin, Campus Mitte, Berlin

Abb. 5.**4**: PD Dr. M. Ventz, Medizinische Klinik, Schwerpunkt Endokrinologie, Charité Universitätsmedizin, Campus Mitte, Berlin

Abb. 5.**5**: PD Dr. M. Ventz, Medizinische Klinik, Schwerpunkt Endokrinologie, Charité Universitätsmedizin, Campus Mitte, Berlin

Abb. 5.**6**: PD Dr. M. Ventz, Medizinische Klinik, Schwerpunkt Endokrinologie, Charité Universitätsmedizin, Campus Mitte, Berlin

Abb. 5.**10**: Knüttgen D, Wappler F. Anästhesie bei Erkrankungen der Nebennierenrinde. Anästhesiol Intensivmed Notfallmed Schmerzther 2007; 42: 172

Abb. 6.**4**: Greve J, Bas M, Schipper J, Hoffmann TK. Primäre kutane Manifestation eines Vorläufer-B-lymphoblastischen Lymphoms im Bereich des äußeren Ohres. Laryngo-Rhino-Otol 2008; 87: 729

Abb. 6.**5a, b, c**: Röcken M, Schaller M, Sattler E, Burgdorf W. Taschenatlas Dermatologie. Stuttgart: Thieme; 2010: 241

Abb. 6.**8**: Siemens Healthcare Diagnostics GmbH, Eschborn

Abb. 7.**9**: Mumenthaler M, Mattle H. Neurologie. 12. Aufl. Stuttgart: Thieme; 2008: 411

Abb. 7.**10**: Mattle H, Mumenthaler M. Kurzlehrbuch Neurologie. 3. Aufl. Stuttgart: Thieme; 2011: 187

Abb. 7.**12**: Mumenthaler M, Mattle H. Neurologie. 12. Aufl. Stuttgart: Thieme; 2008: 381

Abb. 12.**1a, b**: Prof. Dr. G. Adam, Zentrum für Radiologie und Endoskopie, Universitätsklinikum Hamburg-Eppendorf

Abb. 12.**2a, b**: Prof. Dr. G. Adam, Zentrum für Radiologie und Endoskopie, Universitätsklinikum Hamburg-Eppendorf

Abb. 15.**1**: Breckwoldt M, Kaufmann M, Pfleiderer A. Gynäkologie und Geburtshilfe. 5. Aufl. Stuttgart: Thieme; 2008: 307

Abb. 16.**10**: Prof. em. Dr. W. Lambrecht, Abteilung für Kinderchirurgie, Altonaer Kinderkrankenhaus, Hamburg

Abb. 17.**1a, b**: Steinfath M, Wappler F. Maligne Hyperthermie. Anasthesiol Intensivmed Notfallmed Schmerzther 2000; 35: 152

Abb. 18.**5**: Prof. Dr. Hans-Georg Kräusslich, Abteilung Infektiologie, Virologie, Universitätsklinikum Heidelberg; In: Doerr HW, Gerlich WH. Medizinische Virologie. Stuttgart: Thieme; 2009: 316

Abb. 19.**3**: Henne-Bruns D, Dürig M, Kremer B. Duale Reihe Chirurgie. 3. Aufl. Thieme: Stuttgart; 2007: 1392

Abb. 19.**4**: Henne-Bruns D, Dürig M, Kremer B. Duale Reihe Chirurgie. 3. Aufl. Thieme: Stuttgart; 2007: 1393

Abb. 19.**5**: Röcken M, Schaller M, Sattler E, Burgdorf W. Taschenatlas Dermatologie. Stuttgart: Thieme; 2010: 165

# Sachverzeichnis

## A

## D



## E



## F

## G



## H

## Q



## R



## S

## W



## Y



## Z